中华医学百科全书

临床医学

显微外科学

国家出版基金项目
NATIONAL PUBLICATION FOUNDATION

中国协和医科大学出版社

图书在版编目（CIP）数据

显微外科学 / 侯春林主编 . – 北京：中国协和医科大学出版社，2016. 7
（中华医学百科全书）

ISBN 978-7-5679-0537-5

Ⅰ．①显… Ⅱ．①侯… Ⅲ．①显微外科学 Ⅳ．① R616.2
中国版本图书馆 CIP 数据核字（2016）第 138638 号

中华医学百科全书·显微外科学

主　　编：侯春林
编　　审：陈　懿　张之生
责任编辑：于　岚

出版发行：中国协和医科大学出版社
（北京东单三条九号　邮编　100730　电话 010–6526 0378）
网　　址：www.pumcp.com
经　　销：新华书店总店北京发行所
印　　刷：北京雅昌艺术印刷有限公司

开　　本：889×1230　1/16 开
印　　张：26
字　　数：700 千字
版　　次：2016 年 8 月第 1 版　　2016 年 8 月第 1 次印刷
定　　价：280.00 元

ISBN 978-7-5679-0537-5

《中华医学百科全书》编纂委员会

那彦群	阮长耿	阮时宝	孙　宁	孙　光	孙　皎	孙　锟
孙长颢	孙少宣	孙立忠	孙则禹	孙秀梅	孙建中	孙建方
孙贵范	孙海晨	孙景工	孙颖浩	孙慕义	严世芸	苏　川
苏　旭	苏荣扎布	杜元灏	杜文东	杜治政	杜惠兰	李　龙
李　飞	李　东	李　宁	李　刚	李　丽	李　波	李　勇
李　桦	李　鲁	李　磊	李　燕	李　冀	李大魁	李云庆
李太生	李曰庆	李玉珍	李世荣	李立明	李永哲	李志平
李连达	李灿东	李君文	李劲松	李其忠	李若瑜	李松林
李泽坚	李宝馨	李建勇	李映兰	李莹辉	李继承	李森恺
李曙光	杨　凯	杨　恬	杨　健	杨化新	杨文英	杨世民
杨世林	杨伟文	杨克敌	杨国山	杨宝峰	杨炳友	杨晓明
杨跃进	杨腊虎	杨瑞馥	杨慧霞	励建安	连建伟	肖　波
肖　南	肖永庆	肖海峰	肖培根	肖鲁伟	吴　东	吴　江
吴　明	吴　信	吴令英	吴立玲	吴伟康	吴欣娟	吴勉华
吴爱勤	吴群红	吴德沛	邱建华	邱贵兴	邱海波	邱蔚六
何　维	何　勤	何方方	何绍衡	何春涤	何裕民	余争平
狄　文	冷希圣	汪　海	汪受传	沈　岩	沈　岳	沈　敏
沈　铿	沈卫峰	沈华浩	沈俊良	宋国维	张　泓	张　学
张　亮	张　强	张　霆	张　澍	张大庆	张为远	张世民
张志愿	张丽霞	张伯礼	张宏誉	张劲松	张奉春	张宝仁
张建中	张建宁	张承芬	张琴明	张富强	张新庆	张潍平
张德芹	张燕生	陆　华	陆付耳	陆伟跃	陆静波	
阿不都热依木·卡地尔		陈　文	陈　杰	陈　实	陈　洪	陈　琪
陈　楠	陈士林	陈大为	陈文祥	陈代杰	陈红风	陈尧忠
陈志南	陈志强	陈规化	陈国良	陈佩仪	陈家旭	陈智轩
陈锦秀	陈誉华	邵　蓉	邵荣光	武志昂	其仁旺其格	范　明
范炳华	林三仁	林久祥	林子强	林江涛	林曙光	杭太俊
欧阳靖宇	尚　红	果德安	明根巴雅尔	易定华	易著文	罗　力
罗　毅	罗小平	罗长坤	罗永昌	罗颂平	帕尔哈提·克力木	
帕塔尔·买合木提·吐尔根			图门巴雅尔	岳建民	金　玉	金　奇
金少鸿	金伯泉	金季玲	金征宇	金银龙	金惠铭	郁　琦
周　兵	周　林	周永学	周光炎	周灿全	周良辅	周纯武
周学东	周宗灿	周定标	周宜开	周建平	周建新	周荣斌
周福成	郑一宁	郑家伟	郑志忠	郑金福	郑法雷	郑建全
郑洪新	郎景和	房　敏	孟　群	孟庆跃	孟静岩	赵　平
赵　群	赵子琴	赵中振	赵文海	赵玉沛	赵正言	赵永强

赵志河	赵彤言	赵明杰	赵明辉	赵耐青	赵振国	赵继宗
赵铱民	郝　模	郝小江	郝传明	郝晓柯	胡　志	胡大一
胡文东	胡向军	胡国华	胡昌勤	胡晓峰	胡盛寿	胡德瑜
柯　杨	查　干	柏树令	柳长华	钟翠平	钟赣生	
香多·李先加		段　涛	段金廒	段俊国	侯一平	侯金林
侯春林	俞光岩	俞梦孙	俞景茂	饶克勤	姜小鹰	姜玉新
姜廷良	姜国华	姜柏生	姜德友	洪　两	洪　震	洪秀华
祝庆余	祝蔯晨	姚永杰	姚祝军	秦　川	袁文俊	袁永贵
都晓伟	栗占国	贾　波	贾建平	贾继东	夏照帆	夏慧敏
柴光军	柴家科	钱忠直	钱家鸣	钱焕文	倪　鑫	倪　健
徐　军	徐　晨	徐永健	徐志云	徐志凯	徐克前	徐金华
徐建国	徐勇勇	徐桂华	凌文华	高　妍	高志贤	高志强
高学敏	高健生	高树中	高思华	高润霖	郭　岩	郭小朝
郭长江	郭巧生	郭宝林	郭海英	唐　强	唐朝枢	唐德才
诸欣平	谈　勇	谈献和	陶·苏和	陶广正	陶永华	陶芳标
陶建生	黄　峻	黄　烽	黄人健	黄叶莉	黄宇光	黄国宁
黄国英	黄跃生	黄璐琦	萧树东	梅长林	曹　佳	曹广文
曹务春	曹建平	曹洪欣	曹济民	曹雪涛	曹德英	龚千锋
龚守良	龚非力	袭著革	常耀明	崔　蒙	崔丽英	庾石山
康　健	康廷国	康宏向	章友康	章锦才	章静波	梁铭会
梁繁荣	谌贻璞	屠鹏飞	隆　云	绳　宇	巢永烈	彭　成
彭　勇	彭明婷	彭晓忠	彭瑞云	彭毅志	斯拉甫·艾白	
葛　坚	葛立宏	董方田	蒋力生	蒋建东	蒋澄宇	韩德民
惠延年	粟晓黎	程　伟	程天民	程训佳	童培建	曾　苏
曾小峰	曾正陪	曾学思	曾益新	谢　宁	谢立信	蒲传强
赖西南	赖新生	詹启敏	詹思延	鲍春德	窦科峰	窦德强
赫　捷	蔡　威	裴国献	裴晓方	裴晓华	管柏林	廖品正
谭仁祥	翟所迪	熊大经	熊鸿燕	樊飞跃	樊巧玲	樊代明
樊立华	樊明文	黎源倩	颜　虹	潘国宗	潘柏申	潘桂娟
薛社普	薛博瑜	魏光辉	魏丽惠	藤光生		

《中华医学百科全书》学术委员会

郭　定	郭子光	郭天文	唐由之	唐福林	涂永强	黄洁夫
黄璐琦	曹仁发	曹采方	曹谊林	龚幼龙	龚锦涵	盛志勇
康广盛	章魁华	梁文权	梁德荣	彭名炜	董　怡	温　海
程元荣	程书钧	程伯基	傅民魁	曾长青	曾宪英	裘雪友
甄永苏	褚新奇	蔡年生	廖万清	樊明文	黎介寿	薛　森
戴行锷	戴宝珍	戴尅戎				

《中华医学百科全书》工作委员会

外科学类总主编

赵玉沛　　中国医学科学院北京协和医院

本卷编委会

主　编

侯春林　　第二军医大学上海长征医院

学术委员

朱家恺　　中山大学附属第一医院

副主编

张世民　　同济大学附属杨浦医院

刘小林　　中山大学附属第一医院

裴国献　　第四军医大学西京医院

编　委

（以姓氏笔画为序）

王剑利　　中国人民解放军第八十九医院

王增涛　　山东省立医院

方光荣　　中国人民解放军第四〇一医院

刘小林　　中山大学附属第一医院

芮永军　　无锡市第九人民医院

张长青　　上海市第六人民医院

张世民　　同济大学附属杨浦医院

陆　芸　　天津市泰达医院

陈　亮　　复旦大学附属华山医院

林浩东　　第二军医大学上海长征医院

郑和平　　南京军区福州总医院

侯春林　　第二军医大学上海长征医院

顾立强　　中山大学附属第一医院

徐永清　　成都军区昆明总医院

徐达传　　南方医科大学

崔树森　　吉林大学中日联谊医院

喻爱喜　　武汉大学中南医院

路来金　　吉林大学第一医院

裴国献　　第四军医大学西京医院

供　图

王增涛　　山东省立医院

郑和平　　南京军区福州总医院

插图绘制

宋达疆　　第二军医大学上海长征医院

前　言

《中华医学百科全书》终于和读者朋友们见面了！

古往今来，凡政通人和、国泰民安之时代，国之重器皆为科技、文化领域的鸿篇巨制。唐代《艺文类聚》、宋代《太平御览》、明代《永乐大典》、清代《古今图书集成》等，无不彰显盛世之辉煌。新中国成立后，国家先后组织编纂了《中国大百科全书》第一版、第二版，成为我国科学文化事业繁荣发达的重要标志。医学的发展，从大医学、大卫生、大健康角度，集自然科学、人文社会科学和艺术之大成，是人类社会文明与进步的集中体现。随着经济社会快速发展，医药卫生领域科技日新月异，知识大幅更新。广大读者对医药卫生领域的知识文化需求日益增长，因此，编纂一部医药卫生领域的专业性百科全书，进一步规范医学基本概念，整理医学核心体系，传播精准医学知识，促进医学发展和人类健康的任务迫在眉睫。在党中央、国务院的亲切关怀以及国家各有关部门的大力支持下，《中华医学百科全书》应运而生。

作为当代中华民族“盛世修典”的重要工程之一，《中华医学百科全书》肩负着全面总结国内外医药卫生领域经典理论、先进知识，回顾展现我国卫生事业取得的辉煌成就，弘扬中华文明传统医药璀璨的历史文化。《中华医学百科全书》将成为我国科技文化发展水平的重要标志、医药卫生领域知识技术的最高“检阅”、服务千家万户的国家健康数据库和医药卫生各学科领域走向整合的平台。

肩此重任，《中华医学百科全书》的编纂力求做到两个符合：一是符合社会发展趋势。全面贯彻以人为本的科学发展观指导思想，通过普及医学知识，增强人民群众健康意识，提高人民群众健康水平，促进社会主义和谐社会构建；二是符合医学发展趋势。遵循先进的国际医学理念，以“战略前移、重心下移、模式转变、系统整合”的人口与健康科技发展战略为指导。同时，《中华医学百科全书》的编纂力求做到两个体现：一是体现科学思维模式的深刻变革，即学科交叉渗透/知识系统整合；二是体现继承发展与时俱进的精神，准确把握学科现有基础理论、基本知识、基本技能以及经典理论知识与科学思维精髓，深刻领悟学科当前面临的交叉渗透与整合转化，敏锐洞察学科未来的发展趋势与突破方向。

作为未来权威著作的“基准点”和“金标准”，《中华医学百科全书》编纂过程中，制定了严格的主编、编者遴选原则，聘请了一批在学界有相当威望、具有较高学术造诣和较强组织协调能力的专家教授（包括多位两院院士）担任大类主编和学科卷主编，确保全书的科学性与权威性。另外，还借鉴了已有百科全书的编写经验。鉴于《中华医学百科全书》的编纂过程本身带有科学研究性质，还聘请了若干科研院所的科研管理专家作为特约编审，站在科研管理的高度为全书的顺利编纂保驾护航。除了编者、编审队伍外，还制订了详尽的质量保证计划。编纂委员会和工作委员会秉持质量源于设计的理念，共同制订了一系列配套的质量控制规范性文件，建立了一套切实可行、行之有效、效率最优的编纂质量管理方案和各种情况下的处理原则及预案。

《中华医学百科全书》的编纂实行主编负责制，在统一思想下进行系统规划，保证良好的全程质量策划、质量控制、质量保证。在编写过程中，统筹协调学科内各编委、卷内条目以及学科间编委、卷间条目，努力做到科学布局、合理分工、层次分明、逻辑严谨、详略有方。在内容编排上，务求做到"全准精新"。形式"全"：学科"全"，册内条目"全"，全面展现学科面貌；内涵"全"：知识结构"全"，多方位进行条目阐释；联系整合"全"：多角度编制知识网。数据"准"：基于权威文献，引用准确数据，表述权威观点；把握"准"：审慎洞察知识内涵，准确把握取舍详略。内容"精"："一语天然万古新，豪华落尽见真淳"。内容丰富而精炼，文字简洁而规范；逻辑"精"："片言可以明百意，坐驰可以役万里"。严密说理，科学分析。知识"新"：以最新的知识积累体现时代气息；见解"新"：体现出学术水平，具有科学性、启发性和先进性。

《中华医学百科全书》之"中华"二字，意在中华之文明、中华之血脉、中华之视角，而不仅限于中华之地域。在文明交织的国际化浪潮下，中华医学汲取人类文明成果，正不断开拓视野，敞开胸怀，海纳百川般融入，润物无声状拓展。《中华医学百科全书》秉承了这样的胸襟怀抱，广泛吸收国内外华裔专家加入，力求以中华文明为纽带，牵系起所有华人专家的力量，展现出现今时代下中华医学文明之全貌。《中华医学百科全书》作为由中国政府主导，参与编纂学者多、分卷学科设置全、未来受益人口广的国家重点出版工程，得到了联合国教科文等组织的高度关注，对于中华医学的全球共享和人类的健康保健，都具有深远意义。

《中华医学百科全书》分基础医学、临床医学、中医药学、公共卫生学、军事与特种医学和药学六大类，共计 144 卷。由中国医学科学院/北京协和医学院牵头，联合军事医学科学院、中国中医科学院和中国疾病预防控制中心，带动全国知名院校、科研单位和医院，有多位院士和海内外数千位优秀专家参加。国内知名的医学和百科编审汇集中国协和医科大学出版社，并培养了一批热爱百科事业的中青年编辑。

回览编纂历程，犹然历历在目。几年来，《中华医学百科全书》编纂团队呕心沥血，孜孜矻矻。组织协调坚定有力，条目撰写字斟句酌，学术审查一丝不苟，手书长卷撼人心魂……在此，谨向全国医学各学科、各领域、各部门的专家、学者的积极参与以及国家各有关部门、医药卫生领域相关单位的大力支持致以崇高的敬意和衷心的感谢！

《中华医学百科全书》的编纂是一项泽被后世的创举，其牵涉医学科学众多学科及学科间交叉，有着一定的复杂性；需要体现在当前医学整合转型的新形式，有着相当的创新性；作为一项国家出版工程，有着毋庸置疑的严肃性。《中华医学百科全书》的这些特殊属性决定了其没有现成的经验可供借鉴，开创性和挑战性都非常强。由于编纂工作浩繁，难免存在差错与疏漏，敬请广大读者给予批评指正，以便在今后的编纂工作中不断改进和完善。

刘德培

凡　例

一、本书按基础医学类、临床医学类、中医药学类、公共卫生类、军事与特种医学类、药学类的不同学科分卷出版。一学科辑成一卷或数卷。字数较少的，几个学科合为一卷。

二、本书基本结构单元为条目，主要供读者查检，亦可系统阅读。条目标题有些是一个词，例如“皮瓣”；有些是词组，例如“带血管神经蒂皮瓣再造拇指”。

三、由于学科内容有交叉，会在不同卷设有少量同名条目。例如《显微外科学》《整形美容外科学》都设有“轴型皮瓣”条目。其释文会根据不同学科的视角不同各有侧重。

四、条目标题上方加注汉语拼音，题目标题后附相应的外文。例如：

píbàn
“**皮瓣**（skin flap）”。

五、本书条目按学科知识体系顺序排列。为便于读者了解学科概貌，卷首条目分类目录中条目标题按阶梯式排列，例如：

皮瓣 ……………………………………………………………………
　皮瓣供区 ……………………………………………………………
　皮瓣受区 ……………………………………………………………
　［皮瓣转移技术］ …………………………………………………
　　皮瓣带蒂转位 ……………………………………………………
　　皮瓣游离移植 ……………………………………………………
骨瓣 ……………………………………………………………………
　血管蒂骨瓣 …………………………………………………………
　肌蒂骨瓣 ……………………………………………………………

六、各学科都有一篇介绍本学科的概观性条目，一般作为本学科卷的首条。介绍学科大类的概观性条目，列在本大类中基础性学科卷的学科概观性条目之前。

七、条目之中设立参见系统，体现相关条目内容的联系。一个条目的内容涉及其他条目，需要其他条目的释文作为补充的，设为“参见”。所参见的本卷条目的标题在本条目释文中出现的，用蓝色楷体字印刷；所参见的本卷条目的标题未在本条目释文中出现的，在括号内用蓝色楷体字印刷该标题，另加“见”字；参见其他卷条目的，注明参见条所属学科卷名，如“参见□□□卷”或“参见□□□卷□□□□”。

八、本书医学名词以全国科学技术名词审定委员会审定公布的为标准。同一概念或疾病在不同学科有不同命名的，以主科所定名词为准。字数较多，释文中拟用简称的名词，每个条目中第一次出现时使用全称，并括注简称，例如：甲型病毒性肝炎（简称甲肝）。个别众所周知的名词直接使用简称、缩写，例如：B 超。药物名称参照《中华人民共和国药典》2015 年版和《国家基本药物目录》2012 年版等。

九、本书量和单位的使用以国家标准 GB 3100～3102—1993《量和单位》为准。援引古籍或外文时维持原有单位不变，必要时括注与法定计量单位的换算。

十、本书数字用法以国家标准 GB/T 15835—2011《出版物上数字用法》为准。

十一、正文之后设有内容索引和条目标题索引。内容索引供读者按照汉语拼音字母顺序查检条目和条目之中隐含的知识主题。条目标题索引分为条目标题汉字笔画索引和条目外文标题索引，条目标题汉字笔画索引供读者按照汉字笔画顺序查检条目，条目外文标题索引供读者按照外文字母顺序查检条目。

十二、部分学科卷根据需要设有附录，列载本学科有关的重要文献资料。

目　录

xiǎnwēiwàikēxué

显微外科学（microsurgery） 在外科基础理论和解剖学知识指导下，借助光学放大工具，使用显微手术器械，进行精细外科手术的一门科学。显微外科学以创伤再植、功能重建、修复再造等为主要研究领域，解决该领域内以显微外科技术为核心治疗手段的临床问题及其相关的基础理论，并不断吸纳现代科学技术最新研究成果，从而丰富、发展和促进现代显微外科技术在其他领域的应用。显微外科的出现和发展，使外科操作技术从宏观进入微观，使外科手术进行得更精细更准确，能完成许多过去在肉眼下无法完成的手术。

简史 从医学科学发展历史来看，显微外科经历了孕育期、创始期、发展期和成熟期。

孕育期（1960 年以前半个世纪） 1902 年法国卡雷尔（Carrel）首次提出了三定点连续贯穿缝合法，成功推动了大血管端-端吻合术；1916 年，美国麦克莱恩（McLean）发现了抗凝药物“肝素”，之后被纯化后安全用于临床；1921 年，瑞典尼伦（Nylen）使用设计的单目手术显微镜进行内耳手术，这是外科医生开展最早的显微外科手术。大血管吻合成功、手术显微镜的出现以及抗凝药物“肝素”的发明，无疑为显微外科的问世和发展孕育了一定的技术和物质基础。

创始期（1960～1969 年） 1960 年，美国雅各布森（Jacobson）和苏亚雷斯（Suarez）在手术显微镜下对 1.6～3.2mm 小血管进行吻合，获得了较高通畅率，开创了小血管吻合的新纪元，奠定了现代显微外科的发展基础。在此同时，显微外科操作器械和缝合材料的研制，使得直径小于 1mm 的小血管吻合成为可能，使利用手术显微镜进行组织移植的实验外科取得突破性进展，如 1960 年美国李（Lee 音译）成功进行大鼠的腔静脉分流手术。1962 年冈萨雷斯（Gonzales）完成大鼠肾移植手术，自此以后，各国专家利用数以千计的鼠、兔、狗、猫、猴进行了肾、脾、肝、心、指（趾）等组织移植和肢体再植实验研究。实验研究的进展，为显微外科由实验摸索阶段迈入临床应用阶段提供了坚实的基础，使 20 世纪 60 年代组织再植和器官移植应用于临床成为可能，1963 年断肢再植（中国陈中伟）、1963 年肝移植［美国斯塔泽尔（Starzl）］、1966 年胰腺移植［美国利乐海（Lillehei）］、1966 年第 2 趾移植再造拇指（中国杨东岳）、1967 年首例心脏移植［南非巴纳德（Barnard）］相继在临床获得成功。

发展期（20 世纪 70～80 年代） 1963 年中国上海第六人民医院陈中伟、钱允庆等接活了完全离断的前臂，在世界医学史上首先报道了断肢再植的经验，极大地推动了显微外科的发展。从 20 世纪 70 年代开始，显微外科技术广泛用于临床，并进入全面快速发展阶段。在这一时期，断肢（指）再植不断普及，再植成功率不断提高。随着显微外科器械的改进和吻合技术的提高，各种复杂断指，如小儿断指、撕脱性断指、挤压性断指、爆炸性断指、指尖离断均能再植成功，再植适应证不断扩大。1966 年杨东岳、顾玉东成功采用第 2 趾移植再造拇指，这标志着显微外科进入了大块组织和复合组织移植阶段，使整复外科和修复重建外科取得了划时代的进展。这一阶段显微外科的发展推动了显微外科基础研究和显微解剖学研究。1972 年澳大利亚巴克斯特（Baxter）、奥布赖恩（O'Brien）发表的文章“用显微外科技术吻合小血管的组织病理学研究”，发现小血管吻合后的组织病理学改变与大中血管截然不同，从理论上证明显微缝针的重要性，推动了小血管吻合器械的改进和通畅率的提高。1973 年澳大利亚丹尼尔（Danial）和中国上海华山医院杨东岳、顾玉东成功进行了腹股沟（下腹部）游离皮瓣移植，开创了游离皮瓣移植的先河。在这一时期钟世镇提出了皮瓣血管的供血规律，美国马西斯（Mathes）和纳海（Nahai）提出了肌肉血管的分类，为研究和开发新的皮瓣、肌皮瓣供区提供了理论性指导，大大推动了皮瓣外科的发展。进入 20 世纪 80 年代，皮瓣外科的发展更是硕果纷呈，1981 年中国杨果凡首次报道了桡动脉皮瓣，这是世界上最先报道的动脉干网状皮瓣，被称为“中国皮瓣”，其后相继导致了尺动脉皮瓣、骨间后动脉皮瓣、胫后动脉皮瓣和腓动脉皮瓣的出现。1982 年中国王炜和鲁开化分别报道了桡动脉逆行岛状皮瓣的临床应用，从而推动了逆行岛状皮瓣的临床研究和逆行岛状皮瓣静脉回流的机制研究。随着皮瓣新供区的发现和供区数量的增加，就近选用带血管皮瓣、肌皮瓣，通过局部转移修复创面成为可能。与吻合血管游离皮瓣相比，带血管皮瓣因其不需吻合血管，手术简单、安全、成活率高，在 20 世纪 80 年代取得了飞速发展。1984 年顾玉东提出的游离皮瓣设计的“点、线、面”概念和 1988 年中国侯春林提出的转移皮瓣“旋转弧”的概念，丰富了皮瓣外科的理论，成为皮瓣设计的重要指导原则。1981年瑞典蓬滕（Ponten）发现人体深筋膜具有丰富的血管网，切取包含深筋膜的随意型皮瓣可明显增加血供，扩大皮瓣切取长宽比例，并提出了筋膜皮瓣的概念。1982年中国钟世镇对肌间隔穿支皮瓣的研究，开启了不损伤主干血管的肌间隙血管皮瓣的出现及远端蒂皮瓣的临床应用。1989年日本光岛勋（Isao Koshima）提出了穿支皮瓣的概念，推动了以肌皮血管穿支供养的穿支皮瓣研究，从而将皮瓣外科推向了一个新的阶段。应该说20世纪70~80年代是显微外科皮瓣移植发展最快的年代，同期显微外科在其他领域同样取得了令人瞩目的发展。1971年加拿大麦基（McKee）首先进行了吻合血管肋骨移植修复下颌骨缺损。1975年澳大利亚泰勒（Taylor）又成功应用吻合血管的腓骨移植修复长段腓骨缺损。1981年中国吴仁秀首次报道了髂骨移植的显微解剖学研究，使传统骨移植进入“活”骨移植阶段。1976年瑞士纳拉卡斯（Narakas）首次报道应用显微外科技术修复138例臂丛神经损伤的经验。1983年顾玉东在世界上首次报道膈神经移位术治疗臂丛神经损伤，其优良率达84.6%，是各种移位神经中最好的供体。1986年又首创健侧颈$_7$神经根移位术。显微外科在臂丛修复中的应用，改变了臂丛损伤治疗的悲观态度。在此期间，吻合血管的关节移植、淋巴管静脉吻合、肠段移植以及小器官移植相继开展，使显微外科技术在外科和相关学科领域得到了更广泛的应用，创造了各种新的手术术式，极大地提高了临床治疗效果。在这一阶段，伴随显微外科的发展，国际上和国内相继成立了显微外科学会，创办了显微外科学术刊物，出版了显微外科学术专著，召开了显微外科学术会议，举办了各种显微外科学习班，极大地推动了显微外科学术交流和人才培养，加快了显微外科的普及和提高。

成熟期（20世纪90年代以后） 随着显微外科器械的改进和显微外科技术的提高，断肢再植更加成熟、更加普及，再植成活率明显提高，而且更加重视再植后功能的恢复。皮瓣供区选择不断优化，1989年光岛勋（Isao Koshima）提出穿支皮瓣的概念，又将皮瓣研究推向了新的高潮。由于0.5mm的小血管成功吻合，20世纪90年代显微外科在发展上更趋小型化、小血管化，并提出了超级显微外科的概念。随着穿支皮瓣、皮神经营养血管皮瓣的应用，20世纪80年代广泛应用的以牺牲主干血管为代价的主干动脉皮瓣，在临床应用上被穿支皮瓣、皮神经营养血管皮瓣所代替，使组织修复更趋合理，对供区造成的损害更小。显微外科在早期仅是一种微观操作技术，历经数十年的发展和完善，已形成了以创伤再植、修复再造与功能重建等为主要研究领域，并具有系统、完整的理论体系，成为外科领域的一门新兴学科——显微外科学。

研究范围 显微外科研究范围和主要内容概括为“五小”，即小血管显微外科、周围神经显微外科、淋巴显微外科、小管道显微外科、小器官移植显微外科。

小血管显微外科（microvascular surgery） 以吻合直径小于3mm的小血管为核心技术，来实现治疗目的的显微外科手术。人体组织和器官均具有独立动、静脉血管系统，从人体某一部位（供区）切取带有动静脉血管系统的器官或组织，在手术放大镜或手术显微镜下，通过小血管吻合，使该器官或组织在身体另一部位（受区）获得新的血流供应，达到重建或代替受区组织的外形和功能的目的。小血管显微外科是显微外科发展最快和应用最广的部分，包括再植术（断肢再植术、断耳再植术、阴茎再植术、撕脱头皮再植术等）、再造术（吻合血管足趾移植手指再造术、舌再造术、耳再造术、鼻再造术、乳房再造术、阴茎再造术、阴道再造术等）、吻合血管组织移植术（吻合血管的皮瓣和肌皮瓣移植术、吻合血管肌肉移植术、吻合血管骨移植术、吻合血管神经移植术、吻合血管空肠和结肠移植术、吻合血管复合组织和组合组织移植等）、小动物实验外科（如鼠肝移植、肾移植等）以及颅内颅外血管吻合等手术。

周围神经显微外科（microsurgery of peripheral nerve） 在手术放大镜或手术显微镜下，应用显微外科技术，通过显微神经松解、神经缝合、神经移植、神经移位、神经植入等精细手术方法，修复周围神经组织的解剖连续性，恢复或重建神经传导功能。

淋巴显微外科（microsurgery of lymphatic system） 在手术放大镜或手术显微镜下，应用显微外科技术，通过淋巴管吻合或淋巴静脉吻合来改善肢体淋巴回流、治疗淋巴系统疾病。

小管道显微外科（microsurgery of small ducts） 在手术放大镜或手术显微镜下，应用显微外科技术，对人体内一些断裂或阻塞的细小管道进行显微吻合，达到恢复或重建小管道结构和功能的目的。如输精管吻合术、输卵管吻合术、泪小管吻合术、输尿管吻合术等，小管道显微外科可明显提高术后通畅率。

小器官移植显微外科（microsurgery for small organ transplantation） 在手术放大镜或手术显微镜下，应用显微外科技术，将带有动静脉的小器官，通过吻合血管的方法移植到受区后得以存活并发挥原有功能。这类手术包括：吻合血管的异体睾丸移植、异体卵巢移植、异体胎儿甲状腺和甲状旁腺移植、异体肾上腺移植等。而小器官显微外科为异体器官移植的研究开辟了新的方法和途径，过去需用大动物进行的器官移植实验，而今可用小动物进行实验，目前通常采用大鼠来进行肢体、肾、心、肝、胰及小器官移植，为异体器官移植的免疫学研究提供更为经济的实验性小动物异体移植模型。

显微外科与其他学科的关系

显微外科是20世纪外科领域的一个里程碑，显微外科的出现和发展，使外科技术从宏观进入微观，使外科手术进行得更精细、更准确，能完成许多过去在肉眼下无法完成的手术，从而极大地推动了外科领域及其相关学科的发展。

与骨科的关系 显微外科首先开创于骨科，并推动了传统骨科、手外科和创伤骨科的发展。断肢（指）再植是显微外科在骨科领域最早应用的体现，随着显微外科的发展，断肢（指）再植从切割性断肢（指）再植到撕脱性断肢（指）再植，从单指离断再植到十指离断再植，从肢体再植到指尖离断再植，从大肢体再植到小组织块再植，从而避免或减少了无数病员的伤残。骨移植是骨科常用的一项技术，无血管的传统骨移植属于“死骨”移植，而带血供的骨移植则是“活骨”移植，该技术的临床应用，明显提高了大段骨移植的疗效；游离足趾移植再造拇（手）指、带血管皮瓣（肌皮瓣）移植修复大面积软组织缺损、带血管骨移植治疗骨坏死、周围神经损伤后的显微修复等均使显微外科在骨科领域得到广泛应用和发展。

与整形外科的关系 显微外科的出现，使吻合血管的皮瓣移植成为可能，从而改变了整形外科皮瓣移植的方式，推动了整形外科的发展。使整形外科使用一百多年的传统带蒂皮瓣，发展到吻合血管的游离皮瓣移植或带血管蒂皮瓣转移，手术一次完成，明显缩短了疗程，提高了疗效，并创造了许多新的手术方式，如舌再造、乳房再造、鼻再造、耳再造、阴茎再造、阴道再造等，应该说现代整形外科是在显微外科基础上发展起来的。

与颌面外科的关系 在颌面外科领域，由于口内感染环境，颌面部外伤或肿瘤切除后组织缺损的修复更为困难，1973年杨东岳首次采用下腹部游离皮瓣一期修复面颊部肿瘤切除后洞穿性缺损获得成功，开创了显微外科技术在颌面外科应用的先河。由于游离皮瓣和带血管蒂皮瓣修复口腔颌面部缺损，手术一次完成，移植皮瓣血供丰富，有利于在口腔感染环境中愈合，明显提高了临床疗效，使其应用范围日益扩大，修复技术不断创新。目前在唇、口内组织（舌、颊、腭、口底）、面颊、鼻、耳等组织的修复均已采用游离皮瓣移植或带血管蒂皮瓣移植修复，其中采用前臂皮瓣一期舌再造为1981年上海长征医院高学书、上海第九人民医院张涤生首创。游离骨移植修复下颌骨缺损，吻合血管的小关节移植治疗颞颌关节强直，吻合血管、神经的游离肌肉移植治疗面瘫，游离大网膜或脂肪瓣移植治疗颜面萎缩症等均是显微外科在颌面外科的具体应用。应该说显微外科的发展，极大地推动了颌面外科的发展。

与其他外科学科的关系 显微手术最早开始于耳鼻喉科，是1921年瑞典耳科医生尼伦（Nylen）在进行内耳手术治疗耳硬化症时首次采用的。随着20世纪70年代显微外科的发展、手术显微镜的改进、显微外科器械和缝线的不断更新，显微外科技术在临床精细手术学科，如神经外科、眼科和耳鼻喉科等应用越来越普遍，明显减少了手术创伤和手术并发症，提高了手术疗效。显微外科在其他相关学科均得到具体应用和发展，如妇产科的输卵管再通术、泌尿外科的输精管再通术、输尿管缝合术以及胸外科的游离结肠代食管术等。

与解剖学的关系 数十年来，显微外科与解剖学互相促进，共同发展。组织移植是显微外科的重要方面，无论是皮瓣、肌瓣还是骨瓣，临床医生需要了解每一块组织瓣的血供特点，营养血管的位置、走行、长度及外径大小等，这些显微解剖学知识正是显微外科发展的临床需求，催生和促进了显微解剖学的发展，而显微解剖学的发展又为临床提供了新的组织供区和解剖学知识，推动了显微外科的进一步发展。钟世镇是中国显微解剖学的创始人和杰出代表，他主编的《显微解剖学丛书》和《显微外科解剖学基础》等专著，为显微外科的发展提供了解剖学基础。

与实验外科的关系 在医学科学研究中，任何新技术、新方法、新材料，均需通过动物实验验证，而显微外科技术在实验外科的应用，使动物实验更趋小型化，如利用大鼠进行吻合血管的肝、肾、心、胰腺等移植，推动了移植外科及免疫学的研究；利用大鼠进行周围神经修复及脊髓损伤后运动及膀胱功能重建的研究等，不仅保证了科研工作的进行，而且极大节约了人力、物力和科研成本。

显微外科历经了数十年的发展，已成为一门新兴的外科学科，而显微外科之所以在短短50年时间里取得全面、快速发展，在于显微外科融入其他学科，互相促进，共同发展，极大地推动了骨科、整形外科、神经外科、创伤外科、手外科、颌面外科、耳鼻咽喉科、眼科、妇产科、移植外科以及实验外科和解剖学等多个学科的发展。计算机辅助导航技术、光纤科学、激光医学、机器人辅助技术、虚拟人数字化三维重建影像学等自然科学的发展，大大拓宽了显微外科技术与相关科学的渗透、交叉、合作和相互融合，必将使显微外科学推上新的水平，如脑显微外科中导航技术的应用；微创手术理念进一步拓展成为腔镜外科、关节镜外科、内镜技术、微创外科等新的专科，而显微外科在应用上，应更强调个体化设计，超级显微外科的发展、应用和普及，有利于追求以更小的创伤获得更完美的外形和功能。

（侯春林）

chāojí xiǎnwēi wàikē

超级显微外科（super-microsurgery，supramicrosurgery） 在较高倍手术显微镜下，以更精细的显微手术器械和材料进行无创性手术操作。1993年，由日本光岛勋（Isao Koshima）首先提出。显微外科技术使过去在肉眼下无法完成的手术得以完成，而超级显微外科则使过去采用一般显微外科技术无法完成的手术能得以完成，使组织移植更微创化、微型化，是显微外科发展的更高级阶段。这类手术包括指尖再造、婴幼儿断指再植、吻合穿支血管的穿支皮瓣移植、小组织块移植、淋巴管吻合或周围神经细小分支（如近肌门部的神经肌支）断裂显微修复、选择性神经束支移位修复术等。

（侯春林）

zhōngguó xiǎnwēi wàikē

中国显微外科（microsurgery in China） 在显微外科发展史上，以陈中伟为代表的中国学者，为世界及中国显微外科发展做出了杰出贡献，成为中国在世界医学领域最具影响的学科之一。中国显微外科最早开创于骨科，1960年上海长征医院屠开元、山东省立医院王志先在世界上首次成功进行狗腿断肢再植。1963年1月中国上海市第六人民医院陈中伟、钱允庆用血管套接法为1例前臂完全离断伤患者成功实施了断肢再植（图1），并获得良好功能。1963年9月陈中伟在罗马举行的第20届国际外科学会议上首次报道。由于他在断肢再植领域中的卓越成就，1980年被国际同行誉为“断肢再植之父”。1962年中国上海中山医院汤钊猷与上海丝绸工业公司技术研究所合作研制出小血管缝合线。1964年2月上海中山医院崔之义等首次采用血管吻合技术成功接活1例上臂完全离断伤；9月北京积水潭医院王澍寰采用小血管缝合技术成功进行前臂断肢再植；10月天津市人民医院成功进行了肩胛带完全离断的再植手术；11月广州中山医学院附属第一医院邝公道与黄承达

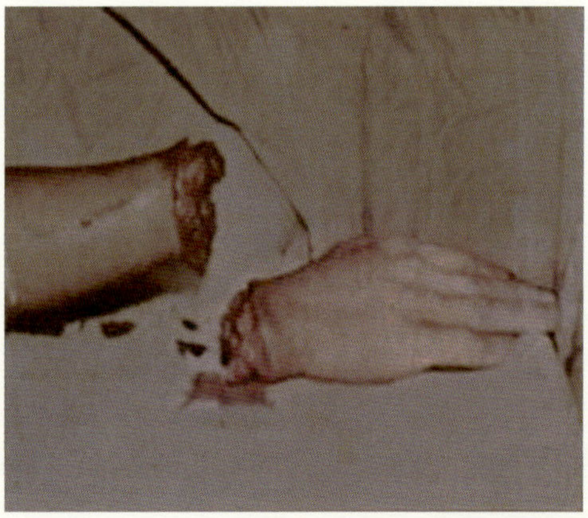
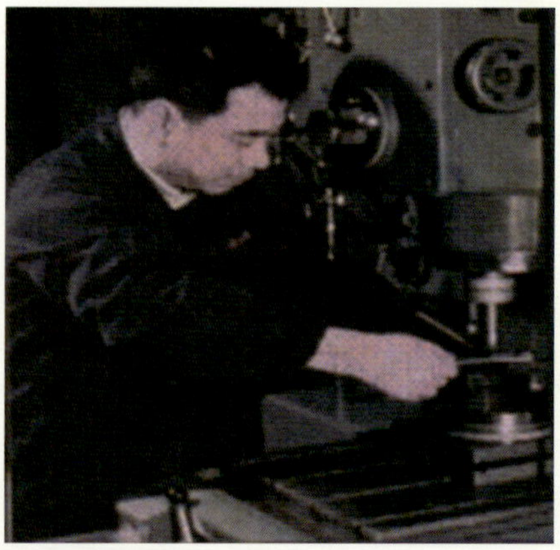

图1 世界首例前臂创伤性完全离断再植

引自陈中伟. 中华医学杂志，1963，49：615

成功进行了断踝再植手术，这是中国第1例下肢离断再植成功的病例。1964年王澍寰先后为两例不完全手指离断，吻合了血管，救活了伤指。1966年1月上海市第六人民医院报道成功实施了中国第1例完全离断断指再植手术。1975年周礼荣在河南省郸城县人民医院成立了第一个县级医院显微外科研究所，推动了中国基层医院显微外科的发展。1982年山东潍坊八十九医院王成琪成功吻合口径仅0.2mm小血管，进一步推动了中国小血管吻合技术的发展。1982年青岛四〇一医院程国良、1983年王成琪相继成功进行了中国小儿断指再植，最小年龄仅10个月。1986年1月西安西京医院陆裕朴、葛竞在世界上首次成功为1例双手十指完全离断患者进行断指再植，同年11月完成世界第2例十指离断再植。至今全世界共完成十指离断再植31例，中国占26例。山东烟台一〇七医院田万成1987年开展，1991年在国内首次报道指尖离断再植获得成功，将中国断指再植提高到一个新的水平。2009年郑州仁济创伤骨科医院谢昌平等报道1例单手多平面17节离断手指再植成功，堪称世界之最。

断肢再植成功推动了组织移植和再造外科的发展，1966年上海华山医院杨东岳、顾玉东在国际上首次成功进行了第2趾移植再造拇指（图2）。1981年上海第六人民医院于仲嘉等从双足切取2个和3个足趾同时移植进行五指再造，被誉为“中国手”，将拇指、手指再造手术推向新的高度。1984年顾玉东首次提出第2趾第2套供血系统，解决了因血管变异而造成手术困难的难题，提高了拇指再造的成功率。在此基础上，2009年程国良进行了拇指的修饰性再造，采用第2趾部分组织移植修复拇指部分缺损；山东省立医院王增涛则从身体不同部位取材，按正常手指结构与功能，进行手指全形再造，使拇指再造达到更完美的程度。在自身组织移植基础上，1977年杨东岳开展了吻合血管的同种异体全膝关节移植，这是中国开展最早的同种异体复合组织移植。1999年广州南方医院裴国献成功完成了亚洲第1例、世界第3例异体手再造。2006年西安西京医院郭树忠报道国内首例同种异体面部复合组织移植，进一步推动了中国同种异体组织移植的研究。

在皮瓣外科领域，1973年3月杨东岳、顾玉东成功进行了腹股沟皮瓣游离移植，这是国内首例游离皮瓣移植（世界第3例），推动了游离皮瓣移植在中国的迅速发展（图3）。1979年北京积水潭医院沈祖尧首次提出了预构皮瓣的概念，他将血管束移植于皮瓣内，成功构建以该血管为蒂的轴型皮瓣。1981年沈阳军区总医院杨果凡报道了以桡动脉为营养血管的前臂皮瓣，该皮瓣是国际上首次报道的动脉干网状皮瓣，被誉为“中国皮瓣”。它的发现极大地推动了动脉干网状皮瓣的研究和应用。1982年上海市第九人民医院王炜和西安西京医院鲁开化首先用以远侧桡动静脉为蒂的前臂皮瓣逆行转移修复手部创面。1982年，安徽医科大学吴仁秀、董吟林首次报道肩胛皮瓣的基础研究和临床应用。1983年第一军医大学孙博首次进行逆行岛状皮瓣静脉回流研究，并提出血管旁路学说，从而推动了逆行岛状皮瓣的研究和应用。1983年，顾玉东报道了小腿外侧皮瓣。1994年洛阳正骨医院张善才报道了胫后动脉逆行岛状皮瓣。1995年哈尔

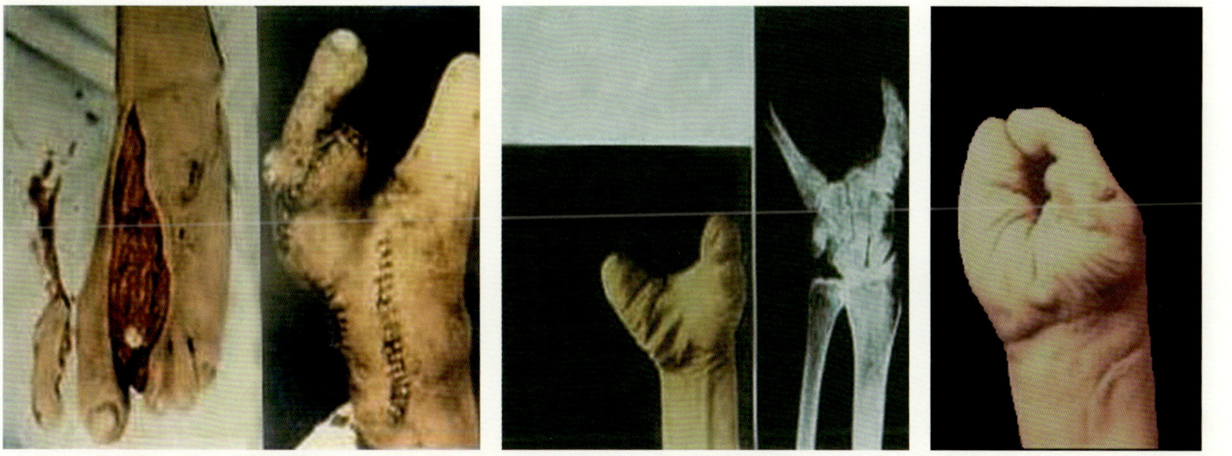

图2 世界首例第2足趾移植再造拇指

引自杨东岳，顾玉东. 中华外科杂志，1977，15：13-16

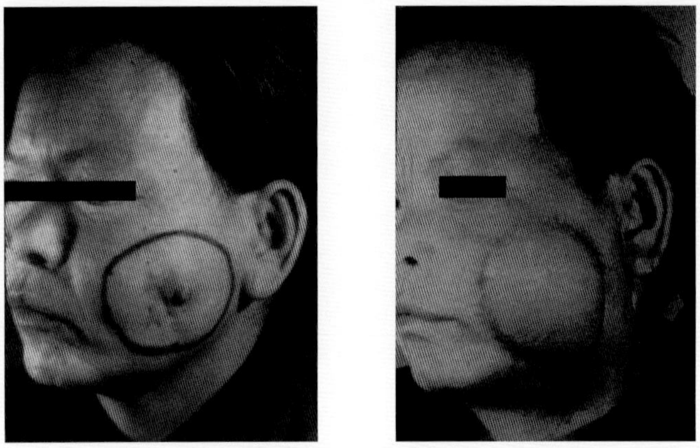

图3 腹股沟皮瓣游离移植修复面颊部创面

引自杨东岳，顾玉东. 中华医学杂志，1974，54：163-165

滨医科大学李柱田报道了尺动脉逆行岛状皮瓣。1986年长春白求恩医科大学路来金报道了骨间后动脉逆行岛状皮瓣。1988年沈阳军区总医院陈宝驹报道了掌背动脉逆行岛状皮瓣，李平津报道了指动脉逆行岛状皮瓣。随着对主干动脉皮瓣的深入研究，1983年第一军医大学钟世镇在世界上首次提出肌间隔血管皮瓣理论，推动了中国肌间隔穿支皮瓣和筋膜皮瓣的研究和应用。1984年徐达传和罗力生分别从解剖和临床在国际上首次报道股前外侧皮瓣，随后该皮瓣得到了最广泛的临床应用，台湾魏福全称该皮瓣为“万能皮瓣”。1984年顾玉东提出的皮瓣设计的“点、线、面”概念，1988年上海长征医院侯春林提出的转移皮瓣“旋转弧”的概念，丰富了皮瓣外科的理论，“点、线、面、弧”成为皮瓣设计的重要指导原则。

在骨修复方面，1977年陈中伟开展吻合血管的游离腓骨移植，治疗先天性胫骨假关节，这是国内最早开展的带血管骨移植手术，使传统骨移植进入活骨移植阶段。1980年蚌埠医学院黄恭康开展了吻合旋髂深血管的髂骨骨瓣移植术。1981年北京301医院朱盛修采用带血管蒂的桡骨骨膜瓣治疗腕舟骨陈旧性骨折。1983年吴仁秀首次提出了带臀上血管深上支的髂骨骨瓣。同年，漳州175医院杨立民报道了吻合血管的肩胛骨移植。在此期间，徐达传、陈振光、吴仁秀等进行了骨瓣供血的系列解剖与临床研究，进一步推动了骨显微外科的发展，新的骨瓣供区的不断发现和应用提高了大段骨缺损的修复疗效。

在周围神经损伤修复中，显微外科技术的应用明显提高了神经修复质量和效果，1973年朱家恺在国内最早进行周围神经损伤束膜缝合临床研究。1979年北京积水潭医院韦加宁报道了周围神经束间移植术。1987年钟汉柱报道了吻合血管的腓浅神经移植。1995年顾玉东报道了静脉蒂动脉化腓肠神经移植。

在臂丛神经损伤治疗中，1970年顾玉东在国际上首创膈神经移位术修复臂丛神经损伤，1986年顾玉东又首创健侧颈$_7$神经根移位术，并提出单纯切断颈$_7$神经对上肢运动功能无明显影响。这一发现为全臂丛根性撕脱伤提供了新的动力神经和创造了新的修复方法。1987年顾玉东报道采用多组神经移位治疗全臂丛根性撕脱伤。2003年顾玉东又提出了同侧颈$_7$神经根移位术。2000年侯春林首次采用脊髓损伤平面以上正常脊神经前根，通过神经移植与支配膀胱的骶神经前根吻合，成功重建脊髓圆锥损伤患者的排尿功能，2007年又首次报道切断单一腰骶神经根对下肢运动功能无明显影响，并利用正常腰骶神经根进行脊髓圆锥下部损伤患者的排尿功能重建。

1979年钟世镇、刘牧之、朱家恺等合作，成功地完成中国第1例淋巴管静脉吻合手术，取得良好的结果。1982年朱家恺完成了首例用深淋巴管静脉吻合术治疗先天性肢体淋巴水肿的治疗以及乳糜尿的治疗，不仅简化了手术操作，还提高了疗效，同年又进行了小静脉移植淋巴管的实验研究。随后黄恭康开展了淋巴管静脉吻合术治疗血吸虫病引起的阴囊水肿、四肢水肿、乳房水肿，并取得良好的效果。

（侯春林）

xiǎnwēi wàikē zǔzhī yízhí

显微外科组织移植（microsurgical tissue transplantation） 从身体一个部位切取带有自身血管的组织或器官，通过带蒂或游离移位方式，将该组织或器官移植至受区，修复组织缺损、改善外形和重建功能的一类手术。临床根据移植组织或器官种族和种类的不同，分为游离移植、带蒂移植、同质移植、同种移植、异种移植、原位移植、异位移植、旁原位移植、复合组织移植：

游离移植（free transplantation） 身体某一部位组织或器官以完全游离状态移植到另一部位

的手术。一类是吻合血管的游离移植，切取的组织或器官带有自身血管，并在移植时暂时切断供养组织或器官的血管，通过与受区血管吻合，重建组织血液供应，达到修复组织缺损、改善外形和重建功能的目的，如组织移植和器官移植；另一类游离移植不需要吻合血管，如游离皮片移植、细胞移植。

带蒂移植（pedicled transposition） 从身体一个部位切取带有自身血管的组织或器官，在移植过程中不中断该组织或器官血供，并以该组织或器官的营养血管为蒂，通过局部转移或推进移位的方式，移植至受区达到修复组织或器官缺损、改善外形和重建功能的手术。

同质移植（syngeneic transplantation） 在组织或器官移植时，供者与受者虽非同一个体，但二者遗传基因完全相同，受者接受来自同系供者移植物后不发生免疫排斥反应的手术。

同种移植（allotransplantation） 在组织器官移植时，供者与受者虽为同一种属，但为两个遗传基因不完全相同的个体间移植，移植后通常存在免疫排斥反应。又称同种异体移植。如人与人、狗与狗之间的组织或器官移植。

异种移植（xenotransplantation） 在组织或器官移植时，供者与受者不属于同一种属间的个体间移植，移植后通常存在较严重的免疫排斥反应。如将猪的心脏移植到人。

原位移植（orthotopic transplantation） 将受病变累及的供体组织或器官整块切除后，再通过显微外科技术将该器官回位移植到原来解剖部位的手术。如原位心脏移植、肝移植、肾移植。

异位移植（heterotopic transplantation） 将供体的组织或器官切取后，通过显微外科技术移植到同一个体的另一位置的手术。

旁原位移植（paratopic transplantation）在不切除原来器官的情况下，将移植物植入到贴近受者同名器官的位置的手术。

复合组织移植（cograft） 在切取多种组织时，保留同一供血动静脉系统供应多种组织，并以该血管为蒂，通过局部转移或吻合血管游离移植的方法，达到修复受区复合组织缺损的目的。如肌皮瓣、肌皮骨瓣、肌骨瓣等。

（侯春林）

shǒushù xiǎnwēijìng

手术显微镜（operating microscope）

为实施对细微组织结构进行精细观察和手术操作的光学放大装置。属光学体视显微镜。1590年荷兰扬森（Janssen）构建了第一台光学显微镜以来，将显微镜应用于生物医学领域的细微组织结构观察已有420多年的历史。但直接将显微镜用于外科手术则是20世纪20年代以后的事。一般生物显微镜的工作距离短、视场小，无法直接用于手术。1921年瑞典尼伦（Nylen）首次设计出了单目手术显微镜，并用于内耳手术治疗耳硬化症获得成功。1922年尼伦（Nylen）的老师霍姆格伦（Holmgren）设计出了双目手术显微镜并用于耳科手术。1940年美国佩瑞特（Perritt）将手术显微镜用于眼角膜缝合手术，从而将镜下操作提升到缝合水平。1953年德国Carl Zeiss公司设计出了OPMI® 1型手术显微镜，首次实现了商业化手术显微镜的批量生产。

手术显微镜对物像的放大，可提高观察者的视觉分辨力，看清观察部位的精细结构，从而使人能够对肉眼下无法完成的手术操作得以实现，既拓展了手术治疗范围，也使得手术操作更加精细、准确，提高了手术精度和疾病治愈率。手术显微镜在对物像放大的同时，必须满足以下两点要求：①镜下有一定的工作距离，从而容许手术器械进入此空间自如地施行手术操作。②镜下成像为具有立体、实感效果的正像，从而保证准确地施行精细操作。

现代手术显微镜的构成，包括光学观察系统、电气系统、支架系统和附属装置（图）。按照光学观察系统划分，又可分为单目手术显微镜、双目手术显微镜和多人双目手术显微镜等。按支架系统划分，可分为移动式和固定式两种，其中，移动式有立柱式和夹持式；固定式有悬吊式、墙式和桌式等。根据各个学科的特殊要求，手术显微镜的构造也不尽相同，可分为眼科、耳鼻喉科、神经外科、显微外科、口腔科等多种专科手术显微镜；也有一些手术显微镜属通用型，配属的附

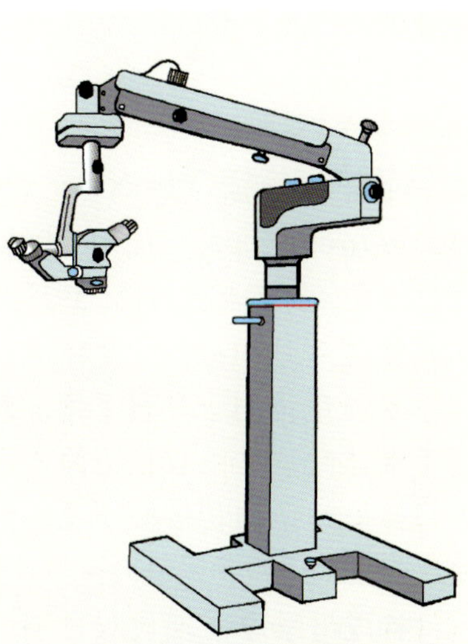

图 手术显微镜结构

件较多，组合后可供各科使用；针对一些特殊手术部位，还开发了阴道显微镜和直肠显微镜等。

目前，手术显微镜结合其他先进科学技术的发展，正朝着智能化的方向发展。新一代手术显微镜采用微型计算机控制，可提供大屏幕的人机对话窗口，操作者通过菜单选择，甚至多语种声控的方式，对系统进行全功能控制。应用 3D 图形适配器和 HUD (head-up display) 图形注入技术，可将任何 CT/MRI 图像输入显微镜内，使显微镜成为视频图像信息中心，通过计算机通信接口与各种导航系统连接，实现镜内镜外导航，成为真正意义上的智能型手术显微镜。

（刘小林　戚　剑）

dānmù shǒushù xiǎnwēijìng

单目手术显微镜（monocular operative microscope）

仅适用于单眼进行观察的手术显微镜。1921 年瑞典尼伦（Nylen）首次设计了单目手术显微镜用于内耳观察。但单目手术显微镜无法获取有立体感的景象，无法实现镜下操作，仅可用于对细微组织结构的观测。因此很快就被双目手术显微镜所替代。目前，单目手术显微镜多作为手术示教使用。

（刘小林　戚　剑）

shuāngmù shǒushù xiǎnwēijìng

双目手术显微镜（binocular operative microscope）

能用双眼同时进行观察的手术显微镜。1922 年霍姆格伦（Holmgren）设计出双目手术显微镜用于耳科手术。双目手术显微镜是由双目镜筒连同两只镜筒物镜加转折棱镜及正像棱镜组成的体视手术显微镜。

构成与原理　现代双目手术显微镜的构成包括光学观察系统、电气系统、支架系统和附属装置，其中前三者为基本组成部分。

光学观察系统　它基于开普勒（Kepler）望远镜的光学原理，利用复杂的透镜组合，以获得既有较大放大倍率，又有较大工作距离的立体正像。包括主物镜、变倍器、分光器、镜筒物镜、转向棱镜和目镜。①主物镜的焦距决定了工作距离的大小。②变倍器实现了不同放大倍率的变化，主要有两种不同的变倍方式，分档变倍器和连续变倍器，后者常由电气系统驱控，在使用中更加方便。③分光器实现了单目手术显微镜向双目手术显微镜、双人双目或多人双目手术显微镜的改进。④镜筒物镜使手术显微镜的光路系统不必过长而增加显微镜的体积，影响操作者的眼-手配合操作。⑤转向棱镜保证了立体正像成像。⑥目镜的作用是将镜筒内形成的中间图像再次放大，同时还可以利用目镜矫正操作者的视力屈光不正。因此手术显微镜总的放大倍率可由以下计算公式得出：

显微镜总的放大倍率 =（镜筒物镜的焦距/主物镜的焦距）× 变倍器放大系数×目镜放大系数

由于手术显微镜的放大倍率越大，镜下工作距离越短，视野越小。因此，目前的手术显微镜最大放大倍数基本在 100×以下，其中以 4×~40×为常用的手术操作放大倍数，以保证镜下有 200mm 左右的工作距离，在电子驱动设备控制下可实现连续变焦。

电气系统　包括电子照明系统和电子驱控系统。①电子照明系统：分内照明和外照明两种。内照明的照明光束由显微镜本体内射出，适合小孔深部照明手术（如耳科、喉科等狭窄管道手术），常安装在支架系统内由光缆将光线引至显微镜本体内，垂直射向手术部位。由于光路的轴线与观察方向之间几乎是同轴的，因此又称为同轴照明。外照明常用于某些特殊需要（如眼科裂隙照明）或进行辅助照明，常安装在显微镜本体上，照明光束倾斜射向手术部位，又称为斜向照明。目前的手术显微镜均采用冷光源，这种光源有足够大的物面照度，且光中没有红外线成分，热量小，对手术组织影响小。②电子驱控系统：为尽量减少显微镜控制，如镜头的位移、放大倍率的变换、光照强度的调节等，减少对镜下手术野操作的影响和干扰，采用足踏或手控的电子驱控系统来实现对手术显微镜的调控。

支架系统　高质量的手术显微镜一般配有复杂的机械系统来固定和操纵，以保证能够快速观察和将照明系统灵活地移到必要的位置。支架系统包括底座、立柱、横臂、水平 X-Y 移动器和脚控板。横臂一般设计成两组，目的是使显微镜本体在尽可能大的范围内能够迅速移至手术野上空；水平 X-Y 移动器则可将显微镜精确定位于所要求的位置；脚控板则可控制显微镜本体上下左右移动、调焦以及自由变换放大倍率。此外，立柱内部设有平衡锤，目的是与横臂、水平 X-Y 移动器以及显微镜本体之间保持平衡。

附属装置　为了更好发挥手术显微镜的作用，现代手术显微镜还安装助手镜、参观镜以及显示（记录）装置等附属装置。助手镜与主镜看到的是完全相同的手术野，以协助主刀医师在镜下进行操作。参观镜主要用于参观者学习之用，分为单目参观镜和双目参观镜，由于其构造长度太大，虽有一定立体感，但不如主镜和助手镜。显示记录装置既可将手术野的显微操作在电视显示器上直接显示出来，供多人在监视器上观察手术情况，用于教学、科研、临床会诊和学术会议交流演示，又可通过摄像和摄影的方式将手术画面记录下来，用于手术资料记录、存储、教学和出版。

功能 双目手术显微镜可提供立体图像，对观测物体有明确的深度定位效果，便于准确施行精细操作。现代各种类型的手术显微镜基本都是建立在双目手术显微镜的基础之上，是目前主流的手术显微镜，适用于直径1mm以下血管和神经的吻合。

（刘小林 戚 剑）

shǒushù fàngdàjìng

手术放大镜（operating loupe）

通过光学技术将目标低倍放大，便于手术者对细微结构进行观察和操作的辅助设备。手术放大镜通过光学立体汇聚观察技术将细微结构放大并获得正立、清晰的图像，为检查和治疗提供放大的立体深层景象、帮助外科医师做精确解剖及细微缝合操作的低倍放大系统。手术放大镜有额带式、台式及眼镜式，以最为常用的眼镜式为例（图），通常由光学观察系统和支架系统组成，其中额带式和眼镜式又称为望远镜筒式或镜组式手术放大镜。手术放大镜的放大倍数一般为2.5~6倍，工作距离200~300mm，视野直径20~40mm。这种放大镜使用灵活方便，适用于缝合直径在1~2mm以上的血管、神经。放大镜的倍数以3~4.5倍为宜，5~6倍的放大镜虽然能加强辨别能力，但由于视野较小，长时间应用易使术者眩晕不适，一般只能用于短时间的精细解剖，适用工作距离变化较大，或倍率需要调整，或特殊的操作角度和视野。因自身有一定重量，且靠移动术者的头部来调节焦距，长时间使用后，术者头颈部易疲劳。放大倍率小，视野较小，不适于直径1mm及以下的血管和神经的吻合。

（刘小林 戚 剑）

xiǎnwēi wàikē shǒushù qìxiè

显微外科手术器械（microsurgical instruments）

在光学放大设备下，通过手术者操作直接对细微组织结构进行钳夹、分离、剪切、缝合的外科手术器械。

依据显微外科手术视野小、组织结构细微脆弱的特点，显微外科手术器械基本具备以下特点：①作业端精细耐损。显微外科手术器械有效工作部分，即前段约5cm，多尖而细，其中最精细的显微外科手术器械为显微镊，其尖端最尖锐部分仅0.15~0.3mm。要求制造显微外科手术器械的金属材料需有足够的硬度和弹性，并具有耐磨及不锈蚀等性能。目前，^{3}铬-^{13}钼合金为制作显微外科手术器械的主要金属材料。②操控端轻巧稳定。显微外科手术器械的长度一般为14~16cm，过短不易稳妥的执握，过长不易稳定操作。手柄部分多设计为弹簧式带滚花纹圆柱形，这种设计的优点是：可采用执笔式的方式来持握显微外科手术器械，利用拇指、示指、中指三指指力即可完成全部操作；夹持动作完成后器械自行恢复原位，不易造成手指疲劳；器械尾部落于虎口上，利于器械旋转操作，且稳定性好。③不反光和无磁性。显微外科手术往往用直射强光照明，器械反光容易造成术者眼部疲劳，所以器械表面不做抛光处理。显微缝针易被磁性的器械吸附，影响缝合操作，所以显微外科手术器械必须用消磁器消除器械磁性。

显微外科手术器械的分类（表）。

（刘小林 戚 剑）

xiǎnwēiniè

显微镊（microsurgical forceps）

夹持、分离组织，支撑开塌陷的血管壁，协助进针、接针与打结的显微外科手术器械。一般长10~15cm，脑外科或胸外科专用显微镊长度约20cm，适宜于深部组织显微外科操作。显微镊可分为直镊和弯镊（图），适应术者不同操作习惯与不同术区手术时应

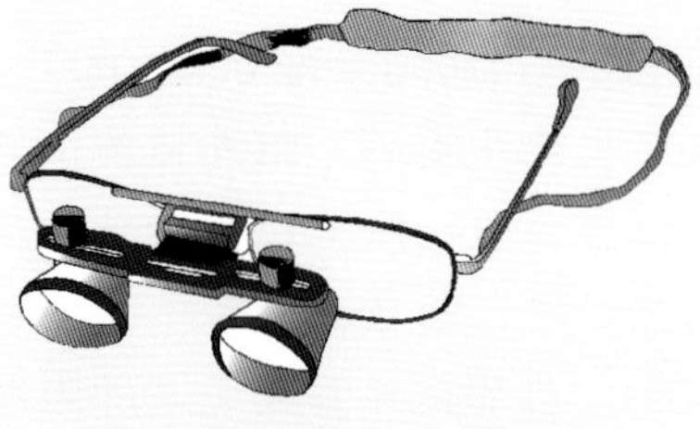

图 望远镜筒式手术放大镜

表 常用显微外科手术器械分类

序号	分类	品名举例
1	显微外科用刀	显微喉刀
2	显微外科用剪	显微剪、显微枪形手术剪、显微组织剪
3	显微外科用钳	显微枪形麦粒钳、显微喉钳、显微持针钳
4	显微外科用镊、显微外科用夹	显微镊、显微持针镊、显微止血夹
5	显微外科用针、显微外科用钩	显微耳针、显微喉针、显微耳钩、显微喉钩
6	显微外科用其他器械	血管夹、显微血管/神经合拢器

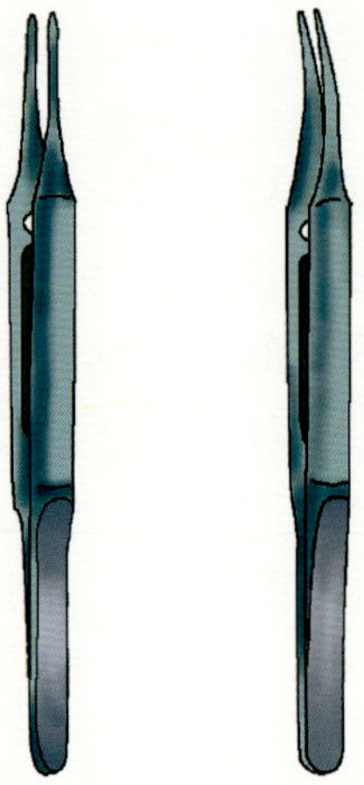

图　显微镊（左为直镊，右为弯镊）

用，以直镊较常用。直镊和弯镊均为无齿镊。镊的尖端宽度为0.15~0.3mm，0.3mm的显微镊用于一般显微外科手术，0.15mm的显微镊用于外径0.3~0.5mm的小血管或淋巴管吻合。两个尖端之间有一定的咬合面，长度为5~10mm，便于夹持组织和直径仅有14~30μm的显微缝线，不易脱落；咬合面上无刻纹，以避免损伤钳夹的组织或挂断显微缝线。显微镊是显微外科手术器械中最易损坏的器械，手术中应避免使用显微镊夹持其他组织，不使用时应在尖端部分佩戴胶套，以防意外碰撞损坏作业部分。

（刘小林　戚　剑）

xiǎnwēijiǎn

显微剪（microsurgical scissors）

完成细微组织结构分离和剪切的显微外科手术器械。显微外科使用的显微剪长12~16cm，脑外科或胸外科专用显微剪长约20cm。因显微镜下组织结构与层次可清楚显示，故显微剪顶端不像普通外科组织剪那样圆钝，而是尖锐或尖而略钝，以提高器械操作的精细度。显微剪剪柄采用圆柱形，便于各方向转动，剪尾安装弹簧片，开合更为轻巧，有利于较长时间操作而不致手肌疲劳。剪叶按不同需要分为直型与弯型两种（图）。弯型剪叶稍弯，更适于较深部组织的分离、剪切或游离血管后侧。由于显微剪是弹簧式结构，只要压紧手柄就能修剪，所以左右手都能使用。为了防止组织或血管在剪开时从剪刀刃口滑出，有些显微剪将刃口设计成细齿状或带有半圆形缺口状，后者专用于剪断血管。显微剪仅用于修剪细小的血管、神经等质地柔嫩的组织，不宜用于修剪质地较致密的组织结构，如皮肤、筋膜、肌腱、韧带及瘢痕组织等，在显微外科手术中对这些组织的修剪可采用眼科剪代替。

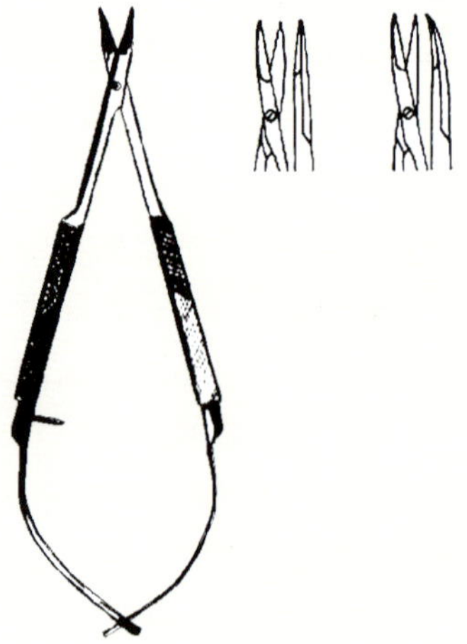

图　显微剪

（刘小林　戚　剑）

xiǎnwēi chízhēnqì

显微持针器（microsurgical needle holder）

夹持显微缝合针线进行缝合、结扎操作的显微外科手术器械（图）。有直型与弯型两种，弯型既可用于浅部手术，也可用于较深部位的缝合。持针部分薄而窄，以免将细小的缝针夹断或夹变形；持针面能夹紧直径仅有10μm左右的缝线，且不能将缝线挂断。咬合面没有刻纹，完全呈平面状。夹持部分呈圆锥形，尖端宽度0.2~0.3mm，利于夹持直径30~70μm的11~13-0缝针。持针后部装有弹簧片，开合轻巧，不用一般持针器的齿牙交锁扣，以免夹持和松开时产生弹跳而使缝针挑破所缝的组织。持针部分手柄呈圆柱状弹簧式，利于通过器械在虎口的旋转，以便从不同的角度夹持针线或调整显微缝针在持针器中的位置。还有带剪显微持针器，其尖端可以持针，尖端稍后部可以剪线，缝合时可省去反复更换器械的操作，提高手术效率。常用的显微持针器长14~16cm，亦可根据不同专业的需要设计不同的长度。

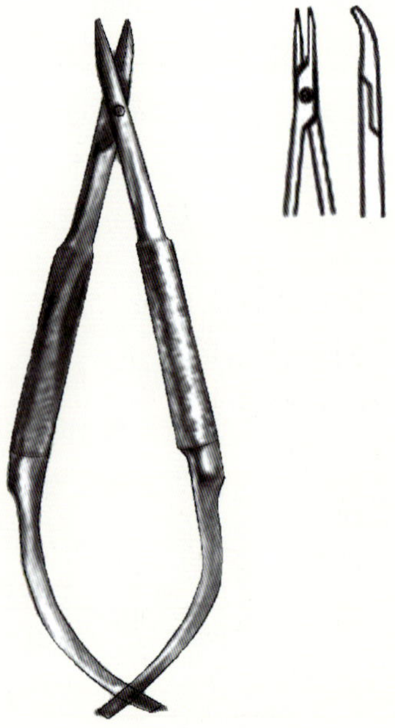

图　显微持针器

（刘小林　戚　剑）

xuèguǎnjiā

血管夹（blood vessel clamp）

用于夹住小血管，阻断血流，并能固定血管，便于观察血管断端并进行吻合的显微外科手术器械（图）。理想的血管夹应既能阻断血流、不发生脱落，又不损伤血管内膜。血管夹种类较多，由不锈钢、镍-钛合金或高分子弹性材料等制成，以适应不同血管吻合的需求。血管夹夹片基本为扁平设计，以分散压力。有的血管夹附有弹簧及螺旋装置，可以调节压力。尖端合拢力 40g 以上的血管夹，用于直径 1~3mm 的血管，尖端合拢力 15~40g 的血管夹，用于直径 1mm 以下的血管。血管夹安放时间应少于 30 分钟，否则易导致夹片压迫部位的血管内膜损伤。

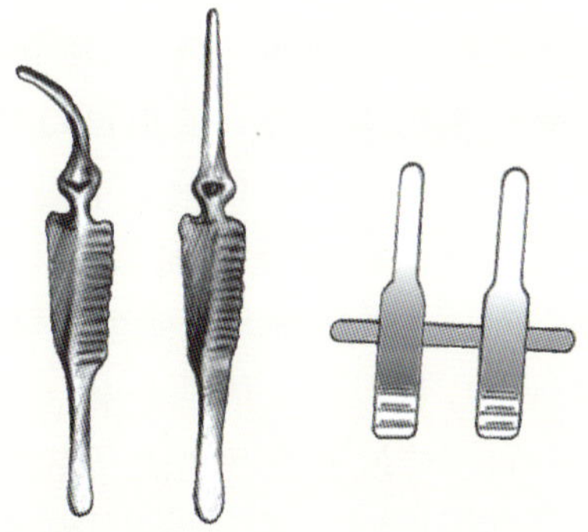

图 弯血管夹、直血管夹和血管夹合拢器

血管夹合拢器是经常配合血管夹同时使用的手术器械之一，它由两只血管夹连接于一个金属横杆上组成，其中一只血管夹固定于横杆一端，另一只血管夹可以在横杆上滑动。合拢器将两血管夹相互靠近，使血管断端相对靠拢，以便在无张力条件下进行吻合，通过翻转合拢器，可以吻合血管的前后壁。

（刘小林 戚 剑）

xiǎnwēi fénghé cáiliào

显微缝合材料（microsurgical suture materials） 显微外科用于缝合的材料，主要指针和线，其特点为一端连针的无损伤缝线。在显微外科手术中用于缝合血管、神经等组织。不同规格的显微缝合针线具有不同的直径和抗拉力，适用于缝合不同口径的血管（表）。显微缝合针线的基本要求是针线足够细且非常光滑（包括针与线的连接部位），以便尽量减少缝针通过血管壁时对血管肌层造成的穿透性损伤。如果缝针粗细不均、不平滑、粗糙或有钩刺，穿透血管壁时会撕裂管壁、针孔漏血且增加内膜损伤处形成血栓的风险。所以，要保证小血管吻合后能 100%通畅，显微缝针有很重要的作用。

显微缝针针尖锋利，针身有一定硬度，不易被持针器钳压变形和压断，又能穿过血管壁而不变形。显微外科缝合一般不会在很坚韧的组织上进行，针体多为圆针，用于缝合坚韧组织的显微缝针针体前部还可设计成三角形、梯形（铲形）或 V 形等。缝线与缝针直径比例一般为 1∶（3~4），为单丝纤维，较头发的直径还要细，常用材料为锦纶（尼龙）和聚丙烯（如 Prolene 线），前者的优点是可制成比 10-0 更细的显微缝线，可染成较深的黑色从而增加镜下对比度，后者最细的仅为 10-0，且一般只能染成浅蓝色，由于镜下对比度差，医师眼睛易疲劳。针线结合部由于缝线是在针尾包埋压紧，表面光滑，通过血管时不会造成更大的损伤。

表 常用的显微缝合针线规格

规格	针		线	
	直径（μm）	长度（mm）	直径（μm）	拉力（g）
7-0	200	6	50	60
8-0	150	6	38	45
9-0	120	5	25	40
10-0	100	5	22	30
11-0	70	4	18	25
12-0	60	4	15	20

（刘小林 戚 剑）

xuèguǎn wěnhéqì

血管吻合器（vascular anastomosis devices） 用于术中机械性吻合血管的显微外科手术器械。具有吻合速度快、血管通畅率高、操作相对简单等优点。应用机械方法吻合血管始于 19 世纪末。直到 20 世纪五六十年代，随着显微外科手术器械制造工艺的进展及新材料的出现，该项技术才引起人们的关注，开展了大量的基础与临床研究。丹尼尔（Daniel）等于 1984 年提出“现代机械性血管吻合技术”的概念。

现代机械性血管吻合器按原理分为五大类型：①磁管法吻合器；②订书针法吻合器；③套管法（内锁套管法）吻合器；④针环法吻合器；⑤吻合夹法吻合器。前两种因缺点较多已基本弃用，后三种研究较深入，发展较快，应用亦较多，并以吻合夹法吻合器最为先进。

套管法（内锁套管法）吻合器 为一侧血管穿过套管，边缘外翻 180°包住套管，插入另一侧血管腔内，并环形结扎固定而完成吻合。采用钻有数个小孔的套管，血管行套管吻合后，用小针穿过血管壁插入小孔中，以防止血管滑动，此即内锁套管法。此法缺点：①金属材料不能被吸收，易致血管僵化。②吻合器过于复杂。③不适合微小血管吻合。

针环法吻合器 主要的装置是两个各带有均匀相间6根小针及6个小孔的针环、持环器和血管管径测量器。吻合时分别将两血管断端穿过两个小环并外翻90°固定于6根小针上，两环针孔相嵌对合而完成吻合。此类吻合器的代表是奥斯特鲁普（Ostrup）等1986年研制出的Unilink血管吻合系统（简称U系统），能吻合外径8.0~2.0mm的血管。U系统的环和针分别用不可降解的聚乙烯及不锈钢制成。缺点是坚硬的聚乙烯环永久地留在吻合口，限制血管收缩、扩张等调节功能与血管的生长，不适用于未成年患者。1999年瞿金平等用一种复合聚合物（L-乳酸/羟基乙酸）制成了可在30周内完全降解的环取代聚乙烯环，克服了上述缺陷，但残留的不锈钢针能引起异物反应，甚至在血管外膜形成肉芽肿。

吻合夹法吻合器 1992年由基尔希（Kirsch）首创。主要装置为弓形臂钛吻合夹、外翻钳、吻合器及去夹钳。其吻合原理：先以外翻钳将两断端血管壁外翻对齐，用拇指和示指按压吻合器手柄部按钮，吻合夹的轴柄部回缩，吻合夹由C形变为近似O形夹合血管壁，如此夹上6~8个吻合夹即可将血管间断吻合。吻合夹是夹合管壁并未穿透管壁，因此该法被称为非穿透性血管吻合法。吻合夹法的优点：①简单易行，吻合时间明显缩短。②非穿透性吻合技术，血管壁损伤明显减轻，吻合口愈合快且更光滑。③内膜完整及管腔内无异物，可减少或避免血栓形成。吻合夹法的缺点：①不宜用于硬化血管吻合及吻合夹的残留。②血管吻合夹及吻合器结构复杂，不易加工制作。③血管吻合夹夹合程度固定。血管吻合夹非穿透性吻合技术是一种微创吻合方法，为机械性血管吻合方法的研究开辟了一条新思路。

（刘小林）

xiǎnwēi wàikē wúchuàng jìshù

显微外科无创技术（atraumatic techniques for microsurgery）

在手术显微镜或手术放大镜下，应用各种显微外科手术器械，进行组织切开、分离、显露、切断、切除和结扎等操作，完成显微血管、神经、淋巴管和肌腱等的吻合或缝合，把手术创伤减少到最低程度所采用的外科操作技术。

显微外科无创技术要点包括：①在分离显露组织时，要在光学放大设备的帮助下，仔细辨别各种组织和层次，尽量采取锐性剥离的方式分离。②对小的出血点，用双极电凝止血，而不用常规的单极电刀电凝止血。钳夹血管止血也要求仅仅钳在出血点的血管上，尽量减少血管周围的软组织损伤。③外科操作时最常见的创伤是镊子（钳子）钳压组织所致的组织压榨伤，因此，不可随意用镊子（钳子）钳夹皮肤、皮下脂肪组织、肌肉、血管和神经，必要时，也只能钳夹少许真皮、筋膜或外膜。④手术伤口需用湿纱布垫好之后再放拉钩，尽量用有齿拉钩或缝线牵拉固定。如果需要牵开神经、血管等结构，可用橡皮条或血管吊索等轻柔牵拉，不可用拉钩粗暴牵拉或压迫，以免造成损伤。⑤除了手术操作的部位要暴露外，其他部位都要用湿纱布盖好或经常用生理盐水滴湿，以防干燥。但不能用过热（65℃以上）的纱布敷伤口。⑥由于血管、神经等组织比较娇嫩，在对血管或神经进行操作时，不要钳夹血管、神经。缝合神经时，只能夹持神经外膜或束膜，不要夹持神经断端的乳头或神经轴突等结构。在血管吻合的整个操作过程中，都应时刻保持警惕，不要夹持血管断端，只能夹持血管外膜，避免对血管组织的损伤，尤其是不能夹持内膜。在吻合血管时，垂直进针，并以顺针的弧度拉出针线，以减少针线对血管的切割性损伤。⑦无损伤操作还包括选择合适尺寸或型号的无损伤缝合材料来缝合血管、神经。

显微外科无创技术使手术操作更精细、更准确，减少了损伤重要组织的可能性，使很多过去不能进行或很难进行的手术得以完成。目前已在微小血管外科、淋巴外科、中枢和周围神经外科、眼科、耳鼻喉科、颜面外科、移植外科、修复和重建外科等领域内得到了广泛应用。显微外科无创技术的应用范围必将随着现代科学的发展、器械的改进及外科医生的实践而不断拓展。

（刘小林　向剑平）

xiǎnwēi xuèguǎn wěnhé

显微血管吻合（microvascular anastomosis）

直径在2mm以内的小血管吻合手术。显微血管吻合是显微外科基本技术中的核心技术。显微血管吻合的起源可以追溯到20世纪初，外科技术的发展、抗凝药物的发现和术中光学放大设备的发明应用是其发生、发展的基石。1902年，法国卡雷尔（Carrel）报道三定点端-端血管吻合法，其突破性的工作为其赢得了1912年诺贝尔奖。1916年美国麦克莱恩（McLean）发现了肝素。1921年，瑞典尼伦（Nylen）设计的单目手术显微镜用于兔的迷路瘘管手术和开窗手术。1960年，美国雅各布森（Jacobson）和苏亚雷斯（Suarez）采用手术显微镜放大25倍下，进行直径最小达到1.6mm的小血管吻合动物实验，取得了100%的通畅率，开创了小血管吻合的新纪元；他们同时还设计了一些显微外科手术器械和缝合材料来满足这一新技术的需要，并在后来的发展中被萨蒙（Salmon）（1964）、邦克（Buncke）（1965）以及舒尔茨（Schulz）（1966）等完善改进，使得直径小于1mm的小血管的成功吻合成为可能。从此世界各国在实验外科方面，利用手术显微镜对大鼠进行血管手术。中国也早在1960年开始进行小血管显微外科的动物实验，取得突破性进展。1972年，澳大利亚奥布赖恩（O'Brien）通过系统研究小血管吻合的变化规律，发现了小血管吻合后血管内膜和血管肌层损伤的组织病理学改变，从理论上证明用显微缝针的重要性。临床应用方面，1962年，美国马尔特（Malt）和麦卡恩（McKhann）实施了首例上肢离断再植，但在1964年才予以报道。1963年，陈中伟报道了世界首例前臂断肢成功再植。1964年美国克莱纳特（Kleinert）和卡斯丹（Kasdan）完成了不完全性离断拇指血管的成功吻合。1966年，杨东岳等报道世界首例足趾移植再造手指成功。随着手术显微镜和显微外科手术器械的改进以及显微血管吻合技术的提高，显微血管吻合技术在组织再植和移植、功能重建、器官移植和再造以及动物实验外科方面得到了广泛应用。

分类 显微血管吻合有端-端血管吻合法、套入吻合法和端-侧血管吻合法三种方式。吻合方法包括：连续和间断缝合法、医用黏合剂黏合法、激光和高频双极电凝等热凝法、可溶性生物材料支撑吻合法以及套管、磁管、针环和吻合夹法等。目前在实验研究和临床应用的数种吻合方法各有利弊，其中缝合法仍然是最基本和最常用的显微血管吻合方法，可单独使用或与其他技术结合使用。未来的小血管吻合方法是综合各类吻合技术优点的复合血管吻合法。

应用 ①断指（趾）和断肢再植，耳、鼻、口唇、阴茎离断和组织块离断再植，头皮撕脱再植。②各种需要吻合血管的器官再造，包括拇指或其他手指、阴茎、食管和乳房再造等。③用于修复组织缺损、外形或功能的各种吻合血管的皮瓣、肌瓣、肌皮瓣、骨或复合组织的游离移植术。④各种吻合血管的小器官移植术。⑤各种需要进行血管吻合操作的动物实验。

注意事项 成功进行显微血管吻合的三个基本要素是光学放大设备（手术放大镜、手术显微镜或其他光学放大装置）、精细的显微外科手术器械和术者娴熟的显微外科基本技术。成功进行显微血管吻合并保持吻合口长期通畅的原则，包括操作时的无创或微创、吻合口正常的血管壁和正常的血管内膜、待吻合的血管近端有正常的血流以及吻合口无张力等。显微血管吻合的常见并发症为吻合口血管痉挛、吻合口血栓形成和吻合口破裂出血等。

（刘小林　向剑平）

duān-duān xuèguǎn wěnhéfǎ

端-端血管吻合法

（end-to-end vessel anastomosis）通过缝合、黏合、热凝以及吻合夹法等或各法结合将血管两断端做端-端吻合的显微血管吻合法（图）。基本方法是二定点间断缝合法和三定点间断缝合法。

操作方法 ①分离和修整血管断端：采用显微外科无创技术适当分离血管两端，选择压强适当的血管夹阻断有出血的血管利于操作，动脉用动脉夹，静脉用静脉夹。将血管断端剪平，去除损伤的部分，直到内膜光滑而管壁完整。查看血管两断端是否口径一致，如果口径相差太大，则考虑采用端-侧血管吻合法，勉强端-端血管吻合可能因为口径或角度的突然改变而产生涡流，增大血栓形成的可能性。将血管两断端靠拢，检查是否可进行无张力吻合，如稍有张力，可通过再游离一定长度的血管的方法来解决；如张力太大或血管长度不够，则考虑行血管移植。②检查血流状况：断端修整后，放松血管夹，检查动脉输出端有无活动性喷血。如为静脉，要查看输入端有无回血或血管有无充盈。检查血管内膜是否正常，如血管内膜有损伤，则需再次切除一段。同样要检查

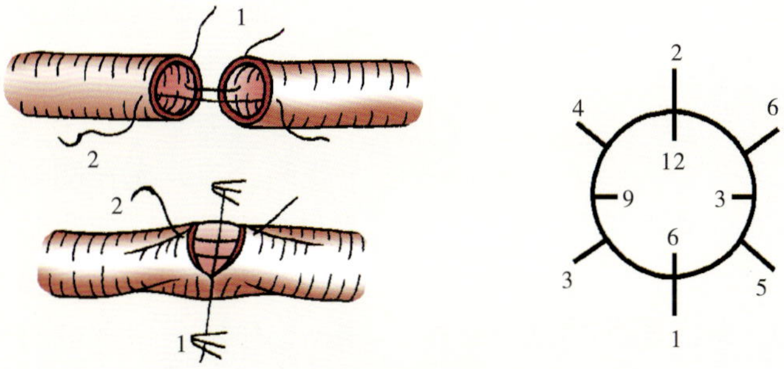

图　端-端血管吻合

另一断端血管是否通畅以及内膜是否正常，如有血栓也需加以冲洗清除。③剪除血管端外膜：用血管镊夹住血管断端外膜向外牵拉后剪去，然后让其自然回缩，以免在缝合时将外膜带入管腔引起血栓形成，或用小剪刀细致剥离、剪除血管断端的外膜，操作时勿损伤血管壁。操作过程中切勿夹持内膜。④扩张或冲洗断端管腔：两血管断端准备好之后，采用扩张器从小到大做机械扩张，以使血管断端口径基本一致，用0.1%肝素生理盐水冲洗两断端的管腔，减少局部血液凝固的机会。⑤断端靠拢和缝合：将两血管断端靠拢，借助合拢器可将两血管断端稳定在同一平面，有利于无张力下缝合。缝线要选择适当型号。缝合方法可根据术者的习惯和血管吻合处的实际情况进行选择，原则上采取垂直于管壁进针，顺其弧度出针；打结的力度要适中。缝合动脉时边距等于血管壁厚度，缝合静脉时边距为血管壁厚度的2~3倍。针距要均匀，在保证不漏血的前提下尽量减少缝合的针数。

注意事项 根据待吻合血管直径的大小，可选择间断或连续缝合法进行吻合。一般直径>2mm者以间断缝合为佳；<2mm以上者，可用连续缝合。连续缝合的止血效果较好，但如缝线拉得太紧，有可能使吻合口缩小。其他血管吻合方法还有黏合、热凝以及吻合夹法等，术者可根据医院的实际条件来选择。

（刘小林　向剑平）

èrdìngdiǎn duān-duān xuèguǎn wěnhéfǎ

二定点端-端血管吻合法（end-to-end vessel anastomosis after placement of two stay sutures）

在吻合口相距180°处先缝合两针作为定点，再完成全部缝合的显微血管吻合法。又称180°等距二定点显微血管吻合法。

操作方法 包括以下两种方法。

二定点间断缝合法 ①血管吻合口的准备：见端-端血管吻合法。②缝合：用血管夹将血管两端拉近，使血管对端靠拢后，在吻合口缘术者侧和对侧各做一定点缝合（把血管吻合口平面想象成一个钟面，最上方为12点位置，定点缝合的位置分别在3点和9点），两针相距180°。留10~15mm的线尾起牵引用。然后，在二定点线之间的中点再缝1针，随即根据血管口径大小适当加针。前壁缝毕后，将两端血管夹翻转180°，然后按上法缝合血管后壁。后壁缝毕后，翻转回血管夹，使血管恢复正常的位置。③通血和检查吻合口：血管吻合完毕后，放松血管夹。先放松血流方向吻合口远端血管夹，再放松血流方向吻合口近端血管夹。放松血管夹后远段血管扩张充盈代表吻合口通畅。④检查血管：查看吻合后血管的状况，观察有无扭曲和迂曲等现象。如果有，看能否通过调整血管的摆放位置来解决；如不能解决，则需要剪除一段重新缝合，特别是静脉，如果迂曲成角，很容易造成迟发性血流阻断和血栓形成。

二定点连续缝合法 ①血管吻合口的准备：见端-端血管吻合法。②缝合：同间断缝合一样，靠拢吻合口，先在吻合口缘术者侧和对侧各做一定点缝合，两针相距180°，不同的是缝合针线不剪断，任选一定点缝合针线，采取连续缝合的方法用此针线缝向另一定点缝线处，一般是针距（相邻进针点之间的距离）等于2倍边距。缝合过程中要适当拉紧每一针的缝线，当缝到另一定点缝线处时，与此处缝合针线的线尾打结，留下长0.5~1cm的线尾做牵引用。前壁缝毕后，将两端血管夹翻转180°，显露后壁，冲洗和检查管腔，用另一定点缝合针线按上法缝合血管后壁。缝合过程中，随时以冲洗平头针伸入管腔，用肝素生理盐水冲洗。缝合进行到倒数第2针时，先不抽紧缝线，以利于缝合最后1针时显露管腔，缝合好最后1针后再依次抽紧倒数第2针和最后1针缝线，打结。

注意事项 ①显露后壁后要确认在缝合前壁时没有缝到后壁，缝合最后1针时要特别注意，切勿缝合到对侧血管壁。②如吻合口不通畅或有疑问，应检查吻合部位及其远段血管有无阻塞。③血管阻塞常见原因有：吻合技术不完善，使吻合口狭窄或闭锁，血栓形成，血管痉挛。④处理血管痉挛一般先用温盐水纱布热敷，利多卡因封闭血管周围，或用2.5%盐酸罂粟碱液湿敷。如短时间内未见显效，不宜再观察等待，应及时拆除吻合口缝线进行探查；用平头针插入血管腔内冲洗、清除血栓，并注入肝素生理盐水或利多卡因液，以解除血管痉挛。如血流仍不畅通，有血管内膜损伤、外膜嵌入或吻合口狭窄者，应切除吻合部，重新吻合。

（刘小林　向剑平）

sāndìngdiǎn duān-duān xuèguǎn wěnhéfǎ

三定点端-端血管吻合法（end-to-end vessel anastomosis after placement of three stay sutures）

在吻合口相距120°处先缝合三针作为定点，再完成全部缝合的显微血管吻合法。又称120°等距三定点显微血管吻合法。三定点血管吻合法的优点是在缝合时通过助手牵引定点缝线，可以使吻合口扩张，形成一立体构象，减少缝合时不慎缝到对侧的机会。

操作方法 在血管周径上先做等距离的三针定点线，牵拉各线即成等边三角形。间断缝合时先在术者对侧偏后壁缝合一定点，保留0.5~1cm长线尾作为牵引，再依次在前壁中点和术者侧偏后壁缝合第2、3针，两定点缝线并同样保留线尾牵引（把血管吻合口平面想象成一个钟面，最上方为12点位置，那么第1针在8点位置，第2、3针在12点和4点位置）。然后分别在前壁相邻两定点之间根据血管直径大小加针缝合。前壁缝合完毕后翻转血管夹，缝合后壁。连续缝合时保留定点缝合时的针线，然后分别提起前壁相邻两个定点线，用无损伤针线连续缝合定点线之间血管的前1/3边。每针均应使两端血管的内膜对合，并把线适当拉紧，但不可过紧，以免缩小管腔。缝到最后，将缝线与定点缝线打结。以同样方法缝合另一侧1/3边，最后将两血管夹翻转，露出血管后壁的1/3边，同样做连续缝合。

注意事项 见二定点端-端血管吻合法。

（刘小林　向剑平）

90° fānzhuǎn duān-duān xuèguǎn wěnhéfǎ

90°翻转端-端血管吻合法

（end-to-end vessel anastomosis after 90° turnover） 四定点90°翻转的显微血管吻合法。对于手术操作空间有限、吻合口不能翻转180°的血管吻合，此法具有明显的优势。操作时，将血管两端的血管夹拉近，使血管对端靠拢后，依次在吻合口缘后壁中点和前壁中点各做一定点缝合（把血管吻合口平面想象成一个钟面，最上方为12点位置，那么定点缝合第1针在6点位置，第2针在12点位置），两针相距180°。在后壁中点缝合第1针时，要在术者左侧血管断端由外向内进针，再在术者右侧血管断端由内向外进针，然后打结。只需翻转90°，根据术者的习惯选择先缝合术者侧或对侧的侧壁，再缝合另一侧壁。注意事项见二定点端-端血管吻合法。

（刘小林　向剑平）

duān-cè xuèguǎn wěnhéfǎ

端-侧血管吻合法

（end-to-side vessel anastomosis） 将一条血管的断端与另一条血管的侧壁相吻合的显微血管吻合法（图）。适用于不适合行端-端血管吻合法的情况，如作为供区的主干血管和待吻合的两血管断端口径相差太大。

操作方法 ①断端吻合口准备：见端-端血管吻合法。如断端血管的方向与血管供区的血流方向一致，可将断端剪成30°~60°的斜面，以利于缝合和血液流动。②血管侧壁开孔：良好显露一段待吻合血管，一般至少长4cm。血管远近端上血管夹阻断血流，待吻合处侧壁修整去除外膜，皮试针头在待吻合处血管壁上进针注入肝素生理盐水使血管扩张，然后先用显微缝针沿血管纵轴方向纵形贯穿血管壁，其长度相当于端-侧吻合血管口长径，然后小心提起缝针，用弯形显微剪紧贴缝针将血管壁剪成一个与血管断端口径一致的椭圆形缺口，注意边缘要清晰平整。也可用8~9-0缝线吊起血管壁成帐篷状，然后用弯显微剪一次剪成椭圆形缺口。比较大的血管也可用合适尺寸的血管侧壁打孔器完成。③断端靠拢和吻合：用扩张器扩张血管断端，将血管断端靠拢侧壁开口，通常先缝合后壁，然后缝合两端，最后缝合前壁。

注意事项 注意血管走向，不要扭转。肝素生理盐水冲洗血管断端和血管开口，先在血管开口的近端和远端定点缝合两针并保留尾线牵引，如果采取连续缝

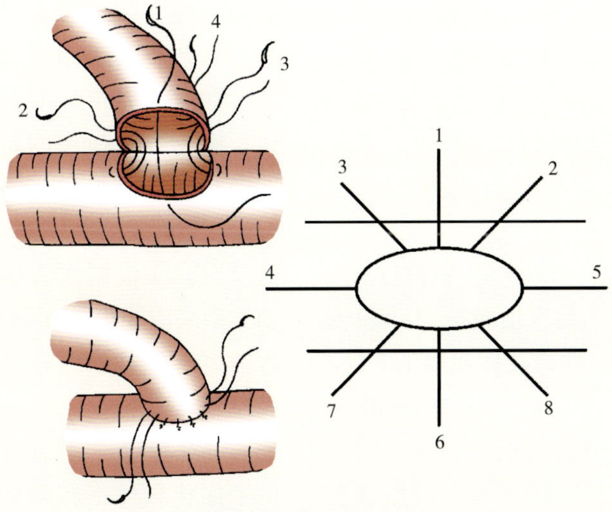

图　端-侧血管吻合

合方法则保留针线。对于操作位置较深或移动度较小的血管先缝合术者对侧的血管壁再缝合术者侧的血管壁。间断吻合时在两定点缝线之间等距离平分缝合加针，连续缝合比较节约时间，但对于口径较小的吻合口可能造成狭窄。

（刘小林　向剑平）

pán-cè xuèguǎn wěnhéfǎ

盘-侧血管吻合法（plate-side vessel anastomosis）

血管端口径过小不便吻合时，将它与主干血管的分支处切成盘口状，与另一血管的侧壁相吻合的显微血管吻合法。是*端-侧血管吻合法*的一种。主要用于器官移植时的血管吻合。行异体器官移植时，可在体外对血管端口进行修正，剪成所需大小的椭圆形或圆形盘状。在行自体组织游离移植时，要决定行盘-侧血管吻合而又不能牺牲主干血管时，游离、显露一段足够利于操作的主干血管，在分支的远近端上血管夹，稍牵拉分支，然后用弯显微剪剪取一椭圆形的血管壁，注意使血管分支位于椭圆形血管壁盘的中央。在受区取一段静脉，纵向剪开，修整成与主干血管缺损区相应大小的静脉片，对主干血管进行修补缝合后放松血管夹。进行盘-侧血管吻合时，受区血管侧壁修剪成与盘状相应大小的缺口，然后按端-侧血管吻合法进行吻合。

（刘小林　向剑平）

xuèguǎn xiūfù

血管修复（repair of vessel）

人体血管损伤后，通过外科手段恢复血管完整性或肢体血供的方法。早在1762年，哈洛韦尔（Hallowell）就报道过用钢丝针缝合的方法修复血管。1886年，波斯滕普斯基（Postempski）报道了2例用侧壁缝合的方法修复动脉损伤。到1910年，已有文献报道了超过100例的血管缝合术，以及46例端-端血管吻合术和静脉移植手术。尽管如此，第一次世界大战和第二次世界大战期间，血管结扎术仍是治疗血管损伤的主要方法。随着现代外科技术的发展和血管修复的应用，朝鲜战争期间，血管损伤的截肢率由二战时期的49%降到了13%。1961年，中国第四军医大学报道1例端-端血管吻合法和吴再彬报道1例尼龙血管移植法修复损伤的血管且患肢得到恢复。当代血管损伤的病例以及由此获得的治疗经验，主要来自于交通事故、意外暴力和血管内导管技术的应用。

适应证　枪伤、刺伤和玻璃碎片切割等所导致的穿透性损伤，交通事故和运动损伤所导致的血管钝性损伤。

操作方法　①术前要充分估计手术的难度，配血。做好血管移植的准备，在消毒前上止血带；如位置不允许，准备好术中止血带。②正确选择手术入路，切口设计与血管走向平行，必要时可以延长。③由浅入深经各层清晰显露，不要对神经等造成医源性损伤，显露损伤血管的近端和远端。遇有出血不得盲目钳夹，可用手指按压或止血带暂时止血。④血管损伤部位显露且出血控制后，检查血管损伤的范围，有无挫伤和内膜下血肿，清除没有活力的血管段以及血管内膜有损伤的节段。⑤根据血管损伤的程度和类型采取相应的血管修复方法，包括血管修补术、显微血管吻合和血管移植术等。

注意事项　①血管钝性损伤由于症状和体征较隐蔽，容易被忽视。钝性血管内膜损伤后可迟发血栓形成，治疗不及时将引起严重后果。病史收集和体检是诊断的重要步骤。明显的体征包括搏动性出血、持续扩大的血肿、血管震颤和杂音及肢体缺血表现（包括苍白、感觉异常、麻痹、疼痛、无脉和低温），出现这些明显的体征表示有血管损伤，需要立即手术探查治疗。②发现肢体穿透伤中等量出血后稳定的血肿、骨折移位后有神经功能障碍、持续的休克、主要血管附近的外伤以及与主干血管伴行的神经损伤等状况，要高度怀疑血管损伤，肢体远端有脉搏并不能排除血管损伤，必须做超声和血管造影等检查。对于血管造影发现的没有闭塞和没有临床血供障碍的动脉损伤，必须严密观察，一旦出现血运障碍的表现，马上手术。③对于小的假性动脉瘤和小的动静脉瘘，如果动脉的血流通路正常，可予以观察。

（刘小林　向剑平）

xuèguǎn yízhí

血管移植（vessel graft）

替代物桥接血管缺损或不足，用于恢复或重建血流通路，维持或改善某一部位组织或器官的血液循环的手术。1898年和1906年，格卢克（Gluck）和卡雷尔（Carrel）分别将自体静脉用于桥接。卡雷尔还率先用异体血管，但由于保存方法、免疫排斥反应和炎性反应导致纤维化、钙化和动脉瘤形成而最终失败。人造血管的研究开始于1952年，尼龙、聚乙烯醇、涤纶、聚四氟乙烯和其他高分子材料都曾被尝试用来制造人工血管。1957年格里德（Creed）报道只有涤纶和聚四氟乙烯物理性能稳定，适合制造人工血管。其中由于聚四氟乙烯引起炎症反应和导致血栓形成的可能性更小，被用来制造小直径的血管移植物。

人造血管用来移植修复损伤的大动脉和中动脉，使用方便，长度一般在15cm之内（可以按需要自由调节），具有不扭曲和易吻合的特点，且术后不存在血管痉挛问题。由于其吻合口处易发生内膜增生及血栓形成，以致晚期通畅率降低，作为血管移植物，尚不能令人满意，不适合小血管的移植。1987年奥布赖恩（O'Brien）等报道了液氮超低温冷冻保存带瓣管道技术，经这种方法处理的标本，不仅保存时间延长，且复温应用时，血管超微结构无显著变化，成纤维细胞仍具有活性。所以同种异体血管重新作为一种新的生物血管替代物得到广泛研究，由于其取材容易、制作方便和存活率较高的优点，已经在临床应用。但其制备方法、免疫反应等问题尚待进一步解决。近年来组织工程化血管得到广泛关注，具有较大的发展潜力，但理想材料和体内外试验的差别仍有待进一步研究。自体血管如大隐静脉、头静脉、贵要静脉和小隐静脉等仍然是目前最理想的血管移植材料，但其来源有限。由于人体小静脉来源丰富，目前是公认的修复和桥接小血管与微小血管最理想的血管移植材料。

适应证 创伤或肿瘤切除后造成的血管缺损、多种复杂性心脏病、游离组织或器官移植血管蒂长度不足需要衔接、动脉栓塞或淋巴管阻塞需要形成循环旁路以及建立血液透析通路等情况。

操作方法 ①移植血管的选取：选取血管应根据缺损血管的口径和长度，原则为切取方便且不影响功能。断指再植时如两侧指动脉均有缺损，可取非优势侧的指动脉作为血管移植体来修复优势侧动脉，或从不能再植的手指中取没有损伤的血管。通常情况下采取前臂远端掌侧正中静脉或尺侧皮下小静脉。切取静脉应尽量避免含血管分叉处，但在修复指背静脉时，如远端静脉断端多于近端，可切取Y形或远端呈树枝状的叉状静脉移植，以保证良好的静脉回流。切取移植血管时要稍长于实际血管缺损的长度，以利于吻合时修整。②血管移植成功的关键是高质量的血管吻合：稳、准、轻、巧的显微镜下操作，针距、边距均匀，针线和针数适宜以及无张力下吻合都是保证手术成功和血流通畅的重要因素。移植血管太短时吻合口有张力，使血管拉长变细、管腔狭窄，易损伤内膜；移植血管过长则易折曲，两者均易引起栓塞。由于静脉内有瓣膜，静脉修复动脉时应倒置。放置移植血管时，不要造成扭曲，如果移植血管较长，不容易判断血管有无扭曲时，宜在吻合近端后放松止血夹，利用血管冲击力，使血管扭曲得到纠正，然后吻合远端。血管移植后，其周围要有健康的软组织床，皮肤缝合时应避免张力。③术后严密观察和及时处理血管危象：小血管移植由于手术时间长、吻合口增多，增加了血管痉挛和血管栓塞的可能性，术后常规给予保温、镇痛、解痉以及抗凝治疗。如果出现血管危象，先拆除过紧的敷料和张力大的缝线，给予盐酸罂粟碱等抗痉挛治疗，如果30分钟内无好转，应立即手术探查，根据探查情况做相应处理。

注意事项 影响血管移植手术后血管通畅的因素分为内源性和外源性两类。影响移植段远期通畅率的主要因素是内源性因素，包括患者年龄、移植血管的口径和血管移植物的种类。外源性因素包括手术技术缺陷、未遵循无创伤原则和吻合技术所致吻合口狭窄、扭曲等。显微血管移植的动物实验研究与临床应用表明，0.4~0.5mm的显微动脉或静脉移植修复相同口径的血管，具有相当高的通畅率，已成为修复小血管缺损的标准方法。

（刘小林　向剑平）

xiǎnwēi shénjīng fénghé

显微神经缝合（microsurgical nerve suture） 应用显微外科技术对神经损伤进行缝合修复的方法。基本方法有外膜缝合和束膜缝合两种。另外还有束组缝合、联合外膜-束膜缝合和联合外膜-束组缝合等，是外膜缝合和束膜缝合的组合。神经外膜缝合术是指缝合神经外膜的对端缝合，而神经束膜缝合术是指将两断端同性质的神经束，按束分别对合、缝合其束膜。显微外科发展起来之前，周围神经损伤的修复都是肉眼下进行简单的神经外膜缝合，因得不到神经束的精确对合，以致神经再生效果很差。显微外科技术的发展为精细修复神经损伤提供了机会与支持。神经束膜缝合术与神经束间移植术是周围神经显微外科领域的标志性手术，早在1917年兰利（Langley）和桥本策（Hashimoto）在理论上提出神经束膜缝合术的概念，但直到20世纪60年代显微外科发展起来以后，1964年史密斯（Smith）首先用手术显微镜进行神经束的手术。1972年米莱西（Millesi）首次报道了神经束间移植术。朱家恺等从1973年开始开展周围神经损伤的束膜缝合术。不论是外膜缝合或是束膜缝合，应用显微技术，充分体现出操作精细、分辨率高、损伤小和对位好等优势，相应提高了神经修复的质量。

适应证 适用于新鲜神经断裂缝合修复、陈旧性断裂神经瘤切除后直接缝合修复、损伤段神经切除直接缝合修复和神经转位手术。一般认为，外膜缝合适用于正中神经、尺神经的上臂段，桡神经的上臂中、上1/3段以及坐骨神经的大腿段。束膜缝合适用于正中神经、尺神经的前臂以下段，桡神经的上臂下1/3以下段及腘部以下的坐骨神经分支。靠近肢体近端，神经干大部分为混合束，宜行外膜缝合；靠近肢体远端，运动束和感觉束已分开，适用束膜缝合。但在手掌和足底，指（趾）总神经或固有神经已分出，只有单纯的感觉纤维，应做外膜缝合，不必再解剖外膜作束膜缝合。

操作方法

神经外膜缝合 ①神经两断端的准备，急诊神经修复时显露神经两断端，做适当的游离即可；陈旧性神经断裂伤修复时需用锐利剃须刀片垂直于神经纵轴切除近断端神经瘤、远断端胶质瘤，然后横向切开、不完全切断神经，在手术显微镜下观察断面有无正常的神经束出现。正常神经束呈浅灰色，有光泽，切面有颗粒状突出，束间组织柔软而疏松。如无正常神经束出现，则用刀片做每隔1mm的连续切割，直至正常神经束出现，再完全切断断面。②神经两断端的接近对合，注意神经两断端间隙的长度，要求无张力。③神经两断端的对合排列，以神经干断端的形状、神经束在断面的分布情况、神经表面营养血管的位置等作为标志，尽量使神经断端精确对合。④无张力缝合，较大神经用8-0尼龙缝线间断缝合，较小神经用10-0线缝合。

神经束膜缝合 ①神经两断端的准备，一种方法同神经外膜缝合术；另一种方法是将距病变部位0.5~1cm的正常神经的外膜环形切除，分出神经束，根据每束损伤部位不同而切断。如此每束可保留最大限度的长度。在每束对端缝合时，缝合口也可不在同一平面，可避免瘢痕互相影响。②游离两端神经束，区别运动束、感觉束。③对合相应功能的神经束。④无张力下，用11-0显微针线，各缝合束膜2针。

注意事项 ①显微外科无创技术：要求在手术显微镜下、无血的手术野中应用显微外科器械，进行显微外科操作；手术野经常滴生理盐水保持湿润，非手术操作部位用生理盐水纱布覆盖。在夹持神经进行操作时，只可夹持外层或内层神经外膜、神经束膜，不可夹持神经干或神经束。②神经显露充分、有序：显露、分离神经与神经束，应从损伤部位两端正常神经处开始，再向损伤部位游离。③彻底切除神经瘤或瘢痕组织：在手术显微镜下，将神经瘤或瘢痕组织切除干净，不能因顾虑缺损过多而姑息。④无张力缝合。⑤彻底止血：对于神经断面的出血点可在手术显微镜下用11-0尼龙线结扎，或用双极微型电凝器凝固止血。⑥修复后的神经段应置于血供良好的组织床上。

（刘小林 向剑平）

xiǎnwēi línbāguǎn wěnhé

显微淋巴管吻合（microsurgical lymphatic suture）

通过淋巴管移植桥接阻塞段淋巴管或将阻塞淋巴管的远端与邻近的静脉近端相吻接，使阻塞的淋巴道转流的手术。最早关于淋巴管手术的文献是1962年达尼斯（Danese）等用狗做实验，进行腘部淋巴管吻合手术，术后造影见淋巴造影剂顺利通过。1977年奥布赖恩（O'Brien）报道用淋巴管静脉吻合术治疗阻塞性肢体淋巴水肿获得成功。1979年朱家恺等成功地完成中国第1例淋巴静脉吻合手术，取得良好的结果。由于淋巴水肿时，淋巴管内的压力大于静脉内压力，所以淋巴管静脉吻合术后，淋巴液经吻合口流入静脉，淋巴水肿减轻，近期效果较好。当恢复到一定程度，即淋巴管与静脉的压力达到或趋于平衡时，淋巴液很难再流入静脉，甚至可能出现血液反流入淋巴管，形成栓塞，以致远期疗效不佳。因此学者们探索将阻塞段远端的淋巴管桥接到近端正常淋巴管的方法来重建正常的淋巴回流通路。1981年鲍尔迈斯特（Bauermeister）报道用健侧淋巴管转位至患侧治疗下肢淋巴水肿，动物实验和临床均获得成功。于国中等也成功报道了3例。1981年阿萨尔（Assal）报道了淋巴管自体移植的动物实验。1983年后陆续有学者报道用自体淋巴管移植法治疗淋巴水肿，并取得了淋巴管长期通畅的效果。但应用淋巴管移植的方法存在诱发供肢淋巴水肿的风险。

适应证 常用来治疗肢体淋巴水肿和乳糜尿。

操作方法 ①显露集合淋巴管和小静脉：上肢淋巴水肿在上臂内侧及肘内侧做横切口，下肢于大腿及小腿内侧沿大隐静脉走行方向做横向切口，在设计切口的远侧6~10cm处，用4号针头在皮内和皮下注射稀释2~3倍的偶氮蓝2~3ml，可以在同一平面每隔2cm多点注射，约10分钟后切开皮肤。注意只切开皮肤，不要切开皮下组织。用蚊式弯钳撑开1~2cm宽，手术显微镜下钝性分离皮下脂肪，摘除突出的脂肪，保护遇到的小静脉，在脂肪组织深层大隐静脉或贵要静脉附近细心解剖，寻找直径0.3~0.6mm大小的蓝染管道，即集合淋巴管，外形呈串珠状，珠的两端是瓣膜位置，在25倍手术显微镜下，有时可见蓝色染料在透明的液柱中移动。若淋巴液未蓝染，集合淋巴管呈白色半透明小管，管壁很薄，中央有透明的淋巴液柱，轻轻提起、拉紧和放松淋巴管时可见其中的液柱在移动，若呈串珠状则更为清楚。②淋巴管与静脉显微吻合：在切口中分离出集合淋巴管和小静脉后，将淋巴管尽量靠切口近侧缘剪断，淋巴流不予阻断。再将小静脉尽量靠切口远侧缘剪断，远断端先予结扎，近断端用超微型止血夹阻断血流或不用止血夹。静脉断端用肝素生理盐水冲洗。具体操作与一般小血管吻合相似，由于淋巴管和小静脉都较细，直径0.3~0.6mm，且淋巴管壁很薄，要在16~25倍镜下吻合。用11-0显微缝线，从静脉端入针，淋巴管端出针，一般间断缝合4针即可。③分段多根淋巴管吻合法：即将患肢分为几段，每段吻合1~2根，一次手术吻合4根以上效果较佳。④淋巴结静脉吻合法：用来治疗乳糜尿。取腹股沟下大隐静脉外侧纵向切口，显露腹股沟淋巴结与大隐静脉，在淋巴结输出端表面做部分切除，游离出大隐静脉的分支，远心端结扎。用显微缝线将大隐静脉分支近心端与淋巴结外膜吻合，一般吻合2~3个淋巴结。⑤术后卧床，患肢抬高，有利于淋巴回流和肿胀消退。拆线后正常下地行走。

注意事项 ①不要将小神经当成是集合淋巴管：镜下小神经颜色雪白发亮，有排列比较规则的神经小束。一般小神经四周脂肪较少且易于分离，神经外膜还具有供养神经的小血管，中央无管腔和液柱。小静脉多被零乱的纤维膜所包围，其管壁较厚，浅红色不发亮，有时可见小分支，剥断小分支可见血液渗出。剥开外面的纤维膜后可见中央有红色血柱，轻轻将其提起、拉紧和放松时可见中央的红色血柱时断时续，切断后有血液流出。②在有局部淋巴结的部位，也容易找到与淋巴结相连的输入淋巴管和输出淋巴管，其管径多在0.3mm以上，适合做吻合。③吻合过程中禁止钳夹管壁，经常用肝素生理盐水冲洗保持组织湿润并且可使吻合口张开利于缝合。

（刘小林　向剑平）

xiǎnwēi jījiàn fénghé

显微肌腱缝合（microsurgical tendon suture）

应用显微外科技术对断裂肌腱修复缝合的手术。可以避免手术操作损伤肌腱断端的血液循环、减少术后肌腱粘连的发生和增加肌腱滑动功能，从而提高疗效。1977年贝克尔（Becker）提出应用显微外科技术缝合指屈肌腱，术后可早期活动减少粘连，有利于功能恢复。1981年利斯特（Lister）等应用显微外科技术在屈指“无人区”（掌指关节起至指浅屈肌腱止点）进行早期肌腱修复，获得了良好的手术效果。1999朱文等报道用显微外科技术修复指屈肌腱损伤，获得了很好的手术效果。在手外伤被越来越重视的今天，术者除了要熟悉指屈肌腱和腱鞘的解剖特点外，还要掌握高质量的显微肌腱缝合技术，才能进一步提高肌腱损伤修复的效果。

适应证 广义上就提高肌腱手术的质量和修复效果来说，显微外科技术可应用到身体任何肌腱的修复。狭义上来说，显微肌腱缝合主要用于手部肌腱，特别是Ⅱ区肌腱的修复。

操作方法 ①麻醉。②肢体上止血带，在清晰的无血手术视野条件下以显微外科技术进行操作。③清创：在手术放大镜下对肌腱进行清创，尽量减少对肌腱内循环的影响，保护肌腱的系膜、腱纽及腱周膜，特别是对指深屈肌肌腱的长、短腱构成的腱纽及其表面的肌腱血管，达到肌腱断端整齐光滑。④肌腱髓芯缝合：以5-0无损伤尼龙肌腱线，采用改良凯斯勒（Kessler）方法，即从肌腱断端进针，避开肌腱束间隙以加强抗拉力，最大限度地多缝合肌腱束并让每条已缝合的肌腱束都产生作用，来达到增强肌腱的抗拉力作用（图）。⑤肌腱周边缝合：肌腱周边用7~8-0无损伤线进行腱周膜内翻缝合，使其表面光滑，减少炎性反应及粘连。⑥修复腱鞘：修复鞘管区腱鞘，保护滑液营养，将损伤降至最低限度，为肌腱愈合创造良好条件，有利于肌腱的修复。⑦术后处理：用短臂石膏托固定腕关节屈曲约30°，掌指关节屈曲60°位，石膏托远端仅超过掌指关节。在伤指指甲缘上缝一线圈，用细弹力橡皮圈贯穿牵引，另一端用别针固定于敷料上，使患指可在石膏制动范围内主动伸指、被动屈指。⑧康复治疗：术后24小时开始在石膏制动范围内，用动力支架开始主动伸指、被动屈指的功能锻炼，每天3~4次，每次屈伸4~6次。1周后增到每次屈伸3~5分钟。3周后去除外固定及橡皮筋牵引，做主动伸屈锻炼。6周后开始握拳抗阻力训练。康复治疗既有效防止肌腱间粘连，又刺激肌腱创面的成熟，促使新生纤维尽早纵行排列塑形愈合，特别是对多条肌腱修复后手指的屈伸协调等功能恢复非常有利。同时康复治疗还可以促进患手的血液循环，防止关节僵硬和肌肉萎缩。

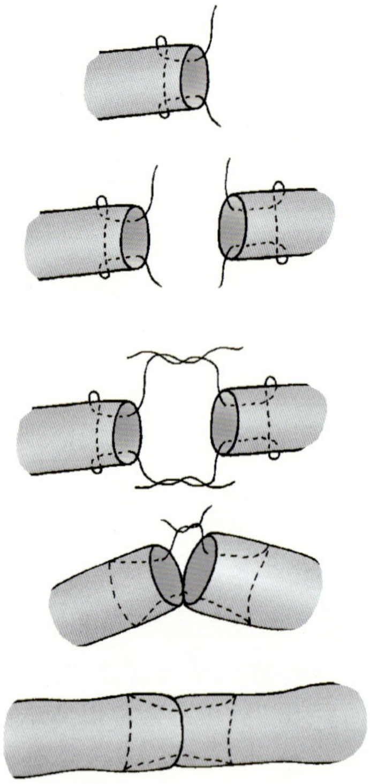

图 改良 Kessler 法肌腱缝合

注意事项 由于指屈肌腱的解剖和血供特点，一般方法修复后极易产生粘连，严重影响手部功能的恢复，手术时最大限度保护肌腱的血供和营养、将损伤降至最低程度以及为肌腱愈合创造良好条件，以利于肌腱早期滑动，对修复后的功能恢复极为重要。对鞘内肌腱损伤的手术过程中，应尽量保护腱鞘以及腱纽的完整，以保证滑液的营养作用和防止粘连形成。

（刘小林 向剑平）

xiǎnwēi wàikē shǒushùhòu jiāncè yǔ chǔlǐ

显微外科手术后监测与处理

（microsurgical postoperative monitoring and management） 为了保证术后患者全身情况的平稳、及时发现并正确处理局部血液循环障碍、防治并发症，显微外科术后一般应进行10~14天的密切观察和特殊处理。这对于再植或移植组织的成活具有极为重要的作用。

显微外科术后并发症，包括全身并发症和局部并发症。全身并发症主要有血容量不足、再灌注损伤、急性肾衰竭、脂肪栓塞等（见显微外科术后患者全身情况观察与处理）；局部并发症主要是因手术局部血液循环障碍而形成血栓，这是导致手术失败的常见并发症。因此，显微外科术后，除了对病室环境、患者体位及患肢均有特殊的要求外，还要特别注意对患者的全身情况和移植及再植组织局部的观测，并且三抗疗法。

术后监测要持续1~2周，根据不同类别显微外科手术及血液循环情况确定间隔时间，从间隔1~4小时开始逐渐延长。一旦出现血液循环监测指标异常，要迅速分析判断原因，即刻采取措施；若怀疑出现血管危象无缓解趋势，要立即实施手术探查和（或）其他处理。

（陆 芸）

xiǎnwēi wàikē shùhòu bìngshì yāoqiú

显微外科术后病室要求

（ward requirements after microsurgery） 显微外科术后的患者应安置在相对安静、温湿度适宜和通风良好的病房。特别是再植的肢体，因失去神经支配而丧失局部体温调节能力，对周围的温度影响十分敏感，温热的刺激可导致血管扩张，寒冷的刺激可导致血管痉挛，故术后病室的室温最好维持在20~25℃，避免冷气直吹。当移植或再植组织血供良好时，通常用60 W烤灯，保持30~50cm距离局部照射，使局部血管在此温度下处于舒张状态，维持良好的微循环。但要防止因距离过近而灼伤组织。在局部血供不良的情况下，不宜使用烤灯，否则将加快局部组织的新陈代谢，使组织耗氧量增大，加速变性和坏死过程。室内不宜过度干燥，湿度以患者感觉舒适为宜，当出现血管危象采取放血疗法时，局部可用肝素生理盐水间断擦拭以防出血点凝固。患者及陪护绝对禁烟，防止血管痉挛的发生。

当手术结束返回病室后，患者的移植组织皮温会出现显著降低，微血管处于收缩状态，应迅速复温。此时室温可上调5℃，并采用保温袋等局部升温措施，维持2~3小时使皮温恢复正常。

（陆 芸）

xiǎnwēi wàikē shùhòu huànzhě jí huànzhī tǐwèi yāoqiú

显微外科术后患者及患肢体位要求

（body and limb position requirements after a microsurgery） 对显微外科术后的患者采取相对制动的体位，避免因不当活动引发血管吻合口被牵拉、破裂致血栓形成或出血。通常采取平卧位，特殊部位手术以手术部位不受压、患者相对体位舒适为原则。避免压迫患肢，影响肢体血供。安放手术肢体的位置很重要，位置不当，会使吻合血管扭曲或受压，影响血液循环。因此，患肢宜采取垫枕平放功能位，略高于心脏，也可根据手术部位或患肢动脉供血和静脉回流情况而置于适当位置。位置过高，影响移植组织的血液供应；位置过低，则影响静脉回流，增加移植组织肿胀。再者，避免患者不必要的搬动和患肢的移动，但也要注意健肢的适当按摩和活动，以防深静脉血栓的形成。

（陆　芸）

xiǎnwēi wàikē shùhòu huànzhě quánshēn qíngkuàng guānchá yǔ chǔlǐ

显微外科术后患者全身情况观察与处理（observation and management of the general conditions after a microsurgery）　显微外科术后，进行相关的全身情况观察和预防并发症处理，同时采取全身的三抗疗法，预防显微外科手术局部感染、血液循环障碍，保障手术成功。

显微外科手术后，特别是对大肢体的再植术后，有可能出现全身并发症，甚至危及生命。包括血容量不足、急性肾衰竭、脂肪栓塞综合征、电解质失衡、感染及其他脏器的损害。所以术后应定时观察呼吸、脉搏和血压的变化，注意消化系统的出血倾向及各项相关实验室检测指标，必要时给予心电监护，及时纠正各项异常指标，防治各种并发症。

血容量不足　是断肢再植术后全身反应的主要并发症。断肢及开放血管损伤致大量失血，长时间的手术，血液循环恢复后肢体的灌注及术后创面不可避免的渗出等，随时可出现血容量不足导致失血性休克。由于血压下降，周围血管痉挛，导致血流变慢，吻合口血栓形成，使再植手术失败。因此，再植术后应密切观察患者的血压、脉搏及血常规检查，及时采取补液、输血，必要时行局部探查、止血术等措施，纠正血容量不足及失血性休克。

急性肾衰竭　是大肢体离断再植术后的严重并发症。导致急性肾衰竭的主要原因是大肢体离断缺血时间较长或组织碾压损伤严重，产生大量有毒代谢产物，一旦肢体血液循环重建，毒素经血液循环到达肾脏，造成急性肾功能损害。急性肾衰竭初期主要表现为少尿或无尿、氮质血症、高钾血症和酸中毒。应密切观察尿量及肾功能，及时采取限制水分摄入、控制高血压、纠正酸中毒和氮质血症等对症治疗或透析治疗，安全度过术后10～21天，肾功能可逐渐恢复。要连续检测血肌酐和尿素氮，如持续升高并出现危及生命的情况，应及时实施再植肢体的解脱。切除再植肢体时，必须特别注意手术时可能引起大量毒素被突然吸收而加重肾衰竭。故该截肢手术宜在止血带控制下进行，或先拆除缝线，切断已缝合的静脉，以防毒素的重吸收。截肢的部位应选择在组织健康的平面，而且应采用开放性截肢方法，使创面获得良好的引流。

脂肪栓塞综合征　发生于多发性创伤或长管状骨骨折的严重并发症。脂肪栓塞较少见，且轻度和中度肺部脂肪栓塞的临床症状不明显，极易因认识不足而被忽视，导致误诊而危及患者的生命。在创伤性断肢患者中亦有一定的发病率，因此在断肢再植的术后观察中，有必要引起重视。脂肪栓塞的肺部症状为咳嗽、呼吸困难和低氧血症，胸部摄片可见雪片状阴影，痰中可找出脂肪球；脑部症状为神志不清、谵妄、昏迷；肾脏症状为少尿，尿中可检出脂肪滴。伤后2～3天在胸前、腋下、颈基部皮下、结膜下及眼底可发现出血点。对脂肪栓塞的疑似患者应检查血液、尿液和痰液内是否有游离的脂肪滴，检测血浆脂肪酶≥1mg即有意义；胸部X线平片显示暴风雪状阴影及异常脑电图可做诊断。应用乳化剂或去垢剂减少血内脂肪栓子，或用肝素10～15mg，每3～4小时注射1次，维持凝血时间约在20分钟。6%低分子右旋糖酐静脉滴注对脂肪栓塞有一定预防作用。

此外术后良好的镇痛措施、稳定的精神状态、正常的大便形态、无尿潴留等对预防血管痉挛具有不可忽视的意义。定时进行全身物理及血、尿生化等检查，及时发现异常、分析原因、积极救治。

（陆　芸）

sānkàng liáofǎ

三抗疗法（management of coagulation, spasm, and infection after a microsurgery）　包括抗感染、抗血管痉挛、抗血管内凝血。三抗疗法是显微外科手术后常规采取的预防动静脉危象的出现、保障移植组织成活的重要措施。

抗感染　显微外科术后发生感染，炎症波及血管，可引起血管痉挛，血管壁炎性肿胀，致血管狭窄，形成栓塞；炎症还可以使血管吻合口破裂出血或发生败血症等。特别是外伤性一期手术或慢性感染创面的显微外科修复重建，术中及术后需及时应用抗生素，以预防和控制感染。一旦出现感染，应及时引流，减少感染病灶对创面的破坏。抗生素的使用与其他手术预防感染相同。

抗血管痉挛　血管痉挛是显微外科术后常见问题，如不及时解除，可导致血栓形成。当血液循环监测提示可能有血管痉挛时，应积极处理。术后在对全身因素、局部因素、环境因素采取预防血管痉挛措施的同时，应持续使用解痉药物1~2周预防血管痉挛。常用的抗血管痉挛的药物：①罂粟碱：对血管平滑肌，特别是大动脉平滑肌有显著的松弛作用，可使全身血管床呈扩张状态。罂粟碱一般应用5~7天后逐渐减量至术后12~14天，不宜突然停药。②妥拉唑林：为α受体阻断剂，有使周围血管舒张、解除血管痉挛的作用。妥拉唑林扩张血管的作用不及罂粟碱稳定，故常与罂粟碱联合使用，以增加血管扩张的效果。③烟草酸和毛冬青的抗血管痉挛作用也有较好的效果。如果患者有消化道溃疡及出血性疾患或外伤应慎用或禁用。④复方丹参：也是一种常用的扩张血管药物，放在低分子右旋糖酐中静脉滴注。

抗血管内凝血 显微血管吻合后，血小板很容易黏附和聚集到缝针进入的内膜裂口处及血管断端，容易形成血栓，所以小血管抗凝剂的使用是必要的。主要包括：①低分子右旋糖酐（平均分子量为41 000）。以降低红细胞之间的凝集作用和对血管壁的附着作用，并可增加血容量，减低血液的黏稠度，利于血液的流通，是一种安全性较高的抗凝药物，显微外科术后常用。②肝素。一般情况下不主张使用，由于全身应用后容易引起局部和身体其他部位的出血，使伤口愈合时间延迟。因此，在吻合直径<2mm的小血管时可考虑使用。一般均用静脉滴注，利用滴注速度将凝血时间延长到正常人的两倍左右，维持给药3~5天后停药。使用期间必须每日对出凝血时间进行监测，控制滴注速度，防止出血倾向。③双香豆素。其作用快、毒性小，是一种较安全的抗凝药。④阿司匹林。可以小剂量应用，如发生过敏反应，应及时停药。⑤双嘧达莫。具有抗血管痉挛及抗凝作用，与阿司匹林配合效果更好。

准备进行抗凝治疗者，手术中必须彻底结扎止血，特别是毛细血管渗血均应完全处理。在抗凝过程中，必须进行化验监测，有出血倾向、脏器损伤、溃疡病等患者禁用。

由于抗凝疗法会出现并发症，出血增多，某些学者不主张使用；但对微小血管，特别是微小静脉预防血栓形成，确实具有很好的疗效，所以要权衡患者的全身情况、术中情况，使用过程中随时监测化验值的变化，才能收到预期效果。

（陆　芸）

yízhí jí zàizhí zǔzhī júbù guāncè yǔ chǔlǐ

移植及再植组织局部观测与处理（observation and management of hemodynamics at the transplantation/replantation site）

为了防止显微外科手术移植组织发生不可逆转的血液循环障碍，导致移植组织坏死，术后应持续1~2周对移植及再植组织局部进行血液循环各项指标观测记录。如有条件术后前3天使用多普勒血流监测仪实时监测记录。

由于术前的创伤、术中对血管壁的剥离牵拉、血管吻合口质量、术后全身情况异常、环境刺激、组织肿胀、血流动力学及血管内凝血机制的改变等因素，显微外科术后最多见且最易导致手术失败的并发症是使移植组织出现血液循环障碍，即血管危象，若不及时发现和处理将会形成广泛的微循环栓塞、细胞变性，导致移植组织坏死。显微外科术后的前3天是出现血液循环障碍的高峰期，直至术后2周。所以要密切观测记录，一旦出现血液循环异常，应综合各种因素全面分析，查找原因，立即处理。如血液循环障碍持续2~3小时无缓解，分析判定有血管栓塞的可能，而且具备血管再修复的条件，应迅速手术探查。

（陆　芸）

xuèyè xúnhuán jiānhù

血液循环监护（monitoring of circulation）

显微外科术后对移植或再植组织的局部血液循环情况必须进行定时、连续监测的一系列重要措施。显微外科术后24~72小时是吻合血管出现血管危象的高发期，因此应密切连续观察。观察的内容为移植或再植组织的皮肤温度、皮肤颜色、组织肿胀程度和毛细血管充盈反应等。在术后24小时内，应每半小时观察并记录1次，以后2天每1~2小时记录1次，3~10天内每3~6小时记录1次。

皮肤温度、皮肤颜色、组织肿胀程度和毛细血管充盈现象四项内容，需要和健侧对比观察。辅助四项指标的监测仪器有皮温计、激光多普勒血流动态监测仪等（见常用血液循环监测仪）。最好在术后的前3天进行24小时连续监测血流动力和血流量变化。一经发现血液循环障碍的出现，应即刻采取有效的处理措施。

皮肤温度 皮温是显微外科术后判断再植肢体血液循环情况较准确的指标，而对移植皮瓣则可以作为参考。移植皮瓣温度常受到深部组织和外界温度的影响，不能及时、准确地反映皮瓣血供的真实情况。

皮温观察应在相同环境条件下，既要与邻近的正常组织部位比较，也要与本身的不同时间比较。因为有时皮温持续低于邻近部位，而血液循环却正常。由于手术中不断用肝素液向创面滴注，创面不断散热，使移植组织温度显著降低，微血管处于收缩状态，影响微循环。故术中尽量保温（温肝素液）或术后使移植组织迅速复温，以及移植组织处用大块纱布或棉垫包扎保温非常重要。一般情况下，在室温 20～25℃时，正常皮温是 33～35℃，术后 2～3 小时后，移植组织皮温一般与邻近部位或健侧相应部位相等或稍高 1～2℃。若患侧移植组织较健侧低 2～3℃或以上，则提示有血液循环障碍，应立即采取相应措施，观察 1～2 小时无缓解，应立即进行手术探查。

皮温的测量方法：①测量皮温的部位要固定，应用标记笔在移植组织上标记一个直径 1cm 范围的区域，以便定位观测。②测量的先后次序及每次测量的时间要恒定。③测量压力要恒定，一般应用半导体点温测定计，当用压较大时，点的接触面也大，测出温度较高。④可用点式接触皮温计测量，每 1～2 小时测 1 次。

皮肤颜色 皮肤颜色的改变是判断血液循环障碍及采取处理方案的主要依据。肤色的观察方法：既要与受区，又要与供区的邻近正常皮色对比观察，因为人体各部皮色是不一致的。通常移植组织的皮色比供区皮色稍红润。皮肤颜色发白或苍白提示动脉供血出现痉挛或栓塞；颜色过红或呈现紫色提示静脉回流出现问题或栓塞。特别是皮瓣移植，如静脉回流不畅，根据颜色变化可分为四期：发红—红紫—紫红—紫黑。在前两期如果皮温无显著下降则可对症治疗，但发展到第三期，即使皮温尚好，也必须立即进行血管探查，以免皮瓣由于缺血时间过长而不可逆转，造成坏死。再植指端皮肤红润、指甲粉红、指腹饱满，说明血液循环良好。动脉供血不足时手指皮肤苍白、指腹塌陷、无弹性；静脉回流不畅时，早期肤色青紫，皱纹减少或消失，指腹发硬，出现水疱是晚期表现。

组织肿胀程度 术后移植组织肿胀或再植肢体肿胀，可由于静脉吻合的数目过少或管径及质量较差，导致静脉回流不畅；肿胀本身也可压迫静脉，使回流受阻；或皮肤、深筋膜边缘压迫静脉，造成血流困难，从而加重肢体肿胀；移植组织或肢体缺血时间过长，组织细胞渗透压改变，术后也可造成肿胀。肿胀的高峰在术后 72 小时，其间若肿胀不影响移植组织血运则不做处理，若影响血运应解除外固定和松解包扎的敷料或做伤口必要的间断拆线减胀等。若有伤口渗血，量多或有搏动性出血则应及时手术探查并做妥善处理，且忌用全身或局部止血药物进行止血。

肿胀程度变化的临床意义：①动脉血液供应不足或栓塞时，组织干瘪。②静脉回流受阻或栓塞时，组织肿胀明显，当极度肿胀，皮肤张力增大到极限，组织细胞渗透压发生改变，组织液渗出，即开始出现张力性水疱。③当动、静脉同时栓塞时，肿胀程度不发生变化。

毛细血管充盈反应 用手指或血管钳按压皮肤，皮肤局部毛细血管排空，颜色变白；放开后，在数秒内毛细血管回复充盈。毛细血管充盈变化规律：正常情况下毛细血管充盈时间是 2～3 秒；动脉危象，毛细血管回复充盈减慢或回流不明显；静脉危象，毛细血管回复充盈早期增快，后期减慢；动、静脉同时栓塞后，因毛细血管内残留淤血，仍有回流现象，但充盈速度缓慢。通常毛细血管充盈时间的变化对血液循环状况的判断不完全可靠，有时动脉栓塞数小时而毛细血管充盈时间无明显变化，应结合其他指标综合分析。

上述四项观察指标要相互对照分析：①如果此时肿胀严重，肤色加深变为红紫，毛细血管充盈加快，提示静脉受阻，应及时手术探查。②如肿胀不明显，皮纹增多，肤色浅淡，毛细血管充盈延长；或肤色苍白，毛细血管充盈时间正常，都提示动脉血供受阻，应立即手术探查。③若皮温下降不明显，毛细血管充盈存在，没有肿胀，但皮色稍淡，表示移植组织血液循环未完全中断，可能是动脉痉挛，应及时处理。④若在术后 24 小时之后，皮温、皮色、毛细血管充盈现象无变化，但肿胀严重，观察中逐渐出现毛细血管充盈障碍，可能有血肿，应及时处理。⑤如皮温突然升高，而其他三方面没有改变，提示有感染的可能，应采取适当措施。

（陆芸）

chángyòng xuèyè xúnhuán jiāncèyí

常用血液循环监测仪（commonly used blood circulation monitor）

点式接触皮温计 是一种触点式数字半导体皮温测量计。便携式、构造简单、易使用。测量前先调节零点然后再测，测量时压力要恒定，一般压力 1mmHg。目前国内有多种型号和厂家生产。临床最常使用。

超声多普勒血流计 当高频超声射入血流时，入射声波的一部分被流动的红细胞散射而导致信号的频率发生变化，即多普勒频移。临床常用于穿支皮瓣术前血管蒂的定位及深部细小血管的寻找定位。判断创伤后肿胀肢体动脉损伤情况，携带方便，操作简单。超声多普勒血流仪（图1）测定时要求探头与血管具有很好的角度关系，若位置不合适则无法测定。

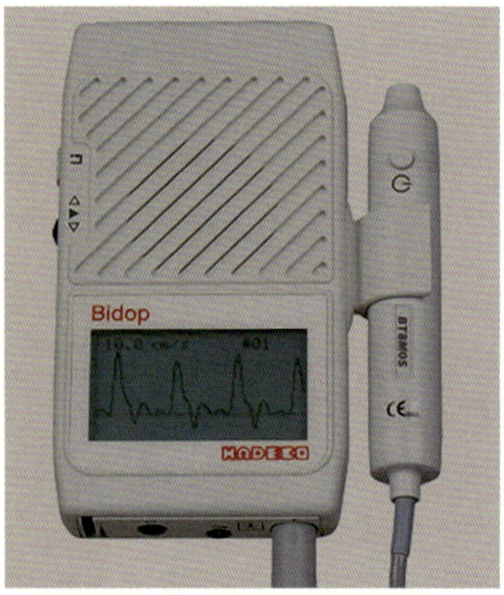

图1　便携式超声多普勒血流仪

激光多普勒　基于多普勒转换原理设计的一种血流探测仪，测定的是光线频率的转换（图2，图3）。可以连续24小时动态观测即时血流量，及时发现动脉波动和血流量的异常，早期发现血管危象的出现，以保障显微外科手术的成功。成为显微外科临床实用的一种监测仪器。应用时将监测探头紧密缝合于移植组织表面，且保持其良好的贴合，即可达到监测血流的目的。

（陆　芸）

xuèguǎn wēixiàng

血管危象（vascular crisis）　显微外科术后，肢体或组织血液循环障碍所引起的一系列直接威胁到移植组织成活的病理生理改变。显微外科手术成功的关键在于小血管吻合后是否通畅。虽然小血管吻合通畅率主要依靠精细的血管吻合器械、娴熟的缝合技术及血管壁的条件，但临床和实验都观察到，即使术中血管吻合情况良好，如血液在管腔中充盈良好、吻合口无狭窄、动脉搏动良好，血管通畅率为100%，术后通畅率也会有40%～50%的下降。外在因素、全身因素及血管壁本身、血液成分的变化都是影响小血管通畅、造成血管栓塞、导致显微外科手术失败的因素。

病因及发病机制　①血管壁损伤、血管痉挛和术后感染。②全身因素及血管周围组织处理不当导致的血流速度缓慢。③血液浓缩、血液黏稠度增加、红细胞或血小板过度增加。

吻合口愈合的病理过程　①血管内膜层：血管创伤、缝合时的钳夹均可造成内膜损伤，表现为细胞水肿、坏死或脱落，一般吻合口经5～7天得到部分修复，2周左右内膜逐步完成修复覆盖过程。故血栓形成多发生于1周内。②血管中层：中层主要是平滑肌，外伤或缝针贯穿、缝线打结均可造成不同程度的撕裂，损伤的修补依赖于正常的基层组织。损伤越大，修复时间越长。一般情况下术后5～7天损伤坏死的平滑肌范围缩小，邻近平滑肌细胞出现增殖现象；术后2周坏死平滑肌被结缔组织所替代，邻近平滑肌细胞进一步增生。③血管外膜层：是一层疏松的结缔组织，其中含有支配血管的神经纤维和营养血管。外膜受损后出现炎性细胞浸润、水肿和增生。过多的剥离去除外膜，会影响血管壁的血液供给，不利于修复过程，甚至引起坏死、瘢痕增生，导致

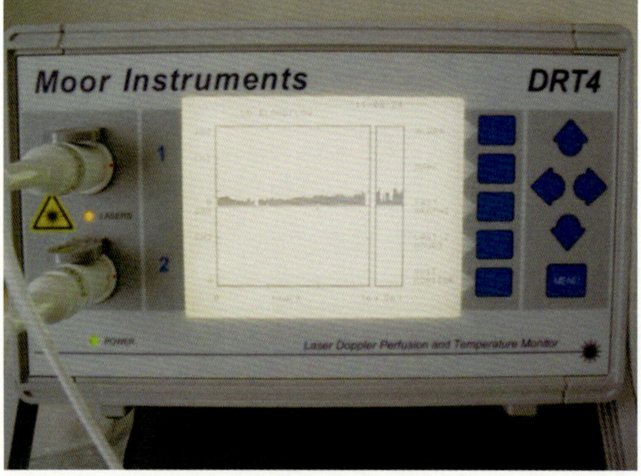

图2　激光多普勒监测仪

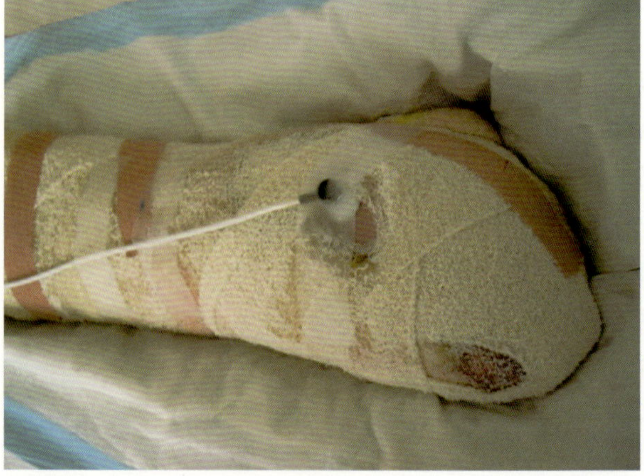

图3　监测探头紧密缝合于皮瓣表面

血管壁狭窄，血流不畅，血栓形成。如外膜层轻度损伤，其反应在1周时已经开始消退，2周基本恢复正常。从血管损伤后组织修复过程可以得出，术后1周内是血栓形成的高危期，直至2周呈现递减的趋势。

分类和临床表现 血管危象主要分为动脉危象和静脉危象。动脉危象包括动脉痉挛及动脉栓塞，导致移植组织动脉供血不足。而静脉危象主要是静脉血栓形成，静脉回流障碍，血液淤滞，最终累及动脉供血，形成动、静脉危象。还有特殊类型的血管危象，如再灌注损伤和无复流现象。观察指标见*血液循环监护*。

动脉危象（arterial crisis）常常发生在术后1~3小时。突然发生，且变化快。皮肤变化包括：颜色花斑或苍白、移植组织瘪陷、皮肤皱纹加深、皮肤温度降低；如果是大血管，动脉搏动减弱或消失；毛细血管充盈时间延长或消失；如果在移植组织或再植肢体远端小切口，则渗血减少或不出血。

静脉危象（venous crisis）常在吻合术后10~24小时发生。发生缓慢，常常是逐渐发生，移植组织观察指标变化慢，不易迅速发现，导致血栓形成广泛。皮肤变化与动脉危象截然不同：皮肤颜色发紫、移植组织丰满，甚至肿胀、皮肤皱纹不明显或消失；皮肤温度最终也是下降，但早期不明显；血管搏动仍存在；毛细血管充盈时间缩短，晚期消失；移植组织边缘渗血青紫如果在移植组织或再植肢体远端作小切口放血，则渗出较多暗红静脉血。

再灌注损伤（re-perfusion injury） 1969年，麦科德（McCord）等提出，由于缺血组织再灌注后，产生氧衍生自由基（oxygen-derived free radicals，ODFR）。缺血－再灌注30分钟后，ODFR可造成脂质过氧化作用，后者破坏细胞膜功能代谢，使线粒体与溶酶体膜破坏，造成细胞死亡。再灌注损伤的发生与组织缺血时间的长短以及缺血组织的体积大小有关，缺血时间越长、缺血组织体积越大，越容易发生再灌注损伤。

无复流现象（no-reflow phenomonen） 血管痉挛、栓塞、阻断或离断造成组织缺血至相当长时间，当去除血管痉挛、栓塞、阻断因素或血管再通后，缺血区并不能得到充分的血液灌注的现象。

离断组织其供血血管被阻断一段时间后再接通，微循环可出现五种不同的状况：①微血管迅速恢复血流。②微血管最初不能恢复血流，但数分钟或数十分钟后又逐渐恢复。③微血管始终不能恢复血流。④微血管部分恢复血流，血流缓慢。⑤微血管最初能恢复血流，但数十分钟后又逐渐出现血流中断。其中无复流现象造成的组织损伤实际上是缺血性损伤在时间上的延续和程度上的叠加。引起无复流现象的主要原因是微血管内皮细胞的肿胀、微血管外间质中由渗出液引起的组织间压力增高和血小板聚集或白细胞嵌塞引起的微血管堵塞，即毛细血管的破坏及微血栓或小动脉血栓形成是无复流现象的两个重要因素。

再灌注损伤是无复流现象的重要原因之一，离断组织缺血时间和再灌注时间及组织损伤的严重程度引发不同程度的无复流现象。从无复流现象发生机制来看，无复流现象是一个随时间而发展的过程，而不仅仅是发生于再灌注当时。无复流区面积随再灌注时间延长而增加，即刻的区域最小，到再灌注15分钟时已比较明显，部分无复流现象可发生于再灌注后的24~48小时。因此，无复流现象应该是再灌注后的一个动态过程。

缩短组织离体时间、及时解除血管痉挛和栓塞、低温保存断肢等措施可以预防或减少无复流现象的发生。

鉴别诊断与处理 对于动脉危象与静脉危象、动脉痉挛与动脉栓塞，要从病因、皮肤变化、与病理变化和手术探查情况等方面认真辨别，反复检查，并采取不同的处理办法（表1，表2）。

表1 动脉危象与静脉危象的鉴别

鉴别项目	动脉危象	静脉危象
病理	痉挛或血栓形成	主要是血栓形成
危象发生时间	多见于吻合术后1~3小时内	多见于吻合术后10~24小时内
病变速度	突然，变化快	逐渐发生，变化慢
皮肤颜色	苍白	发紫
肿胀	瘪陷、不肿	饱满、肿胀
皮温	下降	下降
脉搏	减弱或消失	存在
毛细血管充盈时间	延长或消失	缩短、晚期消失
伤口渗血	减少或不出血	较多，为紫色

表 2　动脉痉挛与动脉栓塞的鉴别

鉴别项目	动脉痉挛	动脉栓塞
发生原因	疼痛、血容量不足及环境温度低等	管壁粗糙、血流缓慢、吻合质量差
好发时间	术中或术后 48 小时后	术中或术后 24 小时内
病理改变	管腔缩小或大部分闭塞	管腔内血栓阻塞
临床特点	毛细血管反流始终存在	毛细血管反流消失
应用解痉药物	有效	无效
交感神经阻滞	有效	无效
加温	有效	有害（加大氧耗）
小切口	少量渗血	不出血
高压氧	有效	无效
处理方法	抗凝解痉，密切观察	已经确诊，早期手术探查
探查	血管变细、吻合口无血栓	吻合口蓝紫色、实感、近端血管扩张、远端血管细，无搏动，管腔有血栓
处理	解痉	重新修复血管

注意事项　血管危象一旦发现，必须立即处理，及时挽救移植或再植组织的血液循环。度过高危期后，仍然不能掉以轻心，有部分患者在术后 2 周出现血管危象，多伴有感染或严重精神刺激及全身情况异常。

（陆　芸）

xuèguǎn wēixiàng tànchá

血管危象探查（exploration of vascular crisis）　*血管危象*发生后经过解痉、抗凝、消除全身及外部环境等原因，观察 2~3 小时，仍未见缓解逆转，考虑为手术局部因素所致，迅速、果断地再次手术，直视下对显微修复的血管及周围情况进行检查或再修复。①探查移植或再植组织内造成血管危象的原因，如血管周围有无血肿、血管是否扭曲或嵌压、血管吻合张力是否过大。②解除血管危象的措施：包括清除血肿、去除压迫，对血管痉挛可采用液压扩张、机械扩张、直接药物解痉或血管区段切除游离静脉移植等措施，如血管栓塞，则取出血栓重新吻合或区段切除静脉移植。③血管危象解除后，应再继续观察约 1 小时，待平稳后返回病室。

血管探查术应尽早进行，静脉栓塞 4~6 小时，移植组织血液循环将不能完全逆转，可导致部分组织坏死；超过 6 小时则会导致动脉栓塞、微循环栓塞，组织坏死。动脉栓塞 6~8 小时，移植组织血液循环将不能完全逆转，可导致部分组织坏死。

当血管危象发生后，首先要鉴别是血管痉挛还是血管栓塞，是静脉危象还是动脉危象。一经判断血管栓塞，应立即手术探查；如果认为是血管痉挛或血管受压，在保守处理后 2~3 小时内仍无明显改善，即顽固性血管痉挛，应考虑迅速进行手术探查；如果血管痉挛反复发生，应尽早进行手术探查；如果是静脉出现危象，观察时间要更短，因为静脉吻合口阻塞后，组织淤积的静脉血可以通过开放的皮缘微细血管渗出，从而掩盖了血管危象的表面征象。另外组织内血液淤积逐渐增加压力，使血管危象的表面征象也呈现较晚，一旦监测指标出现异常，其血管阻塞已经发生了一段时间，所以静脉危象时解痉抗凝处理后更要及时，观察约 1 小时如无改善，应即刻考虑血管探查。

操作方法　①麻醉效果必须满意，有利于解除痉挛，一般不上止血带以便于观察出血及血流情况。②一般选择原手术切口，拆除靠近血管蒂及血管吻合口部位的缝线。③逐层探查是否有积血导致血管受压，特别是静脉管壁薄易被压迫。如果有积血压迫，清除的同时应寻找出血点，注意有无血管壁上的小分支出血或吻合口渗血。④探查是否有组织肿胀或陈旧伤口的瘢痕对血管形成索条状压迫或血管蒂经过的皮下隧道是否狭窄，解除压迫的同时，在关闭伤口时要进行减张缝合。⑤探查血管蒂是否有扭转，动静脉是否有交叉及骑跨现象导致压迫。⑥探查血管：顽固性血管痉挛一般是呈现较长的一段血管变细、颜色发白、较硬。血管通畅实验显示：无或较少血流顺行通过。经常采用温普鲁卡因肝素溶液（肝素钠 50mg 溶于 1% 普鲁卡因 20ml 中）或 2% 利多卡因溶液滴注痉挛的血管和血管吻合口，如未缓解，可行机械或液压扩张；

2%利多卡因溶液等解痉药物滴注剥离外膜的血管壁，或直接用手术钳牵张血管外膜，或从痉挛的动脉近侧端寻找分支，用细小平头扩张针头插入并灌注肝素生理盐水，以形成液压扩张。如果有血栓，常发生在血管吻合口，可见局部血管蓝紫色硬结，且血栓的远端血管通畅实验无顺行血流通过，此时需要打开血管吻合口，去除血栓，并在显微镜下观察血管内壁是否有损伤或粗糙点，彻底去除血管内膜损伤部分，重新吻合血管或采取游离血管移植。切忌向远端冲击血栓及血凝物，导致阻塞远端分支及微循环血管。静脉血栓时，当吻合口打开，用镊子取出血栓后，远侧断端即有黑色淤血喷出，再植或移植组织颜色逐渐转为红润。⑦探查术后，常见血管周围软组织肿胀，关闭伤口应注意减张缝合或游离皮片覆盖。

血管探查再修复注意事项 ①去除吻合口血栓时，应剪除吻合口，彻底清除血栓，切忌部分剖开血管取栓，也不宜顺行管腔内液压冲击血栓。②在血栓两端以远放置血管夹后，在显微镜下用肝素生理盐水冲洗管腔，观察管壁附壁血栓和血管内壁损伤情况，原则上相应血管段应予以切除，以防再引发栓塞。③再修复的血管需无明显张力，再通后观察远端无复流现象。④探查术后组织肿胀程度会加重，闭合伤口时应留有充分的空间。游离组织经历了一次血管危象后，血管内膜缺血、缺氧更容易造成新的吻合口血栓形成，术后更应密切监护。

并发症 反复手术增加感染的机会，术后应选择抗生素预防；术后极易再次出现血管危象，反复出现则导致移植或再植组织部分及完全坏死、大肢体部分肌肉坏死导致肾衰竭。

（陆 芸）

fàngxuè liáofǎ

放血疗法（blood-letting therapy）

当再植或移植组织出现静脉回流障碍且无探查再修复条件或手术中血管无条件建立动静脉平衡的血液循环，动脉供血超出静脉回流量时，为保证正常的动、静脉循环平衡而采取的改善静脉血流量的局部疗法。通过持续、间断、少量的放血，代替静脉回流或弥补静脉回流不足，且保持出血量不会造成机体因失血而产生异常，直至侧支循环能维持再植或移植组织生存。越小的组织，成活的概率越高，动静脉失调程度越小，效果越好。放血疗法是显微外科手术中，血管条件不理想而采取的姑息疗法，不主张过度依赖此方法。常用有拔甲渗血法、小切口放血法和水蛭吸血疗法。放血疗法适宜于手指末节离断、无条件修复静脉时，皮瓣血管蒂短且细，致静脉回流不畅时，且非大肢体的断肢再植和大面积的组织移植后，要求患者无血细胞减少和血容量不足等不良情况。

（陆 芸）

bájiǎ shènxuè

拔甲渗血（capillary hemorrhage by nail extraction）

断指再植术中吻合静脉的数量不足或静脉条件差、静脉细小、血流不畅时，应对出现的静脉危象的一种补救措施。拔甲后，依靠甲床的渗血，同时以肝素生理盐水维持甲床表面微血管一定时间的肝素化，通过渗血缓解静脉回流负荷，争取为建立侧支循环创造有效时间，保障再植指成活，通常用于中、末节手指的离断术中。麻醉下将指甲拔除，用肝素生理盐水纱布覆盖，每隔10~20分钟向纱布滴注肝素盐水保持纱布湿润；每间隔0.5~1小时将纱布揭开，使甲床渗血，必要时可以轻轻加压指腹或轻刮甲床，促其渗血，直至再植肢体张力缓解。采用放血疗法应注意监测患者血常规，防止出现血红蛋白水平过低、血容量不足，注意无菌操作，以防感染。

断指再植术，特别是末节或指尖离断，不能依赖于拔甲渗血疗法，应以尽可能修复静脉为首选，即使很微细的静脉，效果也明显优于单纯拔甲渗血疗法。

（陆 芸）

xiǎoqiēkǒu fàngxuè

小切口放血（blood-letting via small incision）

因静脉细小或小静脉栓塞导致移植组织血液循环障碍的补救措施。当移植组织或再植肢体术后出现异常肿胀、皮肤颜色变深、毛细血管充盈时间加快提示有可能出现静脉危象，尽管皮温下降不明显也要采取相应处理措施。通常先试行按摩方法，观察皮缘渗血情况，进一步进行放血试验：可先间断拆除部分缝线，用肝素生理盐水擦拭皮缘并剥离凝固的栓子，使皮缘渗血；如果渗血不能明显改善静脉危象，在皮瓣颜色最深、肿胀最明显的部位，即选择离吻合的动脉最远处做皮肤切口，或在再植指指端侧面做一小切口，深达皮下，以达到放血治疗的目的。必要时可局部或全身肝素化，局部滴注肝素生理盐水（12 500U+10ml生理盐水）防止血液凝固。如皮肤转红润、出血由暗红变为鲜红，说明放血疗法有效。若间隔一段时间后，静脉危象再次出现，可重复上述放血疗法。在操作中，只要保持组织成活，不必无控制地放血。

（陆 芸）

shuǐzhì xīxuè liáofǎ

水蛭吸血疗法（leech therapy）

应用医学专用养殖水蛭，利用其微量吸血的特性和缓慢蠕动的按摩效果以及不伤及皮肤吸吮血液的进食方式，间断使静脉危象的移植组织得到放血，同时避免了小切口放血的弊端（即出血量较大、需人工不断护理且破坏局部血管床等）。是静脉危象的一种处理方法。具有均匀微量的出血、不易造成失血过多和感染的特点。有时还需要辅以小切口放血，迅速尽快改善静脉危象。

水蛭吸血疗法是在局部制造一个水蛭活动范围的封闭空间（图）。同时要让患者克服恐惧感。透明膜辅以一轻巧的支架固定于移植组织边缘，对皮瓣没有压迫，同时限制水蛭活动范围，也便于观察。每4~6小时观察出血情况和皮瓣颜色的改变，维持5~7天，如果颜色、肿胀程度满意，可移除水蛭，继续观察1周。

（陆 芸）

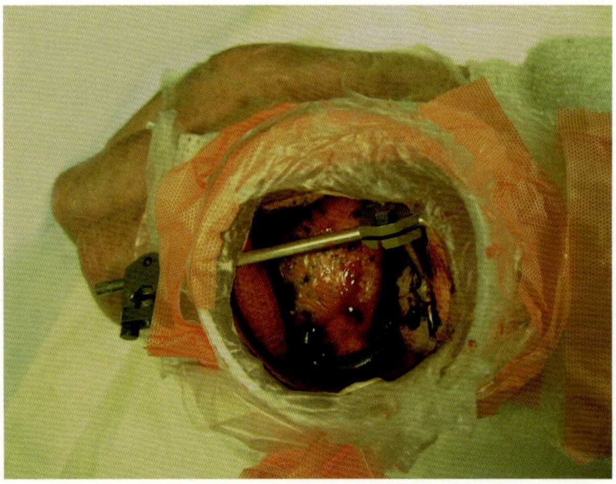

图 皮瓣静脉危象——水蛭吸血疗法

xiǎoxuèguǎn xiǎnwēi wàikē

小血管显微外科（microvascular surgery）

采用显微外科的原理和手术技术，通过接通（手工缝合、化学黏合、吻合器、套接、激光焊接等）细小血管（直径小于3mm）恢复血液流通而达到治疗目的（再植、移植）的学科。小血管显微外科是显微外科最基本和应用最广泛的内容，其核心技术是细小血管吻合。提高血管吻合的通畅率，是提高显微外科手术成功率的关键。

小血管解剖 小血管包括小动脉及其对应的小静脉。小动脉属于肌性动脉，具有完整的三层膜性结构。小动脉的壁厚、内径与外径之比有一定规律，一般在1∶3∶5。小静脉亦具有三层结构，但与伴行的小动脉相比，内腔较大，管壁较薄，平滑肌和弹性纤维均较少。①内膜层包含内皮细胞、内皮下层和内弹力层。内皮细胞为单层扁平上皮细胞，衬于管腔内壁；内皮下层为薄层疏松结缔组织，包含胶原纤维（带正电荷，具有促凝作用）和成纤维细胞；内弹力层为薄层弹力纤维，维持血管弹性。②中膜层是最厚的一层，动脉含20~40层血管平滑肌细胞，环形或螺旋形排列，平滑肌细胞的收缩-松弛，受神经-体液调节。③外膜层为结缔组织层，维持血管的正常形态，含有血管壁的营养血管、淋巴管、调节血管张力的神经纤维等。外膜中的胶原纤维和神经纤维，如进入管腔，是强烈的促凝血和致痉挛因素，因此在血管吻合口处需彻底剥离外膜。外弹力膜为中膜层与外膜层的分界。

小血管缝合后的愈合过程 愈合过程分三期。①愈合初期：通血2小时内，为血小板充填期。在15~30分钟最明显，其功能是堵漏，保证血流通畅；但其反面则是血栓形成，堵塞吻合口，故术后30分钟左右是吻合口血栓的好发时期。②愈合中期：通血后2~48小时，为纤维素覆盖期。③愈合后期：通血后48小时~2周，为内皮细胞生长移行期。术后72小时，吻合口约有一半的面积被新生内皮细胞覆盖，此时则不再容易形成吻合口血栓（表）。

小血管实验显微外科 1960年屠开元在世界上首次进行了狗腿离断的再植实验，通过缝合离断的动脉和静脉血管，获得了约一半的成功率。1960年雅各布森（Jacobson）和苏亚雷斯（Suarez）在手术显微镜的放大下，对直径1.6~3.2mm的细小血管进行缝合，获得了较高的通畅率。这在显微外科的发展中是一个重要的突破。由于细小口径的血管能够接通，使显微外科的应用有了较快的发展，早期在动物实验外科方面的应用尤为突出，可以选择小动物（如大鼠）进行动物实验研究，饲养管理方便，可大量重复，不仅节约费用，而且获得数据多，结论可靠，有利于实验外科的开展。1960年，李（Lee音

表 显微血管吻合后的愈合过程

时间	内膜层	中膜层	外膜层
术后 24 小时	内皮细胞肿胀，部分脱落；内皮下层创伤反应；内弹力膜消失	平滑肌细胞变性坏死	炎性细胞浸润
术后 3 天	出现新生内皮细胞	平滑肌细胞变性坏死	结缔组织增生反应
术后 5~7 天	新生内皮细胞跃过吻合口裂隙的血栓表面，开始覆盖缝线；内皮下层反应时间、程度，与血管吻合质量有关；内弹力膜的重新出现，表明内膜修复已完成	平滑肌细胞增生	创伤反应开始消退
术后 2 周	内皮细胞、内皮下层、内弹力膜均恢复正常	平滑肌细胞进一步增生修复	恢复正常

译）等成功在大鼠进行了门腔静脉分流手术。1962 年冈萨雷斯（Gonzales）等成功在大鼠进行了肾移植手术。1963 年阿博特（Abbott）等用大鼠进行心脏移植手术，开创了小动物器官移植的先河。1965 年邦克（Buncke）应用显微外科技术成功地进行了兔耳再植与猴蹈趾再植。1965 年克莱纳特（Kleinert）报告应用放大镜接通手指的血管。

小血管临床显微外科 1963 年陈中伟等报道了前臂断肢再植的成功经验。虽然前臂的血管较粗，不一定要采用显微外科技术，但接通前臂血管是再植成功的关键。采用手术放大镜或手术显微镜，则为高质量接通直径 3mm 以下的小血管，实现离断组织的血液循环重建，提供了便利的条件。1966 年杨东岳等在临床开展第 2 趾吻合血管的游离移植再造拇指获得了成功。1967 年陈中伟与小松重雄（Komatsu）相继报道了断指再植成功，标志着小血管显微外科在临床应用的开始。1982 年王成琪成功吻合口径仅 0.2mm 微小血管，并进行了小儿断指再植，进一步促进了微小血管吻合技术的发展。

小血管显微外科是临床开展最为广泛的显微外科内容，包括：显微再植（断肢、断耳、阴茎离断、撕脱头皮等）、显微再造（吻合血管足趾移植手指再造、舌再造、耳再造、鼻再造、乳房再造、阴茎再造、阴道再造等）、吻合血管组织移植术（皮瓣、肌皮瓣、穿支皮瓣、肌肉移植、骨移植、神经移植、肠移植、复合组织和组合组织移植等），以及细小血管吻合术（颅内、颅外血管吻合等）。

（张世民）

xiǎnwēi zàizhí

显微再植（microsurgical replantation）

借助显微外科器械，通过血管吻合，重建离断组织与母体的血液循环，使离断组织成活并恢复其外形与功能的手术。是显微外科的主要技术和内容之一。显微再植技术也称为再植显微外科，是显微外科学科的主要技术和内容。也是为数不多的由中国专家在国内外首创成功病例并予报道的学科，该技术主要借助手术放大镜或手术显微镜进行小血管、神经、淋巴管及其他微小导管，以及神经、肌腱等精细组织结构吻接技术。显微再植主要包括肢体再植和特殊组织再植，目前在临床上有报道显微再植手术包括断肢体离断再植、断指（趾）再植、断耳再植、断鼻再植、阴茎再植、头皮再植以及小组织块再植等。

无论肢体还是特殊组织，基本原理、技术和适应证是相同或相近的。适应证：离断组织或肢体相对完整，断面较整齐，未超过再植时限规定时间，有可供吻接的血管而且损伤和缺损不严重。此外，全身状况能够耐受手术，患者主观愿意接受再植。如果合并严重的重要器官损伤、多发伤或处于严重休克、一般情况较差的状态下，应先进行危及生命的器官、休克的抢救，在病情得到控制和稳定的前提下再行再植手术。

再植方法及注意事项 见断肢再植、断指再植。

（王剑利）

duànzhī

断肢（amputated limb）

泛指自掌指关节（足的跖趾关节）以近平面离断的肢体。目前临床上根据离断程度及致伤原因分别进行了分类。根据离断程度分为完全离断和不完全离断。①完全离断（complete amputation）：受伤肢体远侧部分与近端分离，无任何组织相连，或只有少量挫灭组织相连，清创时必须将这部分组织切断或切除。②不完全性离断（incomplete amputation）：肢体外伤后大部分组织均已离断，并伴有骨折或脱位，仅有少许皮肤或其他组织相连，相连有活力软组织少于断面软组织总面积的 1/4，或残留皮肤不超过周径的 1/8，不吻合血管不能成活者称不完全性离断。根据致伤原因可分为：①切割性离断：多由锐器造成的创伤。这类损伤创面污染小，创缘整齐，再植成活率高。②撕脱性离断：由高速旋转的皮带轮或转动轴卷入所致。撕脱损伤的肢体断端创面污染较重，创缘不整齐，血管、神经的损伤范围较大，再植难度较大。不但再植时肢体要缩短，而且血管和神经需要解剖到正常的部位，才能达到吻合的条件。③碾压性离断：多由机动车、机器齿轮等致伤。这类损伤虽然所有组织可在同一平面离断，但截断处骨骼多为粉碎性，神经和血管局部毁损严重，再植难度较大。④挤压性离断：由重物挤压所致，离断肢体创缘不整齐，组织损伤污染严重，远端肢体血管损伤严重，多无再植条件。⑤爆炸性离断：由爆炸物所致的离断，大部分肢体呈毁损性损伤，肢体损伤严重，创面污染严重，断面不整齐，多无再植条件（图）。

（王剑利）

líduàn píngmiàn

离断平面（level of amputation）

肢（指、趾）体离断处的解剖部位。不同的致伤因素和机制所导致的离断方式和损伤范围不同。如切割伤可以有整齐的离断平面，而挤压撕脱性离断则往往波及损伤范围较广。离断平面整洁，相对创伤较轻，再植成功率高，术后功能恢复理想。相反如果离断平面复杂、广泛甚至有多个离断平面，其再植难度大、失败率高且疗效欠佳。临床上一般分为肢体离断和手离断两大部分，手部又可分手掌及手指离断，足部离断一般归类为肢体离断。根据解剖部位上肢、下肢的离断平面可细分为肩胛带离断、肩关节离断、上臂离断、肘关节离断、前臂离断、断腕、断掌及断指以及髋关节离断、大腿离断、膝关节离断、小腿离断、踝关节离断、后足离断及足离断。

（王剑利）

quēxuè shíjiān

缺血时间（ischemia duration）

离断的肢体（指、趾）从离断到吻合血管再通血成功的间隔时间。缺血时间的长短直接关系到离断组织的再植成功率和预后。缺血时间越长，组织变性损伤就越严重，对再植成功率及术后功能的恢复都有一定的影响。由于不同组织对缺血的耐受时间不同，再植成功率及预后也有明显差别。一般说来皮肤、骨组织耐受时间较长，神经、血管耐受时间较短，肌肉组织的耐受性最差。常温下肌肉组织对缺血的耐受时间为4~6小时，高位离断的肢体肌肉丰富，耐缺血时间短，再植时限要求短；而对于断掌及断指等损伤，由于肌肉少，再植时限可明显延长。有报道腘动脉损伤在8小时内处理患肢成活率为89%，而超过8小时截肢率高达86%。但断掌在常温下20小时后有再植成功的病例。在寒冷季节或经冷藏后，时限可适当延长；相反，气温高，又未经冷藏，虽然离断时间不足6~8小时，也有可能发生严重的组织变性。若离断肢体含有丰富的肌肉组织，表面接触的冷藏效果较差，只能使再植时限稍有延长，而像断掌、断指，断离肢体所含肌肉本身就少，且因体积小，冷藏效果好，冰袋冷藏就可使其再植时限大大延长，甚至可达30小时以上。2002年王增涛报道采用深低温冷冻方法保存离断示指81天后，再植成活。

（王剑利）

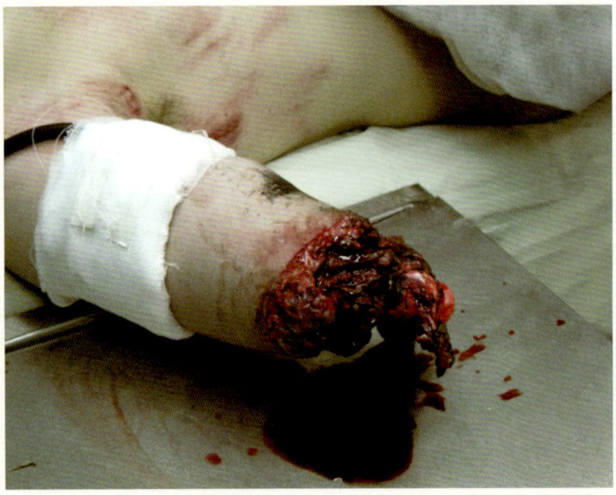

图a 完全离断前臂近端

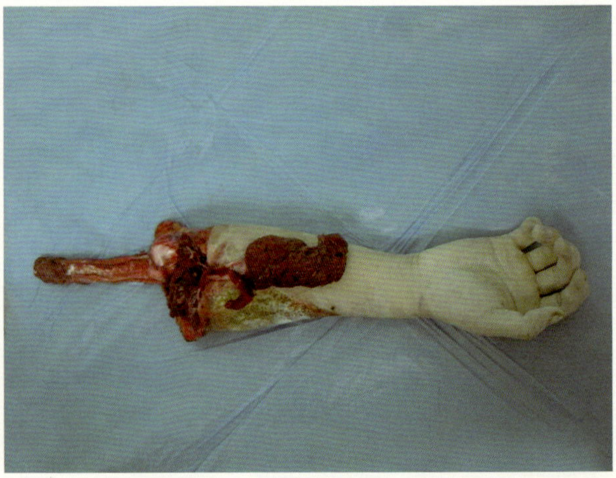

图b 完全离断前臂远端

图 完全离断前臂（由王剑利提供）

rèquēxuè shíjiān

热缺血时间（warm ischemia time） 肢（指、趾）体离断后再植成功通血之前没有进行冷藏保存，肢（指、趾）体在常温下持续处于缺血状态的时间。这一期间虽然血流中断，但因氧和各种代谢底物供应缺乏而离断肢体组织的代谢水平仍然很高，所以组织缺血损害出现较快、程度较重。又因氧消耗完后，仍可进行无氧代谢，代谢产物无法清除，可引起酸中毒，代谢必需的养料和酶系统亦被消耗。不同离断部位，其热缺血时限也有所不同，离断平面越高，肌肉组织越丰富，对缺血、缺氧的耐受性就越差，再植时限就越短。断掌、断指（趾）等肢体远端的离断，肌肉组织少，再植时限可适当放宽。肌肉在未经冷藏的环境下缺血 6 小时即可发生不可逆的坏死，因此手掌以近的离断应在此时间内再植。在冷藏情况下（4℃），该时限可延长至 12 小时。因此大肢体热缺血时间一般不超过 6 小时，断指、断掌、断腕等肌肉较少的组织结构热缺血时间可达 8 小时甚至更长。另外，不同的气候条件、海拔高度都会对热缺血时间有一定影响。曾有报道断指热缺血时间最长为 96 个小时。一般认为冬季室外温度较低可放宽时限，以不超过 24 小时为宜，春秋季节为 8~12 小时，夏季则最好不超过 6 小时。热缺血时间过长，即使吻合血管通血，由于组织发生变性坏死，再植成功率亦会降低。所以，离断肢体术前应该尽量冷藏保存，减少热缺血时间，可以延长缺血时限，为再植争取更多的宝贵时间。

（王剑利）

duànzhī bǎocún

断肢保存（limb preservation） 完全离断的肢（指、趾）体在进行再植手术之前的妥善存放。断肢保存对肢体再植能否成功以及术后功能恢复都至关重要。目前公认最理想的保存方法为低温冷藏保存，即将离断指用湿纱布覆盖，再用干净敷料包裹后置入 4℃ 冰箱或恒温箱中保存。如果不具备上述条件或需要运送患者，可将离断指用干净的湿纱布或布覆盖，外面裹上几层干净的敷料和布，放入塑料袋中扎紧袋口，袋口朝上放入大的保温桶或容器中，周围放入一些冰块，将容器盖紧，这样运送同样起到降温冷藏的效果，迅速转运患者至医院。冷藏时不可将断肢（指、趾）与冰块直接接触，以免冻伤。切勿对断肢（指、趾）血管进行钳夹、结扎、解剖以及插管，这样可能进一步损害血管，影响下一步断肢（指、趾）血液供应的重建。对于不完全性离断的肢体，应轻轻地搬动。小心纠正可能损害边缘动脉或静脉血流的任何软组织扭结或旋转。用干净湿盐水纱布包扎肢体和断肢，再用夹板固定包扎，包扎勿过紧。然后用冰袋覆盖断肢，迅速转运患者至医院。切不可将肢体浸泡在任何液体中，包括生理盐水。临床证实用液体浸泡的断指，再植存活率明显降低。如果断肢已被冷冻、保存在非生理溶液如甲醛或酒精中，或者断肢过度干燥，则存活的可能性极小。

（王剑利）

duànzhī zàizhí

断肢再植（replantation of amputated limb） 将四肢掌指（跖趾）关节平面以近离断的肢体通过显微外科技术回植，以期恢复一定的外形及功能的手术方法（图）。早在 1903 年，霍普夫纳（Hopfner）尝试狗腿离断再植实验。1960 年，中国屠开元成功开展狗的肢体再

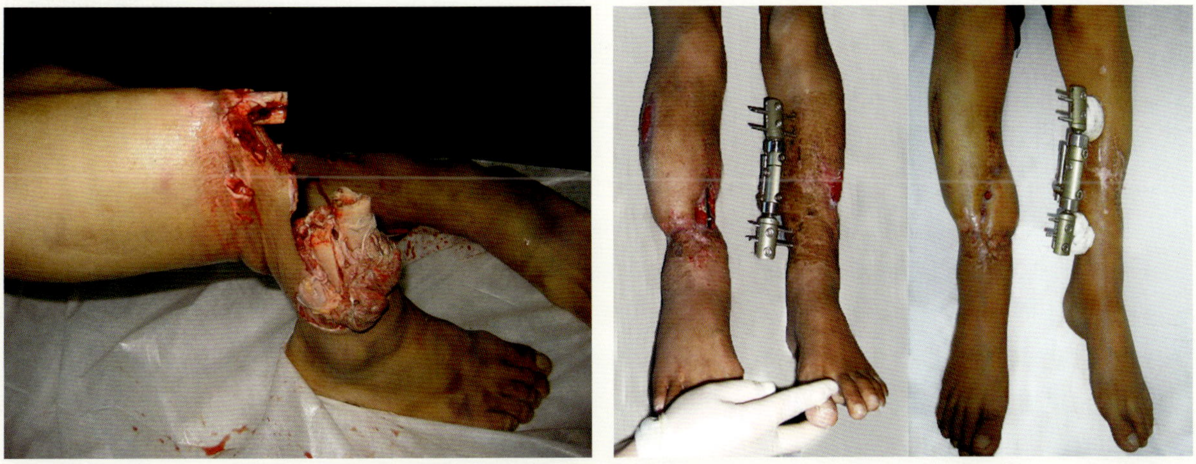

图 小腿离断及再植手术完成后

植实验研究。1963年中国陈中伟完成了世界首例人类断肢再植并获得成功。随后，上海第一医学院、北京积水潭医院等相继报道断肢再植成功病例。从20世纪60年代末期开始，中国的断肢与断指再植技术发展迅速，从病例数量、成活率、基础研究和发展普及等多方面，处于世界领先地位。

适应证 ①患者全身情况：在发生创伤导致肢体离断的同时，患者身体其他部位往往也同时遭受严重损伤，如胸、腹、颅脑等主要脏器损伤，严重者有生命危险。同时，即便是单纯的肢体离断，亦可造成患者创伤性休克、失血性休克等严重并发症从而危及生命。所以，决定再植手术能否进行时必须全面评估患者的全身状况，如有危及生命的重要器官损伤应先进行抢救，待生命体征相对稳定后再行肢体再植。有时患者一般状况太差无法耐受手术，则不得不放弃再植以保全生命。②离断肢体的完整性：无论是大肢体还是腕、掌、手、足离断，都要求肢体具有一定的完整性。一般切割伤离断肢体较完整，但临床上碾压、绞轧、撕脱伤较为多见，且往往组织损伤严重，再植前必须对肢体的损伤程度及完整性做评估，如肢体损伤严重，骨、肌肉、皮肤广泛缺损或损伤严重，无法重建，应放弃再植。如需通过组织移植的方法重建缺损组织，同时再植，应全面衡量功能及外观再决定是否再植。③再植时限：即离断肢（指、趾）体所能耐受的最长缺血时间。从肢体离断到再植恢复血供之间，为失去血供的缺血期，在这段时间里，组织细胞尚未发生不可逆转的变性，再植肢体通血后可以成活。它与伤情、环境温度、保存条件、离断平面等因素有关。④再植肢体的功能和外观：断肢再植的目的不仅是肢体成活，更重要的是要恢复功能和良好的外观。如术前对再植肢体评估认为其功能较差或无法恢复功能，或者严重影响外观，则不宜再植。如下肢再植短缩太多，即便存活也不能正常负重行走，又无法再安装义肢，也不宜再植。与下肢相比，上肢的功能主要是手的抓、捏及持物功能，尤其是前臂、腕离断，即使长度不够理想，如果术后能恢复一定功能应予以再植。上臂及肩部的离断多为撕脱性损伤，神经、肌肉损伤严重，尤其严重的臂丛损伤，再植后无法恢复功能，应放弃再植。

手术方法 不同部位的解剖特性不同，再植方法和顺序也有相应变化。一般情况按以下顺序完成再植：刷洗创口→清创→骨关节固定→吻合血管、神经→缝合肌肉肌腱→缝合皮肤。任何部位肢体离断，清创是关键步骤之一，清创目的有两个：一是清除污染坏死组织；二是判断可再植的长度及寻找血管神经等重要组织。骨关节固定一般根据部位和伤情确定，以简单、快捷、稳定为原则。在污染轻、清创彻底、组织无明显缺损的肢体，以内固定方法较为理想；在污染较重、组织损伤严重且有组织缺损的情况下，一般用外固定方法。血管及神经吻合是肢体能否成活和恢复功能的关键。除手、足以远部位时间可稍延长外，一般肢体离断热缺血时间不能超过6~8小时。所以，必须在尽可能短的时间内恢复离断肢体的血供。若患者就诊较晚，按常规方法吻合血管时间将超过8小时，会导致肢体肌肉坏死而使再植失败。可采用简便灌注方法，即把硅胶管直接插入离断肢体远近端的动脉血管并简单固定，每隔1小时向远端肢体灌注动脉血2~3分钟，可有效减少离断肢体的缺血时间，延长再植时限。血管缝合要求在显微镜下操作，方法根据血管口径和缝合习惯。一般临床多采用二定点、四定点法。神经损伤程度是判断再植预后的重要指标，尤其对于上肢臂丛神经切割伤和根性撕脱伤，后者需做二期神经移位重建手术。切割性神经干的离断，修复后疗效肯定，感觉可基本恢复，肌力可达4级以上。肌肉修复必须经过严格清创后，将所有颜色暗、无渗血、无生机部分清除，保留渗血好、有弹性的健康肌肉缝合或重填创区。最后经检查确定通血良好，固定稳妥，缝合皮肤，再植完成。

注意事项 ①再植手术需分秒必争，在最短时间内重建恢复离断肢体的血供是再植肢体成活的关键。②重视全身情况，积极预防低血容量性休克、急性肾衰竭、筋膜间隙综合征、再灌注损伤及脂肪栓塞综合征等并发症。其次，需注意继发性感染、肢体组织坏死、深静脉血栓形成等并发症的预防。③术后严密观察、对症处理及护理，对再植肢体的成活至关重要。除观察肢体皮肤颜色、温度、张力，监测血流情况外，重要的是对肢体出现异常情况给予准确判断和处理。再有，围术期护理也是保障再植肢体成活的重要环节。④术后早期康复和功能锻炼是肢体功能恢复的重要手段。

（王剑利）

zàizhí shíxiàn

再植时限

（time limit of replantation） 离断肢体（指、趾）所能

耐受的最长缺血时间。从肢体离断到再植恢复血供之间为失去血供的缺血期，在这段时间里，组织细胞尚未发生不可逆转的变性，再植肢体通血后可以成活。再植时限与伤情、环境温度、保存条件、离断平面等因素有关。环境温度越低、离断平面越远，再植时限相对延长。肢体离断后，在缺氧条件下，组织细胞开始了一种由量变到质变的病理演变过程。离断肢体中，肌肉组织代谢最旺盛，因此，对缺血的耐受性最差，肌细胞变性速度快。一般认为，常温下肌肉对缺氧的耐受时间为4~6小时。组织的缺血再灌注损伤越来越引起人们的重视，即当离断组织缺血后，组织细胞代谢产物（氧自由基等）淤积，再植通血后肢体恢复血液循环，淤积的大量氧自由基可破坏细胞膜结构，导致细胞功能丧失。肢体缺血时间与再灌注后氧自由基的释放量成正比，释放氧自由基越多，组织损害也就越严重。离断平面越高，肌肉组织越丰富，对缺血、缺氧的耐受性就越差，再植时限就越短。断掌、断指（趾）等肢体远端离断，肌肉组织少，再植时限可明显延长。有报道常温下缺血22小时的断掌再植成功，很多断指超过24小时再植都获得成功。在寒冷季节或经冷藏后，再植时限可明显延长，断肢冷藏后能增加其缺血耐受性，延长再植时限。但对于大肢体表面接触式冷藏效果差，而断掌指（趾）等采用冰袋、冰箱冷藏等方法可以明显延长再植时限，有报道达到30小时。中国王增涛2002年采用超低温冷冻的方法使1例缺血时间长达81天的断指再植成功。尽管如此，肢体再植还是应当争分夺秒，尽可能在最短时间内恢复血供，对组织的成活质量、肢体功能的预后以及成活率都是非常必要的。

（王剑利）

duànwàn zàizhí

断腕再植（replantation of amputated wrist） 腕部完全或不完全性离断，应用显微外科技术恢复其组织结构解剖连续性并获得一定功能的手术。腕部为前臂与手部的衔接部位，是桡腕关节至腕掌关节一个狭小区域。1965年哈尔滨医科大学第一附属医院骨科为1例患者施行断腕再植取得成功。1982年宁夏医学院附属医院周经悦等为1例3岁患儿施行断腕再植成功。1985年中国人民解放军401医院方光荣等为1例双腕完全离断的患者成功再植（图）。

应用解剖 ①腕部骨关节结构：腕部有8块腕骨，近排是手舟骨、月骨、三角骨和豌豆骨，远排是大多角骨、小多角骨、头状骨和钩骨。腕关节的活动范围：背伸60°、掌屈55°、桡偏25°、尺偏30°、中立位0°，功能位：背伸15°、尺偏5°。②腕部肌腱：两排腕骨向掌侧凹陷形成弓状，与腕横韧带围成腕管。腕管内有9条排列有序的肌腱通过，分别是位于最桡侧的拇长屈肌腱；深面4根指深屈肌腱；浅层4根指浅屈肌腱，其中至示指和小指的肌腱在深层，至中指和环指的肌腱在浅层。掌侧腕管外还有3根肌腱，桡侧腕屈肌腱绕过舟骨结节桡侧，止于第2掌骨基底；掌长肌腱位于正中，与腕横韧带和掌腱膜相接；尺侧有尺侧腕屈肌腱，止于豌豆骨。腕关节背侧有横行的腕背韧带，又称伸肌支持带，两侧分别止于桡尺骨茎突。腕背韧带向深层垂直形成多个间隔，构成6个区间，从桡侧起第一区间是拇长展肌腱和拇短伸肌腱通过，第二区间是桡侧腕长、短伸肌腱通过，第三区间是拇长伸肌腱通过，第四区间是4根指总伸肌腱和固有示指伸肌腱，第五区间是固有小指伸肌腱，第六区间是尺侧腕伸肌腱，通过这些解剖关系很容易找到它们。总之，通过腕

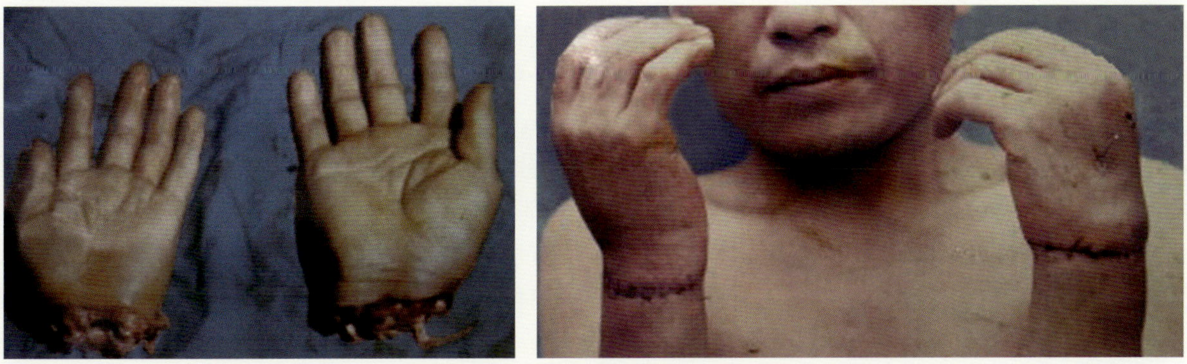

图　断腕术前和再植术后1个月的情况

部的肌腱共有24根，掌、背侧各12根。③腕部血管：a. 动脉，主要有桡动脉和尺动脉。桡动脉直径约2mm，走行于桡侧腕屈肌腱的桡侧，至桡骨茎突平面分为深浅两支。深支斜行穿过拇长展肌腱和拇短伸肌腱的深层，至背侧解剖学鼻烟窝继续向远端走行。浅支直行越过腕部，从鱼际肌表面下行。尺动脉直径约1.5mm，走行在尺侧腕屈肌腱深层，至腕部偏向尺侧腕屈肌腱桡侧，从腕尺管进入手掌。尺动脉在尺骨茎突远端发出腕背支，与桡动脉深支的腕背支共同构成腕背动脉弓。此外腕部的动脉还有骨间背侧动脉终末支和与正中神经伴行的正中动脉。它们都比较细小，直径为0.5~1mm，再植时不能成为供血动脉。b. 静脉，主要有尺动脉和桡动脉的伴行静脉，各有两条，管径为2~3mm，管壁较薄。头静脉走行于鼻烟窝至桡骨茎突，是腕部主要的回流静脉。贵要静脉位于尺侧，吻合时体位不方便。腕背正中静脉，位于腕背的正中，其管径有时与头静脉相仿。上述这些静脉都是断腕再植时需要重点修复的血管。此外腕掌侧正中还有多条纵行通过的浅静脉，管径较细，一般不做吻合。④腕部的神经：主要有4条。正中神经位于桡侧腕屈肌腱与掌长肌腱之间的深面，从腕管内越过腕部。尺神经与尺动脉伴行，从尺侧腕屈肌腱的深层进入尺管，出尺管后分为深浅支。桡神经浅支与头静脉伴行，经过鼻烟窝到达手背。尺神经背支绕尺骨茎突尺侧进入手背。这些神经断腕再植时都要注意修复。

适应证 ①离断的肢体相对完整，无破碎、无毁损、保存符合要求，温缺血时间未超过8小时，冷缺血时间在20小时以内。②远近断面相对整齐，无严重组织缺损，即使是有一定的缺损，能通过组织移植修复从而完成再植。③肌肉、神经、血管无广泛性撕脱，近端有可供吻合的神经、血管。④全身一般情况尚好。⑤能承受麻醉和长时间的手术，无糖尿病、冠心病等其他慢性疾病。

手术方法 一般采用臂丛阻滞麻醉，小儿或其他部位多发伤者也可以选择全麻。

清创 分两个手术组同时进行，分别对远、近断面施行清创，清创方法相同。近段在气性止血带下进行，肢体用肥皂刷洗3遍，生理盐水冲洗干净，消毒纱布擦干，碘酒、乙醇或0.5%聚维酮碘（碘伏）消毒，铺无菌巾，完成无菌布局。断面用苯扎溴铵、生理盐水清洗，或用稀碘溶液清洗。修剪皮缘2mm，剪除断面内挫伤污染的软组织。按照一定的顺序清理肌腱，先掌面后背面，由深至浅，不要遗漏。如果是整齐的切割伤，肌腱断面可不再切除，否则要将挫灭的肌腱断端剪除。标记血管，重点是对尺、桡动脉进行清创，剪除周围多余组织，并保护好伴行静脉。对其质量、长短做到心中有数。按照解剖位置找到回缩的头静脉、贵要静脉及腕背静脉，对这些血管顶端用3-0的丝线少许结扎以作为标记。标记神经，找到正中神经、尺神经、桡神经浅支和尺神经背支，3-0丝线外膜结扎标记。了解骨关节断端情况。最后分别用消毒液、过氧化氢液及生理盐水冲洗，完成清创全过程。通过清创对断面各种组织结构进行评估，如骨断面如何连接，血管、神经长度够不够，皮肤软组织有无缺损等，以确定再植方式。

再植 ①骨骼固定。有几种固定方式：a. 整齐切割伤，断端挫伤不重，组织损伤较轻，清创时切除的皮缘不多，因皮肤软组织有一定伸缩性，皮肤软组织覆盖不成问题，可不进行骨短缩。将骨折的腕骨用克氏针固定，达到解剖复位。此种情况机会不多，小儿病例或成年人刀砍伤的病例可用本方法。b. 去除近排腕骨的骨短缩。将近排腕骨去除，使远排的头状骨与桡骨远端关节面相接，用交叉克氏针固定，这样可保留部分桡腕关节的功能。c. 如从远排腕骨离断，同时需行骨短缩，可将碎裂的远排腕骨去除，将第2~4掌骨基底用克氏针横行贯穿，再用交叉克氏针固定在近排腕骨上，第1掌骨单独固定在对掌位，以保证腕部接近正常的体位。d. 腕关节融合术。如整个腕骨损伤较重，无法保留关节，将桡骨远端关节面去除，与能够保留可用的腕骨融合。调整于功能位，用钢板固定。将碎裂多余的腕骨做成小条块，填塞于融合的骨块间，以促进骨愈合。②肌腱缝合：顺序是先缝合伸侧肌腱，再从桡侧向尺侧、由深至浅缝合屈侧肌腱。按照这样的顺序有条不紊的操作，不会遗漏，并可提高速度。原则是伸侧的肌腱要全部修复。屈侧的肌腱根据情况和条件而定，腕屈肌腱应全部修复。指屈肌腱如果是手指屈曲位离断，则断端位于腕管以远，此时只缝合指深屈肌腱，指浅屈肌腱可不缝合，防止肌腱粘连。如为伸直位离断，肌腱断端位于前臂，这样指深、浅屈肌腱都应缝合，以达到功能的完全恢复。方法是用3-0无创套圈尼龙线，先缝合中心线，再在断端8字法加强缝合2针，断面要对合整齐，保持光滑不毛糙，防止粘连。指伸肌腱也可以直接行8字法缝合，每个断端缝合2~3针，这样更快捷，效果较好。腕伸肌腱和腕屈肌腱也可以用1-0尼龙线Kessler法缝合，再用3-0尼龙线加强缝合2针，提高肌腱牢固程度和抗张能力。③血管和神经修复：修复顺序是：头静脉-桡神经浅支-腕背静脉-贵要静脉-尺神经背支-缝合背侧皮肤-桡动脉-桡静脉-尺动脉-尺静脉-尺神经-正中神经。按此顺序可减少体位变动，加快缝合进程，既保证了静脉回流，又能尽早地恢复对手部的供血，缩短缺血时间，防止手内在肌挛缩。腕部的血管都比较粗，在放大10倍的手术显微镜下操作，用9-0或10-0无创尼龙线吻合，神经用9-0线缝合外膜。按照血管神经缝合原则，严格把握吻合质量。④关闭伤口：最好一期全部直接缝合伤口。有的挤压伤可能导致部分皮肤软组织缺损，处理方法有：a. 若非血管、神经和肌腱通道，基底有植皮条件的直接植皮。b. 如不能直接植皮，行局部转移皮瓣覆盖，可在旁边植皮。c. 骨间背岛状转移皮瓣覆盖。d. 行足背皮瓣游离移植，足背动-静脉桥接桡动脉、静脉或尺动脉、静脉。伤口置引流条，宽松包扎。石膏最好不用，因为伸屈肌腱都修复，石膏放在哪一面都不合适，还有对血管产生压迫的可能性，换药也不方便。因此，只要嘱咐患者注意少活动，一般恢复都没问题。⑤术后治疗：加强护理和血液循环的观察，设红外线烤灯。严格病房环境，室温保持在22℃以上，避免吸烟。显微外科常规三抗治疗，同时要注意肾功能变化和全身的酸碱及水电解质平衡。

注意事项 ①撕脱性腕部离断，肌腱、血管和神经从近段抽出。此类断腕再植难度大，术后功能较差，再植方法要根据具体情况调整。如果肌腱抽出较多，前臂缺乏动力，腕关节直接做融合，节省前臂动力。将剩余的肌腱动力转位调整，此方法主要用于拇、手指的伸屈动能。如果动力确实太少，有的功能行肌腱固定的方法也能发挥一定作用。主要血管抽出，长度不够有缺损时，用血管移植的方法解决。神经从近段抽出，要在断端处做附加切口，将抽出的神经引至附加切口，进行原位修复。②有的在清创时，需将肌腱断端用3-0的无创尼龙线用套圈或Kessler缝合法缝合，对肌腱进行标记，再植时将肌腱两端的缝线在断端间直接打结，这样节省了肌腱修复时间。但缝线太多有时影响操作，注意理顺。肌腱张力的调节：整齐切割伤离断，只要将全部肌腱原位修复张力就合适。需要肌腱转位的，缝合完毕后手指处于休息位，肌腱张力视为合适。肌腱断端缝合点有时正好在腕管内或腕背支持带下方，此时应将腕横韧带或腕背支持带做部分切除，防止肌腱卡压和粘连。③良好的皮肤软组织覆盖是保证顺利成活及功能恢复的基础。为防止环形瘢痕对深层组织的卡压，对整齐切割伤断腕可做多个Z形切口予以纠正。

（方光荣）

duànzhǎng zàizhí

断掌再植（replantation of amputated palm）

由各种致伤原因导致手掌区域的完全或不完全性离断，应用显微外科技术恢复其解剖连续性并获得一定功能的手术。手掌的范围从外表看，近端的分界线是远侧腕横纹，远侧的分界线是掌指纹，其实掌骨对应部分才是真正意义上的手掌范围，界限比较明确。手掌是上肢结构最复杂的部分，不同平面各有其特殊性，再植难度大，功能恢复也不容易。要根据致伤原因、损伤特点、离断类型等，采取相应的再植措施，以取得满意效果。

应用解剖 ①掌骨：5根掌骨上有较多手内在肌附着，由近向远呈扇形分开，第3掌骨最长。掌骨基底与远排腕骨构成腕掌关节，它们的对应关系是第1掌骨对大多角骨，第2掌骨对小多角骨，第3掌骨对头状骨，第4、5掌骨对钩骨，骨骼固定时加以注意。拇指的功能特殊，要注意保留第1腕掌关节，第2~5掌骨基底与腕骨相嵌交错，活动范围小，在此平面离断腕掌关节可做融合。第1、3、5掌骨基底的连线，即腕掌关节线，掌侧正对腕横韧带远侧缘。第1掌骨的骨骺在近端，第2~5掌骨的骨骺在远端，掌骨短缩时要避开骨骺，以免影响生长发育。②内在肌：a. 手内在肌分3大组，桡侧为大鱼际肌，中间是骨间肌和蚓状肌，尺侧是小鱼际肌，共计19块小肌肉。b. 大鱼际肌4块，分别是拇短展肌、拇短屈肌、拇对掌肌和拇收肌，它们共同作用使拇指产生内收、外展及对掌等功能。c. 蚓状肌4块，第1、2蚓状肌为单羽，起自示指、中指指深屈肌腱桡侧，由正中神经支配。第3、4蚓状肌为双羽，起自中、环、小指指深屈肌腱相邻面，由尺神经支配。d. 掌侧骨间肌3块，为单肌腹，起于第2掌骨尺侧，第4、5掌骨桡侧。e. 背侧骨间肌4块，为双肌腹，起于第1~5掌骨相邻面。f. 蚓状肌和骨间肌均通过蚓状肌管，止于手指近节指骨基底、关节囊及伸腱扩张部并构成侧腱束。其功能是手指内收、外展，屈掌指关节和伸指间关节。g. 小鱼际肌 4块，分别是小指展肌、小指短屈肌、小指对掌肌和掌短肌，主要发挥小指的内收、外展和对指功能。③指屈肌腱：分区，手掌的指屈肌腱为Ⅲ区。通过手掌的指屈肌腱共有9条。拇长屈肌腱走行于腕管的最桡侧，出腕管后进入鱼际肌深层，从拇短屈肌两个头之间穿过，进入拇指鞘管。拇长屈肌腱没有蚓状肌和长腱纽附着，断裂后近段回缩较多，有时甚至回缩到腕管或前臂。第2~5指指屈肌腱走行于骨间肌筋膜浅层，在动脉掌深弓和浅弓之间穿过。掌腱膜向深层发出垂直纤维，将每个手指的指屈肌腱形成单独的间隔。指深屈肌腱有蚓状肌附着，断裂后不至于回缩过多。在手掌远端，指屈肌腱进入鞘管，肌腱断裂后，如果深、浅肌腱均修复，常可造成鞘管的卡压或肌腱粘连。在鞘管的近端即Ⅲ区，指屈肌腱仅有滑膜组织包裹，空间相对较大，指深、浅屈肌腱断裂后可以全部修复。④指伸肌腱：拇、手指指伸肌腱位于手掌背侧，共有8条，分别是拇长、短伸肌腱，第2~5指的指伸肌腱，示指和小指的固有伸肌腱。但第2~5指的伸肌腱并不是恒定的4条，有的变异分成若干条。手背的结构比较简单，指伸肌腱就位于皮下，在骨间肌膜的表面。伸肌的滑动没有屈肌范围大，在掌骨颈平面有腱联合相互连接，因此断裂后回缩不多。示指和小指的固有伸肌腱位于该指伸肌腱的尺侧，注意辨认，该肌腱可以作为转位用于其他功能重建手术。⑤动脉：尺动脉与尺神经伴行，穿过尺神经管后分为深支和浅支，浅支为尺动脉的主干，向桡侧横向走行，与桡动脉浅支吻合，形成掌浅弓。掌浅弓位于腕横韧带远侧缘，在指屈肌腱的浅层。掌浅弓向远端分别发出示中指、中环指、环小指指总动脉和小指尺侧指动脉。在掌指关节平面指总动脉向相邻的手指发出指固有动脉。桡动脉在腕部分为深浅支。浅支较细，顺鱼际肌表面下行，与尺动脉浅支构成掌浅弓。深支是桡动脉主干，穿过外展拇长伸肌腱和拇短伸肌腱，进入解剖学鼻烟窝，向远端走行，从第1、2掌骨间穿行到手掌深层，与尺动脉的深支吻合，形成掌深弓。掌深弓分别发出拇主要动脉、示指桡侧指动脉和多根掌心动脉。拇主要动脉再分成拇指两侧的指固有动脉，掌心动脉与指总动脉汇合。此外，桡动脉在鼻烟窝处发出背支，尺动脉在尺骨茎突处发出背支，骨间掌侧动脉和骨间背侧动脉汇合形成终末支，三者在腕背形成腕背动脉弓，在此弓上发出4~5条掌背动脉，该动脉走行在背侧骨间肌肌膜下，至掌指关节平面，向相邻的手指形成指背动脉。掌背动脉直径在1mm以下，再植时不作为吻合修复的血管。⑥静脉：手部的静脉分深、浅两层。深层的静脉主要是动脉的伴行静脉，与指总动脉的伴行静脉回流到掌弓伴行静脉，再分别回流到尺桡静脉。深层伴行静脉管壁较薄，断裂后塌陷常被忽略，因此很少作为吻合用。如果仔细辨认，其管径有时也很粗，修复后能起到重要的静脉回流作用。浅层静脉位于手掌和手背皮下。手掌的浅静脉呈网状，管壁薄，管径细，一般不做吻合用。手背的浅静脉位于皮下，在指伸肌腱的浅层，是断掌再植时修复的主要静脉。其走行方向是手指背的静脉和指蹼的静脉汇入2~5掌骨头之间的静脉，称掌骨头头间静脉，再汇入3~4条掌背静脉，尺侧的汇入贵要静脉，中间的汇入腕背正中静脉，桡侧的汇入头静脉。⑦神经：手部的神经有正中神经、尺神经和桡神经。a. 正中神经，出腕管后即分为3大束，桡侧束绕鱼际肌根部走行，先发出鱼际返支，支配拇短展肌、拇对掌肌和拇短屈肌浅头，再又形成两支，一支是示指桡侧指神经，另一支是拇指指总神经，后又分成拇指两侧指固有神经。中间束穿过指屈肌腱与掌浅弓之间直行，为示中指的指总神经，尺侧束是中环指的指总神经，各指总神经在掌指关节平面分为相邻指的指固有神经。手掌正中神经还发出细小分支支配第1、2蚓状肌。b. 尺神经，穿过腕部尺管后分为深支和浅支，浅支在小鱼际肌表面下行，分成两支，分别为环小指的指总神经和小指尺侧指神经。深支斜向桡侧走行，在指屈肌腱的深层，与掌深弓动脉伴行，沿途不断发出分支支配小鱼际肌、全部骨间肌、第3、4蚓状肌、拇内收肌和拇短屈肌深头，尺神经末梢最远支配第1背侧骨间肌。尺神经背支在腕上5cm左右从尺神经主干发出，斜向背侧，绕尺骨茎突进入手背，支配手背尺侧半和尺侧2个半手指近节指背的皮肤感觉。c. 桡神经，浅支与头静脉伴行，从鼻烟窝处进入手背，分成多支支配手背桡侧半，拇示指近节背侧及中指近节背侧桡侧半的皮肤感觉。

适应证 ①因切割、电锯、冲压、剪轧伤所致的离断，只要手部完整均可予以再植。②因绞轧及撕脱性离断，根据伤情而定，凡血管神经呈横断伤，部分肌腱撕脱而部分肌腱呈横断伤，再植后经一期或二期功能重建能恢复手的一定功能，也可再植。③如果是毁损伤，掌部结构遭严重破坏，造成大段缺损无法再植，则行前臂残端断指异位再植重建部分手功能。

手术方法 麻醉方法见断腕再植。

清创 断面用苯扎溴铵、生理盐水清洗，或用稀碘溶液清洗。修剪皮缘2mm，剪除断面内挫伤污染的软组织。按照一定的顺序清理肌腱，先掌面后背面，由深至浅，不要遗漏。如果是整齐的切割伤，肌腱断面可不再切除，否则要将挫灭的肌腱断端剪除，保留健康的肌腱。标记血管，根据断掌的类型和离断平面来寻找动脉断端。在掌近区离断，注意标记尺桡动脉主干，桡动脉的位置较深，在第1、2掌骨间。掌中区离断，掌深弓和浅弓有可能在近段，或在远端，也有可能正好断在掌弓中间，注意保护动脉断端，防止误伤。掌远区离断，在远侧掌横纹附近，此处的动脉是指总动脉，逐一寻找进行标记。静脉在手背皮下寻找，如果有较粗的能够供吻合的伴行静脉也应做好标记。按照解剖位置找到回缩的神经断端，在手掌正中神经和尺神经深支有动脉血管伴行，容易找到。桡神经浅支和尺神经背支有条件时也应标记。剪除血管、神经周围多余组织对其充分的显露。对掌骨进行缩短，根据离断平面，缩短较长的那一段，骨锉锉平骨断面。最后再分别用消毒液、过氧化氢溶液及生理盐水冲洗，完成清创全过程。

再植 ①骨骼固定：断掌再植有5根或4根掌骨需要连接固定。掌近区离断，相当于掌骨基底，除了第1掌骨外，其余的可做腕掌关节融合，第1腕掌关节对拇指的活动至关重要，尽量保留或做成形。掌中区离断，相当于掌骨段离断，需对掌骨逐一固定。掌远区离断，即掌骨头平面的断掌，有的掌指关节难以保留，可做掌指关节成形。掌骨固定操作有时比较麻烦，有几种选择方法：a. 垂直克氏针固定。具有操作简单、快捷的优点。要选择好针的出点，不能从掌指关节出针，最好从手指近节中段背侧出来，也有的从腕关节背侧出针，但对腕关节活动有一定的影响。b. 交叉克氏针固定。操作稍微难一些，出针方向是掌骨头两侧。c. 十字钢丝绑扎固定。在掌骨两断端冠状面和矢状面用克氏针分别垂直钻孔，然后用细钢丝十字绑扎。该方法的优点是对周围组织影响小，固定确实可靠，有利于功能的恢复。不足之处是操作费时。d. 微型钢板固定。固定效果也较好，缺点是操作烦琐，费用较高。②肌腱缝合：原则是先缝合指伸肌腱，再缝合指屈肌腱。对所有断裂的肌腱最好全部修复，以达到功能的完全恢复。如果肌腱的条件较差，此时只缝合指深屈肌腱，指浅屈肌腱可不缝合。肌腱缝合的方法见断腕再植。要注意使手指屈伸肌腱张力调节于休息位。③血管和神经修复：先吻合手背的静脉，最好吻合3条以上，以保证畅通的静脉回流。手背静脉较粗，直径常在1.5mm以上，用9-0或10-0无创尼龙线在放大10倍的手术显微镜下吻合。再修复桡神经浅支和尺神经背支，用9-0线缝合外膜。缝合手背皮肤。翻过手掌吻合动脉和掌侧神经，根据断端情况注意远近端动脉的组合，要保证远端充足的动脉供血。手掌的动脉用11-0线吻合。最后用9-0线缝合正中神经和尺神经的全部属支。确认血液循环良好后关闭全部伤口。置放引流条，宽松包扎，可不用外固定（图）。

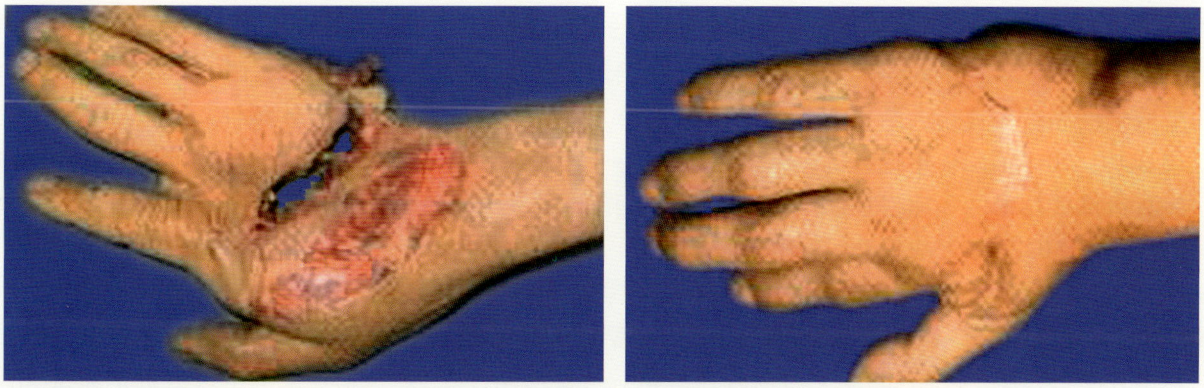

图 断掌术前和再植术后情况

注意事项 ①断掌有很多不同类型，横行离断再植比较容易，而斜行、纵行和不规则形各种组织结构断离无规律可循，伤情复杂，组织损伤较重，要把握好修复骨关节支架，缝合肌腱和神经，重建血液循环，闭合伤口这几个环节。②掌近区离断，包含第1掌骨和鱼际肌离断，再植时要注意鱼际肌的修复。而掌远区离断，有时合并拇指的离断，此时除了断掌再植外，还要进行拇指的断指再植术。③掌部多平面离断，再植难度大，有时可以将某一个节段的掌骨去除，其他节段掌骨不做缩短，固定相对容易。血液循环的重建是多平面断掌再植的关键，多段血管串联吻合，一定要保证血管吻合质量。④掌心圆形离断，由圆形的模具冲压所致，相当于组织块离断，再植的关键是组织块内有无可供吻合的动脉和静脉血管。其再植的方法相当于多平面离断，各种组织需要串联连接。⑤手掌毁损性离断，腕掌部完全挫灭，无法进行再植。此时可以解剖出2~3个完整的手指，异位再植到前臂残端，也能获得一定功能。

（方光荣）

duànzhǐ zàizhí

断指再植（digit replantation）

将自手指水平离断的肢体通过显微外科技术回植，以期恢复一定的外形及功能的手术。1966年陈中伟报道了世界首例拇指离断再植获得成功。20世纪70年代开始，为断指再植技术的飞速发展期。成活率从50.2%~75%提高到90%以上。血管吻合口径从1.0~3.0mm精细到0.2~0.3mm，年龄最小者仅5个月。到20世纪末，断指再植技术的发展又上升到一个新的台阶。从指尖离断再植、十指离断再植到多指多段再植、小组织块再植、伴有组织缺损再植、寄养再植等复杂、高难度断指再植手术均获得成功。此外，显微外科技术在中国得到了广泛推广应用，许多乡镇、民营、个体医院每年完成数以万计的各种手指离断再植并达到较高的水平。这一切标志着中国断指再植水平不断地发展与创新，已趋世界领先地位。有学者把断指再植的发展科学的分为四个阶段：20世纪60年代探索期、70年代发展期、80年代硕果期、90年代功能期。断指再植发展到今天已由再植技术及成活率的研究主题转移到再植手指的功能及外观的恢复与重建上。尽管显微外科及断（肢）指再植都取得了辉煌成就，但是，我们仍面临着许多悬而未决的问题和挑战。肌腱粘连、关节僵硬、外观不佳等问题依然没有得到很好的解决，即再植指的功能优良率远远低于成活率。此外，许多学者在血流动力学、肌腱粘连的预防、局部药物应用及组织工程等方面进行了很多探索，这对临床手术的科学性、精确性及术后功能的提高都具有重要意义。再植手指的功能与美观达到接近正常程度，是今后临床研究的重要课题。

断指分型大致分为完全性离断和不完全性离断两大类。其他还有根据断指的特殊类型、离断平面等进行分类，如多平面断指、小组织块离断等。

应用解剖 手2~5指解剖结构及形态基本相似，共3节指骨；拇指较为特殊，为2节指骨，与其余4指呈自然对掌位。手指掌侧皮肤较厚，富有汗腺，指背侧皮肤较薄、相对疏松活动度比较大，有皮毛。手指的血管神经分布规律相近。每个手指动脉主要有4条：位于掌侧2条指固有动脉、指背侧2条指背动脉；分别与同名神经伴行形成指掌侧和背侧神经血管束。指掌侧固有动脉由掌部指总动脉发出，在近节指骨近端平均外径为1.1~1.7mm。指背侧动脉较细，且只分布到近节手指的近侧半，一般无法吻接。手指静脉由浅、深静脉分布，主要靠浅静脉系统回流。指背侧一般为2~4条浅静脉，相互吻合成网状，由近到远逐渐变细。甲床下平均口径为0.3~0.4mm，近侧指间关节处为0.8~1.0mm。指掌侧静脉为1~2条，口径略细，在末节再植中常有意义。指深静脉为指固有动脉的伴行静脉，口径纤细无实际意义。手指肌腱可分为掌侧的指屈肌腱和背侧的指伸肌腱两大部分。指屈肌腱又分为指浅屈肌腱和指深屈肌腱，位于手指掌侧正中深筋膜下紧贴指骨，有腱鞘、腱膜及滑车包绕。浅肌腱止于中节指骨的近侧两侧方，深肌腱止于末节指骨的近端。指伸肌腱为较复杂的菱形结构，分中央腱束和侧腱束，前者为指伸肌腱纤维止于中节指骨，后者由蚓状肌和骨间肌的侧腱构成。指伸肌腱具有的中央、侧腱结构通过横行纤维连接组成一股。该结构特点在手指屈伸活动时，可维持侧腱束不向两侧滑动，起到合力伸指的作用。

适应证 主要包括六个方面。①指体条件：再植指要有一定的完整性，再植可恢复一定的功能和外观。②血管神经情况：两断端血管神经损伤范围不大，有可供吻接的血管或具备通过血管移植能重建血供的条件。③离断平面：末节甲床以远，通常无可供吻接的血管，一般只要能有吻接的动脉，静脉缺如可采用吻合掌侧静脉、拔甲渗血或小切口放血等方法替代。④指别：任何指离断都应再植，同样条件下首选拇指、示指、中指进行再植。其他手指根据患者要求、手指条件及患者全身情况等选择手术。⑤再植时限：离体的手指常温下应在10～12小时内进行血管吻接，时间过长易出现坏死和并发感染。冬季或经过冷藏保存的手指可延长到24小时甚至更长。但一般情况下再植时限不要超过24小时。⑥特殊类型的断指再植：对于挤压伤、旋转撕脱伤及爆炸伤导致的离断，再植条件较差，应适当放宽适应证，只要患者要求、技术条件允许都应进行尝试。

手术方法 不同类型的断指，从解剖、伤情和再植方法都有所不同，需根据各自特点选择再植方式。手术主要包括：清创术、骨骼固定、肌腱修复、血管神经修复、软组织修复等几个步骤。手指离断再植常用的方法为顺行法和逆行法两种。选择方法主要根据指别、伤情及再植习惯等决定。顺行法为常规方法，按由背侧到掌侧，由深至浅的顺序，一般2~5指再植均采用该方法。逆行法是针对顺行法而言，采用由掌侧到背侧，由外层到中心再到外层的修复方法。主要应用于拇指再植，根据拇指的体位和解剖特点采用此方法便于操作。①清创术：是再植的关键，是分辨正常及坏死组织，清除污染，防止术后感染，确保手术成功的前提。同时标记断面的神经、血管、肌腱等重要组织留待吻合。②骨骼固定：一般采用内固定方法，外固定一般应用较少。目前有报道指骨内固定的方法有纵向克氏针髓内固定、交叉克氏针固定、钢丝十字交叉固定、钢板螺钉固定、软固定等。不同的固定方法各有其优缺点，主要是根据伤情、术者习惯及医院的条件来决定。一般最常用是纵向克氏针髓内固定和交叉克氏针固定方法。操作简单、方便，稳定性好。③肌腱修复：一般顺序是先修复伸肌腱再修复屈肌腱。伸肌腱缝合方法较为简单，一般采用8字缝合或直接缝合方法。指屈肌腱缝合方法较多，目前临床上常用方法主要为：Kessler缝合法、改良Kessler缝合法、津下（Tsuge）套圈缝合法等几十种方法。不同方法各有不同特点，重要的是要符合既具有较强的抗拉强度又要对肌腱血运影响小的原则。④血管神经修复：要在显微镜下进行。按再植顺序一般先吻合指静脉，其次是指动脉，最后是指神经（特殊指别或情况采用逆行法先吻合指动脉，如拇指）。动静脉吻合比例2∶3或2∶4为佳。吻合方法较多，目前最常用的为二定点法、四定点法和三定点法。⑤创面闭合：在修复指血管、指神经后即可松开止血带检查血管的通血情况，如果再植远端由苍白变红润、指腹恢复张力，甲床毛细血管反应明显，证明血管吻合良好，通血正常，可闭合创口。注意缝合皮肤一定不要太紧，特别是指背侧皮肤尽量紧贴皮下，防止刮伤位于深面的静脉。敷料包扎同样不能太紧，用碎纱布松散包裹创口，并露出手指末端便于观察血运（图）。

注意事项 ①清创时，必须彻底清除污染、无生机组织。同时，在小儿或成人末节断指再植时，清创应按mm计算，尽量保留神经、血管、肌腱、关节等重要组织。血管神经清创应在显微镜下进行。②吻合血管前应放开止血带让近断端血管喷血，可避免近端已存在痉挛或血栓导致吻合失败。手术中发生血管痉挛或血管吻接后无通血，可用局部温盐水湿敷、血管外膜下注射罂粟碱方法缓解痉挛，机械推挤方法应谨慎使用。③血管神经吻合质量是再植成功的关键，吻合针距、边距及张力必须恰当，防止扭曲、骑跨以及皮肤缝合压迫血管等。同时，敷料应松散包扎、指体应固定制动。肌腱修复最大的并发症是粘连，无创操作、缝合质量和主动锻炼是预防并发症的关键。④手术后观察、护理及血管危象的处理必须细致、及时、有效。室温应保持22～24℃，局部以白炽灯照射保温，密切观察再植手指的颜色、张力及毛细血管反应等指标，出现危象及时对症处理，如经保守处理1小时仍不能解除痉挛或危象，应及时手术探查，重新吻接血管，绝不可观察过久而延误挽救时机。⑤早期术后康复锻炼是再植能否获得理想功能的必要措施，一般7～10天即开始主、被动活动患指，或在拔出跨关节内固定后即可进行康复锻炼。但需注意必须保证指骨愈合相对牢固且在医生指导下采用断端保护性手法进行锻炼。

（王剑利）

duōpíngmiàn duànzhǐ zàizhí

多平面断指再植（replantation of multi-level fingertip amputation）

将多平面离断手指，通过显微外科技术用串联的方法回植，重建断指解剖结构，恢复一定外形及功能的手术。又称多节段离断。由于机械故障或操作不当，使机器连续切割手指，在一个指体上存在两个（或两个以上）离断面，造成多节段断离。多指多平面离断：两个以上手指离断且至少一

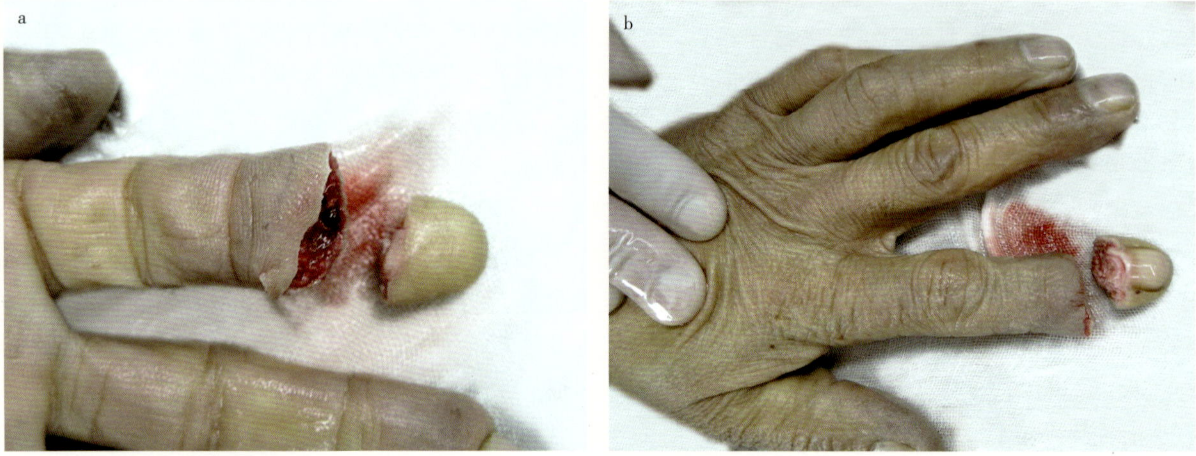

图 a，b　离断手指末节

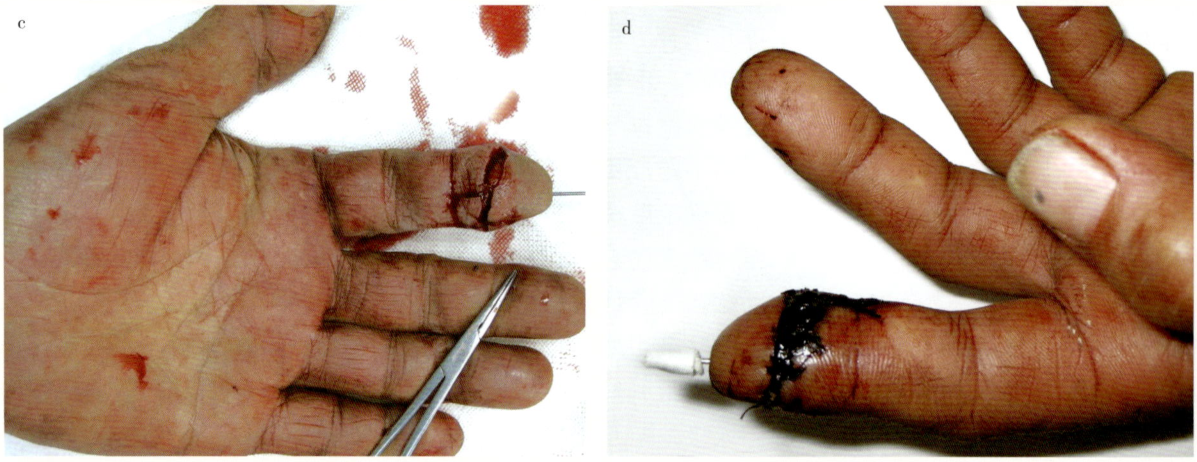

图 c，d　再植术后

图　手指末节离断再植

个离断指存在两个以上离断节段。1989 年，刘毅等报道 3 例拇手指多段离断再植的病例，1 例 3 指 6 段，成活 2 指 4 段，另外 2 例单指 2 段均成活。2009 年，谢昌平等报道了 1 例单手多平面 17 节段离断再植成功，全部成活，恢复了良好的外形和功能。这是多平面断指再植中，离断平面最多、再植难度最高的 1 例，当属多平面断指再植经典病例。

适应证　①全部断面比较整齐，各节段断指完整无破碎，挫伤较轻，污染不重，具备再植条件。②离体指段保存方法正确，无不良或刺激性液体浸泡，热缺血时间在 12 小时以内，指体无明显变性。③患者无复合伤，无其他严重疾病，全身一般情况较好，能经受长时间手术。④患者本人有强烈的再植愿望，并能主动配合手术。

手术方法　手术人员合理分组是多平面断指再植的关键，可以缩短手术时间，提高成活率。根据断指的数量和医生的人数，决定分多少组。多指多平面离断，要求多组同时手术，统一指挥，协调进行。常规是手部一个清创组，离体指段一个清创组，离体指段无血状态下再植一个组。手部清创组完成清创后，将在无血状态下各节段再植完整的指体逐一植于手部，直至完成全部再植。每个平面的再植方法见断指再植。

注意事项　①要认真细致的清创，标记好动脉、静脉和神经。适当缩短指骨，仔细分析各断面与关节的距离，制订各节段骨缩短方案，尽量保留关节。②多平面离断各节段均短小，指骨固定有一定的难度，以纵向克氏针贯穿固定最为适用，简便可靠，节省时间。③指屈肌腱修复尽量保证无创操作，根据条件可只修复指深屈肌腱，以减少肌腱粘连。指伸肌腱的修复需注意各平面的解剖特点，将中央腱和侧腱束全部缝合。④精确无误的血管吻合是成活的关键，要绝对保证血管吻合质量。血管张力不宜太大，必要时行血管移植。尽可能多的修复血管，保证充足的静脉回流。某一平面的血管血流不通畅会导致整个手指再植失败。⑤无血状态下再植血管吻合难度很大，因没有血液颜色对比，分辨率较低，视觉效果差，更要严格血管吻合质量。⑥良好的皮肤软组织覆盖也至关重要，皮肤缝合不能过紧，张力不宜太大，如有缺损则需要行微型组织瓣移植填充，不能勉强缝合。⑦术后加强护理和血供观察，注意镇痛、保暖。如发生血管危象，根据不同情况给予及时处理。

（方光荣）

duōzhǐ líduàn zàizhí

多指离断再植（replantation of multiple digits） 将两个（或两个以上）离断手指通过显微外科技术加以回植，以恢复手指的外形及功能的手术。分为单手多指离断和双手多指离断，多为冲床、电锯、切纸机等致伤，伤情较为严重。由于断指数量多，再植难度大，手术时间和手指缺血时间相对较长，其成活率和功能效果均受到影响。1979年，孙雪良等报道“四指完全离断移位再植”，为中国多指离断再植的最早报道。1984年，程国良等报道“9指再植全部成活1例报告”，使多指离断再植创造了新的纪录。1985年后，陆续出现十指离断全部再植成功的报道，使多指离断再植达到更为成熟的程度。

适应证 ①断面相对整齐，挫伤较轻，污染不重，具备再植条件。②患者无复合伤，无其他严重疾病，全身一般情况较好，能经受长时间手术。③患者本人有再植愿望，并能主动配合手术。

手术方法 多指离断再植与单指离断再植的基本技术是相同的，只是数量的区别。传统方法是清创完毕后逐个进行再植，按从桡侧到尺侧的顺序，即先从拇指开始，最后再植小指。未再植的断指置冰箱冷藏保存。2006年，潘风雨等提出同步法再植，即将多个断指清创完毕后，一次性全部进行骨骼固定，同时修复指伸肌腱，吻合各指的指背静脉，缝合指背皮肤。再翻转手部，同时进行掌面的再植操作。此法优点是节省手术时间，较为快捷便利，但必须是断指的条件较好，术者技术熟练。否则延长了全部断指的缺血时间，给成活带来风险。手术人员合理分组是多指离断再植的重要策略，可以缩短断指的缺血时间，提高成活率。要根据断指的数量决定分组的多少，没有固定的分组模式。单手多指离断至少要分两个组，一组进行近端清创，一组进行远端清创，最后留下一组完成再植。双手多指离断至少要分三组，两组同时进行近端的清创，另一组清创远端，最后留下两组同时进行再植（图）。

注意事项 ①认真细致的清创，标记好动脉、静脉血管和神经。断面血管周围组织尽量清理干净，吻合时显露彻底，使操作方便，缩短手术时间，提高血管吻合质量。②多指离断有时有少量指蹼相连，不能轻易剪断，应予保留，对各指间的血液循环起到互补作用。③适当的缩短指骨，使血管有足够的吻合长度，并有充分的皮肤软组织覆盖。应背离关节处缩短指骨，尽量保留关节。④尽可能多的吻合血管，尤其是要保证充足的静脉回流。血管质量好的情况下，动静脉比为1∶1，断指也能成活，如果其比值为1∶2或1∶3或2∶3甚至更多，则断指成活的把握性更高。⑤精确无误的血管吻合是成活的关键，要绝对保证血管吻合质量。血管张力不宜太大，必要时行血管移植。⑥加强护理和血供观察，注

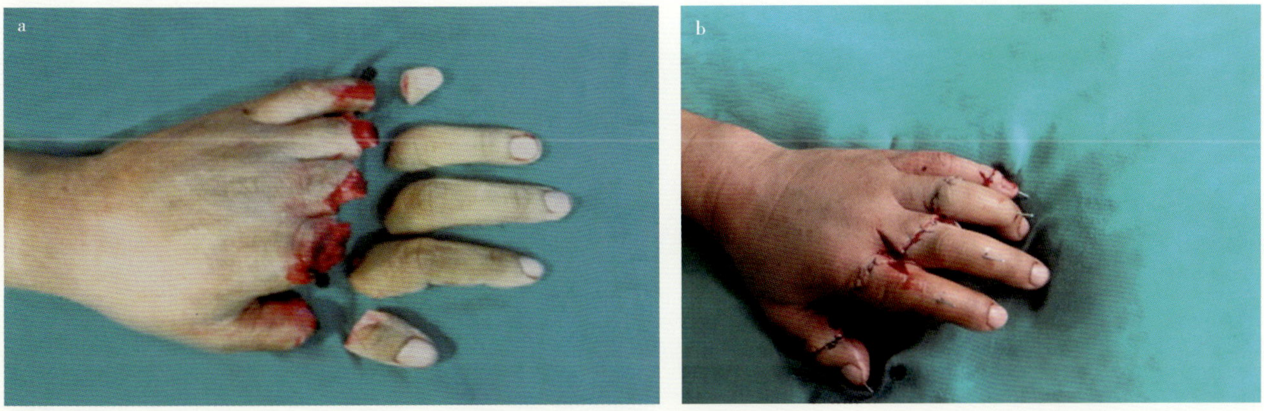

图 多指离断再植术前和术后情况

意镇痛、保暖，如有血管危象的发生，根据不同情况给予及时的处理。多指离断再植的某一个断指如发生血管危象，探查时一定要注意保护其他断指，避免因手术造成其他指的血管危象。

（方光荣）

shízhǐ líduàn zàizhí

十指离断再植（replantation of ten-digit amputation）

双手十指一次性离断，全部进行再植成活并获得一定功能的手术。一次性十指离断发生率并不高，多由切纸机、剪板机致伤。断指数量和损伤部位多，创伤重，再植手术规模大、参加手术人员多、手术时间长。常耗费大量的精力和体力，需要团队配合，是整体技术实力的体现。最早由中国台湾魏福全等于 1984 年 9 月报道 1 例（1982 年 1 月 30 日手术）十指离断全部再植，术后成活 7 指。十指离断再植全部成活的病例是由第四军医大学西京医院葛竞等于 1986 年 1 月报道。截至 2012 年，全世界已有 30 例十指离断全植全活的成功报道。其中，除韩国报道 4 例外，全部由中国医生完成（包括中国台湾 2 例）。中国台湾嘉义市仁义医院吴国君一人主刀，完成十指离断全部再植成活，再植手术用时长达 36 小时，创造了世界外科手术的新纪录。中国人民解放军一五三医院成功施行 3 例，手术时间分别是 9 小时 15 分钟、6 小时 45 分钟和 7 小时 15 分钟，用时最短，体现再植技术已达到较高水平（图）。

适应证 见多指离断再植。要求患者全身情况良好，无创伤性休克及其他复合伤，能耐受长时间的手术。

手术方法 十指离断再植的基本技术与单个手指离断再植相同，但由于再植指数量多，耗时长，质量要求标准高，因此要采取特殊的应对措施。

麻醉方法的选用 分析国内十指完全离断的再植手术时间，有的长达 33 小时，给麻醉管理带来一定的困难。国外多选用全麻，可消除患者焦虑不安和紧张的情绪，减少血管痉挛的发生，医生可从容专心操作，保证手术平稳顺利进行。中国大多数病例在双侧臂丛麻醉下进行再植术，由于麻醉药品的不断改进，再适当辅助全身用药，同样可取得长时间的良好的麻醉效果。

手术人员的分组 十指完全离断再植是一项极为辛苦耗时的手术，为缩短手术时间，保证手术质量，必须有多组得力人员参与配合、统筹搭配技术力量。可由 8 名医生组成 4 个手术组同时进行手术。先对双手远、近端进行清创，清创完毕后分别交与两个近端组同时实施再植，以后酌情轮换再植手术人员，确保再植手术始终在最佳状态下进行。

再植方式 ①顺行法再植：先固定指骨，依次修复伸屈肌腱、吻合指背静脉、缝合指背皮肤、吻合两侧指动脉、修复两侧指神经，最后缝合手指掌侧皮肤。②逆行法再植：先缝合指掌侧皮肤，依次吻合掌侧静脉、修复指屈肌腱、吻接指动脉及指神经、固定指骨、修复指伸肌腱、吻合指背静脉，最后缝合指背皮肤。逆行法适用于拇指离断再植，具有暴露充分、视野开阔、操作方便、节省手术时间等优点。

手指再植的顺序 ①分步再植：逐个手指进行再植，通常从拇指开始再植，由桡侧到尺侧，最后再植小指。1 个手指再植完成后，再将下 1 个手指从冷藏箱取出再植。②同步再植：将 5 个手指同时做骨骼固定，相同的结构同时修复。优点是操作简便、缩短手术时间。具体应用哪一种方法，由术者的习惯和临床经验而定。一般同步再植要求技术十分熟练。分步再植需遵循重要手指优先再植的原则，既利于功能

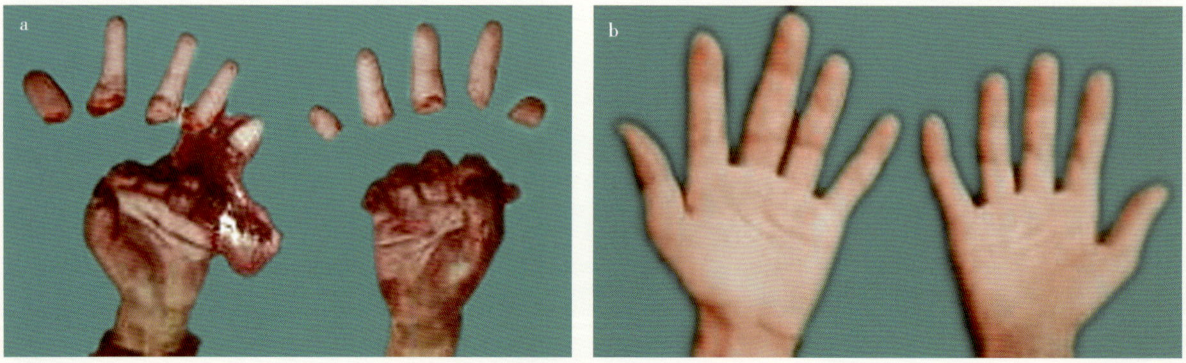

图 十指离断术前及再植术后情况

恢复，也便于操作。

注意事项 ①离体手指的处理：十指离断数量较多，伤员转送过程中，正规的断指保存非常重要，尽可能变热缺血为冷缺血，有利于再植指的成活及功能恢复。②止血带的使用：中节以远平面离断再植，可在指根部扎橡皮筋止血，否则需要在上臂行气压止血带止血。由于手术时间较长，每次松止血带间隔时间要适当延长，防止发生上肢止血带麻痹。③力争全植全活：十指离断多数断面较整齐，有较好的再植条件，要高度重视，投入最好的技术力量，保证全部再植成活。④加强术后护理和观察血液循环：十指离断再植术后由于损伤部位多、吻合血管数量多，更易于发生血管危象，要做到及时发现和正确处理。高度重视保温、镇痛及心理疏导等环节。严密加强对再植指血液循环的监测。⑤功能康复：断指再植的目的不仅是断指成活，还应获得最大的功能恢复。因此，十指离断再植成活后，其功能康复显得尤为重要。要按照正规的康复方案实施全部的康复过程。经过系统康复治疗，如果功能效果不佳，则应适时进行二期功能重建手术。

（方光荣）

xuánzhuǎn sītuōxìng duànzhǐ zàizhí

旋转撕脱性断指再植（replantation of rotatory avulsion amputated digit） 对旋转撕脱性离断造成的断指，采用血管、神经和肌腱转位的方式予以回植的手术。旋转撕脱性断指是指拇、手指指体从掌指关节附近完全离断，而动、静脉血管和指神经从近侧大段抽出，伸屈肌腱从前臂肌肉处撕脱，皮肤软组织断面形态各异的特殊型断指。20 世纪 70 年代初期，断指再植技术刚刚起步，再植成活率不高，只能再植一些条件较好的断指。旋转撕脱性断指组织缺损太多，再植难度大，效果不理想，未能列入再植适应证，因而很多放弃再植行残端缝合。或将骨关节支架回植固定，再用带蒂皮管包裹，修复的拇指、手指外形粗大，功能不佳。1979 年新加坡的傅远兴（Rovert Pho）最早报道拇指旋转撕脱性断指再植，采用示指尺侧指动脉、神经、指背静脉移位，修复拇指的血管神经，拇长伸、屈肌腱在近端做腱固定的方法，再植 5 例，成活 3 例。中国人民解放军第四〇一医院程国良等于 1984 年总结 14 例采用血管、神经、肌腱一期移位的方法对拇指旋转撕脱性断指进行再植，成活 13 例，并取得了良好的外形和功能，为这类断指再植摸索出一套成熟的技术方法。

适应证 旋转撕脱性断指指体基本完整，挫伤不严重，保存方法正确，无严重复合伤，患者一般情况良好，能够承受较长手术时间。

禁忌证 下列情况不宜再植：①指体毁损，骨关节粉碎性骨折，皮肤软组织广泛性挫灭，即使再植也不易成活。②虽然指体完整，但血管、神经从远端抽出，远端无可供吻合的血管和神经，无法进行再植。③近端有大块的或大面积的毁损伤，失去再植条件。

手术方法 旋转撕脱性断指的再植方法因需进行血管、神经、肌腱移位，与一般的断指再植不同。

离体指远断面清创　断指行常规刷洗，消毒。不用改变断端的形态，顺着断面修剪皮缘宽 1~2mm。去除一层断面挫伤污染的软组织，将抽出的动静脉血管和神经挫伤部分全部剪除，达正常处并标记之。因要进行肌腱转位，设计肌腱缝合点，根据需要长度，将多余的肌腱剪除，咬整齐和锉平指骨断面，对断指再次冲洗，湿纱布包裹，置冰箱无菌冷藏保存。

近断端清创　麻醉完成后，进行患肢刷洗，常规消毒铺单，消毒液冲洗创面。同样也顺断面修剪皮缘宽 1~2mm。去除一层断面挫伤污染的软组织，咬整齐锉平骨断面。血管、神经、肌腱移位方案（以拇指为例）：示指桡侧或尺侧指动脉及尺侧一半指神经至拇指尺侧指动脉和神经，手背第 2、3 掌骨间静脉至拇指背静脉，示指固有伸肌腱至拇长伸肌腱，环指指浅屈肌腱至拇长屈肌腱。将上述需要转位的结构，通过附加切口分别解剖游离，并送至拇指断面备用，同时将附加切口缝合。

再植　交叉克氏针固定指骨，拇长伸肌腱与示指固有伸肌腱做编织缝合，拇长屈肌腱与环指指浅屈肌腱做端-端缝合。将手背转位的静脉与拇指指背静脉吻合，最好是吻合两条。缝合指背皮肤。将两侧指神经与移位的示指尺侧一半指神经做 Y 形吻合，拇指尺侧指动脉与移位的示指指动脉吻合，通血良好后缝合全部创口皮肤，包扎。旋转撕脱性断指有时出现皮肤缺损，要采取局部皮瓣转移，微型皮瓣桥接等措施予以解决（图）。

注意事项 ①由于应用血管、神经、肌腱转位，不存在缺损，故不需过多骨短缩，只需将骨断面咬整齐和锉平。如从关节离断，可做关节融合术。②远断端动脉和静脉血管彻底清创，挫伤不健康的血管要全部去除，正常的血管富有弹性，色泽鲜亮，无淤斑，

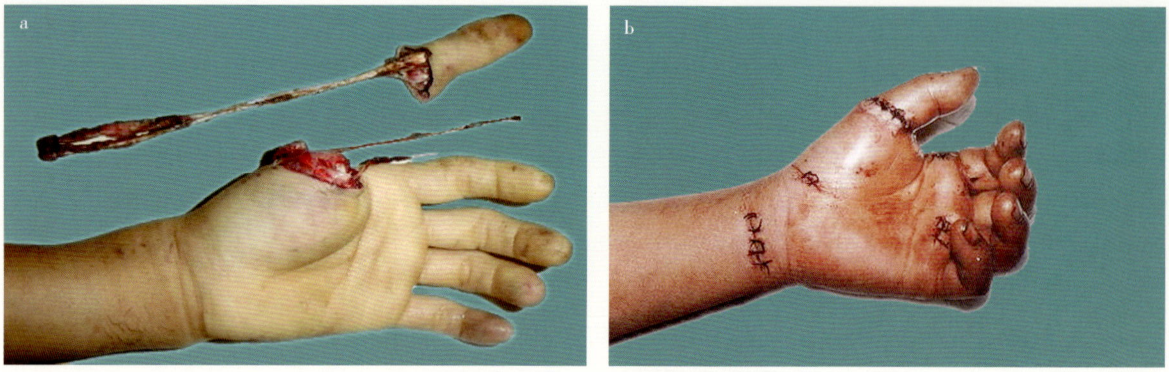

图　拇指旋转撕脱性离断术前情况和术后外形和功能

内膜光滑完整，无絮状物附着，要注意识别。③所有转位的结构都是从正常手指获得，解剖游离时要做正规的手外科切口，防止出现瘢痕挛缩。④血管转位的通道要宽松，防止卡压。⑤也可将示指和中指的指背神经转位，与拇指桡侧指神经和拇指背侧指神经吻合，感觉功能将会更好。⑥手指旋转撕脱性离断再植，其血管、神经、肌腱转位方案，要视伤情而定，灵活掌握。一般来说，尽量应用尺侧手指的结构转位来修复桡侧手指，如中指旋转撕脱再植应用环小指的结构转位，而不是示指的。一旦尺侧手指条件不够时，再考虑选用桡侧手指的。

（方光荣）

xiǎo'ér duànzhǐ zàizhí

小儿断指再植（replantation of amputated limb or digit in children）　对12岁以下患儿，因各种原因导致拇、手指完全性（或不完全性）离断施行的断指再植手术。小儿断指再植有以下特点：①指体细小，组织稚嫩，血管非常细，吻合难度大。②处在生长发育期，组织愈合能力强，再植指一旦成活，恢复较快。③3岁以下婴幼儿指骨骨骺未出现骨化，X线平片不显影，手术时需要注意识别和保护。④若为小儿多指离断再植，手术时间长，对麻醉监护要求较高，需有特殊的麻醉方案。⑤小儿不能配合治疗，术后护理治疗应有针对性。1964年王澍寰为1例儿童完全离断的断指施行再植成功，开创了小儿断指再植的先河。20世纪70年代国外学者陆续报道小儿断指再植成功的病例，年龄最小者仅为1岁。1980年奥布赖恩（O'Brien）报道了小儿完全性断指再植18指，成活率为64.5%。1978～1981年王成琪等为19个月至12岁的儿童施行断指再植20指，全部成活。1979～1985年程国良等施行小儿断指再植47指，仅失败1指，成活率为97.7%。福建省建瓯市医院夏英慧等为1例11岁男孩单手1～5指完全离断再植，获得全部成活，是中国小儿断指再植获得全部成活指数最多的病例。无锡手外科医院寿奎水等收治1例4岁8个月小儿双手绞轧伤并多发性手指离断，于伤后缺血56小时完成再植，是中国小儿断指缺血时间最长而获得成功的病例。

适应证　见断指再植。小儿处于生长发育时期，再生修复能力强，标准适当放宽，只要是离断的指体，都要力争再植。

手术方法　小儿断指再植要在全麻加臂丛麻醉下进行，长时间的全麻管理，对麻醉医生的技术要求较高。术后治疗用药最好有小儿科医生协助。小儿断指再植手术步骤基本同成年人的断指再植，但要注意其特殊性：①清创必须在手术显微镜下进行，更加准确可靠，以利于对血管、神经组织的辨认，以免误伤。②小儿的皮肤软组织富有弹性，出现皮肤缺损的可能性小，不宜做过多的骨短缩，确实需要骨短缩，也应偏离骨骺和关节端。如从关节离断，则应完全保留关节，缝合关节囊。③骨骼固定选用0.8mm以下的克氏针纵向贯穿固定，快捷方便，确切可靠。小儿组织愈合快，术后3～4周即可拔除克氏针，对关节影响不大。④解剖修复伸屈肌腱，尤其是要注意对指浅屈肌腱和指伸肌腱侧腱束的修复，为良好的功能恢复创造条件。⑤高质量的血管吻合是成活的关键。一般成人指血管吻合应用放大10倍的显微镜均可满足，而小儿指血管吻合则要应用15～20倍的显微镜才能进行。最好应用12-0的缝合线进行吻合，确保血管畅通。血管吻合的方法更应注意无创操作及准确性，一般缝合4～6针即可。⑥重视神经的修复，良好的神经恢复，有利于小儿断指的生长发育（图）。

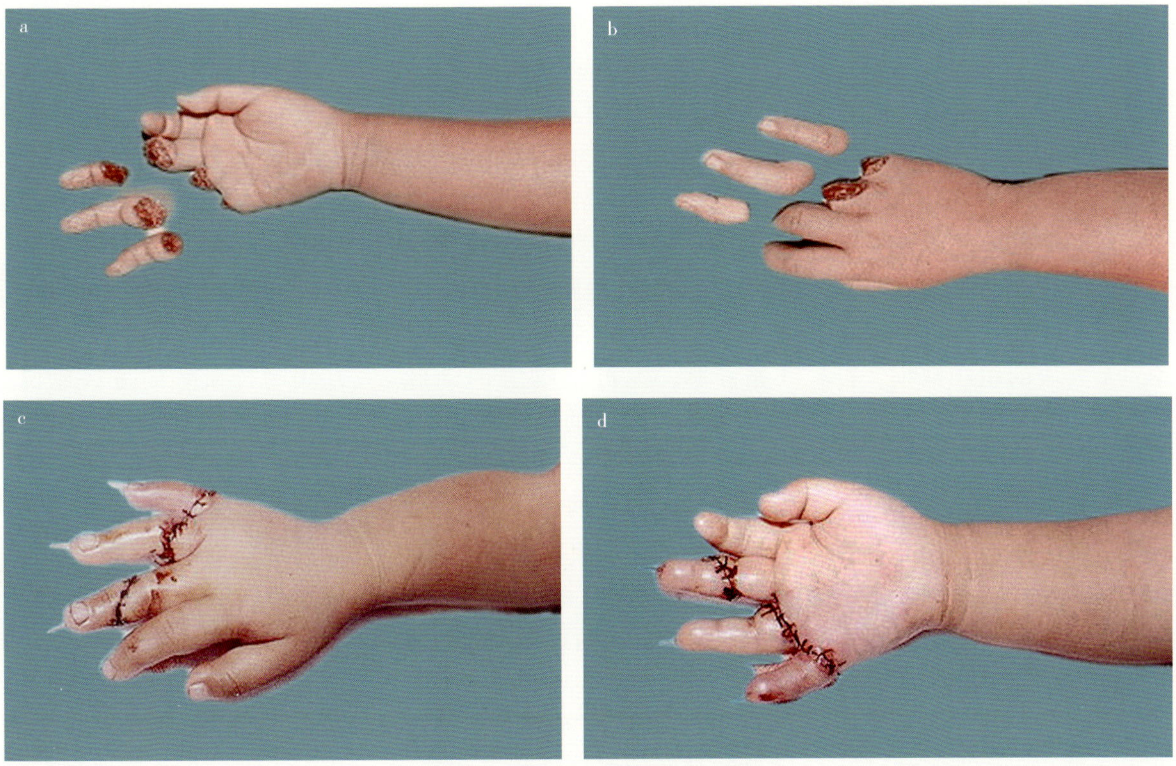

图　小儿断指再植术前、术后情况

注意事项　①小儿多指离断再植，要组织多名医师合理分组进行，缩短手术时间，以减轻麻醉负担。②小儿不能配合术后治疗，常因哭闹躁动而发生血管危象。术后3天内要常规给予冬眠疗法，如果仍不能配合，也可适当延长。其他显微外科治疗药物基本同成年人的方案，但要严格按小儿剂量给药。③加强巡视观察，注意血液循环的变化，及时处理血管危象。④小儿组织生长较快，10天可拆线，3～4周拔除克氏针，尽早进行功能锻炼和康复训练。让其自由玩耍，用手持物，寓教于乐，逐渐恢复功能。

（方光荣）

zhǐjiān líduàn zàizhí

指尖离断再植（fingertip replantation）　因各种原因导致的指尖离断，用吻合血管的方法予以回植的手术。指尖通常指拇、手指末端部分。何以为界，有几种说法：有的以指甲的中段为界，有的以甲根为界，还有的以指动脉髓弓为界。因指甲中段没有明确标志，不能准确界定，故末节最明显标志还是以指甲近侧缘（上甲皮边缘）为界，在此以远作为指尖的范围较为合理。指尖离断再植具有以下特点：①指尖体积小、组织少，对缺氧的耐受性好，且毛细血管丰富，少量供血就容易成活。②指尖部位神经末梢分布多，是手指最重要的感觉部位，缺损后对手指的功能及外形均产生严重的影响。③指尖血管非常细，成年人指尖血管的直径约0.3mm，吻合难度大。血管位置深，显露困难，操作不便。④根据离断平面不同，有时难以找到可供吻合的血管。⑤指尖再植其平面在伸屈肌腱止点以远，无需修复肌腱，程序相对简单，重点是修复血管和神经。1991年田万成等首次提出指尖离断再植的概念，对指尖离断进行了分型，并对各种再植方法进行了全面阐述。

应用解剖　在手指末节，指固有动脉主要终末支与对侧同名动脉吻合形成指端动脉弓（髓弓），此弓位置在指甲半月线水平。再向远端发出5条主要分支，走行于指屈肌腱附着处表面。两侧各1条较细（0.1～0.2mm），居中3条较粗（0.2～0.3mm），各支相互交汇，任何1条均可进行吻合。该动脉起始点的解剖投影位于指甲半月线处。指尖背侧为指甲，无指背静脉。指尖的掌侧静脉紧贴皮下，管壁菲薄，拇指、示指、中指、环指的静脉在指尺侧稍粗大，小指的静脉在桡侧稍粗大，外径为0.1～0.4mm。田万成等根据指尖血管的显微解剖特点及其临床损伤特点将指尖离断分为六型，并根据此分型指导临床再植手术。Ⅰ型：甲弧至半月线处离断；Ⅱ型：甲中段以远离断；Ⅲ型：甲区各种斜形离断；Ⅳ型：指腹撕脱离断；Ⅴ型：指尖脱套性离断；Ⅵ型：指尖与手指近端同时离断（一指两段）。

适应证 离断的指尖完整，无破碎，无严重挫伤，其内有可供吻合的血管，无论是动脉或静脉以及数量多少均可。近断端相对整齐，无大块的组织缺损。符合断指再植的其他条件。

手术方法 ①手术显微镜下对远、近断面进行清创，修剪皮缘及断面组织，根据指尖部血管分布特点仔细寻找动静脉并标记之，咬平指骨断面。②用细克氏针（0.8mm 以下）纵向固定指骨。③血管吻合，由于动脉位置较深可先予吻合，再吻合静脉。血管全部吻合完成后，再松开指根橡皮筋止血带，一次性通血。血管吻合数量只要有，尽可能多做吻合。④缝合两侧的指神经。⑤缝合甲床及掌面皮肤（图）。

指尖再植的关键是远端血管条件，处理方法：①远端仅 1 条动脉，无可供吻合的静脉。吻合该动脉后，还要用放血疗法，如小切口放血、拔甲渗血、创口引流条渗血及扩大末端指体骨髓腔渗血等方法。②远端有 2 条动脉，无可供吻合的静脉。要将其中 1 条动脉与近端动脉吻合，另 1 条动脉与近端静脉吻合，使之构成血液循环。③远端有两条动脉，远近端均无可供吻合的静脉。吻合双动脉，然后在近端指根部结扎其中 1 条动脉，通过此动脉吻合口以近的动-静脉交通支和压力差建立回流代偿结构。④远端仅 1 条静脉，无可供吻合的动脉。将该静脉与近端的动脉吻合，使之静脉动脉化，然后再采用放血疗法。⑤远端有两条静脉，无可供吻合的动脉。将其中 1 条静脉与近端动脉吻合，形成静脉动脉化，另 1 条静脉与近端静脉吻合，使之构成血液循环。

注意事项 ①熟悉指尖部动、静脉和神经的解剖学特点和掌握高质量的显微血管吻合技术，是再植成功的关键。由于血管较细，要求在 16~20 倍手术显微镜下操作，用 12-0 无创尼龙针线吻合。②当血管缺损较多时，不管动脉弓处于近端或远端，均可将其从一侧剪断，使动脉血管延长后再做吻合。③指甲的外形是关系到指体美观的重要因素，术中应对甲床仔细修复，甲床缺损较多者用真皮片移植修补，重建甲床的完整性。指甲的再生来源于甲基，术中应最大限度地予以保护。④可采用逆行法进行再植。其顺序是：掌侧皮肤-掌侧皮下静脉-指动脉-指神经-指骨内固定-背侧皮肤。

（方光荣）

zǔzhīkuài líduàn zàizhí

组织块离断再植（tissue block replantation）

将断离的复合组织块用吻合血管的方法原位回植，重建拇、手指结构的完整性，恢复指端血供，并恢复拇、手指良好的外形和功能的手术。拇指或手指某一个部位，被圆形或半圆形等模具冲压，导致与模具形态相同的局部复合组织完全（或大部分）离断，拇、手指形成局部缺损，指体连续性存在，指端血供有或无。此类伤情复杂，可能伤及拇、手指的各个部位，如近节侧方、掌面或背面、指腹或指尖的一半等部位。这类创伤虽然情况各异，有挤压的因素在内，同时还是一个高速的锐性切割伤，只要组织块内部挫伤不重，结构完整，就要力争再植。一旦再植成功，都能取得较好效果。如果不能再植，这类创伤形成的组织缺损修复非常困难。修复方法有应用足趾复合组织块游离移植，但该手术创伤大，技术要求高，

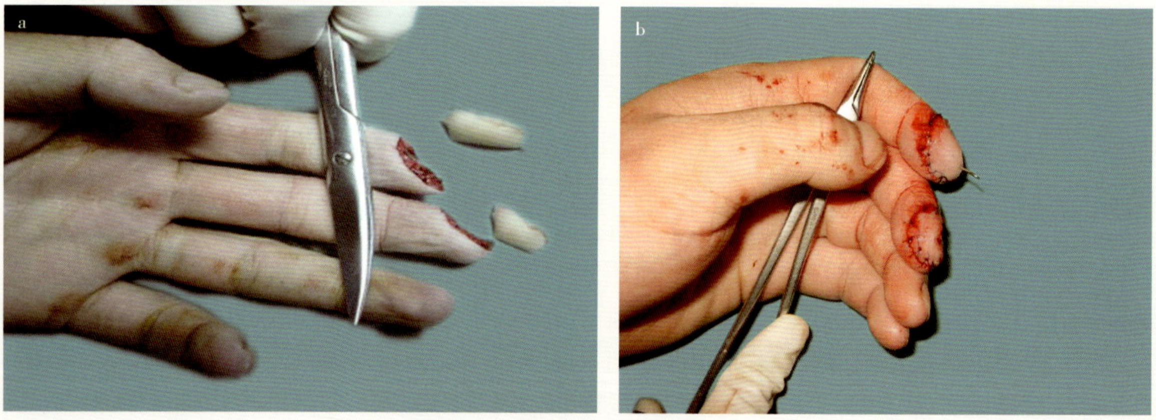

图　指尖离断术前及再植术后情况

有失败的风险。其他方法如先行皮瓣修复，再进行骨骼、肌腱等组织的修复，需要多次手术才能完成治疗，效果也不很满意。

应用解剖 见断指再植。组织块离断按指体血供情况分型：Ⅰ型，指体一侧有血管神经束相连，指端有血供；Ⅱ型，指体两侧血管神经束均断裂，指端无血供；Ⅲ型，混合型。指端血供差，需要修复动脉或静脉。组织块离断按其所含组织结构分型：筋膜皮肤型、肌腱皮肤型、骨骼皮肤型、肌腱骨骼皮肤型。按组织块内血管分布情况分型：①主干动脉型。组织块内含有指固有动脉，此型有良好的再植条件。②细小动脉型。组织块内不包含指动脉主干，但能找到可供吻合的细小动脉分支，口径在0.2～0.3mm，这种动脉在高倍显微镜下用12-0线吻合，也能够获得成功。③静脉型。组织块内找不到可供吻合的动脉，但其内有多条静脉，应用静脉动脉化的方法再植也能成活。血管吻合有多种组合方式，如一条静脉接动脉，另一条静脉接静脉；或者一条静脉的一端接动脉，另一端接静脉等，可以根据情况灵活掌握。组织块的命名应该是部位+类型+离断性质，这样才能完整反映组织块的情况。圆形断掌也是组织块离断的一个类型。

适应证 ①离断的组织块相对完整，断面较整齐，无严重污染及挫伤。②组织块内有可供吻合的血管，无论是动脉或静脉，至少要有1条。③见断指再植。

手术方法 麻醉方法见断指再植。

清创 ①离体组织块清创：是组织块再植的重要步骤。组织块用肥皂刷洗、消毒，铺无菌手术巾。修剪皮缘，剪整齐即可，组织块大多挫伤不重，要尽量少剪，防止皮肤缺损。显微镜下寻找血管，根据解剖结构，在估计包含血管的部位寻找，先找动脉，再找静脉，找到后予以标记，剪除血管周围软组织，使其充分显露。要尽可能多的标记静脉，而且远近端都要标记。修整骨端。根据软组织和血管的条件决定是否进行骨缩短，如果长度不够就应进行适度骨短缩，骨短缩应在远离关节的一端进行，以最大限度的保留关节功能。②指缺损区清创：方法步骤基本同离体组织块清创。关键点是根据组织块血管所在的方位，针对性的寻找血管，做好标记。

再植 ①固定指骨：根据骨折类型选择合适的内固定方式，若是节段性离断，用克氏针纵向贯穿固定比较简便可靠。若是侧方骨块离断，则用横向或斜行克氏针固定较好。②修复肌腱：根据肌腱损伤情况做到解剖修复，组织块两端的肌腱均要缝合，缝合方法见显微肌腱缝合。③吻合血管和神经：先吻合静脉，再吻合动脉，最后吻合神经。用11-0线或12-0线在高倍手术显微镜下进行吻合，要保证血管吻合质量。④缝合皮肤：宽松包扎。常规显微外科术后治疗（图）。

注意事项 组织块能否再植成活关键是血管的吻接，有的组织块内无可供吻合的血管，则无法再植。清创前需先寻找血管，然后再清创，以免误伤血管。要尽可能多的吻合静脉，如组织块背侧没有静脉，应在掌面仔细寻找，掌侧静脉管壁薄，管径有时较粗，可满足静脉回流的要求。血管有张力时，应将近端的血管充分游离，如仍不能缓解，应做血管移植。如指体远端无血供，需将组织块的动脉桥接指动脉，

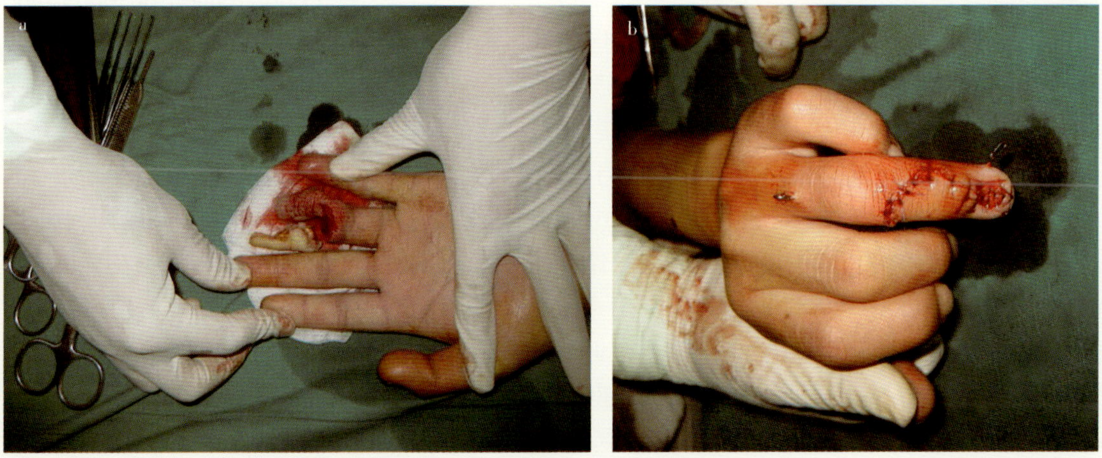

图 再植术前及术后外观

动脉两端均要吻合。只要有部分组织相连，远端指体常不需要吻合静脉。有的组织块很小，其内虽无动脉，只要将静脉桥接于指体间，也能成活。

（方光荣）

xiǎnwēi zàizào

显微再造（microsurgical reconstruction） 对已失去原有结构的组织器官，采用显微外科的技术（带血管蒂组织移位、吻合血管组织移植）和方法（自体组织、异体组织、人造组织等）恢复其正常或接近正常的结构和（或）功能的方法。又称显微重建。我国在组织器官的显微再造方面，取得了突出的成就。比如，世界上首例游离第2趾移植再造拇指由上海华山医院杨东岳、顾玉东在1966年完成，世界上首例全手再造（5个手指）由上海第六人民医院于仲嘉等在1981年完成，被誉为“中国手”。1981年杨果凡发明的桡动脉皮瓣，为器官显微再造提供了良好供区。1982年上海长征医院孙弘等采用前臂桡动脉皮瓣进行舌再造，1984年上海市第九人民医院张涤生和上海长征医院高学书等分别采用前臂桡动脉皮瓣进行阴茎再造。采用吻合血管的异体组织移植重建组织器官，也属于显微再造的范畴，1999年广州南方医院裴国献完成了亚洲第1例、世界第3例异体手再造。

（张世民）

shǒu yǔ shǒuzhǐ xiǎnwēi zàizào

手与手指显微再造（microsurgical hand and finger reconstruction） 采用显微外科技术，将带血管的全部（或部分）足趾以及其他部位的组织移植到手上（或上肢残端），重建缺损的手指（或手）的手术方法。1966年邦克（Buncke）用恒河猴通过吻合血管成功地将足趾移植到拇指位置。1966年杨东岳、顾玉东用第2趾移植再造拇指获得临床首例成功。1969年科贝特（Cobbett）移植踇趾再造拇指获得成功，1980年莫里森（Morrison）采用踇甲瓣再造拇指获得成功。1980年富歇（Foucher）、1985年魏福全分别设计了各种类型的足趾移植再造拇指和手指。1981年于仲嘉成功采用踇甲瓣包绕髂骨块及第2趾再造两个手指，1985年他又采用踇趾甲瓣再造拇指的同时切取双足第2、3趾再造5个手指获得成功。2011年王增涛提出手与手指全形再造的概念，即从全身（或异体、人工）不同部位分别设计切取组织移植到手或手指残端，按照正常手指的结构与功能重新组装出一个新的手指，不再是简单地将整个足趾移植到手上，减少对足的损伤。

手的作用渗透于生命的每一个细节。手或手指的缺失，会影响患者的身体和心理健康。手指与手的显微再造，是目前最精细、最复杂的外科手术之一。再造手术只是一个开始，其后还要经过功能重建、肌腱松解及整形等处理，才能使再造手术的结果更理想。

手与手指显微再造手术方法主要有三大类：功能性再造；足趾移植；全形再造。①功能性再造：早期的手指再造，多是通过手指残留组织的提升或延长以及用皮瓣包绕骨条的方式造出一个“棍”样的手指，虽然没有指甲也没有关节，但是变长的“手指”具有手指的部分功能。②足趾移植：20世纪60年代开始将足趾移植到手上再造手指。足趾虽然短小，但是解剖结构与手指相似，具有关节与趾甲，再造的手指外形与功能更好。1985年魏福全将切除胫侧部分趾骨的踇趾移植再造拇指使再造后的拇指外形与功能更加接近正常拇指。1998年程国良用2个足趾接在一起的方法使再造的手指长度增加至正常手指长度。足趾移植再造手指的方法使很多患者受益，但足趾移植再造手指仍存在着很多难以解决的问题，每节趾骨的长度、直径、趾甲大小、关节活动度等都与真正的手指有很大的差距。③全形再造：2007年王增涛提出手指再造的新理念，用不同来源的组织按照手指的结构与功能拼合组成一个新的手指。这样再造出的手指外形与功能近似正常手指，并且对足的损伤小，足趾可以保留。全形再造是手指再造的发展方向。

手指和手显微再造，对医生的技术要求较高，并且用于再造手指的组织大都取自于自身，一旦手术失败，不仅仅是再造手术不成功，更重要的是取自自身供区的健康组织也白白损失了。因此，手术一定要慎重。

（王增涛）

jízhěn mǔ-zhǐ zàizào

急诊拇-指再造（emergency reconstruction of thumb-finger） 患者伤后24小时内进行的足趾移植或其他方法修复重建拇指、手指的手术。急诊再造与择期再造在技术上没有明显区别，但急诊再造有其特殊性，优点是：①患者心理上可得到安慰。由于外伤导致患者拇指、手指缺损，将严重影响患手的功能和外形，此时患者除了创伤的痛苦外，心灵的痛楚更是无法解除，如果急诊再造，使患手缺损的拇指、手指失而复得，可解除患者及家人的焦虑情绪。②急诊再造不必先行患手修复，避免了两次手术给患者带来的痛苦。③缩短治疗周期，加快恢复。如果择期再造，第一次清创缝合后至少 3 个月，甚至半年才能施行再造手术。而急诊再造一次性手术则大大缩短了恢复期。④组织结构条件更优，方便了再造手术。对于吻合指-趾动脉的再造因其刚受伤，血管、神经在残端内就能找到，长度和质量都有保证。此外急诊再造对于骨关节长度的保留及皮肤的覆盖都较方便。⑤节省费用，使多次手术变为一次手术，其经费的节省是显而易见的。其缺点是：①患者对再造指的满意度有待提高。择期再造者，经受长时间拇指、手指缺损带来的不便，以及外形难看造成的痛苦，再造后尽管与正常手指有差距，但与原来相比有了明显的改进，患者易于得到满足。而急诊再造指做得再好，患者总愿意与原来的手指相比，从而很难达到最满意程度。②伤口感染的可能性和创伤反应导致失败的风险。由于各种致伤原因使患手组织严重挫伤，开放伤引起的污染，如果清创不彻底，有可能发生感染，甚至产生血管危象或再造失败，此种情况尽管较少，也应引起高度注意。③再造手术需要多位医生参加，急诊常发生在夜间，有时难以组织较多的医护人员完成手术，影响了急诊再造手术的开展。

适应证 各种原因致伤，如冲床伤、机器挤压伤、压砸伤等导致的拇指、手指创伤性缺损，或拇指、手指毁损伤，甚至完全离断又无再植条件，近断端相对整齐，无严重广泛的挫伤，无全身其他部位的复合伤和其他严重的慢性疾病。患者一般情况良好，且有强烈再造愿望者，可施行急诊再造。有的患者手足同时受伤，足部无修复条件，手部又有拇指、手指缺损，此时可用废弃的足趾行急诊拇手指再造。外伤导致的拇指、手指局部节段性缺损，或骨骼肌腱等复合组织缺损，可应用节段性足趾复合组织块移植修复，做到缺什么补什么、缺多少补多少，达到解剖修复。

手术方法 见手指再造。①术前对伤情进行了充分的检查，有了初步的了解，各种组织损伤的详细情况要在清创中进一步明确。先做手部创口彻底清创，将污染伤口变清洁伤口。标记好动静脉血管、神经及肌腱等结构。②根据手指缺损的多少有针对性的解剖足趾，保证准确无误。③精准的血管吻合是手术成功的关键。

注意事项 ①与患者加强沟通：向患者详细介绍伤情、不良后果，几种治疗方法的优缺点，手术可能出现的风险，再造后的效果等，让患者能积极主动配合手术，以期达到最佳效果。②精心设计：急诊再造均为刚受伤的患者，要对患手伤情进行准确评估，设计合理的再造方案，如骨骼的连接平面，血管的吻合位置，皮肤软组织的覆盖等，做到有的放矢。③彻底清创：急诊再造最大的顾忌就是挫伤污染的组织导致伤口感染，不愈合，炎症反应产生血管危象，严重者导致再造指失败。为了杜绝这类问题的发生，对受区必须彻底清创，去除全部挫伤污染组织，用消毒液反复清洗，使之变成一类伤口。④提高手术质量，确保手术成功。血管吻合质量是再造指成活的关键。神经、肌腱等组织良好的修复是获得最佳功能的前提，应重视手术的每一个环节，使再造指外形美观、功能优良。

（方光荣）

yánqī mǔ-zhǐ zàizào

延期拇-指再造（delayed reconstruction of thumb-finger） 受伤 24 小时以后至 3 周之内进行的再造拇、手指的手术。又称亚急诊再造。延期再造通常发生在下列情况下：①拇、手指完全或不完全性离断，急诊行断指再植术，由于各种原因未能成活，如果行解脱术，做残端缝合，则关节难以保留（近侧指间关节或掌指关节），二期再造对功能恢复不利。或软组织缺损，解脱时指体短缩较多，行延期再造术，既可保留关节，又能增加指体长度。②患者受伤较严重，全身有多处复合伤，或失血过多出现创伤性休克，急诊时对患手仅能做简单的清创缝合术。几天后患者病情稳定，强烈要求再造者。③基层医疗单位条件简陋，急诊时仅做了残端缝合，不能开展显微外科手术，数天后转入上级医院要求再造手术。④急诊时家属意见不能统一，未能下决心做急诊再造手术。过后又一致要求做拇、手指再造术。⑤在急诊 24 小时内因其他各种原因未行急诊再造，延误到 24 小时以后至 3 周以内这段时间再施行拇-指再造手术。

适应证 ①全身一般情况良好，能承受长时间手术。②伤口必须无明显的化脓性感染。③无广泛的挤压伤，受区有可供吻合的血管，具备再造的一般条件。④患者有强烈再造愿望。

手术方法 见手指再造。关键是受区的处理。纵观各个时期的再造手术，延期再造受区的条件是最差的。此时组织炎性水肿、创伤反应较为突出。因此，受区准备时要彻底扩创，将坏死、挫伤和不健康的组织完全切除，用消毒液及过氧化氢液清洗干净，使之变成清洁伤口，然后再按再造要求进行各种组织的标记和准备。

注意事项 ①延期再造由于组织的炎性反应，残端的条件相对较差。为了保证血管质量，血管吻合点应该适当向近侧延伸，如本来可以在中节处吻合指动静脉，而延期再造应在近节处吻合血管较好。②尽量做到无创操作，减少组织的创伤，防止因炎性反应产生血管痉挛。③适当加强抗感染措施，合理应用抗生素，防止伤口感染。④适当应用减轻组织水肿的药物，如甘露醇、地奥司明等。⑤加强术后护理，严密观察血运变化，及时处理血管危象，确保再造指顺利成活。

（方光荣）

yīqī mǔ-zhǐ zàizào

一期拇-指再造（primary reconstruction of thumb-finger）

受伤3周之内进行的拇指和其他手指再造手术。包括急诊再造、延期再造（亚急诊再造）。一期再造的特点见急诊拇-指再造和延期拇-指再造。

适应证 见急诊拇-指再造和延期拇-指再造。

手术方法 见手指再造。

注意事项 ①彻底清创：一期再造手部是新鲜外伤或刚受伤不久，伤口受到不同程度的污染，因此要高度重视手部清创，必须认真、仔细。彻底地去除创口内挫伤、污染以及失活的坏死组织，用消毒液、过氧化氢液反复冲洗，使污染伤口为清洁伤口变污染伤口为清洁伤口，防止伤口感染，使之一期愈合。②无创操作：供区和受区的组织尽量锐性切割，减少钝性分离，防止因组织创伤反应而发生血管危象。彻底止血，防止血肿压迫血管蒂。③各种组织修复：尤其是肌腱和神经，将决定功能恢复的好坏。肌腱缝合力求牢固光滑，减少粘连。张力调整要合适，指伸肌腱张力略偏大，注意修复侧腱束，避免再造指屈曲畸形。良好的神经支配是恢复精细感觉，防止指体萎缩的根本保证。④保证血管吻合质量：吻合指-趾动脉和静脉的再造，不用较细或挫伤的血管，调整好血管张力，过长迂曲及过短太紧的血管都不利于供血，严格小血管吻合质量，多修复静脉，充足的静脉回流是防止血管危象的重要措施。⑤采取有效的防治感染措施。除术中彻底清创以外，术后要合理地选择抗菌药物。延期再造手部有创口的，需做细菌培养和药敏试验，有针对性的使用抗感染药物。⑥注意组织水肿和创伤炎性反应的负面影响，有时能发生血管顽固性痉挛，延期再造来自这方面的影响最严重。除彻底清创和无创操作等措施外，术后应用防治水肿药物，如甘露醇、地奥司明等，也能发挥较好的作用。⑦加强各种功能康复措施，增强功能康复理念，使再造指外形优美，功能良好。

（方光荣）

zǎo'èrqī mǔ-zhǐ zàizào

早二期拇-指再造（early secondary reconstruction of thumb-finger）

受伤3周以后至3个月以内的拇指、手指再造手术。此阶段，原拇指、手指缺损经一期清创缝合，伤口已经愈合，且无伤口感染，局部条件较好者，可以施行再造手术。早二期再造的特点：①患手的伤口已基本愈合，功能在恢复中，感染的风险明显降低。②患手伤口周围组织水肿依然存在，但要好于一期。③伤口周围毛细血管扩张，充血明显，如果手术，出血较严重，容易形成血肿。④能够缩短治疗周期，尽快恢复功能。全面评价条件，早二期再造要优于延期再造。

适应证 ①患者因各种原因强烈要求尽早恢复手的外形和功能。②患手伤口愈合好，无感染，无创面，无严重增生性瘢痕。

手术方法 见手指再造。

注意事项 ①合理掌握适应证：早二期再造虽然感染的风险降低了，组织水肿及创伤反应也减轻了。但患手仍存在充血、肿胀等不利因素。如果没有特殊情况，继续等待一段时间再做再造手术，更安全可靠。②手部解剖时尽量减少创伤，克服粗暴的钝性分离，游离肌腱、血管等组织时用锐性切割完成，防止术后炎性水肿而导致再造指的血管危象。③由于早二期再造患手仍处于充血期，出血倾向严重，因此要求术中止血要彻底，避免血肿压迫再造指血管蒂。

（方光荣）

èrqī mǔ-zhǐ zàizào

二期拇-指再造（secondary reconstruction of thumb-finger）

受伤3个月后实行的拇指、手指再造术。急诊时，外伤所致的拇指、手指缺损经过一期的清创缝合以及其他各种组织修复的手术，如骨折固定、皮瓣修复软组织缺损等，经过一段时间的恢复，第二次手术施行拇指、手指再造，谓之二期再造。二期再造的优点：①受区的条件相对较好。经过一期手术，伤口已完全愈合，皮肤软组织覆盖良好，手术设计和操作简便易行。②患者身体总体情况比较好，没有急诊时的复合伤或多发伤的影响。③手术风险降低，相对安全可靠。患手炎性水肿、创伤反应基本消失，感染的可能性较小，成功率相对较高。④功能和外观可能更佳。二期再造准备较充分，手术方案可以反复研究，制订合理的手术方法，使手术的效果更好。⑤患者的满意程度更高。患者拇手指缺损，对生活和工作带来不便，经过一段时间痛苦的体验，对拇指、手指再造的愿望更加迫切，能够主动配合医护人员进行手术，尽管再造指与正常指有一定的差别，患者容易得到满足。

手术要点：①根据患者拇手指缺损的数量、缺损平面制订详细的手术方案。根据再造手指的数量确定供趾的部位与方式，以及血管吻合的方法等。②将手术方案与患者本人及家属反复沟通及商量，取得一致意见。③医护人员的充分准备，包括体力准备、手术器材及物品等，力争手术圆满顺利。

（方光荣）

zéqī mǔ-zhǐ zàizào

择期拇-指再造（elective reconstructio of thumb-finger） 受伤3周后进行的再造拇-手指的手术。包括早二期拇-指再造和二期拇-指再造的再造手术。此时手部的伤口都已良好的愈合，伤口感染的风险明显降低。术前准备也较充分，手术成功率高，手术效果好。其适应证和手术方法与早二期拇-指再造和二期拇-指再造基本相同。

（方光荣）

mǔzhǐ zàizào

拇指再造（thumb reconstruction） 用组织移植方法，重建拇指外形和功能的手术。包括第2趾移植再造拇指、踇趾移植再造拇指、踇甲瓣组合髂骨块移植再造拇指、踇甲瓣组合第2趾骨关节移植再造拇指、带血管神经蒂皮瓣再造拇指等。

拇指缺损的分度 拇指功能约占全手功能的40%，当缺损时，应予再造。而拇指缺损的程度与功能丧失成正比。临床根据残存拇指平面，将拇指缺损分为六度。Ⅰ度缺损：拇指于指间关节以远指骨的缺损；Ⅱ度缺损：缺损平面位于指间关节；Ⅲ度缺损：缺损平面位于拇指掌指关节与指间关节之间；Ⅳ度缺损：缺损平面位于拇指掌指关节处；Ⅴ度缺损：缺损平面位于掌指关节与腕掌关节之间；Ⅵ度缺损：缺损平面位于拇指腕掌关节处或以近。

适应证 适用于拇指缺损、有再造要求、身体及心理能够耐受手术的患者。

主要并发症 ①移植组织出现血管危象或发生术后坏死。②术后再造拇指外形、功能欠佳。③术后供区损伤较大，出现足部畸形或疼痛等。

（王增涛）

dì-2-zhǐ yízhí zàizào mǔzhǐ

第2趾移植再造拇指（2nd toe transfer for thumb reconstruction） 于1966年由杨东岳等首创，是目前应用最多、最经典的拇指再造方法。

适应证 适用于所有拇指不同长度的缺损。

手术设计 ①长度：第2趾切取长度等于或接近正常拇指。②骨及关节：拇指Ⅱ度和Ⅲ度缺损（见拇指再造）可仅切取趾间关节及相应长度的近节趾骨，Ⅳ度（及以上）拇指缺损应一并切取趾间关节-跖趾关节及部分跖骨。将其固定于外展、旋前对掌位（尤其是鱼际肌肉缺损者）。③皮肤：Ⅳ度（及以上）拇指缺损需要于足背及跖底设计相应宽度及长度的皮肤。④动、静脉及神经：主要以第2趾优势侧（即胫侧）趾固有动脉为主干动脉，Ⅳ度（及以上）拇指缺损可切取第1跖底动脉和（或）第1跖背动脉甚至足背动脉；静脉主要取自足背及趾背的浅静脉；神经切取时可携带双侧或胫侧趾固有神经，要根据缺损长度向近端跖底游离足够长度的神经。

手术方法

受区准备 设计切口，暴露残端，探查骨、关节、动脉（根据缺损情况，主要探查拇指指固有动脉、拇主要动脉、桡动脉等）、神经、浅静脉、拇长伸肌腱、屈肌腱及鱼际肌等，适当处理后备用。

静脉切取 先观察第2趾背静脉、跖背静脉与大隐静脉的走向，结合受区静脉缺损情况切取静脉，可由近向远解剖游离，切断，结扎沿途属支。

动脉与神经切取 根据动脉缺损情况由近向远端解剖游离。对拇指Ⅱ~Ⅳ度缺损，可于趾蹼处向深面解剖游离，直接显露趾底动脉及神经，可适当向近端游离至跖背动脉和（或）跖底动脉。对拇指Ⅴ和Ⅵ度缺损，通常需要于足背及跖底设计皮瓣，建议先于近端显露足背动脉、第1跖背动脉，于动脉深面游离，注意结扎足底深支，连同背侧皮瓣一同掀起，避免皮瓣与主干动脉剥离影响其血供；根据拇指神经缺损的长度，携带足够长度的双侧（或胫侧）趾神经（或一并携带腓深神经）。分离跖底总神经时注意分离相邻趾神经，防止损伤，以免影响相邻趾感觉。

伸、屈肌腱和骨、关节的切

取 根据受区情况，分别切取足够长度的趾长（短）伸、屈肌腱，对于掌指关节缺损者，注意保留背、跖侧骨间肌及蚓状肌止腱，以备重建鱼际肌止点或拇外展重建。根据所需趾体长度，在相应平面用线锯、摆锯或咬骨钳截断趾骨。

移植重建 第2趾成功切取后移植于受区。重建顺序是：固定骨与关节-修复屈伸肌腱（及鱼际肌）-显微吻合动静脉、神经-缝合皮肤。由于第2足趾中、远节趾骨较短，一般是把远节趾间关节融合，使中、远节趾骨合并成一节作为再造拇指的末节指骨。第2足趾近节指间关节作为再造拇指的指间关节，第2足趾跖趾关节作为再造拇指的掌指关节。

供区处理 Ⅱ～Ⅳ度拇指缺损者的足部供区通常可直接缝合，Ⅴ和Ⅵ度拇指缺损者如继发足部供区皮肤缺损可植皮或皮瓣修复。

优缺点 优点：相对于其他的拇指显微再造方法，该术式相对简单，手术时间短，成活率高；再造拇指伸屈功能好；对供足损伤小。缺点：外形仍似第2足趾，美观度较差；第2趾趾体细，趾甲小，如果勉强应用于拇指Ⅰ度缺损，外形差；应用于拇指Ⅴ和Ⅵ度缺损时，手术难度大，易出现再造拇指短，对掌对指功能差（图）。

（王增涛）

mǔzhǐ yízhí zàizào mǔzhǐ

踇趾移植再造拇指（great toe transfer for thumb reconstruction）

踇趾较粗，直接移植于拇指残端再造拇趾，外形更接近于正常拇指。若根据正常踇趾的外形将踇趾胫侧趾骨切除一部分，则能再造出与正常拇指基本相同的拇指外形。该术式要损失一个正常的踇趾，对足的外形与功能影响较大，目前国内应用较少，国外应用相对多一些。

适应证 Ⅰ～Ⅲ度拇指缺损。

手术设计 ①长度：切取长度等于或接近正常拇指。②骨与关节：Ⅰ度拇指缺损，可仅取部分末节趾骨；Ⅱ、Ⅲ度拇指缺损可切取趾间关节，避免切取跖趾关节，以免影响负重及行走。③动静脉与神经：动脉为踇趾腓侧趾底动脉，神经为踇趾腓侧趾底神经，静脉取自足背、趾背浅静脉。④皮肤：根据拇指缺损情况设计相应长度的皮肤。

手术方法

受区准备 切开拇指残端皮肤，修整残端骨质，探查动脉、神经、浅静脉、拇长伸肌腱与拇

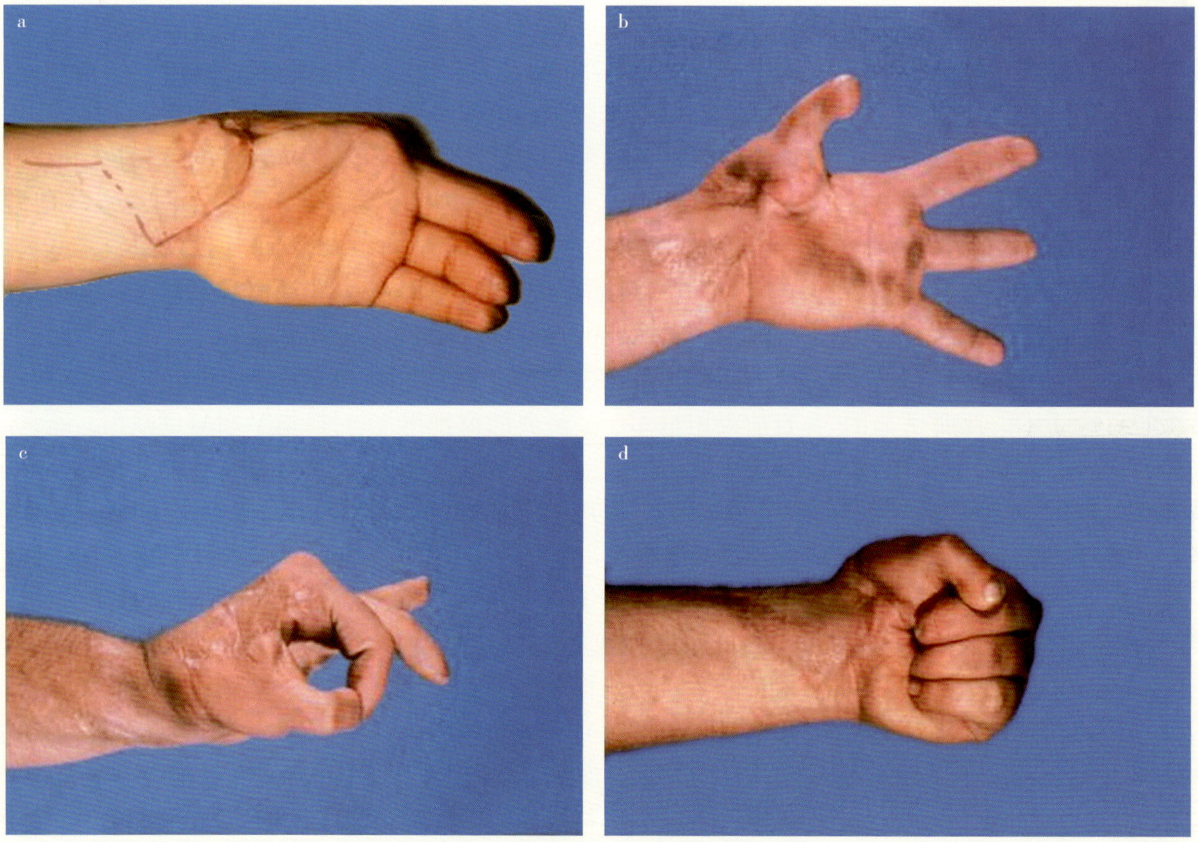

图 第2足趾移植再造拇指（蔡智明供图）

a. 拇指Ⅵ度缺损；b. 第2趾移植再造后伸直功能位；c. 再造后对指功能位；d. 再造后握拳功能位

长屈肌腱等，适当处理后备用。

静脉切取　先观察踇趾趾背静脉、跖背静脉与大隐静脉的走向，结合受区静脉缺损情况切取静脉。可由近向远解剖游离，切断、结扎沿途静脉属支。

动脉与神经切取　于第1趾蹼处向深面解剖游离，显露踇趾腓侧固有动脉及神经，可适当向近端游离至跖背动脉和（或）跖底动脉。

伸趾与屈趾肌腱和骨与关节的切取　根据受区情况，分别切取足够长度的踇长伸、屈肌，于合适平面截断趾骨。

移植重建　踇趾成功切取后移植于受区。重建顺序是：固定骨与关节-修复屈伸肌腱-显微吻合动静脉、神经-缝合皮肤。

供区处理　供区皮肤通常修整残端骨质后可直接缝合，如继发皮肤缺损可植皮甚至局部皮瓣转移覆盖（图）。

优缺点　优点：手术相对简单，手术时间短，成活率高；再造拇指外形较第2趾好。缺点：对足的外形影响大；若踇趾不经修剪直接移植，再造拇指较正常拇指粗大；不适于Ⅳ度及其以上缺损的拇指再造。

（王增涛）

mǔjiǎbàn zàizào mǔzhǐ

踇甲瓣再造拇指（great toe-nail transfer for thumb reconstruction）

切取带有血供的踇甲瓣，通过吻合血管的方法移至受区，包裹拇指残端指骨，重建拇指外形和功能的手术。为1980年莫里森（Morrison）首先报道，为拇指再造提供了一种新的思路。1982年陈中伟在国内首先报道该术式。用踇甲瓣再造拇指主要有两种形式：①单纯的踇甲瓣或组合髂骨再造拇指。适用于Ⅰ度拇指缺损或对指间关节、掌指关节没有要求的Ⅱ度（及以上）拇指缺损的患者。②踇甲瓣组合第2趾骨关节、趾间关节再造拇指。适用于Ⅱ度（及以上）拇指缺损、要求再造指间关节、掌指关节的患者。两种术式的区别是，后一种术式用第2趾的骨关节替代了前一术式的髂骨条。下面主要介绍后一种术式。

手术设计　①长度：切取的长度等于或接近正常拇指。②骨与关节：Ⅰ度拇指缺损，用髂骨

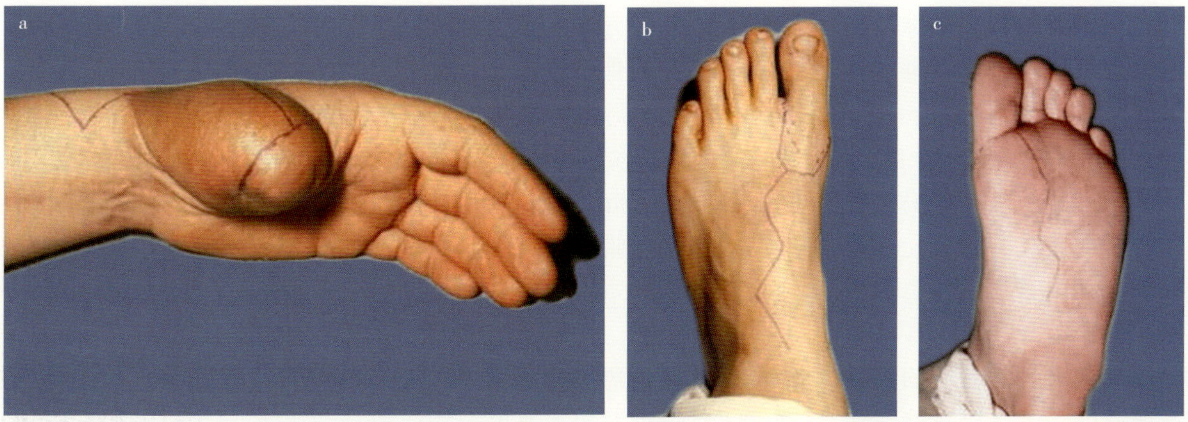

图a　拇指Ⅴ度缺损　　图b，c　踇趾供区设计

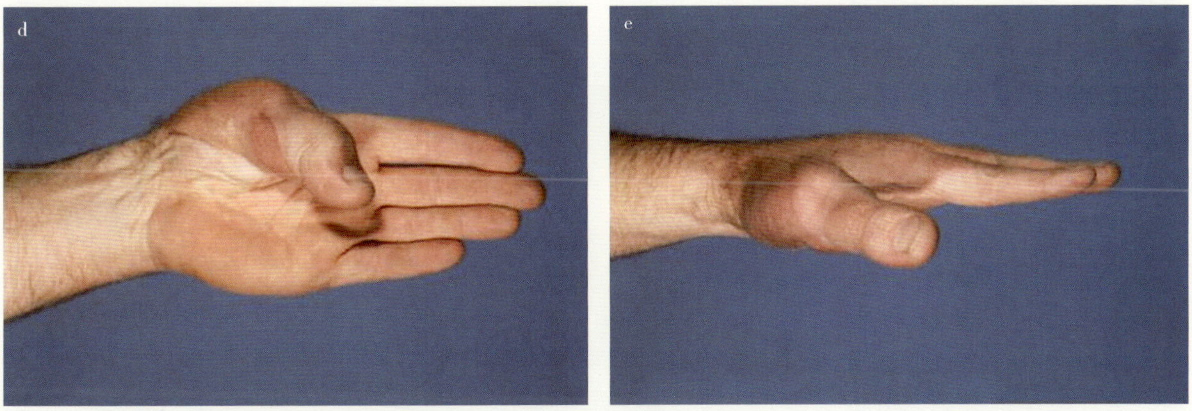

图d　踇趾移植再造术后对掌功能位　　图e　再造术后伸直功能位

图　踇趾移植再造拇指（蔡智明供图）

或切取踇趾末节部分趾骨；Ⅱ度（及以上）拇指缺损，踇趾甲皮瓣携带部分末节骨的同时，根据关节缺损情况及指间关节、掌指关节位置设计第2趾趾间关节、跖趾关节瓣，如掌骨缺损较多可向近端切取足够长度跖骨或组合髂骨块。③动脉、静脉与神经：主要以踇趾腓侧/第2趾胫侧趾动脉、神经为主干动脉、神经；静脉主要取自足背及趾背的浅静脉。④皮肤：根据拇指缺损情况于踇趾甲至足背、跖底设计相应长度、宽度的皮肤。

手术方法

受区准备　切开拇指残端皮肤，修整残端骨质，探查动脉、神经、浅静脉、拇长伸肌与屈肌腱等，适当处理后备用。

踇甲瓣与第2趾骨关节瓣的切取　包括静脉切取、动脉与神经切取以及趾伸与趾屈肌腱和骨与关节的切取。

静脉切取　先观察踇趾及（或）第2趾趾背静脉、跖背浅静脉与大隐静脉走向，结合受区静脉缺损情况切取静脉。注意静脉的选择，尽可能保持踇趾及第2趾关节瓣静脉拥有各自独立的静脉回流系统。由于第2趾皮肤需保留于供区，切取第2趾关节瓣时需于真皮下分离静脉，应小心谨慎，避免损伤。

动脉与神经切取　动脉以足背动脉-第1跖背动脉和（或）跖底动脉——踇趾腓侧（第2趾胫侧）趾底动脉为主干血管。神经主要以踇趾腓侧（第2趾胫侧）趾底神经-跖底总神经为主，亦可同时携带腓深神经。动脉由近端向远端，于皮瓣深面分离，小心保护皮支及关节支。为了便于术后观察血运，第2趾关节瓣最好设计并切取一皮条或皮岛。

趾伸与趾屈肌腱和骨与关节的切取　为保留踇趾趾间关节，踇甲瓣可仅切取末节部分骨质。对于不需关节移植的患者，仅需根据缺损骨质的情况，取相应髂骨块，适当修整即可。如需切取第2趾关节瓣，需根据受区情况，分别切取足够长度的趾长（短）伸、屈肌，对于掌指关节缺损者，注意保留背、跖侧骨间肌及蚓状肌止腱，以备重建鱼际肌止点或拇外展重建。根据所需趾体长度，在关节瓣近端相应平面截断趾骨（跖骨），远端可于远趾间关节水平或中节趾骨离断。

移植重建　Ⅰ度拇指缺损，只需将踇趾甲骨皮瓣固定于拇指残端后吻合相应动脉、静脉、神经即可；如果采用踇趾甲皮瓣包裹髂骨，则先将髂骨固定在拇指残端上，再将踇趾甲皮瓣移于拇指残端包裹髂骨。Ⅱ度及其以上的拇指缺损，踇甲瓣需包绕髂骨块或第2趾骨关节瓣，先将骨移植固定于受区指（掌、腕）骨残端，修复屈伸肌腱、鱼际肌，显微吻合动静脉、神经。

供区处理　①在踇趾甲骨皮瓣包裹髂骨再造拇指手术中，踇趾供区创面较大的需要皮瓣转移或移植来修复。②采用踇趾甲皮瓣包裹第2趾骨、关节再造拇指修复Ⅰ～Ⅲ度拇指缺损时，供区第2趾骨缺损需用髂骨条植骨，踇趾创面用皮瓣修复。③将第2趾修成剔骨皮瓣修复Ⅳ～Ⅵ度拇指缺损时，要设计皮瓣覆盖供区踇甲瓣创面，若为了保留足趾数量及长度，也可取髂骨块移植固定于第2趾骨质缺损区。

优缺点　优点：再造拇指指甲与外形接近正常拇指，功能好。缺点：手术复杂，尤其是同时切取第2趾骨关节瓣者，手术难度大，对术者技术及经验要求高，且术后易出现血管危象，甚至坏死（图）。

（王增涛）

mǔzhǐ xiūshìxìng zàizào

拇指修饰性再造（aesthetic thumb reconstruction）

对存在外形缺陷或部分组织缺损（如指甲、皮肤软组织、关节等）的拇指，为了恢复其正常的功能和美观，采用显微外科技术，移植足趾相应组织进行修复与重建的手术方法。适用于拇指功能与外形有缺陷，精神、心理正常且要求拇指更完美，全身情况及经济条件允许的患者。

拇指指甲缺损的修饰性再造

根据拇指指甲及甲襞缺损情况设计，以踇趾为供区。根据缺损情况，可一并设计与切取周围皮

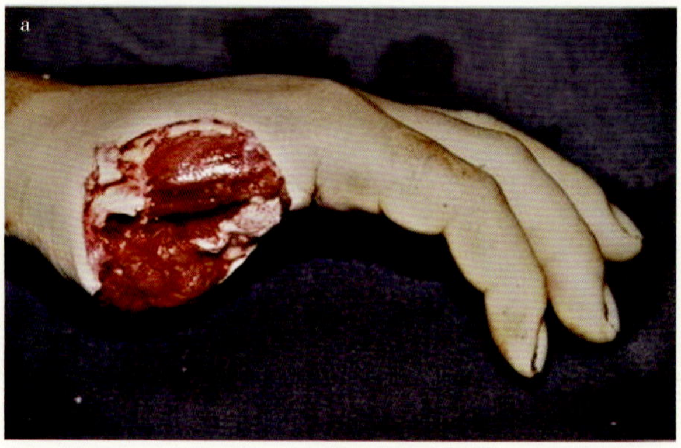

图a　拇指缺损情况

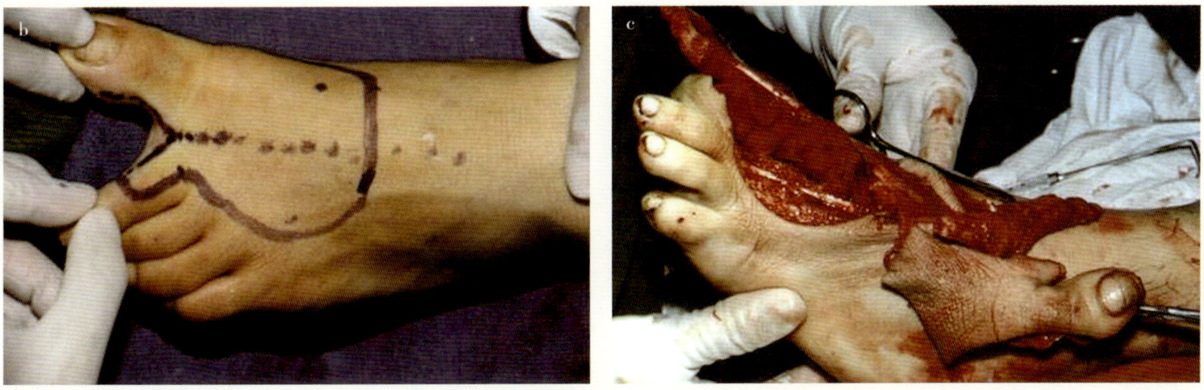

图 b，c　踇甲瓣、第 2 趾关节瓣设计及切取

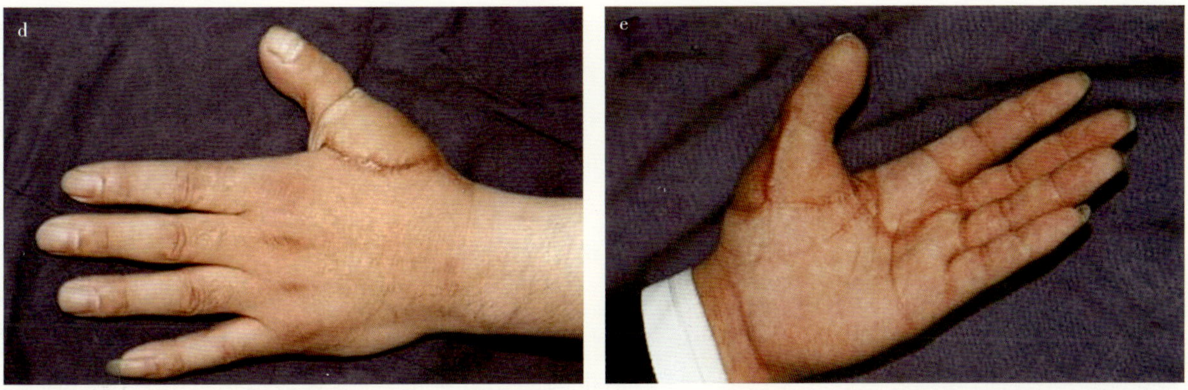

图 d，e　再造后手的外形

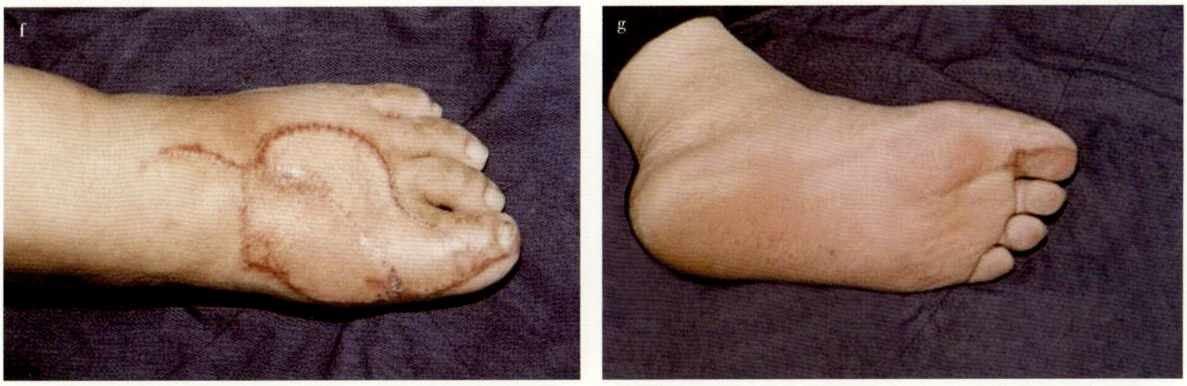

图 f，g　再造后供区情况

图　踇趾甲皮瓣包裹第 2 趾骨、关节再造拇指Ⅴ度缺损

肤及趾骨骨质，静脉主要以近端浅静脉为主，动脉、神经以踇趾腓侧趾底动脉、神经为主，切取方法同踇甲瓣（见*踇甲瓣再造拇指*）。需要注意的是，宜仔细操作，必要时于手术显微镜下分离血管、神经。根据施术者显微外科水平，可以适当向近端游离足够长度的动静脉，以减少显微吻合难度，降低风险。移植至受区后注意固定指甲，吻合趾-指动脉、神经及相应浅静脉。供区可修整残端，短缩缝合；为了保留长度及外形，可设计局部皮瓣转移，甚至游离皮瓣覆盖。

拇指指腹缺损的修饰性再造

于同侧踇趾偏腓侧设计皮瓣，以踇趾腓侧趾底动脉、神经为蒂。寻找及分离静脉是皮瓣切取的关键。通常沿踇趾甲壁近侧皮下寻找静脉，并向近端延长切口，小心解剖游离（可于手术显微镜下操作），避免损伤，注意保持静脉的连续性。血管神经束的游离同踇甲瓣。通常神经需一并切取，并吻合至相应指神经，以恢复其感觉功能。供区一般可直接缝合，如有创面遗留可植皮或皮瓣修复。

拇指关节缺损的修饰性再造 拇指掌指关节或指间关节的缺损，通常以第2趾的跖趾关节或近趾间关节移植为主。为了术后便于观察血运，可同时设计一皮岛或皮条。先切取静脉，并向近端延长切口游离足够长度。游离血管神经束时注意保护其关节支，尤其是切取跖趾关节时。受区固定关节时注意动作轻柔，避免损伤关节支，保护血运。如用克氏针固定，宜一次成功，避免多次穿针损伤关节面。近趾间关节供区可取髂骨块植骨固定，以保留其长度；对于跖趾关节移植，趾长（短）伸、屈肌腱可保留1组于供区，跖趾关节不建议行关节融合，可以适当填塞软组织，形成假关节，如近节趾骨切取较多，可适当移植髂骨块，以保留其长度（图）。

（王增涛）

dài xuèguǎn shénjīngdì píbàn zàizào mǔzhǐ

带血管神经蒂皮瓣再造拇指（vascular pedical flap for thumb reconstruction）

将一块或数块带血管神经蒂皮瓣移位至手指残端，包埋残指指骨或髂骨块，进行再造拇指的手术。传统皮管植骨再造拇指，因需二次手术、再造拇指的外形粗大、缺乏感觉、易冻伤破溃而不易被患者接受。带血管神经蒂皮瓣再造拇指，可以获得丰富的血供和良好的感觉，手术一次完成，外形及功能也较满意。其不足是再造拇指缺乏指甲和关节活动。

适应证 用于掌腕关节以远、无再植条件的拇指离断伤或陈旧性拇指缺损。若拇指掌指关节存在，则再造拇指有良好运动功能。

手术方法 包括以下几种。

示指背侧岛状皮瓣再造拇指法 在拇指残端背侧设计基底位于远端3cm×3cm皮瓣，在示指近节背侧设计3cm×6cm皮瓣。将拇指残端皮瓣翻向掌侧，形成再造拇指掌侧瓣，显露残端指骨，将切取的髂骨块，修成适当长度的指骨形，插入拇指残端髓腔内，以克氏针固定。然后切取示指背侧岛状皮瓣。通过皮下隧道转移覆盖再造拇指背侧创面，示指背侧供皮区用全厚皮片修复（图1）。此术式适用于保留掌指关节的陈旧性拇指缺损以及指端皮肤良好者。

示指背侧皮瓣与虎口皮瓣联合再造拇指法 根据再造拇指长度设计示指近节背侧皮瓣a和基

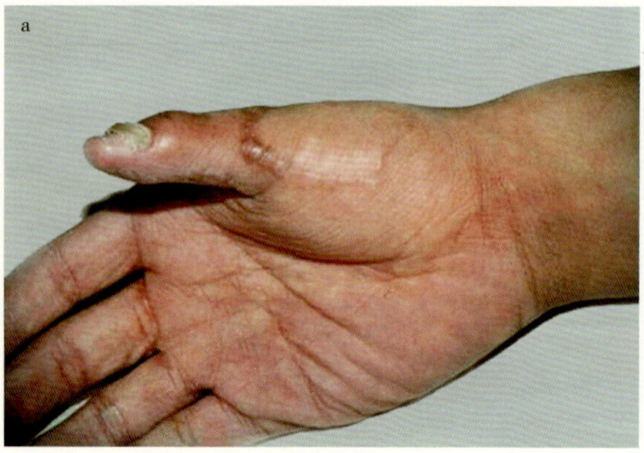

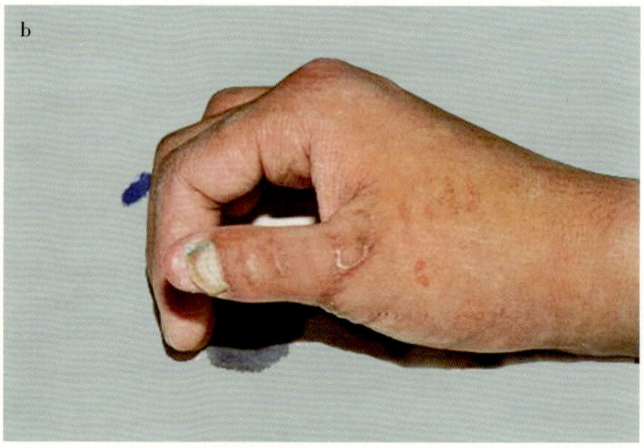

图a，b 再植后掌指关节、末节桡侧部分甲床及指腹缺损

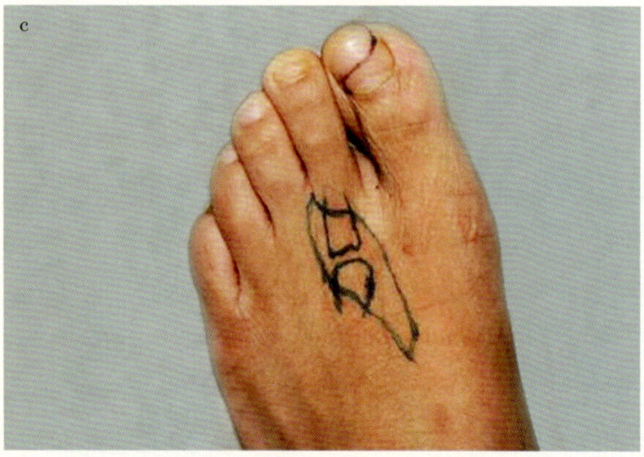

图c 蹈甲瓣与跖趾关节复合组织瓣设计情况

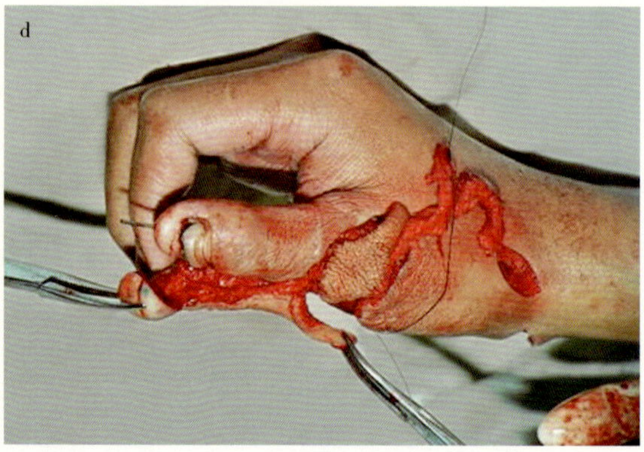

图d 受区修复缺损组织

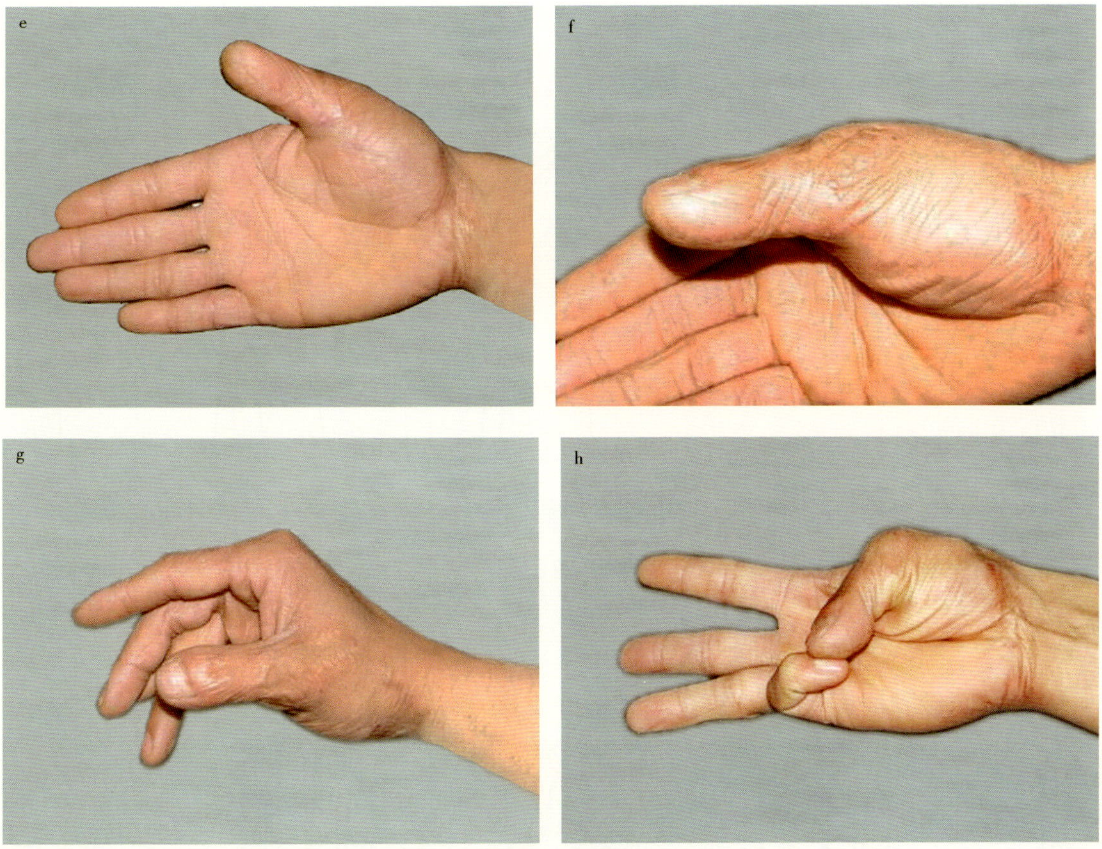

图 e~h 再造后拇指外形与功能

图 踇趾甲皮瓣与第 2 趾跖趾关节移植修复拇指

部位掌侧的虎口皮瓣 b，皮瓣 b 边缘与拇指残端创面相连。分别切取皮瓣 a、b，将皮瓣 b 翻向掌侧，形成再造拇指掌侧瓣，拇指残端植骨延长。皮瓣 a 移位覆盖再造拇指背侧创面，供区用全厚皮片修复（图 2）。此术式适用于掌指关节平面以远、无再植条件的拇指离断伤者。

示指桡侧岛状皮瓣再造拇指法 根据再造拇指长度，在拇指残端背侧设计基底位于远端的皮瓣，在示指桡侧设计包含指动脉和指神经背侧支的岛状皮瓣。将拇指残端皮瓣翻向掌侧，显露残端指骨，切取自体髂骨，修成指骨状，植于残端指骨，克氏针固定，根据拇指背侧软组织缺损范围，切取包含指神经背侧分支的示指桡侧皮瓣，通过皮下隧道转移，覆盖再造拇指创面，供区创面用中厚皮片修复（图 3）。此术式适用于掌指关节以远陈旧性拇指缺损，残端皮肤良好者。

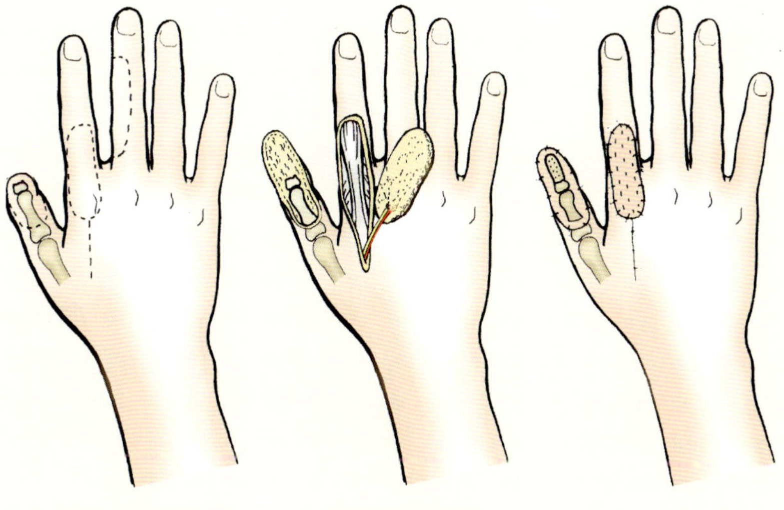

图 1a 皮瓣设计　　图 1b 皮瓣切取　　图 1c 皮瓣转移

图 1 示指背侧岛状皮瓣再造拇指法

示指背侧和中指桡侧岛状皮瓣联合再造拇指法 根据再造拇

指长度，在示指背侧和中指桡侧设计岛状皮瓣。前者以第1掌背动脉和桡神经分支为蒂，后者以指掌侧固有动脉和指神经背侧分支为蒂。切取髂骨块延长拇指残端，将切取示指背侧皮瓣修复拇指背侧创面，中指桡侧岛状皮瓣覆盖拇指掌侧创面，即用两块皮瓣包埋再造拇指指骨，供区创面用中厚皮片修复（图4）。此术式适用于无再植条件的拇指离断伤者。

示指尺侧、中指桡侧双叶皮瓣再造拇指法 根据再造拇指长度，在示指尺侧、中指桡侧设计

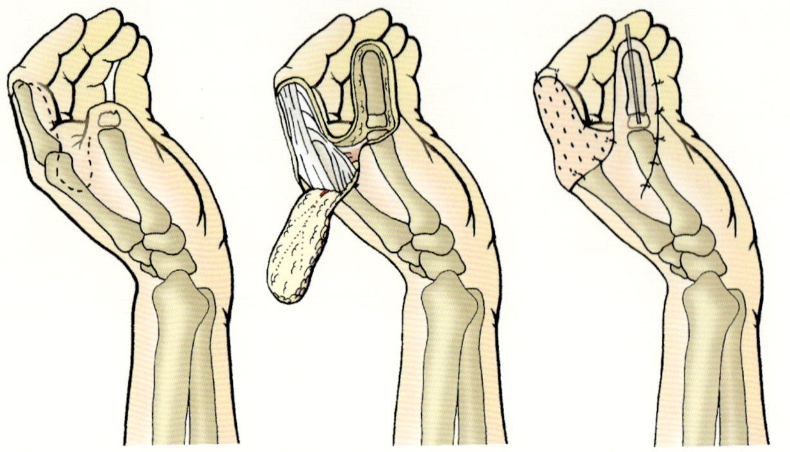

图2a 皮瓣设计　　图2b 皮瓣切取　　图2c 皮瓣转移

图2 示指背侧皮瓣与虎口皮瓣联合再造拇指法

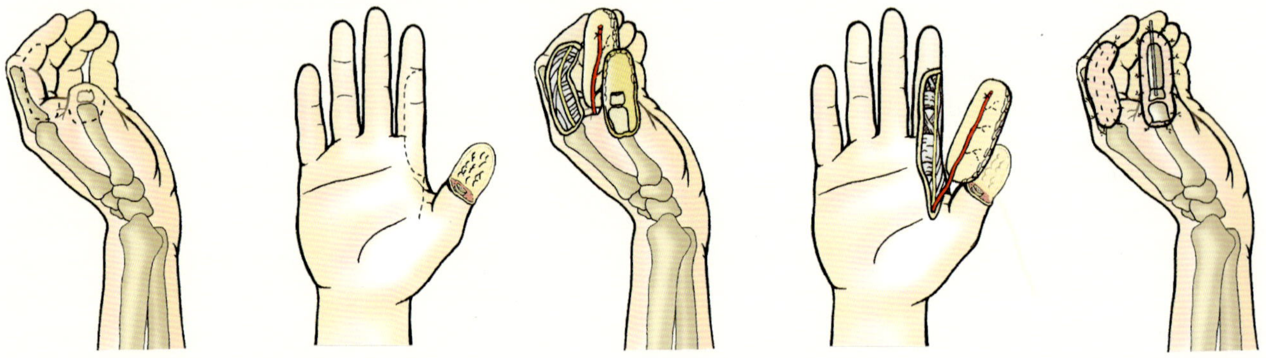

图3a 皮瓣设计　　图3b 皮瓣切取　　图3c 皮瓣转移

图3 示指桡侧岛状皮瓣再造拇指法

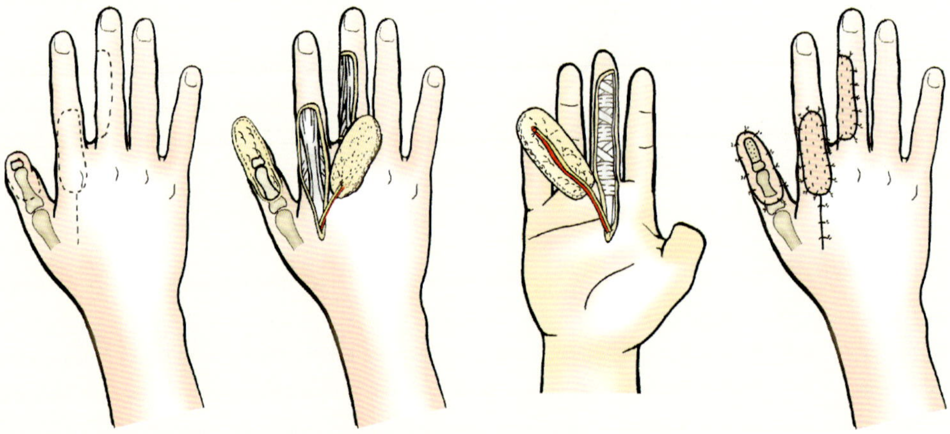

图4a 皮瓣设计　　图4b 皮瓣切取　　图4c 皮瓣转移

图4 示指背侧和中指桡侧岛状皮瓣联合再造拇指法

两个皮瓣。做手掌远侧切口，显露指总动脉以及指神经。沿指血管走行，切取示指尺侧、中指桡侧两个皮瓣，二者均以指总动脉为血管蒂形成双叶皮瓣，皮瓣内仅包含指神经背侧分支。凿取髂骨块，修成指骨状或将无再植条件的拇指去除软组织，利用废弃指骨插入拇指残端指骨内。双叶皮瓣包埋再造拇指指骨，供区用中厚皮片修复。此术式适用于拇指残端软组织条件较差或无再植条件的拇指离断伤患者（图5）。

示指桡侧、中指桡侧皮瓣再造拇法指与示指背侧皮瓣重建虎口法　根据再造拇指的长度，设计基部位于近侧的示指桡侧∩形皮瓣a和背侧三角形皮瓣b，中指桡侧岛状皮瓣c。分别切取3块皮瓣，显露拇指残端指骨。将切取之示指桡侧∩形皮瓣a向外翻起作为再造拇指桡侧皮瓣，中指桡侧皮瓣c作为再造拇指尺侧皮瓣，髂骨块植骨延长拇指后用上述两块皮瓣包埋，同时用示指背侧三角形皮瓣重建虎口。供区创面用全厚皮片修复（图6）。用于拇指离断位于虎口平面，残端皮肤正常者。

第1掌骨背侧皮瓣与示指近节背侧皮瓣联合再造拇指法　根据再造拇指长度在示指近节背侧和第1掌骨背侧设计岛状皮瓣，两皮瓣之间以纵切口相连。分别切取示指背侧岛状皮瓣和第1掌骨背侧皮瓣，两皮瓣均以远侧桡动脉深支为共同血管蒂。髂骨块植骨延长拇指残端，然后将两块皮瓣包埋再造拇指指骨，带有桡神经指背神经支的示指近节背侧皮瓣位于再造拇指掌侧，以利恢复再造拇指感觉功能（图7）。此

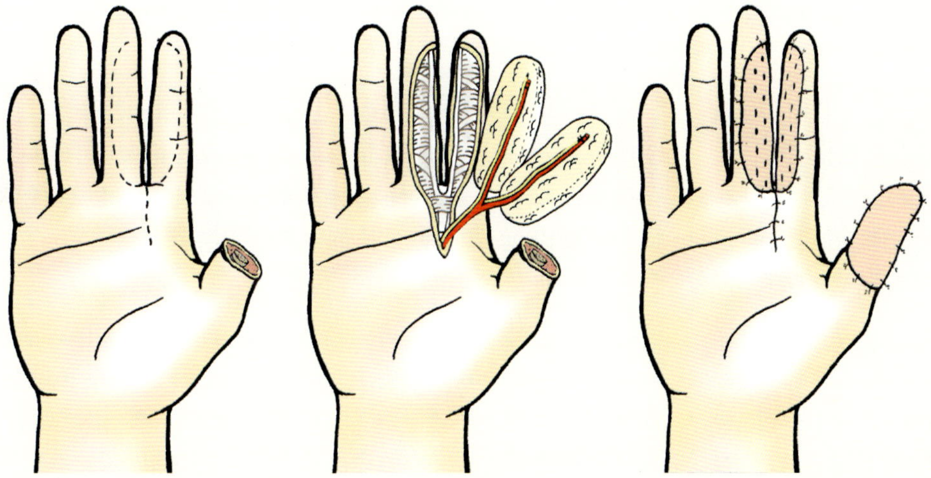

图5a　皮瓣设计　　图5b　皮瓣切取　　图5c　皮瓣转移

图5　示指尺侧、中指桡侧双叶皮瓣再造拇指法

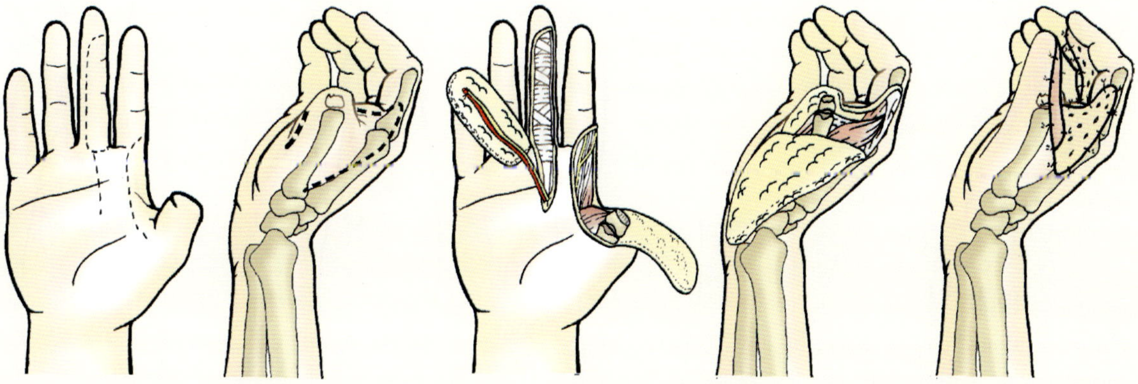

图6a　皮瓣设计　　图6b　皮瓣切取　　图6c　皮瓣转移

图6　示指桡侧、中指桡侧皮瓣再造拇指与示指背侧皮瓣重建虎口法

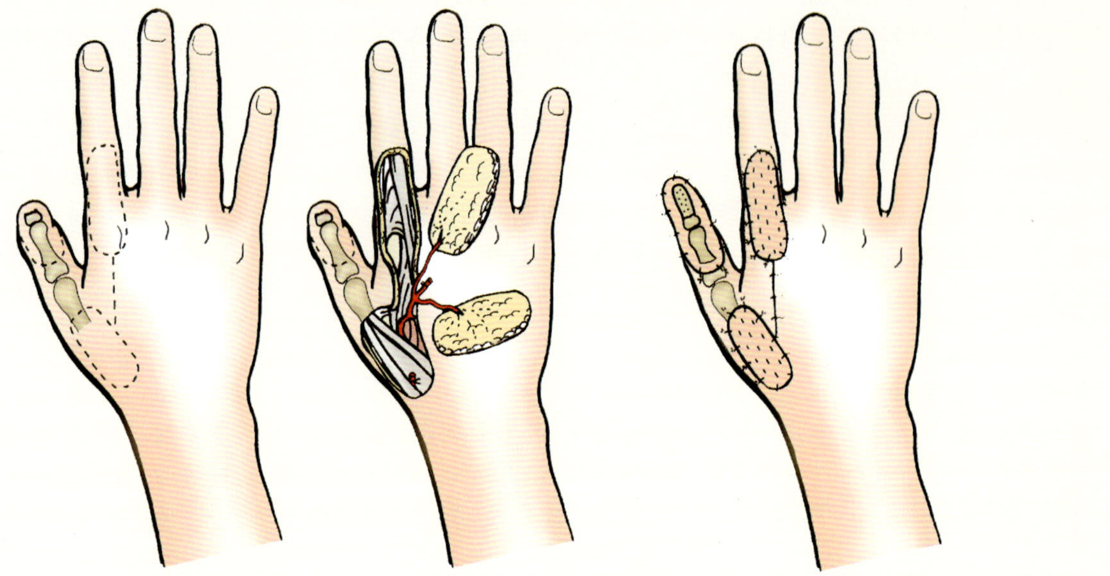

图 7a 皮瓣设计 图 7b 皮瓣切取 图 7c 皮瓣转移

图 7 第 1 掌骨背侧皮瓣与示指近节背侧皮瓣联合再造拇指法

术式适用于掌指关节平面以远、无再植条件的拇指离断伤者。

前臂桡侧菱形皮瓣再造拇指法 设计基部位于拇指残端的示指桡侧∩形皮瓣及前臂桡侧菱形皮瓣，皮瓣宽度相当于再造拇指两倍的长度。切取示指桡侧∩形皮瓣，向外翻转形成再造拇指桡侧瓣。拇指残端植骨延长后，根据拇指尺侧、示指桡侧的创面，切取前臂桡侧菱形皮瓣逆行转移，皮瓣两翼刚好覆盖拇指与示指相对创面，而皮瓣远近两端则位于虎口掌背两端，同时再造拇指与虎口，前臂皮瓣供区用中厚皮片修复（图 8）。此术式适用于多指缺如、无法用手部皮瓣再造拇指者。

带桡骨片前臂桡侧皮瓣再造拇指法 在腕横纹上约 3cm 处，以桡动-静脉为中心设计上部基底 5cm、下部基底 6cm 的梯形皮瓣，皮瓣长度略大于再造拇指的长度。先做皮瓣蒂部切口，显露桡动脉和静脉，按设计切取皮瓣，保护桡动脉进入桡骨的营养血管。切取桡骨片时骨膜不做剥离，以保持骨瓣-骨膜-皮瓣的完整性，在皮瓣近侧结扎、切断桡动脉和静脉，形成以远侧桡动脉和静脉为血管蒂的前臂骨皮瓣，逆行转移，切取的桡骨块与残端指骨或掌骨固定，皮瓣包绕桡骨块，一期再造拇指。皮瓣内皮神经与拇指残端的指神经吻合，以恢复再造拇指的感觉功能。供区创面用游离皮片修复（图 9）。此术式适用于掌腕关节以远任何平面的拇指缺损者。

带旋髂浅血管髂骨皮瓣再造拇指法 同侧髂部设计 6cm×10cm 皮瓣，皮瓣基部位于腹股沟韧带中部。旋髂浅血管包含在皮瓣内。在深筋膜下由远而近切取皮瓣，

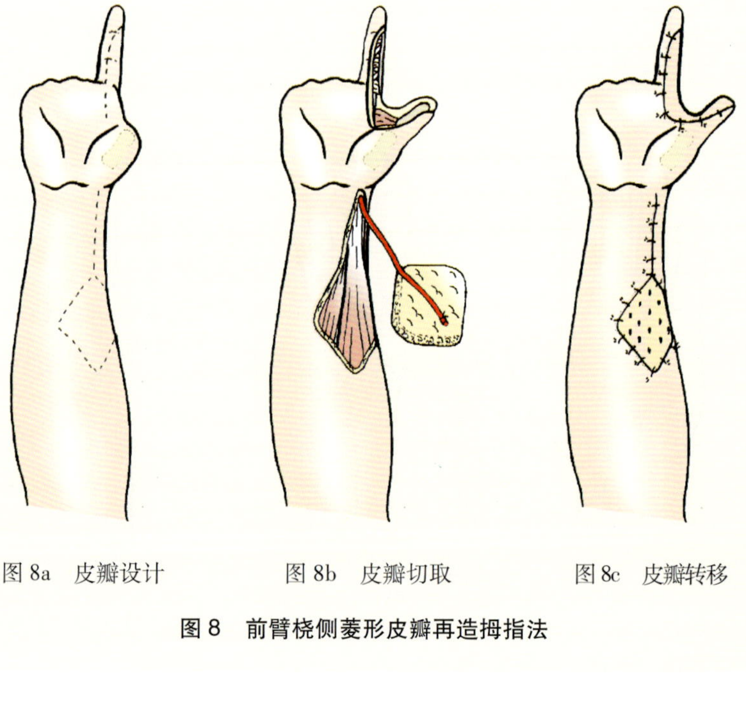

图 8a 皮瓣设计 图 8b 皮瓣切取 图 8c 皮瓣转移

图 8 前臂桡侧菱形皮瓣再造拇指法

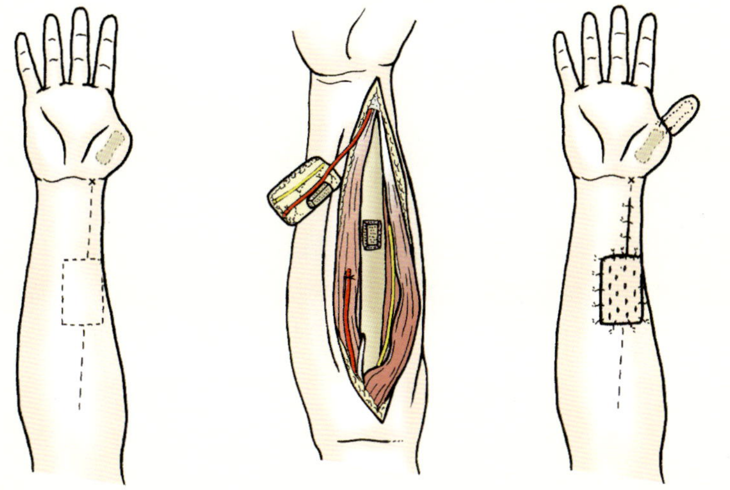

图 9a　皮瓣设计　　图 9b　皮瓣切取　　图 9c　皮瓣转移

图 9　带桡骨片前臂桡侧皮瓣再造拇指法

在接近髂嵴处，按再造拇指长度凿取髂骨块，注意保持皮瓣与髂嵴联系，使凿取的骨块从皮瓣获得血供。将切取的骨皮瓣，基部缝成管状，交叉移植再造拇指，供区创面可用推进或转移皮瓣一期闭合。术后石膏固定患手于髂部 3~4 周后断蒂（图 10）。此术式适用于无再植条件或再植失败的拇指离断伤者。

（侯春林）

shǒuzhǐ zàizào

手指再造（finger reconstruction）

通常意义上的手指再造是示指、中指、环指和小指缺损的再造。每个手指均有一定的功能，任何手指的全部或部分缺损，都会损坏手的功能和外形。手指显微再造的主要方法是足趾移植，早期手指再造多是把整个足趾切下来移植到手部再造手指，1988 年方光荣报道只切取足趾远侧部分再造手指 Ⅰ、Ⅱ 度缺损。足趾长度较手指短，再造 Ⅰ ~ Ⅳ 度缺损的手指仅从长度上来讲还可以，但再造Ⅴ度以上的手指缺损时使用足趾再造出的手指显得过短。1998 年程国良采用 2 个足趾串连再造出一个长的手指，再造的手指外形与功能良好，但牺牲 2 个足趾再造一个手指有些患者不能接受。当双手多个手指缺损时，很难用足趾移植进行全部再造。单纯足趾移植再造的手指，仍是足趾的外形，影响美观。2002 年王增涛报道将踇趾腓侧组织瓣嵌入第 2 足趾，进行改形再造手指，外形得到改善。但趾甲的宽度与长度与手指指甲差别很大，踇甲瓣组合髂骨块移植、踇甲瓣组合第 2 趾关节移植再造手指的方法，再造的手指外形及指甲近似正常手指。对 Ⅴ ~ Ⅵ 度手指缺损，2007 年，王增涛报道手指全形再造，可以在保留足趾的情况下再造出多个长度与外形接近正常的手指。

手指缺损的分度　手指的缺损分为六度。Ⅰ度缺损：缺损平面在手指远侧指间关节以远，不包括远指间关节；Ⅱ度缺损：手指缺损平面在远侧指间关节区域；Ⅲ度缺损：缺损平面在手指近、远侧指间关节之间；Ⅳ度缺损：缺损平面在手指近侧指间关节区域；Ⅴ度缺损：缺损平面在手指近侧指间关节与掌指关节之间；Ⅵ度缺损：缺损平面在手指掌指

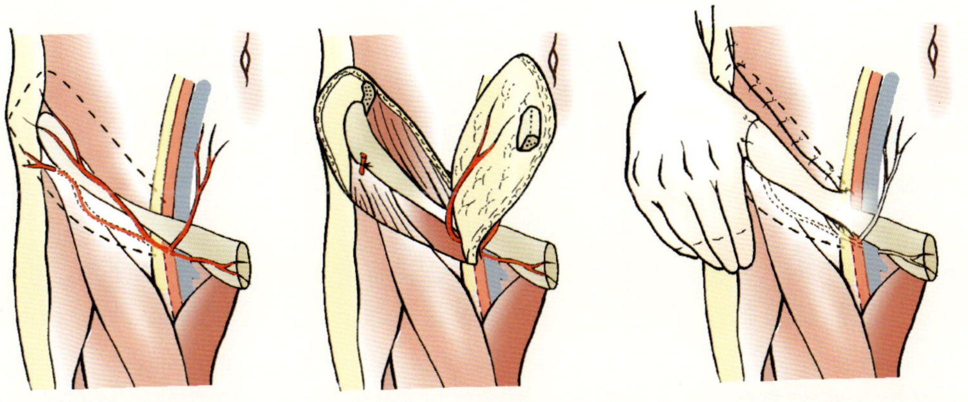

图 10a　皮瓣设计　　图 10b　皮瓣切取　　图 10c　皮瓣转移

图 10　带旋髂浅血管的髂骨皮瓣再造拇指法

关节区域及以近。

适应证 手指缺损，有再造要求，身体及心理能够耐受手术者。

再造方法 手术方法有多种，下面主要介绍足趾移植再造手指、跗甲瓣组合髂骨块移植再造手指、跗甲瓣组合第2趾关节移植再造手指。

足趾移植再造手指 该术式是目前临床上最为常用的手指再造方法。但是，第2足趾关节的位置、各指节的长度及足趾总长度与示指、中指、环指有较大的差异，对于Ⅴ度以上的手指缺损，再造出的手指功能与外形离正常手指有较大的差距。当有多个手指缺损时，可以分别切取双足的第2、3趾再造多个手指。但是，多足趾的切取对足的功能与外观影响较大，因而大多数专家主张当一只手的2~5指都缺损时，以切取双足第2足趾再造2个手指为宜。

手术设计 ①长度：第2趾切取长度等于或接近手指缺损的长度。②皮肤：手指Ⅳ度（及以上）缺损需要于足背及跖底设计相应宽度及长度的皮肤。③动、静脉及神经：主要以第2趾优势侧（即胫侧）趾固有动脉为主干动脉，Ⅳ度（及以上）的缺损可切取第1跖底动脉和（或）第1跖背动脉甚至足背动脉；静脉主要是足背及趾背的浅静脉；神经可携带双侧或胫侧趾固有神经。

手术方法 ①受区准备：在手指残端切开皮肤，探查骨、关节、动脉、神经、浅静脉及伸、屈肌腱，适当处理后备用。②静脉切取：先观察第2趾背静脉、跖背静脉与大隐静脉的走向，结合受区静脉缺损情况切取静脉，切断、结扎沿途属支。③动脉与神经切取：根据动脉缺损情况由近向远端解剖游离。Ⅰ~Ⅳ度缺损可于趾蹼处刀口向深面解剖游离，直接显露趾底动脉及神经，可适当向近端游离至跖背动脉和（或）跖底动脉。Ⅴ和Ⅵ度缺损通常需于足背及跖底设计皮瓣，建议先于近端显露足背动脉、第1跖背动脉，于动脉深面游离，注意结扎足底深支，连同背侧皮瓣一同掀起，避免皮瓣与主干动脉剥离影响其血供；根据神经缺损长度可携带足够长度的双侧（或胫侧）趾底神经（或一并携带腓深神经），分离跖底神经时注意剥离相邻趾趾神经，防止损伤，影响相邻趾感觉。④伸肌腱、屈肌腱和骨、关节的切取：根据受区情况，分别切取足够长度的趾长（短）伸、屈肌腱，对于掌指关节缺损者，注意保留背、跖侧骨间肌及蚓状肌止腱，以备重建手指内收外展功能。根据所需趾体长度，在相应平面用线锯、摆锯或咬骨钳截断趾骨。⑤移植重建：第2趾成功切取后移植于受区。重建顺序是：固定骨与关节-修复屈伸肌腱（及骨间肌、蚓状肌）-显微吻合动静脉、神经-缝合皮肤。由于第2足趾中、远节趾骨较短，也可以把远趾间关节融合，使中、远节趾骨合并成一节作为再造的手指的末节指骨。⑥供区处理：手指Ⅰ~Ⅲ缺损，只切取足趾远端部分足趾即可，余下的部分足趾要与患者商量采用保留残存趾骨足趾残端皮肤直接缝合的方式或者直接将余下足趾去除，在趾蹼处将相邻足趾趾蹼缝合，两种处理方式各有利弊。Ⅴ和Ⅵ度缺损切取足趾时常需携带足背与跖底皮肤，足背创面可植皮或皮瓣修复（图1）。

跗甲瓣组合髂骨块移植再造手指 主要适用于Ⅰ~Ⅲ度缺损的手指再造。目前的技术再造远指间关节手术复杂而效果不是太理想，对于手指中部以远缺损，采用跗趾甲皮瓣包裹髂骨块再造手指也能恢复手指较好的外形和基本功能。此种方法可以重建正常大小的指甲、合适的周径及十分接近正常手指的外形，感觉好，更易被患者接受。

手术设计 ①长度：切取足趾的长度，等于或接近手指缺损的长度。②骨与关节：手指Ⅰ度缺损，用髂骨或切取跗趾末节部分趾骨；Ⅱ度（及以上）缺损，跗趾甲皮瓣携带部分末节骨的同时加髂骨移植。③皮肤：根据手指缺损情况于跗趾甚至足背、跖底设计相应长度、宽度的皮肤。④动脉、静脉与神经：主要以跗趾腓侧趾底动脉、神经为蒂动脉、神经；静脉主要是足背及趾背的浅静脉。

手术方法 ①受区准备：切开手指残端皮肤，修整残端骨质，探查动脉、神经、浅静脉，适当处理后备用。②静脉切取：先观察跗趾趾背静脉、跖背浅静脉与大隐静脉的走向，结合受区静脉缺损情况切取静脉。③动脉与神经切取：根据受区血管、神经缺损情况，可以选择以足背动脉-第1跖背动脉和（或）跖底动脉-跗趾腓侧（第2趾胫侧）趾底动脉为蒂血管，神经为跗趾腓侧（第2趾胫侧）趾底神经-跖底总神经为主。动脉由近端向远端、于皮瓣深面分离，小心保护皮支。④髂骨切取：根据残指骨缺损情况，在髂嵴下方横向切取一髂骨条，修整成指骨形状。⑤移植重建：用1.0mm克氏针或其他固定方式将髂骨固定于残指指骨上，跗趾甲皮瓣骨包裹髂骨，跗趾甲皮瓣

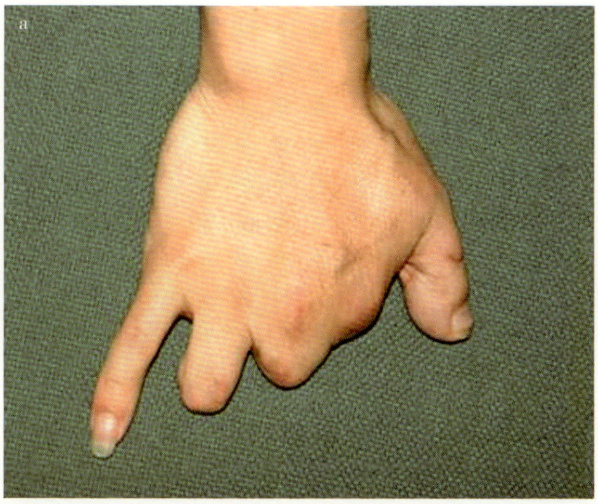

图 1a　2~4 指缺损背侧

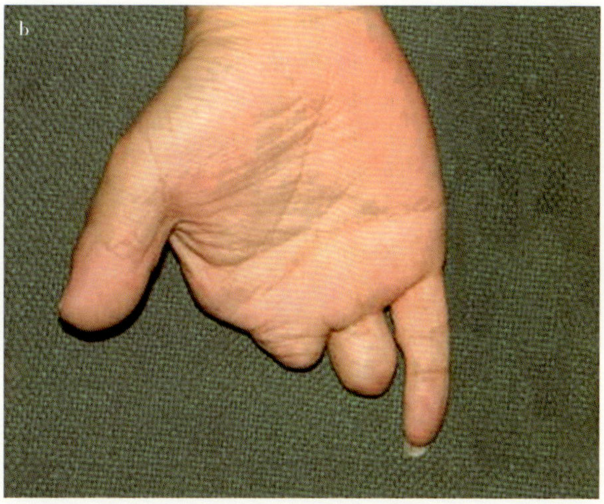

图 1b　2~4 指缺损掌侧

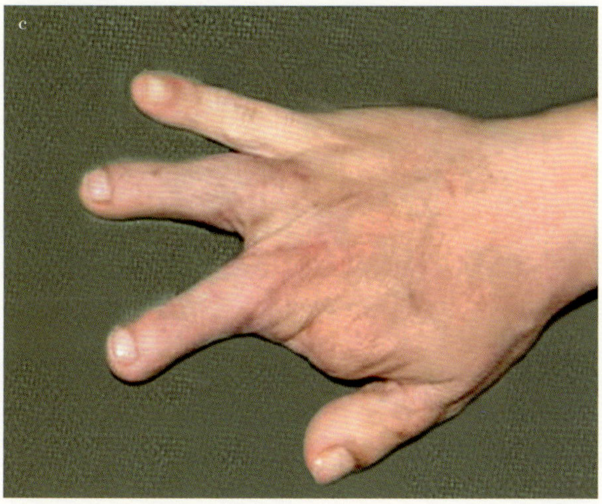

图 1c　双足第 2 趾移植再造中指、环指术后背侧

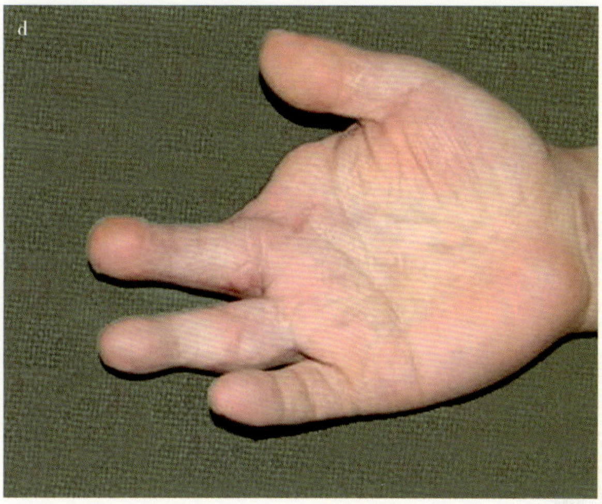

图 1d　再造术后掌侧

图 1　双侧第 2 趾再造中环指

上的动、静脉与神经分别与手指上的相应动脉、静脉、神经吻合。⑥供区处理：踇趾供区创面较大的需要皮瓣转移或移植来修复（图 2）。

踇甲瓣组合第 2 趾关节移植再造手指　虽然Ⅰ、Ⅱ度缺损的手指再造也可以应用这种术式，但临床上更多情况下在是手指Ⅲ~Ⅵ度缺损时采用此方法再造手指。

手术设计　①长度：第 2 趾骨关节的长度等于或接近手指缺损长度。②骨与关节：根据手指骨关节缺损情况及指间关节、掌指关节位置设计第 2 趾趾间关节、跖趾关节瓣，如掌骨缺损较多可向近端切取足够长度跖骨或组合髂骨块。③皮肤：根据手指缺损情况于踇趾甚至足背、跖底设计相应长度、宽度的皮肤。④动脉、静脉与神经：主要以踇趾腓侧趾底动脉、神经和第 2 趾胫侧趾动脉、神经为蒂血管、神经；静脉主要是足背及趾背的浅静脉。

手术方法　①受区准备：切开拇指残端皮肤，修整残端骨质，探查动脉、神经、浅静脉、拇长伸肌与屈肌腱等，适当处理后备用。②静脉切取：先观察踇趾及第 2 趾趾背静脉、跖背浅静脉与大隐静脉走向，结合受区静脉缺损情况切取静脉。由于第 2 趾皮肤需保留于供区，切取第 2 趾关节瓣时需于真皮下分离静脉，应小心谨慎，避免损伤。③动脉与神经切取：动脉以足背动脉-第 1 跖背动脉和（或）跖底动脉-踇趾腓侧和第 2 趾胫侧趾底动脉为蒂血管。神经主要以踇趾腓侧与第 2 趾胫侧趾底神经-跖底总神经为蒂神经，亦可同时携带腓深神经。动脉由近端向远端、于皮瓣深面分离，小心保护皮支及关节支。为了便于术后观察血运，第 2 趾

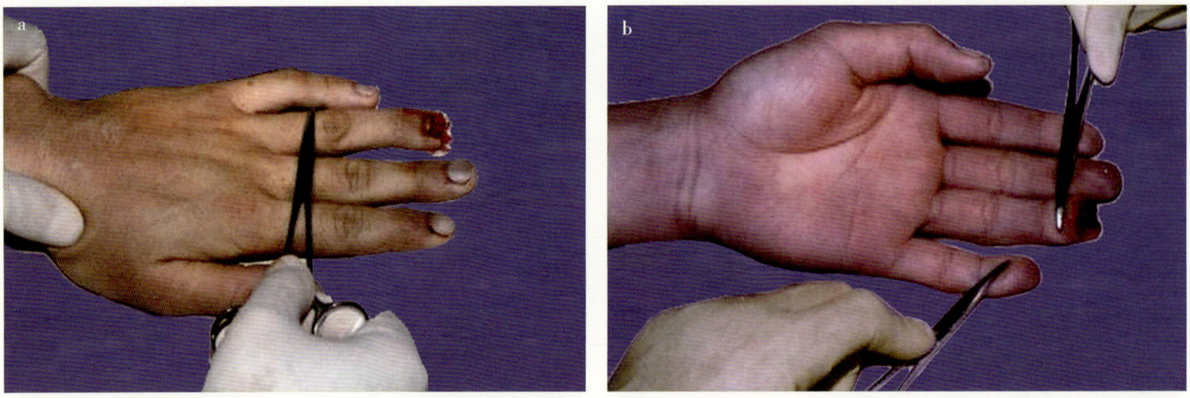

图 2a，2b　环指指尖缺损

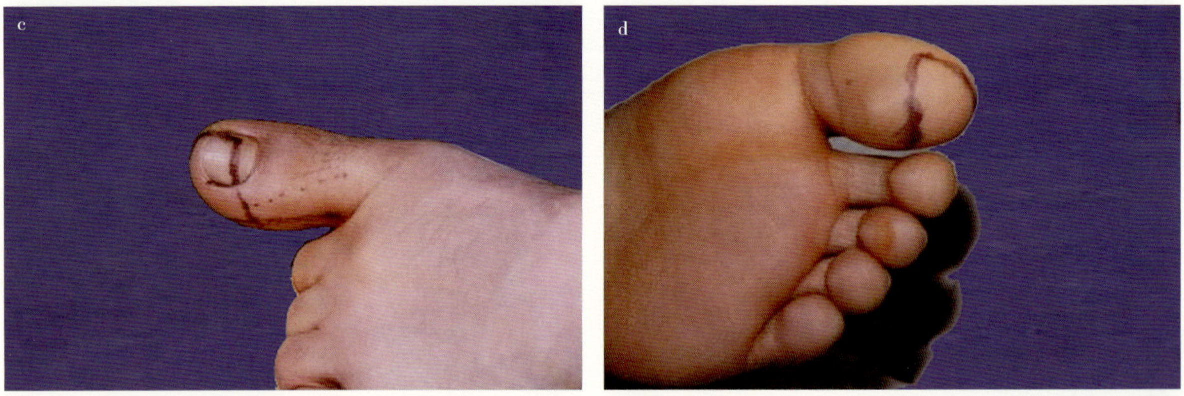

图 2c，2d　跗甲瓣设计情况

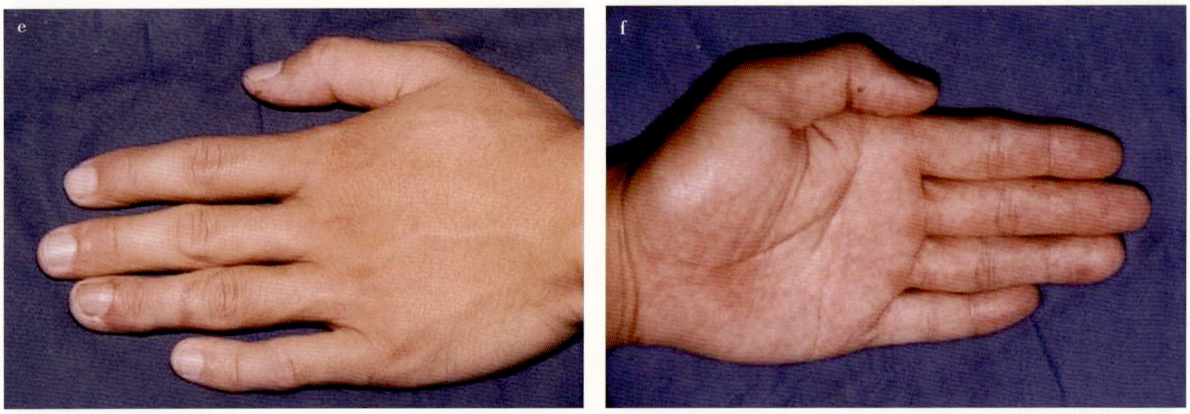

图 2e，2f　再造后手的外形

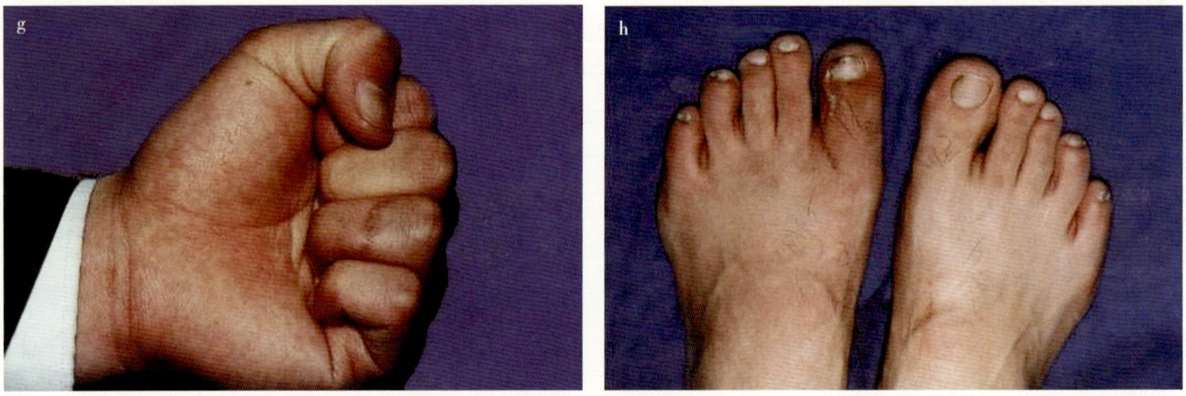

图 2g　再造后握拳情况　　图 2h　供区情况

图 2　跗甲瓣再造环指指尖

关节瓣最好设计并切取一皮条或皮岛。④踇甲皮瓣、肌腱和骨关节的切取：按手指皮肤缺损情况解剖游离踇趾甲皮瓣，按手指缺损情况在适当平面切断第2趾趾骨、肌腱。⑤移植重建：踇趾甲皮瓣绕第2趾骨关节瓣形成新的手指并移植于手指残端，趾骨与指骨残端固定在一起，修复屈伸肌腱，踇趾甲皮瓣和第2趾骨关节瓣上的蒂血管、神经分别与手指上的血管、神经吻合。⑥供区处理：通常是将第2趾修成剔骨皮瓣，覆盖踇甲瓣供区创面，若创面较大，第2趾剔骨皮瓣不能完全覆盖创面，则需另外植皮或皮瓣修复。为了保留足趾数量及长度，也可取髂骨块移植固定于第2趾骨质缺损区，踇甲瓣供区设计皮瓣覆盖（图3）。

优缺点 三种术式各有其优缺点。足趾移植再造手指，操作相对简单，手术安全可靠，但再造的手指外形仍像足趾，无法再造一个完整的长手指，关节位置与周径与正常手指也有明显不同。踇甲瓣组合髂骨块移植再造手指的外形好，但其中不带关节，再造手指的运动功能差，并且当髂骨不带血运，有时会有骨吸收和移植髂骨再骨折情况发生。踇甲瓣组合第2趾关节移植再造的拇指指甲与外形接近正常拇指，功能好，但手术复杂、难度大，对术者技术及经验要求高，术后易出现血管危象，甚至坏死，风险大。

（王增涛）

duōzhǐ zàizào

多指再造（reconstruction of multiple digits） 两个或两个以上手指外形与功能的修复与重建手术。有很多手术方法，如皮管植骨法、游离皮瓣包裹法、拇指残端提升术、牵引延长术、足趾游离移植术等。下面主要介绍足趾游离移植的多指再造术。1978年6月，顾玉东等为1例2~5指全部缺失的患者，设计了第2、3趾联合移植，为患者同时再造两个手指，术后患手功能恢复十分满意，为多指缺损再造修复开创了先河，提供了理想的再造方法。1985年于仲嘉等利用一侧踇甲瓣连同2、3趾和对侧足2、3趾组合移植，一次性手术完成单手5指再造，并恢复了一定的功能和外形。增加了手指再造数量，显示了中国显微外科技术水平的不断提高和发展。

适应证 见手指再造。

手术方法 见手指再造。根据手指缺损情况，综合评估条件，制定再造指数等方案。与单指再造手术方法基本相同，但多指再造有其特殊性，要格外注意。多指再造如从两只脚上切取足趾，则要分成3个手术组同时进行手术，每个组要明确各自的任务，并互相通报进展情况，以保证手术准确无误地顺利进行。

术前要制订详细的手术方案，根据手指的缺损情况，首先确定再造几个手指，造在哪几个手指位置上，取哪几个足趾，什么平面以及血管吻合方案都要具体明确，让每个参加手术者心中有数，做到有的放矢。

多指再造可以应用同步法再造，即将多个足趾全部切取，修整合适后，同时一次性的固定各指骨骼，修复肌腱，最后吻合神经和血管，缝合全部皮肤。该方法的优点是节省手术时间，操作方便，有利于整体结构的调整，从而提高手术质量（图）。

注意事项 ①多指再造时应按正常手指长短序列注意调节各指的长度，即中指最长，接下来是环指、示指和小指，这样外形比较美观。②2~5指均缺损，如果仅再造2个手指，无论造在示、中指上还是中、环指上，靠近拇指的手指其长度应短于另一指，或者等长，有利于对指功能的发挥。③手和足部的解剖时切忌粗暴的钝性分离，尽量做到锐性切割，减少创伤，减轻组织水肿，从而避免术后血管危象的发生。④多指再造时需要吻合的血管比较多，如在指总动脉或指固有动脉处吻合，血管口径相对较细，要保证血管吻合质量，尽量做到手术一次成功。因为一旦进行血管探查，会对其他再造指产生影响。此外还有很多相关问题要认真把握：

再造指数量问题 多指缺损时再造几个手指合适，需从以下几个方面考虑：①青少年处在成长阶段，手部致残对日后的学习、生活和工作影响较大，因此治疗的标准相对要高一些，尽量做到解剖修复。②职业因素：对手指完整性要求较高的职业，如打字、弹琴等，最好再造一个外形和功能完整的手。③手指缺损平面：Ⅲ度以远的缺损，再造以后功能和外形均较好，切取的足趾较短，对足部功能影响少，如果进行再造，最好是全部完整再造。④手指缺损的数量：2个手指缺损，如可能最好全部再造。3个手指缺损要根据手部条件再造1~3个手指都有可能。4个手指缺损，再造2个手指，与拇指一起三定点持物比较理想。若想再造3个手指还不如再造4指，这样从外形上更接近正常。⑤患者的意愿很重要，我们要将各种手术方案的利弊得失向患者讲解清楚，采取哪种手术方式、再造几个手指，

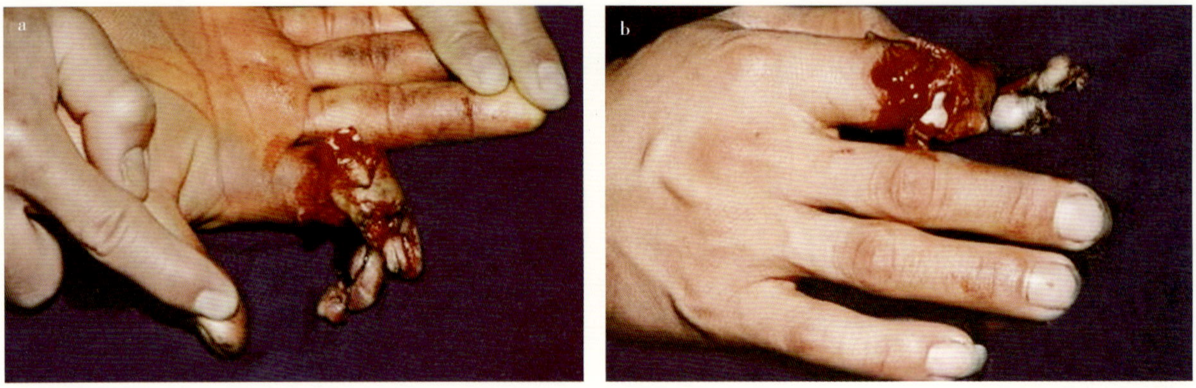

图 3a，3b　示指缺损情况

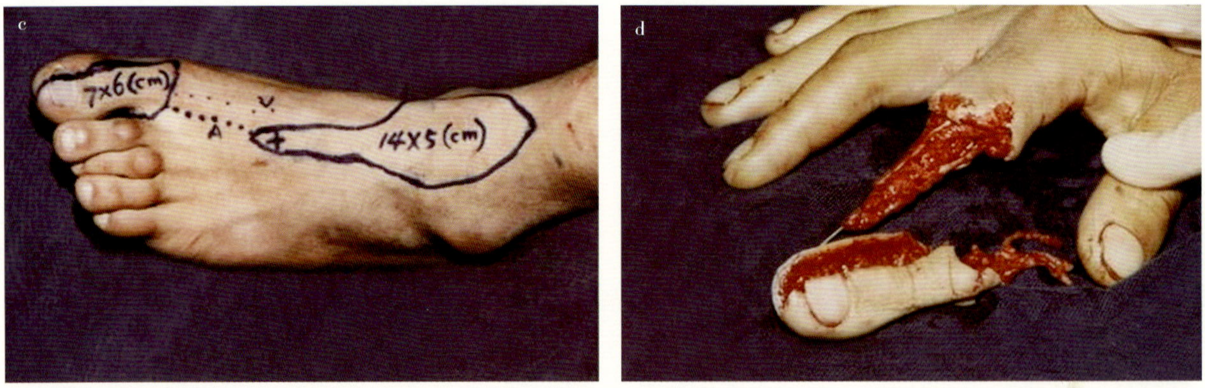

图 3c，3d　供区切取及移植

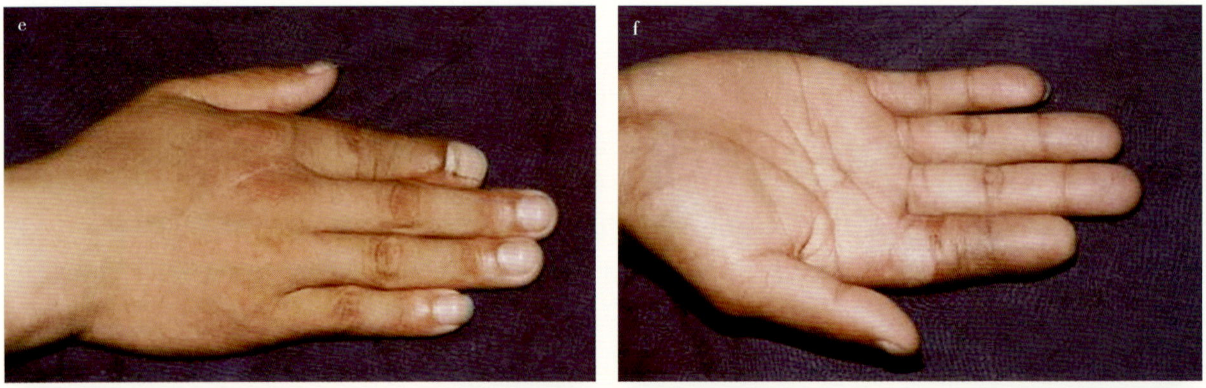

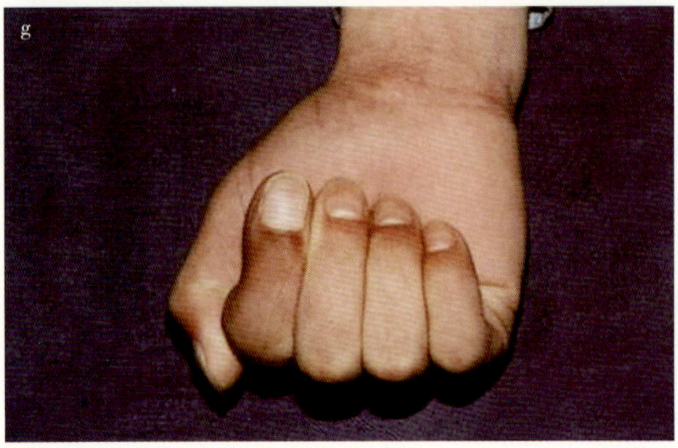

图 3e～3g　再造后手的外形及功能图

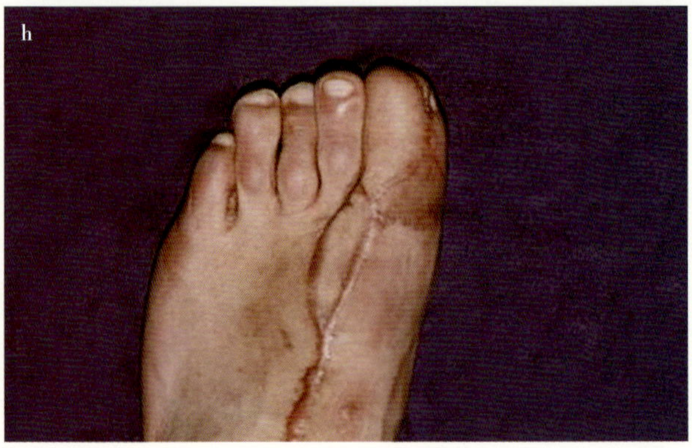

图 3h　供区外形

图 3　踇甲瓣修复示指脱套伤

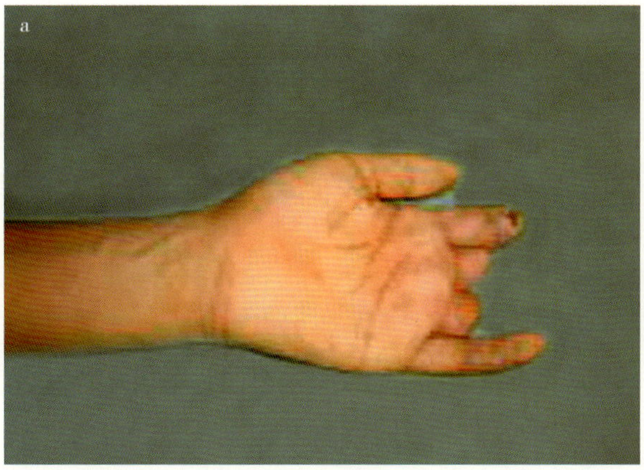

图 a　缺损掌面观

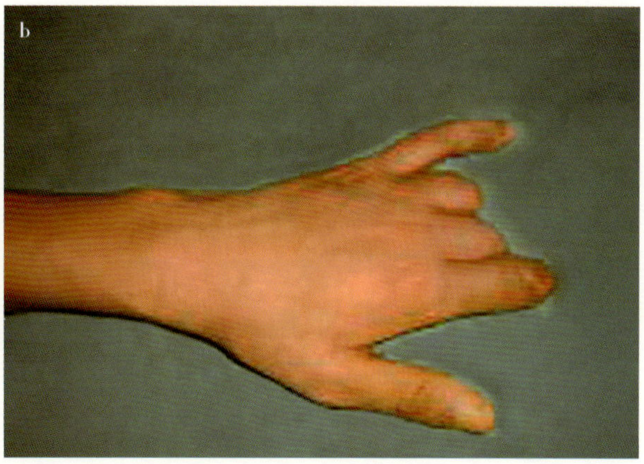

图 b　缺损背面观

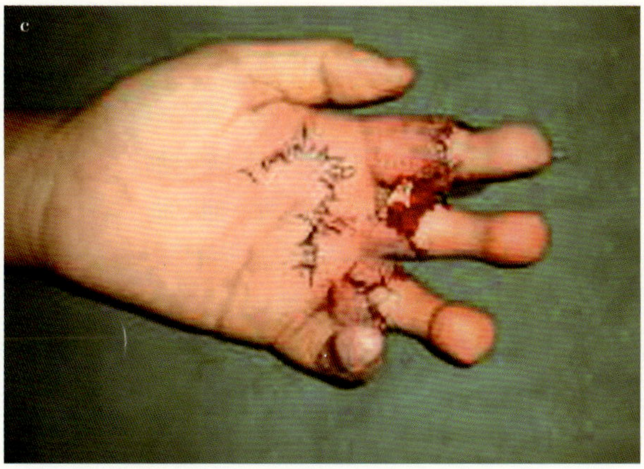

图 c　再造术后掌面观

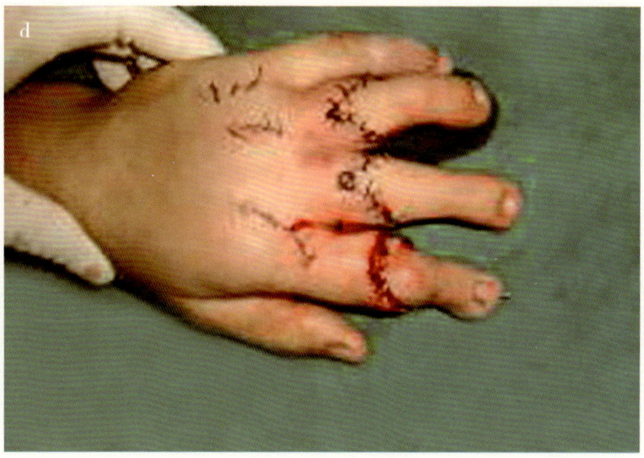

图 d　再造术后背面观

图　示指、中指、环指再造术前及术后情况

尊重患者的选择，以使患者从心理上得到安慰和满足。

供趾切取方式　再造 2 个手指，是从一只脚上切取 2 个足趾，还是从两只脚上各取 1 个足趾，也是我们常常面对的问题。单只脚上取 2 个足趾，手术相对简单，用一套血管重建血液循环，安全性更高。缺点是供足的创伤相对较大，伤口闭合困难，部分病例愈后较差。两只脚上各取 1 个足趾，对供足的外形和功能影响小，对供区的保护更有利。临床应掌握以下原则：①手指近节远端以远的缺损，因患手有完整的指蹼，应分别从两只脚上切取足趾，既能保证供趾的质量，又能减少供足的创伤。②同时再造拇指和其他手指，如果不使用蹰甲瓣的话，也应从两只脚切取足趾。用蹰甲瓣连同第 2 足趾一起再造拇、示指，用一套血管重建两指的血液循环，手术相对简单，安全可靠。但供足的创伤较大，虎口不够宽大，再造指长度不够长是其不足。③2～5 指Ⅵ度缺损，已无正常指蹼，对手指长度的要求不重要，且手部受区血管条件一般，只需再造两个手指能与正常的拇指相对合，恢复患手的部分功能，此时可从一只脚上切取两个足趾移植再造手指，手术较容易一些。

重视足部供区的修复　足趾移植拇手指再造是以牺牲足趾为代价的方法，显然对足部的外形和功能是有一定的影响，尤其是多趾移植影响就更大。我们不能一味追求手的功能和外形而忽略足的重要性，如何将足部的创伤减少到最低程度是应该重视的问题。目前很多学者已注重足趾移植后的供区修复。如应用股前外侧皮瓣移植修复足部 2、3 趾联合切取后的创面，取得较好效果。还有的应用足背各种小皮瓣转移修复供区，虽然手术麻烦一点，但使足部的外观和功能获得了较大改进。这种两全其美的方法值得推崇。

重视外形的改进　多指再造如果不注重外形的塑造，外形将很难看。常见的问题有趾腹较大，颈部较细，长度不够，指蹼太浅，序列不相符，长度没差别。针对这些问题，目前有采用一期或二期修整改进的报道，越来越受到临床医生的重视。

多个手指缺损的足趾移植再造是一种特殊类型的再造手术，有一定的规律和需要特别的技巧，只要按照原则制订合理的方案，精心操作，就会给患者再造一个外形完整而又功能满意的手。

（方光荣）

shǒu zàizào

手再造（hand reconstruction）

当全手缺失时，用显微外科技术再造两个以上的手指以恢复手的部分功能，或者在重建多个手指的同时重建手掌以更好地恢复手的外形与功能的手术。全手缺失可分为：掌骨型，保留大部掌骨、无手指的全手缺失；腕骨型，保留大部分腕骨无掌骨的全手缺失；前臂型，于前臂下1/3以远的全手缺失。1979年，上海市第六人民医院于仲嘉首先报道了手再造病例，将多个足趾直接移植到手掌甚至前臂残端，或者应用人工掌骨再造手掌同时移植多个足趾至人工掌骨上，使再造手的外形与功能都更接近正常的手。

全手缺失者，依据目前的医疗技术，重建全部手的外形及功能，相当困难。当前大多是通过移植2~3个足趾到手掌、腕或前臂残端的方法恢复手的部分功能（如夹、捏、持、提等），外形不美观，有人形容这样的手是一种人造畸形。对于该术式国内外学者有不同的看法。全手的显微再造应根据伤情及患者的意愿做不同选择。

目前手显微再造的常用方式主要包括：

残指移位再植手再造 因外伤造成的腕掌部甚至前臂下1/3组织挫灭或缺损，若近端尺桡骨无多发骨折，前臂软组织无严重挫伤，血管、神经、肌肉无撕脱伤，远端组织条件较好的拇指或其他指体要求保留手指者，急诊时可将断指异位再植于前臂远端重建部分手功能。如前臂近端组织条件差，无法一期再植，可先将残留的健康指体异位再植于健侧手或身体其他部位，待残肢局部条件允许后，再回植到前臂残端，重建部分手功能。

足趾移植手再造 对于全手缺失的择期患者，显微再造方法仍以足趾移植为主。根据缺损的情况、患者的要求及术者的技术水平，个体化设计手术方案。因切取足趾会影响足的功能与外形，切取的足趾数量越多足的功能损失越大，所以不能把所有的足趾都移植到手上来，全手的再造着重以恢复手的部分功能为主而不是再造所有的手指。常用的方案是：①掌骨型。可根据情况设计重建2~5个手指，手术方法见拇指再造和手指再造。②腕骨型。如患者有要求可先手术重建手掌（如取髂骨重建掌骨、覆以皮瓣等），然后再重建2~5个手指；如患者仅要求恢复捏、持等部分功能，可行踇甲瓣组合第2趾跖趾关节-趾间关节或第2足趾移植等再造2~3个手指，方法见拇指再造、手指再造。③前臂型。亦可行踇甲瓣组合第2趾跖趾关节-趾间关节或第2足趾移植等，再造2~3个手指于前臂残端以重建手部分功能。

（王增涛）

wàikē zǔzhībàn

外科组织瓣（surgical flap）

具有自身血液循环系统、能独自成活的组织块（tissue block）。含义广泛，包括皮瓣（skin flap）、骨瓣（bone flap）、肌腱皮瓣（tenocutaneous flap）、肌瓣（muscle flap）、筋膜瓣（fascial flap）、脂肪瓣（fat flap）、复合皮瓣（composite flap）、组合皮瓣（combined flap）等。

（张世民）

píbàn

皮瓣（skin flap）

带有自身血液供应、能独自成活的包含皮肤和皮下组织的活组织块。皮瓣是临床种类最多、应用最为广泛的外科组织瓣。临床开展皮瓣转移的目的多种多样，但均可归于修复创面、重建功能和改善外形的范畴内。

皮瓣简史 皮瓣最早是用于面部的整形，尤其是鼻再造方面。公元前6~7世纪，印度妙闻（Susrata Samhita）即有运用额部带蒂皮瓣进行鼻再造和耳垂修复的文献资料记载（印度皮瓣）。15世纪中叶欧洲文艺复兴时期，意大利布兰卡（Branca）医学世家的安东尼奥（Antonio）将前臂固定于头部，以上臂皮瓣行鼻再造术（意大利皮瓣）。16世纪，意大利塔利亚科奇（Tagliacozzi）在用上臂皮瓣行鼻再造时，强调了移位前行皮瓣延迟术和延迟时限的重要性，首创皮瓣延迟术（delayed procedure）。1889年法国芒绍（Manchot）用法文发表了专著《人体皮肤的动脉》。1893年德国斯帕特霍尔兹（Spalteholz）指出皮肤的动脉血供来源有两种类型：一是来自肌肉营养动脉的终末支；二是来自深部主干动脉的直接皮肤分支。在第一次世界大战中，1917年英国埃瑟（Esser）创用了岛状皮瓣（island flap）移位术。1917年菲拉托夫（Filatov）、

1917年甘兹（Ganzer）和1920年吉勒斯（Gilles）创用了皮管（flap tube）。1936年法国萨尔蒙（Salmon）采用放射解剖技术，详细研究了全身的皮肤血供情况，在其专著《皮肤的动脉》中提出了80多个血管分区。早期的皮瓣主要是随意型皮瓣，其成活受长宽比例的限制。

皮瓣外科的真正发展是在20世纪50年代以后。1953年，康韦（Conway）、斯塔克（Stark）和涅托-卡诺（Nieto-Cano）在尸体动脉造影的基础上，提出在解剖学相邻的血管之间存在着交通吻合，因此，皮瓣的动态成活范围将大于一条血管所供应的解剖学界限。1965年，美国巴卡姆吉安（Bakamjian）首次报道了包含（无意中）胸廓内动脉肋间穿支为蒂的胸三角皮瓣（deltopectoral flap）修复肿瘤切除后咽-食管缺损的成功经验，不经延迟而一期将皮瓣的长宽比例安全的扩大至2∶1。1970年英国米尔顿（Milton）通过系列的动物实验，证明了切取皮瓣时单纯强调长宽比例（length/breadth ratio）是不科学的。皮瓣成活与否，是由其内在的血液供应（intrinsic blood supply）特性所决定的，而与皮瓣的长宽比例没有多大关系。1972年英国麦格雷戈（McGregor）和杰克逊（Jackson）描述了以旋髂浅动脉供血的腹股沟皮瓣（groin flap），为人们认识轴型皮瓣打开了新的篇章。1973年英国麦格雷戈（McGregor）和摩根（Morgan）根据直接皮肤血管和肌皮血管穿支在皮肤内的口径大小、走行方向和供血范围的不同，首次提出了轴型皮瓣（axial-pattern flap）和随意型皮瓣（random-pattern flap）的概念，并指出，临床皮瓣成活的界限不仅由血管的解剖界限（anatomic territory）所决定，而且受到血流动力学压力平衡规律（law of dynamic pressure equilibrium）的影响。当一条血管被切断后，邻近皮区的血管，在灌流压力的作用下，通过血管网的吻合和侧支循环，能跨过其原始的供养界限，到达邻近的低压区域，代偿其营养面积，从而扩大皮瓣的动态血供范围（dynamic territory）。

1973年澳大利亚丹尼尔（Daniel）和杨东岳、顾玉东等，成功进行了腹股沟（下腹部）皮瓣吻合血管的游离移植（free transfer），开创了显微外科游离皮瓣移植的先河。1974年日本波利井清纪（Kiyonori Harii）报道了（1972年手术）运用显微外科技术，成功进行了带头发的头皮皮瓣游离移植术。

进入20世纪80年代，皮瓣外科发展迅速，相继开发了主干动脉皮瓣、逆行岛状皮瓣、远端蒂皮瓣、筋膜皮瓣、肌间隔血管皮瓣、静脉皮瓣、真皮下血管网皮瓣、皮神经营养血管皮瓣、穿支皮瓣等。1981年杨果凡首次报道了前臂桡动脉游离皮瓣（radial forearm free flap）的优良效果。1982年宋儒耀用英文在世界上作了介绍，引起国外学者的极大兴趣，被誉为中国皮瓣（Chinese flap）。1982年王炜、鲁开化首次报道桡动脉逆行岛状皮瓣（reverse flow island flap）修复手部缺损的经验，引发了逆行岛状皮瓣的动脉血供和静脉回流研究。1983年孙博提出了绕过瓣膜的迷宫回流理论。

1981年瑞典蓬滕（Ponten）首先介绍了在小腿应用带深筋膜、皮下组织和皮肤所形成的筋膜皮瓣（fasciocutaneous flap），被誉为超级皮瓣（super flap）。1982年英国哈泽（Haertsch）通过解剖学研究，发现在手术掀起皮瓣时从深筋膜下间隙（subfascial space）中分离，不仅操作简单，分离容易，而且出血少，提出了皮瓣的外科平面（surgical plane）。1984年印度塔特（Thatte）报道在下肢应用翻转筋膜瓣（turnover fascial flap）加植皮的方法，修复胫骨外露创面。1982年以后，英国科马克（Cormack）和兰伯蒂（Lamberty）对全身（主要是四肢）筋膜皮肤的血管解剖学进行了系统的研究。1992年美国哈洛克（Hallock）在筋膜皮瓣的临床应用方面进行了大量的工作。

1982年钟世镇报道了对肌间隔血管的解剖学研究，导致了不损伤主干动脉的肌间隔皮瓣（septocutaneous flap）的出现。肌间隔皮瓣与筋膜皮瓣有许多相似之处，两者均带有深筋膜血管网。肌间隔血管的口径多在1 mm左右。以远侧的肌间隔血管为蒂，可以形成远端蒂皮瓣（distally-based flap）进行局部转移，对修复手足肢端创面很有价值。

传统的皮瓣均包含动脉和静脉血管，血液按正常的途径进行微循环。但人体的动脉血管均较深在，且数目有限，难以满足临床手术的需要。由此提出了切取仅包含静脉管道的静脉皮瓣（venous flap）的概念。1981年日本中山雄（Yoshio Nakayama）首先报道了在大鼠进行动脉血供养静脉皮瓣（arterialized venous flap）的实验研究。1983年贾淑兰报道了1例取自大腿内侧动脉化静脉皮瓣的成功经验。同期，顾玉东创用小隐静脉蒂动脉化腓肠神经移植修复长段神经缺损，获得良好效果。1984年日本本田敬宜（Takayoshi Honda）报道了仅吻合静脉血管的指背静脉皮瓣修复手指组织缺损的经验。1985年韩国白（Baek音译）首先报道了对犬进行静脉血营养隐静脉皮瓣的实验。1985年赵书强报道了在兔耳背静脉的实验研究。静脉皮瓣是非生理性皮瓣，血液循环不稳定，成活率差别很大，对其认识尚有待提高和深入。

真皮下血管网皮瓣（subdermal vascular network skin flap, SVN flap）是在真皮下血管网皮片的基础上发展起来的。1980年日本冢田贞夫（Saolao Tsukada）介绍了保留真皮下血管网皮片移植的经验。在此启发下，1986年中国司徒朴报道临床应用暴露真皮下血管网的带蒂皮瓣，成活质量优于传统随意型皮瓣和皮片移植。因其较薄，又称随意型超薄皮瓣。这类皮瓣是中国学者首先提出来的，进行了较多的实验和临床研究，目前尚未得到国际皮瓣外科界的完全认可。

1991年巴西贝尔泰利（Bertelli）和1992年法国马斯克雷特（Masquelet）报道了皮神经营养血管与皮肤血供的相互关系，发现围绕皮神经的伴行营养血管丛对皮肤的血供有重要作用，提出了神经皮瓣（neurocutaneous flap）的概念。因为在这类皮瓣中往往均包含有一条皮肤浅静脉，所以又有神经静脉皮瓣（neuro-venous flap）之称。目前认为皮神经营养血管皮瓣（neuro-veno-fasciocutaneous flap）仅是传统筋膜皮瓣的特殊范例。其实皮下组织中的浅静脉周围亦有营养血管丛，临床同样可用包含浅静脉营养血管的方法为皮瓣增加血供。远端蒂腓肠神经营养血管皮瓣（sural neurocutaneous flap）逆向转移修复足踝创面，临床应用最为广泛。对皮神经、浅静脉营养血管与皮肤血供关系的新认识，丰富了人们关于皮瓣血供的知识，也为临床研究长皮瓣（long flap）提供了新的方向。

1989年日本光岛勋（Isao Koshima）首先报道了以肌皮穿支血管为蒂切取的皮下组织皮瓣，称为穿支皮瓣（perforator flap）。目前国内外学者对穿支皮瓣的确切概念和定义仍有争论。狭义的穿支皮瓣概念仅指肌皮穿支血管供养的皮下组织皮瓣，而广义的穿支皮瓣概念是指一切由穿支血管供养的组织瓣，而不论其穿支血管的来源如何（肌皮穿支、肌间隔穿支、直接穿支等）和组织瓣的构成如何（皮下组织皮瓣、筋膜皮瓣、皮下脂肪瓣等）。将穿支皮瓣与皮神经营养血管皮瓣（perforator neurocutaneous flap）两种理论相结合，可以细小的蒂部（穿支）供养较大较长的皮瓣，临床使用优势明显（表）。

皮瓣结构（flap structure） 任何皮瓣，在结构上均包含三部分。①瓣部：需要转移的组织，即手术的目的所在。②蒂部：瓣部成活的生命线，即皮瓣早期营养代谢的通道，包含有动脉、静脉、神经和淋巴管等。③基底部：蒂部连于母体的部位，是瓣部成活的血供来源，即皮瓣成活的根据地（图1）。

皮瓣血管（flap vasculature） 包括动脉和静脉两个对应的部分。供养皮瓣的血管均起自深部主干血管，通过以下四个途径到达皮肤：①直接皮肤血管。②筋膜隔穿支血管。③肌皮穿支血管。④体被组织中特殊结构（如皮神经、浅静脉）的营养血管（图2）。

直接皮肤血管　主干血管走行于解剖结构的窝内、肌腔隙内，表面缺乏肌肉覆盖。皮动脉从主干血管发出后，直接穿过深筋膜在皮下组织中与皮肤平行走行，一般口径较大，行程较长，供养的范围较为广泛（图3）。直接皮动脉（direct cutaneous artery）多是主干血管的侧支，少数是主干动脉的终末支（如颞浅动脉）。侧支型直接皮动脉多位于关节的附近（屈面），在解剖结构的窝内容易找到，如上肢的腋窝、下肢腹股沟的卵圆窝、腘窝等。在肢体

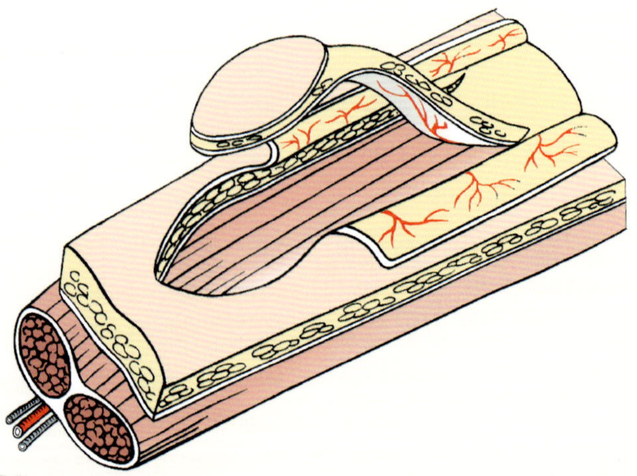

图1　皮瓣结构

表 皮瓣外科发展的重要事件及作者、时间

发表时间	作 者	皮瓣名称
1956	利特勒（Littler）	指神经血管蒂岛状皮瓣
1965	巴卡姆吉安（Bakamjian）	胸三角皮瓣
1966	赫尔（Ger）	小腿肌瓣+植皮
1970	米尔顿（Milton）	皮瓣长宽比例的实验
1972	麦格雷戈（McGregor）	腹股沟皮瓣
1972	奥提哥奇亚（Orticochea）	股薄肌皮瓣
1973	麦格雷戈（McGregor）	轴型皮瓣与随意型皮瓣的概念
1973	丹尼尔（Daniel） 杨东岳，顾玉东	腹股沟皮瓣游离移植 下腹部皮瓣游离移植
1975	麦克劳（McCraw）	足背皮瓣
1975	丰田味藤野（Toyomi Fujino）	上部臀大肌皮瓣
1976	丰田味藤野（Toyomi Fujino）	耳后皮瓣
1976	博克斯（Boeckx）	胸外侧皮瓣
1976	博代（Baudet）	胸背皮瓣
1977	麦克劳（McCraw）	肌皮瓣血管的实验与临床研究
1977	申克（Schenk），沸洛（Furlow）	腹直肌皮瓣
1978	马克斯韦尔（Maxwell）	背阔肌皮瓣游离移植
1978	泰勒（Taylor）	髂骨皮瓣
1979	富歇（Foucher）	示指背侧皮瓣
1979	沈祖尧	预构皮瓣的概念
1981	马西斯（Mathes），纳海（Nahai）	肌肉血管的解剖及肌皮瓣分类
1981	杨果凡	前臂桡动脉游离皮瓣
1981	蓬滕（Ponten）	筋膜皮瓣的概念
1981	阿克兰（Acland）	隐神经血管皮瓣
1981	格莱比（Grabb）	足外侧皮瓣
1981	赫维茨（Hurwitz）	臀股部皮瓣
1981	中山（Nakayama 音译）	动脉化静脉皮瓣的实验
1982	钟世镇	肌间隔血管皮瓣的解剖
1982	吉尔伯特（Gilbert） 吴仁秀，董吟林	肩胛皮瓣
1982	王炜，鲁开化	桡动脉逆行岛状皮瓣
1983	孙博	逆行岛状皮瓣的静脉回流研究
1983	东斯基（Donski），福格德斯坦姆（Fogdestam）	肌间隔穿支小腿外侧皮瓣
1983	陈中伟	腓骨皮瓣
1983	张善才	胫后动脉逆行岛状皮瓣
1984	徐达传，罗力生，宋业光	股前外侧皮瓣
1984	科马克（Cormack）	筋膜皮瓣血管的研究及分类
1984	本田敬宜（Takayoshi Honda）	静脉血营养的静脉皮瓣
1986	阿马兰特（Amarante）	内踝上皮瓣
1986	彭特亚多（Penteado），路来金	骨间后动脉皮瓣的解剖
1987	泰勒（Taylor）	血管体区的概念
1988	马斯克雷特（Masquelet）	外踝上皮瓣
1988	贝克尔（Becker）	尺动脉腕上穿支皮瓣
1989	光岛勋（Isao Koshima）	穿支皮瓣的概念 腹壁下动脉穿支皮瓣
1989	赖春生	指动脉逆行岛状皮瓣
1990	斯莫尔（Small），路来金	掌背动脉逆行岛状皮瓣
1991	贝尔泰利（Bertelli）	皮神经营养血管皮瓣
1992	马斯克雷特（Masquelet）	腓肠神经营养血管皮瓣
1999	布鲁内利（Brunelli）	拇指尺背侧逆行岛状皮瓣

远段的浅表部位，如上肢的桡动脉显露段和下肢的足背动脉等，主干血管浅居皮下，发出分支，直接在皮下组织中分布。直接皮肤血管在人体并不多见。直接皮肤血管皮瓣的掀起平面较浅，在皮下组织层。临床手术常用者如腹股沟皮瓣（旋髂浅动脉）。

筋膜隔穿血管 主干血管走行于细长肌肉之间时，发出筋膜隔穿血管（septocutaneous perforator），营养邻近的深部结构（肌肉、骨骼、神经等）及其表面皮肤。在四肢，血管经过筋膜隔时，一般都是由深至浅斜向远侧，发出较粗长的降支和细短的升支（返支）及横支（水平支），相邻血管的分支之间在深筋膜表面存在着丰富的相互吻合（图4）。筋膜隔穿血管的分布特点是，在四肢的近侧，由于主干血管的位置深在，肌间隔（intercompartmental septum，存在于不同功能的肌肉群组之间）和肌间隙（intermuscular septum，存在于功能相同的肌肉之间）深而厚，穿支血管要经较长的距离，才能到达浅层（4～7cm）。因此，穿支血管数目较少而口径较大，有时在1mm以上；而在四肢的远侧，由于主干血管表浅，肌间隙浅而薄，穿支血管距离皮肤较近（1～3cm），因此穿支血管的数目较多而口径较小，多在1mm以下。筋膜隔穿血管主要存在于肢体。肌间隔皮瓣（septocutaneous flap）是筋膜皮瓣（fasciocutaneous flap）的一种，掀起平面在深筋膜下层，此为在肢体切取皮瓣的外科平面（surgical plane）。

肌皮动脉穿支 主干血管走行于宽大扁平的肌肉内时，多发出肌皮穿动脉（musculo-cutaneous perforator）营养表面的皮肤。

肌皮动脉起自主干血管后，先进入肌肉实质中走行，发出肌肉分支营养肌肉；再向浅层发出皮肤穿支，或在肌肉的边缘发出皮肤缘支（即肌皮动脉的直接皮肤分支）营养体被组织。肌皮瓣的掀起平面在肌肉之下（图5）。

特殊结构的营养血管　皮肤组织中如包含有其他特殊结构，如皮下疏松组织中的皮肤感觉神经和浅静脉，这些结构往往带有自身的伴行营养血管，在其周围形成丰富的神经旁血管丛（paraneural plexus）和静脉周围血管丛（perivenous plexus）。这些营养血管或血管丛亦有分支营养皮肤，是临床皮神经营养血管皮瓣和（或）浅静脉营养血管皮瓣成活较长的解剖学基础。

皮瓣的静脉血管　皮肤的静脉血管系统分为浅、深两组，均起自微静脉血管网，由浅入深分为四层：皮肤乳头下层、皮肤网状层、浅筋膜层和深筋膜层。浅组静脉系统指皮肤的非伴行性浅静脉（无动脉伴行），主要起自最浅层的乳头下微静脉网，由毛细血管后微静脉和集合微静脉组成，经2~4级的汇合后，即向深面走行至皮下脂肪层，收纳皮肤浅层结构的静脉血，在一定的区域汇集成较大的非伴行性浅静脉支和浅静脉干，平行走行于皮下组织的浅层，如上肢的头、贵要静脉及其属支和下肢的大、小隐静脉及其属支。深组静脉系统指皮肤的伴行性浅静脉（有动脉伴行），主要起自网状层微静脉网的皮肤附属器（毛囊、皮脂腺、汗腺）周围，也收纳皮肤浅层的静脉血，主要在小范围内汇集成穿支静脉或直接皮肤动脉的伴行静脉，垂直走行于皮下组织的深层，在穿过深筋膜之前，还收集深筋膜微

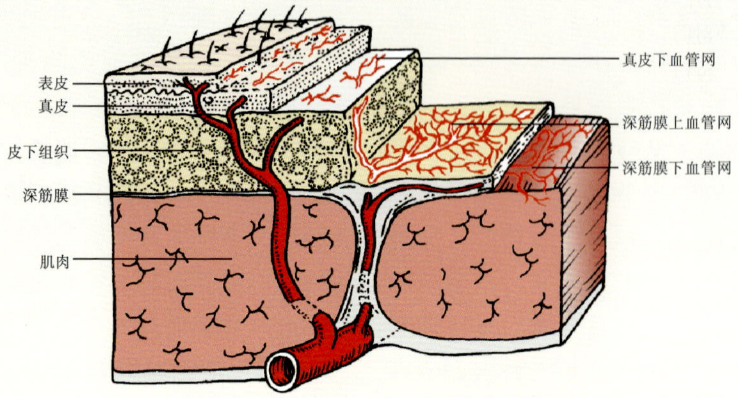

图2　皮瓣的血供来源及血管网

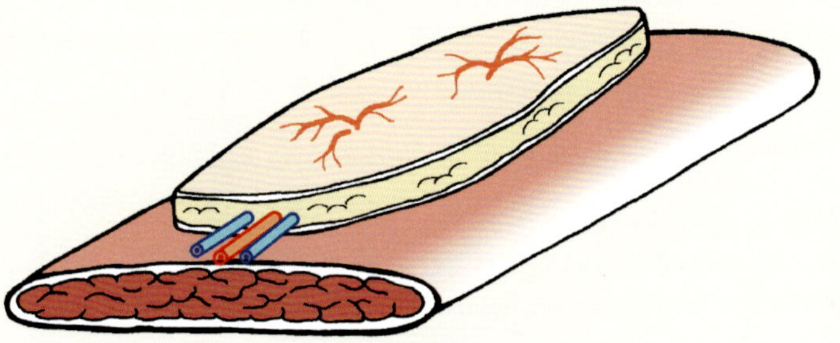

图3　直接皮肤血管的走行与分布

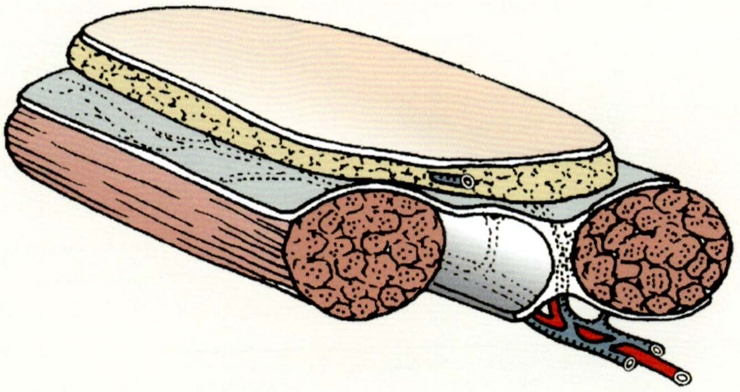

图4　筋膜隔穿动脉的走行与分布

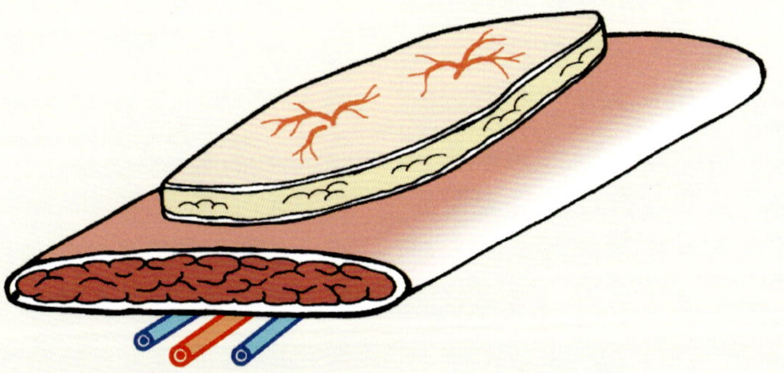

图5　肌皮动脉的走行与分布

静脉网的静脉血，最后进入深部主干静脉直接回流（图6）。

皮肤的浅-深静脉交通吻合　在浅静脉系统与深静脉系统之间，主要通过两种途径而互相沟通（图7）。①口径较大的浅-深静脉干交通支：一端连接皮下浅静脉干，另一端连接深部主干动脉的伴行静脉，口径1～3mm，直接将浅静脉干收集的静脉血导入深静脉系统。浅-深静脉干交通支在关节部位恒定出现，一般1～2支，内有坚强的静脉瓣膜，指向深层。②口径较小的穿支静脉：一端连接皮肤的深层微静脉网，另一端连接深部的伴行静脉，直接将静脉网收集的静脉血导入深静脉系统回流。穿静脉一般伴穿动脉而行，多为2支，口径略大于动脉。与穿动脉系统的分布相对应，在肢体近侧的肌间隔部位，穿静脉数目较少，但口径较大，多在0.8mm以上；而在肢体远侧的肌间隙部位，穿静脉数目较多，但口径较小，多在0.5mm以下。穿静脉本干中均有静脉瓣膜结构，保证静脉血由浅入深的回流；而且，在穿静脉的分支中，口径超过0.15～0.20mm的较大分支亦有瓣膜样结构存在，保证静脉血以穿支本干为中心的集中汇流。

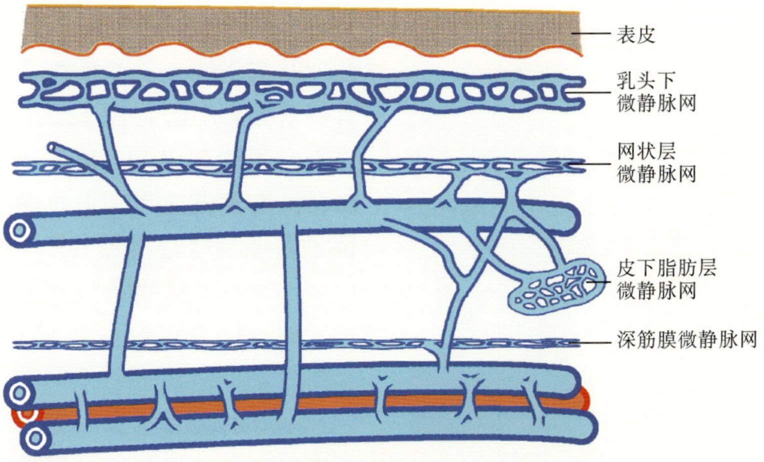

图6　皮肤的静脉血管构筑

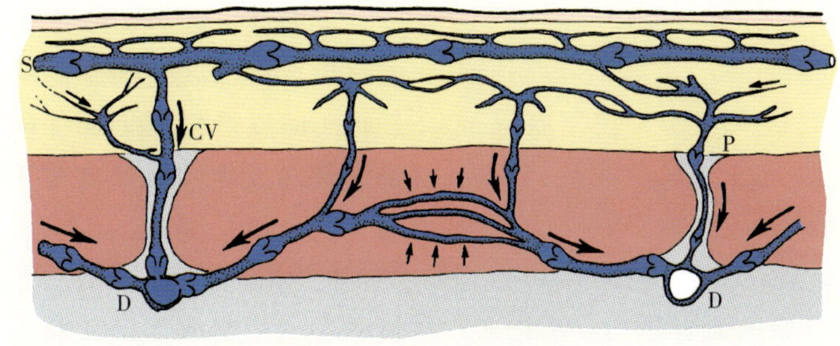

图a　有浅静脉干的部位

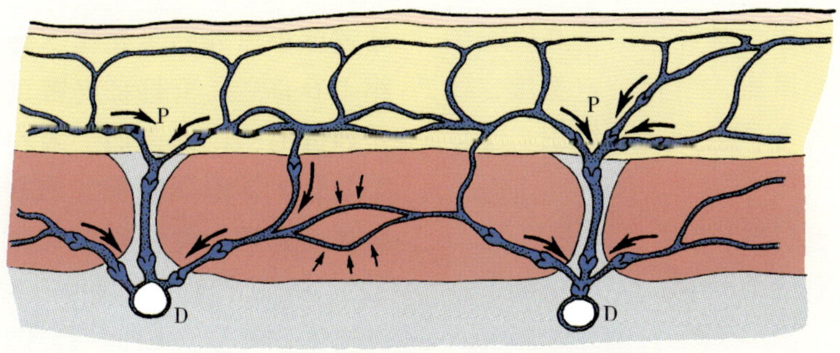

图b　无浅静脉干的部位

图7　皮肤的静脉回流

S. 浅静脉干；D. 深部静脉；P. 穿静脉；CV. 浅-深静脉干交通支

皮瓣类型（flap classification）　以皮瓣三部分结构（瓣部、蒂部、基底部）的各种不同特征为标准，如血管蒂类型、组织构成、是否预制、转移距离、转移方式、皮瓣形状等，可将皮瓣划分为各种不同的类型（图8）。

按照瓣部的组织构成对皮瓣进行分类，由浅入深包括以下几种：①真皮下血管网皮瓣（subdermal vascular plexus flap），仅包含皮肤和其下的薄层脂肪组织，又称超薄皮瓣。②皮下组织皮瓣（subcutaneous flap），包含皮肤和皮下组织，是临床上历史最悠久的一种带蒂皮瓣类型，由皮下组织蒂中的血管网供血，成活受长宽比例的限制。随着对皮肤血管研究的深入和显微外科技术的发展，尤其穿支皮瓣概念的出现，轴型血管的皮下组织皮瓣也能安全切取和转移，如穿支血管蒂皮下组织皮瓣，既可带蒂局部转位，也可吻合血管游离移植。③筋膜皮瓣（fasciocutaneous flap），包含皮肤、皮下组织和深筋膜。④肌

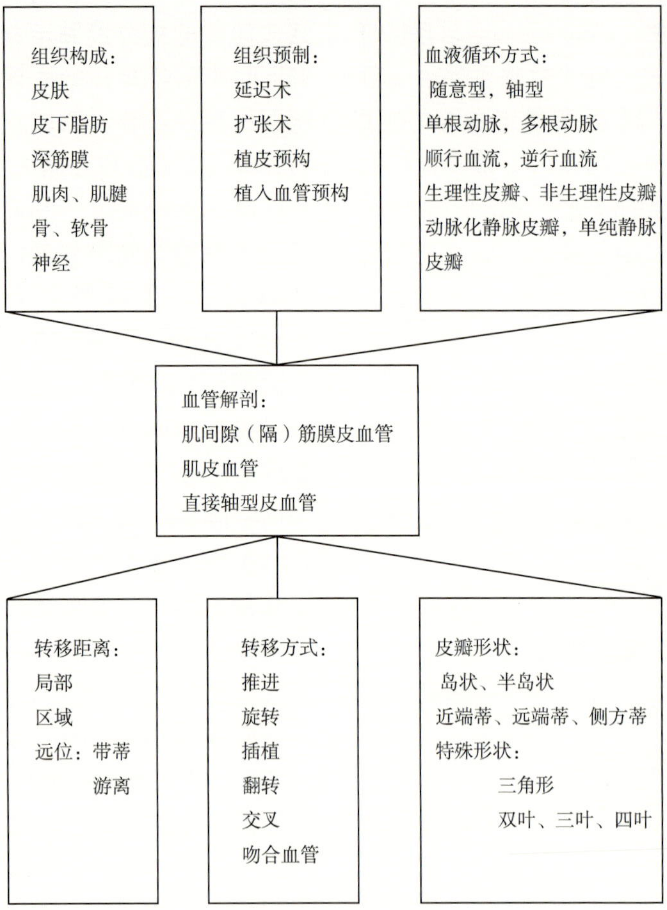

图 8　皮瓣类型

皮瓣（musculocutaneous flap），包含皮肤、皮下组织、深筋膜和肌肉。⑤肌腱皮瓣（tenocutaneous flap），包含皮肤、皮下组织、深筋膜和肌腱。⑥骨皮瓣（osteocutaneous flap），包含皮肤、皮下组织、深筋膜和骨骼。⑦筋膜皮下瓣（adipofascial flap），由深筋膜和皮下疏松组织构成，亦称筋膜脂肪瓣（fascio-fat flap），或筋膜瓣（fascial flap）。⑧肌筋膜瓣（myofascial flap），由肌肉和深筋膜构成。⑨骨肌筋膜瓣（osteo-myofascial flap），由骨骼、肌肉和深筋膜构成。⑩筋膜骨膜瓣（fascioperiosteal flap），由深筋膜和骨膜构成。⑪筋膜肌腱瓣（fascio-tendon flap），由深筋膜和肌腱构成等。

皮瓣的蒂部主要提供血液，其结构有以下几种：①血管蒂（vascular pedicle），解剖分离到轴型血管蒂进入皮瓣，轴型血管蒂具有供血充分、旋转容易、能吻合血管游离移植等特点。②筋膜蒂（fascial pedicle），是以深筋膜组织中携带的血管丛为皮瓣供血，需具有一定的宽度才能保证血供的充分。③皮神经营养血管蒂（cutaneous sensitive neurovascular axis），以皮神经周围营养血管轴为皮瓣供血，须有一定宽度，往往也包含了部分筋膜组织。④皮下组织蒂（subcutaneous pedicle），是以疏松皮下组织（即皮下脂肪）中的血管为蒂而供养的皮瓣，在头颈部应用较多，在四肢价值不大。

（张世民）

píbàn gōngqū

皮瓣供区（flap donor site）

皮瓣的切取或供应部位，即皮瓣切取的解剖区域。

理想的皮瓣供区应具备的条件：①皮肤健康。局部做过手术、接受过放射治疗或有炎症者不宜采用。②皮瓣切取后，对供区的外形和功能无明显影响，即位置相对隐蔽、功能并不重要或可代替的解剖部位。③血管蒂恒定、解剖变异较少、易于切取。行游离皮瓣移植，需考虑血管蒂口径、长度及与受区血管的匹配性，通常要求游离皮瓣血管外径在 1mm 以上，蒂长 2～3cm，以方便血管吻合，提高成功率。④如皮瓣移植于负重、受压、摩擦的部位，供区必须有可供吻接的感觉皮神经，以便恢复皮瓣的感觉功能，提高皮瓣的耐用性。

皮瓣供区的选择原则：以次要组织修复重要组织；先带蒂移位，后吻合血管；先分支血管，后主干血管；先简后繁，先近后远；重视供区美观和功能保存。

皮瓣供区处理：皮瓣切取转移之后，在供区造成新的继发性缺损，即皮瓣供区创面伴随皮瓣的转移而发生，因此皮瓣移植在修复受区组织缺损的同时，要注意供区创面的处理。方法：①直接缝合。当切取皮瓣或肌皮瓣呈梭形、范围不大时，供区创面通常可直接缝合，仅残留一线状瘢痕，对外形影响较小。如前臂皮瓣宽度小于 4cm、大腿皮瓣宽度小于 6cm、背阔肌肌皮瓣宽度小于 8cm 时，供区创面一般均可直接缝合。②植皮覆盖。采用游离植皮的方法覆盖供区创面，通常采用中厚皮片修复。③第二皮瓣。在皮瓣修复受区创面后，供区创面可就近设计另一个转移皮瓣修复（双叶皮瓣），即采用皮瓣 1 修复受区创面，皮瓣 2 修复皮瓣 1 切取后的供区创面，而皮瓣 2 切取后创面可直接缝合。④供区预处理。可在皮瓣切取前或切取后，使用皮肤软组织扩张术（skin expansion）来扩大供区的面积，使供区能够直接缝合。

（张世民）

píbàn shòuqū

皮瓣受区（flap recipient site）

接纳、接受皮瓣的部位，即临床所指的创面。受区创面分为四种：①外伤后的新鲜创面。②骨、肌腱外露的陈旧性创面。③外科手术后留下的无菌创面，如肿瘤切除后或瘢痕松解后的皮肤软组织缺损创面等。④伴有骨髓炎、骨不连等深部结构问题的复杂创面。临床约80%的皮瓣受区所需的仅仅是创面覆盖（皮肤），另约20%的受区需要进行更复杂的结构重建（骨、肌肉、肌腱等）。在分析皮瓣受区的需要时，需考虑创面的部位、性质、面积、感觉和运动功能需求等。

皮瓣受区的选择原则：①若创面周围皮肤松弛多余或功能并不重要可以牺牲者，应首选邻近的局部皮瓣，且邻近创面皮瓣的肤色、质地、厚薄近似，转移方便，修复后效果满意。②遵循“缺什么补什么”的原则，依据受区缺损的性质决定移植皮瓣的种类。浅创面仅需皮瓣甚至超薄皮瓣移植，对伴有骨及肌肉缺损的深层创面，则应选用厚的肌皮瓣或特殊结构的皮瓣（骨皮瓣、肌腱皮瓣等），以使在修复皮肤缺损的同时充填深部缺损，消灭无效腔或重建骨的连续性。③皮瓣切取后有皱缩，而创面切开清创后有扩大，因此切取的供区皮瓣面积要大于受区创面10%～20%。对于巨大的受区创面，若一块皮瓣不能覆盖时，可选用多块皮瓣组合移植进行修复。④感觉、运动功能的修复。如需同时重建缺损部肌肉的运动功能，应选用带有运动神经的肌皮瓣（见功能性肌肉移植）；如需重建缺损部位的感觉功能，应选用包含感觉神经的皮瓣或肌皮瓣（见感觉皮瓣）。

（张世民）

píbàn miànjī

皮瓣面积（flap area）

皮瓣能够安全切取而成活的最大范围。又称皮瓣界限（flap territory）或皮瓣范围（flap dimension）。超过该界限的皮瓣可能将有部分区域发生坏死。

临床皮瓣成活的面积并非仅由血管的解剖学分布界限所决定，还受血流动力学压力平衡规律（law of dynamic pressure equilibrium）的影响。人体皮肤血管都有明确的供血范围，但相邻皮肤血管之间存在丰富的吻合支而形成血管网。1986年澳大利亚泰勒（Taylor）将这些吻合支分为两类：一类是口径逐渐减小的阻塞性吻合支（choke vessel）；另一类是口径并不减小的真性吻合支（true anastomosis）。在体被组织（integument）的多层血管网中，深筋膜血管网、真皮下血管网和皮神经周围血管网最为密集，是皮瓣扩大切取面积和切取长度的血管基础。1986年英国科马克（Cormack）将皮瓣的成活面积分为三个层次。①解剖学界限（anatomic territory）：即解剖形态学上血管分支所能分布到达（肉眼可见）的区域，是最基本、最可靠的皮瓣成活范围。定量研究表明，轴型皮瓣的供区面积与其轴心血管的内径之间存在正比关系，并与血管的来源有关，如单个肌皮动脉穿支供区面积平均为22cm^2，而直接皮肤血管的供区面积平均为70cm^2。②血流动力学界限（dynamic territory）：即在相邻血管的交界线上存在着一个血流压力的平衡点，当一侧血管闭塞或被阻断导致该侧的血流压力下降时，另一侧血管会向该供区提供额外的血流，将其供区向该侧扩大，从而跨越了解剖学范围，即皮瓣成活面积的血流动力学扩展。③潜在界限（potential territory）：临床医生鉴于缺损修复的需要，人为地通过外科延迟术（surgical delay）的方法对皮瓣血流进行改造，将皮瓣扩大切取，可以超出血流动力学供区的限制，甚至达到相邻的第二个供区，而皮瓣仍可全部成活。皮瓣的血流动力学范围和潜在范围属于非轴型皮瓣的性质，是一种代偿性的血供基础（图）。

（张世民）

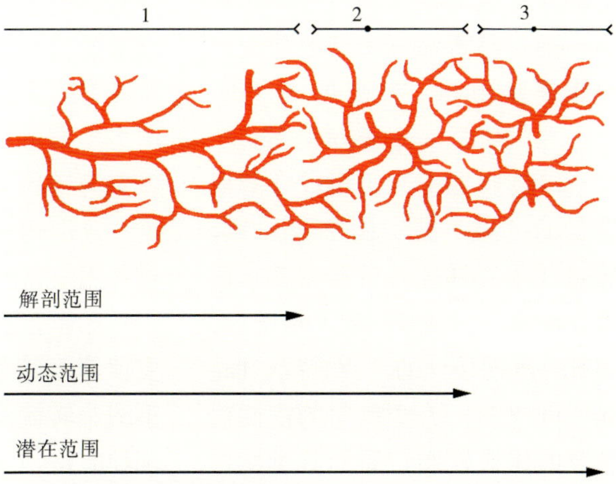

图　皮瓣的血管解剖学界限、血流动力学界限和潜在界限的相互关系

1. 皮瓣血管的解剖学范围；1+2. 皮瓣成活的动态范围；1+2+3. 皮瓣成活的潜在范围

píbàn shèjì

皮瓣设计（flap design） 按照皮瓣的操作原则所进行的术前规划，是皮瓣真实手术前的模拟预演。包括采取必要和可行的技术方法，根据受区的实际需要，在皮瓣供区模拟画出皮瓣大小、形状，供养血管、蒂部轴点、血管蒂长度，特殊结构等，并对术中可能遇到的变异，制订应对方案，以提高手术成功率。

1994年，英国科马克（Cormack）和兰伯蒂（Lamberty）提出皮瓣设计的6个“C”原则，涵盖了术前皮瓣设计的所有特征。①血液循环（circulation）：是生理性的动脉皮瓣还是非生理性的静脉皮瓣。②结构（constituent）：指皮瓣的组织构成（tissue composition），是肌皮瓣还是筋膜皮瓣。③蒂部形式（construction）：是游离移植还是带蒂转位，是单蒂还是双蒂，是顺行还是逆行，是血管蒂还是筋膜蒂。④形状（conformation）：即皮瓣的几何形状（geometry configuration），是三角形还是椭圆形。⑤位置关系（contiguity）：皮瓣供区部位与创面之间的关系，是否相互接触连在一起，是局部皮瓣、区域皮瓣还是远位皮瓣。⑥预制（conditioning）：是否在皮瓣切取前进行预处理或预制，如延迟术（delay）、扩张术（expansion）等。

1983年顾玉东提出设计游离皮瓣的“点、线、面”三原则。1988年侯春林针对带蒂皮瓣转位术，增加了“旋转弧”的概念，而成为皮瓣设计的“点、线、面、弧”四原则。①“点”为皮瓣血管蒂的体表投影位置：对于转位皮瓣来说，“点”即为皮瓣旋转轴点（pivot point），皮瓣切取后围绕轴点旋转来修复受区缺损。某些皮瓣的营养血管，可分别在皮瓣远、近两端形成轴点，如前臂皮瓣、小腿外侧皮瓣、小腿内侧皮瓣等，以近侧轴点为旋转轴心，皮瓣可向近侧旋转修复肘部或膝及小腿上部创面；以远侧轴点为轴心，皮瓣可向远侧旋转修复手或足踝部创面。②“线”指皮瓣设计的皮瓣轴心线（axial line）：轴型皮瓣轴心线即为皮瓣营养血管走行方向的体表投影线，如前臂桡侧皮瓣的轴心线是由肘窝中点至腕部桡动脉搏动点的连线，即是桡动脉走行的体表投影线。而肌皮瓣轴心线即是肌肉的纵轴线，如股二头肌长头肌皮瓣的轴心线，即为坐骨结节与腘窝处股二头肌腱的连线。③“面”的概念有两层意思：一指轴心血管所能供养的皮瓣范围，即能安全切取的最大皮瓣面积（见*皮瓣面积*）。皮瓣设计仅限于这一范围内，超过此范围可导致皮瓣部分坏死。另一是指皮瓣切取的层面（plane），轴型皮瓣切取层面必须将营养血管包括在皮瓣内，筋膜皮瓣切取层面位于深筋膜深面，而肌皮瓣切取层面应在肌肉深面。④“弧”指皮瓣旋转弧（rotation arc）：是带蒂转位皮瓣所特有。带血管蒂皮瓣移位修复邻近创面，皮瓣围绕轴点旋转时，皮瓣远端所能到达的位置，将其连成弧形，即为皮瓣的旋转弧。皮瓣的旋转弧实为转位皮瓣的覆盖范围，在这一范围内任何组织缺损或创面均可用该皮瓣进行修复。

操作方法 ①先标明皮瓣主要营养血管蒂的体表位置，即皮瓣的旋转轴点。一般可通过以下几种方法协助确定：皮瓣的血管应用解剖学资料；术前进行超声多普勒血流仪探测、彩色超声Duplex显像、CT血管造影（CTA）、磁共振血管造影（MRA）。最重要的是在术中仔细观察，根据穿支血管的具体位置适时对皮瓣的设计做出调整。②从轴点沿血管走向或肌肉纵轴画出皮瓣设计的轴心线。③在轴心线上标明皮瓣的旋转半径，即从旋转轴点至皮瓣最远端的距离，以防皮瓣切取后组织皱缩、面积减小的影响，设计的皮瓣应稍大于旋转轴点至创面最远端的距离，一般超出10%~20%。④根据受区创面大小及形状，在轴心线两侧设计皮瓣，画出皮瓣的形状和面积。

（张世民）

píbàn shùhòu bìngfāzhèng

皮瓣术后并发症（postoperative complications of flap） 皮瓣手术后在供区或受区出现的任何需要医学处理的不良过程。1991年美国哈洛克（Hallock）将皮瓣术后并发症分为两类。①重要并发症：指皮瓣术后出现的需要施行外科手术干预的任何一种意外的不利情况。外科医生对这种手术干预，在术前并无计划和预见，包括皮瓣的全部坏死、皮瓣部分坏死以及创面覆盖目标的任何其他原因的失败，如皮瓣缺血或营养不良导致创口裂开、皮瓣下积血、感染积脓等需重新掀起清创。因为皮瓣的供区处理是伴随皮瓣的转移同时进行的，所以供区的创面覆盖不良，需要另外的手术干预，也属皮瓣移植的重要并发症。②次要并发症：指导致创口延迟愈合但最终仍能愈合而不需进一步手术干预的任何术后不利情况，包括皮瓣的表皮松解脱落、小部分的皮瓣创口裂开、皮瓣下血肿、创口感染等。

（张世民）

píbàn dàidì zhuǎnwèi

皮瓣带蒂转位（pedicled flap transposition） 皮瓣切取后，蒂

部与供区并未切断（血循环不中断）、继续从连接的母体部位获得血供而维持早期成活的皮瓣移位技术。带蒂移位无需显微外科技术吻合血管，但移位的距离和空间受蒂部长短的限制。带蒂皮瓣多做近距离的转移，有时也称为局部皮瓣（local flap）（在一个解剖学区域内）或区域皮瓣（regional flap）（在相邻的解剖学区域间）。带蒂皮瓣如作远距离转位，常需固定肢体（交叉）。

皮瓣带蒂转移技术方法：①皮瓣旋转（rotation）。用于修复紧靠皮瓣的创面。为最简单的转移方式。由于皮瓣与创面之间无正常的组织间隔，旋转移位方便（图1）。②皮瓣推进（advancement）。用于修复皮瓣远侧或近侧部位的缺损，能获得供、受区一期直接缝合。采用最多的是V-Y推进方式（图2）。在关节部位，尚可采用屈曲关节的方法来避免蒂部受到牵拉。③皮瓣插植（interpolation）。用于较远距离或相反部位创面的修复。为最常用的转移方式。皮瓣蒂部最大的旋转角度可达180°。可通过皮下隧道或开放切口旋转转移（图3）。皮瓣通过皮下隧道时，隧道要宽敞，抽出皮瓣时应小心进行，防止与血管蒂撕脱。转移过程中需防止蒂部锐角扭曲或卷曲、受压或过分牵拉，以免造成血管蒂血供受阻而影响皮瓣成活。④交叉移植（cross transposition）。对有些部位无法用邻近皮瓣修复，又无理想的血管可供利用进行皮瓣游离移植时（如严重的小腿创伤），可选用健肢作为供区以带蒂交叉的方式修复（图4），需制动肢体3~4周，再二次断蒂。⑤翻转移位

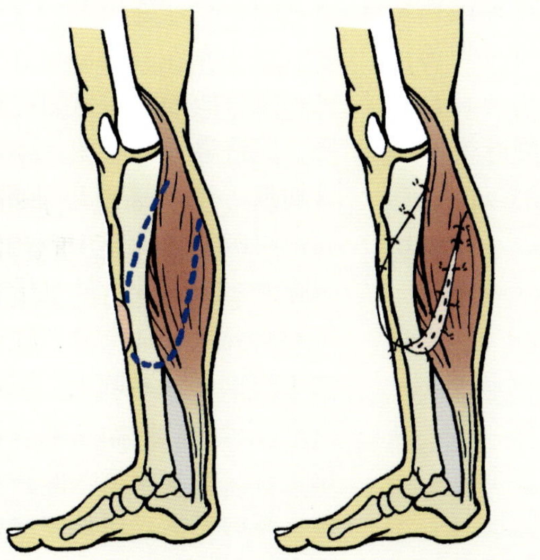

图1　皮瓣旋转

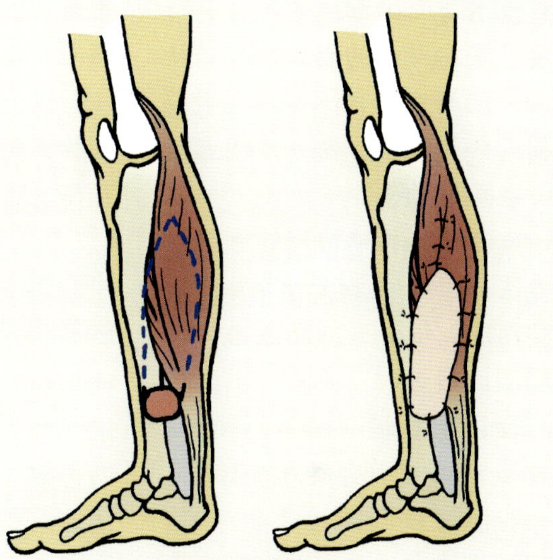

图2　皮瓣推进

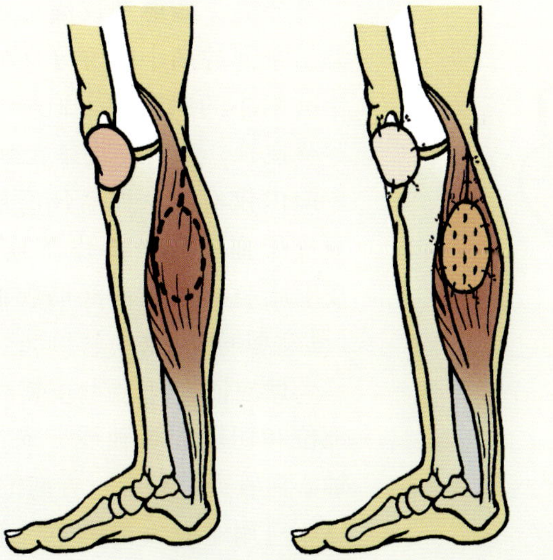

图3　皮瓣插植

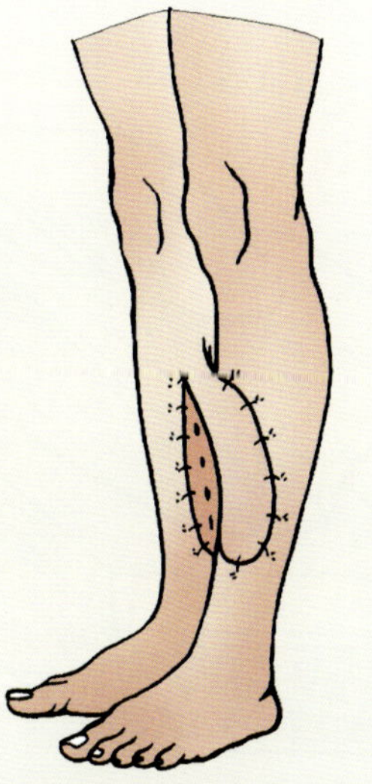

图4　皮瓣交叉

(turnover)。只有不带皮肤的组织瓣才能采用翻转 180°的方法移位(图 5)，如筋膜瓣、筋膜皮下组织瓣、肌瓣等。

(张世民)

píbàn yóulí yízhí

皮瓣游离移植

(free flap transplantation) 切断供区皮瓣之血管蒂将其移植到受区部位的技术。又称吻合血管皮瓣移植 (vascularized flap transplantation) 或显微外科皮瓣移植 (microsurgical flap transplatation)。皮瓣从供区切取下来时其供养血管蒂已完全离断，放到受区的部位后，再通过显微外科技术与受区部位的血管进行吻合，重建皮瓣的有效血供，从而维持皮瓣成活、达到修复组织缺损的外科手术方法。其优点是不受空间距离限制。

皮瓣游离移植常用的血管吻合方法：①端-端血管吻合法。皮瓣移植时，供受区的两条血管口径相同或接近时，通常将供区血管与受区血管端对端进行吻合，血管端-端吻合符合血流的生理方向，能保持最大的流速和流量，是皮瓣移植中最常用的血管吻合方法。根据血管缝合顺序有二定点端-端血管吻合法、三定点端-端血管吻合法。②端-侧血管吻合法。皮瓣移植时由于两血管口径相差较大或受区血管因重要而不能损伤，不宜采用端-端吻合时，可用端-侧血管吻合法。③嵌入吻合法。适用于以主干血管分支为蒂的皮瓣移植，当皮瓣营养血管口径细小，直接吻合困难时，可在切取皮瓣时，将连接分支的主干血管切取一段 (长约 0.5cm)，皮瓣移植时，将该段血管嵌入受区血管间，由于是较大血管的缝合，皮瓣移植易于成功，又避免了对受区血管的损害。④小血管移植吻合法。在皮瓣移植过程中，常遇到因血管缺损或严重挫伤切除而使血管短缺，需行血管移植才能接通血流。最常用的是自体静脉移植，此时由于静脉瓣膜的存在，应将移植静脉倒置过来。

(张世民)

suíyìxíng píbàn

随意型皮瓣

(random pattern skin flap) 由杂乱 (无方向性) 皮肤血管网供血的皮瓣。由于其内在的血供较弱，随意型皮瓣成活的长宽比例 (皮瓣长度与蒂部宽度之比) 不大，在肢体不超过 1.5∶1。

1973 年英国麦格雷戈 (McGregor) 和摩根 (Morgan) 根据皮肤动脉血管的口径大小、走行方向和供血范围的不同，首次提出了随意型皮瓣 (random pattern flap) 和轴型皮瓣 (axial pattern flap) 的概念。依据麦格雷戈和摩根在 1973 年提出的原始定义，随意或随机 (random) 有两层意思：一是指皮瓣的成活不是由一口径较大的轴心血管供养，而是由蒂部的众多细小血管供养，即在皮瓣的蒂部解剖不出较大口径的轴心血管；二是指对一块皮瓣的血供没有明确的了解，从解剖学角度 (非生理学) 讲不清皮瓣成活的血管基础，在这种皮瓣的蒂部，存在 (或不存在) 轴心血管尚不清楚，故只能按照随意型皮瓣的原则，严格遵守其长宽比例进行设计切取。第二层意思非常重要，它说明医学对身体皮肤血供的认识并非一成不变。经过半个多世纪的研究开发，虽然人体随意型皮瓣的供区并未减少，但许多以前认为只能切取随意型皮瓣的部位，通过研究改造，已转化成轴型皮瓣的供区。因此，对没有确切血供来源 (即轴心血管)、血供了解不清或不必了解清楚的一类皮瓣，统称为随意型皮瓣。

分类 随意型皮瓣的血供来源于蒂部的细小血管分支 (图)，包括细小的肌皮穿支血管、筋膜穿支血管、直接皮肤穿支血管等。皮瓣内仅有几层血管网存在，如真皮层血管网、真皮下血管网、皮下脂肪血管网和深筋膜血管网 (随意型筋膜皮瓣)。

适应证 随意型皮瓣设计的部位和切取的纵轴线方向，不受轴心血管分布和走行方向的限制，临床应用有较大的随意性和灵活性。正是由于随意型皮瓣的蒂部不含轴心血管，仅靠血管网供血，

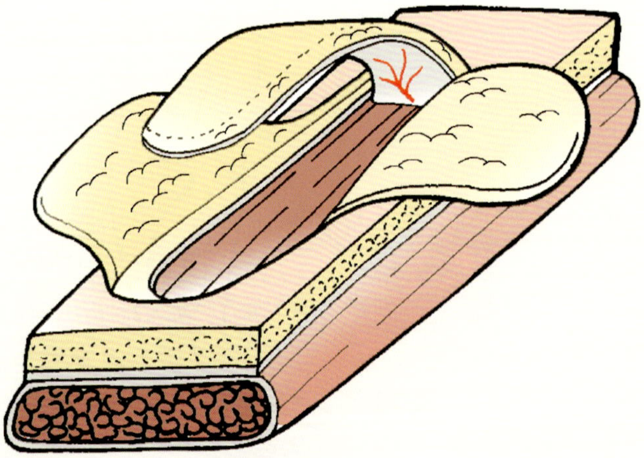

图 5 筋膜瓣翻转

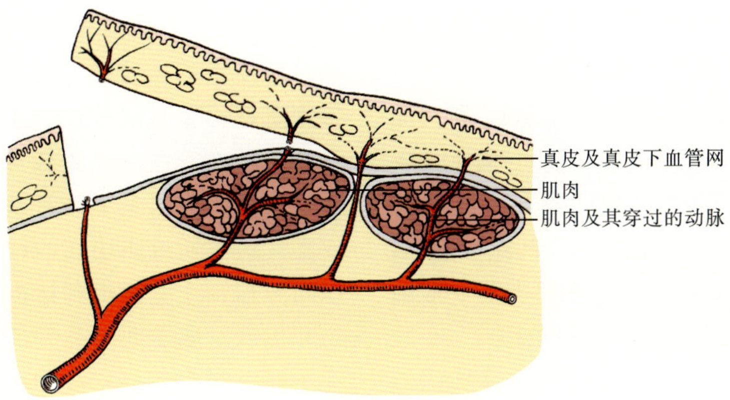

图　随意型皮瓣的血供来源

其灌注压力很低，供养的皮瓣范围有限，临床使用受到限制，仅能带蒂转位修复邻近创面。

改造　采用随意型皮瓣修复远处创面，则必须采用延迟术、皮管术、皮桥术等方法予以改造。为使随意型皮瓣在设计切取和转移中不发生血供障碍而得以顺利成活，需遵循以下原则：①长宽比例。随意型皮瓣是靠蒂部的血管网供血的，理论上蒂部越宽所能供养的皮瓣就越长。因此设计切取随意型皮瓣必须考虑人体不同解剖部位的皮肤血管网疏密不同。临床实践表明，头面颈部血供丰富的部位，随意型皮瓣的长宽比例可达（3～5）∶1，而在躯干部为2∶1，但在四肢部不应超过1.5∶1。实际上，皮瓣成活的长度是由其内在血液循环特征所决定的，并不遵循严格的几何学长宽比例规则，如切取长宽各为4cm×2cm的皮瓣能够完全成活，但切取长宽各为8cm×4cm的皮瓣，末端就有可能出现坏死。②皮瓣轴线。尽可能将皮瓣设计在与皮肤血管网的轴向一致的方向上，以获得较多的血液灌注。皮肤血管网的轴向多与深部主干动脉的走行方向一致，在四肢多为纵行，在躯干多为横行和斜行。③在四肢，应尽可能切取随意型筋膜皮瓣，并将其筋膜蒂部设计在肌间隔或肌间隙处，以尽可能包含一条穿支血管，这样比增加皮瓣蒂部的宽度更为重要有效。④如切取的皮瓣较长，应尽可能设计成近端蒂的方式，使动脉灌注与静脉回流与正常的方向一致。由于血管网的供血具有双向性，既可以顺向流动，又可以逆向流动，可设计成远端蒂皮瓣，但不如近端蒂可靠。⑤在近端蒂皮瓣中，若在皮下组织中包含一条贯穿蒂部的浅静脉支，既有利于皮瓣的静脉回流，还可增大皮瓣的切取面积，形成带浅静脉的近端蒂皮瓣。⑥无论在近端蒂或远端蒂皮瓣，如果能在皮下组织中包含一条贯穿蒂部的皮神经，则皮神经血管丛能加强皮瓣的血液循环，提高成活的长宽比例，形成带皮神经营养血管丛的皮瓣。⑦临床切取较长的随意型皮瓣，如超过了其本身的供血能力，必须先经过皮瓣延迟术对其血供进行改造，如皮瓣的两侧缘切开后缝回，形成皮管、皮桥等。延迟术可使原先随机、杂乱无章的皮瓣血供，变得逐渐轴向化，从而增加供血距离，切取较长的皮瓣。

（张世民）

zhóuxíng píbàn

轴型皮瓣（axial pattern flap）

在皮瓣的范围内，有与皮瓣纵轴平行走行的轴心动脉和轴心静脉（1～2条伴行静脉）。轴心血管（axial vessel）在皮瓣内组成以动脉供血、静脉回流的一套完整的区域性循环系统，从而保证皮瓣得到必要的营养。轴型皮瓣的临床特点：轴心血管蒂口径较粗，走行距离长，供血面积大，因此临床上所能切取的皮瓣较长，面积较大；轴心血管蒂以外的所有皮肤、皮下组织均可切断，形成仅以轴心血管（仅动、静脉血管束）为蒂的岛状皮瓣（island flap），临床转移十分方便。通过显微外科吻合血管进行游离移植的皮瓣，均属于轴型皮瓣的范围。

轴型皮瓣包括以下四种：直接皮动脉皮瓣、肌间隙（隔）皮动脉皮瓣、主干带小分支血管皮瓣、肌皮血管皮瓣。不同类型的皮肤血管在来源、蒂长、径粗、行程、分支、分布和侧支吻合等方面均有其规律性。认识这些规律，有助于对皮瓣供区的选择；在手术方案的设计中，有充分的科学依据；在情况发生变化的手术过程中（如血管变异或损伤），能随机应变，有较大的灵活性和适应性。

直接皮动脉皮瓣　来源于深筋膜深面的血管主干，由于血管主干的位置较浅或居于肌腔隙内，皮动脉从主干发出后，没有经过肌肉的间隙，也没有发出肌支，穿出深筋膜后，在皮下组织内行程较长，走行的方向与皮肤表面平行，逐渐浅出，沿途分支供养皮下组织和皮肤。这一类型的皮下血管的位置较浅，是显微外科皮瓣切取的有利因素。缺点为此型皮下血管浅出深筋膜的部位，常居于范围较为宽阔的肌腔隙内（如股三角或腋窝等），故其分支数量和行程的变异性均较大，增加了皮瓣切取的难度。直接皮动脉轴心血管又可分为侧支型和末梢型两种。多数是主干血管的侧支，少数为主干血管的终末支。①侧支型：直接皮动脉是主干血管的旁侧分支，属于这种类型的皮瓣有侧胸部皮瓣，其皮血管是腋动脉、肱动脉或其分支的侧支；腹下部皮瓣、外阴部皮瓣和腹股沟部皮瓣，其皮血管是股动脉的侧支；小腿后侧皮瓣，其皮血管是腘动脉的侧支；阴囊（唇）皮瓣，其皮血管是阴部内动脉的侧支等。②末梢型：直接皮动脉是主干血管本身的终末支，分布于颞部皮瓣供区内的轴型血管颞浅动脉和颞浅静脉，就是血管主干最后延续浅出的终末支。

肌间隙（隔）皮动脉皮瓣 发出皮动脉的血管主干位置较深，都在肌层的深面。皮动脉要通过肌块之间的结缔组织间隙，沿途也可发出部分肌支，然后浅出到达深筋膜，穿深筋膜后，分支分布至皮下组织及皮肤。

肌间隙皮动脉在穿过深筋膜以前，夹持在肌块之间，可循肌肉的界限进行定位，标志稳定。肌间隙皮动脉与静脉伴行。手术时，循肌块之间的疏松结缔组织间隙深入分离，操作的难度较小，可以截取的血管蒂长度较大。若需应用较粗大的管径时，可在皮动脉与肌动脉共干之前截取血管蒂，然后将至肌的血管结扎切断。因此，手术中调整血管蒂的蒂长和径粗两方面，均有较大的灵活性，增强了可靠性。

此类型的皮瓣供区有颈肩部皮瓣（锁骨上间隙）、胸三角皮瓣（胸肌三角肌间隙）、肩胛皮瓣（三边间隙）、臂外侧上部皮瓣（四边间隙）、臂外侧中部皮瓣（肱二头肌肱肌间隙）、臂外侧下部皮瓣（臂外侧肌间隔）、臂内侧皮瓣（臂内侧肌间隔）、臀上部皮瓣（骶棘肌外侧间隙）、臀下股后上部皮瓣（臀大肌下间隙）、股后外侧皮瓣（股外侧肌间隔）、股前内侧皮瓣（缝匠肌旁间隙）、小腿内侧上部皮瓣即隐皮瓣（股内侧肌间隔）、小腿内侧中下部皮瓣（比目鱼肌下间隙）、足底内侧皮瓣（足底内侧间隙）、足底外侧皮瓣（足底外侧间隙）、足外侧皮瓣（跟腱下间隙）等。

主干带小分支血管皮瓣 有一条动脉主干贯穿皮瓣供区全长，沿途发出数量众多、管径细小的分支供养皮瓣。当移植或移位这类皮瓣时，必须截取或移走一条粗大的血管主干。因此，此类皮瓣的供区部位，只能选在有两条以上血管主干并存，而且侧支循环代偿能力很强的部位。临床应用上，由于皮瓣的轴心血管是粗大的血管主干，血压较高，血液供应有充分的保证；血管的管径粗大，吻合操作容易；利用贯通皮瓣的血管主干，还可作为桥梁皮瓣使用，在血管主干的另一端再缝接吻合血管的组织瓣，串联起来制成二级串联皮瓣或组合皮瓣。这种类型皮瓣的缺点是必须牺牲一条粗大的血管主干，手术设计时，要充分考虑主干血管远侧的血供代偿问题；必要时，截取血管主干以后，用静脉移植（见血管移植）或人造血管修补动脉主干的缺如，恢复主干血管连续性以保证肢体远侧的血供。

根据血管主干所居处的位置深浅不同情况，又可将这种血管的皮支分为下列两型。①直接皮支型：这种亚型的血管主干位置较浅，所发的细小皮支直接分布到皮下组织和皮肤。桡动脉皮瓣和足背皮瓣的血管类型，属于直接皮支型。②肌间隙皮支型：这种亚型的血管主干位置较深，均在肌层的深面。主干血管发出的皮支，均需通过肌块间的结缔组织间隙后，才能浅出到达皮下组织和皮肤。属于此种类型的主要有小腿内侧中下部皮瓣和小腿前侧皮瓣。

肌皮血管皮瓣 包含肌肉及深筋膜的复合皮瓣。其轴心血管均由深部的血管主干发出，进入肌肉前后分出缘支、肌支和皮肤穿支三种分支。①肌支：是肌皮血管进入肌块以后分支最多、供血量最大的一些分支。因为肌组织的新陈代谢十分旺盛，需要的供血量大，输送这部分血液的通道，管径要粗，数量要多，才能保证肌肉本身的营养。②皮肤穿支：在穿出肌肉后，立即穿过深筋膜，以接近垂直的方向进入皮下组织和皮肤，是供养肌肉浅面覆盖皮肤的血管。数量众多的细小的穿支在皮下组织内互相吻合成网，是传统的随意型皮瓣（random-pattern flap）的血供基础。如需进行吻合血管游离皮瓣移植，为保证成活，多选用进入肌肉以前的肌皮血管主干进行吻合，使供区的肌肉及其浅面覆盖的皮肤全部得以成活。有少数肌肉的皮肤穿支可以相当粗大，血管外径可达0.5~1.0mm，供应的皮区范围在10cm×10cm左右。随着显微外科技术的进步，也可以仅切取肌皮穿支血管进行游离移植，手术操作中通常循穿支血管向深层进一步分开肌纤维，在肌肉中切取较粗的血管进行吻合，称为肌皮穿支皮瓣（musculocutaneous perforator flap）。③缘支：

1984年我国钟世镇等即注意到多数肌皮瓣均有缘支的存在。1986年日本中岛英雄（Nakajima）称之为肌血管的直接皮支（direct cutaneous branch of muscular vessels）。缘支在临床应用上有重要意义，过去的文献只强调肌皮动脉穿支是保证肌皮瓣皮肤成活的血供来源，并没有注意到肌皮动脉本干上发出来的并没有穿入肌质内，仅从肌肉边缘进入皮肤的缘支，是肌皮瓣皮肤供区边缘部分的重要血供来源。缘支是解释临床上肌皮瓣移植时，皮肤能够成活的范围，远比深面肌肉的面积大得多的解剖学依据。

（张世民）

jīnmó píbàn

筋膜皮瓣（fasciocutaneous flap）

包含深筋膜的皮瓣。该皮瓣从深筋膜下掀起（图1）。1981年，瑞典蓬滕（Ponten）首先应用小腿后部筋膜皮瓣带蒂转移，不经延迟而皮瓣平均长宽比例达2.5∶1，被誉为超级皮瓣（super flap）。1982年，英国哈泽（Haertsch）发现在手术掀起皮瓣时从深筋膜下间隙（subfascial space）中分离，不仅操作简单（分离容易）而且出血少，是掀起皮瓣的外科平面（surgical plane）。1982年以后，英国科马克（Cormack）和兰伯蒂（Lamberty）对全身（主要是四肢）筋膜皮肤的血管解剖学进行了系统的研究。1992年，美国哈洛克（Hallock）则在筋膜皮瓣的临床应用方面做了大量的工作。2000年侯春林、张世民等出版了《筋膜皮瓣与筋膜蒂组织瓣》一书。

筋膜血管网的轴向性 筋膜皮瓣中都含有多层动脉血管网（network），由浅入深分别为皮肤乳头层、乳头下层、真皮深层、浅筋膜层、深筋膜上下两层和筋膜隔血管网，在有的部位尚形成密集的具有一定方向性的血管丛（plexus）。虽然其血管网广为存在，但血管分布和血流渠道仍有明显的方向性。深筋膜血管网形成轴向性的原因，有两种猜想：一是与肢体的生长增长有关；另一种可能性是与身体各部位胶原纤维的排列方向有关。

在肢体，相邻肌间隙、肌间隔穿动脉的升支与降支在深筋膜的表面相互联系，形成环环相扣的纵向链式血管吻合（图2）。总的来说，筋膜血管网的方向与深部主干动脉的走向、肌间隔（隙）的方向、穿支血管的配布轴向、深筋膜的纤维方向和皮神经支、浅静脉干（支）的走行方向一致，即在纵行的方向上，血管分支的口径粗，且吻合充分而稠密。这些纵行的链式吻合血管丛（chain-linked longitudinal vascular plexus）在组织学上主要是由微动脉（arteriole）、微静脉（venule）和直通毛细血管（thoroughfare 或 preferential channel）构成，其血管阻力较低。通过对小腿筋膜血管网的研究发现，在深筋膜上、下和深筋膜内，有两种动脉-静脉吻合：①外径大于50μm的较大动脉-静脉短路，数目较少。②直

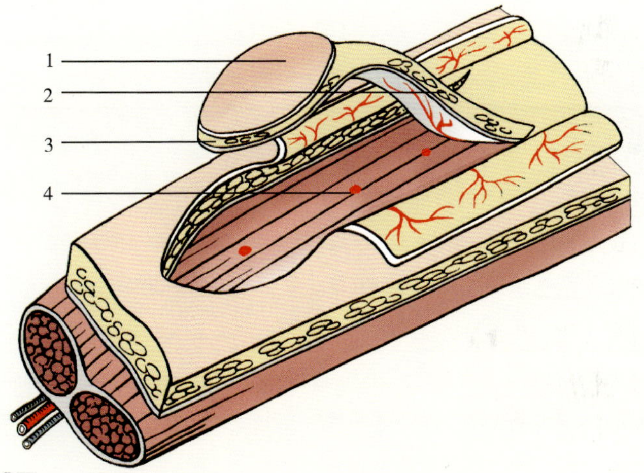

图1 筋膜皮瓣

1. 皮瓣；2. 深筋膜；3. 皮下组织；4. 穿支血管

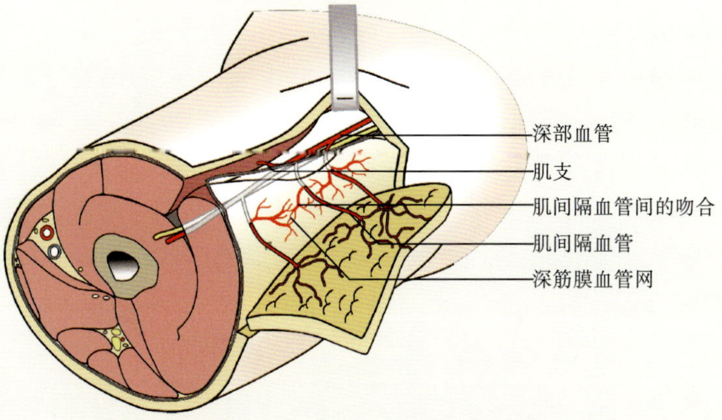

图2 穿支血管在深筋膜表面的吻合

通毛细血管。外径为 12～25μm，尤其在深筋膜的上、下两层较多。根据血流动力学的泊肃叶（Poiseuille）定律，同样的血流压力在低阻力的条件下可以灌注较多的血流量（血流量Q=压力P／阻力R）；而且在达到新的血流动力学平衡之前，同样压力的血液顺沿此低阻力的链式血管丛可以运行较长的距离。因此，临床上在设计筋膜皮瓣时，必须要考虑到血管丛的方向性，以此确定皮瓣的长轴。

分类 分为四种。①主干动脉带小分支蒂：可以切取轴型筋膜皮瓣。②肌间隙（隔）筋膜穿血管蒂：血管口径多在 1mm 左右，可以形成轴型筋膜皮瓣。③筋膜血管网蒂：普遍存在于有深筋膜结构的部位，可以形成随意型筋膜皮瓣。④有明显供血方向的筋膜血管丛蒂：是依据众多细小肌间隙筋膜穿血管的链式吻合所形成的纵向筋膜血管丛而设计，可以顺沿血管丛的轴向形成链型筋膜皮瓣（表 1）。

适应证 带蒂筋膜皮瓣移植的适应证很广。许多筋膜皮瓣在临床上是作为一种替代方法而施行的，如在吻合血管的游离皮瓣已经失败，或患者全身情况太差经受不起长时间的复杂重建手术，或作为避免截肢的一种姑息方法。

优缺点 在四肢，同一供区既可切取筋膜皮瓣，又可切取肌皮瓣，二者各有自身的特点（表 2）。筋膜皮瓣较薄，层次浅，适合于较浅的无感染创面；而肌皮瓣较厚，体积大，抗感染能力强，适合修复伴有较大死腔、细菌存留的创面。

（张世民）

表 1 筋膜皮瓣的类型

解剖学含义	外科含义	其他名称
主干动脉带小分支	轴型筋膜皮瓣	主干动脉皮瓣（如桡动脉皮瓣）
肌间隙（隔）筋膜穿血管	轴型筋膜皮瓣	肌间隙（隔）皮瓣
筋膜血管网	随意型筋膜皮瓣	筋膜皮瓣
筋膜血管丛	链型筋膜皮瓣	筋膜皮瓣

1. 肌间隙皮瓣：指穿支血管位于（功能相同的）肌肉之间（intermuscular septum）；
2. 肌间隔皮瓣：指穿支血管位于（功能不同的）肌肉群组之间（intercompartmental septum）

表 2 筋膜皮瓣与肌皮瓣的特性比较

比较项目	筋膜皮瓣	肌皮瓣
可及性	优	差
可得性	相似	相似
构成复合瓣	相似	相似
对复杂创面	差	优
外形体积	差	优
柔软性	相似	相似
供区损害	少	大
可扩张性	优	差
游离移植	相似	相似
失败率	一般	低
可靠性	相似	优
感觉功能	优	差
运动功能	差	优

jīnmó píxiàbàn

筋膜皮下瓣（adipofascial flap）

包含深筋膜和皮下疏松组织的组织瓣。手术切取层面分别是深筋膜下间隙和皮下疏松组织的浅层。又称筋膜瓣（fascial flap）。通常组织瓣的构成以深筋膜为主，在深筋膜的表面带有少量的薄层皮下组织，为的是防止损伤丰富的深筋膜上血管网，保证筋膜瓣的成活（图）。

筋膜皮下瓣的特点是不带供区皮肤，在临床应用中有突出的优点：①可以翻转（turn-over）移位，对覆盖与供区相距 180°或邻近 180°的创面十分有利。②供区真皮下血管网未破坏，皮肤复位后一期缝合，成活率高。③筋膜皮下瓣较筋膜皮瓣更加柔软，

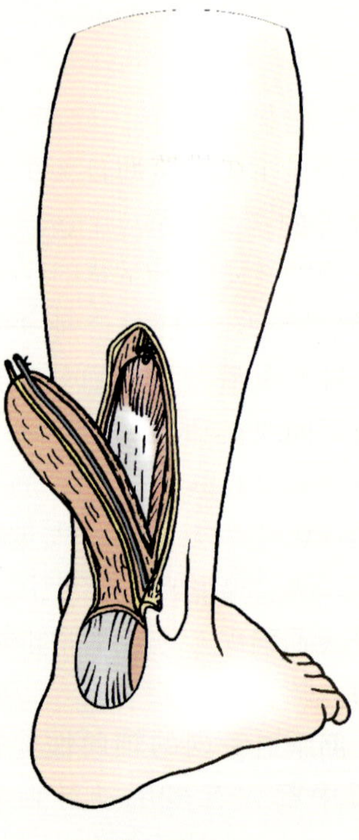

图 翻转筋膜皮下瓣

伸展性和适应性好，与创面贴合密切。④对受区有肌肉、肌腱和神经、血管等具有收缩、滑动功能的深部结构暴露的创面，翻转筋膜皮下瓣的脂肪层向下，既能为其提供良好的软组织覆盖，又不与它们发生粘连，有利于滑动功能的恢复。⑤筋膜皮下瓣能为受区提供良好的软组织重建材料，即柔软的皮下疏松脂肪组织。可根据具体需要灵活运用，如包绕松解的神经、肌腱，防止形成粘连，插入尺骨和桡骨之间防止骨桥形成，置入关节之中减少摩擦等。

筋膜瓣皮下瓣有横向翻转和纵向翻转两种。①横向翻转筋膜瓣：是利用深筋膜与肌间隔（隙）相连且肌间隔（隙）筋膜穿血管由此进入深筋膜的特点，将筋膜瓣的基底部设计在纵向的肌间隔（隙）处，以肌间隔（隙）为轴，靠肌间隔（隙）穿血管的水平分支或横支（侧方蒂）供养，进行同平面的180°翻转。②纵向翻转筋膜瓣：是利用肌间隔（隙）筋膜穿血管的纵向分布和其升、降支间的相互吻合，形成纵向筋膜血管丛的特点，将筋膜皮下瓣的基底部设计在横跨肌间隔（隙）穿血管的部位，靠肌间隔（隙）穿血管的升支（远端蒂）或降支（近端蒂）以及纵向筋膜血管丛供血，进行上、下180°翻转，修复远或近侧的软组织缺损。

（张世民）

zhēnpíxià xuèguǎnwǎng píbàn

真皮下血管网皮瓣（subdermal vascular plexus flap） 剪除皮下组织皮瓣的大部脂肪，在真皮下血管网下方保留一薄层脂肪而形成的薄型皮瓣（thin flap）。又称超薄皮瓣（super-thin flap）。该皮瓣是在1980年日本冢田定南（Tsukada）真皮下血管网皮片的基础上发展而来，由中国司徒朴等于1986年首先报道。以后高建华等中国学者对真皮下血管网皮瓣从血管解剖学、供血范围、成活机制、长宽比例、蒂部作用及断蒂时间等进行了大量研究，并广泛用于临床。真皮下血管网皮瓣与受区创面间无较厚的皮下脂肪层相隔，皮瓣与受区间血液循环的建立早于传统皮瓣，其成活的长宽比例也大于传统皮瓣，并能在早期断蒂（图）。真皮下血管网皮瓣较薄且颜色较好，主要用于修复面、颈部及手部等外露部位皮肤软组织缺损，也可用于有部分肌腱及骨外露的创面。

分类 根据皮瓣蒂部有无轴心动脉，真皮下血管网皮瓣亦可分为随意型和轴型。轴型真皮下血管网皮瓣可以看成是在轴型皮瓣的基础上，于远侧增加了一个随意型薄皮瓣。

真皮下血管网位于真皮网状层与皮下组织交界处，是真皮血管的起源地，呈蜘蛛痣状稠密吻合，是皮瓣血供的重要渠道。“蜘蛛痣”的中央即筋膜穿支血管在真皮下的分叉处，其周边部为真皮下血管网的放散区。真皮下血管网并非处在同一水平面，而是像起伏不平的丘陵，即蜘蛛痣周边的血管均紧贴着真皮下层，中央部与真皮之间夹着不同厚度的皮下脂肪组织。真皮下血管网存在于全身所有部位的皮肤，但各部位真皮下血管网密集程度有所不同，如面部、颈部明显比四肢稠密，故在面颈部形成的真皮下血管网皮瓣，长宽比例明显大于四肢的皮瓣。

真皮下动脉网没有静脉伴行，皮肤大部分静脉回流是通过非伴行浅静脉完成的。乳头层毛细血管袢及毛细血管均汇入乳头下静脉网，该网在整个皮肤形成均匀密集的网格，相邻网格逐步汇合成较粗大的静脉后穿过真皮层进入皮下脂肪，直接汇入非伴行性的浅静脉系统。

临床应用 包括以下几个方面：

皮瓣设计 真皮下血管网皮瓣的长宽比例与皮瓣的部位、方向、供区有无知名血管和真皮下血管网的密度等有关。在肩颈及头面部供区，皮瓣长宽比例可达（3.5~4）：1，在髂腹部供区为（2~3）：1，在四肢供区为（1.5~2）：1。

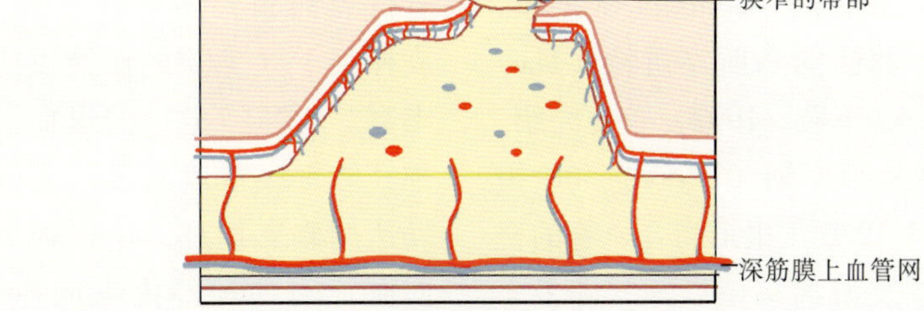

图　真皮下血管网皮瓣

皮瓣切取修薄 先按传统皮瓣的方式全层掀起，然后用组织剪从远端向近端小心修剪瓣部的皮下脂肪，减薄层次掌握在真皮下血管网的下方保留一薄层脂肪，一般3mm左右。瓣部与蒂部衔接处应有一坡度，越近蒂部越厚，越远离蒂部越薄。皮瓣蒂部不修薄。修剪皮下脂肪的过程中，较大出血点用双极电凝止血，小的出血点压迫即可。

皮瓣转移 将皮瓣直接转移至受区。注意皮瓣与创面间的严密接触，并给予适当压力，由远端至近端压力逐渐减小，有利于静脉回流和皮瓣与创面间的血液循环重建。蒂部不加压。

断蒂时间 因真皮下血管网与基部创面紧密相贴，重新建立血液循环快于传统皮瓣，故真皮下血管网皮瓣可提前断蒂。断蒂时间应根据受区创基、真皮下血管网的类型、长宽比例，术后皮瓣肿胀程度和蒂部阻断试验等具体情况而定。若受区血供较好，皮瓣面积小，一般可在术后7天左右断蒂。如有肌腱、骨面暴露或受区血供条件差，皮瓣面积较大，应适当延长皮瓣断蒂时间，必要时在断蒂前行蒂部阻断试验，以此为依据，以策安全。

（张世民）

píshénjīng yíngyǎng xuèguǎn píbàn

皮神经营养血管皮瓣（neurocutaneous flap） 以皮神经周围营养血管链为供血基础的皮瓣。由巴西贝尔泰利（Bertelli）（上肢，1991）和法国马斯克雷特（Masquelet）（下肢，1992）首先介绍。自澳大利亚泰勒（Taylor）和哈姆（Ham）1976年报道吻合血管的桡神经浅支游离移植以来，许多学者对人体的皮神经血供进行了解剖学研究，为游离神经移植术供体的选择提供了形态学基础。然而，很少有人注意到皮神经的伴随营养血管（concomitant vasa nervorum）与其周围皮肤的供血关系。在胚胎发生上，皮肤与神经同源自外胚层；在胚胎发育上，当肢体胚芽形成后，是神经引导着血管生长。因此，皮肤与皮神经在血供上的密切关系不足为奇。早在1892年，法国解剖学家吉努（Quenu）和勒雅尔（Lejars）指出皮肤的血供部分地依赖于皮神经周围的血管。1936年，法国解剖学家米歇尔·萨尔蒙（Michel Salmon）在其著作中也强调了皮神经与皮肤的血供关系。但直到20世纪90年代，才有几位学者（马斯克雷特、贝尔泰利、泰勒等）重新研究了皮神经营养血管与皮肤血供的相互关系，发现围绕皮神经的伴行营养血管（丛）对皮肤的血供有重要作用，并提出了神经皮瓣（neurocutaneous flap 或 neuroskin flap）的概念；因为在这类皮瓣中往往均包含有一条皮肤浅静脉，所以又有神经静脉皮瓣之称（neurovenous flap）。对皮神经与皮肤血供关系的新认识，丰富了人们关于皮瓣血供的知识，也为临床设计应用长皮瓣（long flap）提供了新的研究方向。2008年郑和平、徐永清、张世民等出版了《皮神经营养血管皮瓣》一书。

分类 人体每一皮神经均有动脉和静脉血管伴随营养。神经在两点之间取直线途径走行；血管行径曲折，多呈袢状和弓状。皮神经干（支）的血液供应非常丰富。从神经走行的纵向看，皮神经的每一节段和段落之间均有发达的侧支循环，包括神经外纵向血管网和神经内纵向血管网，血液沿纵向网可运行很长距离；从神经的横断面方向看，其每个层次中均有丰富的血管网（丛），神经外膜及其外面的神经旁血管网（paraneural vascular plexus）与神经内部的神经内血管网（intraneural vascular plexus，包括神经束膜血管网和神经束内微血管网）之间亦有众多的交通吻合，为神经轴突提供丰富的血液营养，以维护神经的正常传导功能。

泰勒（Taylor）将皮神经的血供按其来源分为两类。①主要动脉型：为一口径较大的营养动脉，伴皮神经主干共同穿过深筋膜后，动脉与神经并列，随行的距离较长。伴行动脉（accompanying artery，concomitant artery，concomitant vasa nervorum）是指伴随皮神经和浅静脉共同穿过深筋膜进入皮下组织的动脉。但血管的伴行距离都没有神经走行的那么长，往往只是在与神经共同穿出深筋膜后的一段距离内。伴行动脉主要构成皮神经的内在血管系统，存在于其结构的内部和外膜上，是皮神经和浅静脉近侧段的重要血供来源，通常是一条动脉与两条静脉组成血管束。②血管网型：为搭乘（hitchhike）于皮神经的节段性横向小动脉，在神经表面发出众多的升支和降支，多个上、下位节段性血管的升支与降支之间通过链式吻合（chain-linked anastomosis）形成丰富的纵向血管网。虽然一条穿支血管本身的供血范围有限，仅营养神经的一段，但许多穿支血管通过分支的相互吻合，形成密集的纵向交织血管网（longitudinal interlacing plexus），显著地扩大了穿支血管的供血范围和供血距离。穿动脉的分支主要构成皮神经和浅静脉的外在血管系统，存在于皮神经两侧各5mm的疏松组织内，是皮神经和浅静脉远侧段的重要血供来源。研究发现，这些小动脉之间的吻合是不减少口径的真正吻合（true anastomosis，类似直通毛细血管），而不是逐渐减少口径的阻塞性吻合（choked anastomosis，类似真毛细血管）。

人体的皮神经依靠主要血管营养者较少，而依靠多个节段性血管营养者较多。对任何一条具体的皮神经而言，这两种血供类型仅有主、次之分，相互间并不是完全单一、孤立的，而是共同存在、相互结合、互为补充。即使皮神经的血供是主要血管型的，在其变细的远段亦得到其他穿支血管的加强；即使皮神经的血供是节段性血管型的，在其较粗的近段，亦能发现口径较大的神经伴随营养穿支。

1998 年日本中岛英雄（Nakajima）将皮神经血供归纳为三类：①主要由粗大的轴心动脉伴随营养。②主要由细小的节段性穿支动脉营养。③皮神经与浅静脉伴行且从穿支动脉共同获得营养（见浅静脉营养血管皮瓣）。

1999 年钟世镇将四肢皮神经的营养血管链的构成，按发出的先后次序分为四级（图 1）。①节段动脉：肢体皮神经都有多个不同来源的节段动脉，下肢皮神经多为 3~6 支。其中靠近皮神经近侧根部的第 1 节段动脉口径最粗，可在 1mm 左右。其他节段动脉口径多在 0.3 ~ 0.8mm。②营养动脉：是由节段动脉发出的细小动脉，口径在 0.05 ~ 0.15mm。营养动脉呈横向走向皮神经干，在进入皮神经干之前或在其外膜上，分为上行支和下行支。③外膜动脉：外膜动脉纵贯皮神经干全长，是由邻近的两个营养动脉的下行支和上行支相互沟通组成的链式吻合，是保证皮神经干有较大侧副循环潜力的形态学基础。外膜动脉的口径为 0.3 ~ 0.8mm。④神经干内微血管网：神经外膜、神经束膜和神经内膜均有微血管网。这些血管网的构成基本上是微动静脉和毛细血管。

皮神经营养血管与皮肤血供的关系 人体浅筋膜即皮下组织，亦分为浅层和深层。浅层为脂肪层，富含脂肪组织；深层为膜性层，含弹性组织较多。浅筋膜的浅、深两层之间，含有丰富的皮血管、皮神经和淋巴管。起自深部节段性动脉的筋膜皮肤穿支血管（肌皮穿支、肌间隔穿支、筋膜穿支、直接皮肤穿支），不仅在深筋膜、皮下组织及真皮层形成丰富的血管网；而且，如果这一部位的皮下疏松组织中包含有特殊的结构，如皮神经和皮静脉，穿支血管亦发出分支到这些特殊结构，围绕皮神经和皮静脉形成丰富的血管网。体被组织的这些血管网之间不仅具有共同的血供来源，而且相互间吻合丰富，形成错综复杂的三维立体交通网络，具有良好的侧副循环功能。在肢体，由于深部主干动脉的走向、肌间隔（隙）的方向、深筋膜的纤维方向及皮神经、浅静脉的分布方向等均是纵向走行的，所以相邻穿动脉的升、降支间，特别是搭乘于皮神经和浅静脉的营养血管之间，吻合丰富而明显，在深筋膜表面和皮神经、浅静脉周围，形成环环相扣的纵向链式吻合（chain-linked longitudinal anastomoses），使这一局部筋膜皮肤的血供渠道具有鲜明的方向性，即在肢体是纵行的，在躯干是横行或斜行的，在头颈部是放射状的（图 2）。

临床应用原则 包括以下

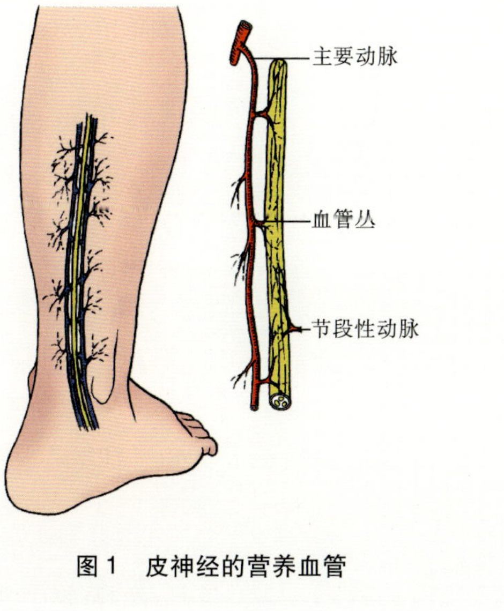

图 1 皮神经的营养血管

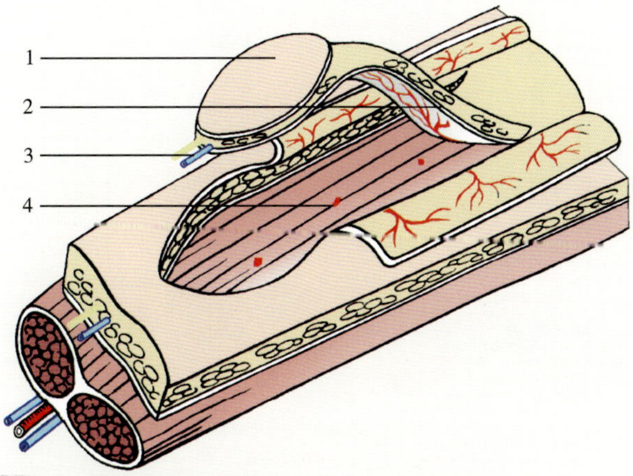

图 2 皮神经筋膜皮瓣链式吻合血管轴

1. 皮瓣；2. 深筋膜；3. 皮神经；4. 穿支血管

几点。

皮瓣设计 ①在皮神经穿出深筋膜后走行于皮下组织的段落内设计切取。②将皮瓣的长轴设计得与皮神经走行方向一致。③皮瓣的蒂部必须保留一定的宽度，以包含皮神经周围的营养血管（或营养血管丛）。在手背、指背，一般为0.5~1.5cm；在前臂、小腿，一般为2.5~3.5cm。④皮瓣的蒂部应尽可能设计在有深部穿支血管加入神经旁血管丛的部位，即存在神经皮肤穿支（neurocutaneous perforator）轴心血管的部位，以设计切取轴型皮瓣。这种穿支轴心血管的部位，可用显微外科解剖学资料和（或）超声Doppler探测帮助确定。⑤虽然皮神经营养血管口径细小，但皮神经周围的血管分布密集，相互吻合成丛，方向性明显，血液循此低阻力的纵向血管丛能运行较长的距离。因此，皮瓣的蒂部不一定都要存在轴心穿支血管，仅以皮神经营养血管（丛）或再配合包含深筋膜血管网、皮静脉周围血管网等，同样可以形成长宽比例较大的链式（link-pattern）血供组织瓣。⑥较大的皮神经支在走行上常与较大的浅静脉干相伴，如头静脉与前臂外侧皮神经、贵要静脉与前臂内侧皮神经、大隐静脉与隐神经、小隐静脉与腓肠神经等。由于这些浅静脉干在皮下显而易见，因此，在这些部位设计皮瓣时，可以皮下浅静脉作为标志，以浅静脉干的方向作为皮神经走向的向导，帮助确定皮瓣的部位与长轴。⑦皮神经周围血管丛具有双向供血的能力，血液在此血管丛上既可由近及远的顺向流动，又可由远及近的逆向流动。因此，可以安全地设计切取近端蒂或远端蒂皮瓣，成活的质量差别不大。远端蒂的皮神经营养血管（丛）皮瓣对修复手、足肢端特别适宜（表）。

切取方式 ①皮神经营养血管筋膜皮瓣（neurofasciocutaneous flap）：皮瓣的深层解剖平面在深筋膜下间隙。②皮神经营养血管皮下组织皮瓣（neuroadipocutaneous flap）：皮瓣的深层解剖平面在深筋膜上。③皮神经营养血管筋膜皮下组织瓣（neuro-adipofascial flap）：皮瓣的深层解剖平面在深筋膜下间隙，浅层解剖平面在皮下组织的浅层。

功用 ①较一般皮瓣（筋膜皮瓣、筋膜皮下组织瓣、皮下组

表 肢体主要皮神经的解剖参数

皮神经	来源	深筋膜穿出点	主要动脉	分布区域
臂外侧上皮神经	腋神经	三角肌后缘中下部	臂外侧上皮动脉	三角肌下部、臂外侧上部
臂外侧下皮神经	桡神经	三角肌止点下方后缘		臂外侧下部
臂后皮神经	桡神经	腋后襞下方	腋动脉直接皮支	三角肌止点以下的臂后部
肋间臂神经	第2肋间神经	腋前线稍后	肋间动脉外侧皮支	腋窝底与臂内侧上部
臂内侧皮神经	臂丛内侧束	臂内侧中点		臂内侧下部
前臂外侧皮神经	肌皮神经	肘部肱二头肌腱外侧		前臂外侧，分前、后两支
前臂内侧皮神经	臂丛内侧束	臂内侧中点下方		前臂内侧，分前、后两支
前臂后皮神经	桡神经	臂外侧肌间隔下部		前臂后面
桡神经浅支	桡神经	桡骨茎突上6cm		手背、指背桡侧半
尺神经手背支	尺神经	豌豆骨上4cm		手背指背尺侧半
臀上皮神经	腰丛	髂嵴后上方	第4腰动脉后支皮支	臀中上部
臀下皮神经	股后皮神经	臀大肌下缘正中线		反向分布于臀下部
股外侧皮神经	腰丛	髂前上棘内、下3cm		臀前与股外侧
股神经前皮支	股神经	大腿前面		大腿前侧
闭孔神经皮支	闭孔神经	股内侧上1/3		股内侧上部
股内侧皮神经	股神经	缝匠肌内缘		股内侧下部
股后皮神经	骶丛	臀横纹下4cm后正中线	臀下动脉终末支	股后、腘窝
隐神经	股神经	膝内侧缝匠肌与股薄肌之间	隐动脉	小腿、足内侧面
腓浅神经	腓总神经	小腿前面中下1/3	腓浅动脉	小腿前下部及足背中、内侧
腓肠神经	胫、腓总神经	小腿后面上中1/3	腓肠浅动脉	小腿后外侧面及足背外侧

织皮瓣）多了一套密集的皮神经营养血管（丛）供血系统，因此血供较一般的组织瓣丰富，成活质量可靠且长宽比例较大。②可任意以远端或近端为蒂，临床应用灵活，尤其对创伤和组织缺损较多见的手、足肢端，提供了一种不损伤知名血管、不影响肢体血液循环、不需显微血管吻合的新方法。③带有皮肤感觉神经，能制成感觉皮瓣，为某些特殊的摩擦、受压和知觉部位，如胫骨结节、足跟、尺骨鹰嘴和指端、指尖，提供良好的覆盖和感觉功能。在局部转移中，如以近端为蒂，皮神经未被切断，皮瓣本身即带有感觉功能；如以远端为蒂，将此皮神经支与受区近端皮神经通过端-端或端-侧吻接后，亦可恢复感觉功能。

该皮瓣的缺点是：①不能随意切取，必须遵守一定的规则。②损失一条皮神经，有供区部分感觉丧失和形成痛性神经瘤的可能。

（张世民）

qiǎnjìngmài yíngyǎng xuèguǎn píbàn

浅静脉营养血管皮瓣（venocutaneous flap） 由浅静脉周围血管网营养的皮瓣。又称浅静脉筋膜皮瓣（veno-fasciocutaneous flap）。该皮瓣是在皮神经营养血管皮瓣的基础上发展而来，1998 年由日本中岛英雄（Nakajima）提出。即依靠浅静脉周围的血管网亦能提高皮瓣的成活能力。中岛英雄将皮神经血供归纳为三类：①主要由粗大的轴心动脉伴随营养，如臂后皮神经、股后皮神经、腓肠外侧皮神经。②主要由细小的节段性穿支动脉营养，如臂外侧上皮神经、臂外侧下皮神经、臂内侧皮神经、前臂背侧皮神经、股外侧皮神经和腓浅神经。③皮神经与浅静脉伴行且从穿支动脉共同获得营养，如前臂外侧皮神经（头静脉）、前臂内侧皮神经（贵要静脉）、股前内侧皮神经和隐神经（大隐静脉）、腓肠神经（小隐静脉）、掌指背皮神经（手背浅静脉）和足背皮神经（足背静脉）。穿动脉的分支主要构成皮神经和浅静脉的外在血管系统，存在于皮神经两侧各 5mm 或浅静脉两侧各 10mm 的疏松组织内，是皮神经和浅静脉远侧段的重要血供来源。浅静脉的周围血管网虽然不如皮神经周围丰富，但亦可显著增加皮瓣的成活长度。浅静脉营养血管皮瓣可不损失皮神经的感觉功能。

（张世民）

píshénjīng qiǎnjìngmài yíngyǎng xuèguǎn píbàn

皮神经浅静脉营养血管皮瓣（neurovenocutaneous flap） 兼有皮神经和浅静脉营养血管丛的皮瓣。是在皮神经营养血管的概念基础上，由日本中岛英雄（Nakajima）于 1998 年提出的。这类皮瓣仅能在皮神经与浅静脉伴行的部位设计切取，如前臂外侧皮神经（头静脉）、前臂内侧皮神经（贵要静脉）、股前内侧皮神经和隐神经（大隐静脉）、腓肠神经（小隐静脉）、掌指背皮神经（手背浅静脉）和足背皮神经（足背静脉）。其切取类型可以是筋膜皮瓣、筋膜皮下瓣或皮下组织皮瓣。

（张世民）

yuǎnduāndì píbàn

远端蒂皮瓣（distal-based flap） 蒂部位于被转移组织（瓣部）远端（远心端）的皮瓣。包括逆行岛状皮瓣。狭义的远端蒂皮瓣是指供养皮瓣成活的蒂部血管仅从远心端和主要血供方向远侧进入的皮瓣（图 1）。虽然远端蒂皮瓣和逆行岛状皮瓣均能将近侧供区组织（瓣部）带蒂转移至远侧受区，但二者的血液循环仍有显著区别，前者基本是生理性的，后者则是非生理性的。远端蒂皮瓣微循环的血液仍按动脉→毛细血管→静脉的途径运行。在四肢，体被组织（指皮肤、皮下组织及深筋膜）的正常血液循环方向，总体是动脉血供由近及远、静脉回流由远至近的纵向运行。因此，在肢体，蒂部位于被转移组织远侧一方的任何皮瓣，均属于远端蒂皮瓣，又称下方蒂皮瓣（inferior-based flap）。

分类 远端蒂皮瓣按动脉血供可分为血管网（丛）、肌间隔穿

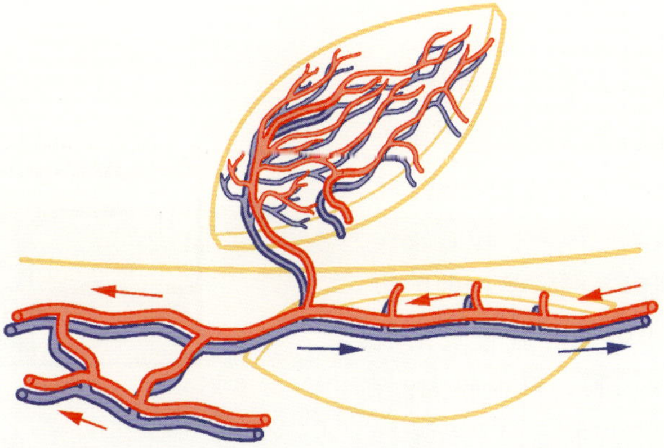

图 1 远端蒂皮瓣

血管、直接皮血管三类。

血管网（丛）类　因为动脉血管网（丛）中没有瓣膜阻挡，血液可以根据远、近端灌注压力的变化而发生双向流动，既可由近及远的顺流，又可由远至近的逆流。因此，依据血管丛的逆向供血作用，可以在身体的任何部位切取远端蒂的随意型筋膜皮瓣，长宽比例不宜超过 2.5∶1。在存在链式血供丛的部位，成活的长宽比例可达（3~5）∶1。如果同时兼顾供区部位浅表皮神经的存在，可以切取长宽比例更大的皮神经营养血管筋膜皮瓣。

肌间隔穿血管类　起自主干动脉的肌间隙（隔）穿血管，在穿出深筋膜后，在深筋膜表面发出放射状的分支。在肢体，肌间隙筋膜穿血管的上升支和下降支的口径较粗大，行程较长，多个穿动脉的上升支和下降支相互吻合，构成纵向的深筋膜血管网（丛）。在有横向韧带（为深筋膜的横行纤维增多而来）束缚肌腱的部位，如腕、踝，由于这些致密韧带的压迫作用，深部肌间隙穿动脉常在横韧带的上下两个边缘以回返支的形式出现，供养近侧的组织。因此，以肌间隔穿血管或其降支为蒂，依靠其上升支或回返支与近侧筋膜血管丛的沟通，可以设计远端蒂轴型筋膜皮瓣，做成岛状向远侧转移。

直接皮肤血管类　直接皮血管来源于深筋膜深面的主干血管。由于这些主干血管走行于解剖结构的窝内或肌腔隙内，位置较浅，表面缺乏肌肉等厚实结构的覆盖，因此皮动脉从主干血管发出后，直接穿出深筋膜，口径较大；在皮下组织中与皮肤表面平行走行，行程较长。直接皮血管多数是主干血管的侧支，少数是主干血管的终末支（如颞浅动脉、手足的肢端动脉等）。侧支型直接皮肤动脉多位于四肢关节的屈面，在解剖学的窝内容易找到，如上肢的腋窝、肘窝，下肢的卵圆窝、腘窝等。

远端蒂皮瓣的静脉回流　远端蒂皮瓣的静脉回流是需要特别关注的问题。因为远端蒂皮瓣掀起时，近端的静脉血管均被切断、结扎，通过皮下浅静脉干直接回流的管道亦不复存在，皮瓣的所有静脉血最终都需进入深静脉系统或蒂部侧旁的浅静脉系统，即只有通过蒂部的浅-深静脉干交通支、穿静脉或浅-浅静脉交通支才能完成回流。

对血管网（丛）类远端蒂皮瓣，微静脉网收集静脉血后，向蒂部回流，通过蒂部可能存在的穿静脉和（或）交通支静脉回流入深静脉系统；如果蒂部无穿静脉，则继续向远端及侧方回流直至有穿静脉的部位。对肌间隔（隙）筋膜穿血管类远端蒂皮瓣，蒂部的穿静脉是皮瓣静脉回流的主要途径，如果设计得当，不超过近侧穿静脉有瓣膜的分支区域，一般不发生逆瓣膜方向的静脉逆流（图 2）。而对直接皮肤动脉类的远端蒂皮瓣，动脉回返支的伴行静脉或不伴行静脉的瓣膜开口即朝向远侧，是其正常的回流方向，静脉血引流顺畅。

浅静脉干在远端蒂皮瓣中的作用　浅静脉与皮神经不同，浅静脉的各种结构特点，使其对远端蒂皮瓣的血液循环起着不同的影响。

浅静脉干将远侧肢端静脉血导入远端蒂皮瓣　手足肢端皮肤动静脉短路多，血供丰富。肢体浅静脉干的主要功能是收集远侧手足肢端回流的静脉血，但也通过分支引流其经过区域的皮肤静脉血。浅静脉干是手足肢端静脉血回流的快捷通道。在远端蒂皮瓣中，由于近端出口已被切断结扎，静脉血将在皮瓣中积聚，压力增加，导致浅静脉干扩张乃至怒张，加重远端蒂皮瓣的正常静脉回流负荷。

浅静脉干不能帮助远端蒂皮瓣的静脉血逆向回流　静脉血只有通过功能不全的静脉瓣膜才能发生逆流。远端蒂皮瓣的掀起，使静脉失去了从近侧来源的神经支配；静脉血的灌入充盈，对静脉壁施加较高的透壁压力，静脉壁将显著扩张，从而达到静脉瓣膜关闭不全；但是，由于静脉血是由远（蒂部）向近灌入的，早期瓣膜两侧由近及远的压力阶差并不存在；后期由于远端蒂皮瓣

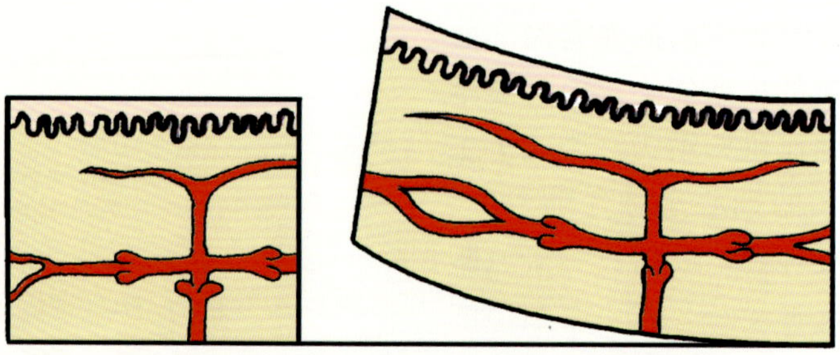

图 2　远端蒂筋膜皮瓣的静脉回流

P1. 近侧穿静脉；P2. 远侧穿静脉

不存在高压力的动脉灌注，也不能在皮瓣产生近端高于远端的压力阶差，因此浅静脉干中的静脉血不能发生逆向回流。

浅静脉干周围血管丛的动脉供血与静脉引流双重作用　浅静脉干营养血管丛虽不如皮神经丰富，但亦明显存在于其左右各10mm的范围内。临床实践发现，保留静脉干周围1~2cm的疏松结缔组织，可为静脉皮瓣提供少许高氧的动脉灌注，对静脉皮瓣的成活有重要作用。因此，浅静脉干周围的丰富血管丛，不仅参与远端蒂皮瓣的动脉血供，对其静脉回流亦有重要作用。

静脉血对皮瓣的营养作用　流经肢端的静脉血，仍有70%以上的含氧量，静脉血营养的静脉皮瓣可赖此成活。仅包含远端静脉的单蒂静脉皮瓣，静脉血有进无出，在静脉血的自身含氧量耗尽之后，皮瓣多淤血坏死。因此，建立静脉血的流出通道是发挥静脉血营养作用的关键。

改善远端蒂皮瓣静脉回流的方法　临床设计中应尽可能减少静脉血逆瓣膜方向回流的范围，以适应无瓣膜的细小吻合支的代偿能力。由于静脉血回流不畅和淋巴液回流受阻，大多数远端蒂皮瓣术后早期均有不同程度的肿胀，但在2~3天后，随着动脉灌注与静脉回流新的动态平衡和受区新生血管的长入，肿胀都能自然消退，皮瓣完全成活。这类皮瓣术后的主要危险是静脉回流不充分，导致皮瓣的静脉性淤血、肿胀，组织营养障碍，甚至发生局灶性淤血坏死。可采取下列方法予以避免或减轻：①在皮瓣的近端留取1~2支细小的浅静脉予以敞开，使淤滞的静脉血从此流出。②因该类皮瓣的蒂部较宽，转移时少用皮下隧道，避免蒂部扭曲和压迫，应切开明道转移，必要时蒂部植皮覆盖。③皮瓣缝合时避免张力，针距大些，必要时敞开几针，有利于组织液的溢出。④水蛭吸血疗法。

远端蒂皮瓣的优点　远端蒂皮瓣属于局部或区域性皮瓣，与远位皮瓣和游离皮瓣相比，有许多优点，在修复肢端的创伤缺损中体现得尤为突出：①技术简单，容易开展。②一次完成，耗时短。③在同一肢体手术，麻醉、消毒、铺巾一并完成。④不破坏他处结构。⑤不损失肢体的主要血管。⑥属局部皮瓣，就近取材，转移的组织与受区相邻近。⑦为生理性皮瓣，成活可靠。⑧避免固定肢体，利于早期活动和功能康复，患者痛苦少。⑨不需显微外科技术等。

（张世民）

nìxíng dǎozhuàng píbàn

逆行岛状皮瓣（reverse-flow island flap）

动脉血供和静脉回流均逆生理方向流动的皮瓣。又称逆血流岛状皮瓣（retrograde-flow island flap）。其属于以远端为蒂的特殊类型皮瓣。这类皮瓣仅能在有平行、两条以上的主干动脉、且两条动脉远端有较大弓状吻合的部位切取。因动脉无瓣膜，动脉血流可逆向灌注；但因静脉系统有静脉瓣膜的阻挡，对其回流机制的认识仍有争论。这类皮瓣的早期血液循环特征是动脉灌注量高而静脉回流量低，具有灌注易而回流难的特点，即高灌注，低回流，术后多发生肿胀，但皮瓣较易成活。逆行岛状皮瓣在微循环的层次上是生理性的，但其静脉血在蒂部需逆静脉瓣膜的方向才能发生回流，因此这类皮瓣的早期血液循环状态是非生理性的，属非生理性皮瓣的一种（图1）。

动脉血供　逆行岛状皮瓣的切取有严格的供区条件，即在作为供区的肢体上至少要有两条或两条以上平行的动脉干，而且两条动脉干在肢体的远侧端有较大的直接吻合。如手部的掌深动脉弓和浅动脉弓和足部的足底动脉弓。当切取一条动脉干时，血液从另一条动脉干，通过远侧端的动脉弓状吻合而逆向灌注皮瓣。因此，逆行岛状皮瓣的动脉血液灌注方向都是与正常相反的，是由远向近逆向流动的。肢体的主干动脉，在关节的部位，均发出分支相互吻合，形成关节的动脉

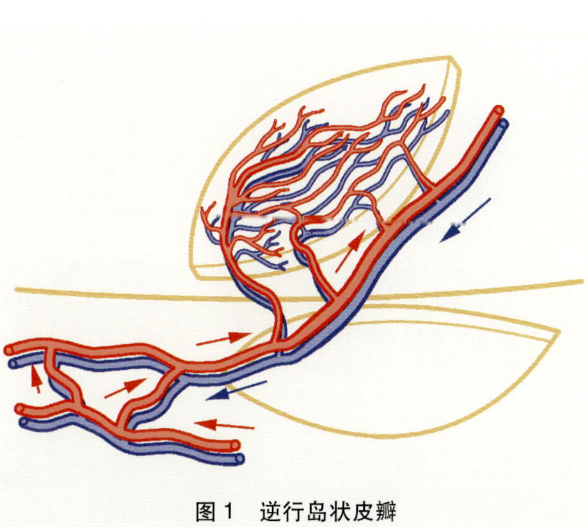

图1　逆行岛状皮瓣

血管网，如上肢的肩、肘、腕及掌、指，下肢的髋、膝、踝及足部。依据逆行岛状皮瓣血管的这一解剖要求，在肢体的许多部位，主要是在关节的周围，可以设计切取许多以不同动脉供血的逆行岛状皮瓣。

逆行岛状皮瓣的动脉血管蒂口径均较粗大，属于知名血管类，其血供均属于动脉主干带小分支的类型或称动脉干网状供血的类型。这种小分支可以是主干动脉在深部走行中发出的肌间隙（隔）筋膜穿支，亦可以是主干动脉在浅表走行中或邻近肢端时发出的直接筋膜皮支，或主干动脉发出的骨膜、肌肉、肌腱、神经等深部结构的营养支。因此，依靠逆行的主干血管蒂，既可以仅切取筋膜皮肤组织形成岛状皮瓣或岛状筋膜瓣；亦可以单独或连带切取深部的骨、肌肉、肌腱、神经等形成复合组织瓣，应用灵活。

依切取的血管蒂对供区肢体动脉血供的重要性不同，可将逆行岛状皮瓣分为带主要血管蒂和带非主要血管蒂两种类型。带主要血管蒂的逆行岛状皮瓣切取后，对供肢的远侧血液循环常有明显损伤，应尽量少用；带非主要血管蒂的逆行岛状皮瓣切取后，对供肢的远侧血液循环影响很小，应首选使用（表1）。

静脉回流 主干动脉的伴行静脉（venae comitantes）属深静脉系统，伴行静脉的结构特点使其容易发生血液的逆流：①伴行静脉的瓣膜发育不全，不如浅静脉的瓣膜坚强，而且上肢的静脉瓣膜不仅数目较少，发育上也不如下肢。②两条伴行静脉间存在着众多的各式各样的口径1~3mm的较大联系（macrovenous connections），即交通支（communicating branch）和旁路侧支（bypassing branch）。③两条伴行静脉均有自身营养血管，口径0.1~0.3mm，而且有着众多的细小吻合交通（microvenous connections），围绕伴行静脉的走行，存在着丰富的静脉丛（perivenous plexus）。④在肢端的腕、踝部位，深静脉-深静脉、深静脉-浅静脉间存在着固定而丰富的直接交通吻合支。⑤伴行静脉及其附属的交通支、旁路侧支和营养血管（vasa vasorum）的静脉均有静脉瓣的分布，只是瓣膜的抵抗能力大小不一。⑥上肢的桡、尺静脉和骨间前、后静脉的瓣膜数目，较下肢的胫前、胫后和腓静脉的瓣膜数目少，以胫前静脉的瓣膜数目最多。⑦上肢深静脉的瓣膜之间接触面积少，其接触部分占静脉口径的20%~30%，且上肢的静脉窦呈梭形，当静脉管腔由于压力的作用向外增大时，静脉窦与静脉壁一起均匀地膨胀，从而向外牵拉静脉瓣，使其相互间接触的面积更加减少，有助于瓣膜的失活；而下肢的静脉瓣之间接触面积大，其接触部分占静脉口径的40%~50%，且下肢的静脉窦呈球囊形，当静脉管腔受压力的作用向外增大时，静脉壁很少增宽，而是静脉窦向外的膨胀和旋转，对静脉瓣并无牵拉作用，对瓣膜的失活亦无帮助。因此，上肢的深静脉较下肢的深静脉容易发生即时逆流。

对逆行岛状皮瓣的静脉血的逆流途径有两种不同的观点：一是经两条伴行静脉的交通支和旁路侧支以迷宫式途径迂曲回流；二是经失活的静脉瓣而直接逆流。但可以肯定，逆行岛状皮瓣的静脉回流是多因素共同作用的结果（图2，表2）。

迷宫式途径逆流理论 1983年孙博首先从解剖学角度描述了静脉血的迂曲逆流。1984年林幸道通过术中静脉造影予以证实。该理论认为静脉血不能直接通过静脉瓣而逆流，但可以经过两条伴行静脉之间的交通支和旁路侧支，以迷宫式途径绕过瓣膜的阻挡而迂曲逆流。迷宫式途径逆流理论要求手术中对血管蒂不做过多的解剖分离，尽量保留血管蒂周围的疏松结缔组织，以保护两条伴行静脉间的交通支和旁路侧支的完整，提供更多的迷路途径。从目前的临床实践来看，大多数学者均采纳迷宫式迂曲逆流的理

表1 四肢的逆行岛状皮瓣

血管类型	上 肢	下 肢
带主要动脉型	桡动脉逆行岛状皮瓣 尺动脉逆行岛状皮瓣 指动脉逆行岛状皮瓣	胫后动脉逆行岛状皮瓣 胫前动脉逆行岛状皮瓣 足背动脉逆行岛状皮瓣
带非主要动脉型	桡侧返动脉逆行岛状皮瓣 尺侧返动脉逆行岛状皮瓣 骨间后动脉逆行岛状皮瓣 掌背动脉（1~4）逆行岛状皮瓣 指背动脉逆行岛状皮瓣	膝上内侧动脉逆行岛状皮瓣 膝上外侧动脉逆行岛状皮瓣 隐动脉逆行岛状皮瓣 腓动脉逆行岛状皮瓣 跗内侧动脉逆行岛状皮瓣 跗外侧动脉逆行岛状皮瓣 跖背动脉（1~4）逆行岛状皮瓣 足外侧动脉逆行岛状皮瓣 足内侧动脉逆行岛状皮瓣 足底内侧动脉逆行岛状皮瓣

论，对血管蒂不做分离，虽然皮瓣术后肿胀多见，但成活一般均无问题。

瓣膜失活途径逆流理论 1984年英国蒂蒙斯（Timmons）首先描述了静脉血的直接逆流。蒂蒙斯通过活体静脉造影，提出了静脉血发生逆流的三个条件（图3）：①瓣膜失神经支配，如手术分离、局部浸润麻醉。②瓣膜两端均有血液充盈，其远端静脉必须使瓣膜呈飘浮状态，不完全关闭。③瓣膜近端的压力高于远端。因皮瓣有高压力的动脉灌注，经皮瓣微循环后，血液在皮瓣部分（血管蒂的远端）积聚，能够产生近端高于远端的压力阶差。1986年中国香港魏（Wee音译）进一步发展该理论，认为手术中掀起皮瓣、结扎近端血管蒂即能达到去除瓣膜的神经支配，动脉灌注皮瓣，血液在静脉血管的累积能达到近端压力高于远端，而血管蒂中的动静脉间的细小血管则能使瓣膜两端有血液充盈。因此，手术中保留血管蒂的疏松组织至关重要。

表2 逆行岛状皮瓣的静脉回流理论

迷宫式途径逆流理论	瓣膜失活途径逆流理论
（1）经较大静脉（两条伴行静脉）	（1）瓣膜结构改变
A. 横向的交通支	A. 瓣叶接触面积
B. 纵向的旁路侧支	B. 瓣叶坚强程度
（2）经微小静脉（伴行静脉的营养血管）	C. 瓣窦的大小
A. 交通支	D. 瓣叶的内缘性平滑肌收缩
B. 旁路侧支	E. 瓣膜失去交感神经支配
（3）经无瓣膜的静脉节段	（2）管腔内因素
	A. 血液充盈，压力增加
	B. 静脉近端压力高于远端的压力阶差
	（3）管腔外因素
	A. 组织压力的减少
	B. 静脉瓣的轴向改变
	（4）管壁因素
	A. 失去交感神经支配而扩张
	B. 剥去结缔组织束缚而扩张
	（5）各种体液因素

旋转轴点 影响逆行岛状皮瓣成活的关键因素，除了静脉回流的阻力大小外，血管蒂旋转部位的选择可能是最重要的因素了。旋转轴点应选择在深、浅静脉固定性交通支的近侧。一般深、浅静脉间大的交通支在关节部位恒定出现，如腕、踝关节附近，逆流的静脉血很容易进入交通支而反流。如果手术解剖时，超过了此交通支的位置，则破坏了交通支，减少了逆流静脉血的快捷通道，血液必须继续向远侧逆流，直至到达下一个交通支；如果在手术解剖时，不到达此交通支，则未被手术掀起的这段静脉瓣膜功能良好，逆流的静脉血必须克服更大的阻力，才能到达交通支而返流。逆行岛状皮瓣的血管蒂轴点一般留取在腕、踝关节近侧2~3cm，超过或未到均对静脉回流不利。

优点和缺点 逆行岛状皮瓣属局部或区域性皮瓣，与远位皮瓣和游离皮瓣相比有许多优点，

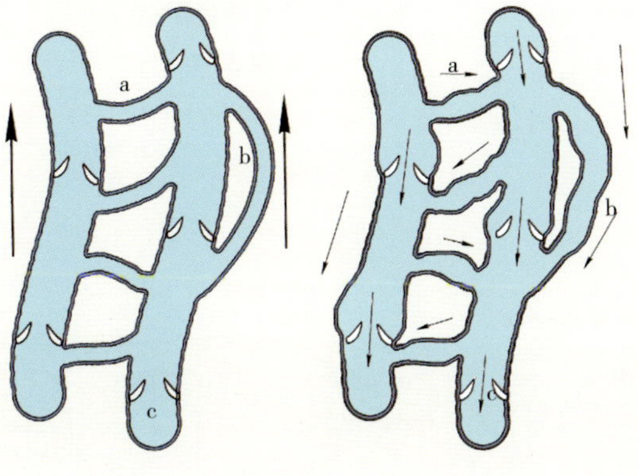

图2a 术前　　图2b 术后

图2 逆行岛状皮瓣的静脉回流途径

a. 伴行静脉间交通支；b. 旁路侧支；c. 直接经失活的瓣膜

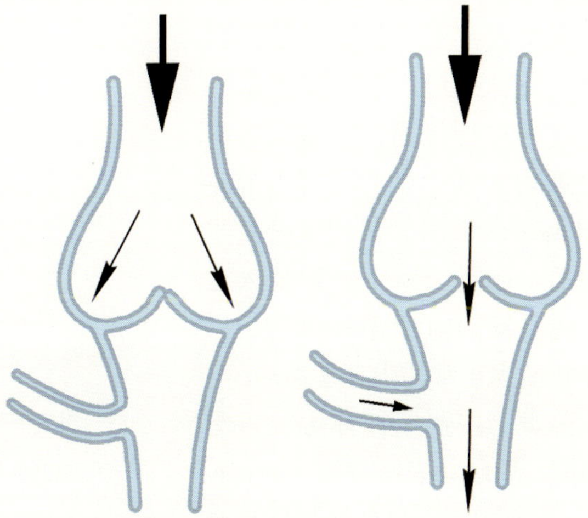

图3a 瓣膜未失活　　图3b 瓣膜失活后

图3 单根静脉逆向回流的条件

在修复肢端的创伤缺损中体现得尤为突出：①技术简单，容易开展。②一次完成，耗时短。③在同一肢体手术，麻醉、消毒、铺巾一并完成。④不破坏他处结构。⑤属局域性皮瓣，就近取材，转移的组织与受区相近。⑥血液循环丰富，成活有保障。⑦可以做成复合皮瓣，或再携带其他皮瓣构成串联皮瓣，临床应用灵活。⑧避免固定肢体，利于早期活动和功能康复，患者痛苦少。⑨不需显微外科技术。缺点主要是损失一条肢体的主要动脉，有可能影响手足肢端的血供。因此，临床应多选用非主要血管的逆行岛状皮瓣。对严重损害肢体血供的桡动脉、尺动脉、指动脉和胫前动脉、胫后动脉、足背动脉逆行岛状皮瓣，应谨慎使用。术前必须做腕、指或踝的动脉压迫阻断试验（Allen 试验），以判别剩余血管的代偿作用能否满足远侧肢体的血液循环需要。

（张世民）

jìngmài píbàn

静脉皮瓣（venous skin flap）

仅依靠静脉系统与受区建立血液循环维持早期成活的皮瓣。静脉皮瓣多取自肢体，仅带有皮肤、皮下组织及皮下浅静脉系统。因其缺少动脉系统，不能按正常的循环途径进行代谢，因而所有静脉皮瓣均为非生理性皮瓣（non-physiological flap），只能维持其早期成活。待受床新生血管长入皮瓣，建立新的血液循环通道，即逐渐转变为正常的生理性循环。

分类 按血液循环方式可分为两类：动脉化静脉皮瓣（arterio-lized venous flap）和单纯静脉皮瓣（simple venous flap），可继续按其与受区血管的吻合情况分为六种（图1）；按皮瓣的静脉血管解剖，可分为单根静脉的轴型静脉皮瓣和多根静脉的网状静脉皮瓣（图2）；按皮瓣的转移方式，可分为带蒂岛状静脉皮瓣和游离静脉皮瓣。

动脉化静脉皮瓣 根据血液只有通过毛细血管才能进行有效物质交换的原则，1987 年印度塔特（Thatte）提出了动脉化静脉皮瓣早期存活的两种血液循环学说：①动静脉交通支途径：即微动脉→动静脉交通支→毛细血管→微静脉；②静脉逆流途径：即微静脉→毛细血管→另一端静脉。1991 年中国原林、钟世镇通过皮肤静脉构筑的形态观察，从血流动力学角度提出动脉化静脉皮瓣的临时非生理性血液循环，是由建立在乳头下微静脉网为物质交换管道的学说，即动脉化静脉→乳头下微静脉网→非伴行性浅静脉。对于动脉化单根静脉皮瓣，1987 年顾玉东认为皮瓣的静脉回流可通过以下途径完成：①最初通过皮缘及创面渗血，渗液。②48 小时后逐步通过与受区软组织建立侧支循环完成。③在静脉干周围，利用静脉网状结构的特点，发生动脉回流短路及海潮式动脉压差震荡推进静脉回流。

单纯静脉皮瓣 皮肤是低血流低氧耗器官，每 100g 皮肤组织每分钟只要有 1～2ml 血流灌注即能保证其成活。动脉血通常只有 25%～30%的氧含量在第一次流经组织时被细胞利用。在手、足肢端，动静脉短路多，回流之静脉血的氧含量通常仍在 70%～80%

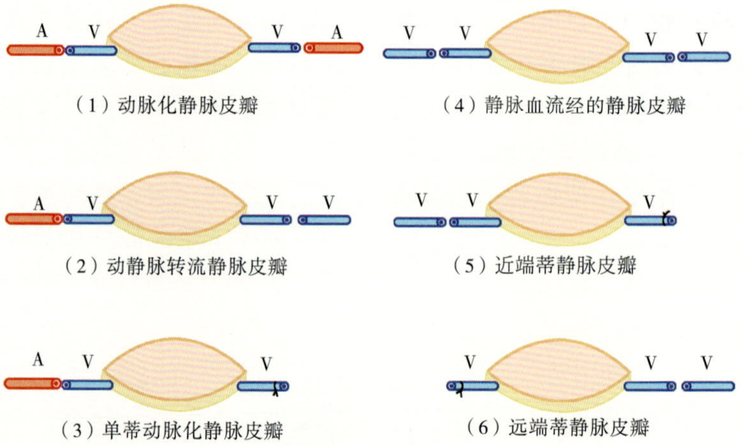

图 1 静脉皮瓣的分类

A. 动脉；V. 静脉

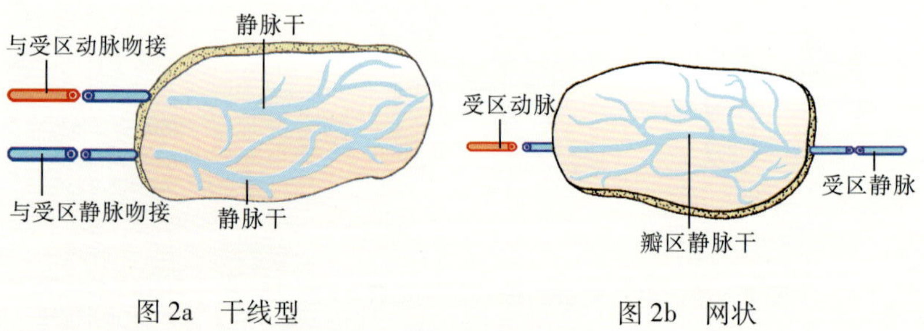

图 2 动脉化静脉皮瓣的分类

以上，足够营养皮瓣。

静脉血流压力低，目前对静脉血如何进入微循环毛细血管中进行物质交换，仍有较多的争议：①通过倒流的静脉血在毛细血管中的往返流动完成代谢交换。即组织间隙存在着约 0.93kPa 的负压，在微动脉无血供的情况下亦能使毛细血管保持开放状态；微循环本身的舒缩运动及静脉系统随心跳而产生的震荡运动促使血液倒入-流出毛细血管。静脉血的特点（低氧、高代谢产物）及手术中切断交感神经有利于降低皮瓣中毛细血管括约肌的临界关闭压力，静脉血容易进出毛细血管。物质交换的多少，取决于毛细血管内外的浓度差，虽说在静脉皮瓣中这种浓度差较低，但交换是存在的。②静脉血的特点及手术造成的血管失神经支配，可使静脉血经开放的动静脉交通支进入微动脉，再按正常的微循环途径进行代谢交换。③皮瓣中丰富的静脉血管网增加了氧及营养物质从受床向皮瓣的弥散，而引流静脉的存在可创造一种优越的条件，加快新生血管的长入。

应用原则 静脉皮瓣的营养系统在早期属非生理状态，所以皮瓣早期有肿胀，皮瓣内积血，成活率不稳定；晚期皮瓣纤维化挛缩、面积收缩较大（可达 50%以上），因此静脉皮瓣目前临床应用较少。

皮瓣移植后存活，可能从三条途径获得营养：一是通过血管蒂的血流营养；二是皮瓣受床的血浆扩散；三是受区的新生血管长入皮瓣。新生血管长入皮瓣最早发生在移植后 3 天，因此皮瓣的早期存活只能从前两条途径获得。

动脉化静脉皮瓣的血流不稳定，不均匀，术后常有过度灌注性肿胀。因此，增加输出道，改善静脉回流，可能提高其成活率。而单纯静脉皮瓣，增加静脉血的入流压力及提高血氧含量，可望提高其临床价值。保留静脉蒂周围的疏松结缔组织，可为带蒂静脉皮瓣提供少许动脉性血液灌注，以改善其低氧、低流量循环状态；选择血液循环优良的受床，能提高血浆弥散的效率及新生血管长入皮瓣的机会。20 世纪 90 年代以来，随着对皮神经皮静脉营养血管皮瓣的认识，许多以前认为是带蒂静脉皮瓣的，由于带有1~2cm宽的皮下筋膜蒂，可能属于皮神经皮静脉营养血管皮瓣的范畴。

目前临床应用的静脉皮瓣，面积均不大，层次较薄。取自指背、手背的静脉皮瓣，可带蒂转位修复手部创面。游离静脉皮瓣多取自足背和前臂屈侧，这些部位皮下脂肪较薄，浅静脉显而易见。游离静脉皮瓣转移至受区，应注意其静脉瓣膜方向，一般予以倒置，以利于恢复顺向血流。

（张世民）

gǎnjué píbàn

感觉皮瓣（sensate flap） 带有感觉神经纤维、转移到受区后可恢复感觉功能的皮瓣。设计感觉皮瓣，除了要考虑血管蒂的解剖特征外，还要求供区有恒定的轴向感觉神经支（末梢）分布。皮肤本身都带有感觉神经纤维。切取近端蒂的感觉皮瓣，如果其近端的感觉神经没有被切断，则皮瓣转移到受区后本身即具有感觉功能。这种感觉反映在大脑中通常是原供区的感觉，即存在感觉错位，需经过长久艰苦的训练，才能在大脑皮层中实现供区与受区的转换。

重建皮瓣感觉功能的方法 如果皮瓣中的感觉神经在手术时被切断，皮瓣转移（带蒂或游离）至受区后即不再具有感觉功能。无感觉功能的皮瓣如需重建其感觉功能，必须经过感觉神经再支配（flap sensory reinnervation）。有三种途径：①从受区周缘的感觉神经末梢通过轴突生长（axonal ingrowth）向皮瓣内爬入，与皮瓣中的神经末梢感受器愈合而恢复感觉功能（如痛觉和压力觉），称为周围性感觉神经再支配（peripheral sensory reinnervation）。②是将皮瓣所携带的感觉神经支与受区的感觉神经支吻合（端-端吻合或端-侧吻合），经轴突再生，从皮瓣感觉功能的中央向四周呈发散样恢复，称为中央性感觉神经再支配（central sensory reinnervation）。③切取皮瓣时没有携带其感觉神经支，可在皮瓣受区找到一条次要的感觉神经支，将其分成数条鸡爪样的细小分支，植入皮瓣之中，称为皮瓣感觉神经植入（sensory nerve implantation）。这种感觉神经再支配方法恢复的感觉功能，反映在大脑中是皮瓣受区的感觉，不存在感觉错位。临床中以后两种方法效果较好，但需要施行显微外科手术，皮瓣受区要存在可牺牲的感觉神经支。

感觉皮瓣的分类 移植皮瓣的最终感觉功能，依赖于皮瓣中感觉神经受体的数量和密度。手和足部的光滑皮肤有高密度的感觉受体，能提供良好的辨别觉，常作为供区，提供手部指腹和指残端的精细感觉（sharp sensation）功能重建（两点分辨觉在 6~8mm 以内），如含有指神经的皮瓣、指神经背侧支的皮瓣（顺行或逆行，同指或异指）、足背皮瓣（腓浅神经分支）、趾蹼皮瓣（第 1 趾蹼，腓深神经终末支）、足底内侧皮瓣（足底内侧皮神经）等。手掌、足跟等受区仅需重建保护性感觉（protective sensation）功能，这类皮瓣很多，如前臂桡侧皮瓣（前臂外侧皮神经、前臂内侧皮神经）、臂外侧皮瓣（臂后侧皮神经）、臂内侧皮瓣（臂内侧皮神经）、前臂背侧皮瓣（前臂背侧皮神经）、股前外侧皮瓣（股外侧皮神经）、膝内侧皮瓣（隐神经）、腓肠皮瓣（股后皮神经、腓肠外侧皮神经、腓肠内侧皮神经、腓肠神经）等。

（张世民）

yùgòu píbàn

预构皮瓣（prefabricated skin flap） 通过外科手术制作的轴型皮瓣。又称预制皮瓣。其通过人工方法，将知名血管或含知名血管的筋膜、大网膜等组织，移植于无知名血管部位（区域）的某一层次（常用皮下组织层）；或将游离皮片移植于含有轴型血管的筋膜或大网膜上，经过一段时期重新血管化后（revascularisation），形成需要的轴型皮瓣供区。

预构皮瓣的技术方法 ①皮片移植预构皮瓣：在血供丰富部位（如头部颞顶筋膜），先将供区皮肤向一侧翻起，切取成带真皮下血管网的皮瓣，与自身卷起缝合，暴露深面的筋膜层，再在筋膜层上进行游离植皮，待2~3周完成血管化植皮成活稳定后，再切取通过植皮预制的筋膜皮瓣（skin-grafted prefabricated flap）进行转移，而将原先卷起的供区皮肤重新复位缝合。临床常用颞浅动静脉供养的颞顶筋膜预制皮瓣，该法既可得到较薄而顺应性较好的皮瓣修复受区（面部、耳郭或手部），而且供区缝合后由于头发的生长，能够遮盖切口瘢痕（图）。②血管植入预构皮瓣：是在皮肤丰富的部位（如腹部）或特别需要的部位（如颈部），于皮下组织中植入一条轴心静脉（或动脉），并与附近的动脉吻合，保持此血管中有动脉血灌注；或者将邻近的动静脉血管束转位，植入附近皮肤丰富的供区内。2~3周后，此植入的血管即能长出新芽，并与皮下组织血管相沟通吻合。将此置入血管蒂的预制皮瓣（vessel-implanted prefabricated flap）转移，供区因皮肤丰富，活动度大，可以直接拉拢缝合。血管植入预构皮瓣的方法，临床应用灵活，如使用的血管包括颞浅动静脉血管束、旋股外侧动脉降支血管束、足背动脉血管束等。供皮区包括腹部、颈部、大腿内侧等。

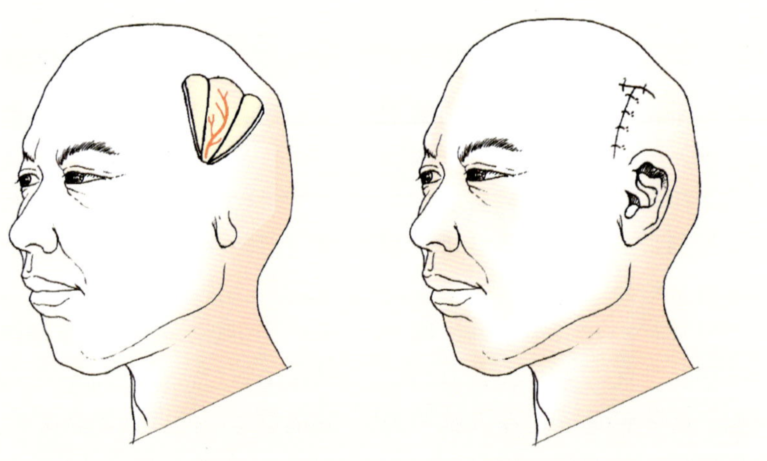

图a T形切开，将头皮瓣向两边翻转缝合，中央植皮　图b 皮片成活后形成皮瓣行耳郭再造

图 皮片移植预构皮瓣

优缺点 预构皮瓣通过人为的提前增加一次手术，实现供区受区同等重视（供求同重）的目标，可以认为是先创造皮瓣并将其修整成形，再移植，通常免去了游离皮瓣需要二期修整的缺点，也减少了供区的损失。

在皮瓣预构之初，医生即可选择合适的供区血管，在第一次预构手术时确定其口径、长度，便于第二次移植时受区血管的搭配。如果在血管蒂旁用硅胶膜阻隔防止粘连，第二次手术解剖更为方便。皮瓣在第一次手术时可去掉多余的皮下脂肪组织，直接预构薄型皮瓣，移植后不显臃肿。亦可在预构皮瓣的同时，用软骨和其他生物材料预置在皮瓣内形成鼻、唇、面颊等整块复合组织，经过成形延迟，然后再移植修复或器官再造。

（张世民）

chuānzhī píbàn

穿支皮瓣（perforator flap） 以管径细小的皮肤穿支血管（穿动脉和穿静脉）供血的轴型皮瓣。1989年日本光岛勋（Isao Koshima）和添田（Soeda音译）首先报道了肌皮穿支血管为蒂的游离皮瓣。穿支皮瓣的特征是以穿支血管为蒂，而不论其来源如何（肌肉或肌间隔），手术中需解剖游离出穿支血管，即直接供养皮瓣的血管蒂不是深部主干血管。穿支皮瓣是以其供养血管的角度命名，与皮瓣（组织瓣）的组织构成（皮下组织皮瓣、筋膜皮瓣、筋膜脂肪瓣等）无关。

穿支皮瓣的概念有狭义和广义两种看法：①狭义概念认为穿支皮瓣仅指肌肉的皮肤穿支血管皮瓣，分开肌肉可获得较长较粗的血管蒂，且切取皮瓣时均不带深筋膜；而以前切取的肌间隔穿支血管皮瓣，仍称肌间隔皮瓣或筋膜皮瓣。②广义概念认为一切穿支血管供养的皮瓣均是穿支皮瓣，如肌间隔穿支（septocutaneous perforator）又称直接穿支（direct perforator）和肌皮穿支（musculocutaneous perforator）又称间接穿支（indirect perforator）等，且深筋膜血管网的血液供应在某些部位非常丰富，对扩大皮瓣面积有重要作用，穿支皮瓣可以包含或不包含深筋膜。2003 年，穿支皮瓣的“根特”共识（Gent consensus）的形成，促进了穿支皮瓣定义和命名的统一。

皮肤穿支血管 1987 年，泰勒（Taylor）等应用血管造影技术对人体的皮动脉进行了详细研究，根据皮肤内血管由深向浅呈三维立体分布的特点与规律，提出了血管体区（vascular territories，angiosome）的概念，即每一穿支血管及其分支呈树形分布所能到达的最大解剖学界限，其所对应的外科概念即为该穿支皮瓣所能切取的最大范围。泰勒（Taylor）统计出人体平均有口径≥0.5mm 的皮肤穿支血管 374 支，可切取近 40 个穿支血管皮瓣。2006 年杨大平、唐茂林等，对 10 具新鲜尸体做放射造影解剖与电脑图像处理后的结果显示：人体皮肤共有血管体区 128 个，外径≥0.5mm 的穿支总数为 440 支，平均外径为 0.7mm，其中肌皮穿支与肌间隔（隙）穿支之比为 3∶2。

穿支血管的分布有以下规律性：①躯干皮肤的血供主要来自肌皮穿支，这与躯干的扁平肌数量多有关。这些肌皮穿支在口径、皮肤内走行的距离和分布范围明显大于肢体皮肤的穿支。在躯干相对疏松的皮肤区域，如胸大肌、下腹部和髂嵴区，穿支呈扇形分布。在皮肤内各层血管网，各穿支之间可见细小的血管吻合。②肢体皮肤的血供主要来自肌间隔（隙）穿支血管，这些穿支在皮肤内形成多层血管网，主要分布在深筋膜表面，沿皮神经和浅静脉周围穿支之间形成链式血管吻合，与深部主干动脉的走向、肌间隙的方向以及皮神经和浅静脉的走行方向一致。③单位面积的穿支数量与皮肤的移动程度成反比，即皮肤移动度大的部位穿支数量少，而皮肤与深部组织结合紧密的部位，穿支数量较多（如手掌部）。④穿支的口径大小和穿支在皮肤内走行距离与皮肤移动度成正比，与穿支的供应面积成正比，例如胸腹部、背部的穿支口径、供应面积大于头面部和手足部，下腹部腹股沟区和臂内侧松弛皮肤内穿支走行距离较长等（图）。

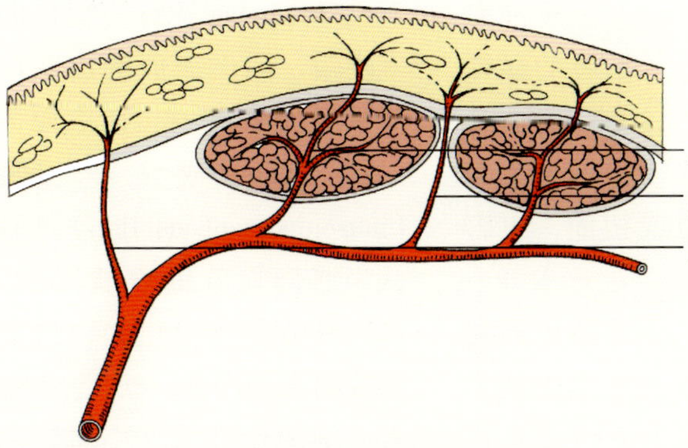

图 肌皮穿支血管

穿支皮瓣的命名 2003 年发表的穿支皮瓣 Gent 命名方法（比利时根特市）被广泛接受。该命名以血管为基准：①源动脉+穿支皮瓣，如腹壁下动脉穿支皮瓣、胸背动脉穿支皮瓣、胫后动脉穿支皮瓣等。②如果该源动脉发出多个穿支血管，则以解剖部位+穿支皮瓣、深层肌肉+穿支皮瓣的方法命名，如旋股外侧动脉发出多个穿支血管，其穿支皮瓣的名称分别有阔筋膜张肌穿支皮瓣、股前外侧穿支皮瓣等。2005 年韩国金（Kim 音译）提出其命名方法：①对肌皮穿支皮瓣，以其穿过的肌肉命名，如背阔肌穿支皮瓣、臀大肌穿支皮瓣等。②对肌间隔穿支皮瓣，以其深部源动脉命名，如胫后动脉穿支皮瓣、腓动脉穿支皮瓣等。2010 年西班牙辛纳（Sinna）提出更加细化的命名方法，包括五个方面：源血管名称+解剖层面+肌肉名称+穿支类型（肌间隔、肌皮）+穿支皮瓣。中国基本采纳 Gent 命名方法，但具体到一些经典的、深入人心的皮瓣，仍沿用部位命名法，如股前外侧穿支皮瓣（anterolateral thigh perforator flap，ALT flap）。在论文标题、口头交流等临床应用中，采用穿支皮瓣的简略命名；在论文主体、病例列表以及介绍新的或变异的穿支血管等基础研究中，采用精细命名。2013年中国学者在宁波穿支皮瓣高峰论坛上提出了穿支皮瓣命名的“宁波共识”：①从结构上对穿支皮瓣命名。穿支皮瓣，即穿支血管供养的皮下组织皮瓣，是最基本的原始类型；穿支筋膜皮瓣；穿支筋膜皮下瓣；穿支皮神经皮瓣；穿支超薄皮瓣（真皮下血管网皮瓣）；穿支皮下脂肪瓣。②从是否携带源动脉上对穿支皮瓣命名。以前臂的骨间后动脉为例，对不带上级源动脉的穿支皮瓣，称为骨间后动脉穿支皮瓣；而对携带了骨间后动脉的穿支皮瓣，称为带骨间后动脉穿支皮瓣。增加一个“带”字，以突出其携带源动脉的特征。

穿支皮瓣的供区条件 穿支皮瓣的优点之一是供区的随意性，只要有穿支血管存在，即可以其为中心形成皮瓣。但优良的穿支皮瓣供区应满足以下条件：①有可预见的穿支血管且比较恒定。②通常至少有一支的管径大于0.5mm；如果所需的皮瓣面积不大，穿支口径再细些也无妨。③可切取足够长的血管蒂。④供区最好能直接缝合。

穿支皮瓣的手术技巧 术前在选定的供区，先采用影像学方法确定穿支血管，手术中采用逆向切取技术，找到穿支血管后，再沿其向深部追踪解剖，即自由设计的穿支皮瓣（free-style perforator flap）。

手术操作应遵循“步步为营，留有后路，确保成功”的原则。2006年比利时布朗德尔（Blondeel）提出穿支皮瓣手术的六条规则：①先根据受区的具体需要选定供区部位，再在术前确定该供区存在可利用的穿支血管及其浅出点，方法包括：超声多普勒、Duplex探测、CT血管造影等，然后遵从皮瓣设计的“点、线、面、弧”四原则，设计皮瓣的轴心线与安全切取的最大面积。②先做皮瓣一侧的有限切口，将皮瓣向另一侧提起，用肉眼观察和（或）单向超声多普勒探测，寻找主要的穿支血管。如果不能切取穿支皮瓣，亦可转为切取传统的轴型皮瓣。③在发现更大的穿支血管后，才切断电凝先前遇到的小穿支血管。④选用最好的穿支血管，穿动脉的口径越粗、搏动越明显越好，穿静脉越粗越好。⑤选用最容易解剖的穿支血管。⑥在皮瓣完全掀起后，以血管夹阻断选定穿支以外的其他血管，证实血供可靠后才切断不需要的穿支。

优点和缺点 穿支皮瓣的出现符合当代临床组织移植“缺什么补什么”的发展需要，在改善受区外形的同时减少了对供区的损害。穿支皮瓣的优点：①不切取肌肉，不损伤肌支神经，不影响运动功能。②多数能保留深筋膜的完整性。③可保留供区皮神经主干和浅静脉干，对供区的感觉和静脉回流影响小。④供区部位多数较隐蔽，可直接关闭，不破坏供区外形，对供区破坏损失小。⑤设计灵活，可根据受区需要包含或多或少的皮下脂肪组织。⑥患者术后康复快，住院时间短。穿支皮瓣的缺点：①追踪解剖血管蒂费力耗时。②对术者的显微外科技术要求更高。③穿支血管的部位和粗细存在变异。④细小血管更容易被牵拉或扭曲，更容易发生血管痉挛。

穿支皮瓣与传统轴型皮瓣对比 临床皮瓣移植以安全成活为第一要求，在此基础上可减少供区损失、提高受区美观度。穿支皮瓣是利用主干血管的分支，在小型化、精细化、薄型化、微创化上有所发展，达到以最小的供区损害，获得最佳的受区修复的效果。相对于以往的传统轴型皮瓣，临床开展穿支皮瓣移植，需要更丰富的血管解剖学知识，更高超的显微手术技巧，更强的耐心、毅力和应变能力，更好的团队配合和更细致的术后观察护理等。因此，开展穿支皮瓣移植应量力而行。许多部位的修复重建，传统轴型皮瓣仍是实际应用中的主流，不仅简单方便，临床安全，而且效果良好。丰富的传统轴型皮瓣知识是研究穿支皮瓣的坚强后盾，当在手术操作中遇到血管口径过细或变异的困难时，还要运用传统轴型皮瓣的理论知识，找到供血有保证的源泉。

（张世民）

jīpí chuānzhī píbàn

肌皮穿支皮瓣（musculocutaneous perforator flap）

以肌皮穿支血管供养的皮瓣。肌皮穿支又称肌肉血管的皮肤穿支（musculocutaneous perforator），是指经过深层的肌肉后再穿过深筋膜到达皮下组织和皮肤，切开深筋膜后可通过向肌肉深层追踪解剖获得较长较粗的血管蒂，多存在于扁平宽阔的肌肉部位，如躯干和四肢的近段（图）。

1972年，哥伦比亚奥提哥奇亚（Orticochea）首先提出肌皮穿支皮瓣。肌肉表面的皮肤可以连同深层的肌肉一起切取而不需要“延迟”即能成活，形成肌皮瓣（musculocutaneous flap）。但以前认为肌肉血管的皮肤穿支细小，单以其皮肤穿支供血，仅能设计切取随意型皮瓣。20世纪80年代末，美国克劳尔（Kroll）和罗森费尔德（Rosenfield）（带蒂穿支皮瓣）与光岛勋（Isao Koshima）

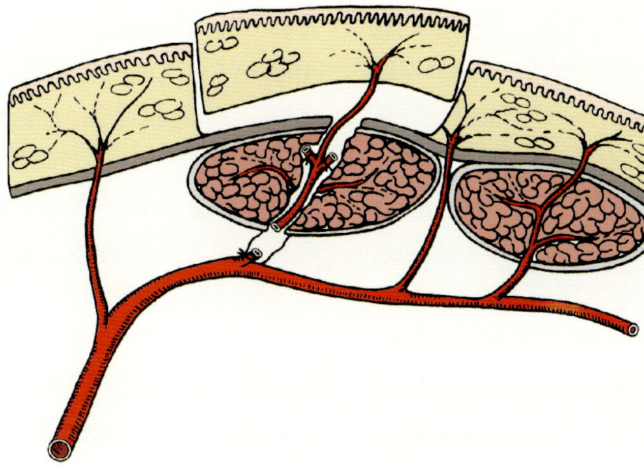

图　皮肤的穿支血管

和添田（Soeda 音译）（游离穿支皮瓣）的开创性工作，标志着肌皮穿支皮瓣的出现。

切取肌皮穿支皮瓣均采用逆向解剖法，即术前先用超声多普勒等方法确定穿支血管的部位和大小，手术中先从皮瓣的一侧在深筋膜下（或上）掀起，见到穿支血管后再分开肌肉向深层解剖，追踪获得较长、较粗的血管蒂，但不损失肌肉的功能。

（张世民）

jījiàngé chuānzhī píbàn

肌间隔穿支皮瓣（septocutaneous perforator flap）　以肌间隔穿支血管供养的皮瓣。肌间隔穿支（septocutaneous perforator）又称肌间隔血管，指经肌间隔（隙）穿过深筋膜到达皮下组织和皮肤，多存在于肌肉细长的四肢肌间隙（位于功能相同的肌肉之间）或肌间隔（位于肌群与肌群之间）的部位，分开肌间隔（隙）可见到穿支血管起自深部主干动脉。

1981 年钟世镇首先提出肌间隔血管的解剖概念，指出肌间隔血管的主要特点：动脉走行于肌间隔内，有两条伴行静脉，有较长的血管蒂，容易分离。肌间隔血管概念的提出，开创了临床不损伤主干动脉的肌间隔皮瓣（septocutaneous flap）的应用。实际上，肌间隔（隙）皮动脉即是肌间隔穿动脉，为肌间隔穿支皮瓣的发展奠定了形态学理论基础。

（张世民）

fēnyè chuānzhī píbàn

分叶穿支皮瓣（polyfoliate perforator flap）　在同一血管体区（供区）内切取包含多个同一种类的独立皮瓣（皮肤）但又共同起源于一个较大的上级母体血管蒂的一组*穿支皮瓣*。仅需吻合一组血管蒂（即母体血管）即可移植两个以上的皮瓣，包括双叶穿支皮瓣（图）、三叶穿支皮瓣等。

分叶穿支皮瓣主要用于：①类型特殊的缺损，如手足的掌背两面，或体腔内外的洞穿性或贯穿性缺损。②受区存在多个独立但又邻近的创面。③受区创面面积巨大，而又追求供区直接缝合。

临床常用的分叶穿支皮瓣供区有：①前臂骨间后血管为蒂的分叶穿支皮瓣。②旋股外侧动脉降支为蒂的分叶穿支皮瓣，旋股外侧动脉降支发出的皮肤穿动脉平均每侧有 2.5 支，外径 0.6mm。以旋股外侧动脉降支发出的两个穿支动脉，分别形成两个皮瓣，但将其追踪到旋股外侧动脉的降支主干，以其主干携带两个穿支的分叶皮瓣修复手掌背两面（或体腔内外）的洞穿性缺损，仅需吻合一组血管蒂。亦可将该多个穿支皮瓣分别设计成长的椭圆形，在受区将它们拼合在一起修复较大面积的圆形创面，但大腿供区可获得直接缝合，即利用数个多叶穿支皮瓣能化“供区长度为受区宽度”的拼接优势。③小腿腓血管为蒂的分叶穿支皮瓣。

（张世民）

qiànhé chuānzhī píbàn

嵌合穿支皮瓣（chimeric perforator flap）　在同一血管体区（供

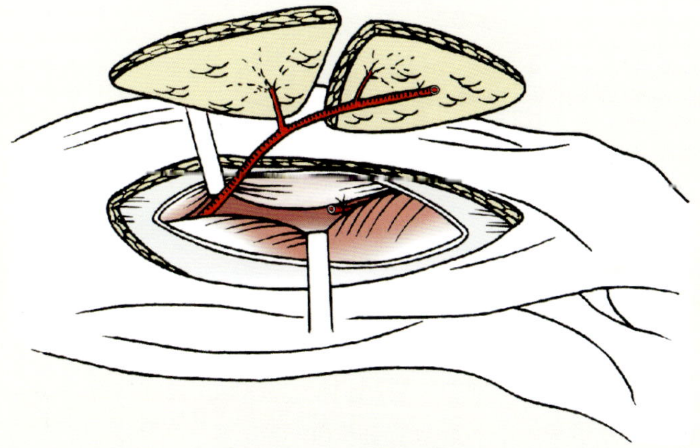

图　双叶穿支皮瓣

区）内切取包含有多个不同种类的独立组织瓣（如肌肉、皮肤、骨骼等），但又共同起源于一个较大的上级母体血管蒂的一组穿支皮瓣。是复合皮瓣（compound flap）的一种。仅需吻合一组血管蒂（即母体血管）即可移植两个以上的组织瓣（图）。嵌合穿支皮瓣主要用于满足同时修复受区的多元、多种组织结构缺损的需要（皮肤、骨、肌肉等）。

临床常用的嵌合穿支皮瓣供区有：①以肩胛下血管为蒂。肩胛下动脉发旋肩胛动脉和胸背动脉。旋肩胛动脉又在三边间隙内分为浅、深两支，浅支为肌间隙皮动脉，通常又分升支、横支和降支；深支在肩胛骨外侧缘上段贴骨走行，分出吻合支、冈下窝支和肩胛骨下角支，有众多的肌骨膜支分布于冈下窝、肩胛骨外侧缘中上段背外侧及前外侧。胸背动脉为肩胛下动脉的直接延续，沿背阔肌外侧缘深面下行，发出肩胛骨支、前锯肌支、侧胸皮支。主干在背阔肌深面下行，于肩胛骨下角上方的背阔肌外缘分为内侧和外侧终支，分布于背阔肌。外侧终支发出肌皮动脉穿支至侧胸部皮肤。因此，肩胛下动脉血管树的分支可形成多个独立的组织瓣，如肩胛皮瓣、肩胛旁皮瓣、侧胸皮瓣、背阔肌瓣、前锯肌瓣、肩胛骨瓣、肋骨瓣等。1982 年波利井清纪（Kiyonori Harii）最早报道了吻合胸背动脉的背阔肌和前锯肌瓣嵌合移植。哈洛克（Hallock）认为，以肩胛下血管为蒂的嵌合皮瓣，理论上可有 60 多种组合方式，如三叶嵌合皮瓣、四叶嵌合皮瓣等。②以旋股外侧血管为蒂。旋股外侧动脉皮瓣是目前临床最常选用的皮瓣供区之一。旋股外侧动脉发升支、横支和降支，分布于阔筋膜张肌、髂嵴前外侧部、臀中肌、股骨大转子前外侧部、股外侧肌和股前外侧部皮肤。旋股外侧动脉降支在股直肌与股中间肌之间行向外下方，在髂前上棘与髌骨中点连线的中点稍上方分为内侧和外侧支。内侧支继续下行，沿途分支至股直肌、股中间肌及股内侧肌的外侧部，终支至膝关节附近，参与膝关节动脉网的形成；外侧支沿股外侧肌与股直肌之间外行，沿途发出许多分支供养股外侧肌和股前外侧部皮肤。以旋股外侧血管树的分支可形成多种形式的嵌合皮瓣，如股前外侧皮瓣+阔筋膜张肌皮瓣、股前外侧皮瓣+大转子骨瓣、阔筋膜张肌皮瓣+髂骨瓣+股前外侧皮瓣、阔筋膜张肌皮瓣+大转子骨瓣+股前外侧皮瓣等。③以膝降血管为蒂。膝降动脉发自股骨内侧髁收肌结节上方约 7cm 的股动脉，起始外径 2.3mm，主干长约 1cm。起始后向前下穿大收肌腱板，经股内侧肌与股薄肌之间、缝匠肌深面伴隐神经下行。通常发关节支、隐支和股内侧肌支，分支分布于股骨下端内侧髁、大收肌腱、股内侧肌、缝匠肌下端和小腿内侧上段的皮肤。以膝降血管树及其分支可形成多种形式的复合组织瓣（如大收肌腱骨瓣、大收肌腱骨皮瓣、大收肌腱骨肌皮瓣等）和嵌合皮瓣。

（张世民）

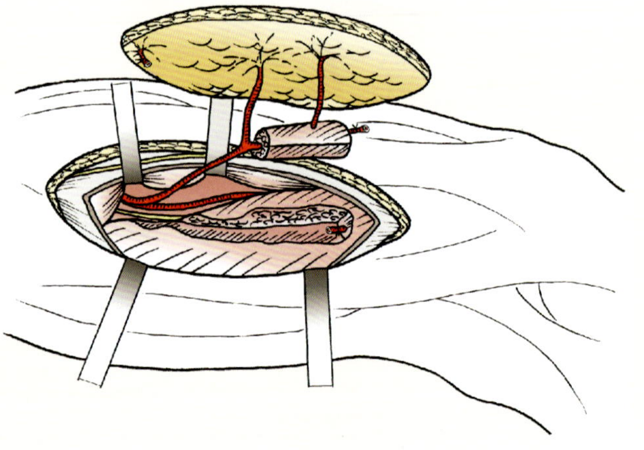

图　嵌合穿支皮瓣

zǔhé chuānzhī píbàn

组合穿支皮瓣（combined perforator flaps）

由多个独立的单一穿支皮瓣（single-based perforator flap）经显微血管吻合，进行不同形式的组合拼装而形成的具有多个皮瓣（multiple-based flap）范围（或结构）的复杂穿支皮瓣（compound perforator flap），其中每个单一的穿支皮瓣均保留了自身的独立血供来源。组合穿支皮瓣属于其特殊形式，包括下列几个概念：分叶穿支皮瓣、嵌合穿支皮瓣、联体穿支皮瓣、血流桥接穿支皮瓣等（图）。

（张世民）

liántǐ chuānzhī píbàn

联体穿支皮瓣（samieses perforator flap, conjoint perforator flap）

被转移的皮瓣在组织结构上相互连续，但皮瓣的面积超出了任何一个血管蒂的供血范围，因此必须在对侧进行血液循环重建。临床上，联体穿支皮瓣都是切取范围巨大的皮瓣（mega flap）（图 1），常保留其一侧的血管蒂而切断对侧，以获得巨大的旋转弧，但为保证其成活，需要对皮瓣的远侧部分进行血管吻合以重建辅助的血液供应（microvascular augmentation）。如将远侧的穿支血管与皮瓣以外的受区血管进行吻合，称为外增压（supercharge）（图2），包括动静脉、单独动脉、单独静脉吻合称为超引流（super drainage）；如与皮瓣近侧自身血管蒂的另外分支进行吻合，称为内增压（turbocharge）（图3）。联体穿支皮瓣主要用于修复面积巨大的创面。

临床常用的联体皮瓣供区有：

肩胛侧胸-腹壁血管间 主要以带蒂转移的方式，修复躯干部巨大面积的组织缺损，一般仅需要吻合远侧的一组血管。①背阔肌-腹股沟联体皮瓣：是最早的巨大联体皮瓣，1981年由波利井清纪（Kiyonori Harii）首先报道，以旋髂浅动脉为蒂，吻合胸背动脉。②侧胸-下腹部联体皮瓣：以肩胛下（或胸背）血管及腹壁浅血管为蒂，可形成60cm×10cm超长皮瓣。③胸脐-髂腹股沟联体皮瓣：以腹壁下血管及腹壁浅（或旋髂浅）血管为蒂，切取面积可达30cm×15cm。④肩胛-背阔肌-下腹部联体皮瓣：以肩胛下血管及腹壁浅（或旋髂浅）血管为蒂，切取面积可达80cm×12cm。⑤背阔肌-腹直肌联体皮瓣。

腹壁上下及两侧血管间 主要以一侧的腹直肌近端血管为蒂，进行乳房再造，吻合对侧的腹壁下深（或浅）动脉可提高其成活的可靠性，有外增压和内增压两种吻合方式。①一侧单蒂的腹直肌-下腹部（或腹股沟）联合皮瓣。②一侧单蒂的两侧腹直肌联体皮瓣。③一侧单蒂的腹直肌皮瓣联合对侧下腹部皮瓣。

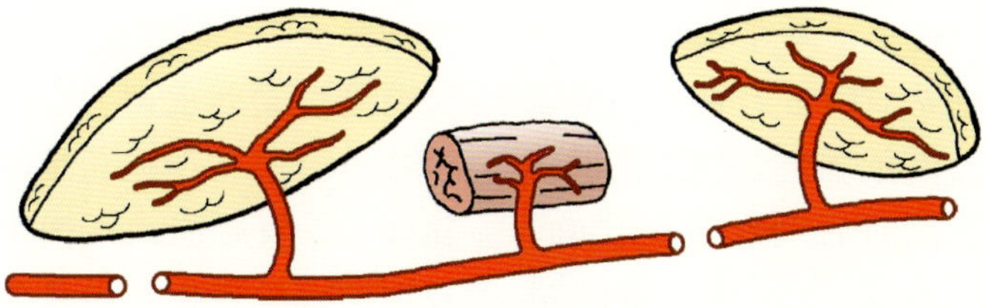

图 经显微血管吻合形成的组合穿支皮瓣

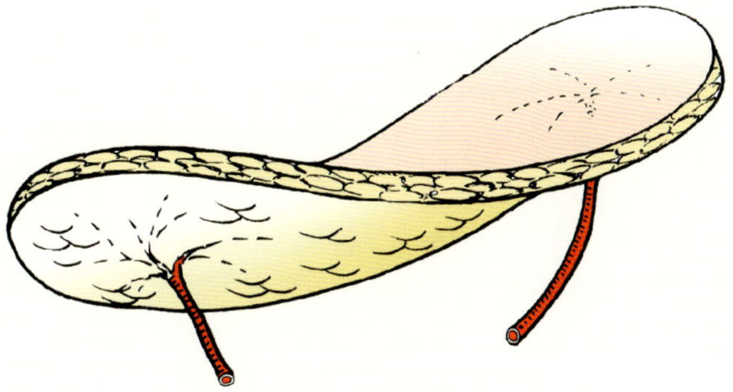

图1 联体穿支皮瓣

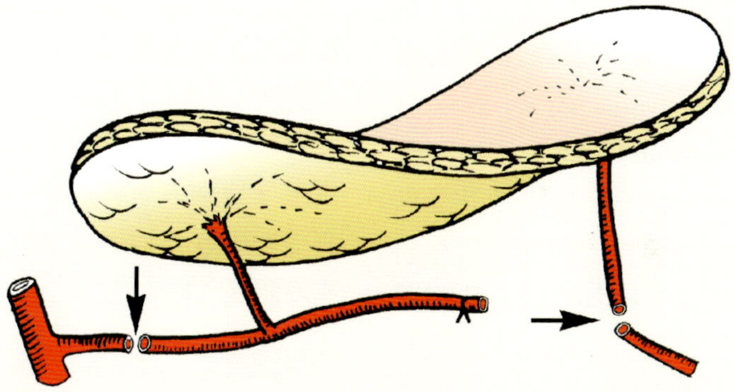

图2 外增压

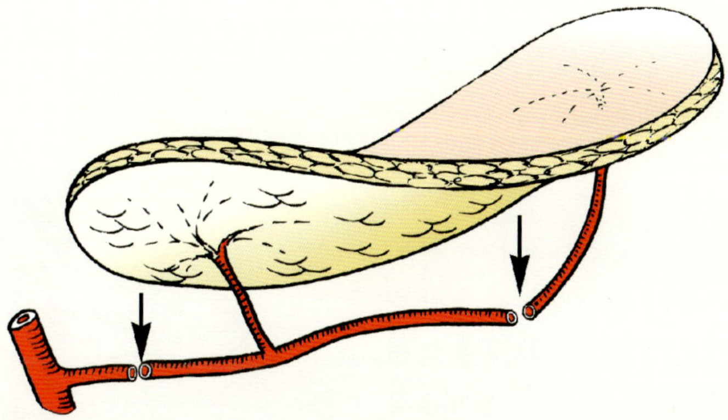

图3 内增压

肢体 多以远侧的血管为蒂进行逆向转移，需在受区吻合近侧的血管蒂。①胸三角-三角肌联体皮瓣。②前臂背侧-臂外侧联体皮瓣：以骨间后动脉逆向供血，远侧吻合桡侧副动脉，逆向修复手部巨大创面。③阔筋膜张肌-缝匠肌联体皮瓣。④股前外侧-髂腹股沟联体皮瓣。⑤以股前外侧血管系统为蒂，可以联合切取隐动脉-股前外侧-腹股沟-背阔肌的巨大联体皮瓣，当然，这一皮瓣需要进行多个血管吻合。

（张世民）

xuèliú qiáojiē chuānzhī píbàn

血流桥接穿支皮瓣（flow-through perforator flap） 在修复创面的同时，利用穿支的上级母体血管（源血管），重建受区主干血管或为其他组织瓣提供血管吻合的部位，将其串联成一个序列进行移植的一组皮瓣。又称序列皮瓣（sequential flap）或串联皮瓣（chain-link flap）。相对于后一个皮瓣而言，前一个皮瓣是其受区并为其血供架桥。因此，又称桥式皮瓣（bridge flap）。其特征是血管蒂较长较粗，远近两端均可吻合。串联皮瓣包括顺向串联皮瓣（作为血管桥的皮瓣中的动脉血流为正常的顺向流动）、逆向串联皮瓣（作为血管桥的皮瓣中的动脉血流为逆向流动）和桥式交叉串联皮瓣（作为血管桥的皮瓣，交叉跨越两侧肢体）。中国学者应用较多，于仲嘉、裴国献等均多有报道。

临床常用的血流桥接皮瓣的供区有：①以桡动脉皮瓣为血管桥。多用在头面部的修复重建和器官再造方面，如两块桡动脉皮瓣串联、桡动脉皮瓣串联肩胛骨皮瓣、桡动脉皮瓣串联背阔肌皮瓣、桡动脉皮瓣串联下腹部皮瓣、桡动脉皮瓣串联股前外侧皮瓣等。②以胫后动脉皮瓣为血管桥。带蒂移植多用在小腿和足部的修复重建上，可顺向或逆向串联其他皮瓣，或桥式交叉串联修复对侧小腿；游离移植可代替桡动脉皮瓣作为桥接物。③以腓动脉皮瓣为血管桥。多用在伴有大段骨缺损和皮肤缺损的创面，如两块腓骨皮瓣串联、腓骨皮瓣串联背阔肌皮瓣、腓骨皮瓣串联下腹部皮瓣、腓骨皮瓣串联股前外侧皮瓣等。④以肩胛下血管皮瓣为血管桥。如两侧背阔肌串联皮瓣、背阔肌皮瓣串联游离腓骨移植、肩胛皮瓣串联髂骨皮瓣、背阔肌皮瓣串联游离足趾移植等。⑤以股前外侧皮瓣为血管桥。近年来股前外侧动脉为桥的串联皮瓣获得了广泛的应用，其降支血管可游离的长度在10cm以上，如股前外侧皮瓣串联胸脐（或脐旁）皮瓣（腹壁下动脉）、股前外侧皮瓣串联背阔肌皮瓣、肩胛皮瓣或侧胸皮瓣（肩胛下动脉系统）、股前外侧皮瓣串联下腹部皮瓣（腹壁浅或旋髂浅动脉）等。

（张世民）

wēixíng chuānzhī píbàn

微型穿支皮瓣（mini perforator flap） 面积在$5cm^2$以下的穿支皮瓣。多用于面部或手部的精细修复。这类小皮瓣仅用较短的血管蒂就能完成移植，因此其切取的血管也较细小。属于超级显微外科的范围。

如对手的小面积创面修复，取自足部的小皮瓣更为实用。足底内侧皮肤与手掌皮肤相似，足底内侧的穿支血管，多沿跗展肌和趾短屈肌间隙穿出。向深层继续解剖，可携带部分足底内侧动脉和静脉以获得较长和较粗的血管蒂，做移植或架桥移植时方便血管吻合（图）。

（张世民）

chāobó chuānzhī píbàn

超薄穿支皮瓣（ultrathin perforator flap, superthin perforator flap） 以穿支血管供养的真皮下血管网皮瓣。1993年光岛勋（Isao Koshima）报道了旋股外侧动脉降支发出的股外侧肌超薄穿支皮瓣。这些超薄皮瓣均是在按常规方法掀起正常皮瓣之后，在手术显微镜下剔除过多的皮下脂肪组织，

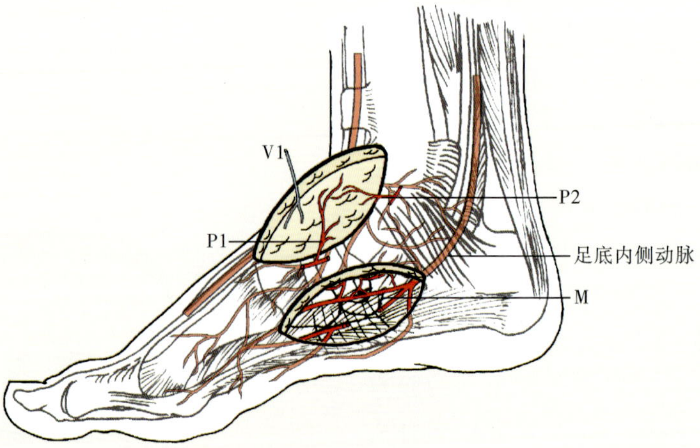

图 足底内侧穿支微型皮瓣

M. 姆展肌；P1. 主要穿支；P2. 辅助穿支；V1. 用作超回流的辅助静脉

仅在穿支血管周围留有少量疏松组织保护血管蒂免受损伤。多用于面颈部和手部等暴露部位的精细修复。在降低供区损伤的同时，追求受区的最佳修复效果。

解剖学研究发现，穿支血管在皮下脂肪中几乎是不减小口径地加入到真皮下血管网，而且在深层的脂肪组织穿支血管几乎不发出分支。这说明皮肤的血供主要由真皮下血管网通过穿支血管而获得，深层的皮下脂肪对皮肤的成活并无重要作用。这也是临床可以剔除皮下脂肪的深层而形成薄皮瓣的血管解剖学基础。

首先按常规方法切取穿支皮瓣，之后，在显微镜下修除皮下组织深层的脂肪颗粒。在手术显微镜下的术野里，首先看到穿支动脉的搏动。在穿支血管周围连接深筋膜表面与皮下脂肪深层的疏松结缔组织，类似三明治样夹持着脂肪小叶。显微解剖时先在距穿支血管干 1cm 处，从中央向周边锐性切开结缔组织，显露出其中大的脂肪小叶，用显微手术器械钝性或锐性取出脂肪颗粒，逐渐将皮瓣修薄。注意：穿支血管干周围 1cm 不做解剖，以保护穿支血管；在其周边，修除的仅是脂肪小叶，包绕脂肪小叶的三明治封套（薄层疏松结缔组织）应予以保留。在整个皮瓣范围内，当皮下组织深层中大的脂肪小叶充分修除之后，皮瓣修薄即完成。此时仅剩下穿支血管干和进入皮下疏松组织浅层的血管支（图）。

（张世民）

bìwàicè píbàn

臂外侧皮瓣（lateral arm flap） 以上臂外侧作为组织供区制作的一类皮瓣。根据血管蒂的不同，可分为臂外侧上部皮瓣和臂外侧下部皮瓣。

（路来全）

bìwàicè shàngbù píbàn

臂外侧上部皮瓣（supralateral arm flap） 以旋肱后血管发出的肌间隙穿支为蒂、三角肌区皮肤为组织供区制作的筋膜皮瓣。又称三角肌区筋膜皮瓣。

应用解剖 旋肱后动脉自腋动脉发出后，与腋神经伴行穿四边孔，进入三角肌后缘，沿途发出营养三角肌的肌支和 1~2 条肌间隙皮肤穿支；其中肌间隙皮肤穿支的外径 1.0~1.5mm，伴腋神经发出的臂外侧上皮神经，经三角肌后缘浅出后，在深筋膜浅层发出升支和降支。升支分布于三角肌区，降支分布于臂外侧上部。旋肱后动脉有两条伴行静脉，在皮瓣切取后可以完成皮瓣的静脉回流。

适应证 临床可做游离移植，或带蒂转移修复肩关节和腋后襞皮肤缺损或瘢痕挛缩。

手术方法 在肩峰外侧缘与尺骨鹰嘴连线的后方设计皮瓣。皮瓣关键点位于该线与三角肌后缘的交点，即旋肱后血管浅出处，相当于肩峰下 7cm。以皮瓣关键点为轴心在三角肌区设计皮瓣。

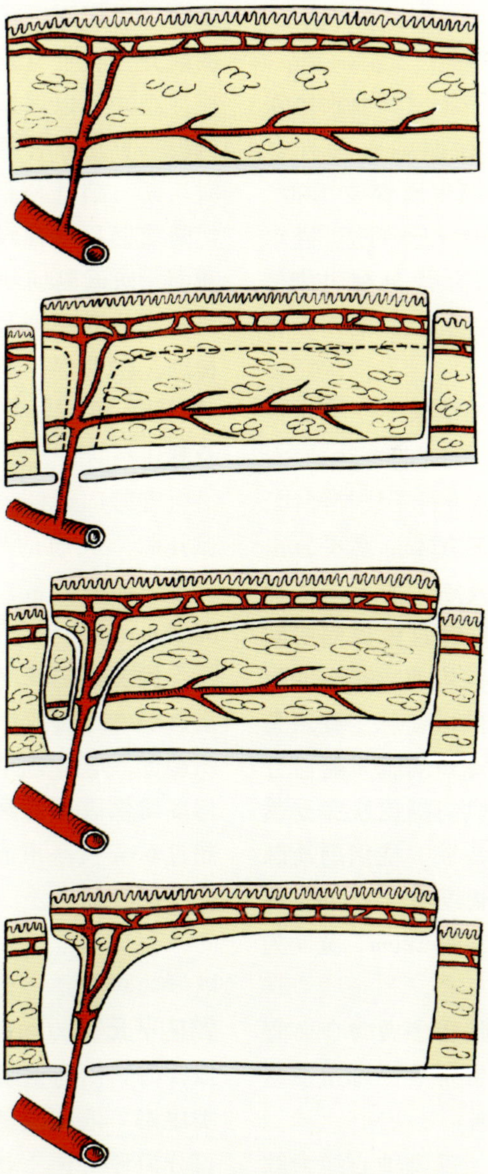

图 穿支血管超薄皮瓣的形成（脂肪组织修薄）

患者仰卧位或侧位。在设计的皮瓣前缘切开至深筋膜，在深筋膜下向三角肌后缘解剖、分离。在皮瓣关键点，即三角肌后缘、四边孔处显露旋肱后血管的肌间隙皮肤穿支，结扎肌支后，逆向游离旋肱后血管主干直至所需长度后，切开皮瓣的后缘。术中注意勿损伤腋神经及其分支。

优缺点 皮瓣血管解剖恒定。但术中不能上止血带，需要充分止血。皮瓣供区位于三角肌区，不隐蔽，且皮瓣宽度超过 5cm 后难以直接闭合，需植皮覆盖，影响美观。

（路来金）

bìwàicè xiàbù píbàn

臂外侧下部皮瓣（infralateral arm flap） 以桡侧副血管后支所发出的肌间隔皮肤穿支为蒂、上臂外侧皮肤为组织供区制作的皮瓣。又称为臂外侧皮瓣、臂外侧穿支皮瓣、桡侧副动脉穿支皮瓣。

应用解剖 桡侧副动脉 60% 起自肱深动脉，40%起自肱动脉；起始后伴桡神经走行于桡神经沟，在三角肌止点下方 4cm 水平分出前支与后支。其中，前支与桡神经继续伴行，并穿过臂外侧肌间隔，走行于肱肌与肱桡肌之间；后支是皮瓣的供血动脉，有两条静脉伴行，沿臂外侧肌间隔后方走行，并发出肌间隔皮肤穿支供养臂外侧下部皮肤。桡侧副动脉后支的显露部长度为 7~8cm。皮瓣可切取长度为 7~12cm，宽度为 5~6cm。

适应证 临床多做吻合血管的游离移植；带蒂移位可用于修复肘部皮肤缺损。

手术方法 皮瓣轴心线为肱骨外上髁与三角肌止点的连线，即肱肌与肱三头肌外侧头之间的臂外侧肌间隔体表投影线。在其两侧设计皮瓣，皮瓣宽度最大 7cm，皮瓣远侧极位于肱骨外上髁近侧 1~2cm，近侧极位于三角肌止点远侧 4~6cm。在皮瓣近侧极与三角肌止点之间做纵行切口显露血管蒂。先切开皮瓣后缘直至深筋膜，在深筋膜下向臂外侧肌间隔分离，在肌间隔表面确认由桡侧副动脉后支发出的肌间隔皮肤穿支。再切开皮瓣的前缘，在深筋膜下向后分离直至臂外侧肌间隔。术中确认位于臂外侧肌间隔前缘的肱肌、肱桡肌及桡神经发出的前臂后皮神经，此皮神经术中需要切断。在臂外侧肌间隔的前方，肱肌与肱桡肌之间显露桡神经并予以保护。在皮瓣的远侧极垂直切断臂外侧肌间隔，同时切断、结扎桡侧副动脉后支，切断前臂后皮神经。沿肱骨骨膜表面，向近侧切断臂外侧肌间隔与骨膜的联系，术中需要保护桡神经。在皮瓣近侧极切断臂外侧肌间隔，并保护桡侧副动脉后支及其伴行静脉。在桡神经沟表面，沿血管蒂向近侧解剖，术中需要掀开肱三头肌的外侧头和长头，直至所需血管蒂长度，大多数为 6~8cm。

优缺点 该皮瓣血管解剖恒定，皮瓣的质地、厚度与前臂组织接近，是修复前臂的良好皮瓣。但皮瓣供区不隐蔽，且皮瓣宽度超过 6cm 供区不能直接闭合，需要植皮覆盖。

（路来金）

bì nèicè píbàn

臂内侧皮瓣（medial arm flap） 以臂内侧作为组织供区制作的一类皮瓣。依据皮瓣血管蒂不同，可分为*臂内侧上部皮瓣*、*臂内侧下部皮瓣*及*臂内侧穿支皮瓣*。

（路来金）

bìnèicèshàngbùpíbàn

臂内侧上部皮瓣（supramedial arm flap） 以腋动脉及肱动脉发出的肌间隙穿支为蒂、以臂内侧面的上 1/4 段皮肤作为组织供区制作的*筋膜皮瓣*。又称腋下臂内侧筋膜皮瓣。带蒂转移修复肩部、腋部皮肤缺损。

应用解剖 腋下臂内侧邻近腋窝，其皮肤的血供主要来自腋动脉、肱动脉在腋腔内发出的多个直接肌间隙皮肤穿支。同时，第 2 肋间臂神经的伴行血管丛加强肌间隙穿支的血供。皮瓣回流由伴行静脉和皮下组织中的细小浅静脉完成。

适应证 适用于肩、腋部的烧伤瘢痕挛缩松解术。

手术方法 皮瓣轴心线位于上臂屈、伸肌群之间的臂内侧肌间沟。自腋窝顶向臂内侧做一轴线，以腋部为蒂在腋下臂内侧区设计皮瓣，皮瓣的长宽比例可达 3∶1。沿皮瓣前缘和远侧缘切开皮肤至深筋膜，在深筋膜下向皮瓣的蒂部游离。术中需要解剖血管蒂。皮瓣切取后转移至受区。供区可直接闭合。

优点 皮瓣供区隐蔽、术中不需要解剖血管蒂，手术操作简单。

（路来金）

bì nèicè xiàbù píbàn

臂内侧下部皮瓣（inframedial arm flap） 以肘关节内侧穿支为蒂、上臂内侧皮肤为组织供区制作的*逆行岛状皮瓣*。用于修复肘关节附近软组织缺损，以臂内侧作为组织供区，多作为游离皮瓣使用，其血管蒂可为肱动脉发出的直接皮动脉、尺侧上副动脉，用于修复颌面部软组织缺损。臂内侧作为带蒂皮瓣的组织供区用于修复肘部软组织缺损最早报道见于1987年，丸山（Maruyama音译）报道了以尺侧返动脉后支及其伴行静脉为血管蒂的远端蒂臂内侧皮瓣。2007年路来金等根据解剖学研究报道了以肘关节内侧动脉网在肘上1cm范围内发出的直接皮穿支为血管蒂的臂内侧皮穿支逆行岛状皮瓣，进一步简化了带蒂臂内侧岛状皮瓣的手术操作。

应用解剖 肘关节内侧动脉网是由尺侧上副动脉、尺侧下副动脉、尺侧返动脉后支所组成。其中尺侧上副动脉在上臂中点上方起自肱动脉，与尺神经伴行，穿臂内侧肌间隔至肱骨内上髁与尺骨鹰嘴之间，与尺侧返动脉后支及尺侧下副动脉吻合。尺侧下副动脉于肘关节上方4~7cm处起于肱动脉，穿臂内侧肌间隔参与肘关节内侧动脉网的构成。尺侧返动脉后支起于尺动脉，沿尺侧腕屈肌两头之间上行，在臂内侧肌间隔后方参与构成肘关节内侧血管网。肘关节内侧动脉网在肱骨内上髁近侧1.0cm范围内，发出一条恒定的直接筋膜皮肤穿支，其起始外径（1.3±0.3）mm，末端外径（0.6±0.4）mm；长度（4.8±0.4）cm；走行中进一步发出11±4个皮支，与肱动脉发出的直接皮支、尺侧上副动脉发出的皮支相吻合，在臂内侧皮下组织内形成纵向分布的血管网，其供血范围可达肱骨内上髁近侧20cm，血管轴心线两侧6cm。

适应证 适用于肘关节及前臂近侧皮肤缺损的修复。

手术方法 以肱骨内上髁至腋窝顶点连线的下2/3作为皮瓣的轴心线；以肱骨内上髁近端1.0cm作为皮瓣的旋转轴点；皮瓣的切取平面在深筋膜与肌膜之间；皮瓣的切取范围在臂内侧下2/3、血管轴心线外各5.0cm（图）。按皮瓣设计线切开皮瓣前缘，切开皮肤、皮下组织，在深筋膜深面与肱二头肌肌膜之间向臂内侧肌间隔解剖分离，直至臂内侧肌间隔。切开皮瓣的后缘皮肤、皮下组织，同样在深筋膜下分离直至臂内侧肌间隔。于肱骨内上髁近侧1.0cm、臂内侧肌间隔后侧寻找肘关节内侧动脉网所发出的皮肤穿支。确认并保护该动脉穿支后，切断臂内侧肌间隔，将皮瓣以旋转点为轴心逆转90°~180°，覆盖受区创面，直接一层缝合。

优缺点 皮瓣供区隐蔽，术中不需要解剖血管蒂，且皮瓣的质地、色泽、厚度与肘关节周围皮肤相近，皮瓣宽度在10cm以内供区可直接闭合。缺点是术中不能应用止血带，需要仔细止血。

（路来金）

bì nèicè chuānzhī píbàn

臂内侧穿支皮瓣（medial arm perforator flap）

以肱动脉或尺侧上副动脉所发出的皮肤穿支为蒂、上臂内侧皮肤作为组织供区制作的游离皮瓣。

应用解剖 供养臂内侧皮肤的穿支来源存在变异：据1987年布雷登巴赫（Breidenbach）的解剖学研究发现，在65%的标本，穿支仅由尺侧上副动脉发出，20%仅由肱动脉发出，15%由尺侧上副动脉和肱动脉共同发出。临床上，在80%的病例，穿支由尺侧上副动脉发出，多为1~3条；在20%的病例，穿支则由肱动脉所发出。

适应证 适用于颌面部皮肤缺损的修复。

手术方法 在肱骨内上髁与腋前襞、腋后襞连线之间设计皮瓣。皮瓣上缘可至腋窝，下缘在肱骨内上髁近侧3~5cm。切开皮瓣前缘，在深筋膜下向臂内侧肌间隔分离。在肱骨内上髁近侧17.8cm显露尺侧上副动脉，并保护其发出的穿支。在尺侧上副动脉穿支缺失的情况下，则必定存在肱动脉发出的较大的皮肤穿支。因此，可沿肱动脉继续向近侧解剖，确认走行于尺神经前方或后方的直接穿支。在确认穿支后，切取皮瓣，与受区血管吻合。

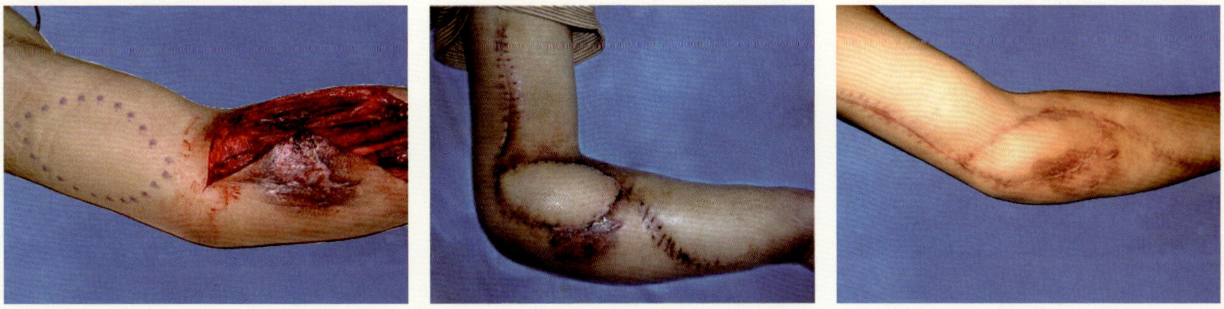

图 臂内侧下部皮瓣修复肘前皮肤缺损

优缺点 皮瓣的质地、色泽、厚度与颌面部皮肤接近，但血管解剖变异较大。

（路来金）

bì hòucè píbàn

臂后侧皮瓣（posterior arm flap）

以臂后皮动脉为血管蒂、上臂后区皮肤为组织供区制作的筋膜皮瓣。

应用解剖 臂后皮动脉起自肱动脉（77%）、肱深动脉（19%）或腋动脉（4%）。臂后皮动脉在腋后襞、背阔肌和肱三头肌长头交界处穿出腋窝，伴臂后皮神经伴行，经肱三头肌长头的上后方，分布于臂后上半部皮肤。其起点外径为1.5mm，主干长为3~5cm。皮瓣静脉回流由同名静脉完成。

适应证 适于腋部组织缺损的修复和瘢痕挛缩松解术。

手术方法 以背阔肌与肱三头肌长头相交处至肱骨外上髁的连线为皮瓣轴心线，在该线的上1/2段设计皮瓣。皮瓣上界为腋后襞，下界为尺骨鹰嘴上10cm，外侧界为肩峰与肱骨外上髁的连线，内侧界为肱二头肌内侧沟。按设计线，在皮瓣上端外侧切开皮肤，在深筋膜下向背阔肌和肱三头肌长头交汇处分离，确认血管蒂后，切开皮瓣周缘，在深筋膜下向血管蒂分离。在完成皮瓣切取后，旋转皮瓣修复受区。

优缺点 皮瓣血管蒂恒定，手术操作简单；但供区易发生增生性瘢痕。

（路来金）

zhǒuqián píbàn

肘前皮瓣（antecubital flap）

以肘下动脉为血管蒂、肘前区皮肤作为组织供区制作的筋膜皮瓣。

应用解剖 肘下动脉在肱骨内、外上髁连线中点下方4cm水平，起自桡动脉（50%）或桡侧返动脉（50%），发出后斜向外下方走行。其走行方向与头静脉的方向一致。血管口径0.5~1.0mm，向远侧分布至起始点以远15cm。皮瓣的静脉回流由头静脉完成。

适应证 带蒂移植修复肘关节内侧和外侧。

手术方法 以肱骨内、外上髁连线中点下方4cm作为皮瓣关键点，以头静脉的体表走行作为皮瓣轴线，以此设计皮瓣。皮瓣解剖先从内侧缘开始，解剖平面位于深筋膜下，直至肱桡肌与旋前圆肌之间的前臂外侧肌间隔。再切开皮瓣外侧缘，由远及近解剖皮瓣直至皮瓣关键点。

优缺点 皮瓣手术操作简单；但可切取面积小，旋转修复范围有限。

（路来金）

qiánbì ráocè píbàn

前臂桡侧皮瓣（radial forearm flap）

以前臂桡侧区皮肤作为组织供区制作的一类筋膜皮瓣。包括桡动脉皮瓣、桡动脉穿支皮瓣，有时特指带桡动脉的皮瓣。

（路来金）

ráodòngmài píbàn

桡动脉皮瓣（radial artery flap）

以桡动脉及其伴行静脉为血管蒂、前臂桡侧区作为组织供区制作的岛状皮瓣。1981年杨果凡等首创前臂桡动脉皮瓣游离移植术，在此基础上，王炜、鲁开化等设计完成了前臂桡动脉逆行岛状皮瓣，用于修复手部软组织缺损。由于前臂皮瓣质地好，皮色与手部相接近，血管蒂粗大、恒定，手术操作简单，成功率高，曾在国内、外得到广泛应用。但近年来研究认为，切取前臂桡动脉逆行岛状皮瓣使手部丧失了一条主要的供血动脉，有损手部的血供，尤其在寒冷地区，可出现冷诱导综合征（cold intolerance），目前在有其他皮瓣可供选择时，多不主张首选该皮瓣修复手部。

应用解剖 桡动脉由肱动脉发出，其起点在肘横纹下1cm、平桡骨颈水平。桡动脉发出后，走行于肱桡肌和旋前圆肌之间，继而位于肱桡肌与桡侧屈腕肌之间；至腕上方时，在腕背第一个伸肌腱鞘管（拇长展肌腱、拇短伸肌腱）的深面斜行进入解剖鼻烟窝，沿手舟骨和大多角骨背面下行，穿第1掌骨基底间隙进入手掌深部；发出拇主要动脉后，主干与尺动脉掌深支吻合形成掌深弓。依据桡动脉与肱桡肌的位置关系，桡动脉可分为两部分：①掩盖部。桡动脉的近侧段被肱桡肌肌腹所掩盖，故称为掩盖部，平均长度11.7cm。②显露部。桡动脉远侧段位于肱桡肌腱与桡侧腕屈肌腱之间，位置表浅，直接位于皮下，为浅、深筋膜所覆盖，故称为显露部，平均长度10.1cm。桡动脉在其近侧1/3段发出1~3条皮支，中1/3段发出2~3条皮支，远侧1/3段发出3~7条皮支；其中中下段的皮支较粗大。桡动脉逆行岛状皮瓣的静脉回流方式有三种：①在皮瓣肿胀、组织压和静脉压增高的情况下，静脉充血、扩张，造成发育不良的静脉瓣相对关闭不全而直接逆流。②通过两条伴行静脉之间的交通支做迷宫式的逆流。③通过深、浅静脉间的交通支逆流。

适应证 ①手部大面积软组织缺损，植皮难于成活的。②手部各种严重畸形及瘢痕挛缩，切除瘢痕矫正畸形后有大面积软组织缺损并伴有骨骼、肌腱等组织裸露者。③手部感染创面的修复。④手指的再造。

手术方法 术前必须做 Allen 试验。以肘窝中点下方 2cm 与腕部桡动脉搏动点之间的连线作为皮瓣的轴心线；皮瓣旋转点位于腕部桡动脉搏动处；皮瓣的分离平面在深筋膜与肌膜之间。不驱血，上臂上气囊止血带。首先切开皮瓣蒂部的皮肤、皮下组织，保留 1.5cm 宽的深筋膜于桡动脉周围，然后切开皮瓣两侧的皮肤、皮下组织及深筋膜；在深筋膜与肌膜之间向桡动脉及其伴行静脉游离。在完成皮瓣及蒂部的分离后，用血管夹阻断皮瓣近端桡动脉及伴行静脉，松止血带，观察手部及皮瓣的血液循环情况，当桡动脉逆行供血正常时，在皮瓣近侧切断、结扎桡动脉及其伴行静脉，形成以远端为蒂的岛状皮瓣，经皮下或开放隧道修复手部创面。供区在 3～4cm 时可直接闭合，在 4cm 以上可取全厚皮片植皮覆盖。

优缺点 皮瓣质地、色泽、厚度与手部及颌面部皮肤接近；但皮瓣的切取牺牲手部的一条主要供血动脉，在寒冷地区，可出现冷诱导综合征。

（路来金）

ráodòngmài chuānzhī píbàn

桡动脉穿支皮瓣（radial artery perforator flap） 以桡动脉发出的肌间隔穿支为血管蒂、前臂桡侧区皮肤作为组织供区制作的*筋膜皮瓣*。

应用解剖 桡动脉在桡骨茎突近侧 2～4cm 水平，发出 10 条肌间隔穿支，走行于肱桡肌腱和桡侧腕屈肌腱之间，血管外径 0.3～0.5mm。肌间隔穿支在深筋膜水平形成链状血管丛供养前臂桡侧皮肤。皮瓣静脉回流通过穿支伴行静脉完成。

适应证 适用于手部皮肤缺损的修复。

手术方法 皮瓣旋转点位于桡骨茎突近侧 2～4cm，皮瓣轴心线为桡动脉体表走行线。在皮瓣旋转点与皮瓣远端之间切开蒂部的皮肤，保留皮下组织和深筋膜，蒂部的切取宽度为 3～4cm。然后切开皮瓣周缘皮肤，由近及远，在深筋膜下解剖，直至皮瓣旋转点。

优点 皮瓣不牺牲桡动脉，保留了手部充分供血。

（路来金）

ráodòngmài jīngtūbù chuānzhī píbàn

桡动脉茎突部穿支皮瓣（radial artery styloid perforator flap） 依据前臂桡动脉在桡骨茎突部发出的穿支血管为基础设计的*远端蒂皮瓣*。

应用解剖 桡动脉显露部走行于肱桡肌腱与桡侧屈腕肌腱之间，表面仅被筋膜皮肤覆盖，发出许多细小的肌间隙筋膜皮肤穿动脉，口径 0.1～0.8mm，多数 0.3～0.5mm。在桡骨茎突上 7cm 左右，桡动脉外侧缘发出一较大的恒定穿支，外径 0.6～0.8mm，称为桡动脉的背侧浅支，穿过肱桡肌腱后于其外侧下降，约在桡骨茎突上 6cm，分为细短的升支和粗长的降支。降支伴桡神经浅支而行，直至腕部，并在桡骨茎突背侧与掌深支的回返支有恒定吻合，吻合外径为 0.3～0.5mm，实际上成为桡神经浅支的主要营养血管，或称桡动脉的穿支血管在桡背侧面的水平轴向吻合支，与起始时的血管外径差别不大。在桡骨茎突周围，桡动脉发出约 10 条细小的筋膜皮肤穿动脉，口径 0.1～0.5mm。这些穿支血管发出 3～5 个放射状的分支，包括升支、横支和降支，在深筋膜表面形成纵向的环环相扣的链式吻合（chain-linked anastomoses）。在皮下组织中走行的皮神经（前臂外侧皮神经和桡神经浅支）和皮下浅静脉（头静脉），穿支血管亦发出分支在其周围形成丰富的皮神经和浅静脉营养血管网。由于前臂的主干动脉走向、肌间隙的方向、深筋膜的纤维走向、皮神经和浅静脉的走行方向都是纵向的，因此搭乘于这些结构的血管网（network）亦相应的以纵行方向分布为主，使前臂桡侧筋膜皮肤的血供具有明显的纵行轴向性。前臂桡侧的纵向血管丛（plexus）与腕部的横向血管丛，在桡骨茎突周围相交汇，吻合丰富而密集（图 1）。

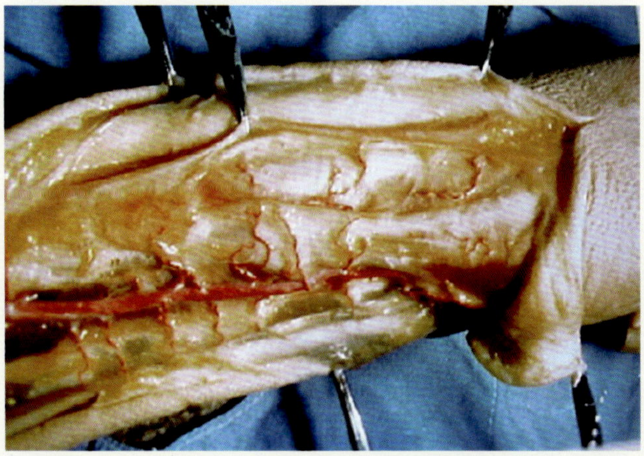

图 1 前臂桡侧筋膜皮肤穿支血管

适应证 以远端蒂皮瓣的方式，修复腕掌、腕背，手掌、手背及虎口部的皮肤软组织缺损。

手术方法

皮瓣设计 轴心点在桡骨茎突上 1.5~2cm。轴心线即是桡动脉的体表投影线，或至少将桡动脉的投影线包含在皮瓣范围内。蒂部宽度以 3~4cm 为宜，可较皮瓣略窄。测量蒂部至缺损远侧的距离，加上 2~3cm 后，在前臂供区予以反向画出，即为皮瓣之长（图 2）。

手术步骤 上肢抬高 2~3 分钟后，不驱血上止血带。按画线先切开蒂部皮肤至皮下组织浅层。在皮下组织浅层向两侧分离皮肤瓣，注意保留少许皮下脂肪颗粒于皮肤瓣上，而将多数皮下组织保留在蒂部，防止损伤蒂部血管网和皮肤瓣的真皮下血管网。按皮瓣边界切开，直至深筋膜下层，将深筋膜与皮肤固定几针防止两者脱离。从深筋膜下疏松组织层解剖皮瓣，由近至远掀起至蒂部，越近蒂部，解剖越需小心，防止损伤进入皮瓣的穿支血管。一般保留在桡骨茎突上 1.5~2cm。保留供区肌膜和腱旁膜的完整。放松止血带后，一般皮瓣均有活跃渗血。如皮瓣渗血呈青紫色，常是头静脉倒灌的不良影响，应仔细在蒂部将其分出结扎。皮瓣经开放切口旋转至受区。供区缝合困难则游离植皮覆盖。亦可切取不带皮肤的桡动脉茎突部穿支筋膜皮下瓣，多用于翻转移位。

注意事项 ①因前臂具有旋转功能，皮肤（尤其远段皮肤）常在深筋膜面上前后滑动。因此，在前臂设计皮瓣画线时，一定要在中立位进行。②手术选择切取筋膜皮瓣还是筋膜皮下瓣，可根据以下因素来考虑：其一，如需切取的皮瓣较宽，大于 3cm 或前臂周径的 1/5，供区的直接缝合常不可能，往往需要进行植皮。此时，可多选择切取筋膜皮下瓣。供区皮肤复位后直接缝合，而在受区的筋膜瓣上予以植皮，把不美观的植皮区留在已受损伤的腕部受区。前臂供区愈合后仅留下一线状瘢痕，保留其美观。其二，如受区有肌腱、神经外露，可多选择应用筋膜皮下瓣。因为该组织瓣翻转 180°覆盖受区后，皮下脂肪层向下，与裸露的肌腱、神经接触，愈合后不发生粘连，滑动容易，有利于肌腱和神经功能的恢复。

优缺点 该皮瓣是桡动脉逆行岛状皮瓣的改进，最大优点是不损失前臂的主干动脉，不破坏手部的血供。缺点包括切断皮神经有形成痛性神经瘤的可能。在皮下脂肪厚的患者，蒂部隆起形态丑陋明显，有的需二次修整。供区不美观，桡侧是暴露侧，如切取皮瓣宽度大于 3cm 或前臂周径的 1/5，直接缝合常有困难，此时可切取筋膜皮下瓣。

（张世民）

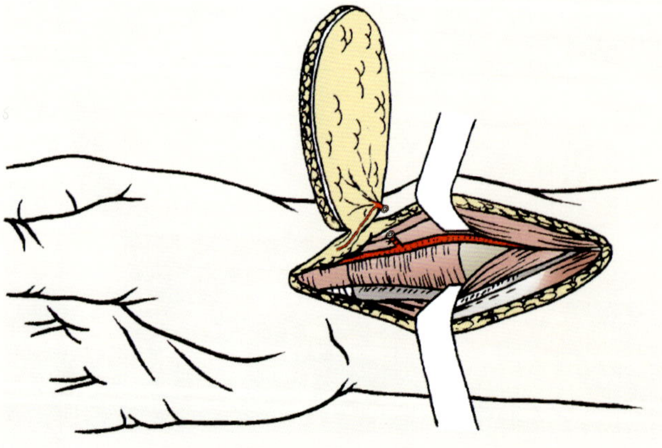

图 2 桡动脉茎突部穿支筋膜皮瓣

qiánbì chǐcè píbàn

前臂尺侧皮瓣（ulnar forearm flap）

以前臂尺侧区作为组织供区制作的*筋膜皮瓣*。包括*尺动脉皮瓣*、*尺动脉穿支皮瓣*。

（路来金）

chǐdòngmài píbàn

尺动脉皮瓣（ulnar artery flap）

以尺动脉及其伴行静脉为血管蒂、前臂尺侧区皮肤作为组织供区制作的岛状皮瓣。前臂尺侧逆行岛状皮瓣最早于 1984 年由李柱田、富歇（Foucher）分别在国内外报告。由于尺动脉是手部的主要供血动脉，切取前臂尺动脉皮瓣后，将丧失手部的主要供血动脉，因此，目前在存在其他皮瓣供区的情况下，前臂尺侧皮瓣在临床上已较少使用。

应用解剖 尺动脉在前臂近侧肱肌抵止处起始于肱动脉，斜向内下方，行经旋前圆肌尺骨头与屈肌群深层之间，于指浅屈肌的尺侧缘穿出，经由尺侧腕屈肌的深面、指深屈肌的浅面向远侧；在腕部，尺动脉分为浅支和深支。浅支经腕横韧带的浅面至手掌，与桡动脉的掌浅支吻合形成掌浅弓；深支参与构成掌深弓。尺动脉起点外径 3.0~5.0mm，平均长度 21.7cm。尺动脉依其是否被肌肉所掩盖而分为两部，上半部为掩盖部，位于旋前圆肌和指浅屈肌的深层；下半部为显露部，在尺侧腕屈肌中点以下，位置浅表，仅被深筋膜掩盖，平均长度10.9cm。在掩盖部仅可见到一组较粗大的皮支，起点及走行较恒定，该支起自骨间总动脉起点的远侧，行于指浅、深屈肌之间，沿指浅屈肌和尺侧腕屈肌之间下行，约在肱骨内上髁平面下8.7cm浅出至皮下，分布于前臂的前内侧皮肤。在显露部，由尺动脉主干两侧发出5~7组皮支穿肌间隔至皮下，再发出细小分支，相互之间吻合成网，构成丰富的网状血管结构营养前臂的皮肤，并与桡动脉、骨间后动脉的分支形成网状联系。前臂尺侧皮瓣的回流静脉有浅组的贵要静脉和深组的尺动脉伴行静脉。伴行静脉为两条，较恒定，位于尺动脉的两侧，较动脉细小，平均外径2.0mm。伴行静脉的静脉瓣少而且发育差，有利于皮瓣的逆行静脉回流；同时两条伴行静脉之间存在广泛的交通支，在形成逆行岛状皮瓣后，伴行静脉可通过直接逆流及迷宫式逆流两种方式完成静脉回流。贵要静脉起自手背尺侧的静脉网，位于前臂尺侧皮下，于上臂中1/3注入肱静脉。在做尺动脉游离皮瓣时，贵要静脉是其主要回流静脉；但在逆行岛状皮瓣时，由于尺动脉伴行静脉可充分保证皮瓣的静脉回流，因此在分离皮瓣时均结扎贵要静脉及其属支，以防止皮瓣术后淤血肿胀，影响皮瓣的成活。

适应证　修复手部伴有深部组织裸露的软组织缺损。手指再造。

手术方法　术前必须做Allen试验。皮瓣轴心线是尺动脉的体表投影；旋转点可依受区的位置而定，最远可至豌豆骨以远2.5cm。切开皮瓣与蒂部的皮肤、皮下组织，于尺侧屈腕肌和指浅屈肌之间解剖尺动脉，保留血管蒂表面1.5cm宽的深筋膜，结扎浅静脉。切开皮瓣的两侧缘，在深筋膜与肌膜之间向血管蒂分离。待皮瓣及蒂部完全游离后，用血管夹阻断皮瓣近端尺动、静脉，松止血带，观察皮瓣与手部的血液循环。如手部及皮瓣血运好，可结扎切断近侧血管，将皮瓣逆转经手掌开放隧道修复手部创面。供区可直接缝合或取中厚皮片游离植皮。

优点　牺牲手部的主要供血动脉，在有其他可选择的皮瓣时，尺动脉皮瓣在临床上已较少使用。

（路来金）

chǐdòngmài wànshàngpízhī píbàn

尺动脉腕上皮支皮瓣（dorsal ulnar artery flap）

以尺动脉在腕上发出的穿支为血管蒂、前臂尺侧区皮肤作为供区制作的岛状皮瓣。尺动脉腕上皮支皮瓣最早为1988年由法国贝克尔（Becker）报道，我国最早为1989年由张高孟报道。该皮瓣具有不牺牲手部主要供血动脉、皮瓣质地好等优点；但该皮瓣的血管蒂较短（小于3cm），因而限制了其临床应用。1998年卡拉卡勒（Karacalar）对尺动脉腕上支皮瓣做了改进，将蒂部设计为以尺动脉腕上皮支为轴心血管的皮下脂肪蒂，因而增加了该皮瓣的旋转范围，简化了手术操作。

应用解剖　尺动脉腕上皮支是尺动脉发出的直接皮动脉，有两条伴行静脉；其起点位于豌豆骨近侧2~4cm范围内，起始外径1~1.3mm。该动脉自尺动脉发出后，在尺侧腕屈肌腱与尺神经之间，横行或斜行走向前臂远端的尺背侧。在走行过程中，发出3条分支，按其位置分为近侧分支、远侧分支和内侧分支。①近侧分支为尺动脉腕上皮支的最早分支，在豌豆骨近侧3~6cm范围内，进入尺侧腕屈肌肌腹并营养该肌。远侧分支是尺动脉腕上皮支的终末支，走向豌豆骨并成为豌豆骨的主要营养血管。②内侧分支位于近侧分支与远侧分支之间，是尺动脉腕上皮支的主要分支，为直接皮支，是尺动脉腕上皮支皮瓣的供血动脉。内侧皮支发出后，在尺侧腕屈肌的深面又分为上行支和下行支，分别穿深筋膜进入皮下组织。上行支在深筋膜浅面、皮下组织内向近侧走行9~20cm，并进一步发出多条细小分支，营养前臂尺侧皮肤（长9~20cm，宽5~10cm）；上行支走行的体表投影为豌豆骨与肱骨内上髁的连线。下行支在深筋膜浅面、皮下组织内向腕背部走行，参与腕背动脉网的构成。

适应证　手背、手掌及腕部的中小创面。

手术方法　以肱骨内上髁与豌豆骨连线为皮瓣轴心线；以豌豆骨近侧4cm为皮瓣的旋转轴点；以旋转点与受区近侧创缘的距离为血管蒂的长度，根据受区创面的大小和形状在轴心线的两侧设计皮瓣。不驱血，上臂上气囊止血带。沿所设计的皮瓣蒂部切开皮肤至真皮下；在真皮下向两侧解剖、游离皮肤1cm。在距皮瓣轴心线两侧各1cm处，切开皮下组织至深筋膜；在深筋膜表面向对侧及皮瓣旋转点游离，使其形成以上行支为轴心、宽约2cm的皮下组织蒂。解剖、游离血管蒂的过程中，不必在皮瓣旋转点处刻意寻找尺动脉腕上支的上行支。根据皮下组织蒂的宽度（2cm）及位置，切开与皮下组织蒂相对应的皮瓣远侧缘的皮肤，深度为真皮下；然后切开所设计的皮瓣其他周缘的皮肤、皮下组织，直至深筋膜；在深筋膜的表面解剖、游离皮瓣。在解剖、游离皮瓣过程中，需要切断、结扎贵要静脉的属支，并在皮瓣的近侧缘切断、结扎其近端，但保留其远端与前臂其他静脉之间的联系。将切取的皮瓣通过皮下隧道转移至受区，在旋转或翻转过程中注意避免皮瓣蒂部是否受压，在皮瓣旋转点处尤其应注意血管蒂是否存在张力。皮瓣供区的皮肤缺损宽度在5cm范围内可以直接闭合，否则行游离植皮。

优点 皮瓣宽度超过5cm时，供区不能直接闭合。且因前臂尺侧为功能面，植皮后不适。

（路来金）

chǐdòngmài chuānzhī píbàn

尺动脉穿支皮瓣（ulnar artery perforator flap） 以尺动脉发出的近侧肌间隙穿支为血管蒂、前臂近侧区皮肤作为组织供区制作的岛状筋膜皮瓣。

应用解剖 在前臂近1/2段，尺动脉发出3~5支肌间隙穿支；距其起点1cm水平发出第1个穿支后，每2~3cm即有1支。血管外径0.3~0.8mm。穿支发出后，经由尺侧屈腕肌和指浅屈肌之间的肌间隙营养皮肤。

适应证 适于肘部皮肤缺损的修复。

手术方法 皮瓣轴心线为尺动脉的体表走行线。皮瓣旋转点位于肱骨内上髁以远7cm。做皮瓣内侧缘切口，在深筋膜下分离，在尺侧腕屈肌和指浅屈肌之间的肌间隙显露尺动脉及伴行静脉。切开皮瓣外侧缘，由远及近，向皮瓣旋转点分离。在皮瓣血管蒂部，仅切开表面皮肤，保留皮下及深筋膜宽度为2cm。

优点 皮瓣不牺牲手的主要供血动脉，且供区隐蔽。

（路来金）

qiánbì bèicè píbàn

前臂背侧皮瓣（posterior forearm flap） 以前臂背侧作为组织供区制作的一类岛状皮瓣。包括*骨间后动脉皮瓣*、*骨间后动脉穿支皮瓣*。

（路来金）

gǔjiān hòudòngmài píbàn

骨间后动脉皮瓣（posterior interosseous artery flap） 以骨间后动脉及其伴行静脉为血管蒂、前臂背侧为组织供区制作的*逆行岛状皮瓣*。骨间后动脉逆行岛状皮瓣最早是1986年由路来金、彭特亚多（Penteado）等在国内外首先报道。由于该皮瓣皮肤质地好、供皮面积大、血管蒂恒定、手术操作简单，同时不牺牲手部主要供血动脉等优点，目前在临床上已取代桡动脉逆行岛状皮瓣成为修复手部皮肤缺损的主要方法之一。

应用解剖 骨间后动脉在前臂上段自骨间总动脉发出，有两条伴行静脉，穿过前臂骨间膜上缘与斜索之间至前臂背侧，经旋后肌与拇长展肌之间，在前臂伸肌群浅、深两层之间下行，在前臂下段走行于小指固有伸肌与尺侧腕伸肌腱之间。该动脉起点外径（1.4±0.2）mm，末端外径（0.7±0.1）mm，平均长（13.7±0.8）cm。骨间后动脉在走行过程中，发出5~13条皮支营养前臂背侧的皮肤，皮支在前臂上段多见（平均5.2支），下段较少（平均3.8支）。皮支发出后沿小指固有伸肌与尺侧腕伸肌之间的肌间隔至深筋膜，在皮下组织内交织成网，营养皮肤及皮下组织。骨间后动脉的末端在尺骨茎突上2.5cm水平与骨间前动脉的背侧支之间有恒定吻合支相连，其外径为（0.8±0.1）mm，并有两条小静脉伴行。

适应证 ①手部（近侧指间关节以近）大面积皮肤缺损，植皮难于成活的。②手部瘢痕切除后有大面积皮肤缺损并伴有骨骼、肌腱等组织裸露者。③手部感染创面的修复。④手指的再造。

手术方法 前臂中立位，以肱骨外上髁与尺骨小头桡侧缘的连线为皮瓣轴心线；以尺骨小头近侧2.5 cm为皮瓣的旋转点设计皮瓣。首先游离皮瓣蒂部，切开蒂部皮肤、皮下组织直至深筋膜，分别在小指固有伸肌腱、尺侧腕伸肌腱表面切开深筋膜，在两者之间显露骨间后动脉及其伴行静脉，同时观察骨间后动脉与骨间前动脉背侧支之间的吻合支是否存在；沿血管蒂向近侧逆行游离直至皮瓣部；然后切开皮瓣外侧缘（桡侧），切开皮肤、皮下组织直至深筋膜，将深筋膜间断缝合固定于皮下组织，然后由皮瓣外侧缘向皮瓣轴心线游离；掀起皮瓣，在尺侧腕伸肌与小指固有伸肌之间进一步游离血管蒂，同时注意保护骨间后神经及其分支；在血管蒂充分游离后，切开皮瓣内侧缘，在深筋膜下向皮瓣轴心线游离，完成皮瓣切取。皮瓣可通过开放或皮下隧道转移至受区，在转移过程中应注意避免血管蒂扭曲、受压。供区在3~4cm时可直接闭合，在4cm以上可取全厚皮片植皮覆盖。

优缺点 皮瓣的质地、色泽、厚度与手部接近，且不牺牲手部主要供血动脉，是修复手部皮肤缺损的良好方法。但皮瓣供区不隐蔽，影响美观。

（路来金）

qiánbì gǔjiān qiándòngmài bèicèzhī nìxíng dǎozhuàng píbàn

前臂骨间前动脉背侧支逆行岛状皮瓣（reverse island flap pedicled on the dorsal branch of the anterior interosseous artery） 以骨间前动脉背侧支为血管蒂、前臂远端背侧为组织供区制作的*逆行岛状皮瓣*。1989 年法国马丁（Martin）年最早报告以骨间前动脉为血管蒂、前臂远端背侧作为组织供区设计游离皮瓣或带蒂皮瓣。1994 年法国胡（Hu 音译）详细报告了骨间前动脉的起止、走行、分支及骨间前动脉逆行岛状皮瓣的手术设计。该皮瓣在文献中有散在报道，未获得广泛应用，其主要原因在于血管位置深，手术解剖费时耗力，且血管细小，常有变异。

应用解剖 骨间前动脉起始于骨间总动脉，发出后沿前臂骨间膜的掌侧向远侧走行；在前臂远端、旋前方肌的近侧缘，穿前臂骨间膜远端进入前臂背侧；在前臂背侧，沿拇长伸肌与拇短伸肌肌腹之间的肌间隔走行，在桡腕关节水平与骨间后动脉及腕背关节网之间存在恒定的吻合。骨间前动脉通过两条穿支供应前臂远 2/3 背侧皮肤血供。骨间前动脉在沿前臂骨间膜掌侧走行过程中，距桡腕关节（10±2）cm 处发出上穿支，穿过前臂骨间膜，走行于拇长伸肌与拇短伸肌之间，并有两条伴行静脉。上穿支动脉起点外径 0.9～1.5mm。上穿支动脉在走行中发出 5～7 条肌间隔皮支营养前臂远端 2/3 的背侧皮肤。下穿支距桡腕关节 4～5cm 处由骨间前动脉发出，进一步分为尺侧支和桡侧支；尺侧支与骨间后动脉吻合，桡侧支与腕背动脉网吻合。骨间前动脉逆行皮瓣是以其上穿支为血管蒂设计。

适应证 手与腕部皮肤缺损的修复。

手术方法 皮瓣轴心线是桡骨茎突与肱骨外上髁连线；轴心线的中/远 1/3 交界点是骨间前动脉的上穿支穿出前臂骨间膜的体表投影，以其为中心，在前臂远端背侧设计皮瓣。皮瓣旋转点位于桡腕关节水平。切开皮瓣的尺侧后，在深筋膜下向血管轴心线解剖、分离，直至拇长伸肌与拇短伸肌间隙，显露骨间前动脉的上穿支；向两侧牵开拇长伸肌和拇短伸肌后，显露前臂骨间膜；在上穿支近侧切开前臂骨间膜显露骨间前动脉，解剖、分离骨间前神经后，在上穿支的近侧切断、结扎骨间前动脉。沿骨间前动脉背侧支向桡腕关节方向解剖、分离进一步，直至旋转点。完成蒂部解剖后，切开皮瓣的桡侧缘。完成皮瓣切取后，松止血带，观察皮瓣血液循环，并通过皮下隧道转移至受区。

优缺点 皮瓣质地、色泽、厚度与手部皮肤接近，不牺牲手部主要供血动脉。但皮瓣供区不隐蔽，影响美观。

（路来金）

yújì píbàn

鱼际皮瓣（thenar flap） 以鱼际区或小鱼际区皮肤作为组织供区的*随意型皮瓣*。适于指端皮肤缺损的修复。将患指屈曲按压于鱼际部，依据鱼际上的血迹选择皮瓣位置；根据皮肤缺损的面积，设计皮瓣的大小，其长宽比例为（1～1.5）：1；皮瓣的蒂部可以选择在任何位置。切开皮肤直至鱼际肌的肌膜，在其表面解剖、游离皮瓣。在皮瓣切取后，供区行植皮覆盖，皮瓣缝合于指端皮肤缺损处。位于鱼际和小鱼际的皮瓣供区瘢痕术后不适。

（路来金）

xiǎoyújì píbàn

小鱼际皮瓣（hypothenar flap） 以小指尺侧指固有动脉为血管蒂、小鱼际皮肤为组织供区制作的逆行筋膜岛状皮瓣。小鱼际区远端 2/3 来源于小指尺侧指固有动脉。此皮瓣适于手指皮肤缺损的修复。皮瓣设计在小鱼际远端尺侧，位于小指展肌表面。皮瓣切取平面位于深筋膜深面。先切开皮瓣的尺侧缘，在深筋膜下可见发自小指尺侧指固有动脉的穿支，切断、结扎小指尺侧指固有动脉的近端，逆行解剖直至皮瓣旋转点。根据受区的位置选择皮瓣的旋转点，最远直达小指近节。术后小鱼际表面瘢痕不适。

（路来金）

shǒubèi píbàn

手背皮瓣（dorsal hand flap） 以手背作为组织供区制作的一类*筋膜皮瓣*。包括*掌背动脉皮瓣*、*掌背动脉穿支皮瓣*等（图）。

（路来金）

zhǎngbèi dòngmài nìxíng dǎozhuàng píbàn

掌背动脉逆行岛状皮瓣（reversed dorsal metacarpal artery flap） 以第 2～4 掌背动脉为血管蒂、手背作为组织供区的制作的*逆行岛状皮瓣*。用于手指皮肤缺损的修复。掌背动脉逆行岛状皮瓣最早的是 1990 年路来金、夸巴（Quaba）、丸山（Maruyama 音译）分别在国内外独立报告，但手术设计原理不同（表 1）。由于手背部皮肤质地好，厚薄适中，有一定的伸缩性，并有掌背神经、伸肌腱、掌骨等可做复合组织移植，因此是修复手指部皮肤缺损的良好组织供区。掌背动脉逆行岛状皮瓣以其血管蒂恒定，皮瓣质地、

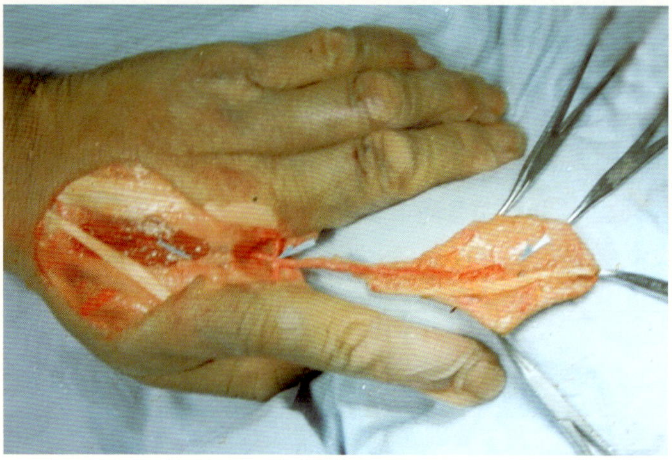

图　掌背动脉皮瓣

色泽与手指接近，手术操作简便及供区易于直接闭合等优点，目前已成为修复手指皮肤缺损的常规手术方法。

应用解剖　①第2~4掌背动脉是由掌深弓的近侧穿支与腕背动脉网发出的交通支吻合而成；其中由掌深弓所发出的3个近侧穿支，经第2~4掌骨间隙近端，穿骨间肌至手背，构成掌背动脉的主要来源动脉。掌背动脉向近侧与腕背动脉网所发出的交通支相连，向远端延续为指背动脉。②第2~4掌背动脉分别走行于第2~4骨间背侧肌肌膜浅面，位于示、中、环、小指伸肌腱及其腱间联合深面。在其走行过程中发出5~11条皮支，营养手背皮肤，同时发出肌腱支、骨支营养指伸肌腱及掌骨。③第2~4掌背动脉在距离相应指蹼游离缘1.5cm处恒定注入指掌侧总动脉或其分支，该吻合支是掌背动脉逆行岛状皮瓣的解剖学基础（表2）。④第2~4掌背动脉均有两条伴行静脉，外径0.2~0.3mm，两条伴行静脉之间有众多的交通支相连，在指蹼远端与指蹼静脉有吻合，并与指动脉的伴行静脉相连接。由于伴行静脉缺少瓣膜，而且有丰富的交通支可以做迷宫式逆流，因此，伴行静脉可以作为掌背动脉逆行岛状皮瓣的回流静脉。

适应证　手指掌侧或背侧的皮肤缺损。

手术方法　皮瓣轴心线是指蹼皮肤游离缘中点起始沿相应掌骨间隙的中轴线；皮瓣旋转轴点位于中轴线上、指蹼游离缘近侧1.5cm。皮瓣的解剖从一侧开始，首先在所设计的皮瓣一侧切开皮肤、皮下组织及手背浅层深筋膜，直至指伸肌腱的腱周组织，在接近皮瓣旋转点处，仅切开皮肤的表皮层和真皮层。在手背浅层深筋膜与指伸肌腱腱膜之间，向皮瓣的轴心线分离。接近皮瓣轴心线时，在相邻指伸肌腱之间、浅层深筋膜与骨间背侧肌之间寻找掌背动、静脉。在掌背动脉的两

表1　掌背动脉逆行岛状皮瓣的手术设计原理

作　者	设计原理	旋转点位置	血管蒂	修复范围
路来金（1990）	以掌背动脉与指总动脉或其分支之间的吻合支为旋转点，以掌背动脉为血管蒂的逆行皮瓣	距指蹼游离缘1.5cm	吻合支恒定	可达指尖
丸山（Maruyama音译）（1990）	以掌背动脉与掌心动脉在骨间背侧肌远侧缘的吻合支为旋转点，以掌背动脉为血管蒂的逆行皮瓣	距指蹼游离缘3 cm	吻合支不恒定	手指近节
夸巴（Quaba）（1990）	以掌背动脉在指伸肌腱腱间联合以远发出的皮肤穿支为血管蒂的顺行皮瓣	距指蹼游离缘2.5 cm	在第4掌骨间隙不恒定	手指近节

表2　第2~4掌背动脉的解剖学参数

掌背动脉	长　度（mm）	外　径（mm）		皮支数目	吻合支位置（mm）
		起　点	末　端		
第2掌背动脉	57.2±9.3	0.9±0.3	0.6±0.2	9.5±2.0	12.7±2.8
第3掌背动脉	52.0±4.8	0.8±0.1	0.4±0.1	9.0±2.8	13.0±2.8
第4掌背动脉	40.4±8.4	0.5±0.1	0.4±0.1	6.8±1.8	14.1±3.2

吻合支位置：远端吻合支距指蹼游离缘的距离

侧、骨间背侧肌肌膜的深面解剖、游离血管蒂，注意勿损伤纤细的血管蒂。在接近皮瓣旋转点处，切断、结扎位于皮下组织内的由指蹼及指背向手背走行的 3 条浅静脉，在伸指腱帽表面向血管蒂解剖、游离，保留皮瓣旋转点处、血管蒂周围的皮下组织以利于保护皮瓣的血管蒂及其静脉回流。充分游离皮瓣旋转点周围限制皮瓣旋转的组织后，将皮瓣旋转 180°覆盖受区。如果受区创面与皮瓣旋转点之间存在正常皮肤，需要切开，以利于皮瓣转移。手背供区创面宽度小于 3.5cm 时可以直接闭合，大于此需做游离植皮。

优缺点 皮瓣质地、色泽、厚度与手指皮肤接近，是修复手指皮肤缺损的良好方法。缺点是在手背留下一条瘢痕，影响美观。

（路来金）

zhǎngbèi pídòngmài nìxíng dǎozhuàng píbàn

掌背皮动脉逆行岛状皮瓣（reverse dorsal metacarpal flap based on distal cutaneous perforator） 以第 2~4 掌背动脉发出的直接皮动脉为供血动脉、以掌背动脉与指掌侧总动脉或其分支之间的吻合支为旋转点、以手背作为组织供区制作的逆行岛状皮瓣。2004 年，路来金最早报道掌背皮动脉逆行岛状皮瓣。由于掌背皮动脉逆行岛状皮瓣以直接皮动脉为供血动脉，不同于掌背动脉逆行岛状皮瓣，因而简化了皮瓣的手术操作。

应用解剖 第 2~4 掌背皮动脉位于掌背皮下组织内，呈弓状，分别由第 2~4 掌背动脉在腱间联合以远发出（图）。掌背皮动脉发出后跨过腱间联合向近侧走行，穿过手背深筋膜进入手背皮下组织，其走行与掌背动脉的走行相接近，近腕背时穿深筋膜注入腕背动脉网；并在走行过程中进一步发出细小分支，在皮下形成丰富的网状联系。掌背皮动脉发出点的位置距相应指蹼游离缘约 2.5cm，即相邻掌骨头髁连线的中点、腱间联合以远。掌背皮动脉无相应的伴行静脉，但在其周围脂肪组织内存在微静脉网状联系，在皮瓣切取过程中保留皮动脉周围的脂肪组织，可以保证该皮瓣的静脉回流。

手术方法 皮瓣轴心线是指蹼游离缘中点沿相应掌骨间隙的中轴线。皮瓣旋转点在指蹼游离缘近侧 1.5cm。先游离腱间联合以近的皮瓣，体表标志为掌骨头髁部连线以近。首先切开皮瓣两侧缘直至伸肌腱的腱周组织。在深筋膜下方、伸肌腱腱周组织的浅面向腱间联合游离皮瓣。在腱间联合以远、深筋膜深面寻找掌背动脉发出的皮动脉。证实其存在后，切开腱间联合以远皮瓣两侧皮肤的表皮层和真皮层，在皮下组织内切断、结扎由指蹼和指背向手背走行的 3 条小的浅静脉。在伸指腱帽的表面向掌背动脉游离，在骨间背侧肌的表面找到并游离掌背动脉，游离动脉过程中保留部分肌膜在掌背动脉周围。在掌背皮动脉以近切断、结扎掌背动脉，并进一步向皮瓣旋转点游离掌背动脉，切断限制皮瓣旋转的组织，使皮瓣可以无张力旋转 180°覆盖手指皮肤缺损。术中在游离掌背动脉及其皮动脉时，应注意保留足够的脂肪组织在血管周围，否则可能影响皮瓣的静脉回流。

优缺点 皮瓣质地、色泽、厚度与手指皮肤接近，是修复手指皮肤缺损的良好方法。缺点是在手背留下一条瘢痕，影响美观。

（路来金）

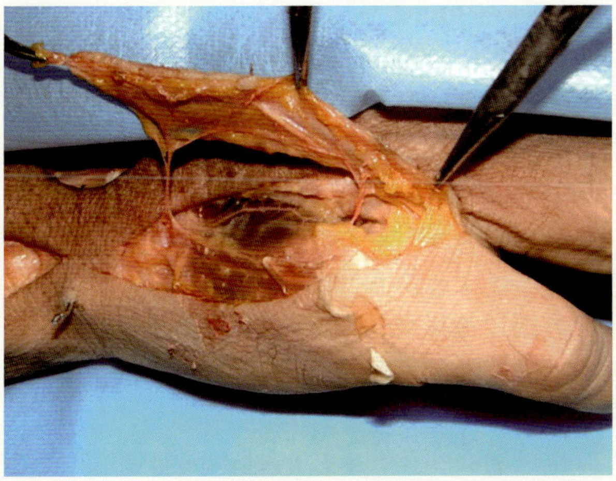

图 掌背皮动脉

zhǎngbèi dòngmài chuānzhī píbàn

掌背动脉穿支皮瓣（dorsal metacarpal artery perforator flap） 以第 2~4 掌背动脉发出的直接皮动脉为血管蒂和旋转点在手背制作的筋膜皮瓣。

应用解剖 第 2~4 掌背动脉在腱间联合以远发出掌背皮动脉，皮动脉发出后呈弓形跨过腱间联合向近侧走行，穿手背深筋膜进入手背皮下组织，在走行过程中发出细小分支形成丰富的网状联系。

适应证 适于修复手指背侧

皮肤缺损。

手术方法 皮瓣轴心线是指蹼游离缘中点沿相应掌骨间隙的中轴线。皮瓣旋转点在指蹼游离缘近侧 2.5cm，即掌背皮动脉发出点。切开皮瓣两侧缘直至伸肌腱的腱周组织，在伸肌腱腱周组织的浅面向腱间联合游离皮瓣。在腱间联合以远确认掌背皮动脉。切开腱间联合以远皮瓣两侧的皮肤，在皮下组织内切断、结扎由指蹼和指背向手背走行的 3 条小的浅静脉，形成以掌背皮动脉为蒂的穿支皮瓣。

优缺点 皮瓣质地、色泽、厚度与手指皮肤接近。但皮瓣可修复范围有限，仅适于手指近节皮肤缺损的修复。

（路来金）

hǔkǒu bèicè píbàn

虎口背侧皮瓣（first web space flap） 以桡动脉背侧支发出的中间支为血管蒂、虎口背侧作为组织供区制作的逆行筋膜岛状皮瓣。

应用解剖 桡动脉背侧支在穿经第 1 背侧骨间肌前分别发出桡侧支、中间支和尺侧支。其中桡侧支走行于第 1 掌骨背侧，形成拇指尺背侧动脉；尺侧支沿第 2 掌骨走行，直至示指掌指关节水平。中间支为虎口皮瓣的供血动脉，走行于第 1 背侧骨间肌筋膜深面，直至虎口游离缘，并分支与拇指和示指的指掌侧固有动脉分支相互吻合，形成网状联系，构成虎口背侧逆行岛状皮瓣的解剖学基础。

适应证 适于拇指皮肤缺损的修复。

手术方法 以虎口游离缘中点与第 1、2 掌骨基底夹角连线为皮瓣轴心线。在虎口背侧、轴心线的两侧设计皮瓣。先切开皮瓣的近侧缘，显露桡动脉的背侧支，切断并结扎中间支，逆向解剖皮瓣。切开皮瓣蒂部皮肤，保留皮下筋膜宽度为 2cm，形成皮下筋膜蒂，不必解剖中间支，以免损伤血管。切开皮瓣的两侧缘，完成皮瓣切取。

优缺点 皮瓣质地、色泽、厚度与拇指皮肤接近。但皮瓣可切取面积有限，且易造成医源性虎口挛缩。

（路来金）

mǔzhǐ chǐbèicè nìxíng dǎozhuàng píbàn

拇指尺背侧逆行岛状皮瓣（reverse dorsoulnar flap of the thumb） 以拇指尺侧指背动脉为血管蒂、第 1 掌骨背侧为组织供区制作的*逆行岛状皮瓣*。拇指尺背侧逆行岛状皮瓣最早是 1999 年布鲁内利（Brunelli）报告，皮瓣手术操作简单，血管蒂恒定，为拇指远端背侧皮肤缺损的修复提供了一种有用的手术方法。

应用解剖 在拇指背侧的皮下组织内存在两条指背动脉，分别位于拇指的背桡侧和背尺侧，称为拇指桡侧指背动脉和拇指尺侧指背动脉。其中拇指桡侧指背动脉是由拇指的桡侧指固有动脉在走行过程中向指背发出的背侧支相互吻合而形成，其走行不连续。拇指尺侧指背动脉由拇指主要动脉或其分支所发出，位置恒定，发出点位于第 1 掌骨头尺侧。该皮支发出后，走行于拇指尺侧、距拇指背侧正中线 1cm 的皮下组织内。在接近拇指近节指骨颈附近，拇指尺侧指背动脉与拇指尺侧指固有动脉有交通支吻合；在距拇指近侧甲襞 1cm 处，拇指尺侧指背动脉与拇指近侧甲襞动脉弓吻合。拇指近甲襞动脉弓位于距拇指近侧甲襞 1cm 处的皮下组织内，是由拇指尺侧和桡侧指背动脉相互吻合而形成，该动脉弓恒定存在。

适应证 适于拇指皮肤缺损的修复。

手术方法 以拇指背侧中轴线的尺侧 1cm 平行线为皮瓣的轴心线。皮瓣的旋转点有两个，分别位于拇指近侧甲襞的近侧 1cm 和 2.5cm 处，即拇指近侧甲襞动脉弓、拇指尺侧指固有动脉与拇指尺侧指背动脉之间交通支所在位置。根据皮肤缺损的位置选择相应的皮瓣旋转点。皮瓣供区位于拇指近节的背尺侧，皮瓣近侧缘不超过拇指的掌指关节。第一步游离皮瓣血管蒂。首先沿皮瓣轴线切开皮瓣的血管蒂部皮肤，深度至真皮下，注意勿损伤皮下组织。然后以皮瓣中轴线为起始点，在真皮下向其两侧游离皮肤各 0.5cm，切开皮下组织，使其形成宽 1cm 的皮下筋膜蒂，其内含有拇指尺侧指背动脉及其周围的微静脉血管网。第二步切取皮瓣。先按皮瓣蒂部的宽度切开皮瓣的远侧缘皮肤，深度到皮下，然后在真皮下剥离，使皮瓣远侧缘与皮瓣的皮下筋膜蒂相连续。最后，切开皮瓣的近侧缘，深度至拇指的指背腱膜，在指背腱膜表面向远端掀起皮瓣及其蒂部。根据创面所在位置，将皮瓣蒂部游离到不同的旋转点。修复拇指的指端创面，可以拇指近侧甲襞的近侧 1cm 为旋转点；修复拇指远端背侧创面，可以拇指近侧甲襞的近侧 2.5cm 为旋转点。将皮瓣翻转修复拇指创面，在缝合皮瓣旋转点处皮肤时应注意避免皮瓣蒂部受压，必要时可以不缝合，敞开创面，使其自行愈合。

优缺点 皮瓣质地、色泽、厚度与拇指皮肤接近，是修复拇指指端缺损的良好方法。但皮瓣可切取面积有限。

（路来金）

mǔzhǐ ráobèicè nìxíng dǎozhuàng píbàn

拇指桡背侧逆行岛状皮瓣（reverse dorsoradial flap of the thumb） 以拇指桡侧指背动脉为血管蒂、第1掌骨背侧区皮肤作为组织供区制作的逆行岛状皮瓣。拇指桡侧指背动脉于解剖鼻烟窝处起自桡动脉深支，发出后经拇短伸肌腱的深面，在皮下组织内呈直线走向拇指远端。桡神经浅支的分支与其紧密伴行。拇指桡侧指背动脉在拇指近节中1/3处与拇指掌侧血管存在恒定的血管吻合，构成逆行岛状皮瓣的解剖学基础。此皮瓣适于拇指皮肤缺损的修复。

皮瓣旋转点位于拇指近节中1/3，由解剖鼻烟窝至皮瓣旋转点的连线为皮瓣轴心线，在第1掌骨的背侧设计皮瓣。先切开皮瓣的近侧及两侧缘至深筋膜的深面，由近及远解剖皮瓣。皮瓣的血管蒂部仅切开皮肤，形成2cm的皮下筋膜蒂；或在血管蒂表面保留一皮桥，避免术后血管蒂受压。在血管蒂部不需要解剖拇指桡侧指背动脉，并至少保留1条静脉血管，以便于皮瓣静脉回流。皮瓣在质地、色泽、厚度上与拇指接近，但皮瓣可切取面积有限。

（路来金）

shìzhǐbèi píbàn

示指背皮瓣（dorsal index flap） 以第1掌背动脉为血管蒂、示指近节背侧区作为组织供区制作的岛状皮瓣。又称风筝皮瓣（Kite flap）。因其切取形状类似风筝。示指背皮瓣是1963年霍利维奇（Holevich）设计，1979年经富歇（Foucher）等改进，目前仍是修复拇指掌侧或背侧皮肤缺损的主要皮瓣之一。

应用解剖 第1掌背动脉由桡动脉在解剖鼻烟窝处发出，沿第2掌骨桡侧缘走行，位于第1骨间背侧肌的表面，动脉主干长度（53.1±5.3）mm，起点外径（0.9±0.1）mm，末端外径（0.5±0.2）mm。第1掌背动脉在走行过程中发出11±2.8条皮支营养手背皮肤，皮支在远端近指蹼处多且较粗大，占分支的2/3，近侧分支较少且细小，占1/3。第1掌背动脉的末端在示指掌指关节附近注入示指桡侧指固有动脉，仅有较小的皮肤分支分布于示指近节背侧的近侧半皮肤，因此第1掌背动脉并不直接营养示指背侧的皮肤，而是通过其在示指掌指关节以近所发出的皮支，通过真皮-皮下血管网，营养示指背侧皮肤。第1掌背动脉在走行过程中至少存在1条静脉与其伴行，但不足以保证皮瓣切取后的静脉回流，因此，术中应保留1条由示指指背走向手背的浅静脉以保证皮瓣的静脉回流。

适应证 适于拇指皮肤缺损的修复。

手术方法 以示指掌指关节桡侧，沿第2掌骨桡侧缘，至第1、2掌骨基底夹角的连线作为皮瓣血管蒂的轴线，以示指近节背侧皮肤作为皮瓣的组织供区，以第1、2掌骨基底夹角为皮瓣的旋转点。皮瓣血管蒂的解剖平面位于第1背侧骨间肌肌膜的深面，皮瓣的解剖平面位于示指伸肌腱腱周组织的表面。根据拇指皮肤缺损的形状和大小在示指近节背侧设计皮瓣，皮瓣的两侧不超过示指两侧的侧方中线，远侧缘不超过示指近侧指间关节，近侧缘位于示指掌指关节以远。第一步先游离皮瓣的血管蒂部。首先沿第2掌骨桡侧缘，由示指掌指关节至第1、2掌骨基底夹角做一纵行切口，切开皮肤的表皮层和真皮层，在真皮下向两侧各游离0.5~1cm，在距血管蒂轴心线（第2掌骨桡侧缘）各0.5~1cm处，切开皮下组织和深筋膜，在皮下组织内保留1条由示指背侧向手背走行的浅静脉，切断、结扎其周围属支。然后，在深筋膜的深面、第1骨间背侧肌表面寻找位于第2掌骨桡侧缘的第1掌背动脉及其伴行静脉。在确认第1掌背动脉及其伴行静脉后，在第1骨间背侧肌肌膜的深面游离第1掌背动脉及其伴行静脉，必要时可以携带部分肌肉以免损伤血管。在完成第一步皮下组织筋膜蒂的游离后，在示指近节背侧开始皮瓣的解剖。首先切开与皮下组织筋膜蒂相连的皮瓣近侧缘，深度至真皮下，注意勿损伤位于皮下组织内的浅静脉。然后切开皮瓣的其他边缘，深度至腱周组织，在腱周组织的表面由远及近掀起皮瓣，使皮瓣的近侧缘与宽1~2cm的皮下组织筋膜蒂相连，完成皮瓣的切取。皮瓣完成后，将皮瓣通过皮下隧道转移至拇指皮肤缺损处，示指背侧的组织供区采用游离植皮覆盖。

优缺点 皮瓣在质地、色泽、厚度上与拇指皮肤接近，是修复拇指皮肤缺损的良好方法。但皮瓣的供区需要植皮，影响美观。

（路来金）

zhǐdòngmài nìxíng dǎozhuàng píbàn

指动脉逆行岛状皮瓣（reverse digital artery island flap） 以指动脉为血管蒂、手指近节作为组织供区制作的逆行岛状皮瓣。指动脉逆行岛状皮瓣最早是1973年威克斯（Weeks）所报告，1989年中国台湾赖春生对其做了系统报告，1990年赞科利（Zancolli）将皮瓣的供区由手指侧方改良为手掌，1992年赖春生将皮瓣供区扩大到掌指关节背侧，扩大了皮瓣的修复范围。

应用解剖 指掌侧总动脉起自掌浅弓，血管外径为1~3mm，沿掌骨间隙前行。距相应指蹼游离缘1~3cm处发出两条指固有动脉，血管外径0.8~1.0mm，行于指屈肌腱的两侧。指掌侧固有动脉周围有小静脉伴行，外径0.1mm，可为单条或2~3条。同一指的桡侧和尺侧指固有动脉之间存在丰富的血管交通。1939年山本（Yamamoto音译）将分别分布于手指近节和中节的中点指固有动脉交通支命名为横行血管吻合（the transverse anastomosis）；1953年布罗克斯（Brockis）将近指间关节的两侧指动脉间血管吻合命名为指掌侧弓（digitopalmar arch）。1990年斯特劳克（Strauch）提出桡侧指固有动脉与尺侧指固有动脉之间存在3条横行的指动脉弓，分别位于屈肌腱鞘管十字韧带C_1、C_2、C_3水平，即分别位于手指近位指间关节的近侧和远侧、远位指间关节的近侧。桡侧指固有动脉与尺侧指固有动脉之间的吻合弓是指动脉逆行岛状皮瓣的解剖学基础。

适应证 适于指端皮肤缺损的修复。

手术方法 以相应手指非功能面的指动脉体表投影线为皮瓣轴心线；以手指近节的侧方为皮瓣供区；皮瓣旋转点位于手指远位指间关节近侧5mm。根据指端缺损的面积在手指侧方设计皮瓣；切开皮瓣一侧至指屈肌腱鞘表面，向指固有血管解剖、分离，并将指固有动脉与指固有神经分离。切开血管蒂部表面皮肤、皮下组织后，沿指固有动脉向远侧分离直至远位指间关节近侧5mm。然后，切开皮瓣的另一侧，完成皮瓣切取。如果需要制成带感觉的皮瓣，可将皮瓣内包含的指背皮神经、桡神经浅支或尺神经浅支与受区的指固有神经吻合。

优缺点 皮瓣在质地、色泽、厚度上与指端皮肤接近。但皮瓣供区需要植皮，影响美观。

（路来金）

zhǐshénjīng xuèguǎn shénjīngshù dǎozhuàng píbàn

指神经血管神经束岛状皮瓣（digital neurovascular flap, Littler flap）

以中指或环指的指神经血管束为血管蒂，手指中、末节作为组织供区制作的*轴型皮瓣*。又称指侧方皮瓣。指神经血管神经束岛状皮瓣最早由利特勒（Littler）于1960年所设计。由于该皮瓣使中指或环指丧失一侧的指神经血管束，造成其指腹部感觉丧失和瘢痕形成；同时修复或重建的拇指感觉存在异常，因此，临床医生在选择该皮瓣作为修复方法时，需要衡量其利弊。

应用解剖 指神经血管神经束岛状皮瓣多以中指尺侧或环指桡侧为皮瓣的供区，所切取的中指尺侧指固有动脉或环指桡侧指固有动脉来源于第2指总动脉。第2指总动脉由掌浅弓发出，在中指和环指的指屈肌腱鞘之间向第3指蹼走行，沿途有指总神经伴行。第2指总动脉在距第3指蹼游离缘近侧1.5cm处向中指尺侧和环指桡侧分别发出指固有动脉。指固有动脉走行于指屈肌腱鞘的一侧，有指固有神经伴行，沿途发出皮支营养皮肤。

适应证 适于拇指功能面的感觉重建或皮肤缺损的修复。

手术方法 以指屈肌腱侧方、手指中轴线的平行线（即指固有动脉体表走行线）为皮瓣的轴心线；以指蹼游离缘近侧1.5cm为皮瓣旋转点，即指总动脉分叉处；根据皮肤缺损的面积在中指尺侧或环指桡侧设计皮瓣，皮瓣的两侧缘不超过手指的掌背侧中线，远侧缘不超过甲根，近侧缘根据皮肤缺损面积确定。先在皮瓣轴心线上做直切口或多Z字形切口，直至指蹼游离缘近侧1.5cm处，在屈肌腱腱鞘的一侧解剖、游离指神经血管束，向远侧解剖至皮瓣的近侧缘，向近侧游离到指蹼游离缘近侧1.5cm。在游离过程中应保留其周围的脂肪组织，以免破坏皮瓣的静脉回流。然后切取皮瓣，在中指或环指的一侧切开所设计的皮瓣边缘皮肤、皮下组织，将指神经血管束保留于皮瓣内。皮瓣游离完成后，从皮瓣旋转点向拇指受区做一皮下隧道，隧道应有一定宽度，将皮瓣通过皮下隧道转移至拇指。手指供区皮肤缺损采用断层皮片覆盖。

优缺点 皮瓣供区需要植皮，影响美观。

（路来金）

jiāozhǐ píbàn

交指皮瓣（cross-finger flap）

以正常手指背侧皮肤作为组织供区制作的*随意型皮瓣*。此皮瓣适于指端皮肤缺损的修复。

根据受区皮肤缺损的大小和形状，在相邻手指的背侧设计皮瓣，皮瓣的蒂部位于受区侧，皮瓣的长宽比例为1.5∶1，其侧方切口不超过手指的侧方正中线。按所设计的皮瓣边缘切开皮肤、皮下组织，直至指伸肌腱的腱周组织，在腱周组织的表面向皮瓣蒂部解剖、游离，游离的范围不超过手指侧方的正中线（即手指掌侧与背侧皮肤的交界线），将皮瓣与受区皮肤缝合，皮瓣的基底与受区的邻近创缘缝合。供区行植皮覆盖。皮瓣供区需要植皮覆盖，且需要二次手术断蒂。

（路来金）

V-Y tuījìn píbàn

V-Y 推进皮瓣（V-Y advancement flap） V 形切开、Y 形缝合的一类随意型皮瓣。此皮瓣适于指端皮肤缺损的修复。

在指腹部设计三角形的皮瓣，其中三角形的一边位于创缘；三角形近侧角的尖端不超过远侧指间关节，在形成皮瓣时，仅切开皮肤至皮下组织，不要做广泛地剥离，以免影响皮瓣血运；利用指腹部皮下纤维组织的可移动性向远端推进。双侧 V-Y 缝合是在指端两侧分别设计一个三角形的皮瓣，在切开皮肤后，将两个三角瓣向指端缺损部推移覆盖创面。

V-Y 推进皮瓣是修复指端缺损的最常用方法。但推进距离有限。

（路来金）

shǒuzhǐ zhǎngcè tuījìn píbàn

手指掌侧推进皮瓣（volar advancement flap） 以一侧指固有血管神经束为蒂制作的手指掌侧推进皮瓣。此皮瓣适于指腹皮肤缺损的修复。

沿手指侧方中线切开皮肤，保留一侧的指固有血管神经束在原位，另一侧保留于指掌侧皮瓣内，屈曲手指，将皮瓣远端缝合于指腹缺损的远端。皮瓣可推进距离有限，多需要屈指完成指端皮肤缺损的修复，术后需要功能练习，防止出现屈曲挛缩。

（路来金）

zhǐdòngmài zhōngmò bèicèzhī dǎozhuàng píbàn

指动脉终末背侧支岛状皮瓣（dorsal digital flap based on the terminal branch of digital artery） 以指动脉背侧穿支为血管蒂、指侧方为组织供区制作的岛状皮瓣。

应用解剖 指动脉在走行过程中，发出多条走向指背侧的穿支，穿支进一步分支在皮下组织内形成丰富的血管联系。穿支周围的脂肪组织内存在小静脉链接指掌侧和背侧的静脉，在皮瓣切取后可以完成皮瓣的回流。

适应证 适于指端皮肤缺损的修复。

手术方法 以手指侧方中线为皮瓣中轴线，在手指侧方设计皮瓣。以邻近皮肤缺损区为皮瓣旋转点。皮瓣切取平面位于指神经血管束的浅面。先切开皮瓣一侧的侧缘，在深筋膜下分离，显露指动脉，以最邻近皮肤缺损区的背侧穿支为皮瓣旋转点，并根据需要调整皮瓣设计。然后切开皮瓣的另一侧缘，完成皮瓣切取。术中需要保留穿支附近的脂肪组织，以保证其静脉回流。

优缺点 血管蒂细，术中需要仔细操作，且皮瓣可切取面积有限。

（路来金）

fùbìxià dòngmài chuānzhī píbàn

腹壁下动脉穿支皮瓣（deep inferior epigastric perforator flap） 以腹壁下动脉穿支为供血来源，在下腹部切取的皮瓣。早在 1979 年霍姆斯特姆（Holmstorm）等研究发现单根腹壁血管的内排穿支可提供范围较大且血供可靠的腹部皮瓣，但直到 1989 年光岛勋（Isao Koshima）等才首次将穿支分离技术用于腹直肌肌皮瓣来进行舌再造及会阴创面的修复，同时还提出了腹壁下动脉穿支皮瓣概念的雏形——不切取腹直肌的腹壁下动脉皮瓣。1994 年艾伦（Allen）等首次正式提出了腹壁下动脉穿支皮瓣这一名词并将其应用于乳房再造。1999 年布朗德尔（Blondeel）等报道了重建感觉的腹壁下动脉穿支皮瓣用于乳房再造，取得了良好的临床疗效。

适应证 广泛应用于各种再造修复手术中。目前腹壁下动脉穿支皮瓣的临床应用集中在乳房再造，但实际上该皮瓣也能应用于更为广阔的领域，如四肢、头颈、会阴创面的修复重建。

应用解剖

腹壁下动脉的走行及分支　腹壁下动脉是前腹壁的优势供血动脉。其穿支在腹股沟韧带中点下方起自于髂外动脉内侧面，经腹股沟管深环内侧斜向上方走行，在弓状线下方 3~4cm 处达到腹直肌外侧缘，穿腹横筋膜后转向腹直肌背面，跨弓状线后进入腹直肌后鞘腹侧继续上行，进入腹直肌，分为 1~3 个主要分支继续上行，在脐上一个腱划之间水平与腹壁上动脉的终末分支形成“choke”血管，吻合血管丛占据腹直肌全部宽度。

腹壁下动脉穿支在其行程过程中发出一系列分支，包括后支、肌肉支、外侧支和前支。后支较为细小，供养腹膜，又称腹膜支。肌肉支是腹壁下动脉穿支进入腹直肌后早期的肌肉分支。外侧支呈节段性，与肋间神经伴行，在腹直肌背面、近外缘穿腹直肌经半月线后，在侧腹壁与肋间动脉、腰动脉等吻合，在其行程过程中还发出一些筋膜皮穿支，穿出腹外斜肌筋膜，参与构成皮下血管网。前支即肌皮穿支，是横行腹直肌肌皮瓣和腹壁下动脉穿支皮瓣的直接供血血管，它从前鞘穿出，在皮下层分支后参与构成皮下血管网，供养下腹及中腹部皮肤和皮下组织（图）。

腹壁下动脉的分支类型　腹壁下动脉穿支在腹直肌内的分支

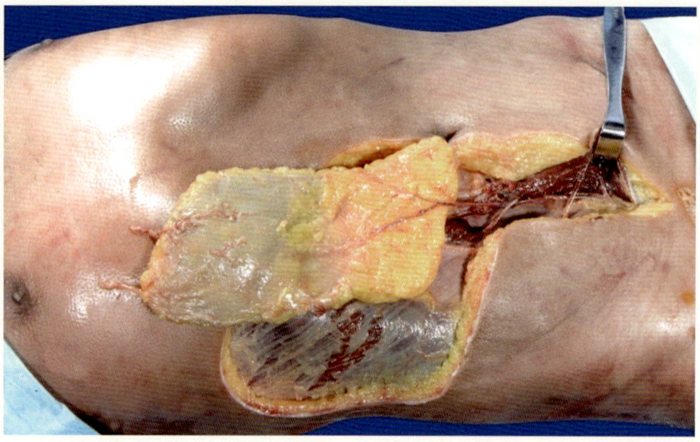

图　腹壁下动脉穿支皮瓣

类型目前尚有争论。普遍接受的分类方法是穆恩（Moon）等应用放射学的研究方法，根据腹壁下动脉分支的管径及在脐上与腹壁上动脉的吻合情况将腹壁下动脉分为单支型、两支型、三支型，这种分型的意义与手术密切相关。首先，了解主干分支的水平对于解剖腹壁下血管主干很重要，而且，也有研究显示主干的分支类型与穿支的走行存在相关性。

腹壁下动脉的穿支　腹壁下动脉的穿支属于肌皮穿支，这些穿支穿腹直肌前鞘进入皮下，供养前腹壁皮肤及皮下组织，其中脐周和脐下的腹壁穿支均来源于腹壁下动脉穿支。穿支血管是腹壁下血管轴与游离横行腹直肌肌皮瓣及腹壁下动脉穿支皮瓣之间的唯一血管联系，是皮瓣的成活的关键。通常，腹壁下动脉穿支皮瓣仅由1~3支穿支血管供养，穿支血管的选择是手术的重中之重。因此研究腹壁下动脉的粗大穿支的位置及走行模式尤为重要。

穿支数量　由于没有统一的量化标准，腹壁下动脉穿支数量变异较大。早期研究不区分穿支管径的大小，后来有学者将管径大于0.5mm的穿支认为是粗大穿支，但也有学者将其定义为1mm，甚至有人认为1.5mm是粗大穿支的下限。评价标准的差异导致统计结果上的变异。因此，各个文献报道也从每半侧腹壁的穿支数量0.8支到6.8支不等。

穿支走行　腹壁下动脉穿支的最大优点在于能保留腹直肌，将腹直肌的损伤减少至最低。穿支分离技术要求寻找并分离合适管径的穿支，从穿支的出前鞘点一直追踪分离至腹壁下动脉的起源。大西（Onishi 音译）等最早提出了该技术原理，而光岛勋（Isao Koshima）等首先将其应用于腹壁下动脉穿支皮瓣。菊池（Kikuchi 音译）等首次详细描述了穿支的走行，并指出合适穿支的选择标准：①管径大于1mm。②肌肉内走行方向平行于肌纤维方向，无大的肌肉分支。③出前鞘前的走行距离短。范德沃特（Vandevoort）等总结100侧乳房再造的经验后，描述了65%的穿支在肌肉内走行较短，16%穿支出现在腱划处，9%的穿支在肌肉内走行较长，5%的穿支在筋膜下走行一段距离，5%的穿支出现在腹部旁正中。罗森（Rozen）在测量了穿支在肌肉内的走行距离后认为肌肉内的走行与分支类型存在相关性：如果是两支型腹壁下动脉，穿支在肌肉内的走行距离明显缩短，尤其当穿支来源于腹壁下动脉的外侧分支时。

腹壁下动脉穿支皮瓣的分区　1983年谢夫兰（Scheflan）等首先报道了带蒂横行腹直肌岛状皮瓣的解剖学及血流动力学研究结果，他们将横行腹直肌肌皮瓣分为中间灌注良好，向周边递减的四区：Ⅰ区位于血管蒂所在一侧腹直肌表面，直接由肌皮穿支供养，血供最好；Ⅱ区位于对侧腹直肌表面，血供较Ⅰ区差；Ⅲ区为同侧腹直肌外侧部分，血供较Ⅱ区差；Ⅳ区为对侧腹直肌外侧部分，血供最差。但同年这种分区方法即遭到了质疑，迪内（Dinner）等根据临床观察，修正了该四区描述，提出将Ⅱ、Ⅲ区互换，认为同侧腹直肌外侧部分血供优于对侧腹直肌部分。1988年，穆恩（Moon）和泰勒（Taylor）经过详细解剖学研究，根据不同血流灌注区域，将皮瓣进一步进行分区，即Taylor分区，结果同样也支持Ⅱ、Ⅲ区互换理论，但由于其分区方法复杂，临床很少采用。近期使用不同的血管评估方法的研究均证实了这种分区互换理论。解剖学研究也说明了同侧区域的血管交通要多于跨中线的血管吻合，腹直肌表面的血管穿支更倾向于朝向同侧邻近区域。Ⅳ区的血供之所以最差，除了其离皮瓣的供血的主干血管距离最远外，还与其需要跨过两个血管体区有关，即需经过两组“choke”血管。

腹壁下动脉穿支皮瓣的静脉回流　前腹壁的静脉回流变异较大，但相关解剖学研究很少涉及于此。然而，在临床应用中，静

脉对皮瓣血供的意义至关重要。腹壁包含两套静脉回流系统，浅层静脉回流系统与深层静脉回流系统。浅层静脉回流系统包括腹壁浅静脉以及与腹壁浅动脉、旋髂浅动脉相伴行的静脉，这些静脉均回流至股静脉。深层静脉回流系统为腹壁下静脉的穿静脉，两套静脉系统存在吻合，以脐周为著。因此，需尽量选择脐周的穿支，该区域最有可能包含与腹壁浅静脉交通的吻合支。皮瓣静脉回流障碍发生率为 2%~8%，这说明深浅两套静脉的回流能力存在个体差异。解决静脉回流障碍可以通过附加的静脉吻合，如对侧的腹壁下静脉，同侧的腹壁浅静脉，甚至还有文献报道使用对侧的腹壁上静脉。

腹壁下动脉穿支皮瓣的神经 腹壁神经支配来源于胸$_{6}$~腰$_{1}$，腹壁下动脉穿支皮瓣相关的腹壁区域主要由胸$_{9\sim12}$支配，属混合神经。肋间神经位于相应的肋间隙内，胸$_{12}$神经位于第 12 肋下方。肋间神经与肋间血管伴行，走行于肋间内、外肌之间，于腋中线附近发出外侧皮支。外侧皮支穿出腹内斜肌、腹外斜肌，向前下走行于深筋膜浅层，支配外侧腹壁。本干继续走行于腹内斜肌与腹横肌之间，由后上向前下经半月线进入腹直肌鞘外侧角。肋间神经进入腹直肌鞘后，在腹直肌后侧、后鞘前面向前下行走，在距腹直肌外缘 1~4cm 处进入腹直肌。在其行程中不断发出肌支和感觉神经穿支。肌支支配腹壁肌肉组织，一般较为细小，数量较多。相邻神经节段主干和（或）分支之间存在程度不等的相互吻合，其支配区之间互有交叉重叠。肋间神经感觉支与血管穿支关系密切，位于血管主干外侧的肋间神经感觉支称为外侧感觉支，位于血管主干内侧的肋间神经感觉支称为内侧感觉支，一般外侧感觉支进入腹直肌鞘后即发出，在腹直肌内行走一段后与腹壁下动脉穿支伴行组成神经血管束，穿出前鞘，进入皮下组织。神经本干在腹壁下动脉前方或后方与血管交叉。而后神经继续前行，进入腹直肌内行走一段后，发出内侧感觉支，与血管穿支伴行穿出前鞘，进入皮下组织，支配下腹壁皮肤。过去，游离横行腹直肌肌皮瓣移植神经吻合通常是以神经干形式完成的，神经干中含有的一部分运动神经纤维将影响术后感觉恢复的程度和速度，同时也对供区腹壁肌肉的运动神经功能造成损害。近年来，切取腹壁下动脉穿支皮瓣时，可将与之伴行的纯感觉神经支作为神经蒂与受区感觉神经吻合，提高了感觉恢复的程度和速度，并保留了肋间神经运动支的完整性，从而降低了腹直肌失神经麻痹的发生率。在皮瓣神经切取过程中如将感觉支分出处的神经干外膜向近端剪开，感觉神经蒂还可以得到程度不等的延长。

手术方法

皮瓣设计 解剖腹壁下动脉穿支皮瓣时，关键在于穿支的选择与肌肉内血管蒂的分离。如果术前能对血管穿支进行定位将减少不必要的分离，并使手术过程更加顺利。以往有多种方法用于穿支血管的判断，包括笔式多普勒仪、彩色多普勒以及温度感应器，但存在假阳性。有报道显示增强 CT 在腹壁下动脉穿支皮瓣术前设计中有较强的优势，对手术前穿支血管的判断有较强的指导意义。

应用多普勒血流仪，在下腹部脐周腹直肌区检测腹壁下动脉穿支位置，每侧标记 3~4 支，并根据血流声音强度，判定粗大穿支，术中优先选择。皮瓣设计成梭形，尽量使标定穿支点位于皮瓣中央部位。根据所需皮瓣组织量以及腹壁脂肪组织的厚薄及松弛程度，设计皮瓣大小，宽度应以保证供区可以直接拉拢缝合为度。

皮瓣切取 按术前设计，首先于皮瓣的一侧切开皮肤及皮下组织，由外向内于腹外斜肌及其腱膜表面掀起皮瓣。越过半月线后，注意仔细寻找由腹直肌前鞘穿出的腹壁下血管穿支，并参照术前标定穿支点，选择粗大穿支。一般情况下，如果穿支足够粗大（≥1~2mm），而皮瓣不大时，单一穿支即可满足皮瓣需求。否则，可选择保留 2~3 支穿支血管。在穿出点外侧 3~5mm 处纵行切开前鞘，将前鞘切口内侧缘掀起，前鞘在穿支血管穿出处存在小裂隙，用眼科剪剪开裂隙，将穿支血管从前鞘中游离出来；或者保留穿支血管周围约 5mm 前鞘，并将其边缘周围固定在皮瓣深面，防止损伤穿支血管。然后沿穿支血管纵向钝性分离腹直肌纤维，向腹壁下动脉穿支主干追踪；同时将前鞘切口外侧缘向外分离，直至腹直肌外缘，将腹直肌向内翻转，在腹直肌中下段的深面可见腹壁下动脉穿支主干。沿主干及其分支向远端穿支血管分离，两端会合。将前鞘切口向外下方延长，继续向腹壁下动脉近端游离，可直至腹直肌外缘，甚至可到髂外动脉起点处。在游离过程中，适当切断阻碍血管蒂游离的肌纤维，结扎切断腹壁下动脉穿支侧支，注意保护穿支血管，防止过度牵拉。同时在游离血管蒂的过程中，

可见肋间神经及其分支横跨腹壁下动脉穿支主干或分支，在不妨碍血管蒂游离的前提下，尽量予以保留，防止腹直肌失神经支配，同时可见有肋间神经感觉支与穿支血管伴行的现象，而后将皮瓣完全掀起，检查皮瓣血运后，于腹壁下动脉穿支近端缝扎，血管蒂断蒂。

注意事项 腹壁下动脉穿支皮瓣的穿支血管的位置及口径存在变异，肌皮穿支在分离过程中容易损伤，因此，该手术对术者的外科技术及技巧要求更高。腹壁下血管穿支穿出前鞘位置的确定至关重要，较大穿支一般位于脐周，根据前鞘裂隙和皮瓣深面的血管走行可以确定穿支位置。腹壁正中瘢痕并非腹壁下动脉穿支皮瓣的高危因素，双侧血管蒂与胸廓内血管远、近心端吻合使得包含腹壁正中瘢痕的皮瓣血运有充分的保证；但累及腹直肌的旁正中瘢痕可能会影响肌内血管蒂的解剖。

优缺点 在传统的横行腹直肌肌皮瓣基础上改良的腹壁下动脉穿支皮瓣，将腹壁下动脉穿支从腹直肌中分离出来，避免了腹直肌和腹直肌鞘的缺损，大大降低了腹壁疝、腹壁膨出、腹壁薄弱等术后并发症的发生率。由于肌肉并不是皮瓣存活的必要因素，因此这种新型皮瓣对比以往的肌皮瓣的最大优点是保留了供区的肌肉及深筋膜，手术损伤明显减少，供区的功能得以保留，康复快。

（芮永军）

xiōngbèi dòngmài chuānzhī píbàn

胸背动脉穿支皮瓣（thoracodorsal artery perforator flap）

以胸背动脉穿支血管作为血管蒂的皮瓣，有同名静脉、神经伴行。其代表皮瓣为背阔肌肌皮瓣，1976年博代（Baudet）首先报道了背阔肌肌皮瓣游离移植成功的经验。1995年安格里基亚尼（Angrigiani）详细描述了仅以胸背动脉穿支血管支配皮肤血供，而且不带背阔肌。

应用解剖 肩胛下动脉在腋动脉下方约3cm处分出旋肩胛动脉及胸背动脉两个终末支，胸背动脉外径1.6~2.7mm，有两条伴行静脉，外径3~4mm。胸背动脉和静脉发出后，向下越过大圆肌，于背阔肌的内表面肌膜下行进，于肌腹前缘的后方2~3cm下降，到肩胛下角稍上方入肌，分为内外两支，内外侧支各有2~3个分支，被称为胸背动脉的节段动脉，构成背阔肌内既独立又相互吻合的血供系统。背阔肌后1/3血供由纵行排列的节段性血管供应，在第10、11、12肋骨下缘，离后正中线5cm处，有较粗大的后肋间动脉穿支进入背阔肌，与胸背动脉和静脉的节段性动-静脉相互有吻合支（图1）。

胸背动脉和静脉有2~3支直接穿过肌腹进入皮肤的穿支，以这些穿支为蒂，可制成没有肌肉真正意义上的胸背动脉穿支皮瓣供移植。第1分支位于腋后壁下8cm、背阔肌前缘后方2~3cm处，血管直径0.4~0.6 mm；第2分支位于第1分支下方2~3cm处，直径为0.2~0.5mm；第3分支偶见。胸背穿支血管还与肩胛部旋肩胛血管、胸肩峰血管、胸外侧血管及下腹部的腹壁上下血管、旋髂深浅血管、腹壁浅血管等上下吻合，这种血管结构使背阔肌肌皮瓣移植或转移时可联合形成大皮瓣或多叶皮瓣。

胸背动静脉穿支皮瓣的血管神经蒂较长，通常可达5~8cm，易于游离移植。在节段性背阔肌肌瓣移植时，可游离血管神经蒂至内、外侧支或节段性动静脉水平，即可制备12~17.5cm长的血管神经蒂。

伴行的胸背神经发自臂丛后束，下行一段后，才与胸背动脉和静脉伴行。胸背神经在进入背阔肌之前分为内侧支和外侧支，其入肌后的行径和分支与血管的行径和分支一致。

适应证 该皮瓣带蒂转移向上可修复头、颈、肩及上肢创面，向前可修复重建胸部软组织缺损，

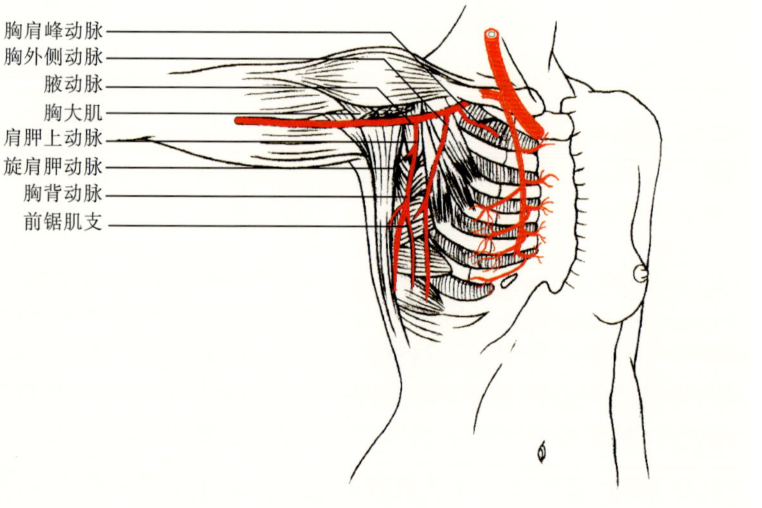

图1 旋肩胛、胸背动脉

向下逆行转移可修复骶部创面。

手术方法

皮瓣设计　于背阔肌前缘后方1.5~2.5cm处做一平行于背阔肌前缘的垂线，另于腋窝下方2.5cm处做一水平线，以两线的交点与骶髂关节上缘的连线为轴，根据需要设计皮瓣的大小，实际切取背阔肌与皮肤可以不等长。前后弧形切口，其切取范围上界为肩胛下角上3cm，下界为髂嵴上5cm，内界为距脊柱正中线5cm，外界为背阔肌外缘5cm。

皮瓣切取　患者全身麻醉后体位宜采取侧卧位或半侧卧位，臂外展90°，屈肘90°，将肘及前臂固定在支架上。在皮瓣设计线的前上部，即背阔肌的前缘，做6~10cm长的切口，切开皮肤和皮下组织，暴露背阔肌前缘，此前缘都比较薄，掀起前缘用手指或组织剪在背阔肌前缘下方疏松结缔组织内做钝性分离，背阔肌下为前锯肌，间隙很明显，向外翻起背阔肌并向腋部跟踪，即可见胸背动脉的搏动。探明胸背动脉情况后，进行胸背动脉血管神经蒂的解剖，结扎到大圆肌的血管以及旋肩胛动脉，如背阔肌是作为动力肌在此需保护好胸背神经，以免损伤。全层切开设计皮瓣的前缘和后缘，用电刀由远及近、由前向后掀起背阔肌及其附着在表面的皮瓣，在季肋下方及腰筋膜区，背阔肌移行到腱膜，并与腹外斜肌起点交错在一起，此处宜用电刀边切开，边止血。在第9~11肋间处有较为粗大的肋间后动脉的外侧支，予以结扎。皮瓣近端的皮肤切开，仅背阔肌相连，游离肌肉的起点备用，在肌肉的深面进一步游离血管使其有较长的血管神经蒂（图2）。

胸背动脉穿支皮瓣临床应用十分广泛，可将肌肉瓣卷成管状，经皮下隧道引入肘部及前臂，用作屈肘、屈指及伸指功能重建；可切取带有肌-骨（肋骨或肩胛骨）-皮肤的复合组织瓣移位，修复下颌、肱部的骨皮缺损；可向胸前方移位，修复胸壁软组织缺损，或做乳房再造术。另外，还可以胸背动脉为蒂做成游离背阔肌肌瓣或肌皮瓣做吻合血管的远位移植，特别适用于有腔隙的创面修复。

注意事项　①背阔肌靠近腋窝处，肌肉肥厚，界限清楚；而靠下方，肌肉较薄，界限不清，故切取背阔肌肌（皮）瓣时，应先在腋后皱襞寻找肌肉外侧缘，然后自上向下钝性分离背阔肌与前锯肌间隙，该间隙为疏松结缔组织，分离较易，出血少。②背阔肌肌（皮）瓣转移重建肌肉功能时，必须保护胸背神经勿予损伤。如仅修复创面，尤其是头、颈部创面，需切断胸背神经，以免因肩部活动而引起受区部位不自主的活动。③背阔肌通过皮下隧道时，隧道要足够大，这样即使肌肉有些肿胀也不致压迫血管蒂。④在行背阔肌肌皮瓣移位后，腰肋三角处较薄弱，有产生疝的可能，故切取背阔肌时，下界应不超过第12肋。有学者认为，在儿童期行背阔肌肌皮瓣移位后，有引起脊柱侧弯的可能。

优缺点　由于该皮瓣的穿支血管分布恒定，血管口径粗，覆盖范围广，供区可供切取面积大，是身体上可供游离移植或带蒂移植范围最广、功能最多的皮瓣之一。

（芮永军）

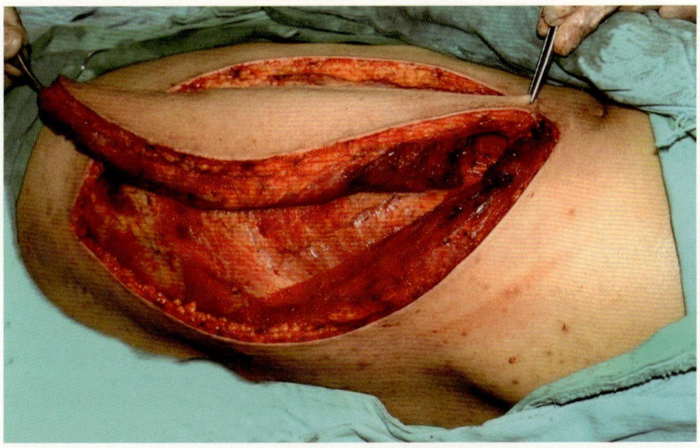

图2　胸背动脉穿支皮瓣

xuánjiānjiǎ dòngmài chuānzhī píbàn

旋肩胛动脉穿支皮瓣（circumflex scarpular artery perforator flap）　以旋肩胛动静脉作为血管蒂的穿支皮瓣。以肩胛区和肩胛旁区为供区，其典型代表皮瓣为肩胛皮瓣。早在1889年，芒绍（Manchot）等就发现了旋肩胛动脉穿过三边孔，其末梢血管分布于肩胛上皮肤区域。因为旋肩胛动脉首先穿过大、小圆肌肌间隔，中岛英雄（Nakajima）等认为该血管为深筋膜穿支的肌间隙型。旋肩胛动脉穿支皮瓣由单一血管为血供来源。1979年，吉尔伯特（Gilbert）和泰奥特（Teot）首先报道并应用以旋肩胛动脉为蒂的肩胛皮瓣取得成功，之后纳西夫（Nassif）报道了以旋肩胛皮动脉降支为血管蒂，形成以肩胛骨外侧缘为轴的肩胛旁皮瓣。

适应证 带蒂转移可用于同侧面部、颈部、肩部、腋窝、侧胸壁瘢痕挛缩畸形等的修复，上臂上中部单纯皮肤软组织缺损的覆盖，以及携带肩胛骨形成骨皮瓣做上臂上中段骨和皮肤软组织缺损的修复。形成游离皮瓣或骨皮瓣吻合血管远位移植修复肢体皮肤或骨-皮肤软组织缺损。

应用解剖 肩胛下动脉在腋动脉下方约 3cm 处分出旋肩胛动脉及胸背动脉两个终末支，旋肩胛动脉沿着小圆肌下缘走行，经由大圆肌、小圆肌和肱三头肌长头构成的三边孔，在肩胛骨的腋缘分为深支和浅支。深支为肌支，浅支为纯皮动脉即旋肩胛皮动脉。旋肩胛皮动脉旋绕肩胛骨腋缘后分为升支、横支和降支，供养肩胛背区皮肤。升支向内上斜行，横支横向脊柱中线，降支沿肩胛骨腋缘下降。旋肩胛动脉始端口径平均 2.5mm，皮动脉始端口径平均 1.1mm，蒂长平均 49mm。伴行静脉有两条，管径平均 2.0mm（图）。

手术方法

皮瓣设计 以旋肩胛皮动脉横支为主要供养血管，可经过旋转点做肩胛冈平行线，作为皮瓣纵轴，在冈下窝区设计横行皮瓣；以旋肩胛皮动脉降支为主要供养血管，可以经过旋转点做肩胛骨腋缘平行线，作为皮瓣纵轴，设计内下方向的纵行皮瓣。皮瓣的旋转点则位于腋后皱襞下缘上方 2cm 肩胛骨外侧缘处。

皮瓣切取 患者体位宜采取俯卧位或半侧卧位，臂外展，前屈 90°，屈肘，同时将肘及前臂固定在支架上。在皮瓣设计线的外侧缘切口，切开至深筋膜层。向外侧牵开三角肌后缘，显露大圆肌和小圆肌。可扪及有空虚感的三边孔。沿小圆肌表面向下缘解剖，钝性分离三边孔内的疏松脂肪结缔组织，即可在小圆肌下缘显露血管蒂。循血管蒂向肩胛骨腋缘解剖分离，向上追踪至旋肩胛动脉出三边孔处，可见发至肌肉的深支，予以结扎切断。切开皮瓣内侧缘，在肩胛区皮肤的皮下组织与肌肉筋膜间解剖分离，从远侧向蒂端掀起皮瓣，直达肩胛骨腋缘。保留血管蒂与皮瓣相连，直视下沿旋肩胛动脉向三边间隙深部钝性分离，结扎各肌肉分支，直到获得所需的血管蒂长度。

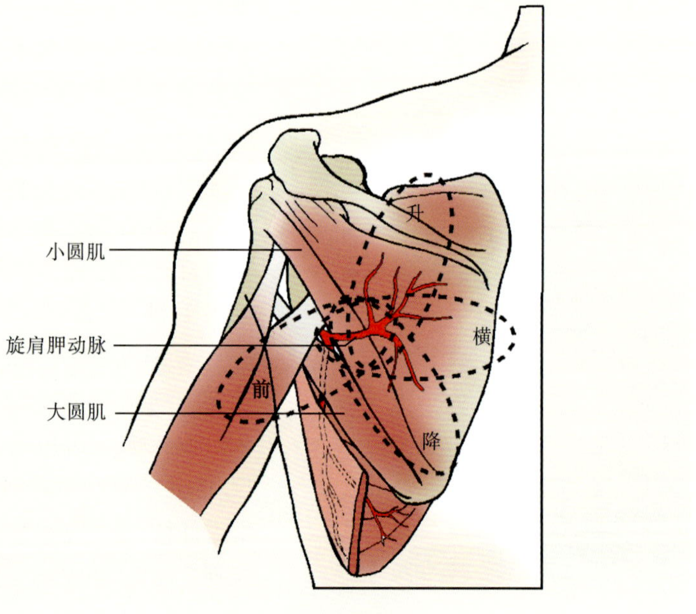

图 旋肩胛动脉穿支

注意事项 ①旋肩胛皮动脉穿出三边间隙后分支较多，此处皮下组织较致密，解剖分离容易损伤血管。而三边间隙内脂肪纤维组织则较疏松，通过钝性分离容易显露血管束。因此，切取皮瓣宜先在三边间隙内显露血管蒂，然后再从远侧向蒂端掀起皮瓣，这样较为方便省时，且安全可靠。②如果需要更长的血管蒂，可在三边间隙内循肩胛下动脉追寻解剖到腋动脉。但是，由于显露问题，越向近心端，解剖分离也越困难。③供区修复如能拉拢以直接缝合为宜，尽量避免植皮，因肩胛区诸多肌肉活动会影响皮片成活。如需植皮覆盖创面，术后宜行供瓣侧上肢制动，减少肩胛区肌肉活动，以利皮片成活。

优缺点 该类皮瓣特点是旋肩胛动脉位置恒定，部位表浅，易于暴露，皮瓣切取后无供区功能影响。但因皮瓣供区无相应可吻合皮神经，所以旋肩胛动脉穿支皮瓣术后不能恢复受区感觉。

（芮永军）

túnbù jīnmó píbàn

臀部筋膜皮瓣（gluteal fasciocutaneous flap） 取自臀大肌表面的*筋膜皮瓣*。如将其改进为仅以肌皮穿支血管为蒂的皮瓣，转移更加方便，称臀大肌穿支皮瓣（gluteal perforator flap）或臀上动脉穿支皮瓣（superior gluteal artery perforator flap）、臀下动脉穿支皮瓣（inferior gluteal artery perforator flap）。臀大肌浅层有明显的深筋膜结构，且臀部皮肤与皮下脂肪较厚，臀部筋膜皮瓣是修复邻近的骶尾、坐骨结节和大转子部压疮的良好选择。

应用解剖 臀部筋膜皮肤的血供来源很多，包括臀大肌、臀中肌（臀上动脉、臀下动脉）的肌皮动脉穿支、肌间隙穿支、第3~5腰动脉后支、骶外侧动脉的分支和阴部内动脉的分支等。其中，以臀上动脉和臀下动脉发出的肌皮穿支最为主要（图1）。发现，在整个臀区，共有20~25个肌肉筋膜皮肤穿支和肌间隙筋膜皮肤穿支，这些血管的口径在1~1.5mm之间，行程3~8cm。因穿支血管众多，有学者认为在设计臀部穿支血管蒂筋膜皮瓣时，术前用不着进行超声多普勒血管探测，术中均能找到可用作血管蒂的穿支血管。每一穿支动脉均有1~2条伴行静脉，引流皮瓣的静脉血。

适应证 穿支血管蒂臀部筋膜皮瓣，可做局部转移修复骶尾部、坐骨结节和大转子部的压疮，亦可用作游离移植，修复需要较大体积或容量的缺损。

手术方法

皮瓣设计 以臀部筋膜皮瓣修复骶尾部压疮为例。先标明压疮的切除范围，在软组织健康、皮肤及皮下组织柔软的一侧臀部设计皮瓣。皮瓣的一边与创面相连，便于转移。皮瓣大小和形状以转移后能无张力的覆盖创面和有利于供区直接缝合为宜。皮瓣可以是保留蒂部皮肤的半岛状、切开蒂部皮肤的岛状。岛状皮瓣尚可以设计成单叶状、双叶状、三叶状和四叶状，或V-Y推进、V-Y旋转推进和梯形推进等形式。

手术步骤 彻底切除骶部压疮，创面电凝止血，并以0.5%的洗必泰或新洁尔灭溶液湿敷。按设计先做皮瓣邻近压疮创面处的切口，切开后从皮瓣内下方的深筋膜下间隙将皮瓣向外侧翻起，寻找可利用的、较大外径的筋膜皮肤穿支血管。因这一穿支血管离受区创面最近，因此以它所携带的筋膜皮瓣转移，最为节省、方便，供区解剖损伤最少。依据此穿支血管离创面的距离长短和受区的创面大小，适当调整皮瓣的大小和形状。切开皮瓣的周缘，从深筋膜下解剖至选定的穿支血管处。此时皮瓣已完全游离，可试行旋转转移。如皮瓣到达受区困难，可将穿支血管向肌肉或肌间隙中追踪解剖2~3cm，以获得较长的血管蒂。皮瓣转至受区后，在无张力下缝合。供区创面通常可直接拉拢缝合（图2）。

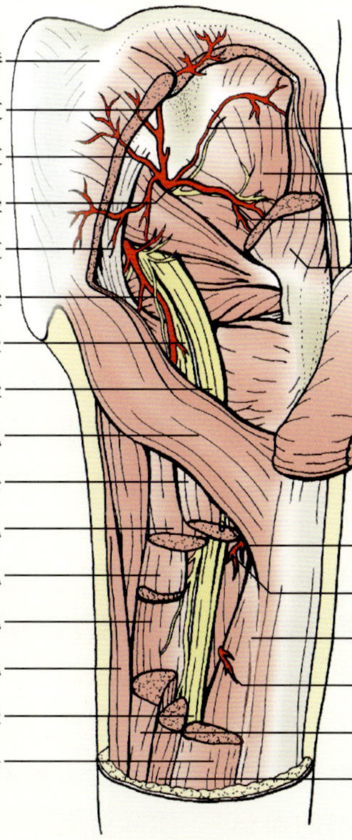

图1 臀部筋膜皮瓣的血供

注意事项 ①臀部筋膜皮肤的深层为宽大肥厚的臀大肌，臀大肌的营养血管主要为臀上动脉浅支和臀下动脉。臀部筋膜皮肤的血供主要由臀大肌的肌皮筋膜穿支血管提供。因此，切取的臀部穿支血管蒂筋膜皮瓣主要是肌皮动脉穿支营养的。臀部皮肤及浅筋膜较厚，肌皮穿支营养血管的口径亦相应的较其他部位的肌皮穿支血管为大，可以为较大的皮区提供营养。通常，一条外径1~1.5mm的筋膜皮肤穿支血管可以营养（10~15）cm×（5~10）cm的筋膜皮瓣。②臀部皮肤宽大、平坦，皮瓣切取较宽时，供区直接缝合常较困难。如施行游离植皮，常增加术后的护理难度，且患者平卧时臀部受压力作用，影响植皮的成活。

为了在皮瓣切取转移后供区能一期直接缝合，术中常依据整形外科原则对皮瓣的几何形状做一些特殊的设计。①单叶岛状皮瓣：在切取的皮瓣狭长时比较适合，皮瓣转移后，因供区狭长，可以直接拉拢缝合（图3）。②双叶岛状皮瓣：在切取的第1皮瓣

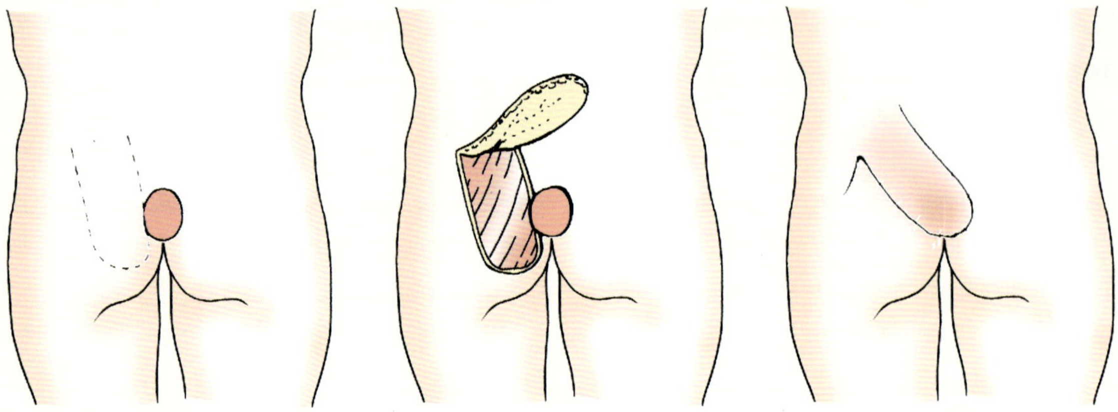

图 2a　皮瓣设计　　图 2b　皮瓣掀起　　图 2c　皮瓣转移

图 2　臀部半岛状筋膜皮瓣修复骶部压疮

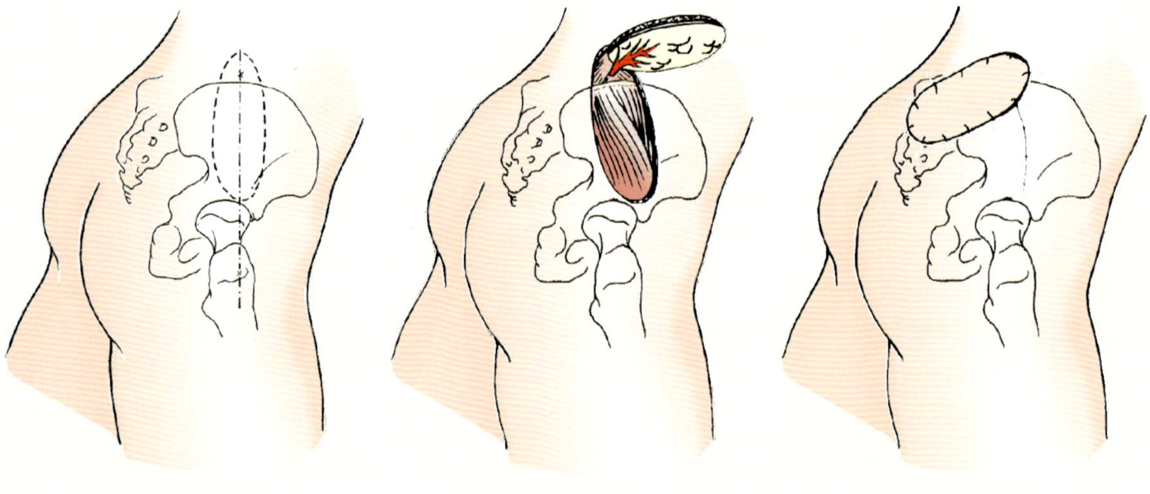

图 3a　皮瓣设计　　图 3b　皮瓣切取　　图 3c　皮瓣转移

图 3　臀部单叶岛状筋膜皮瓣

较宽时比较适合，两叶一个长且宽，一个短且窄（约为长叶的1/3），长叶（第 1 皮瓣）邻近受区，转移后长叶修复压疮创面，短叶（第 2 皮瓣）覆盖长叶皮瓣的供区，配合拉拢缝合可将供区直接封闭（图 4）。③三叶岛状皮瓣：是在双叶岛状皮瓣的基础上再于旋转弧度的近侧增加一个小的舌状皮瓣，旋转转移后第 3 皮瓣修复第 2 皮瓣的供区，能更好地闭合供区创面（图 5）。④四叶岛状皮瓣：是在三叶岛状皮瓣的基础上，将第 1 皮瓣供区与创面之间的皮肤加以利用，形成较小的第 4 皮瓣，旋转转移后使臀部供区的闭合更好，皮瓣的任何部位均不存在张力，愈合更加可靠（图 6）。

其他一期直接闭合供区的方法包括：①双侧的 V-Y 推进筋膜皮瓣（图 7）。②双侧的 V-Y 旋转推进筋膜皮瓣，可减少皮瓣中央部的缝合张力（图 8）。③单侧的 V-Y 推进筋膜皮瓣（图 9）。④保留内下方筋膜皮肤的单侧 V-Y 旋转推进筋膜皮瓣，使皮瓣的血运和成活更加可靠（图 10）。⑤单侧的梯形推进筋膜皮瓣，使皮瓣推进的张力和供区创面缝合的张力均较分散，有利于成活（图 11）。

优缺点　与肌皮瓣相比，臀部筋膜皮瓣修复骶尾部压疮的优点包括：①解剖层次浅，操作容易，手术创伤小。②皮瓣较薄，不臃肿。③筋膜组织耐压能力较肌肉强，术后萎缩少。④不累及深层肌肉，一旦压疮复发，仍可再选用肌皮瓣，这在具有较高压疮复发率的脊髓损伤患者，更有实际意义。缺点是筋膜皮瓣的抗感染能力和组织容量不如肌皮瓣；因此，在压疮创面不存在明显的

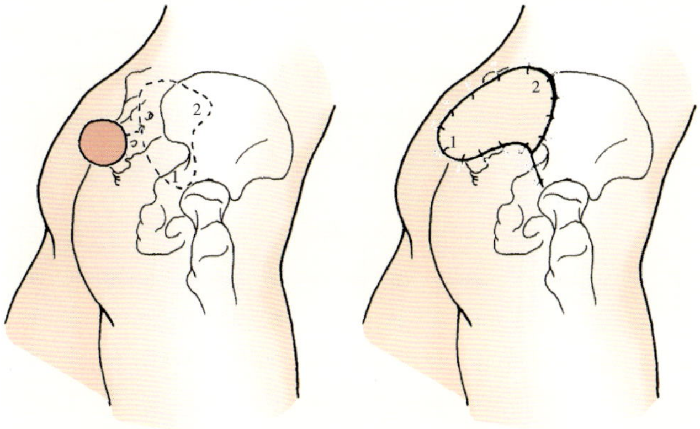

图 4a　皮瓣设计　　图 4b　皮瓣转移

图 4　臀部双叶岛状筋膜皮瓣

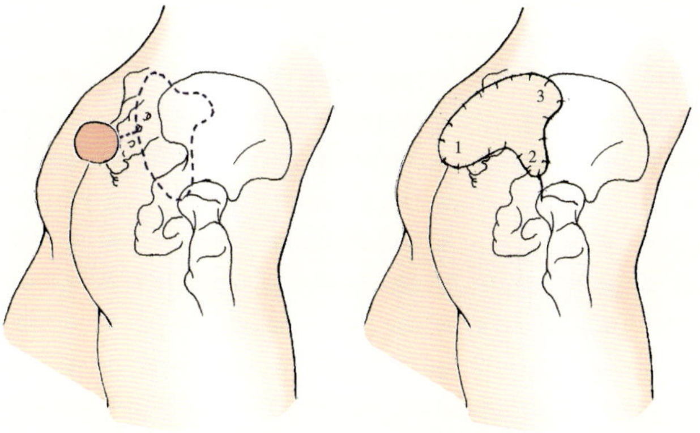

图 5a　皮瓣设计　　图 5b　皮瓣转移

图 5　臀部三叶岛状筋膜皮瓣

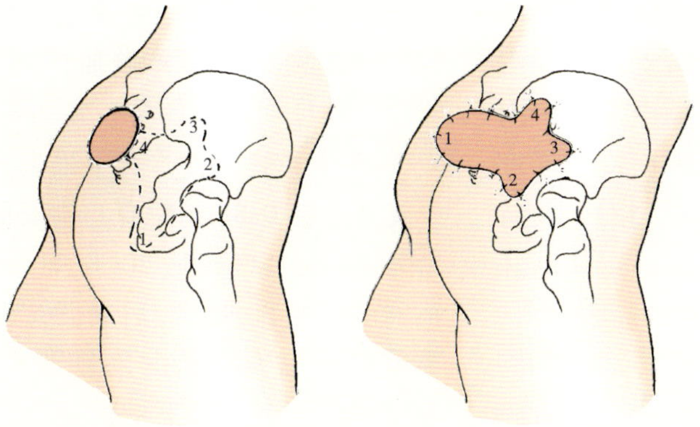

图 6a　皮瓣设计　　图 6b　皮瓣转移

图 6　臀部四叶岛状筋膜皮瓣

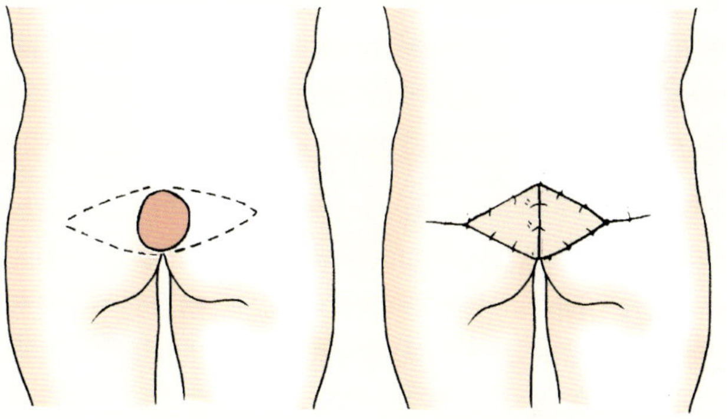

图 7a　皮瓣设计　　图 7b　皮瓣转移

图 7　臀部穿支蒂双侧 V-Y 推进筋膜皮瓣

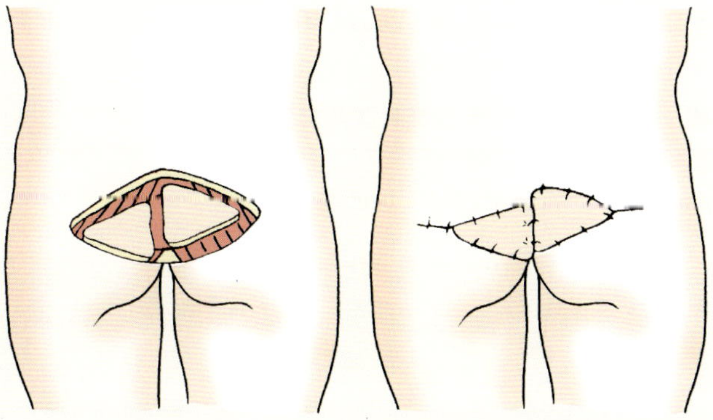

图 8a　皮瓣设计　　图 8b　皮瓣转移

图 8　臀部穿支蒂双侧 V-Y 旋转推进筋膜皮瓣

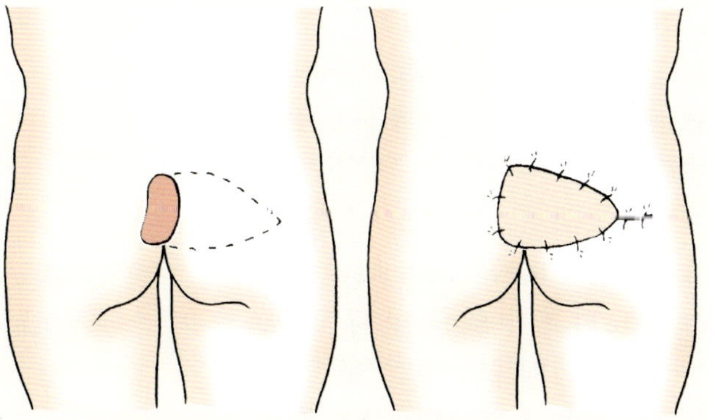

图 9a　皮瓣设计　　图 9b　皮瓣转移

图 9　臀部单侧 V-Y 推进筋膜皮瓣

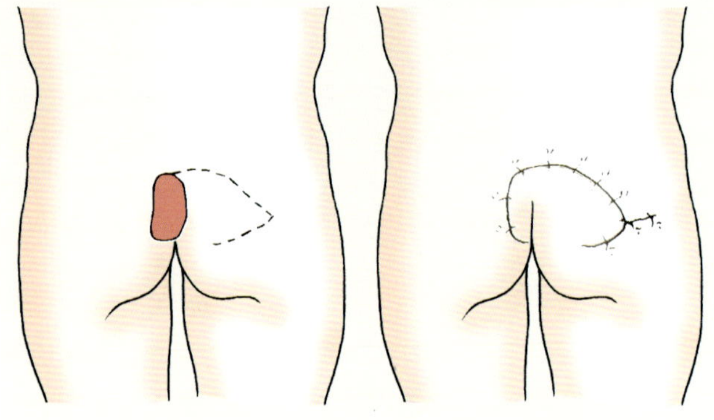

图 10a　皮瓣设计　　图 10b　皮瓣转移

图 10　臀部单侧 V-Y 旋转推进筋膜皮瓣

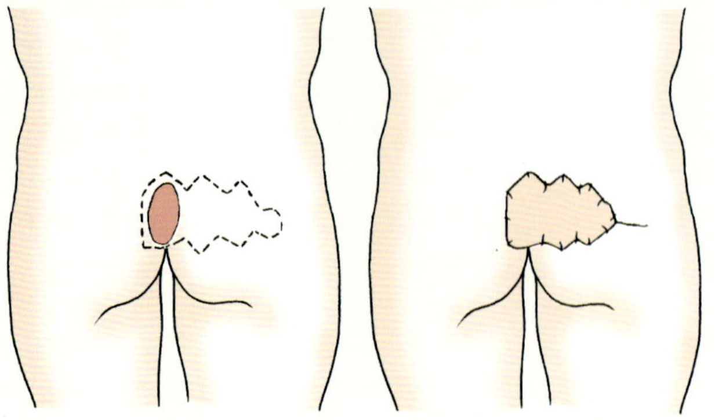

图 11a　皮瓣设计　　图 11b　皮瓣转移

图 11　臀部单侧梯形推进筋膜皮瓣

骨髓炎和（或）巨大死腔时，应首选筋膜皮瓣。

（张世民）

gǔhòu jīnmó píbàn

股后筋膜皮瓣（posterior thigh fasciocutaneous flap）

取自大腿后方的筋膜皮瓣。又称股深动脉第 3 穿动脉穿支皮瓣（profound femoral artery 3rd perforating branch perforator flap）。上方蒂的股后筋膜皮瓣以臀下动脉终末支（股后皮神经伴行动脉）供血，下方蒂的股后筋膜皮瓣以股深动脉向后发出的穿动脉供血，大多数为第 3 穿动脉的皮肤穿支。

应用解剖　大腿后部的筋膜皮肤，具有双重来源的血液供应。即来自髂内动脉的臀下动脉和来自股深动脉的股后穿动脉。

臀下动脉起自盆腔的髂内动脉，经梨状肌下孔与臀下神经和股后皮神经一起走行。臀下动脉营养臀大肌后，其终支与股后皮神经伴行，出臀大肌下间隙，走行于股后正中线的深筋膜下，4~5cm 后，即浅出至皮下组织中。沿途发出 1~4 个筋膜皮支，外径 0.5mm 左右。臀下动脉终支由于与股后皮神经伴行，实际上成为皮神经的营养血管。由于沿途得到多个筋膜穿支动脉的接力吻合与加强，纵向血管链十分明显，其血供可一直延伸至腘横纹上 8cm。

股深动脉发出的第 1~4 穿动脉，穿过大收肌的腱性止点（图 1），分为外侧支和后支，外侧支最后穿过外侧肌间隔至皮肤，内侧支供养腘绳肌及表面皮肤。穿动脉在股后外侧与深层相互吻合，形成典型的肌间（深层）穿动脉吻合链；这些穿动脉的筋膜皮支，出大腿外侧肌间隔后，发出升、降分支，同样形成丰富的筋膜（浅层）血管吻合链。通过相互吻合，任何一支穿动脉均能单独为股后筋膜皮肤提供营养。但在临床上，股后筋膜皮肤主要是以近端为蒂转移来修复髋周的创面，因此，上端的第 1 穿动脉就更有意义。第 1 穿动脉的起始为臀大肌所覆盖，并发一肌支营养臀大肌下部的肌纤维；发一吻合支参加髋部十字吻合；发一筋膜皮支，斜向外下方走行，于臀大肌止点与股外侧肌之间（外侧肌间隔）浅出，外径 1.6mm，蒂长 4.7cm，发 3~5 个筋膜皮支，其中最大的一支外径在 0.8mm 左右，供应股后外侧中段 1/3 区域 20cm ×10cm 范围的皮肤血供。股后筋膜皮瓣亦可以远端为蒂逆向修复膝部、腘窝创面，多以最下端的第 3 穿动脉为蒂。第 3 穿动脉约在股骨内、外髁连线上方 10cm 处起自股深动脉，多数穿过股外侧肌后缘、少数穿过股外侧肌间隔或股二头肌短头，于连线上方 7cm 处穿出深筋膜，分为升支、降支和横支，参与股后筋膜皮肤血管网（图2，表）。

表　股后皮区的穿支血管来源及其定位

分　区	来　源	定　位
股后外侧区	股深动脉第 1 穿动脉	坐骨结节下 2~4cm
	股深动脉第 2 穿动脉	坐骨结节下 4~6cm
股后内侧区	旋股内侧动脉	坐骨结节下缘
	股深动脉第 1 内侧穿支	股薄肌后缘 2cm，腹股沟韧带下 8cm
	股深动脉第 4 穿动脉	膝关节上 11cm，半腱肌、半膜肌之间
股后中间区	臀下动脉终末支	臀大肌下缘
	股深动脉第 3 穿动脉	膝上 14cm
	腘动脉的穿支	腘窝上角，膝上 10cm

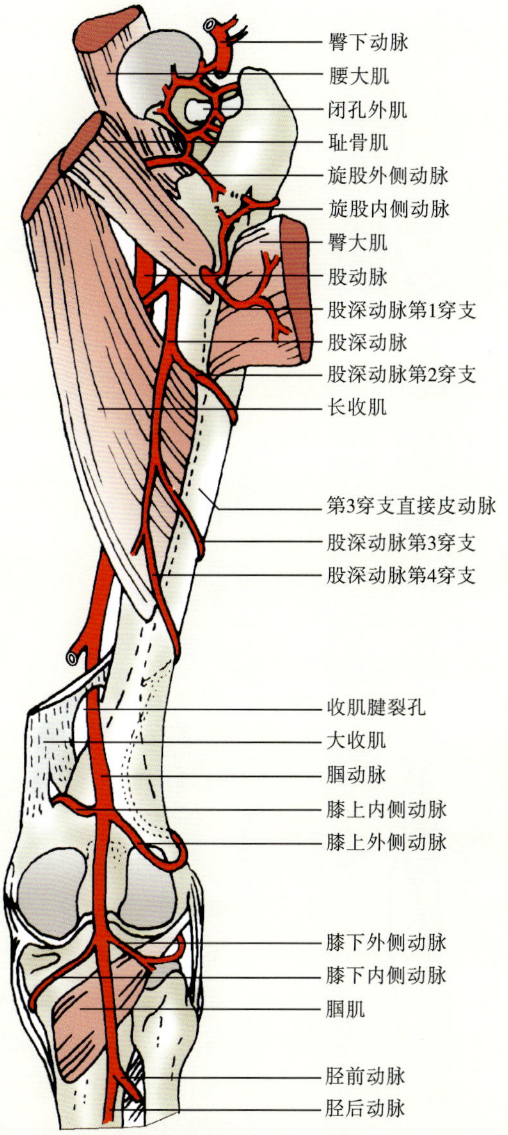

图 1　股深动脉发出的穿动脉

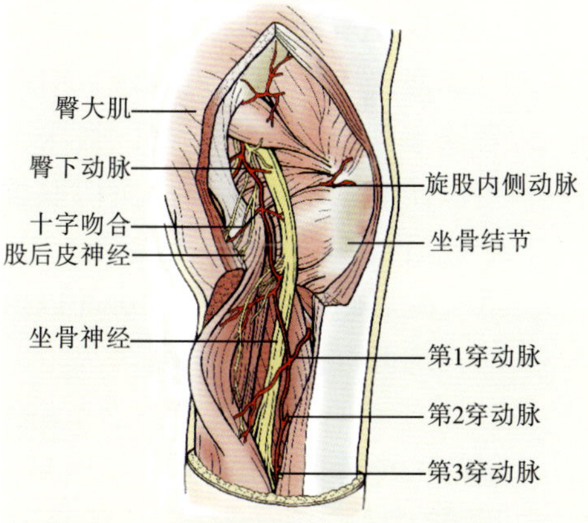

图 2a　股后筋膜皮肤的血供来源

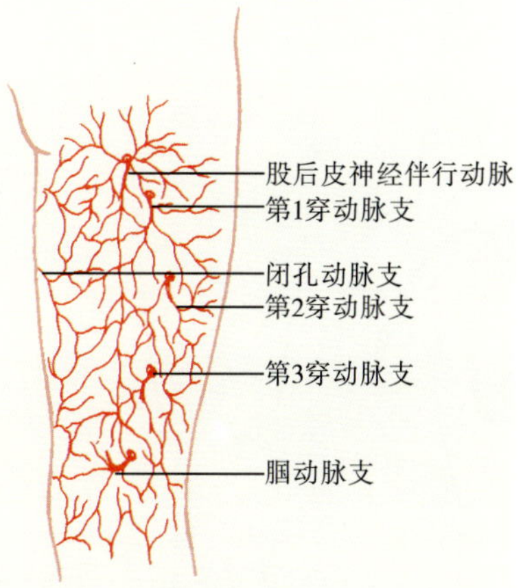

图 2b　股后筋膜血管的相互吻合

图 2　股后筋膜皮瓣的血供

除了丰富的纵向血管吻合外，股后各筋膜皮支之间的横向吻合亦很丰富，主要存在于股后皮神经伴行血管与穿动脉筋膜皮支和闭孔动脉的股后筋膜皮支之间。股后区的静脉回流主要是各动脉的伴行静脉，不存在较大的浅静脉系统。股后区的神经支配为股后皮神经。

适应证　以近端为蒂修复坐骨结节、大粗隆部的皮肤软组织缺损和压疮；以远端为蒂修复膝部和腘窝创面。

手术方法　重点介绍近端蒂股后筋膜皮瓣和远端蒂股后筋膜皮瓣。

近端蒂股后筋膜皮瓣

皮瓣设计　先标出股后正中线，为股骨大转子与坐骨结节的中点，与股骨内、外侧髁的腘窝中点之连线。在大腿上中段、后正中线两侧各 5cm 的范围内设计皮瓣。皮瓣的旋转轴位于臀大肌下缘，皮瓣远端可达腘窝上 10cm。依受区的位置和离轴点的距离不同，皮瓣可设计成岛状和半岛状。

皮瓣切取　按设计划线先做皮瓣远侧切口，直至深筋膜下间隙。将皮瓣边缘固定几针后，在深筋膜下由远而近掀起皮瓣，沿途结扎股二头肌与半腱肌、半膜肌之间的穿支血管，注意保护在臀大肌下缘穿出肌肉而营养皮瓣的臀下动脉股后筋膜皮支。如该筋膜皮支血管清晰可见，可将皮瓣做成仅以该血管束为蒂的岛状筋膜皮瓣；如该血管束不清或较细小，则应形成半岛状皮瓣或以筋膜为蒂的岛状皮瓣，以策安全。可分别修复骶部压疮（图 3）、坐骨结节压疮（图 4）或大转子压疮（图 5）。

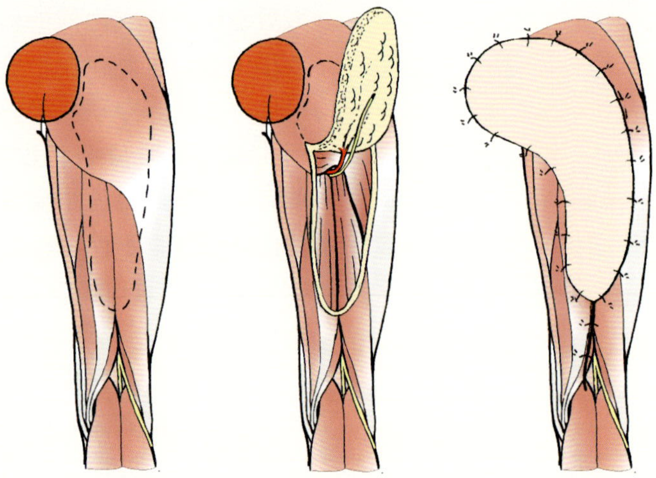

图 3a 皮瓣设计　　图 3b 皮瓣掀起　　图 3c 皮瓣转移

图 3 近端蒂股后筋膜皮瓣修复骶部压疮

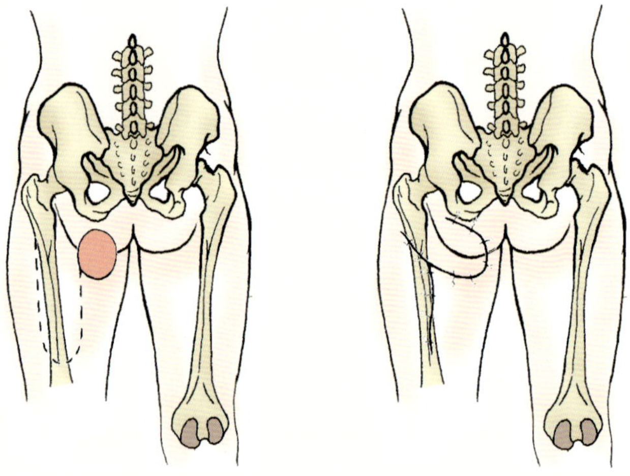

图 4a 皮瓣设计　　图 4b 皮瓣转移

图 4 近端蒂股后筋膜皮瓣修复坐骨结节压疮

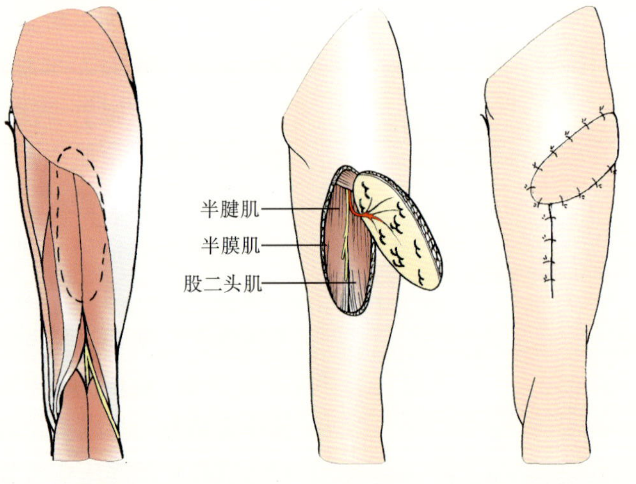

图 5a 皮瓣设计　　图 5b 皮瓣掀起　　图 5c 皮瓣转移

图 5 近端蒂股后筋膜皮瓣修复大转子压疮

远端蒂股后筋膜皮瓣（下方蒂，即第 3 穿动脉穿支皮瓣）

皮瓣设计　扪及股外侧肌和股二头肌之间沟，第 3 穿动脉常在该间隙内穿出，皮瓣的旋转轴点在股骨内、外上侧髁连线上 10cm 处，可用超声多普勒予以确定（图 6a）。

皮瓣切取　按设计画线先做皮瓣外侧切口，在深筋膜下将筋膜皮瓣掀起至半腱肌、半膜肌与股二头肌之间隙，寻找第 3 穿动脉进入皮瓣的位置。确定后，将皮瓣四周切开，从深筋膜下掀起至血管蒂处，形成以第 3 穿动脉为蒂的股后岛状筋膜皮瓣（图 6b）。将皮瓣向远侧旋转，可修复膝部或腘窝创面，供区创面游离后直接拉拢闭合（图 6c）。

注意事项　①臀下动脉终末支解剖恒定，但有学者报道，在解剖中发现约 1/3 的标本此动脉不明显。尽管如此，股后皮神经周围的伴行血管网却非常密集，可代替轴心血管的作用。在修复坐骨结节或大转子处创面时，因皮瓣转移的距离不大，可将股后筋膜皮瓣设计成 V-Y 推进方式，充分利用股后纵向筋膜血管网的作用，手术不需解剖、显露血管蒂，安全简单（图 7）。②虽然股后筋膜皮瓣和股后外侧筋膜皮瓣分属两个不同的血供区域，但两者联系广泛，吻合丰富，临床上可以任何一个供血来源而切取整个股后的筋膜皮肤，成活无虞。③大腿后侧供皮宽度在 10cm 以内时，均可直接缝合。

（张世民）

gǔqián nèicè jīnmó píbàn

股前内侧筋膜皮瓣

（anteromedial thigh fasciocutaenous flap）　取自大腿前内侧供区、由肌间隙穿支血管供养的筋膜皮瓣。

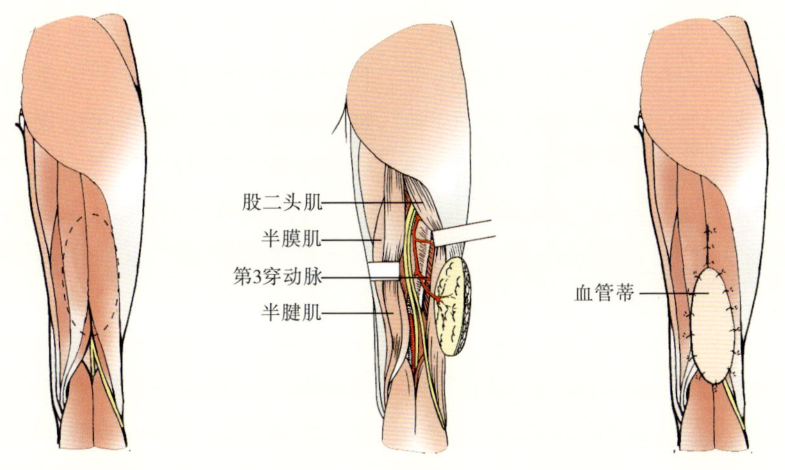

图 6a　皮瓣设计　　图 6b　皮瓣掀起　　图 6c　皮瓣转移

图 6　远端蒂股后筋膜皮瓣修复腘窝创面

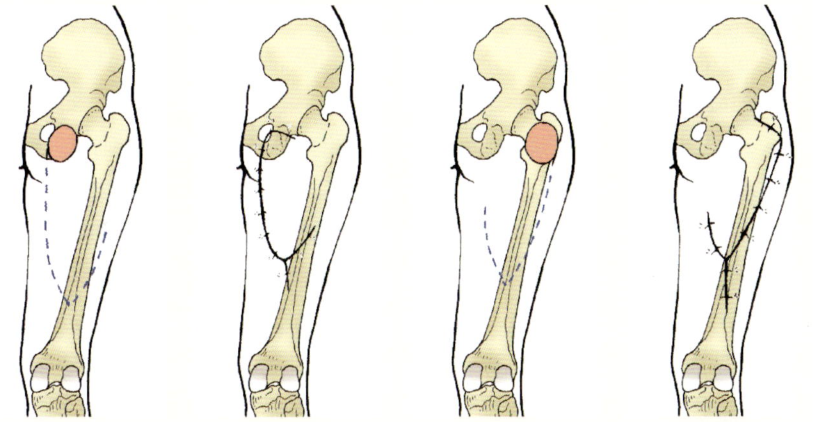

图 7a　修复坐骨结节压疮皮瓣设计　　图 7b　修复坐骨结节压疮皮瓣转移　　图 7c　修复大转子压疮皮瓣设计　　图 7d　修复大转子压疮皮瓣转移

图 7　股后筋膜皮瓣 V-Y 推进转移

应用解剖　股前内侧筋膜皮瓣位于大腿的前内侧面。与局部缝匠肌和股薄肌血供来源的多源性相对应，股前内侧部皮肤的血供来源亦是多源性的，包括股动脉、股深动脉、旋股外侧动脉降支、膝降动脉、腘动脉、闭孔动脉等发出的直接筋膜皮支、肌间隙筋膜皮支和肌皮动脉穿支。

在股内侧上段，血供主要来自：①阴部外浅动脉的下主支，外径约 1.0mm，是上段较粗大的筋膜皮支。②旋股内侧动脉与闭孔动脉的筋膜皮支和肌皮动脉穿支，均较细小。在股内侧中段，血供主要来自：①缝匠肌内、外缘的肌间隙筋膜穿支，多有两条，起自内侧的股动脉或外侧的股深动脉或旋股外侧动脉降支的内侧分支，穿出深筋膜处外径分别为 1.2mm 和 1.0mm。②缝匠肌、股薄肌和股内侧肌的肌皮动脉穿支，其部分终支穿出肌肉至筋膜和皮肤，有的穿出处外径较粗，在 0.8mm 左右。在股内侧下段，血供主要来自：①膝降动脉发出至缝匠肌内、外缘的肌间隙筋膜穿支，浅出处外径分别为 1.0mm 和 0.9mm。②腘动脉的直接皮支和筋膜穿支，均较细小。

在股前内侧区，肌间隙筋膜穿动脉的来源虽然复杂，但多从缝匠肌的内、外缘穿出，其中在内缘穿出的有 1～3（平均 1.7）支，在外缘穿出的有 1～2（平均 1.1）支，外径在 0.9mm 左右。因此缝匠肌内、外缘是设计筋膜皮瓣的可靠蒂部（图 1a）。股内侧各来源的筋膜血管之间有广泛的吻合，同时沿浅筋膜中皮神经支的走向，形成丰富的纵向皮神经血管丛（图 1b）。

该区的静脉回流除伴行静脉外，有大隐静脉及其属支即股内侧浅静脉在此区内走行。

皮瓣的神经支配，在上段有闭孔神经的皮支分布，中下两段有股神经的前皮支分布。

适应证　以近端筋膜皮支血管为蒂的上中段股前内侧筋膜皮瓣，适于会阴部的软组织重建、坐骨结节压疮的修复和腹股沟区的瘢痕松解。以远端筋膜皮支血管为蒂的中下段股前内侧筋膜皮瓣，适于膝关节及邻近部位的创面覆盖。

手术方法

皮瓣设计　在腹股沟韧带中点与膝内侧半腱肌表面做一连线，即为缝匠肌与股薄肌的分界线。股内侧上部筋膜皮瓣的轴心线位于缝匠肌后缘，此处有股动脉发出的缝匠肌后缘筋膜皮支；股内侧下部筋膜皮瓣的轴心线位于缝匠肌的前或后缘，应依术中发现的肌间隙筋膜穿支血管的长短、粗细来调整，以前缘多见。皮瓣的旋转轴点，在上部筋膜皮瓣，位于耻骨结节下 8～10cm（约上与中 1/3 交界处）；在下部筋膜皮瓣，位于膝关节平面上约 10cm（约中与下 1/3 交界处）。术前用

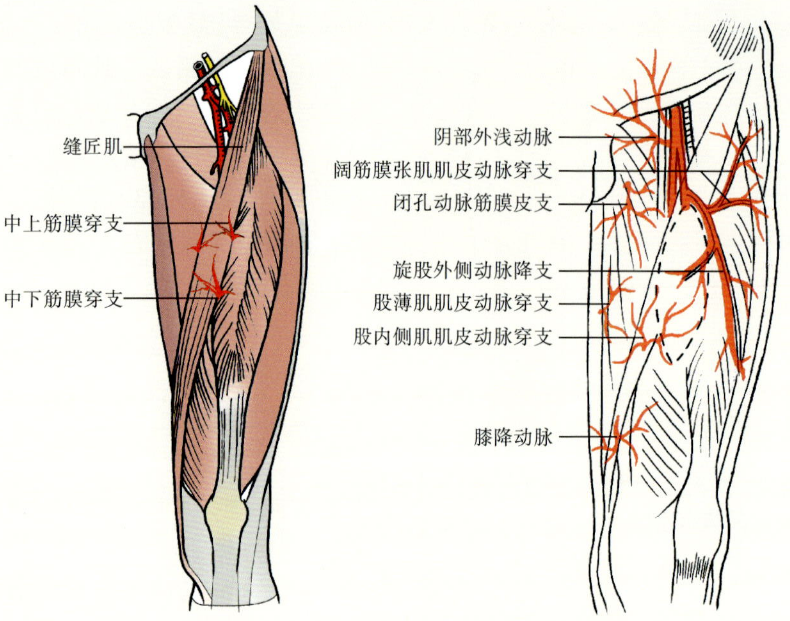

图 1a 股前内侧筋膜皮肤的血供来源

图 1b 股前内侧筋膜血管的相互吻合

图 1 股前内侧筋膜皮瓣的血供

超声多普勒进行声点探测很有帮助（图 2a）。

皮瓣切取

股内侧上部筋膜皮瓣　先做皮瓣远侧切口，找到股薄肌与缝匠肌之间隙。继之切开皮瓣的两侧缘，将深筋膜与皮肤临时固定几针，防止脱离。从远向近在深筋膜下掀起皮瓣，可见到许多细小的肌间隙筋膜穿支，予以切断、结扎。在邻近蒂部时，从两侧小心解剖，观察股动脉发出的直接筋膜皮肤穿支，一般在耻骨结节下方 8～10cm 的范围内总能找到 1～2支，不可损伤。皮瓣完全游离后，修整受区，将皮瓣转移（图 2b）。

股内侧下部筋膜皮瓣　先做皮瓣的前缘切口，在深筋膜下从股直肌表面向后掀起，止于缝匠肌之前侧间隙，注意寻找筋膜穿支血管。如此处有较粗长的筋膜皮支，则予以保留作为蒂，切开四周皮肤、筋膜，完全游离至蒂部。如此处未见筋膜皮支，则做皮瓣的后缘切口，从股内侧肌表面向前，在深筋膜下掀起，注意寻找缝匠肌后缘的肌间隙穿支血管。调整皮瓣的设计，以缝匠肌后缘血管为蒂切取皮瓣（图 2b）。转移至膝部受区。如需血管蒂较长，可将缝匠肌拉开，从深层将膝降动脉或隐动脉游离出来，形成逆行岛状筋膜皮瓣。

注意事项　①股前内侧供区的血供来源较多，且集中在缝匠肌的内、外缘，因此皮瓣的轴心线和轴点多设计在此处，但血管均较细小。在做带蒂移植时，最好将皮瓣设计成带有皮肤和筋膜组织的半岛状或带有筋膜组织的岛状，避免仅以穿支血管为蒂，以策安全。②该部位虽然是肌皮瓣的良好供区（肌皮动脉穿支），但肌间隙穿动脉和直接皮肤动脉亦广泛存在，肌肉与其表面的皮肤，具有既相互联系，又各自独立的血供系统，因此临床上可以在同一供区，同时切取筋膜皮瓣和肌瓣（股薄肌、缝匠肌）进行转移，成活无虞。

优缺点　优点：①供区隐蔽少毛。②术中不必更换体位。③皮瓣的营养支均自股内侧肌三

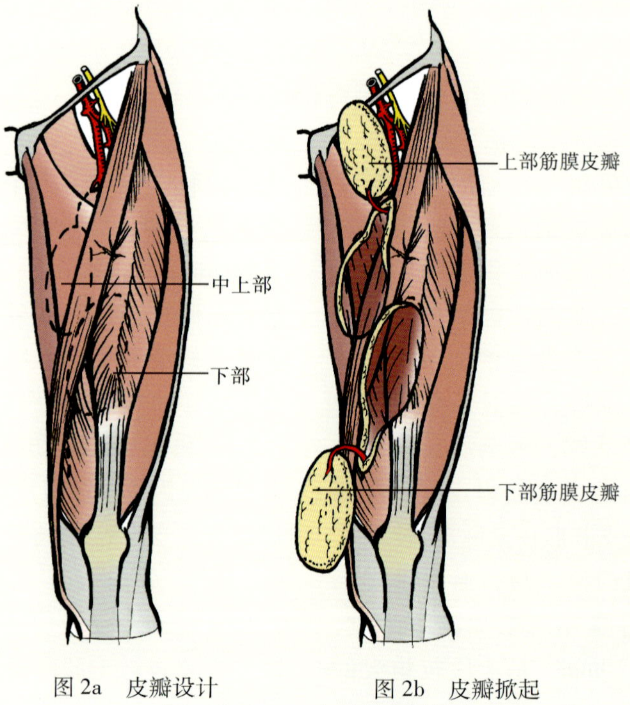

图 2a 皮瓣设计　　图 2b 皮瓣掀起

图 2 股前内侧筋膜皮瓣的切取

角间隙穿出，相对恒定；肌三角为良好的解剖标志，术中易辨认和参照；皮支多为肌间隙皮支，少数肌皮穿支穿入肌肉也很浅，因而操作简便。④供区皮神经非常丰富，可制成感觉皮瓣。⑤供区易拉拢缝合。⑥可做游离移植或岛状转移。缺点：①供血血管代偿变异较多。②对于女性而言，皮下脂肪较厚，皮瓣臃肿肥厚。

（张世民）

xīshàng nèicè jīnmó píbàn

膝上内侧筋膜皮瓣（medial supra-genicular fasciocutaneous flap）

取自大腿内侧、膝关节上方的*筋膜皮瓣*。由腘动脉发出的膝上内侧动脉的筋膜穿支供血。

应用解剖 膝上内侧动脉起自膝降动脉或腘动脉，在半腱肌与半膜肌下，向前下方走行，于膝关节平面上约4cm，在股内侧肌与大收肌腱之间穿过深筋膜至皮下。膝上内侧动脉的筋膜皮支延续为众多的细小血管，与邻近的髌骨周围血管网和缝匠肌前、后缘的穿支血管（起自股动脉、腘动脉、膝降动脉、隐动脉等）密切吻合，在膝关节内侧上部形成顺沿缝匠肌纵轴的筋膜血管丛（图1）。膝上内侧动脉有1~2条伴行静脉，直接回流至腘静脉。

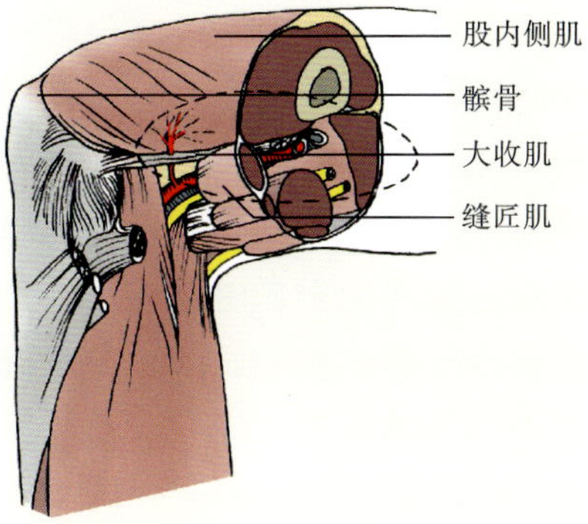

图1 膝上内侧筋膜皮瓣的血供

适应证 该皮瓣的旋转弧可达大腿下1/3至小腿上1/3的前、内侧面以及膝关节的前、内侧面和腘窝。

手术方法

皮瓣设计 皮瓣的轴心线即是缝匠肌下段的轴向，可以股骨内侧髁与腹股沟韧带中点的连线画出。皮瓣的旋转轴点位于股内侧肌（前边）、大收肌腱（后边）与股骨内侧髁（底边）所围成的膝内侧三角形凹陷内，可用超声多普勒在此探测，一般在膝关节平面上4cm。皮瓣近端可达大腿内侧中点，远侧位于内侧三角内。皮瓣面积13cm×7cm成活无虞（图2a）。

皮瓣切取 先做近侧切口，从深筋膜下向远侧掀起皮瓣。将缝匠肌向后牵开，在股骨内侧髁上的股内侧肌与大收肌腱之间寻找膝上内侧动脉的筋膜穿支。皮瓣向下转移时，可沿股内侧肌与大收肌腱向深部解剖，以获较长的血管蒂（图2b）。然后，切开蒂部的皮肤与筋膜组织，使之成为仅以血管蒂相连的岛状筋膜皮瓣。受区修整后，无张力下转移（图2c）。

注意事项 ①大隐静脉在股骨内上髁后方2cm进入大腿，沿大腿内侧上行，注意不要损伤。②该皮瓣供区较隐蔽。因大腿皮肤较松弛，且周径较粗，皮瓣宽度在10cm以内时，供区多能直接缝合。皮瓣外科极为讲究供区处理，因此很有优势。③供区位于膝关节之上，切口瘢痕不影响关节活动。

（张世民）

gǔqián wàicè píbàn

股前外侧皮瓣（anterolateral thigh flap）

主要以旋股外侧动脉降支为血管蒂的大腿前外侧部皮瓣。1984年，徐达传报道了股前外侧皮瓣的解剖学研究并提出用旋股外侧动脉的肌皮穿支为轴

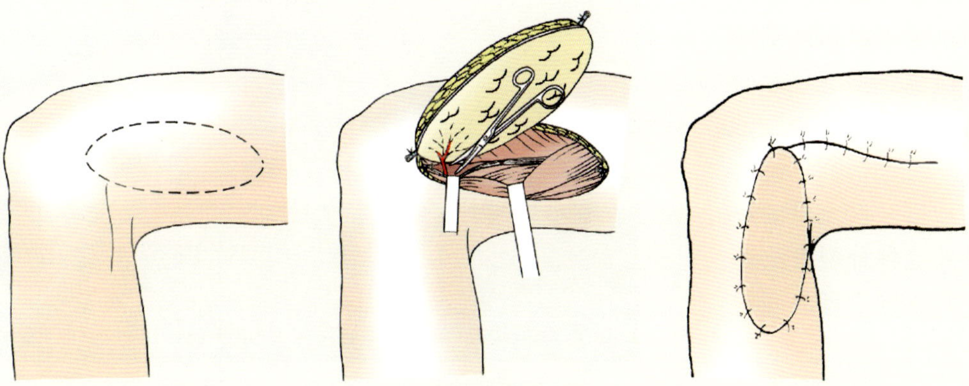

图2a 皮瓣设计　图2b 皮瓣掀起　图2c 皮瓣转移

图2 膝上内侧筋膜皮瓣修复腘窝瘢痕挛缩松解创面

心血管的游离皮瓣。罗力生将股前外侧皮瓣游离移植应用于临床并获得了成功。宋业光进行了英文报道。此后，中国学者对股前外侧皮瓣做了更为深入的解剖学研究及临床应用，在国内外得到了很快的推广和应用。

目前，该皮瓣除被广泛应用于头面颈部、四肢、躯干、会阴等部位皮肤软组织缺损的创伤修复、感染、肿物切除外，还可用于尿道、阴道和肛门成形以及阴茎再造、阴道再造、眼窝再造和舌再造等。股前外侧皮瓣以其供区隐蔽，皮瓣切取面积大，血管蒂恒定、蒂长，管径粗，切取后不影响肢体功能，并可以根据需要制成筋膜瓣、肌皮瓣或者岛状皮瓣及附带股前外侧皮神经的感觉皮瓣等众多优点被很多学者称为万能皮瓣，是临床中最为常用的皮瓣之一。股前外侧皮瓣的分型和命名是根据“血供来源及规律+皮肤血供形式”方法：依据血供来源及分布规律，可分血管蒂为旋股外侧动脉降支的外侧支或内侧支或主干、血管蒂为旋股外侧动脉横支和血供来源于旋股外侧动脉（干）或股深动脉或股动脉三种类型。根据皮肤的血供形式，可分为：肌皮动脉型、肌间隙皮动脉型和直接皮动脉型三种类型。皮瓣的血供来源和血供形式都是对皮瓣血供解剖学规律的反映，必须结合血供来源和血供形式来对股前外侧皮瓣进行分型，才能较为准确地反映其血供的解剖学特征，另外这种分型方法还便于资料统计和不同学者之间的比照和统一。

应用解剖

股前外侧皮瓣的动脉　股前外侧皮瓣位于大腿前外侧，大多数以旋股外侧动脉降支及其肌皮动脉穿支为血管蒂，变异情况下可形成以横支、升支或高位皮支为血管蒂的皮瓣。综合临床及解剖所见，股前外侧皮瓣的血管80%~90%来自旋股外侧动脉的降支，包括其主干、内侧支、外侧支，另有10%左右血供来源于旋股外侧动脉横支、主干以及股深动脉和股动脉。以旋股外侧动脉降支为血管蒂的股前外侧皮瓣。旋股外侧动脉自股深动脉或股动脉发出后在股直肌深面分为升支、横支和降支。其中降支最粗大，行程最长。旋股外侧动脉的降支在股直肌与股外侧肌之间行向外下方，其体表投影为：由髂前上棘与髌骨外上缘连线中点与腹股沟韧带中点做一连线，这一连线的下2/3段即为降支的体表投影。行走至股直肌与股外侧肌之间分为内侧支和外侧支。内侧支继续下行并沿途发出很多细小的肌支供养邻近肌肉，最终加入膝关节网。外侧支行向外下沿途发出数支供养股外侧肌及股前外侧部皮肤，是股前外侧皮瓣的主要的营养血管。

股前外侧皮瓣的静脉　股前外侧皮瓣的动脉多数有两条伴行静脉，外径分别为2.3mm和1.8mm，所有的肌皮动脉穿支都有伴行的静脉，比例约为1：1。皮瓣区浅层还有股前外侧区的浅静脉，外径较粗大，必要时可以应用。

股前外侧皮瓣的神经　股前外侧皮瓣属股前外侧皮神经所支配的范围。股外侧皮神经的出现率为100%。它发自腰丛，在髂前上棘内侧经腹股沟韧带深面至股部，在髂前上棘下方7~10cm处穿出阔筋膜，直径约1.5mm，沿髂前上棘与髂骨外上缘连线在皮下组织中下行，常分两支支配股前外侧皮肤。其血供呈多源性和节段性，中、下1/3段血供来源于旋股外侧动脉。找到此神经的近端，并作为皮瓣神经蒂而制备带感觉的皮瓣（图）。

手术方法　①术前准备：依据旋股外侧动脉的体表投影，应用多普勒超声血流探测仪，找出动脉皮支穿出点，并加以标记。②设计皮瓣：患者平卧位，自髂前上棘至髌骨外上缘做一连线，在连线中点附近用多普勒血流仪先测出旋股外侧动脉降支发出的第一肌皮动脉浅出皮肤的位置，

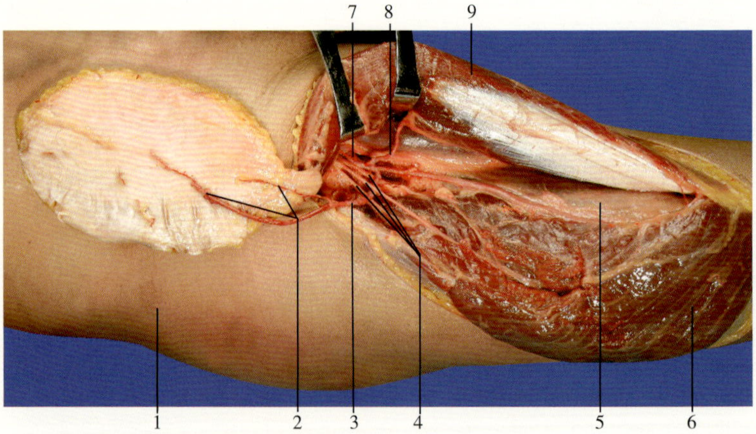

图　股前外侧皮瓣（王增涛供图）

1. 髂前上棘；2. 皮支；3. 旋股外侧动脉降支；4. 股神经肌支；5. 股中间肌；6. 股外侧肌；7. 旋股外侧动脉；8. 肌支；9. 股直肌

多数在以髂髌线中点为圆心、3cm为半径的范围内。设计皮瓣时使此点落在皮瓣的上1/3中央部位，以髂髌线为轴根据缺损部位的形状面积标出皮瓣的边界。上界可达阔筋膜张肌的远端，下界可达髌骨上7cm，内侧可达股直肌内侧缘，外侧至股外侧肌间隔或更大。皮瓣可设计成椭圆形、菱形及星状等各种形状。③体位与麻醉：患者取平卧位，可一次完成皮瓣的切取与供区的覆盖。成人首选连续硬膜外麻醉，老年患者或儿童视情况行合适麻醉方案。④手术步骤：按术前设计，沿皮瓣设计线的上端及内侧缘，切开皮肤、皮下组织及深筋膜，将阔筋膜和皮下间断缝合数针，以防牵拉滑动而使皮下与阔筋膜分离。在股直肌与股外侧肌间隙小心钝性分离寻找旋股外侧动脉降支，向下沿降支寻找发向股外侧肌的分支，若为肌间隙穿支则一目了然，若为肌皮穿支则应确认进入股外侧肌。将皮瓣的外侧缘完全切开，并掀起固定皮瓣，找到皮穿支，与前面找的肌皮穿支互相配合切断股外侧肌的肌束，直至完全暴露，可根据受区需要携带部分肌肉组织。将皮瓣的下界切开，并根据受区需要向上游离降支近段，完全游离皮瓣。

注意事项 ①术前应充分估计血管的走行及变异、皮瓣的大小、血管蒂的长短。②术中解剖肌皮穿支是切取股前外侧皮瓣的关键步骤。分离肌皮穿支时要注意在股外侧肌内行走的血管束较细，为防止误伤，操作要轻柔细致，所分离的血管束暴露要良好。③术中应注意识别股神经至股外侧肌的分支，切不可盲目的钳夹或缝合以防止误伤，引起股外侧肌的功能障碍。④股外侧皮神经为皮瓣的感觉神经，在修复足跟、手掌等感觉敏感部位时，应该吻合皮神经，以期成为感觉皮瓣。⑤吻合伴行静脉是皮瓣成活的基础，一般应保留两条伴行静脉作为回流静脉。如伴行静脉口径或吻接的质量不理想，应寻找皮静脉或其他皮下静脉吻接。

优缺点 优点：①该皮瓣解剖恒定，血管蒂长，口径粗，供血丰富切取面积大。②旋股外侧动脉分升支、横支和降支，可根据情况设计多种形态和携带肌肉、筋膜组织皮瓣或组织瓣。③皮瓣内有感觉皮神经可携带恢复受区感觉，供区一般可直接缝合或植少量皮肤覆盖，供区并发症发生率低。缺点：由于该皮瓣皮支多为肌皮穿支，切取皮瓣常需携带部分肌肉，皮瓣有时略显臃肿。

（王剑利）

xuángǔ wàicè dòngmài jiàngzhī chuānzhī píbàn

旋股外侧动脉降支穿支皮瓣（perforator flap of descending branch of lateral circumrflex femoral artery） 以旋股外侧动脉降支的穿支血管为蒂的*股前外侧皮瓣*。旋股外侧动脉降支发出的皮穿支血管可主要分为两种类型：肌间隔（隙）穿支（septocutaneous perforator）和肌皮穿支（musculocutaneous perforator）。1993年光岛勋（Isao Koshima）等首先报道了股前外侧穿支皮瓣的临床应用，将典型的肌皮瓣发展为肌皮穿支皮瓣。

应用解剖 ①旋股外侧动脉降支。旋股外侧动脉自股深动脉或股动脉发出后很快分为升支、横支、降支。其中降支最为粗大，行程最长。降支在股直肌与股外侧肌之间行向外下方走行，多数有两条伴行静脉。②旋股外侧动脉降支穿支血管。主要分为肌间隔（隙）穿支（septocutaneous perforator）和肌皮穿支（musculocutaneous perforator）两种类型，肌皮动脉穿支是从降支发出的小分支血管，穿过股外侧肌后至皮肤，占83.3%；肌间隙皮支是小分支从股外侧与股直肌间隙浅出，直接穿筋膜浅出，占16.7%。至股前外侧部皮肤的肌皮动脉中，以第1支肌皮动脉穿支最粗，常常选用作为皮瓣的主要血管，外径为0.6～1.0mm。第2支以下的肌皮动脉穿支呈阶梯状向下外侧，经股外侧肌穿阔筋膜到皮肤。徐达传等研究发现存在高位直接皮穿支自旋股外侧动脉横支或降支基底部发出，直径0.5～1.2mm，一般为肌间隙皮穿支型。③皮瓣的皮神经。股前外侧皮神经是该皮瓣的感觉神经，它自腰丛发出后，在髂前上棘内侧1cm处穿过腹股沟韧带深面至股部，分为粗长的前支和较短细的后支，在缝匠肌与阔筋膜张肌之间的浅沟内下行，在髂前上棘的前下方7～10cm处穿出深筋膜，向下分布于股前外侧皮肤。以髂髌线上1/3段作为定位标志，可找出此神经近端，并作为皮瓣神经蒂而制备带感觉的皮瓣。

手术方法

皮瓣设计 自髂前上棘与髌骨外缘连线中点附近用多普勒血流仪或彩色多普勒超声探测方法旋股外侧动脉降支发出穿支动脉的部位并标记，以髂前上棘与髌骨外缘连线为轴线，根据受区创面的大小与形状不同设计皮瓣。有报道的最大切取面积可达35cm×25cm。

皮瓣切取 先切开皮瓣外缘皮肤及皮下组织，于阔筋膜表面向内侧锐性分离，仔细寻找血管

穿支，根据血管蒂长度向近端分离至旋股外侧血管降支或横支，可携带股前外侧皮神经。完全游离皮瓣后断蒂，吻合神经及血管。封闭供区可直接拉拢缝合皮肤或游离植皮。

注意事项 ①术前需用多普勒血流探测仪对股前外侧动脉穿支进行体表定位，为手术设计提供依据。但多普勒测定有一定偏差，应用时应注意。②因皮支血管较细，操作需轻柔，尽量避免对小血管的牵拉和扭曲，导致血管痉挛和血流阻塞，以致皮瓣坏死。③穿支蒂部的分离最好在手术放大镜下操作，尽量少携带组织。皮瓣削薄需在皮瓣断蒂前实行，便于观察血运。④术中操作轻柔，减少刺激防止痉挛。术后的伤口引流及积极的解痉、抗炎等治疗，也对手术成功至关重要。

优缺点 优点：①不切取肌肉，不损伤肌支神经，不影响股四头肌的运动功能。②不广泛切取阔筋膜，植皮容易成活，不易形成肌疝。③可保留供区皮神经主干和浅静脉干，对供区的感觉和静脉回流影响小。④设计灵活，可根据受区需要包含不同厚度的皮下脂肪组织。缺点：①追踪解剖血管蒂费力耗时，对术者的显微外科技术要求更高。②穿支血管的浅出部位和粗细存在变异。③穿支血管细小，容易被牵拉或扭曲，更容易发生血管痉挛。

（王剑利）

xuángǔ wàicè dòngmài héngzhī chuānzhī píbàn

旋股外侧动脉横支穿支皮瓣（transverse branch of lateral circumflex femoral artery perforator flap）

由发自旋股外侧动脉横支的皮穿支血管为蒂供血，以大腿（上）外侧为供区的皮瓣。是在股前外侧皮瓣和阔筋膜张肌肌皮瓣基础上精化而来，动脉来源是旋股外侧动脉横支，主干来源与股前外侧皮瓣相同，即旋股外侧动脉。可单独切取游离移植穿支皮瓣，也可局部转移修复腹股沟、下腹部、臀后及髂外侧皮肤缺损，还可与旋股外侧动脉降支穿支皮瓣联合应用，形成面积超大的皮瓣供区。

应用解剖 旋股外侧动脉自股深动脉（占 90%）或股动脉（占 6.67%）外侧发出后，外行经缝匠肌、股直肌深面和髂腰肌浅面，分为升支、横支和降支。旋股外侧动脉横支距旋股外侧动脉起点（2.3 ± 1.1）cm。横支 82.7%自旋股外侧动脉升支发出，有 13.5%自旋股外侧动脉降支发出，仅 3.8%直接发自旋股外侧动脉。横支发出后于股直肌深面外行，至阔筋膜张肌肌门处穿过股外侧肌深面，并有多条肌穿支穿股外侧肌及阔筋膜至皮下，皮支平均直径约（0.32±0.8）mm。横支血管起始点外径（2.5±0.8）mm，可解剖长度（5.3±1.3）cm，与升支共干血管蒂长度可达（7.5±1.2）cm。横支及穿支血管一般均有两条静脉伴行。徐达传等研究发现，旋股外侧动脉高位皮支动脉出现率高（占 58%），其中 40%的高位皮支动脉发自旋股外侧动脉横支，此横支主要为肌间隙支，或穿少量的股外侧肌穿出深筋膜，口径在 0.5～1.2mm，以此制备穿支皮瓣非常理想的。

手术方法

皮瓣设计 患者仰卧位，常规进行受区创面处理。自髂前上棘与髌骨外缘连线上 1/3 点后侧区域用多普勒探测旋股外侧动脉横支发出穿支动脉的部位并标记，以穿支动脉位置为中心根据创面大小、形状设计皮瓣，并放大皮瓣长宽各 1～2cm。

皮瓣切取 先切开皮瓣外缘皮肤及皮下组织，于阔筋膜表面向内侧锐性分离，仔细寻找血管穿支，于穿支外侧 1.5cm 处切开阔筋膜并掀起，沿血管向深部走行方向无创显微分离肌肉至分支起源处，若穿支血管为高位皮穿支，则可顺血管直接游离至横支或降支血管发支处，再切开皮瓣外上缘，在浅深筋膜间寻找并向近端分离出适当长度的股外侧皮神经后切断标记。切开皮瓣周缘，于阔筋膜表面进行分离，至穿支旁 1.5cm 环形切取阔筋膜，完全游离皮瓣后断蒂，吻合神经及血管。缝合供区阔筋膜，直接拉拢缝合皮肤或游离植皮。

注意事项 ①术前穿支血管的定位非常重要，需用多普勒血流探测仪仔细探测血管位置。②如穿支血管自阔筋膜张肌穿出，可携带部分阔筋膜张肌肌盘，以便保护细小的穿支血管。③视受区情况，可携带阔筋膜张肌填塞死腔，或切取阔筋膜用做肌腱组织的替代移植。

（王剑利）

xīshàng wàicè píbàn

膝上外侧皮瓣（superolateral genicular flap）

在股前外侧部切取的、以膝上外侧动脉的筋膜穿支供血的远端蒂筋膜皮瓣。1995 年斯波克维西斯（Spokevicius）报道了其解剖学及临床应用。该皮瓣的血管蒂较长，可作为逆行岛状皮瓣或游离皮瓣应用。

应用解剖 膝上外侧动脉于股骨外侧髁近侧约 2.5cm 处发出，80%起自腘动脉外侧壁，20%起自腓肠动脉，由后向前穿股外侧肌间隔，沿股骨外侧髁骨膜表面及腓肠肌外侧头上缘前行，经股外侧肌、股二头肌及股骨外侧髁间的三角形区域浅出。起始处外径约为 2.0mm，主干长 3.1cm。先后发出升支、降支。分别供养股骨远端外侧、股外侧肌远端、中下段髂胫束和大腿远端外侧皮肤，并在深筋膜浅层或深层近端与旋股外侧动脉降支吻合，远端与膝关节网吻合。伴行静脉有两支。

手术方法 患者取侧卧位或半侧卧位，视情况行合适麻醉方案。依据膝上外侧动脉的体表投影，应用超声血流探测仪，找出动脉皮支穿出点，一般位于股骨外上髁以近 5cm，加以标志。皮瓣设计以大腿外侧正中线为轴线，髌骨外侧缘向近端延长线为皮瓣的前缘，股二头肌后缘为皮瓣的后缘，下界为髌骨上缘水平线，根据创口情况决定皮瓣或复合皮瓣的大小。按皮瓣设计，沿皮瓣设计线的前缘，切开皮肤、皮下组织及深筋膜，沿股外侧肌表面向外分离即可看到肌皮穿支，沿此穿支逆行向股外侧肌分离，结扎到肌肉的分支，至膝上外侧动脉主干。沿皮瓣的上、下及后缘游离皮瓣，根据受区需要的血管蒂的长度游离。最后放松止血带，查看皮瓣的血运。

注意事项 ①设计皮瓣时，皮瓣的下缘尽量不超过髌骨上缘水平，以免术后影响膝关节活动。②患者宜采取侧卧位，显露膝上外侧动脉血管蒂是先将皮瓣后缘游离至外侧肌间隔处，屈膝，将股二头肌牵向后侧，在股骨远端后侧即可显露膝上外侧动脉的起始部。③腓总神经位于股二头肌短头的内侧，暴露股二头肌短头与股外侧肌肌间隔时，不要牵拉时间太长，以免造成腓总神经的牵拉性损伤。

优缺点 优点是皮瓣的血管蒂较长，皮支解剖恒定，管径较粗，可携带骨瓣用于修复手背、腕部及前臂远端骨皮缺损，骨瓣的血供丰富，皮瓣与骨瓣之间移动距离较大，可适合于平面不同的骨皮缺损；皮瓣携带髂胫束用于修复跟腱或肌腱伴软组织同时缺损。小型皮瓣切取后可直接缝合，不影响膝关节活动。缺点是皮瓣切取范围有限，供区过大或偏下会影响膝关节屈伸活动。

（王剑利）

xīshàng wàicè dòngmài chuānzhī píbàn

膝上外侧动脉穿支皮瓣（superolateral genicular perforator flap）

由膝上外侧皮瓣演变而来，以膝上外侧动脉升支为血管蒂的穿支皮瓣。其主干为膝上外侧动脉，穿支血管为膝上外侧动脉升支血管。

应用解剖 由膝上外侧动脉发出的升支，起始外径 1.4mm，升支上行约 4mm 后发出 1~2 支股二头肌短头肌支、3~5 支股外侧肌皮支及髂胫束穿支。膝上外侧动脉升支供养的皮瓣面积可达 17cm×11cm。

手术方法 ①术前准备：依据膝上外侧动脉的体表投影，术前采用彩色超声多普勒血流探测仪沿此轴线探测膝上外侧动脉及穿支在深筋膜穿出点，作为皮瓣轴心点。②设计皮瓣：患者屈膝位，大腿外侧正中线为轴线，股骨外上髁以近 5cm 为肌皮支穿出入皮点，髌骨外侧缘向近端延长线为皮瓣的前缘，股二头肌后缘为皮瓣的后缘，下界为髌骨上缘水平线，皮瓣面积达 17cm×11cm。③麻醉与体位：患者取侧卧位或半侧卧位，可一次完成皮瓣的切取与供区的覆盖。成人首选连续硬膜外麻醉，老年患者或儿童视情况行合适麻醉方案。④手术步骤：按皮瓣设计，沿皮瓣设计线的前缘，切开皮肤、皮下组织及深筋膜，将深筋膜和皮下间断缝合数针固定，沿股外侧肌表面向外分离即可看到肌皮穿支入皮，沿此穿支逆行向股外侧肌锐性分离，结扎到肌肉的分支，显露膝上外侧动脉升支及降支，可见降支发出的骨膜支、髂胫束支等，切开皮瓣的四周，游离皮瓣仅余穿支血管束相连。松止血带，见皮瓣红润，毛细血管反应良好后，于穿支发出部结扎血管蒂并切断。

注意事项 ①术前采用彩色超声多普勒血流探测仪检查，明确穿支血管位置和管径，提高手术成功率。②设计皮瓣时，皮瓣的下缘尽量不超过髌骨上缘水平，以免术后影响膝关节活动。③术中操作要轻柔，避免过度牵拉以防止筋膜与皮下组织分离，可将深筋膜与皮肤临时缝合固定几针，防止脱离而影响皮瓣血运。

优缺点 优点：该皮瓣血管表浅，便于切取。不破坏主干血管对供区的感觉和静脉回流影响小；设计灵活，可根据受区需要包含不同厚度的皮下脂肪组织。缺点：追踪解剖血管蒂费力耗时，对术者的显微外科技术要求更高；穿支血管的浅出部位和粗细存在变异；穿支血管细小，容易被牵拉或扭曲，更容易发生血管痉挛。

（王剑利）

yǐndòngmài píbàn

隐动脉皮瓣（saphenous artery flap）

以膝降动脉或其发出的隐动脉为供养血管的筋膜皮瓣。又称膝内侧筋膜皮瓣（medial genicular fasciocutaneous flap）或小腿内侧上部皮瓣（proximal medial leg fasciocutaneous flap）。位于股内侧面下份、膝关节内侧面和小腿上段的前内侧面。该皮瓣是1981年美国阿克兰（Acland）首先应用于临床，既可做吻合血管的游离移植，又可以近端或远端血管为蒂做局部移位。

应用解剖 膝降动脉在内收肌管内、膝关节平面上方15cm处发自股动脉内侧。膝降动脉起始口径2.0mm，贴内收大肌腱下降0.5～2.0cm（平均1.7cm）后，即分为肌支、关节支和隐支。隐动脉起始口径1.5～1.8mm，与隐神经伴行，穿过收肌腱板（管的前壁）至缝匠肌深面，在缝匠肌与股薄肌之间下降约10cm（深段），至膝关节平面内侧从两肌之间穿深筋膜浅出至皮下组织中（浅段），继续下行至小腿上1/2的前内侧面。隐动脉在膝上10cm的范围内，于缝匠肌的前、后缘（多数前缘）发出3～8个肌间隙筋膜皮支，营养膝上前内侧面长宽各10cm的皮肤。隐动脉终支在皮下组织中可到达小腿的上中段，并与胫后动脉的近侧穿支、腓肠肌内侧头的肌皮穿支和膝下内侧动脉的筋膜穿支吻合，可营养膝下前内侧面14cm×6cm的皮肤（图1）。

皮瓣的静脉有深、浅两组。浅组为大隐静脉，在隐动脉后1.5cm；深组为隐动脉的伴行静脉，两支，略粗于动脉，在汇入膝降静脉前1.5cm处合二为一。

皮瓣的感觉神经，在膝上为股内侧皮神经，紧贴缝匠肌前缘于深筋膜表面走行；在膝下为隐神经。隐神经在膝上出深筋膜前与隐动脉伴行，在膝下出深筋膜后与大隐静脉伴行。

适应证 膝内侧筋膜皮瓣较薄，厚度在0.5～1.0cm，血管口径粗，蒂长，带有感觉神经，是游离皮瓣移植的良好供区。膝内侧筋膜皮瓣以近端或远端为蒂，旋转弧可达大腿下段和小腿上段，适宜修复膝前、腘窝和小腿近侧的皮肤软组织缺损。

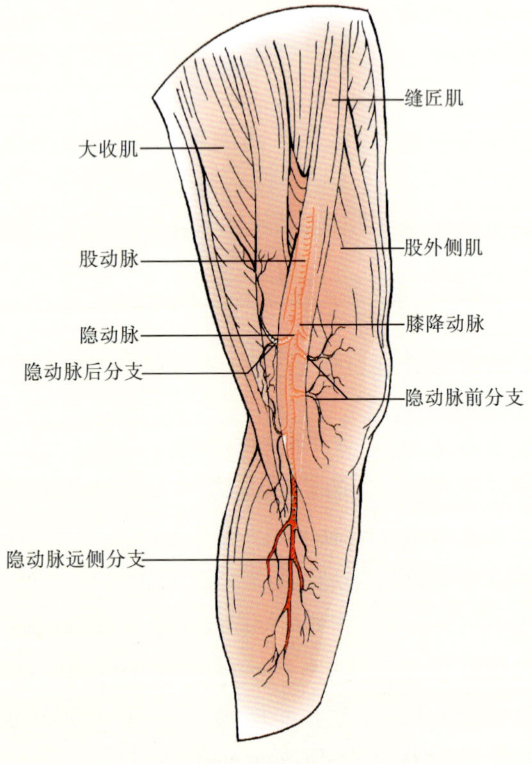

图1 膝内侧筋膜皮瓣的血供

手术方法

皮瓣设计 缝匠肌是设计皮瓣的关键标志。在膝关节内侧正中向小腿内侧正中做一平行于下肢纵轴的连线，即为皮瓣的轴心线。在该线的两侧各5cm、膝上10cm、膝下20cm的范围内设计皮瓣。旋转轴点依据皮瓣的大小和创面的部位，可以选在轴心线的任何一处，以转移后覆盖创面无张力为度。一般以近端为蒂时，轴点设计在膝上6～8cm或膝关节平面；以远端为蒂时，轴点设计在膝关节平面或膝下5cm。皮瓣可设计成半岛状或岛状。皮瓣的血管蒂长为4～16cm，文献报道的最大面积为29cm×8cm。

皮瓣切取 该皮瓣血管蒂恒定，无论是近端蒂或远端蒂筋膜皮瓣，均可采用顺行法或逆行法切取。

近端蒂筋膜皮瓣 先于皮瓣远侧的胫骨内侧缘切开，此处深筋膜止于胫骨，容易找到。切开深筋膜后，从深筋膜下向外、向上掀起皮瓣，仔细结扎或双极电凝起自小腿内侧肌间隔和腓肠肌内侧头的穿支血管。如皮瓣较宽，应将大隐静脉包含在内，它是皮瓣静脉回流的两系统之一。如皮瓣不需感觉功能，应尽可能将隐神经保留在原位，防止损伤。将皮瓣由远及近掀起直至膝关节平面蒂部，血管束不必游离出来，它包括在蒂部的筋膜组织中（图2）。如需继续向上解剖，则常需拉开或切断缝匠肌，或将缝匠肌包含在皮瓣内一起掀起，以利显露。一般缝匠肌前缘的穿支血管最多，如前缘未见，则缝匠肌后缘必定存在。将皮瓣无张力转移，供区常需植皮封闭。切取近端蒂隐动脉岛状筋膜皮瓣时，一般先在蒂部解剖血管蒂。在缝匠肌外缘找到收肌管及股动脉，切开收肌管，将缝匠肌拉向外侧，见到膝降动脉及隐神经。然后按前法切取皮瓣，直至所需的隐动脉或膝降动脉血管蒂处（图3）。

隐动脉逆行岛状筋膜皮瓣 隐动脉在小腿上段与胫后动脉的肌间隙穿支、腓肠肌内侧头的肌皮穿支和膝下内侧动脉的筋膜穿支均有吻合（图4）。其中最重要

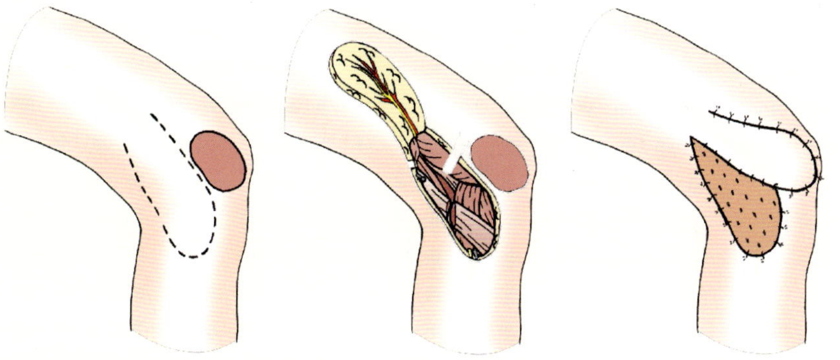

图 2a　皮瓣设计　　　　图 2b　皮瓣掀起　　　　图 2c　皮瓣转移

图 2　近端蒂膝内侧半岛状筋膜皮瓣修复髌前创面

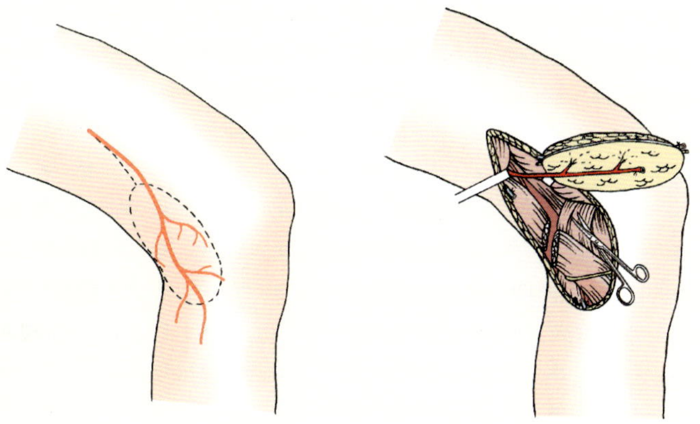

图 3　近端蒂膝内侧岛状筋膜皮瓣的切取

且恒定的吻合存在于膝关节下8cm处，与胫后动脉的近侧穿支之间。沿术前划线先在膝上缝匠肌前缘做皮肤切口，切开皮肤、皮下组织，直至深筋膜下间隙。将深筋膜向内提起，见到股内侧肌与缝匠肌之间隙。此处浅层有股内侧皮神经通过，如制成有感觉皮瓣，可将其带上。观察缝匠肌前缘的隐动脉穿支血管，如较多和（或）较大，则分离缝匠肌，将隐血管从此间隙中解剖出来，或为了安全起见连同缝匠肌一起取下。日本鸟居（Torii 音译）发现膝上 10cm 恒定有一筋膜皮肤穿支，从缝匠肌前缘穿出。如缝匠肌前缘隐动脉的穿支细小或缺如，则其穿支多位于缝匠肌后缘与股薄肌之间隙内。做皮瓣内侧切口，将隐血管从缝匠肌后缘解剖出来，或连带缝匠肌一同切取。将皮瓣向远侧在深筋膜下游离至蒂部（图 5）。供区修整后即可转移，供区游离植皮封闭。

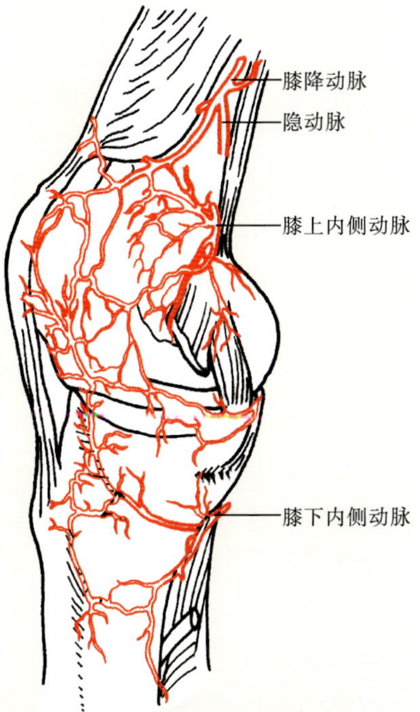

图 4　膝内侧筋膜皮肤血管的相互吻合

注意事项　①膝内侧筋膜皮瓣供区含有感觉神经，在膝上为股内侧皮神经，在膝下为隐神经。在修复髌前和胫骨结节等受压摩擦部位时，应将感觉神经包含在皮瓣内。近端蒂的膝内侧筋膜皮瓣可直接带上隐神经而有感觉功能，远端蒂的膝内侧筋膜皮瓣可将股内侧皮神经与受区的隐神经髌下支吻合而恢复感觉功能。②在近端蒂膝内侧筋膜皮瓣，大隐静脉是皮瓣静脉血回流的两通道之一，如皮瓣切取较大，不必

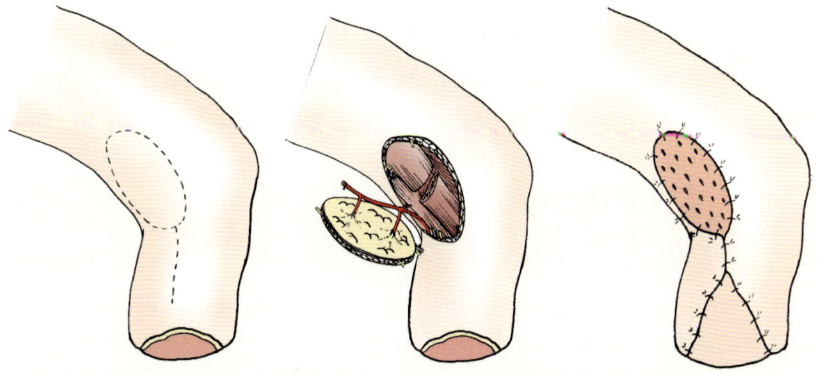

图 5a　皮瓣设计　　　　图 5b　皮瓣掀起　　　　图 5c　皮瓣转移

图 5　远端蒂隐动脉岛状筋膜皮瓣修复膝下截肢创面

将其从皮瓣中分出，大隐静脉的存在有利于皮瓣的成活；但在远端蒂皮瓣中，一般不宜保留大隐静脉。远端蒂皮瓣近侧切开后，其浅静脉的回流通道均被切断，因有坚强的静脉瓣膜，大隐静脉不仅不能帮助静脉血的逆向回流，反而将远侧肢体的静脉血导入皮瓣，加重深部伴行静脉的回流负荷。因此，远端蒂筋膜皮瓣掀起后，应放松止血带观察皮瓣血液循环片刻，如皮瓣淤血、肿胀，渗血为暗红色，用手扪摸大隐静脉坚韧怒张，则应在蒂部将其仔细分出结扎，消除不良作用。③膝下内侧动脉起于腘动脉，其筋膜皮支加入膝内侧筋膜血管网，并与隐动脉的分支、胫后动脉的近侧肌间隙穿支和腓肠肌内侧头的肌皮动脉穿支有丰富的吻合。因此以膝下内侧动脉为蒂同样能在这一供区设计切取近端蒂和远端蒂的筋膜皮瓣，修复邻近的皮肤软组织缺损。④膝下筋膜皮瓣的切取宽度如小于7cm，供区常能直接拉拢缝合；如缝合困难，需游离植皮，则应用石膏托将膝关节固定在伸直位，一能防止活动，有助于植皮的成活，二能防止膝关节屈曲挛缩。

（张世民）

féicháng nèicè dòngmài chuānzhī píbàn

腓肠内侧动脉穿支皮瓣（medial sural artery perforator flap）

以腓肠内侧动脉穿支供血，位于腓肠肌内侧头表面的轴型皮瓣。1975年，泰勒（Taylor）在尸体解剖中首次发现了腓肠肌内侧头的肌皮穿支，为一种新的游离皮瓣的出现提供了依据。随着穿支皮瓣的引入，2001年卡瓦达斯（Cavadas）首次对游离的腓肠内侧动脉穿支皮瓣进行了系列研究。随后国内外有关腓肠内侧动脉穿支皮瓣的解剖和临床应用报道也相继出现。

应用解剖 腓肠内侧动脉是腓肠内侧肌的主要营养动脉，于腓骨小头上方3.5cm处直接起自腘动脉，多数为1支，口径约为3mm，有两条伴行静脉。发出后主干斜向内下，在腓肠肌内侧头深面偏外入肌，动脉主干入肌后沿肌纤维的长轴下行，沿途发出数支肌支及皮动脉，营养腓肠肌内侧头、邻近的肌肉和表面皮肤。

研究发现腓肠内侧动脉穿支恒定，穿支数为2~4支，多数为2支，其中，第1与第2穿支距腘皱褶平均分别为6~11cm与10~17cm。约有34.2%的穿支起源于腓肠肌内侧头中间线，而将近有90%的穿支位于腓肠肌内侧头中间线旁开1cm范围内。穿支进入深筋膜前平均直径0.5mm（0.3~0.8mm），其中66%的穿支来源于腓肠内侧动脉的外侧支，34%来源于内侧支。约有一半的穿支穿出点位于腓肠肌肌腹的远侧半。腓肠内侧动脉穿支的规律出现证实了皮瓣的可靠性。可根据上述数据来设计皮瓣，一般开始于从腘窝横纹6.0cm以远腓肠内侧肌表面设计。腓肠肌内外侧头之间血管相互交通，因此即使缺少腓肠内侧动脉也不影响腓肠肌的血运。如果从皮瓣的内侧设计线先切开解剖，则常常先解剖到腓肠内侧动脉内侧支的穿支，而从皮瓣的外侧设计线切开解剖，则通常先解剖到腓肠内侧动脉外侧支的穿支。一般能找到1~2个可用穿支。如果出现两个可用穿支，则两个穿支一般处于皮瓣的远近端。至腓肠肌内侧头的运动神经很靠近腓肠内侧动脉，但更偏后，在解剖时不需连带运动神经，以免引起腓肠肌的萎缩（图）。

皮瓣的静脉为腓肠内侧动脉的伴行静脉，外径较粗大，约3.5mm左右，伴行静脉间有丰富的梯形静脉交通支。表浅静脉要注意保留，以防伴行静脉变异。

皮瓣的神经可为腓肠内侧皮神经或隐神经。如切取带感觉神经的皮瓣，应将神经向近侧多游离一段，以便有足够的长度与受区神经相吻合。

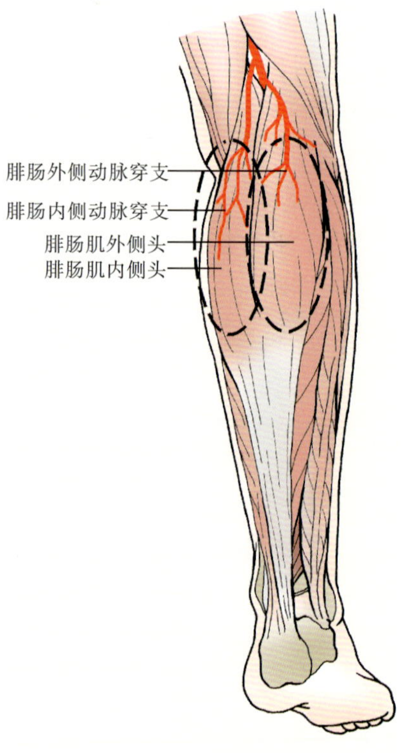

图 腓肠内侧动脉穿支皮瓣

适应证 自20世纪七八十年代开始，腓肠肌已经被用作肌瓣及肌皮瓣来修复下肢复杂的创面。

手术方法

皮瓣设计 根据受区的形态和范围设计皮瓣，术前常规行多普勒超声定位穿支。①点：在距腘皱褶以远6.0~17.0cm，距后正中线内侧1~4.5cm范围内的穿支

定位关键区域设计皮瓣。②线：以内踝后缘顶点与腓肠肌内侧头起点的外侧缘和腘皱褶交点的连线为皮瓣轴线。③面：在小腿内侧区域以轴线为中心设计切取皮瓣，皮瓣较创面放大 1cm，以深筋膜浅层为解剖平面。

皮瓣切取 根据创面位置患者取仰卧位或俯卧位，下肢上止血带但不驱血，取仰卧位切取皮瓣时下肢保持外展髋关节，屈曲并外旋膝关节，以便暴露小腿内侧解剖区域。采用俯卧位时更有利于血管解剖，但术中常需要更换体位修复受区创面。

先切开皮瓣后缘，提起皮瓣创缘，自后向前于深筋膜表面分离皮瓣容易发现穿支，穿支血管经腓肠肌内侧头穿出后，垂直进入深筋膜至皮肤。确定至皮瓣的穿支后，再次确定穿支至皮瓣的位置，以确保皮瓣与血管蒂相连。术中需要根据穿支情况再做皮瓣调整，为增加血管蒂的有效长度，应将皮瓣稍向远侧设计，将穿支血管置于皮瓣上半部。然后顺血管穿支，纵行分开肌肉，向腓肠内侧动脉解剖，用双极电凝处理沿途至肌肉的细小分支，为防止在解剖中误伤血管蒂，可连带少许肌肉在血管蒂上，一旦游离出的血管蒂达到受区要求后，再切开皮瓣四周。放松止血带，观察皮瓣血运良好后可断蒂或经皮下隧道转移到受区。但应注意皮瓣充盈时间比其他类型的皮瓣较长，可能与蒂长、血管痉挛有关。皮瓣供区在切取的皮瓣宽度小于 5cm 时，一般可直接闭合，否则需行游离植皮修复供区创面。

注意事项 虽然腓肠内侧动脉穿支出现恒定，但具体穿出点很不确定。术前采用超声多普勒血流探测仪探测腓肠内侧动脉穿支的穿出部位有助于皮瓣设计，但部分穿支不一定来自腓肠内侧动脉，超声测量有一定局限性。每一穿支能营养多大范围的皮瓣目前尚不明确。腓肠内侧动脉粗细与皮瓣切取面积有关，主干外径为 1.5~2.5mm 时，切取皮瓣的总长度在 17cm 以下是安全的。因此，腓肠内侧动脉穿支皮瓣应以中小面积切取为主。腓肠内侧动脉伴行静脉外径相对粗大，与供区血管匹配性差，为解决腓肠内侧动脉穿支皮瓣的静脉回流问题，提高其成功率，临床上应注意：选择受区较粗大的浅静脉或静脉分叉口吻合；保留皮瓣较粗的浅静脉以备吻合；尽可能重建两条回流通路。

优缺点 腓肠内侧动脉穿支皮瓣，具有薄而柔软、供区隐蔽的优点。

（芮永军）

xiǎotuǐ nèicè píbàn

小腿内侧皮瓣（medial leg flap）

取自小腿内侧面供区的筋膜皮瓣。包含三种皮瓣：①胫后动脉皮瓣（posterior tibial artery flap）。②胫后动脉穿支皮瓣（posterior tibial artery perforator flap）。③胫后动脉内踝上穿支皮瓣（medial supramalleolar perforator flap from posterior tibial artery）。

（张世民）

jìnghòu dòngmài píbàn

胫后动脉皮瓣（posterior tibial artery flap）

以胫后动静脉为血管蒂的皮瓣。1983 年张善才首先报道。该皮瓣血管蒂长，口径粗，皮瓣质地好，供区较隐蔽，皮瓣切取面积大，临床上应用灵活，使用方便。可用做顺行或逆行带蒂岛状转移，吻合血管的游离移植，或用于对侧小腿的交叉转移。但皮瓣切取后将损伤小腿一条主要血管，需严格掌握其适应证。

应用解剖 小腿内侧中部和下部的皮肤血供直接来源于胫后动脉的肌间隙皮动脉，这些分支经比目鱼肌与趾长屈肌之间的肌间隙，穿过小腿内侧深筋膜的浅部时又分为前后支，前支分布于胫骨内侧面皮肤，后支分布于肌间隙以后的皮肤。钟世镇等观察 40 例下肢标本，胫后动脉内侧皮动脉，在小腿中下部出现支数为 2~7 支，其中 2~4 支为最多，占 75%±6.9%，小腿中 1/3 的占 54.8%±4.1%，在小腿下 1/3 的占 45.2%±4.1%。发出部位以小腿中 1/3 的中部和下部，下 1/3 的上部和中部出现支数最多。皮动脉的外径为 0.5~2mm。因胫后动脉的位置在小腿上部较深，下部较浅，故皮动脉的长度由上向下逐渐变短，上部的皮动脉长为 25~50mm，下部长为 2~11mm。小腿中部尚有来自小腿上部皮动脉，主要为膝降动脉的隐支，胫后动脉的皮支与该动脉皮支组成丰富的血管吻合网，有利于扩大皮瓣切取面积。在小腿下 1/3 踝关节附近，胫后动脉分支与胫前动脉分支，腓动脉分支构成血管吻合网；胫后动脉的终末支形成足底动脉弓与足背动脉弓相交通，是切取逆行岛状皮瓣的解剖学基础。皮动脉的伴行静脉多为 1~2 支，其外径粗于皮动脉。皮静脉向深部流至胫后静脉，其浅部属支在浅筋膜内与大隐静脉间有许多交通支。

适应证 胫后动脉皮瓣主要适于以下三种移植。①顺行转移或逆行转移：可修复小腿任何部位的皮肤软组织缺损，尤其适用于膝、腘部、足跟、足底、足背近侧部及踝部创面的修复。②吻合血管的游离移植：适用于手掌、手背、前臂及面颈部等处。③桥式交叉转移：适于修复对侧小腿、踝、足部的广泛性瘢痕挛缩及受区血管条件不佳，不适合做吻合血管的游离移植的患者。

手术方法

皮瓣设计 从胫骨内髁至内踝顶划一连线，皮瓣上界可至上中1/3交界处，下界至下1/3中段，前至小腿前中线，后至小腿后中线，可切取30cm×15cm。在上述皮瓣范围内可以胫后动脉为轴，根据受区的需要设计皮瓣的形状和大小以及血管蒂的长度。在皮瓣的上下端各划一条适当长度的延长线，以显露血管蒂时用。

皮瓣切取 先切开皮瓣的后缘，解剖出大隐静脉与隐神经，保护备用。再切至深筋膜下，为防止皮下与深筋膜分离，将皮缘与筋膜缘间断缝合数针。沿深筋膜下间隙向前游离，找到比目鱼肌与趾长屈肌间隙，打开该间隙，显露胫后动静脉及胫神经，透过深筋膜观察胫后血管发出的皮肤穿支及其分布。将胫后血管与胫神经进行分离，并向远近端各游离一段血管备用（血管蒂长一般为3~4cm）。

胫后动脉皮瓣游离移植 多用于修复手掌，手背及前臂皮肤缺损。在上述显露的基础上，切开皮瓣的前缘，注意保留胫骨骨膜的完整。向后翻至肌间隙部位，切断并结扎从肌间隙血管向前、后侧发出的小肌支。当胫后血管的前后两侧皮瓣游离完成后，将胫后血管、大隐静脉、隐神经，包括血管周围的组织，连同皮瓣一起掀起游离至上界血管蒂为止。待受区准备就绪后，再切断血管神经蒂。供区创面用中厚皮片覆盖。

胫后动脉岛状皮瓣逆行转移 用于修复足跟，足背及踝部创面。在皮瓣下缘以下继续向远端游离胫后血管至所需要的血管蒂长度（最多至内踝的后上缘即内踝尖近侧处）。用血管夹夹闭皮瓣近端的血管蒂5~10分钟观察足及皮瓣的血液循环情况，若循环良好，则切断并结扎近侧血管，形成以远侧胫后动静脉为蒂的小腿内侧岛状皮瓣。皮瓣移位时血管蒂旋转点在内踝部，通过皮下隧道或明道将皮瓣转移到受区，勿使血管蒂扭曲、受压。供区植以皮片覆盖。

胫后动脉皮瓣桥式交叉转移 临床上可根据对侧小腿或足踝部创面的位置大小来设计顺行或逆行皮瓣，桥式交叉至对侧。在做桥式交叉转移时，血管蒂长度要求：用近侧血管蒂（顺行交叉）长6~8cm，用远侧血管蒂（逆行交叉）长2~4cm，在小腿上端或内踝血管蒂处，皮瓣的一端要设计一段尽量长的皮蒂，以便交叉移植后封闭血管蒂用，做桥式交叉封闭血管蒂是手术的关键，利用皮瓣的一端为前壁，而受区切口边缘为后壁，严密闭合血管蒂部位。术后两下肢用交叉石膏固定。

注意事项 胫后动脉有时缺如，欧洲人占9%，中国人占9.5%。故在做此手术前，要求详细检查胫前胫后动脉搏动情况，必要时做超声多普勒血流仪检查，以了解血管情况，如果胫前或胫后动脉有损伤或缺如，则不宜行此手术。

优缺点 优点：①血管蒂较长，口径较粗，吻合容易成功。②皮瓣质地好，厚度适中，有可供吻合的皮神经，应用范围广。③供区较隐蔽，对术后功能和外观影响小。④皮瓣可切取面积较大，一般能切取30cm×15cm。⑤皮瓣应用灵活，可顺行或逆行，也可做桥式交叉和行吻合血管的游离移植。缺点：损失一条足部供血的主干动脉。

（张世民）

jìnghòu dòngmài chuānzhī píbàn

胫后动脉穿支皮瓣

（posterior tibial artery perforator flap） 由胫后动脉发出的肌间隔穿支血管供养的皮瓣。具有不损失主干血管即胫后动脉的优点。

应用解剖 胫后动脉走行于小腿后横肌间隔的内侧，位于比目鱼肌与趾长屈肌之间。胫后动脉在全长发出2~7（多数4~5）支肌间隔筋膜皮肤穿支，口径0.5~1.5 mm，多分布于小腿的中下段。由于胫后动脉在小腿上部位于肌肉之间，位置较深，在小腿下部位于肌腱之间，位置较浅，故筋膜穿支血管在上段蒂长（2.5~5.0cm）而径粗，数目较少；在下段蒂短（0.2~1.1cm）而径细，数目较多。这些穿支血管垂直或斜向远侧穿过深筋膜后，在深筋膜表面发出放射状分支（上升支、下降支、水平支），相邻穿支的上升支与下降支相互吻合，形成丰富的纵向血管弓，继之分布于小腿内侧中下段皮肤。虽然这些穿支血管发出的位置常不确定，但研究发现，在内踝尖上9~12cm、17~19cm和22~24cm处，恒定有3对较大的穿支存在。对单个肌间隔（隙）筋膜穿支进行选择性插管，注射亚甲蓝，皮肤染色可达14cm×10cm。小腿内侧中段的皮肤可接受上方隐动脉、膝下内侧动脉和腓肠肌内侧头肌皮穿支的血供（图1）。肌间隔筋膜穿动脉均有两条伴行静脉，略粗于动脉，蒂长与动脉相似，直接回流至胫后静脉。隐神

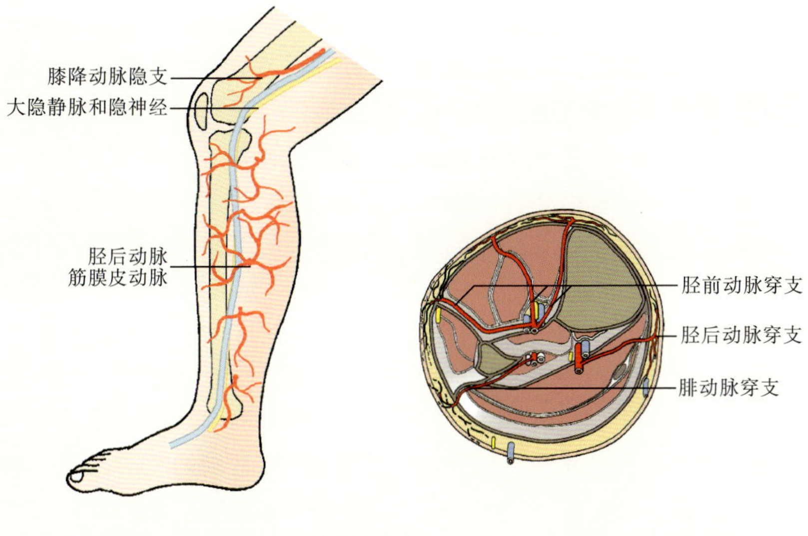

图 1a　小腿内侧的筋膜皮肤穿支及其相互吻合　　图 1b　小腿中下 1/3 横断面

图 1　小腿内侧穿支皮瓣解剖

经分布于小腿内侧区。但肌间隔穿支血供筋膜皮瓣局部转移覆盖创面，一般不需重建其感觉功能。

适应证　无急性炎症的小腿皮肤软组织缺损和骨髓炎清理创面，对胫前骨外露创面尤为适宜。以这三组肌间隔筋膜穿血管营养的近端或远端筋膜皮瓣，几乎可以覆盖小腿前方的所有创面。

手术方法

皮瓣设计　皮瓣的轴心线即为小腿中下段胫后动脉的投影线，在胫骨内侧髁中点与内踝与跟腱中点的连线上。皮瓣的旋转轴点即为筋膜穿支在胫后动脉的发出点，可按创面的部位选用上述 3 个穿支中最近的 1 支。术前用超声多普勒探测很有帮助，如果无多普勒超声血流仪，可按内踝上 10、18、20cm 在轴心线上予以标出。皮瓣面积可达 12cm×5cm。

皮瓣切取　抬高患肢 1～2 分钟，不驱血，用空气止血带控制手术。

穿支血管蒂筋膜皮瓣的切取　按画线先于皮瓣后缘做切口，直达深筋膜下。将深筋膜与皮肤临时缝合固定几针，防止分离。从深筋膜下向前掀起，见到内侧肌间隔。观察肌间隔中穿支血管的分布情况，根据需要决定切取近端蒂或远端蒂肌间隔穿支蒂筋膜皮瓣，并将皮瓣的上下界限做适当调整。同一穿支，既可设计切取近端蒂皮瓣（穿支蒂位于皮瓣的近侧），又可设计切取远端蒂皮瓣（穿支蒂位于皮瓣的远侧）。切开皮瓣四周，将肌间隔游离至穿支血管蒂部，形成仅以胫后动脉肌间隔穿支血管为蒂的岛状筋膜皮瓣，可做局部移位、旋转或推进，覆盖受区创面（图 2）。

穿支血管蒂筋膜皮下瓣的切取　在设计的组织瓣表面做长 S 形或长 Z 形切口。切开皮肤后，在皮下组织的浅层向两侧分离皮肤瓣，注意保留部分脂肪组织于

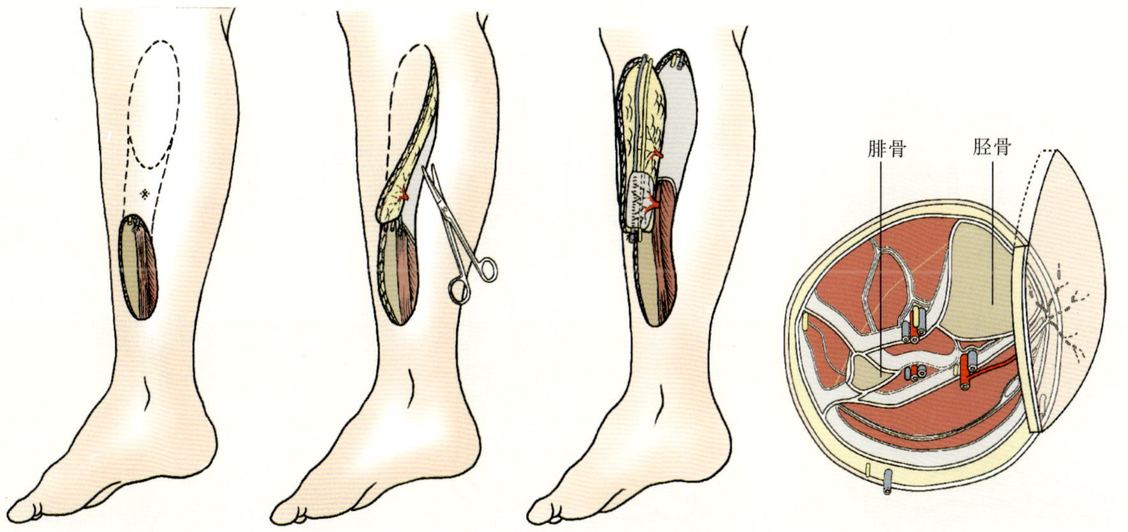

图 2a　皮瓣设计　　图 2b　皮瓣掀起　　图 2c　皮瓣转移　　图 2d　皮瓣解剖横截面

图 2　小腿内侧胫后动脉穿支蒂筋膜皮瓣

皮肤瓣上，防止损伤真皮下血管网。可将大隐静脉和隐神经从皮下组织的浅层解剖出来，留在原位。再在组织瓣的后缘从深筋膜下将其掀起，并将深筋膜与皮下组织缝合固定几针。见到穿支血管后，根据血管的分布、走向将组织瓣做适当调整，予以切取。如组织瓣能顺利到达受区，则保留蒂部的筋膜组织，既能保护血管，也能增加血供；如皮瓣要求的旋转弧较大，即可四周切开，形成完全游离的穿支蒂岛状筋膜皮下瓣。可分别采用旋转或翻转的方式修复蒂部近侧或远侧的创面（图3）。

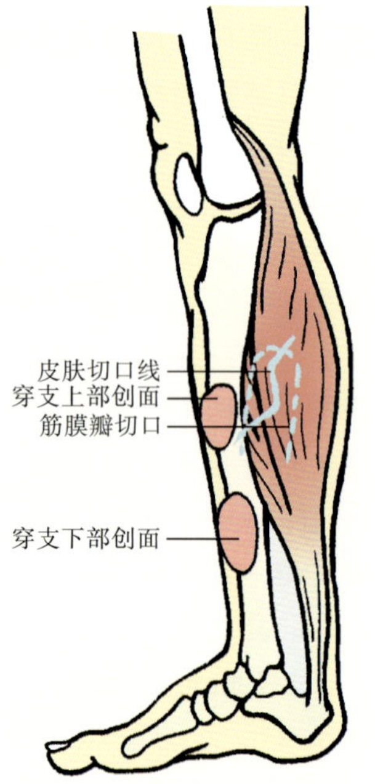

图3a　组织瓣及皮肤切口设计

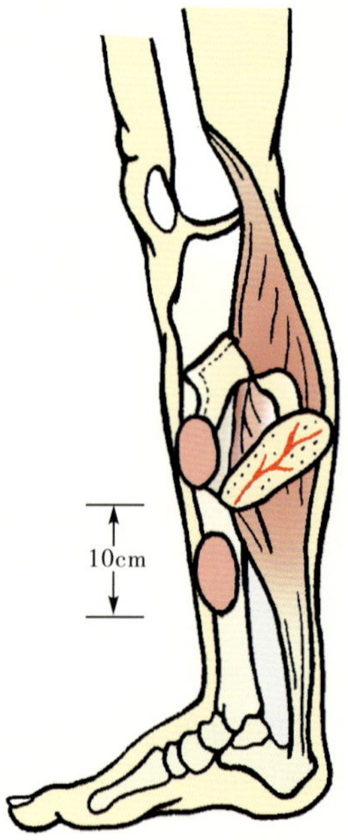

图3b　组织瓣掀起

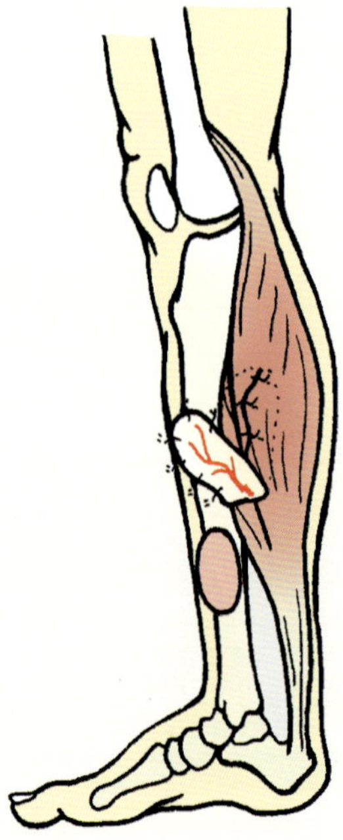

图3c　旋转移位修复组织瓣同侧创面

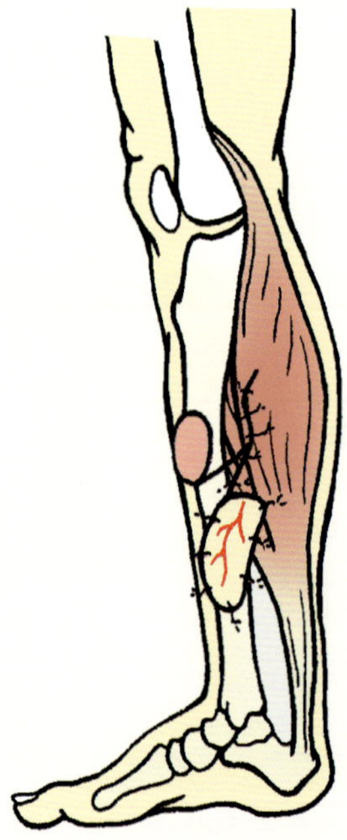

图3d　翻转移位修复组织瓣对侧创面

图3　小腿内侧胫后动脉穿支血管蒂筋膜皮下瓣修复胫前创面

注意事项　①小腿在外形上是个典型的圆锥状结构，对胫骨前面更类似于三棱锥。这种结构使小腿的局部组织瓣，无论以何种方式转移（如移位、推进、旋转、翻转等），均较平面结构或圆柱状结构需要更长的距离才能到达受区。这在跨过胫骨前嵴（相当于三棱锥的一个棱）的转移中体现得更明显。因此，在小腿局部组织瓣的设计时，除了考虑蒂部与受区远端的距离，组织瓣切取后的皱缩（一般10%～20%）外，还必须考虑到小腿这种圆锥、三棱锥结构对皮瓣长度的特殊需要，即切取小腿部组织瓣应较一般的组织瓣更长一些。②肌间隙穿血管细小，如组织瓣能无张力的到达受区，则不必解剖蒂部的筋膜隔，以利保护血管。如组织瓣到达受区有困难，则可在手术放大镜下细心分离蒂部的筋膜组织，将穿支血管追踪至胫后动脉的起始处，获得较长的血管蒂，进行无张力转移。③筋膜皮瓣的抗感染能力不如肌瓣和肌皮瓣强。因此，受区创面应基本清洁，无化脓炎症。骨髓炎死腔应首选肌瓣填塞或肌皮瓣覆盖，但在小腿下段，肌瓣和肌皮瓣的旋转弧往往难以达到，此时可选用局部筋膜瓣填塞，效果良好。

优缺点　穿支血管蒂岛状筋膜皮下瓣较筋膜皮瓣的优点：①供区损失少，很容易将大隐静脉和隐神经分出，保留在原位。②可翻转移位，在供、受区夹角大于90°，尤其接近180°时，能减少蒂部的损失，减轻组织瓣缝合后的张力。③不与肌腱、肌肉粘连，不影响其滑动和收缩功能。缺点是无论组织瓣大小，均需在受区植皮。

（张世民）

jìnghòu dòngmài nèihuáishàng chuānzhī píbàn

胫后动脉内踝上穿支皮瓣（medial supramalleolar perforator flap） 由胫后动脉在内踝上发出的肌间隔穿支血管供养的小腿内侧皮瓣。由1986年葡萄牙学者阿马兰特（Amarante）首先报道，对修复小腿下1/3和踝部创面十分有利。

应用解剖 胫后动脉下段位置表浅，位于胫骨后方、趾长屈肌与跟腱之间沟内。胫后动脉在内踝上方4cm（2.8～4.2cm）和6.5cm（5.2～7.5cm）发出两条较大的肌间隙筋膜皮肤穿支血管，口径0.5mm左右，并与其他穿支动脉相互吻合，参与小腿内侧筋膜血管链的构成（图1）。在新鲜肢体标本，将胫后动脉在此两穿支的上、下予以结扎后，仅以此两穿支为蒂进行亚甲蓝灌注，皮肤的染色范围可达膝下10cm处。

胫后动脉内踝上穿支恒有两条伴行静脉，将静脉血引流至深部的胫后静脉。大隐静脉主干亦经过此区。隐神经在小腿下段分为两支。前支较长，与大隐静脉伴行，经内踝前方下降至足的内侧缘；后支较短，沿胫骨内侧缘下降至内踝部。隐神经和大隐静脉周围血管网的存在，加强了小腿内侧筋膜皮肤的血管联系，使小腿内侧体被组织的血液供应更具纵行方向性。因此，在小腿内侧切取的带隐神经营养血管丛的纵向筋膜皮瓣可以成活很长时间。

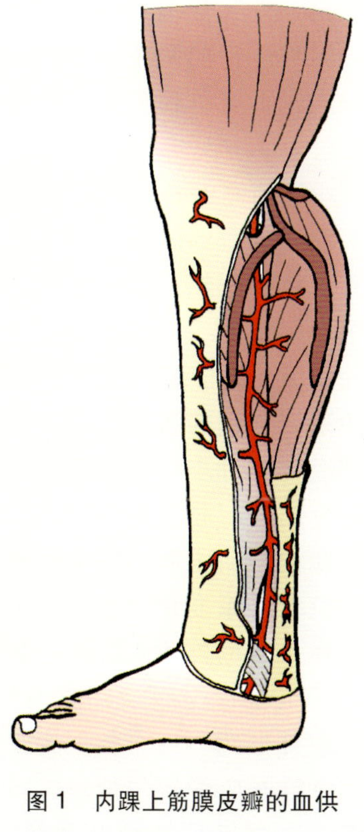

图1 内踝上筋膜皮瓣的血供

适应证 内踝上筋膜皮瓣的旋转弧可达小腿下1/3的前面，踝部的前、后方和足跟后面（后跟posterior heel）。

手术方法

皮瓣设计 以胫骨内侧髁中点向跟腱与内踝中点做一连线，即为胫后动脉中下段的投影线，亦是皮瓣设计的轴心线。在内踝上方以超声多普勒进行探听，标出内踝上穿支血管的发出位置。如无超声多普勒血流仪，亦可在皮瓣的轴心线于内踝尖上方4cm和7cm各做两点标记。尽管理论上此筋膜穿支可供养上至膝下10cm，下至内踝尖，两侧至前、后正中线的广大皮区，但实际应用中，以长不超过15cm、宽4cm左右为宜。

皮瓣切取 按设计先做皮瓣前侧切口，切开皮肤、皮下组织和深筋膜，并将三者固定几针，防止分离。将深筋膜提起，由前向后锐性分离，直至胫骨内侧缘。此处小腿后方的深筋膜附着于胫骨。紧贴胫骨内缘小心切开深筋膜，并向后翻起，即可见到在胫骨与跟腱之间的（由前向后排列）胫骨后肌、趾长屈肌、胫后血管神经束和踇长屈肌。不必过多分离此间隔，因为胫后动脉发出的筋膜穿支血管由此走向浅层，防止损伤。观察胫后动脉内踝上穿支的分布与走行情况。辨清血管后，可对皮瓣设计（主要是蒂部的位置和皮瓣的长度）做适当地调整。如受区位于蒂部的远侧，需用远端蒂筋膜皮瓣，同时手术发现下方的筋膜穿支血管口径较大，可仅以此一穿支为蒂，增大皮瓣向远侧的旋转弧，同时缩短皮瓣的近侧切取长度。做皮瓣后侧切口，同样在深筋膜下向前掀起至胫后动脉处。继之做皮瓣近侧切口，需切断大隐静脉和隐神经。将皮瓣由近向远掀起直至蒂部。皮瓣的基底部既可保留皮肤使皮瓣成为半岛状，又可切断皮肤而保留筋膜组织和血管蒂，或完全切断皮肤和筋膜使之成为仅以筋膜穿支血管相连的岛状，便于向远侧转移修复内踝或后跟创面（图2）。

注意事项 ①此皮瓣的常用方式是以远端为蒂向下转移，对小腿下1/3的胫骨外露、慢性骨髓炎窦道、踝关节前面的肌腱外露、内踝压疮、后跟皮肤软组织缺损、跟腱外露和后跟压疮，均能提供良好的覆盖。②此供区可切取不带皮肤的（深）筋膜瓣或（深）筋膜皮下瓣。有学者报告用此供区的筋膜瓣（带有一薄层皮下脂肪组织，以防损伤深筋膜上血管网）翻转180°修复内踝部的静脉性溃疡，再在深筋膜面上植皮，效果良好。③切取中应随时将组织瓣试行转移，如能安全无张力的到达受区，则不必继续解剖；如解剖至蒂部的肌间隔后皮瓣转移仍有张力，则可在手术放大镜或手术显微镜下细心解剖蒂部的筋膜隔组织，使组织瓣获得灵活、较长的血管蒂，增大其旋转弧。倘如此仍不能满足要求，

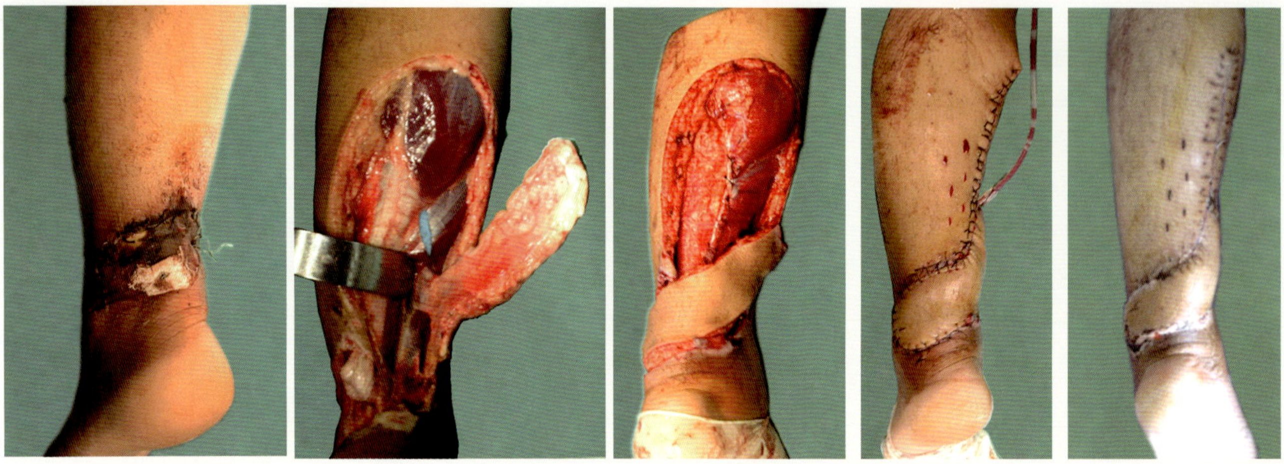

图 2a 创面　图 2b 皮瓣切取　图 2c 皮瓣转移　图 2d 皮瓣就位缝合　图 2e 皮瓣成活

图 2 内踝上穿支皮瓣修复跟腱区皮肤软组织缺损

可试行夹闭胫后动脉，观察足部血供 15 分钟，如足部血液循环良好，则切断胫后动脉，形成带胫后动、静脉的顺行岛状皮瓣或逆行岛状皮瓣。④除了深筋膜上血管网外，隐神经周围血管网对皮瓣的成活亦有重要作用。可设计切取带皮神经营养血管丛的内踝上筋膜皮瓣。因此，如果筋膜瓣或筋膜皮下瓣切取较长，应将隐神经包含在内。强行将隐神经分离出去，必将损害皮神经周围血管网的完整，影响组织瓣末端的血供与成活。隐神经支配区是非负重区，切取后影响不大。⑤在远端蒂皮瓣的应用中，大隐静脉等浅静脉干的作用应在放松止血带后予以检验。如皮瓣无静脉性淤血肿胀，可能是浅静脉干在远侧已受到损伤（如踝部创面）或已经闭塞（如慢性炎症刺激），不必再在蒂部将其分离结扎；否则应将蒂部皮肤切开，将怒张坚韧的浅静脉干予以分离结扎。

（张世民）

xiǎotuǐ qiáncè píbàn

小腿前侧皮瓣（anterior leg flap）

取自小腿前侧面供区的皮瓣。有三种类型：①胫前动脉皮瓣。②胫前动脉穿支皮瓣。③腓动脉外踝上穿支皮瓣。

（张世民）

jìngqián dòngmài píbàn

胫前动脉皮瓣（anterior tibial artery flap）

以胫前动脉及其伴行静脉供养的小腿前侧皮瓣。胫前血管束的解剖位置恒定，血管口径较粗，容易吻合成功。但需损失一条小腿主干血管，且其血供属于肌间隙皮肤动脉类型，血管蒂位置较深，解剖血管有一定的困难。

应用解剖 胫前动脉从腘动脉发出后，穿小腿骨间膜，进入小腿前区，起初走在胫骨前肌和趾长伸肌之间，后经踇长伸肌与胫骨前肌之间，被趾长伸肌掩盖。下行经踇长伸肌深面，在踝间线上方又转至踇长伸肌与趾长伸肌之间移行于足背。胫前动脉在小腿前区内的长度平均为 29cm，其上部外径为 3.6mm，中部外径为 2.9mm，下部外径为 1.4mm。胫前动脉发出 1～5 个皮支，其中 3 支者最多。皮支平均外径为 1.2mm，其中 1.0mm～1.6mm 者较多。皮支多在小腿中、上段从胫前动脉发出，通过肌间隙，穿深筋膜布于皮下组织内。主要分布于小腿中、上 1/3 的皮肤。

小腿前侧皮瓣只有一组深静脉，与胫前动脉干及其皮动脉伴行。该皮瓣无粗大的浅组皮静脉。胫前静脉多数有两条，其外径比伴行的动脉粗。后者外径平均为 1.2mm。解剖分离胫前动脉时，应一同将伴行的两条胫前静脉解剖分离，不要单独分离，以免损伤血管。

小腿前侧皮瓣皮神经无主干，与胫血管伴行的腓深神经主要是肌支，故不能作为皮瓣感觉神经移植。但解剖分离胫前血管时，应注意保护该腓深神经不可损伤，以免造成小腿前群肌肉瘫痪。腓深神经在腓骨小头后下方由腓总神经分出，与胫前血管伴行，走在小腿前群肌之间。它与胫前血管的位置关系变化较大。该神经先走在血管的外侧，后移至其前方，又至血管内侧（外前内型）和外前外型约各占半数。故解剖分离血管时应看清与神经走行的关系，注意保护神经及其肌支，避免损伤。

适应证 适用于中等范围的皮肤缺损，如手部或前臂等部位的皮肤缺损创面的修复以及虎口开大成形术等。另外也可以切取带血管蒂的小腿前侧皮瓣转移修复小腿上部、膝部创面。由于蒂血管口径较粗，蒂较长，常作为交腿皮瓣的蒂血管。不但皮瓣易于成活，而且当皮瓣断蒂时该血管还可以恢复原位吻合而恢复胫后动脉的血运。

手术方法

皮瓣设计 先从胫骨前嵴外侧约2cm，腓骨头平面下2~3cm处，用超声多普勒探测胫前动脉位置，并沿动脉的血流声向下探测，达到足够的长度，以探知的胫前动脉走行为轴线，设计皮瓣的切取范围及其形状，用甲紫标记。

皮瓣切取 先从腓骨头平面下2~3cm，胫骨前嵴外侧2cm处切开皮肤，向下延伸切口达8~10cm，沿胫骨前肌和趾长伸肌之间解剖胫前血管蒂，解剖分离过程注意皮支血管的保护，发现较粗大的皮支血管一定要保留于皮瓣内，周围携带0.5~1.0cm的筋膜组织，保护皮支血管不受牵拉、扭转等损伤。蒂血管解剖分离清楚后再行皮瓣的切取。从小腿远侧切开皮瓣，直达深筋膜，从皮瓣两侧向以胫前血管走行为轴线的中心解剖分离，向远侧在䠖长伸肌深面及䠖长伸肌与趾长伸肌之间解剖分离血管，在分离血管时，应将肌支分离后结扎切断，分离较大的皮支血管连同周围的筋膜加以保护。当皮瓣两侧均已解剖分离至血管蒂处的肌间隙时，将胫前血管的远侧结扎切断，顺肌间向上分离，即可完成皮瓣顺行的解剖分离。如果逆行游离，则应结扎血管的近端，将皮瓣逆行向远端游离。皮瓣全部解剖分离完毕后，用温盐水纱布覆盖并观察血运情况，血供良好后再行移植或转移。在肌间隙内解剖胫前血管时应细心地将腓深神经从血管束内解剖分离出来，注意保护，尤其细小的肌支不可损伤。供区创面的封闭：先将肌间隙缝合，皮肤边缘适当潜行剥离，尽量向创面区牵拉缝合固定，但不可过大的张力强行拉拢缝合皮肤，以免张力过大影响小腿的血运。剩余的创面，切取中厚皮片植皮封闭。

（张世民）

jìngqián dòngmài chuānzhī píbàn

胫前动脉穿支皮瓣（anterior tibial artery perforator flap） 以胫前动脉发出的肌间隔穿支血管供养的小腿前侧筋膜皮瓣。又称腓浅神经营养血管皮瓣。有不损失小腿主干血管的优点。

应用解剖 小腿前间隔及其表面体被组织的血供，在上中段，主要来自胫前动脉，下段则还得到腓动脉终末穿支的加强。胫前动脉在行程中发6~10（平均8）支肌间隙筋膜皮肤穿动脉，外径0.3~0.8mm，略小于胫后动脉的穿支。1997年惠特泽尔（Whetzel）等描述这些穿支血管经3个肌间隙浅出深筋膜而营养皮肤。第一间隙位于胫骨外侧面与胫骨前肌（腱）之间，此间隙除胫前返动脉外，平均有2.9个穿支；第二间隙位于胫骨前肌（腱）与趾长伸肌（腱）或䠖长伸肌（腱）之间，平均有1.1个穿支，第三间隙位于趾长伸肌与腓骨短肌之间，即是小腿的前外侧肌间隔，平均有4.7个穿支。胫前动脉发出的近侧穿支位于第三间隙中，伴腓浅神经走行，腓浅神经与第三间隙关系密切（图1a）。在小腿上1/3（约腓骨小头下6cm），腓浅神经走行于小腿前外侧肌间隔的深部（肌间隔段）；在小腿的中1/3（约腓骨小头下14cm），走行于此间隔的深筋膜之下（筋膜下段）；在小腿的下1/3（约腓骨小头下22cm），则穿出深筋膜走行于皮下组织之中（皮下段）。在腓骨小头下4.7cm，胫前动脉发出一穿支血管，向前外走行，跨过腓浅、腓深神经的表面（约2/3）或深面（约1/3），于腓骨小头下7~11cm处，从外侧伴腓浅神经走行。动脉起始外径1.0mm，伴行静脉2条，外径1.9和1.6mm。因这一腓浅神经伴行血管较粗且恒定，故有学者称其为腓浅动脉（superficial peroneal artery）。腓浅神经伴行血管在下降过程中，尚得到3~4条胫前动脉下段肌间隙穿支血管的加强，并与腓动脉终末穿支的升支于外踝上5~7cm处在皮下组织中相互吻合，形成顺沿腓浅神经走行的纵向血管吻合链（图1b）。胫前动脉的中部穿支位于第二间隙，位于胫前肌与趾长伸肌之间，于小腿的中上1/3交界处（约胫骨髁下12~14cm）穿出深筋膜。胫前动脉的下部穿支约在胫骨髁下17~22cm发出，在趾长伸肌腱下向远侧走行，最后从胫前肌与胫骨之间的第一间隙穿出。皮瓣的静脉回流只有一套深静脉系统，两条伴动脉而行，引流至胫前静脉。皮瓣的皮神经支配为腓浅神经。

适应证 胫前动脉穿支皮瓣可以近端为蒂，可以修复膝关节附近及小腿上段的创面，并能提供感觉功能；以远端为蒂，可以修复小腿中下段和踝部创面；以两端为蒂（bi-pedicled），特别适

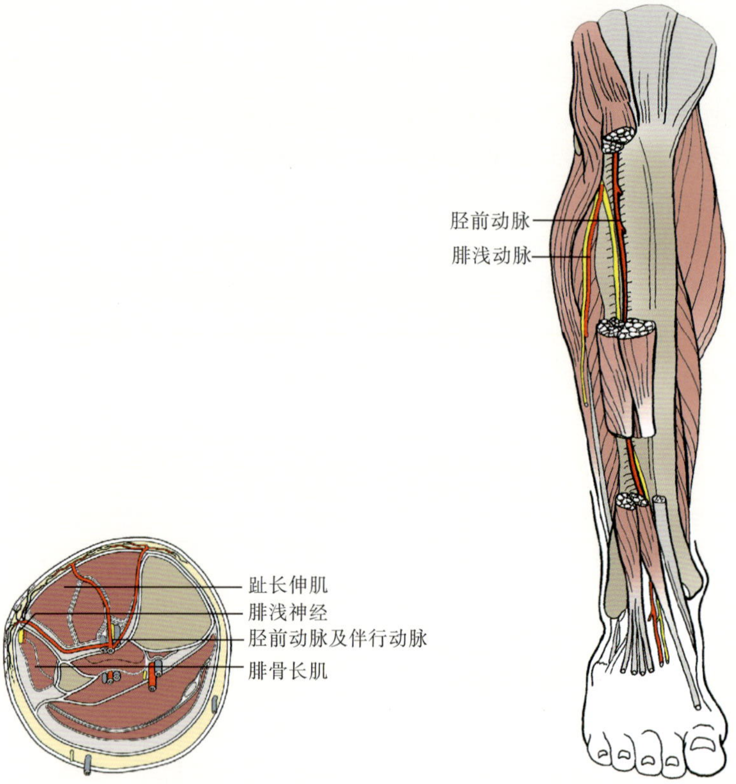

图 1a　小腿前侧肌间隔及腓浅神经与腓浅动脉的走行与分布　　图 1b　小腿前外侧的筋膜皮肤血管网

图 1　小腿前外侧筋膜皮瓣的血供

于小腿中段创面。

手术方法

皮瓣设计　皮瓣的轴心线是小腿前外侧肌间隔，在腓骨小头前缘与外踝尖前缘的连线上，在瘦的患者可清楚地摸到这条线状结构。皮瓣的旋转点可选择在轴心线上的任何一处，依受区的部位而定。近侧轴点不宜超过腓骨小头下 5cm，远侧轴点不宜超过外踝上 5cm。皮瓣的切取面积可达（20~30）cm×10cm。

皮瓣切取　近端蒂和远端蒂皮瓣均可顺行或逆行切取。

腓浅动脉近端蒂筋膜皮瓣　用于修复胫骨结节处创面（图 2a）。顺行法切取首先解剖血管神经蒂。按设计在小腿中上 1/3 交界处，切开皮瓣后缘直至深筋膜下间隙。从深筋膜下的腓骨长肌肌膜表面向前掀起皮瓣，直至腓骨长肌与趾长伸肌之间的小腿前外侧肌间隔。在小腿的上 1/3，腓浅神经血管束走行于此肌间隔的深处。略做分离，辨清筋膜皮肤穿支血管进入皮瓣后，即可做皮瓣的前侧和远端切口，在深筋膜下沿血管神经束向上追踪解剖，直至获得足够长度的血管蒂（图 2b）。将皮瓣无张力下转移至受区，供区中厚植皮封闭（图 2c）。

逆行法切取腓浅动脉近端蒂筋膜皮瓣往往是在用超声多普勒确定了腓浅血管的深筋膜浅出点（一般在小腿中下 1/3 交界处，或腓骨小头下 22cm），或对该供区结构已熟悉之后采用。直接从皮瓣的远端切开，于深筋膜下向近侧掀起，不必仔细寻找，腓浅血管神经束即包含在筋膜蒂部之中。具有操作简单、耗时短的优点。

腓浅动脉远端蒂筋膜皮瓣　小腿前外侧筋膜皮瓣如将其远端蒂部设计在外踝上方 5cm 处，即是外踝上筋膜皮瓣，适于修复踝部创面。

此处叙述远端蒂筋膜皮瓣在小腿中下 1/3 创面的应用。因腓浅动脉的中远段细小，与胫前动脉远侧穿支间的吻合也是以筋膜

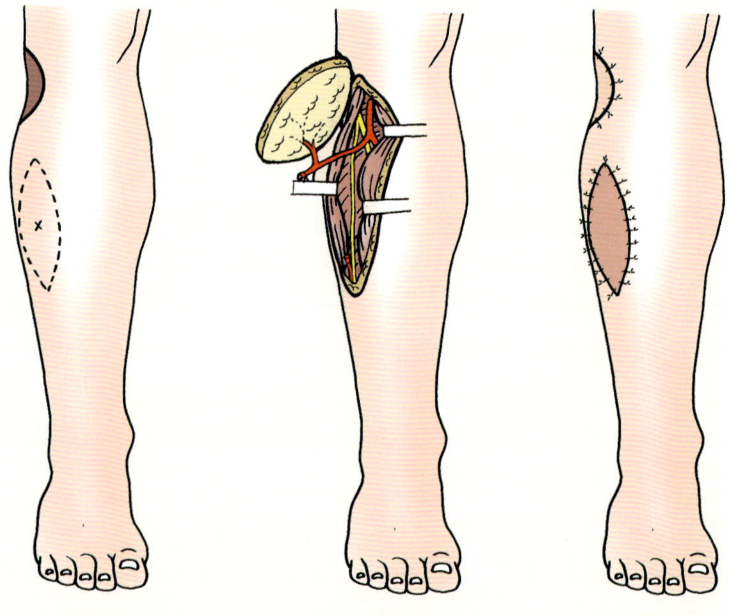

图 2a　皮瓣设计　　图 2b　皮瓣切取　　图 2c　皮瓣转移

图 2　腓浅动脉近端蒂筋膜皮瓣修复腓骨小头压疮

血管网的形式存在，因此在远端蒂的小腿前外侧皮瓣，其蒂部必须包含 1.5~2cm 宽的筋膜皮下组织。先在蒂部切开皮肤，于皮下组织的浅层向两侧分离皮肤瓣后，按筋膜蒂部的设计宽度，切开其后缘，在深筋膜下向前翻起，找到小腿前外侧肌间隔。在腓骨长肌腱与趾长伸肌腱之间隙小心解剖，辨清和保护进入皮瓣的腓浅血管。做皮瓣周缘切口，由近向远从深筋膜下将皮瓣解剖至蒂部（图 3）。经皮下隧道或明道转移。

注意事项 ①该皮瓣又称腓浅神经营养血管皮瓣，可见腓浅神经与皮瓣成活的密切关系。腓浅神经皮支支配小腿前外侧和足背的感觉功能，虽非负重区，但范围较大。掀起皮瓣时是否带上腓浅神经，应从三个方面考虑：受区是否需要重建感觉功能（如胫骨结节等受压摩擦部位）；供区的感觉丧失是否值得；是否有利于手术操作，有利于皮瓣的血供不受损伤和皮瓣的成活。因腓浅神经在小腿的中下 1/3 交界处以上均在深筋膜下走行，因此，如果切取的筋膜皮瓣位于此段，向下不超过小腿的中下 1/3 交界处，则从深筋膜下掀起浅层的体被组织瓣（筋膜皮瓣、筋膜瓣、筋膜皮下瓣）常可将腓浅神经留在原位（需很仔细地解剖），保留足背的感觉功能。然而，因腓浅神经在小腿的中下 1/3 交界处穿出深筋膜，走行于皮下组织中，因此在切取包含此段的筋膜皮瓣时，常需将腓浅神经牺牲。当然，在切取筋膜瓣或筋膜皮下组织瓣时亦可将其从浅层分出保留，但有可能损伤组织瓣血供，应小心进行。②双蒂筋膜皮瓣的血供更为丰富，成活可靠；如果在上下蒂部将皮肤予以切断，仅以筋膜组织和腓浅血管神经束为蒂，向前最大可推移 6cm，对胫骨中段长条状的皮肤软组织缺损最为适宜。

（张世民）

féidòngmài wàihuáishàng chuānzhī píbàn

腓动脉外踝上穿支皮瓣（lateral supramalleolar perforator flap）

以腓动脉的终末穿支为供养血管的筋膜皮瓣。其位于小腿下段的前外侧面。于 1988 年由法国学者马斯克雷特（Masquelet）首先描述。因小腿下1/3、踝部和足部创面多见，且常较复杂；远侧为肢端，缺少皮肤和软组织，以往需用吻合血管的游离皮瓣移植或损失主干血管（胫前、胫后和腓动脉）的逆行岛状皮瓣转移才能予以覆盖。外踝上筋膜皮瓣这一远端蒂局部皮瓣的出现，很大地改变了这种状况，临床应用广泛。

应用解剖 腓动脉下段在外踝上约 8cm、下胫腓韧带近侧形成两条终末支，一条经小腿的后外侧肌间隔穿出，营养外踝上后外侧面的体被组织，称为外踝后上动脉（posterolateral supramalleolar artery）；另一条约在外踝上方 4~5cm 处，穿过骨间膜进入小腿前间隔，随即分成升、降两支，称为外踝上动脉（lateral supramalleolar artery）或外踝前上动脉（anterolateral supramalleolar artery）（图 1a）。升支在腓骨短肌与趾长伸肌之间（即小腿前外侧肌间隔），穿过深筋膜后在皮下组织中上行，并与腓浅神经伴行动脉及胫前动脉的中远段穿支相互吻合，形成纵向链式血管网，供养小腿中下段前外侧部的筋膜皮肤。降支走行位置较深，一直在深筋膜深层行向远侧，经外踝的前面至足的外侧，沿途与胫前动脉的外踝支、跗骨窦动脉、跗外侧动脉、跟外侧动脉和足底外侧动脉的分支相互吻合（图 1b）。外踝上动脉有自身的伴行静脉，一般两条，直接回流至深部静脉。外踝上供区的感觉神经支配为腓浅神经。

适应证 外踝上筋膜皮瓣因位于小腿的前外侧面，旋转弧较内踝上筋膜皮瓣大，适宜修复小腿下 1/3、踝部及足背创面。

手术方法

皮瓣设计 在外踝上 5cm 处用超声多普勒测定外踝上动脉的

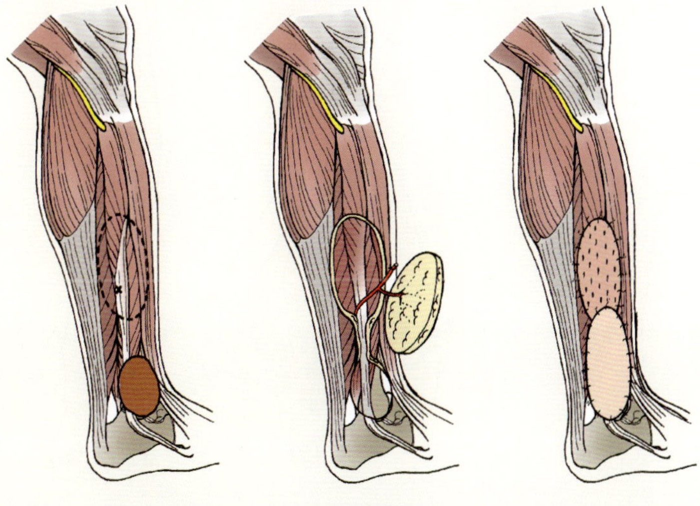

图 3a 皮瓣设计　图 3b 皮瓣切取　图 3c 皮瓣转移

图 3 腓浅动脉远端蒂筋膜皮瓣修复踝部创面

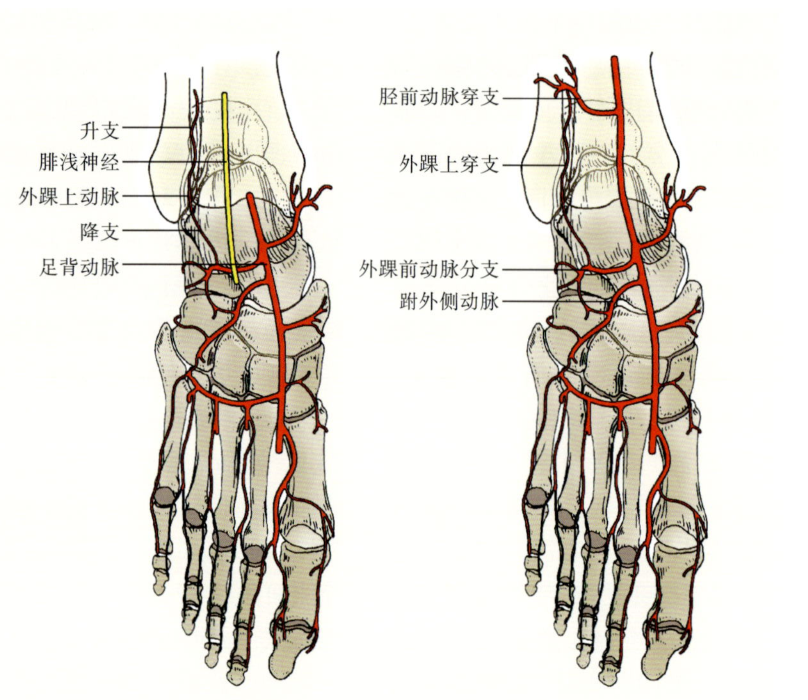

图 1a　外踝上动脉的走行与分布　　图 1b　外踝上动脉升、降支与邻近血管的吻合

图 1　外踝上筋膜皮瓣的血供

深筋膜穿出点，以此为轴点，在小腿前外侧面于胫骨嵴与腓骨后缘之间设计皮瓣。皮瓣的轴心线位于小腿的前外侧肌间隔。皮瓣的上界可达小腿中部（图 2a）。

皮瓣切取　先做皮瓣前缘切口，在深筋膜下向后翻起皮瓣，至趾长伸肌与腓骨短肌之间的小腿前外侧肌间隔。小心寻找从此穿出的外踝上动脉，在血管的内侧可见腓浅神经斜行穿过，应尽量予以保护，留在原位。观察辨清外踝上动脉的升支进入皮瓣的位置，此时可将皮瓣做适当地调整。做皮瓣后缘切口，同样在深筋膜下解剖，直至蒂部。对蒂部的处理，一般将皮肤切开，形成血管筋膜复合蒂，筋膜组织对血管有保护作用。如需较灵活的蒂部以达到较大的旋转弧，亦可切断筋膜组织，仅以外踝上血管为蒂（图 2b）。受区准备好后，即可将皮瓣转移，但应注意防止蒂部张力、扭曲（图 2c）。

为了获得较大的旋转弧而修复前足创面（图 3），腓动脉外踝上皮瓣有几种改良的设计切取方式（图 4），例如：①皮瓣的切取部位不变，而将血管蒂的旋转轴点下移，以外踝上动脉的降支为蒂，通过下方与外踝前动脉、跗外侧动脉、跟外侧动脉等血管的轴型吻合而为皮瓣供血。②血管蒂的旋转轴点不变而将皮瓣的切取部位向上方移动，以外踝上动脉的升支与胫前动脉下位穿支血管的吻合而为皮瓣供血。这两种改良方法均强调应携带 2～3cm 的筋膜蒂以维护皮瓣的动脉血供与静脉回流。

优点　与小腿内侧面的内踝上筋膜皮瓣相比，优点是：①鉴于小腿下段三棱锥样的结构特点，外踝上筋膜皮瓣旋转修复踝关节前方创面，较内踝上筋膜皮瓣更容易到达。②外踝上筋膜皮瓣切取后，供区不暴露骨组织，容易处理，植皮成活率高，而内踝上筋膜皮瓣如切取较宽，前方常露出部分胫骨，处理困难。③在修复胫骨下 1/3 的骨髓炎创面时，外踝上筋膜皮瓣很容易携带部分胫骨前肌，对填塞死腔很有帮助。

（张世民）

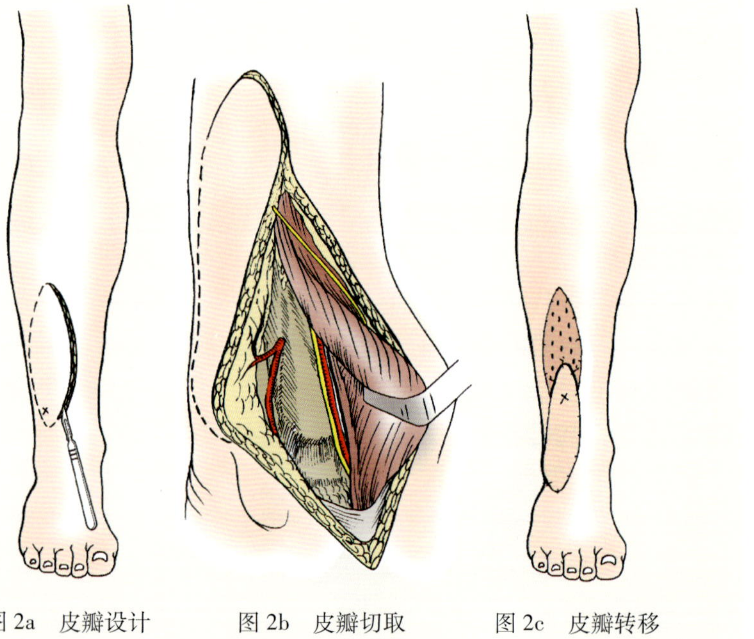

图 2a　皮瓣设计　　图 2b　皮瓣切取　　图 2c　皮瓣转移

图 2　外踝上筋膜皮瓣修复踝部创面

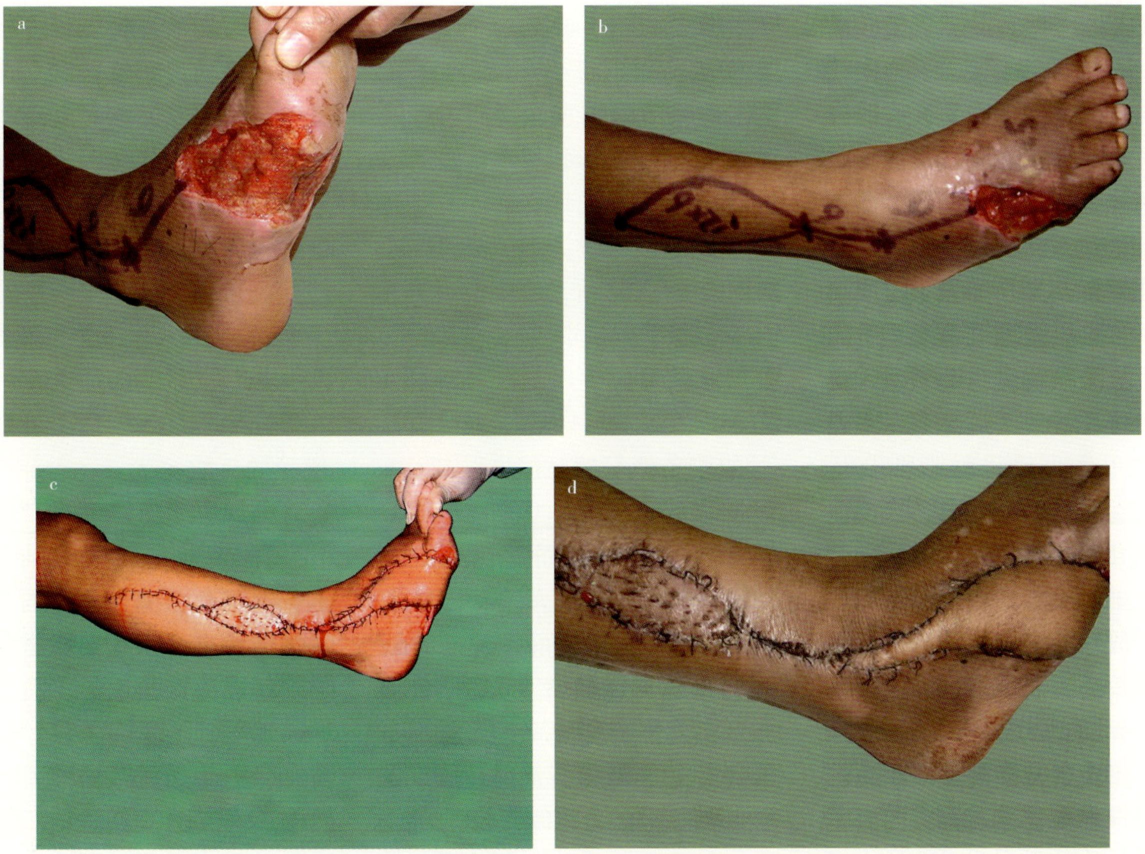

图 3　外踝上皮瓣修复前足缺损（病例 28 岁男性）

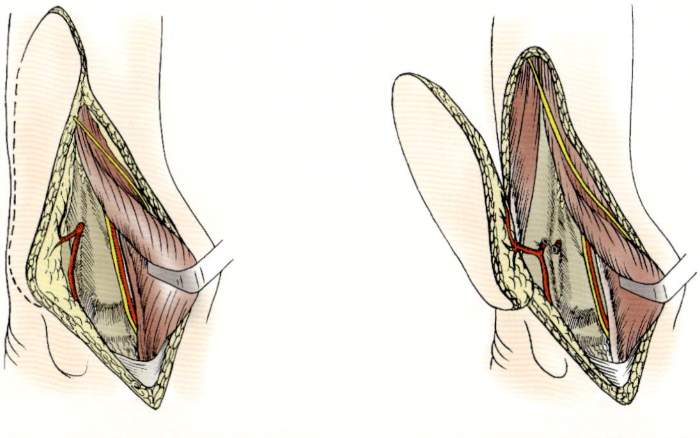

图 4a　常规外踝上筋膜皮瓣的设计部位　图 4b　降支血管筋膜蒂外踝上筋膜皮瓣

图 4　外踝上筋膜皮瓣的改良设计方法

xiǎotuǐ wàicè píbàn

小腿外侧皮瓣（lateral leg flap）

取自小腿外侧或后外侧的主要以腓动脉及其分支供血的皮瓣。可分为三种类型：①*腓动脉皮瓣*。②*腓动脉穿支皮瓣*。③*腓动脉外踝后穿支皮瓣*。

（张世民）

féidòngmài píbàn

腓动脉皮瓣（peroneal artery flap）

切取时携带腓动脉的*小腿外侧皮瓣*。1983 年，顾玉东首先在临床上应用。腓动脉皮瓣只需牺牲一条小腿的次要动脉，可提供大块皮瓣。此皮瓣带有一条皮神经和两套静脉，即腓静脉和小隐静脉，既可做游离移植，也能做带蒂转移。皮瓣切取后对供区的功能影响较小。此皮瓣比较隐蔽，小腿瘢痕可用深色长袜遮盖，是一块比较理想、常用的皮瓣供区。

应用解剖　腓动脉起点外径为（3.7±0.1）mm（2.0~5.3mm），沿途发出数支肌皮动脉、滋养动脉、弓形动脉供应腓骨、邻近肌肉和小腿外侧皮肤。小腿外侧第 1 支皮动脉常由腘动脉发出，也可起自胫前、胫后动脉。小腿外侧皮动脉有 4~8 支。其中 4~6 支者共计 80%；一般为 5、6 支。以第 2、3、4 支皮动脉的管径最粗大。其体表投影：以腓骨头为标志，它们分别位于腓骨头下方 9、15、20cm 处穿出小腿后肌间隔。即在腓骨头下缘 9～20cm 之间，可找到这 3 支皮动脉（图）。

根据腓动脉皮支的形式，可分三种类型。Ⅰ型腓动脉皮支：腓动脉起端呈细短状的皮支，经过小腿外侧肌间隔而直接进入小腿外侧皮肤。此皮支血管口径较细，为 0.3mm。ⅡA 型腓动脉肌皮支：腓动脉进入踇长屈肌肌腹前由主干发出比目鱼肌肌皮支，此分支在比目鱼肌肌腹内常分两处穿出比目鱼肌筋膜，然后进入小腿外侧面皮肤。此肌皮支血管口径一般在 0.5～1mm。ⅡB 型腓动脉肌皮支：腓动脉主干进入踇长屈肌肌腹后，在小腿中 1/3 段分别由主干发出踇长屈肌肌皮支，皮支与肌腹呈垂直方向，穿出肌筋膜后进入小腿外侧皮肤，是小腿外侧皮瓣血供的主要支。此肌支血管口径为 0.3～0.8mm。

腓动脉于外踝顶点之上约 8cm 处形成两条主要终支：一支为外踝后动脉，自外踝上方的后内侧向外侧走行；另一支为穿动脉，向前穿过骨间膜至外踝上方的前内侧。腓动脉主干在踝关节平面与胫后动脉均有较粗的交通支相吻合，这就为小腿外侧部皮瓣采用游离移植，或顺行或逆行转移提供了解剖学依据。

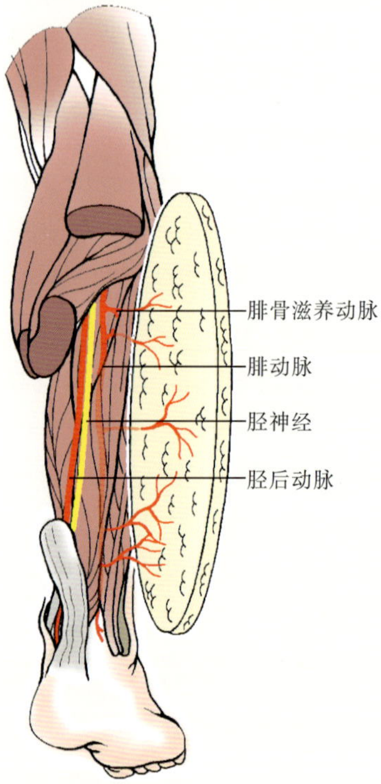

图　小腿外侧皮瓣的皮肤穿支血管

小腿外侧皮瓣的回流静脉可分深、浅两组。①深组：为腓动脉的两条伴行的腓静脉，其终末端的外径为（4.0±0.1）mm（2.0～7.0mm）。腓静脉收集第2～8支皮静脉。皮静脉大多数有两支，少数是 1 支，其外径为（1.6±0.1）mm（0.3～3.3mm）。通过仔细解剖，发现两条腓静脉之间，有十分细小的横行静脉沟通，其管径都在 0.1mm 以下，约数十条。另外还有 4～6 支粗大的横行支，其管径 1.5mm（0.7～2.7mm），因此腓静脉略呈梯形，每条静脉内有 4～8 对瓣膜。②浅组：为小隐静脉，注入点外径为 3.3mm（1.1～5.3mm）。小隐静脉在小腿中下 1/3 常有穿通支与深静脉沟通。每条肢体平均出现穿通支 1.5 支。小隐静脉与大隐静脉之间有 2～3支交通支，平均出现 1.7 支。交通支在小隐静脉端的外径为（2.5±0.4）mm，大隐静脉端的外径为（3.2±0.3）mm。小腿外侧部皮瓣的静脉回流，为上述皮支或肌皮支的伴行静脉，当设计面积大于 $20cm^2$ 的小腿逆行岛状皮瓣时，由于下肢静脉瓣结构紧密、数目较多，这常需要将小腿后侧的小隐静脉包含在皮瓣内，有利于皮瓣静脉回流。

小腿外侧供区的皮神经为腓肠外侧皮神经。它起源于腓总神经，出现率为 100%。该神经通过腓骨头的后方（5.0±1.1）mm 处（2.2～6.0mm）向下行，分布于小腿后外侧的皮肤，平腓骨头处。该神经的横径为（3.4±0.2）mm，长（32.0±0.9）mm。

适应证　小腿外侧部皮瓣由于供区是非负重或着力部位，加之较上肢隐蔽，而且皮肤的质量较好，血管的解剖位置较恒定，血管蒂较长，约 10cm，血管直径较大（动脉 2.5～3.5mm，静脉 3.0～4.0mm），并且可以切取带腓骨的皮瓣等优点，因此是目前临床常采用的皮瓣供区之一。但由于腓血管部位较深，血管分支较多，解剖分离血管蒂时有一定困难，因此必须正确掌握手术指征：①在一般情况下不宜作为游离皮瓣的首选部位。②小腿上部、膝关节，以及踝关节或足部创面修复，可采取顺行或逆行小腿外侧皮瓣转移。③肢体皮肤伴长骨缺损需要带腓骨的皮瓣移植。

手术方法

皮瓣设计　首先标记出腓骨小头至外踝的两点连线，为腓动脉的走行线即皮瓣的轴心线，其中点附近为肌皮支进入皮肤的关键点。在轴心线设计皮瓣的长度，以关键点为皮瓣宽度的前 1/3 点进行设计。皮瓣切取范围可包括整个小腿皮肤，但小腿内侧胫前区及大隐静脉行径处的皮肤应保留，而小隐静脉可包括在皮瓣内。小腿后外侧皮肤深层之腓肠神经，根据需要可一并切取，作为带神经的皮瓣移植。如果需要带腓骨的皮瓣，应将腓骨设计于皮瓣的中央或前 1/3 交界处。

皮瓣切取　①沿皮瓣的前缘切开皮肤，直达深筋膜与肌膜之间，在深筋膜下向后掀起皮瓣，在比目鱼肌与腓肠肌所形成的外侧肌间隔中点的附近，细心注意由肌间隔或比目鱼肌穿出的皮支

或肌皮支。②选择较粗的1~2条皮支或肌皮支作为皮瓣轴心点，重新调整皮瓣的远近端及前后缘，以保证皮瓣的血供。③按设计切开皮瓣四周，并在深筋膜下向皮支或肌皮支附近解剖分离皮瓣，并沿皮支顺外侧肌间隔进行分离，如果较粗的皮支是来自比目鱼肌、踇长屈肌的肌皮支，在向深部解剖分离时应保留0.5~1.0cm肌袖于血管周围，以免损伤肌皮血管。④如果作为游离皮瓣移植时，应先解剖分离血管蒂的近侧端，显露出血管蒂的长度和外径直达适合作为移植处，再向远侧端解剖分离。当血管主干和皮瓣已经解剖完毕后，再结扎远侧端血管，此时除了近侧血管蒂外，皮瓣已完全游离。观察皮瓣血供情况，血供良好后进行断蒂并移植于受区。⑤如果切取顺行皮瓣转移，即保留近侧端的血管蒂不断，结扎切断远侧端血管进行皮瓣转移即可；如果切取逆行皮瓣转移，则结扎切断近侧端血管，保留远侧血管为蒂而逆行皮瓣转移。⑥不论顺行或逆行转移，应注意血管蒂不要扭转、受压或过度紧张。切取面积大于20cm×7cm时，应将小隐静脉留在皮瓣内一起移位，并与受区静脉进行顺向吻合，有利于回流。⑦切取带腓骨的皮瓣移植时，除保留腓血管皮支周围的筋膜和肌肉0.5~1cm组织外，还应保留1~2cm的肌袖于腓骨周围，并注意保护腓动脉至腓骨的营养动脉及皮瓣与腓骨保持紧密的组织联系。故在解剖分离过程，可将皮瓣边缘与深筋膜、肌膜或骨膜缝合固定几针，以免分离后影响血供。⑧切取皮瓣后的供区创面，常需植皮封闭，如果切取宽度不超过4cm的皮瓣，供区可以直接缝合。

注意事项 ①皮瓣血供的关键：除了主轴血管腓动静脉保持完好外，保全第2、3、4支皮动脉至关重要，因为这3支动脉是小腿外侧皮瓣的主要供血动脉。它们的体表投影，位于后肌间隔、腓骨小头下方9~20cm范围内。其中第2支皮动脉最粗大，管径为1.8cm（0.5~3.7cm）。小腿外侧皮瓣无论取多大的面积，第2支皮动脉是最关键性的皮动脉，只有保存此动脉，皮瓣的成活率才能提高。②皮瓣的可取范围：腓动脉内灌注墨汁，其皮动脉灌溉的面积占小腿外侧32cm×15cm。实际上小腿外侧皮瓣的可取面积更大，因为在X线血管造影的皮瓣中观察到，整个小腿皮肤的血管是互相吻合成网的。③倒转皮瓣的静脉血回流问题：小腿外侧皮瓣可以做倒转皮瓣向远侧转移，已为临床所证实，但必需携带小隐静脉。从腘静脉瓣逆行性灌注墨汁的实验中知道，腓静脉因静脉瓣多寡不一，存在着个体差异。在少数静脉瓣稀少的病例中，做倒转皮瓣时，静脉血通过梯形腓静脉网，可以顺利地回流。而在多数病例中，因静脉瓣过多，静脉血回流往往有困难。为了确保安全，最好携带小隐静脉，并在受区进行顺向吻合，建立深浅两套静脉回流途径。④本皮瓣的特点：皮瓣的皮动脉都是肌皮动脉，手术时必须切开部分比目鱼肌、踇长屈肌，方能暴露各皮动脉的根部。此外，腓动静脉位置较深，游离切取较困难。

（张世民）

féidòngmài chuānzhī píbàn

腓动脉穿支皮瓣（peroneal artery perforator flap） 以腓动脉发出的穿支血管为蒂在小腿后外侧切取的皮瓣。其优点是不损失腓动脉。以腓动脉肌间隔穿动脉为蒂的小腿筋膜皮瓣，1983年首先由东斯基（Donski）和福格德斯坦姆（Fogclestam）报道。虽然带腓动脉和静脉的皮瓣可做游离移植或岛状顺行、逆行转移，但腓血管所在位置较深，位于腓骨的后内侧，并被踇长屈肌掩盖，解剖游离血管蒂较为困难。但正因为腓动脉位置深在，其发出的肌间隔筋膜穿支血管口径较大，血管蒂长，可用来形成穿支蒂皮瓣，局部转移，手术操作简单，成活质量可靠。

应用解剖 腓动脉起自胫后动脉，沿腓骨的后内方下行。其上段（约1/4）被比目鱼肌覆盖，中下段（约3/4）被踇长屈肌覆盖。腓动脉起点外径3.7（2.0~5.3）mm，沿途发出数支弓状动脉（即肌骨膜支）、肌支、腓骨滋养动脉和筋膜皮肤动脉，分布于腓骨、邻近肌肉和小腿后外侧的体被组织。腓动脉发出的小腿外侧皮肤营养血管有两种类型：①肌间隔筋膜穿动脉，起始后由深至浅经小腿后外侧肌间隔浅出，小腿后外侧肌间隔位于踇长屈肌与腓骨后缘（深层）和比目鱼肌与腓骨长肌（浅层）之间。②肌皮动脉穿支，起始后先穿过比目鱼肌或踇长屈肌的肌肉，再经小腿后外侧肌间隔浅出。以后者为小腿外侧的主要血供来源。腓动脉的皮肤穿支血管一般有4~8（平均5.6）条，其中较粗大的3支分别在腓骨小头下约9cm、15cm和20cm处穿过深筋膜进入皮下。起始外径0.6~1.0mm，在肌间隔内的长度4~5cm。东斯基（Donski）记述，在外踝尖上15~20cm和5~10cm间，各有一穿支恒定出现。沙拉比（Shalaby）发现，腓动脉最下端的穿支（外踝后上动脉）

在外踝尖上5~8cm，并在深筋膜下向远侧斜行5~7cm。各穿支血管出小腿后肌间隔后，都分为升支、降支和前、后水平支。相邻皮动脉间在深筋膜、浅筋膜和真皮层均相互吻合，形成丰富的纵向血管网（图1）。该供区有深浅两套静脉血管分布：深组为穿支动脉的伴行静脉，多为两支，外径稍大于动脉，注入深部的腓静脉；浅组为小隐静脉，居皮瓣的后侧，与深组静脉间有许多交通吻合。该供区的神经为腓肠外侧皮神经，在腘窝内由腓总神经发出，分布于小腿的后外侧皮肤。

适应证 腓动脉穿支皮瓣可游离移植，修复远处的创伤缺损；亦可局部转位，修复上至腓骨头下至踝部、足底的皮肤、软组织缺损。

手术方法

皮瓣设计 皮瓣的轴心线即是小腿后外侧肌间隔，在腓骨小头与外踝后缘的连线上。用超声多普勒血流仪在腓骨后缘探测腓动脉较大肌间隔穿支的浅出点，即为皮瓣的旋转轴点。一般在腓骨小头下9cm、15cm、20cm和外踝尖上5~8cm处。依创面的部位和距离，选择最近的穿支为轴点。皮瓣的前界可达腓骨前缘2~3cm，其后缘可达后正中线。由于纵向吻合筋膜血管网的存在，皮瓣的长度可根据实际需要而定，达15~20cm而成活无虞（图2a）。

皮瓣切取 沿皮瓣后缘切开皮肤、皮下及深筋膜，在深筋膜下于肌膜表面向前解剖皮瓣至腓骨后缘，即可见到位于比目鱼肌与腓骨长肌之间的小腿后外侧肌间隔。观察肌间隔筋膜穿血管的分布情况，并对皮瓣设计做适当地调整。做皮瓣前侧切口，同样在深筋膜下向后解剖，直至完全游离皮瓣。保留选定的血管蒂，切断其他穿支血管，利于皮瓣旋转。必要时，沿穿支血管向肌间隔深部追踪解剖，可增加血管蒂的长度，使转移更加灵活，减少转移时对血管蒂的扭曲与牵拉。修整受区后，将皮瓣转移，供区拉拢缝合或植皮修复（图2b）。

注意事项 ①在做皮瓣后缘上方切口时，注意应将腓肠外侧皮神经和小隐静脉分离出，加以标记保护，防止损伤。②如皮瓣所需的血管蒂较长，可向肌间隔深部解剖。因该供区主要是由腓动脉的肌皮穿支供血，皮瓣由后向前游离至后外侧肌间隔，肌皮动脉穿支浅出处。在沿动脉追踪、分离比目鱼肌或䟶长屈肌肌纤维向深部解剖时，应注意保护血管，必要时带部分肌袖以策安全。③如受区创面较深，存有死腔，可在皮瓣上携带部分比目鱼肌块，利用肌肉消灭死腔。

（张世民）

féidòngmài wàihuáihòu chuānzhī píbàn

腓动脉外踝后穿支皮瓣（lateral retromalleolar perforator flap）

以腓动脉在外踝后部发出的穿支血管为供血基础切取的小腿远端蒂

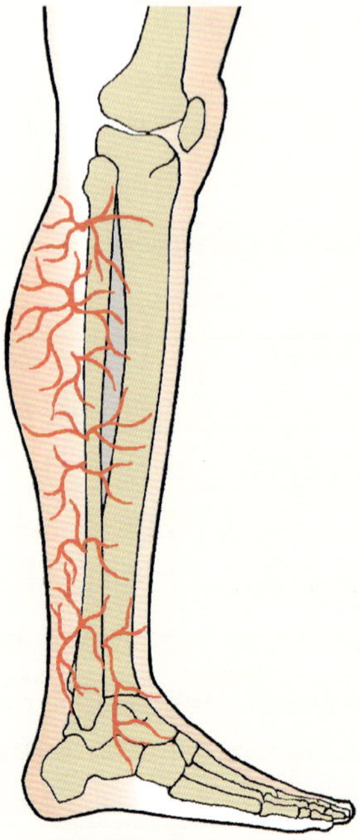

图1 小腿后外侧筋膜皮瓣的血管吻合

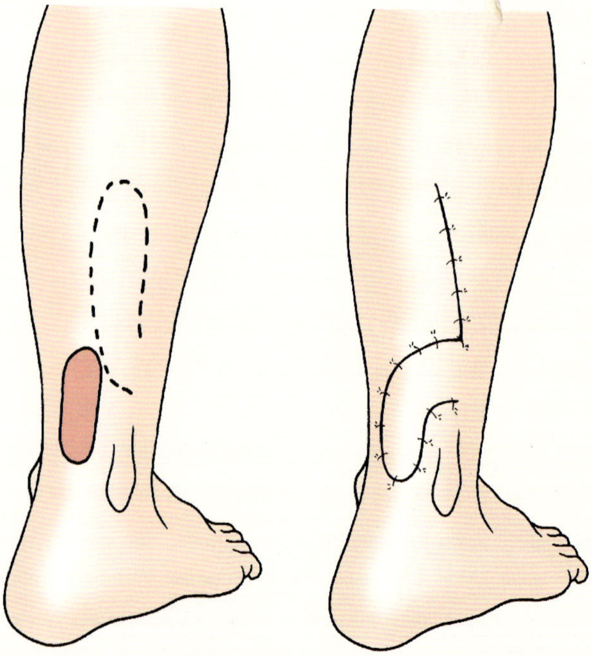

图2a 皮瓣设计 图2b 皮瓣转移

图2 小腿后外侧筋膜皮瓣修复跟腱创面

皮瓣。

应用解剖 外踝后间隙长约4cm，前界为外踝及腓骨长短肌腱，后方为跟腱，表面为深筋膜覆盖，内充满疏松脂肪组织。在外踝后间隙内走行的腓动脉终末支及其延续的跟外侧动脉，共发出2～3条皮肤穿支动脉，直径0.1～0.8mm，一般至少1条在0.5mm以上（图1）。该穿支动脉与上方的腓动脉最远侧肌间隔穿支血管间，遵循“压力平衡”规律，以保证该区域血供的稳定，即如果上方的腓动脉最远侧肌间隔穿支位置较高且口径细小，则下方的外踝后穿支的口径代偿性增大；相反，如果上方腓动脉最远侧肌间隔穿支位置较低且口径较大，则下方的外踝后穿支的口径相应细小。外踝后穿支血管的定位：外踝尖平面至其上4cm，多在1～2cm之间；前后在跟腱与腓骨肌腱鞘之间，多在腓肠神经小隐静脉的正下方或略前方，靠腓骨肌腱鞘近些。

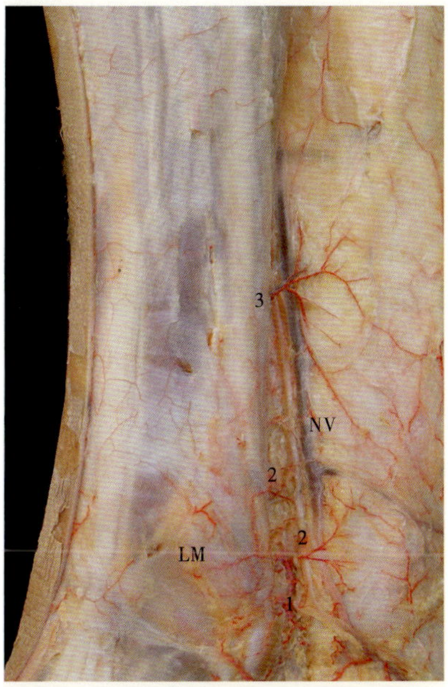

图1 腓动脉终末支在外踝后间隙内发出的外踝后筋膜皮肤穿支血管

1. 跟外侧动脉；2. 外踝后穿支（2～3条）；3. 最远侧肌间隔穿支；LM. 外踝；NV. 腓肠神经小隐静脉

外踝后动脉多有1～2条口径相当的伴行静脉。有时外踝后间隙中有连接小隐静脉与深层腓静脉的直接交通支出现。

手术方法

皮瓣设计 ①点：皮瓣的旋转轴点在外踝后上方0～4cm的范围内。术前可用多普勒超声帮助定位，但更重要的是在术中仔细观察，再对皮瓣的上下界进行适当调整。②线：轴心线即腓肠神经的走行线，位于腘窝中点至跟腱与外踝连线的中点上。轴心线是链式血管吻合的方向，是皮瓣血供的生命线。因腓肠神经与小隐静脉有良好的伴行关系，术前可以小隐静脉帮助定位。③面：切取面积，以缺损创面的长度再加上2cm设定为皮瓣的长度；切取平面在深筋膜下间隙，此为肢体皮瓣掀起的外科平面。④弧：根据旋转轴点至缺损远端的距离再加上2cm，在轴心线上反向画出，即为皮瓣的旋转弧。

皮瓣切取 患肢不驱血，抬高3～5分钟后在大腿气囊止血带控制下手术。按设计画线先从跟腱一侧切开皮肤直至深筋膜，将二者固定几针后向前掀起。首先观察腓动脉最远侧肌间隔穿支血管的位置（外踝上4～7cm）和外径大小（1.2mm左右）。保留该穿支为切取皮瓣的后备血管，如远侧没有合适的皮肤穿支，则以该血管为蒂在同一供区设计切取最远侧肌间隔穿支皮瓣（腓动脉），而不必改变手术方案。向下在外踝后间隙的脂肪组织中仔细解剖，注意观察由深向浅走行的皮肤穿支血管，完全看清后，再决定血管蒂的取舍。根据术中所确定的旋转轴点，再对皮瓣的切取范围做适当调整。一般外踝后穿支血管的外径应在0.5mm左右，太细则供血能力有限，并不可靠。最好选用下方的穿支血管为蒂，以减少对小腿供区的损害。这是因为该皮瓣是以远端为蒂向足踝转移的，蒂部有重叠，皮瓣旋转轴点（P1→P2）每下降2cm，在小腿近侧切取的皮瓣长度（F1→F2）就可减少4cm（图2）。

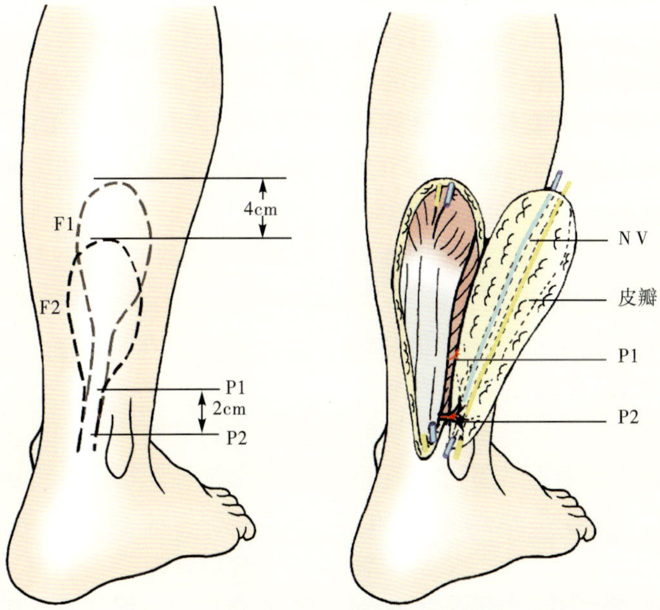

图2 外踝后穿支皮瓣

P1. 最远侧肌间隔穿支；P2. 外踝后穿支；NV. 腓肠神经小隐静脉；F1. 皮瓣1；F2. 皮瓣2

但下方的外踝后穿支血管的外径，一般均较腓动脉最远侧的肌间隔穿支为细，供血量不如后者。

注意事项 旋转轴点确定之后，再将皮瓣从四周切开，将腓肠神经和小隐静脉包含在皮瓣内，远近两端均切断。在深筋膜下间隙将皮瓣由近及远向蒂部掀起，仅需电凝遇到的一些穿支血管。注意随时将皮肤与深筋膜缝合固定几针，防止二者脱离。一般30~45分钟即可将皮瓣游离。放松止血带，观察血液循环的情况，1分钟内皮瓣末端即有鲜红渗血。因小隐静脉两端均切断结扎，不会发生足部静脉血倒灌入皮瓣现象。将穿支蒂部的筋膜组织做显微分离，切断紧张的纤维束带，仅保留1条穿支动脉及其伴行的两条穿支静脉为蒂。修整受区创面后，将岛状皮瓣无张力下转移至受区。小腿供区创面拉拢缝合；如直接闭合有困难，则两端拉拢缝合后，中间行断层植皮覆盖。

优缺点 与腓动脉最远侧肌间隔穿支相比，外踝后穿支将同一部位的远端蒂腓肠神经筋膜皮瓣的旋转轴点下移，减少了“无效”的蒂部折叠长度，从而减少了对小腿供区的损害。但是外踝后穿支一般均没有腓动脉最远侧肌间隔穿支粗大，供血能力不如后者，其所能营养的皮瓣面积亦相应的较后者为小。所以，外踝后穿支皮瓣的切取面积并不大，如需切取大面积的皮瓣，仍应以上方的腓动脉肌间隔穿支血管为蒂。

（张世民）

féicháng shénjīng yíngyǎng xuèguǎn píbàn

腓肠神经营养血管皮瓣（sural neurocutaneous flap）

取自小腿后侧、以腓肠神经营养血管链为供血基础的皮瓣。是皮神经营养血管皮瓣的典型代表。

1992年，法国马斯克雷特（Masquelet）首先报道该皮瓣的血管解剖和临床应用，称其为浅感觉神经血管轴供养的岛状皮瓣（skin island flaps supplied by the vascular axis of the sensitive superficial nerves）。1994年日本长谷川（Hasegawa音译）报道以腓肠神经伴行血管（腓肠浅动脉）与腓动脉远侧肌间隔吻合支（外踝上5cm）为血供的远端蒂腓肠浅动脉皮瓣（distally based superficial sural artery flap）。1998年日本中岛英雄（Nakajima）指出小隐静脉的营养血管对皮肤血供亦有作用，提出了腓肠神经-小隐静脉营养血管筋膜皮瓣（sural lesser saphenous neuro-veno-fasciocutaneous flap）的概念。2000年张世民等通过实验研究，提出小隐静脉血倒灌对远端蒂皮瓣的成活有不良影响，应在蒂部远侧予以结扎阻断倒灌。2001年勒富尔（Le Fourn）等和阿尔卡丹（Al Qattan）等通过解剖学研究，发现深层的腓肠肌血管与腓肠神经营养血管束之间亦有交通吻合，成功地切取带肌肉的远端蒂肌筋膜皮瓣（myo-fasciocutaneous flap）修复骨髓炎创面，充分利用了肌肉代谢率高、抗感染能力强的优点。2001年柴益民等将宽厚的远端筋膜蒂改进为细小的穿支血管蒂，方便转移。2005年张发惠等从血管解剖学角度提出了皮瓣旋转轴点下移的可能性。2006年张世民等介绍了外踝后穿支的腓肠神经营养血管皮瓣。

应用解剖 在腘窝，腓肠内侧皮神经起自胫神经，腓肠外侧皮神经起自腓总神经，二者分别由腘窝内、外侧皮动脉伴随下降。在腓肠内侧皮神经与腓肠外侧皮神经的交通支汇合成腓肠神经时，其伴行的营养血管也相应地配合汇合，并与腘窝中间皮动脉共同形成腓肠神经营养动脉——腓肠浅动脉（superficial sural artery），口径1.0~1.5mm。在约1/3的解剖标本中腓肠浅动脉很细小，仅为密集的纵向血管丛。此神经血管束在腓肠肌二头之间下降，于小腿中上1/3穿出深筋膜。以后腓肠神经营养血管束伴小隐静脉走行，发出皮支供应小腿后方中下2/3偏外的皮肤。在有腓肠浅动脉的标本中，约65%的腓肠浅动脉可追踪到达踝部，另35%在小腿下1/3变细，成为交织的纵向血管丛。

在远端蒂腓肠神经营养血管筋膜皮瓣掀起时，近侧的血管均被切断结扎，对皮瓣成活不起作用。皮瓣血供均来自远侧的肌间隔穿血管与腓肠神经小隐静脉营养血管链（腓肠浅动脉）的吻合支，因此对远侧穿支血管的研究最有临床意义。腓肠神经营养血管链在下行中，得到3~5个腓动脉肌间隔穿支血管（小腿后外侧肌间隔）的吻合加强，最低的一个吻合支约在外踝上5cm处（外踝后上穿动脉）。肌间隔穿血管形成的深筋膜血管丛及其与腓肠神经和小隐静脉营养血管丛的纵向链式吻合，是远端蒂腓肠筋膜皮瓣切取较长的解剖学基础（图1，图2）。

该皮瓣有两套静脉血管系统：①肌间隔穿动脉的伴行静脉，有1~2条，注入深静脉；②小隐静脉，但不少学者研究认为小隐静脉不能帮助皮瓣的静脉逆向回流。

适应证 该皮瓣主要是以远端为蒂，在小腿的中上段切取皮瓣，向远侧转移，修复足踝部创

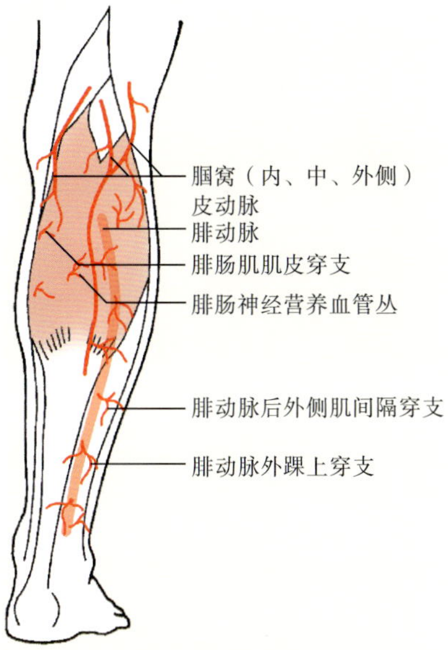

图 1　腓肠神经营养血管链与腓动脉穿支血管的吻合

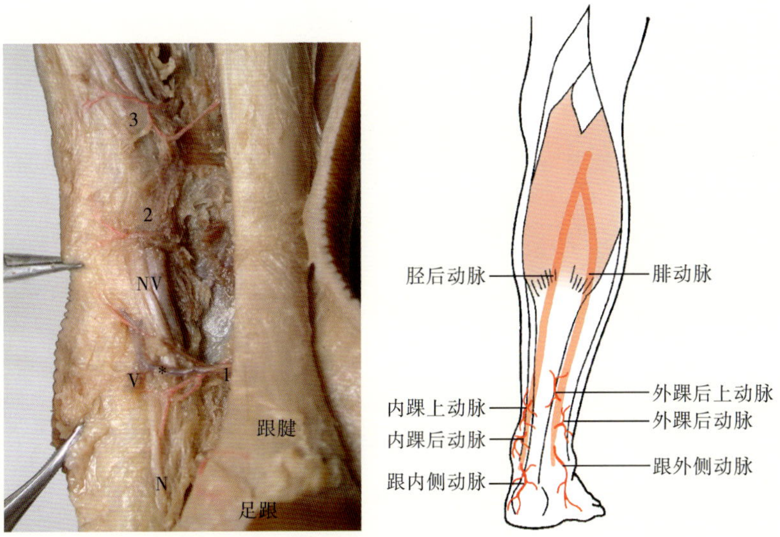

图 2　腓动脉下段的穿支血管

1. 外踝后穿支（较大）；2. 外踝后穿支（细小）；3. 腓动脉后外侧肌间隔穿支；NV. 腓肠神经小隐静脉

面，包括小腿下 1/3 段、踝部、足跟，甚至中前足。

手术方法

皮瓣设计　根据受区创面的具体部位、大小和缺损情况，按“点、线、面、弧”的原则设计这一远端蒂皮瓣（图 3）。①点：旋转轴点即皮瓣的基底部，是皮瓣血供的来源。一般选在外踝后上方 5cm 腓动脉最低的一个肌间隔穿支，术前可以超声多普勒帮助确定。②线：轴心线即腓肠神经的走行线，位于腘窝中点至跟腱与外踝连线的中点上。轴心线是链式血管链的方向，是皮瓣血供的生命线。因腓肠神经与小隐静脉有良好的伴行关系，术前可在静脉止血带下以小隐静脉的走行帮助确定。③面：有两层意思。一是切取面积，以缺损创面的长宽分别再加上 2cm 确定为皮瓣设计的长宽，该皮瓣的最大切取长度可达腘横纹下，但以不超过小腿中上 1/3 交界处为安全；二是切取平面在深筋膜下间隙，此为皮瓣掀起的“外科平面”。④弧：根据旋转轴点至缺损远端的距离再加上 2cm，在轴心线上反向画出，即为皮瓣的旋转弧，包括瓣长加蒂长之和。

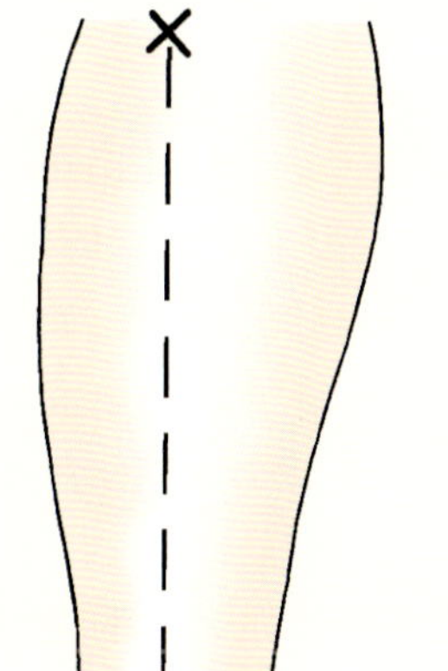

图 3　远端蒂腓肠神经血管皮瓣的设计

随着对该皮瓣认识的提高，基础和临床工作者对该血供系统又有新的认识，对皮瓣的瓣部、蒂部和轴点等进行了改进，可有多种演变方式（图 4，表）。

皮瓣切取　患者俯卧位，患肢不驱血，抬高 3～5 分钟，在气囊止血带控制下手术。按设计画线先做蒂部皮肤切口，在真皮下向两侧翻开皮肤瓣各 1.5～2cm，使腓肠神经筋膜蒂的宽度不小于 3cm。从跟腱一侧切开深筋膜，将其向外侧掀起，观察腓动脉最远侧肌间隔穿支血管的位置（外踝上 4～7cm）和口径大小（1mm 左右），再对皮瓣切取范围做适当调整。

在小腿近侧做皮瓣末端切口。切开皮肤、皮下组织直达深筋膜下间隙。将腓肠神经和小隐静脉切断，包含在皮瓣内。在深筋膜下间隙由近及远向蒂部解剖，此间隙疏松，仅需电凝遇到的一些穿支血管。注意随时将皮肤与深筋膜缝合固定几针，防止二者脱离。至蒂部时应特别小心，辨清腓动脉在后外侧肌间隔发出的最远侧穿支血管，防止损伤。一般 30 分钟左右即可将皮瓣掀起。放

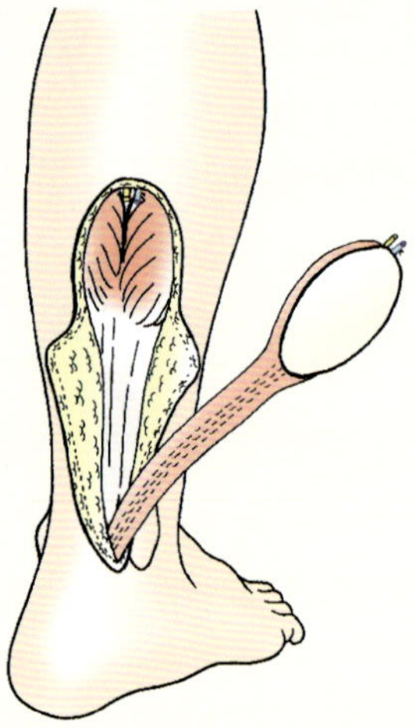

图 4a　腓肠神经筋膜蒂岛状筋膜皮瓣

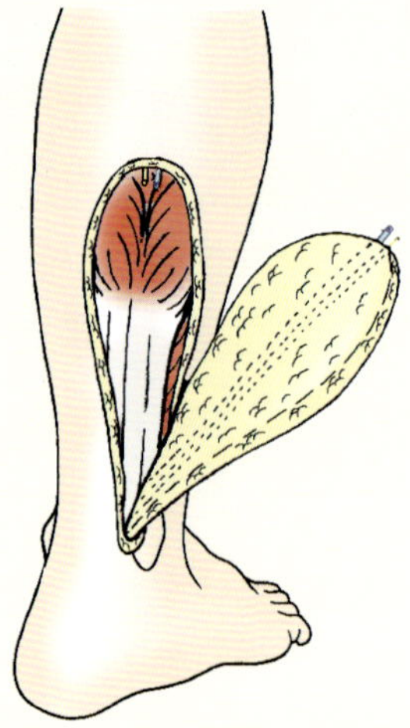

图 4b　水滴状筋膜皮瓣

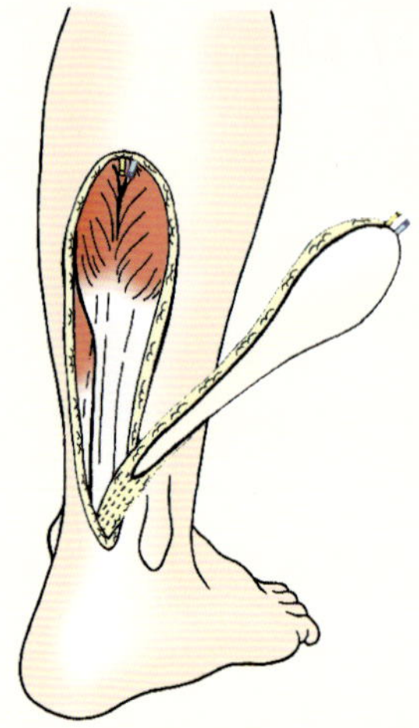

图 4c　网球拍状筋膜皮瓣

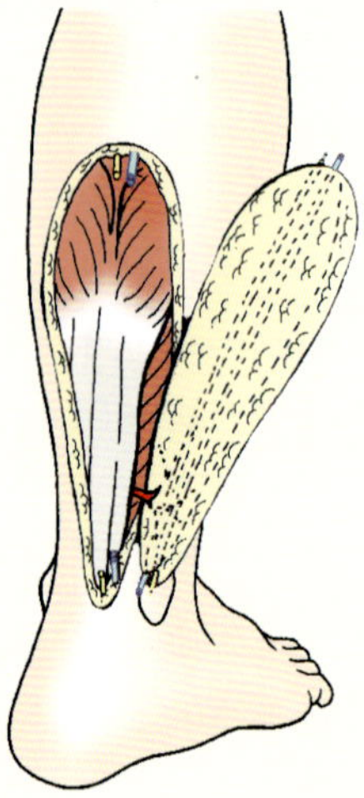

图 4d　穿支血管蒂岛状筋膜皮瓣

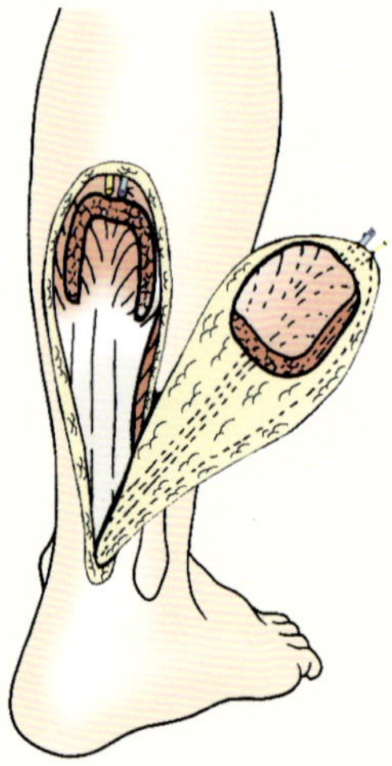

图 4e　岛状筋膜皮瓣携带腓肠肌肌肉

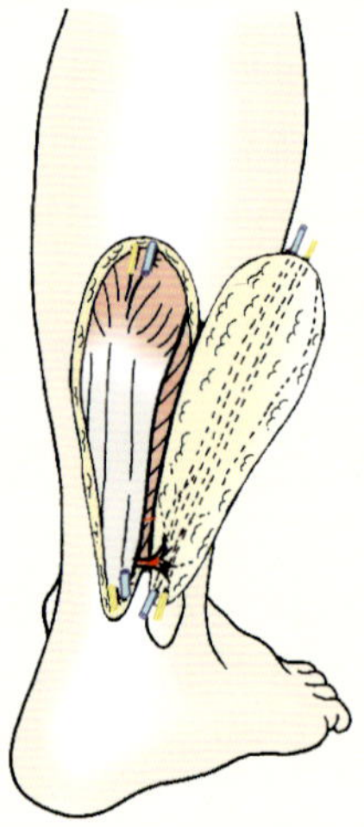

图 4f　轴点下移，以外踝后穿支为蒂

图 4　远端蒂腓肠神经营养血管皮瓣的临床衍化

表　腓肠神经营养血管皮瓣的临床衍化

蒂部演化	腓肠神经小隐静脉筋膜皮下蒂（宽厚）
	腓肠神经筋膜皮下蒂（宽厚，不含小隐静脉）
	小隐静脉筋膜皮下蒂（宽厚，不含腓肠神经）
	腓动脉最远侧肌间隔穿支蒂（细小）
旋转轴点	外踝后上 5cm（4~7cm），腓动脉最远侧肌间隔穿支
	外踝上 2cm（0~3cm），腓动脉终末支的外踝后穿支
瓣部演化	腓肠神经筋膜皮瓣
	腓肠神经筋膜皮下瓣
	腓肠神经筋膜肌皮瓣（部分腓肠肌）
	腓肠神经筋膜骨皮瓣（腓骨）
	有血供的筋膜蒂腓肠神经移植（桥接胫神经）
	有血供的筋膜蒂小隐静脉移植（桥接胫后动脉）

松止血带，观察血液循环，一般 1 分钟内皮瓣末端即有鲜红渗血。注意小隐静脉的张力，如小隐静脉因远侧足部静脉血倒灌而发生怒张，则在皮瓣旋转轴点远侧 1cm 将其仔细分出结扎，阻断静脉血的倒灌。如远侧的足踝创面已将小隐静脉属支损伤，小隐静脉无怒张，则不必再做结扎。将皮瓣试行转移，如有张力，可将蒂部的筋膜组织做显微分离，切断紧张的纤维束带。修整受区创面后，将皮瓣无张力下转移至受区。如皮瓣宽度不超过 5cm 或小腿周径的 1/5，供区多可直接缝

合。如有困难，则两端拉拢缝合后，中间行断层植皮覆盖（图5）。

注意事项 ①切取面积：早期强调皮瓣仅能在皮神经走行于皮下组织的段落内切取，即小腿的下2/3段。因为尚有部分长度被蒂部占用，所以皮瓣长度多不超过10cm。随着认识的提高，目前文献报道的皮瓣最长达到30cm，近端邻近腘窝，完全成活。②皮神经的处理：多将皮神经包含在皮瓣内切取，在供区予以牺牲；如果修复足跟，则将其与受区的神经进行端-侧吻合或侧-侧吻合，以恢复保护性感觉功能。如果切取的皮瓣部位靠近外侧，且不是很宽，临床亦可将腓肠神经留在供区，仅切取筋膜皮瓣或筋膜皮下瓣，但有解剖分离神经耗时长的缺点。③小隐静脉的处理：张世民通过解剖和实验研究，提出浅静脉干在远端蒂皮瓣中有害无益，应在远端蒂部予以结扎，防止静脉血的倒灌。在受区近侧找到一条向心性的引流静脉，将小隐静脉与其吻合，建立浅静脉干的流出通道，是最好的处理方

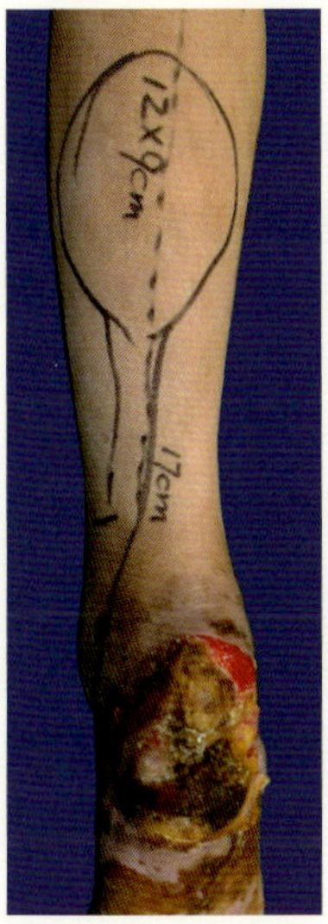

图5a　术前创面与皮瓣设计

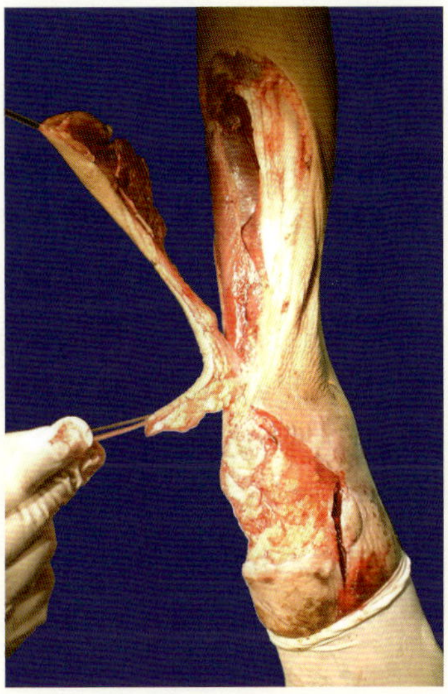

图5b　穿支蒂岛状筋膜肌皮瓣掀起

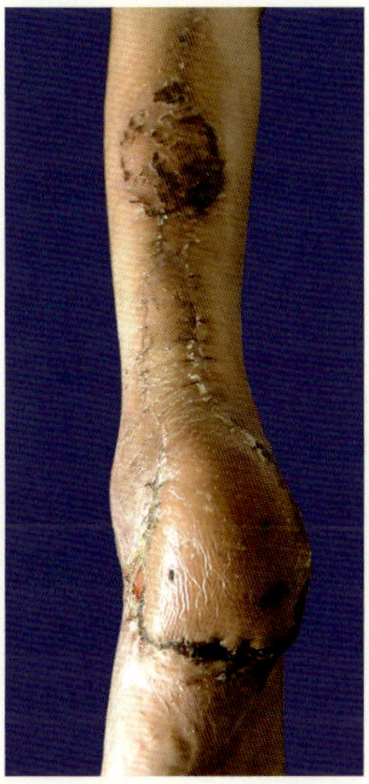

图5c　术后3周，皮瓣完全愈合

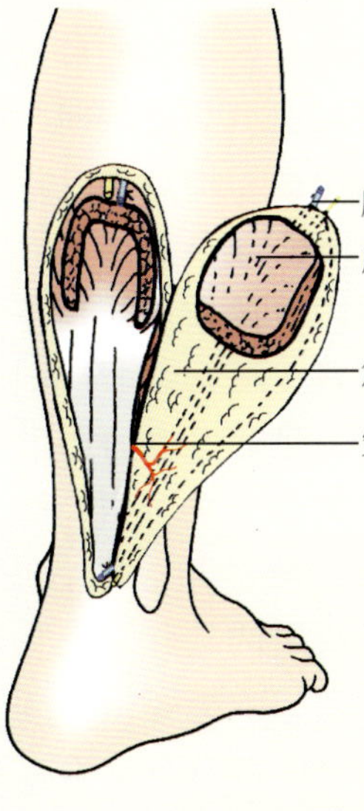

图5d　皮瓣切取

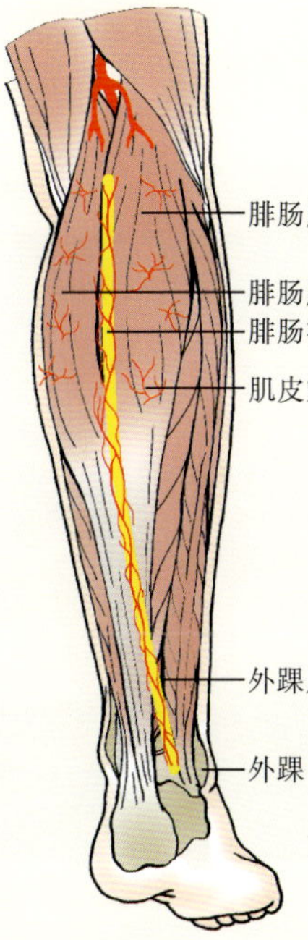

图5e　腓肠神经营养血管链与腓肠肌穿支血管的交通吻合

图5　腓动脉穿支蒂腓肠神经岛状筋膜肌皮瓣逆向修复跟骨骨髓炎创面

法。④旋转轴点：在血供有保证的前提下应尽可能地靠近创面。临床最常用的是外踝上 5cm 左右和 2cm 左右的穿支血管。

优缺点 该远端蒂皮瓣的出现，使足踝部吻合血管的游离皮瓣使用率减少了约 2/3。优点：①带蒂转移，容易开展。②一次完成，手术快捷，耗时短，掀起皮瓣 30~45 分钟即可完成。③在同一肢体手术，麻醉、消毒、铺巾一次完成。④不损失肢体主要动脉，对伤肢血供破坏少，适应证较带主干动脉的逆行岛状皮瓣更广。⑤属局域性皮瓣，就近取材，转移的组织与受区相近。⑥皮瓣带有皮神经，在受区进行吻合可恢复保护性感觉功能。⑦血液循环较逆行岛状皮瓣更符合生理性，成活可靠。⑧不固定肢体，利于早期活动和功能康复，患者痛苦少。⑨不需显微外科技术吻合血管，操作简单。⑩对肢端创伤的修复重建特别适用。缺点：①腓肠神经痛性神经瘤。②蒂部旋转形态丑陋明显，有的需二次修整。③供区不美观，在年轻女性皮瓣切取较大需植皮覆盖时需注意，可切取筋膜皮下瓣。④部分皮瓣肿胀持续时间长，需研究改善静脉回流的方法。

（张世民）

zúbèi píbàn

足背皮瓣（dorsal flap of the foot）

位于足背侧区域，来源于足背动脉供血的皮瓣（图）。包括足背动脉皮瓣、跖背动脉皮瓣、跗内侧动脉皮瓣、跗外侧动脉皮瓣。由奥布赖恩（O'Brien）在 1973 年首先提出。该区域皮瓣具有皮瓣薄，有神经支配，血管口径粗，血管蒂长，可包含肌腱或骨块，皮瓣质量好，供区隐蔽等优点。其缺点是对供区处理要求较高，处理不当局部疼痛可影响穿鞋和行走，且切取范围受限，如胫后动脉（或足背动脉）缺如（或损伤）则严禁使用。

（芮永军）

zúbèi dòngmài píbàn

足背动脉皮瓣（dorsal pedis flap）

以足背动脉为基础切取的以足背部位作为供区的皮瓣。1973 年奥布赖恩（O'Brien）和尚穆加姆（Shanmugan）首先描述了足背动脉皮瓣，1975 年麦克劳（McCraw）、弗洛（Furlow）率先应用于临床。

应用解剖 足背动脉在内踝和外踝连线中点处自踝关节前方经伸肌支持带深面达到足背，在第 1 跖骨间隙近端分为较粗的足底深支和较细的第 1 跖背动脉两个终末支。足背动脉及其分支均发出一些细支穿出深筋膜至足背的皮肤及皮下组织，是足背皮瓣的主要血供来源。此外，来自足底内侧动脉和足底外侧动脉的分支也分布到足背皮下。根据分布到足背区域的动脉分支来源分成三组：①中央组，直接从足背动脉或第 1 跖背动脉发出皮支，通常近侧分支大于远侧分支且分布范围较广。②中央旁组，近侧部分分支由足背动脉本干及其跗内侧动脉和跗外侧动脉分出，它们先向内侧经踇长伸肌腱下行，或向外侧经趾长伸肌腱和趾短伸肌腱下行，最后穿出深筋膜到达皮下。远侧部分皮支来自第 2~4 跖背动脉，第 2~4 跖背动脉起点变异较大，可分别从弓状动脉、跗外侧动脉或足底动脉发出。③边缘组，来自足底内侧动脉或足底外侧动脉的分支，出足底经外展肌或小趾展肌、小趾短屈肌的深面，绕跖骨或跗骨侧缘转向背侧，分布于足背内侧缘或外侧缘附近的皮肤及皮下组织，但与足背皮瓣关系并不密切。

足背皮瓣的血供主要来自中央组和中央旁组，而边缘组的分布区域已超过足背皮瓣的范围。中央组的动脉分支只被深筋膜所覆盖，中央旁组各分支除跗外侧动脉的部分分支直接穿入皮下组织外，起始段均在肌腱或肌肉的深层，最后才穿出深筋膜达皮下。

皮瓣的静脉有深浅两组，即

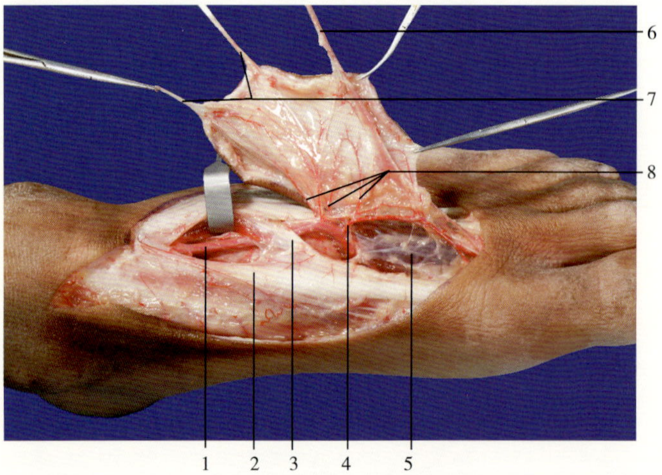

图 足背皮瓣（王增涛供图）

1. 足背动脉；2. 踇长伸肌腱；3. 踇短伸肌腱；4. 第 1 跖背动脉；5. 第 1 背侧骨间肌；6. 大隐静脉；7. 足背皮神经；8. 皮支

足背动脉的伴行静脉和足背浅静脉。浅静脉组成足背静脉弓，出现率为91%，其中属大隐静脉的占89%，小隐静脉占1.1%，均等型占8.9%。正常情况下，深静脉对回流足背皮瓣血液是有限的，皮瓣回流以浅静脉为主。

皮瓣的神经为腓浅神经的分支（图）。

适应证 特别适用于虎口、手背等部位需要感觉恢复的软组织缺损，还可与足趾皮瓣或足趾联合移植修复或再造拇手指及与趾伸肌腱形成复合组织瓣修复手背侧肌腱皮肤复合缺损。

手术方法

皮瓣设计 根据受区的形态和范围设计皮瓣，该皮瓣以足背动脉及其伴行静脉与腓深神经形成的血管神经束为轴线，即以内外踝间中点和第1趾蹼中点的连线为轴线，远端可达趾蹼，近端可达伸肌支持带，两侧可达第1和第5跖骨内、外缘。

皮瓣切取 足部不驱血，抬高3~5分钟后在踝上止血带控制下手术。沿皮瓣设计切口切开皮瓣近侧缘皮肤及筋膜，解剖显露足背动脉及其伴行静脉、腓浅神经、大隐静脉，切开皮瓣两侧皮肤及筋膜，自外向内于足背筋膜深层、伸肌腱膜浅面，在保留血管神经束（于皮瓣内）前提下掀起皮瓣，可切断跗短伸肌腱，皮瓣分离达第1跖间隙的近端时，此处有皮支进入皮瓣。于足背动脉深面掀起，结扎并切断足底深支，但切勿损伤第1跖骨背动脉。如第1跖背动脉为Ⅰ型或Ⅱa型，可以带入皮瓣；否则，继续切取皮瓣直至远侧完全掀起。松止血带，检查皮瓣血供情况。皮瓣血供恢复后断蒂，供区取全厚皮片移植。可切断、结扎第1跖背动脉，将第1背侧骨间肌肌膜带入皮瓣。

注意事项 术前应明确足背有无外伤史，足背动脉是否存在及搏动良好，胫后动脉有无损伤或阻塞。术中操作应注意在足背动脉深层掀起皮瓣，保持血管和皮瓣间联系，充分保留皮支；切取皮瓣注意保持趾伸肌腱腱周膜完整，以促进植皮存活和术后肌腱滑动功能正常；对供区采用全厚植皮可减轻晚期瘢痕增生等并发症。术后供区应加压包扎并抬高肢体；由于足部静脉切取造成静脉回流减少从而可能引起足部水肿，术后可应用弹力绷带包扎或穿弹力袜3~6个月，减轻水肿同时并可有效地减小供区瘢痕的增生和不稳定。

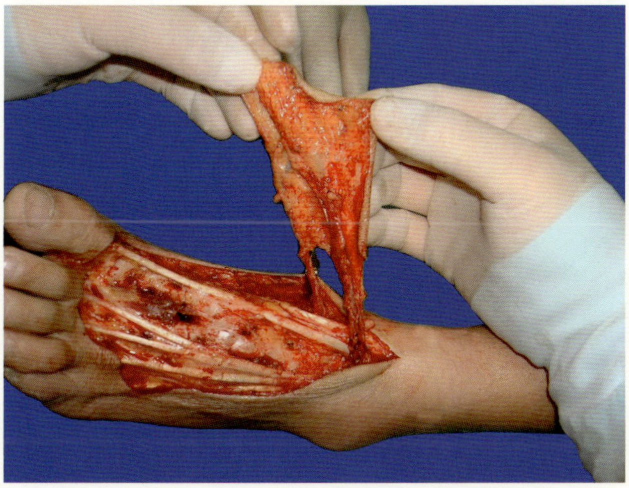

图 足背动脉皮瓣

优点 该皮瓣皮肤质量高，皮瓣薄，有感觉，血管口径粗，蒂长，皮瓣血供丰富，成活质量高。

（芮永军）

zhíbèi dòngmài píbàn

跖背动脉皮瓣（dorsal metatarsal flap） 以第1跖背动脉为基础，切取以第1趾蹼及部分趾背部位作为供区的皮瓣。1975年吉尔伯特（Gilbert）等报告了首例第1趾蹼游离组织移植成功病例。该皮瓣通过足背动脉及大隐静脉作为血管蒂来提供血液循环。

应用解剖 足背动脉主干经内侧楔骨和第2跖骨底之间进入第1跖骨间隙的后端，分为足底深支和第1跖背动脉。第1跖背动脉在第1跖骨间隙内前行，其中有跖背静脉及跖背神经伴行。静脉最浅，神经次之，动脉最深。该动脉沿途发出分支到跖趾关节、骨间肌及皮肤。在趾蹼间发出2条趾背动脉到跗趾及第2趾的相对缘。跗趾的趾背动脉稍粗，第2趾的趾背动脉较细。第1跖背动脉在跖趾关节前方向下有一分支，为跖背和跖底动脉间的吻合支，跖底动脉经过和跖背的吻合支后成为趾底动脉。第1跖背动脉解剖变异较多，按Gilbert分型可分为三型：Ⅰ型第1跖背动脉走行在第1骨间背侧肌与皮肤之间。Ⅱ型第1跖背动脉位置较深，起于足底深动脉上中部，Ⅱa型第1跖背动脉于第1跖骨间隙远侧1/3处跨越至第1骨间背侧肌表面；Ⅱb型第1跖背动脉走行于第1跖骨间隙深层，并由足底深动脉发出一细支沿第1骨间背侧肌表面行走。Ⅲ型第1跖背动脉极细或缺如（图）。静脉回流有两套，即深部的通过动脉的伴行静脉以及浅部的通过足背静脉弓回流入大隐静脉。神经支配有两组，皮瓣背侧大部分由腓深神经支配，而踇趾侧及踇趾与第2趾相邻面则由足底总神经分出的趾跖固有神经支配。

适应证 特别适用于虎口的软组织缺损，可形成带神经的岛状皮瓣。

手术方法

皮瓣设计 根据受区的形态和范围设计皮瓣，皮瓣以第1、2跖骨之间隙为轴心线，该皮瓣纵向范围可相对随意延长甚至连同足背皮瓣取下，但横向受到足趾的限制。因此，必要时可将踇趾和第2趾相邻部分的皮肤取下以加宽皮瓣的宽度。

皮瓣切取 足部不驱血，抬高3~5分钟后在踝上止血带控制下手术。在兼顾切取大隐静脉、足背动脉及跖背动脉的情况下，于足背近端做切口，并切开皮瓣两侧缘皮肤，形成Y形切口。在足背切口两侧皮下做潜行分离，解剖出大隐静脉及其进入皮瓣的属支，达所需长度，结扎和皮瓣无关的分支。在伸肌支持带远端，踇长伸肌腱外侧分离出足背动脉，继续向远端解剖达踇短伸肌腱，将该肌于肌腱部切断，并将肌腱向近端翻起，显露足背动脉在第1、第2跖骨间隙的近段，分离出足背动脉足底穿支及第1跖背动脉，保护好第1跖背动脉，切断并结扎足底穿支。继续向前分离并保持第1跖背动脉及其终末分支趾背动脉的完整性。腓深神经于足背动脉的外侧，在第1、2跖骨间隙跖骨头近端浅出至皮下，进入皮瓣的皮肤感觉支是腓深神经的内侧支。必要时在内、外侧支交界处纵行劈开腓深神经以保留外侧支的功能。皮瓣内是否包含趾固有血管神经束，应视切取的皮瓣大小而定。除非受区需要，否则尽可能不切取趾固有神经及趾总神经。继续按皮瓣画线切开皮肤，向中心分离。松止血带，检查皮瓣血供情况。皮瓣血供恢复后断蒂，供区取全厚皮片移植。

注意事项 处理足底穿支非常重要，需在足底穿支周围做充分分离，略向背侧牵出并结扎，然后切断。熟悉第1跖背动脉的解剖变异以减少其手术误伤，另外，若第1跖背动脉缺如，或终末动脉未进入皮瓣而直接深入足底与跖底动脉吻合，则此时需改变术式，切取跖底动脉及分支趾固有动脉来供养皮瓣，但此时皮瓣背侧的V形尖角不宜过长。

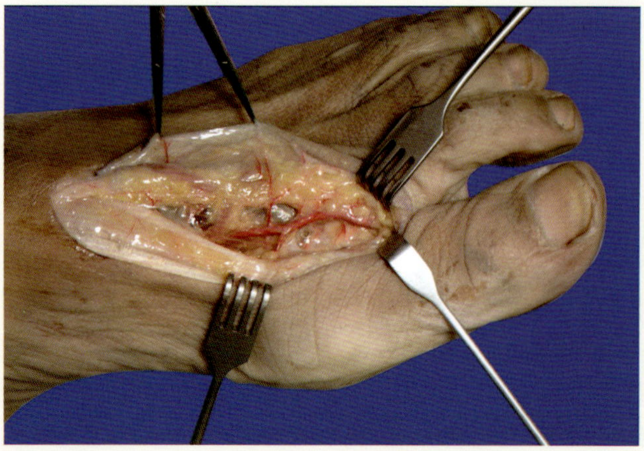

图 跖背动脉皮瓣

优缺点 优点：皮瓣神经支配恒定，质地与手指、手掌及手背皮肤极为相似。缺点：第1跖背动脉解剖变异会给皮瓣切取带来一定的困难，而且皮瓣面积有限。因此对Ⅲ型不建议采用此皮瓣。

（芮永军）

fū nèicè dòngmài píbàn

跗内侧动脉皮瓣（medial tarsal artery flap）

以足背动脉向足内侧区发出跗内侧动脉为基础切取的足背内侧皮瓣。

应用解剖 胫前动脉自上、下两伸肌支持带穿出后移行为足背动脉，足背动脉走行于踇长伸肌、趾长伸肌之间，在平距舟关节处发出跗内侧动脉。该动脉经长伸肌、胫前肌深面向前内侧穿行走向第1楔骨，在舟骨粗隆以远发出多个骨膜支为舟骨远端及第1楔骨供血，并在其附近发出多支筋膜皮支，但少有粗大直接皮支分布于足内侧区皮肤并支配其血供。跗内侧动脉走行过程中与内踝前动脉、足底内侧动脉的浅支等互相吻合，其起始部口径0.6~1.0mm，长4.0~7.0cm。该动脉起始位置、口径大小有一定变异，当其细小、弥散或缺失时，多由内踝前动脉代偿（图）。静脉回流有两套，两者互相交通、代偿，即深部的动脉伴行静脉以及浅部的通过足背静脉回流入大隐静脉。足内侧区由足背内侧皮神经支配。

适应证 多用于带蒂转移修复足部创面和游离移植修复手掌

背部创面。

手术方法

皮瓣设计 跗内侧动脉皮瓣以舟骨粗隆至第1跖骨头内侧的连线为轴线，向外至胫骨前肌内缘、向内至足底外1/3交界处，近端平舟距关节，远端至第1跖骨头近端，范围5.0cm×10.0cm。

皮瓣切取 足部不驱血，抬高3~5分钟后在踝上止血带控制下手术。于胫前足背做纵形切口，切开上下伸肌支持带，自蹞长伸肌、趾长伸肌间显露跖胫前动脉、足背动脉，于距舟关节处显露跗内侧动脉起始部，随后将蹞长伸肌腱、胫骨前肌腱牵开，在肌腱深面沿动脉走行锐性解剖游离，于楔舟关节附近显露出筋膜皮支后依次切开皮瓣的近侧及外侧皮肤。在兼顾切取大隐静脉、足背动脉及跗内侧动脉的情况下，在皮下做潜行分离，解剖出大隐静脉及其进入皮瓣的属支，达所需长度，结扎和皮瓣无关的分支。切开时注意将支配神经包含于皮瓣内，随后将皮瓣逐步掀开，显露出供血血管及其皮支，随后将蹞长伸肌腱、胫骨前肌腱提起，在其深面通过远近端汇合法完全游离出供血血管，切开皮瓣其他缘进而将皮瓣完全掀起，松止血带，检查皮瓣血供情况。皮瓣血供恢复后断蒂，供区取全厚皮片移植。

注意事项 皮瓣设计时应避免肌腱裸露。皮瓣切取时，由于跗内侧血管位于肌腱深面，解剖较为困难，此时可将肌腱表面皮肤与之分离，但不必将肌腱切断。在分离供血皮支时，因其多为筋膜皮支，短小弥散，为防止损伤，必要时可切取部分关节囊及骨膜以增加皮瓣的血供。由于胫前动脉、足背动脉在走行过程中向足内侧区发出内踝前动脉、跗内侧动脉，两支血管经胫骨前肌、蹞长伸肌深面向足内侧走行，汇合形成足内侧弓，在舟骨粗隆附近发出数支或筋膜皮支营养该区皮肤，两血管的大小存在代偿关系。如跗内侧血管，走行浅表，但细小弥散，难以满足皮瓣血液循环，而内踝前动脉又未能寻见，此时可先切开皮瓣边缘，显露皮支，然后沿皮支逆行解剖至跗内侧血管主干，常见于跗内侧血管开口于足背动脉深面，位置较深，贴距骨表面走行。如所需皮瓣面积较大时可用内踝前动脉一并为蒂。如遇皮瓣分支血管口径细小、弥散，皮支血管缺失或血管变异时，不宜强行切取。皮瓣切取后，可能造成舟楔骨外露。此时可将蹞展肌转移覆盖，以免造成植皮坏死。

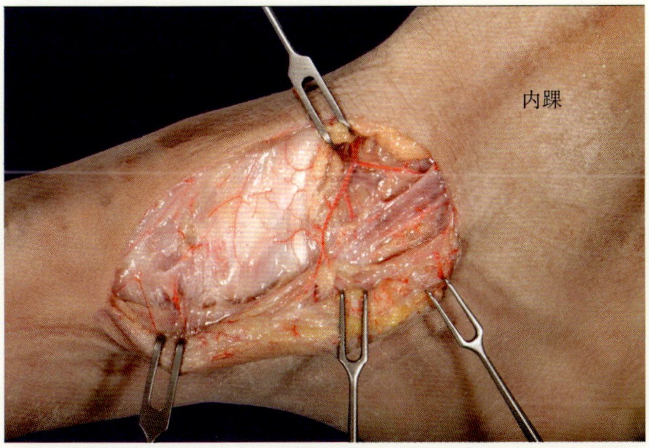

图 跗内侧动脉皮瓣

优缺点 该皮瓣皮肤质量高，皮瓣薄，有感觉。但血管口径及位置有一定变异，增大手术切取难度。

（芮永军）

fū wàicè dòngmài píbàn

跗外侧动脉皮瓣（lateral tarsal artery flap） 以足背动脉向足外侧区发出跗外侧动脉为基础切取的足背外侧皮瓣。

应用解剖 足背动脉穿入蹞短伸肌肌腹之前，在距骨头颈交界处发出跗外侧动脉，经趾长伸肌、趾短伸肌肌腹深面沿跗跖关节走行，分为前外、后外两支，前外侧支为终末支，止于第5跖骨，与足底外侧动脉在腓骨长肌腱深面相交通；后外支与外踝前动脉吻合形成足外侧弓。在趾短伸肌肌腹外缘，第5跖骰关节附近发出皮支供应足外侧区皮肤。外踝前动脉与跗外侧动脉相互代偿，但外踝前动脉分支多而弥散，参与足外侧皮肤的供血构成较少，多数以跗外侧动脉供血为主。其起始部口径为1.0~1.3mm，长为6.0~8.0cm（图）。静脉回流有两套，两者互相交通、代偿，即深部的动脉伴行静脉以及浅部的通过足背静脉回流入大隐静脉。但以深组静脉回流为主。伴行静脉为两根，外径大于同名动脉，回流入足背动脉伴行静脉。足外侧区此区足背外侧有足背外侧皮神经支配，近足底侧有腓肠神经终末支支配。

适应证 多用于带蒂转移修复足部创面和游离移植修复手掌部创面。

手术方法

皮瓣设计 足外侧区皮瓣以骰骨结节为中心，以外踝尖至第5跖骨头外缘的连线为轴线，近端起自外踝下方、远端至第5跖骨颈部、内侧以足背外1/3为界、外侧至足背足底延伸面，范围6.0cm×12.0cm。

皮瓣切取 足部不驱血，抬高3~5分钟后在踝上止血带控制下手术。于胫前足背做纵形切口，切开上下伸肌支持带，自踇长伸肌、趾长伸肌间显露胫前动脉、足背动脉，再沿足背动脉外侧、距骨头颈交界处找到外踝前动脉及跗外侧动脉起始部，牵开趾长伸肌深面显露分离血管，切开足外侧皮瓣的内侧及近侧，保护支配神经，结扎浅静脉，自肌膜深面掀起分离，于趾短伸肌肌腹外缘舟骨结节附近显露皮支后，切断该肌腹逆行显露供血血管，全程锐性分离保护好供血皮支后切开皮瓣其他缘，并将皮瓣完全掀起，经伸肌腱深面牵至足背，松止血带，检查皮瓣血供情况。皮瓣血供恢复后断蒂，供区取全厚皮片移植。

注意事项 皮瓣设计时应避免肌腱裸露。皮瓣切取时，因其多为筋膜皮支，短小弥散，为防止其损伤，必要时可切取部分关节囊及骨膜以增加皮瓣的血供。由于胫前动脉、足背动脉发出外踝前、跗外侧动脉两支，在趾长伸肌及趾短伸肌肌腹深面走行，汇合成弓，在趾短伸肌外缘、骰骨结节附近发出皮支，两血管的大小存在代偿关系。如跗外侧动脉细小无法满足皮瓣血供需求或所需皮瓣面积较大时可用外踝前动脉一并为蒂。皮瓣切取后，可能造成骰骨外露。此时，可将趾短肌转移覆盖，以免造成植皮坏死。

优点 该皮瓣皮肤质量高，皮瓣薄，有感觉。

（芮永军）

zúdǐ nèicè píbàn

足底内侧皮瓣（medial planter flap）

以足底内侧动脉浅支在足弓区发出的皮支血管为基础切取的皮瓣。1979年沙纳汉（Shanahan）等首先报道。

应用解剖 胫后动脉在内踝与跟骨结节之间走行，穿踇展肌起点的深面，分为足底内侧动脉和足底外侧动脉，足底外侧动脉口径较粗，是前足的重要血供来源。足底内侧动脉起始后即分出一动脉皮支，该皮支沿足内侧缘浅筋膜深面前行，分布于足底内侧皮肤和肌肉的浅面，并与来自足背动脉的跗内侧动脉和第1跖背动脉的分支吻合。足底内侧动脉的主干起始后先于踇展肌深面走行一段，随后走行于踇展肌与趾短屈肌之间。浅支起点距胫后动脉分叉处约2.6cm，外径为1.8mm。起始后在踇展肌深面迂曲前行，于肌的中部内侧缘浅出于皮下，走在肌的内侧缘。由足底内侧动脉发出的两边缘支，起点距胫后动脉分叉处分别为1.7cm和4.5cm，外径分别为1.2mm和1.3mm，长分别为3.6cm和6.0cm，它们自足底内侧动脉发出后即浅出于皮下，分别沿肌的外侧缘或内侧缘走行。足底内侧动脉还发出一些筋膜皮支，经跖腱膜内侧浅出，分布于足底内侧缘和跖腱膜表面的筋膜皮肤，并与足底深支（来自足背动脉）和足底动脉弓（主要来自足底外侧动脉）的分支吻合，足底内侧动脉末端在第1跖骨头近侧与趾底动脉（起自足底动脉弓的分支）交通（图）。静脉回流有两套，两者互相交通、互相代偿，即深部的动脉伴行静脉以及浅部的通过足背静脉回流入大隐静脉。足底内侧皮瓣由足底内侧神经发出的皮神经支配，与同名血管的伴行关系恒定。多位于血管的内侧，少数位于血管的外侧和深面。

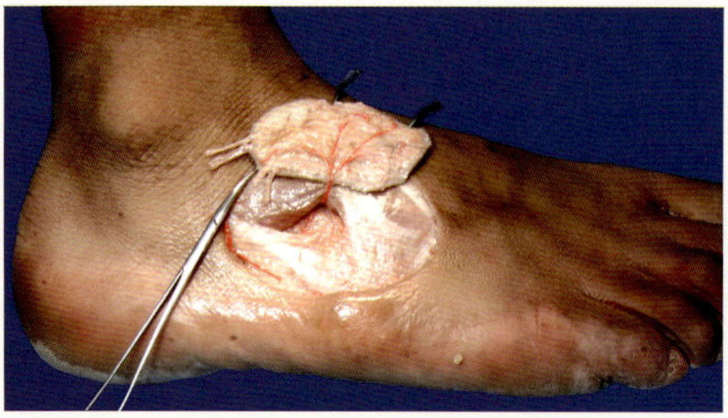

图　跗外侧动脉皮瓣

适应证 多用于带蒂转移修复足跟或前足部创面以及游离移植修复手掌部创面。

手术方法

皮瓣设计 足底内侧皮瓣以内踝前缘延续线与足底内侧缘的交点作为皮瓣的近侧旋转点，并从该点向第1、2跖骨头间做一直线作为皮瓣的轴线，在轴线的两侧、跖骨头后方的足底非负重区（即足弓部）切取皮瓣。逆行皮瓣的旋转轴点位于第1跖骨头近侧1~2cm。

皮瓣切取 顺行皮瓣及游离皮瓣的切取通常采用逆行法。足部不驱血，抬高3~5分钟后在踝上止血带控制下手术。在第1跖骨头近侧先做皮瓣远侧切口，切开皮肤和跖筋膜，在拇展肌与趾短屈肌间仔细寻找足底内侧动脉，有时足底内侧动脉的皮支较粗，需于皮瓣远侧端将其结扎。于跖筋膜下的拇展肌肌膜表面分离，由远及近掀起皮瓣，直至皮支血管与足底内侧动脉干的结合部。结扎足底内侧动脉干远端后，在拇展肌与趾短屈肌间隙内解剖出足底内侧血管主干及伴行的足底内侧神经，将神经主干留在原位，但注意保留发向皮瓣的神经分支。将血管向近侧的胫后动静脉分离至足够长度，并对感觉神经支进行无损伤的束间分离，以获得足够的长度，松止血带，检查皮瓣血供情况。皮瓣血供恢复后转移或断蒂，供区取全厚皮片移植。

逆行皮瓣的切取亦常采用顺行法。足部不驱血，抬高3~5分钟后在踝上止血带控制下手术。先切开皮瓣的近侧缘，在拇展肌与趾短屈肌间隙内解剖出足底内侧血管主干。然后切开皮瓣的两侧缘至跖筋膜下，将跖筋膜皮瓣提起，可看到从足底内侧沟浅出的许多穿支血管。将拇展肌和趾短屈肌分别向两侧拉开，从足底内侧沟将动静脉血管束游离出来，不必携带神经。再于皮瓣的远侧切开皮肤，保留其周围的浅筋膜疏松组织，蒂部的解剖不能超过第1跖骨头近侧1cm。皮瓣完全游离后，松止血带，用血管夹在近端阻断足底内侧动脉5分钟，检查皮瓣血供情况。皮瓣血供恢复后转移，供区取全厚皮片移植。

注意事项 皮瓣设计必须位于第1跖骨头负重区后方的足弓区，以免切取后影响足的负重功能。前足的血供以足背动脉和足底外侧动脉为主，切取足底内侧皮瓣对前足血运无明显影响，但术前必须明确胫前动脉与胫后动脉是否通畅，否则不宜行此手术。顺行皮瓣是足底内侧动脉的皮支供养，所以皮瓣均在肌肉表面切取，仅在游离结扎足底内侧血管主干时，才进入拇展肌与趾短屈肌之间。足底内侧神经是胫神经的主要分支，也是足底感觉的主要神经，手术时应将神经主干保留在原位，以保留前足感觉。所以在修复跟腱区、踝部和小腿下段创面时，不必携带此神经。而在切取逆行皮瓣时，由于皮瓣中神经末梢感受器的存在，愈合后通过周围健在神经轴突的长入，从外周向中央完成皮瓣的神经再支配，从而恢复其保护性痛觉和压力觉，所以无需携带神经分支。但足跟部皮肤和足跟垫具有负重、耐摩擦的功能，解剖上具有皮肤较厚、皮肤与深层结构结合致密等特点，故其缺损后需要用类似的组织进行修复，且应重建其感觉功能才能保持良好的功能，所以需对足底内侧神经采用束间分离法游离进入皮瓣的神经分支。若用于修复其他部位，由于难以携带感觉神经，优势并不明显。足底皮下组织有众多的垂直纤维隔将表面的足底皮肤与深面的足底深筋膜相连，皮下组织的活动度小。因此皮瓣切取后，不宜通过皮下隧道抽出法转移，常需切开血管蒂与受区之间的皮肤，行明道转移，或在皮瓣设计时使之与创缘相连，则转移更为方便。

优点 足底内侧皮瓣具有皮肤厚，组织致密，移动性小，感觉好，血供丰富等优点。

（芮永军）

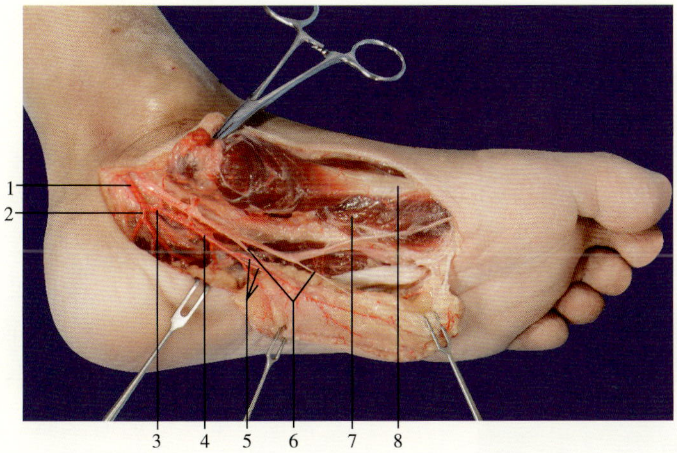

图 足底内侧皮瓣

1. 胫后动脉；2. 足底外侧动脉；3. 足底内侧动脉；4. 足底内侧动脉浅支；5. 第1，2，3跖底动脉；6. 跖底神经；7. 拇短屈肌；8. 拇展肌

zúdǐ wàicè píbàn

足底外侧皮瓣（lateral planter flap）

以胫后动脉向足底外侧区发出的足底外侧动脉为基础切取的皮瓣。

应用解剖 足底外侧动脉自胫后动脉起始后，在拇展肌起点深面斜向前外侧，经趾短屈肌深面，走行于趾短屈肌与小趾展肌之间。继而行于足底外侧沟中，至第5跖骨粗隆前方1.5cm处转向内侧；至第1跖骨间隙近端与足背动脉的足底深支吻合，形成足底动脉弓。足底外侧动脉较足底内侧动脉粗，约2.7mm（1.2~3.3mm），沿途除发出肌支供趾短屈肌和小趾展肌外，尚发出许多筋膜皮支血管，经此两肌间隙在跖腱膜外侧缘（足底外侧沟）浅出至皮下，分布于足底外侧部皮肤，并与邻近的血管分支相吻合（图）。足底外侧动脉的伴行静脉一般有两条。浅层仅为静脉血管网，无较大口径的浅静脉。足底外侧皮瓣由起自胫神经的足底外侧神经支配。

适应证 足底外侧参与足的部分负重功能，通常不选足底外侧作为皮瓣供区。只有在足底内侧皮瓣已切取或足底内侧血管已损伤无法再采用足底内侧皮瓣，又无其他合适皮瓣时，才考虑选用该皮瓣，多用于修复足跟部范围不大的创面。

手术方法

皮瓣设计 以内踝前缘延续线与足底内侧缘的交点作为足底外侧动脉的起点，即足底外侧皮瓣的旋转点。以该点至第4和第5跖骨头间的连线为轴线，在该线两侧按足跟缺损范围设计皮瓣。足底外侧皮瓣的切取面积较内侧者为小，不超过6.5cm×3.5cm。

皮瓣切取 采用逆行法切取皮瓣。足部不驱血，抬高3~5分钟后在踝上止血带控制下手术。先做皮瓣远侧外缘切口，切开皮肤和跖筋膜，在筋膜下的趾短屈肌与小趾展肌之间寻找足底外侧血管，将其远侧切断结扎。以此为导向，由远及近在肌膜表面分离皮瓣，直至获得皮瓣转移所需的血管蒂长度。为保护由深部血管发出通过肌间隙进入浅层的筋膜皮肤穿支血管，术中应带上相邻的趾短屈肌与小趾展肌部分肌膜，连同肌间隔中的筋膜、软组织一并游离。保护进入皮瓣的足底外侧神经分支，并向近侧与神经主干进行适当的束间分离，以获得皮瓣转移所需的长度。松止血带，检查皮瓣血供情况。皮瓣血供恢复无张力下转移，供区取全厚皮片移植。

注意事项 足底外侧供区参与足的部分负重功能，切取时须慎重考虑。足底外侧皮瓣的血管神经位置较深，如需较长的血管蒂而向近侧游离时，必须切断跖腱膜和趾短屈肌，手术较足底内侧皮瓣难度大。

优缺点 足底外侧皮瓣具有皮肤厚，组织致密，移动性小等优点。但足底外侧参与足的部分负重功能，故对后期供区功能影响较大。

（芮永军）

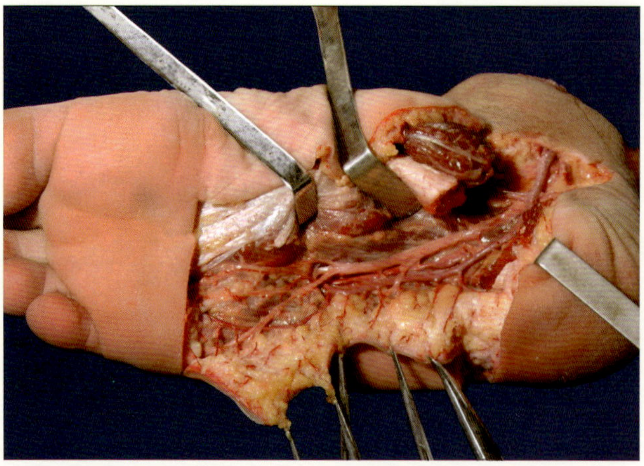

图 足底外侧皮瓣

zú nèicè píbàn

足内侧皮瓣（medial pedis flap）

以足底内侧动脉深支内侧支为基础切取介于足底内侧和跗内侧之间的皮瓣。

应用解剖 足底内侧动脉在屈肌支持带下份的深面由胫后动脉分出，其长度平均22.4mm，外径为1.8mm。足底内侧动脉在分裂韧带下方23mm处（足舟骨粗隆后方）分为深、浅两支。浅支足底内侧动脉在浅筋膜深面、跗展肌浅面沿内侧缘前行，长平均40.8mm，外径1.0mm。深支足底内侧动脉为足底内侧动脉的直接延续，又分为内侧支和外侧支，其中内侧支经跗展肌深面潜行后由舟骨粗隆前方浅出，平均长67.8mm，外径1.1mm。众多营养该区域的皮支与起自胫前动脉的内踝前动脉、起自足背动脉的跗内侧动脉在足内侧区广泛吻合。其远端于第1跖骨头近侧与足底动脉弓的分支吻合。逆行皮瓣切取中需用该吻合支（图）。静脉回流有两套，两者互相交通、互相代偿，即深部的动脉伴行静脉以及浅部的通过足背静脉回流入大隐静脉。足底内侧静脉深支和浅支均较同名动脉粗。足内侧皮瓣由足底内侧神经分出的皮支支配。该皮支在跗展肌深面从足底内侧神经分出并在跗展肌深面前行，在跗展肌肌腹前部穿跖腱膜浅出，分布到足底内侧的皮肤，神经干平均长98mm，横径1.5~3mm。足内侧皮瓣的动脉、静脉和神经三者伴行静脉位置表浅，动脉在静脉的后内侧，神经位于静脉的后外侧。

适应证 多用于带蒂转移修复足跟或跟底部创面和游离移植修复手掌或虎口部创面。

手术方法

皮瓣设计 以舟骨粗隆至第1跖骨头内侧中点的连线为轴线，以其向两侧延伸2~3cm为皮瓣的宽度。皮瓣的前界可达第1跖骨中段，后界可达内踝最凸出点的垂线。

皮瓣切取 ①顺行皮瓣及游离皮瓣的切取。足部不驱血，抬高3~5分钟后在踝上止血带控制下手术。先于内踝后方向皮瓣做弧形切口，切开踝管显露胫后动静脉，向下解剖出足底内侧血管神经，然后将踇展肌起点自舟骨粗隆及屈肌支持带上松解，即可见到足底内侧血管分为浅支和深支，选择优势血管决定皮瓣的血管蒂。通常浅支解剖方便。若以浅支为蒂，则切断深支，再切开皮瓣跖侧缘，从踇展肌浅面包含深筋膜层向背侧分离，至该肌的前缘后，应从骨膜表面分离，将浅支包含于皮瓣中。最后切开皮瓣的远端和背侧缘，形成以足底内侧动脉浅支为蒂的足内侧岛状皮瓣。若以深支为蒂，则切断浅支，再切开皮瓣跖侧缘，将踇展肌牵向外侧，游离足底内侧动脉深支及其内侧分支，结扎、切断外侧分支，最后切开皮瓣的远端和背侧缘，形成以足底内侧动脉深支为蒂的足内侧岛状皮瓣。松止血带，检查皮瓣血供情况。皮瓣血供恢复后断蒂，供区取全厚皮片移植。②逆行皮瓣的切取。足部不驱血，抬高3~5分钟后在踝上止血带控制下手术。旋转点位于第1跖趾关节内缘近侧2cm处。先解剖蒂部，自旋转点向皮瓣做纵切口，在真皮下向两侧剥离皮肤瓣，保留其真皮下血管网的完整。由于踇趾的趾底内侧动脉浅支向背侧发出的交通支比较细小，一般应切取宽2.0cm左右的筋膜蒂，其中即包含营养皮瓣的细小血管。然后按前法切取皮瓣，皮瓣完全游离后，松止血带，用血管夹在近端阻断足底内侧动脉5分钟，检查皮瓣血供情况。皮瓣血供恢复后转移，供区取全厚皮片移植。转移时注意蒂部勿有张力压迫。亦可在设计时于筋膜蒂的表面保留1cm宽的皮桥，有利于转移缝合时避免蒂部张力。

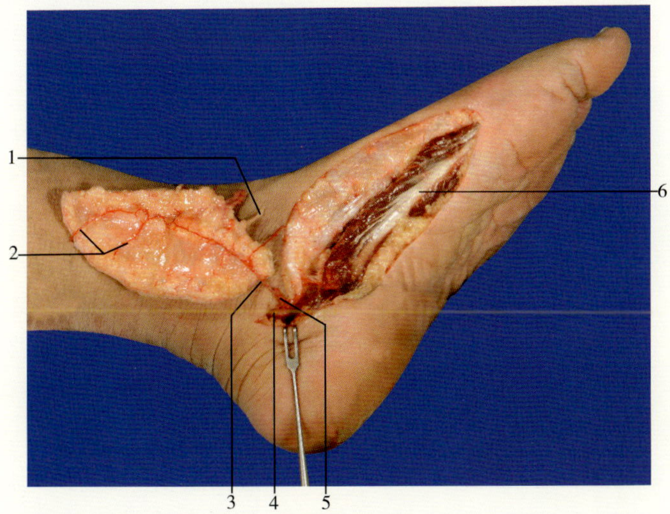

图 足内侧皮瓣

1. 隐神经；2. 足底内侧动脉足内侧穿支；3. 足内侧动脉；4. 胫后动脉；5. 足底内侧动脉；6. 踇展肌

注意事项 皮瓣设计必须位于第1跖骨头负重区后方的足弓区，以免切取后影响足的负重功能。前足的血供以足背动脉和足底外侧动脉为主，切取足底内侧皮瓣对前足血供无明显影响，但术前必须明确胫前动脉与胫后动脉是否通畅，否则不宜行此手术。游离皮瓣时，应在深筋膜下进行，尤其在胫骨前肌腱附着处。此处是血管的交汇处，血管紧贴骨膜，操作应十分细致，防止损伤踇展肌上缘血管弓。

携带足背内侧皮神经不仅能为皮瓣提供感觉功能，而且皮神经周围丰富的血管丛能显著地增加皮瓣供血的方向性，扩大足内侧皮瓣切取的长度。

术中根据优势血管，如内踝前动脉或跗内侧动脉占优势更改调整切取皮瓣的供血来源。

优点 该皮瓣组织较致密、皮下脂肪少、皮神经丰富，皮瓣移植后感觉恢复较好。同时该部位也为足非负重区，供区隐蔽。

（芮永军）

zú wàicè píbàn

足外侧皮瓣（lateral pedis flap）

以腓动脉与胫后动脉汇合而成的足跟外侧动脉为基础切取的皮瓣。又称跟外侧皮瓣。该皮瓣切取范围近侧到外踝上方3~4cm，远侧达第5跖骨基底部，背部在外踝及足背外侧1/3部，下方到足底外侧缘。

应用解剖 足跟外侧动脉由腓动脉分支与胫后动脉分支组合而成，其中接腓动脉段（90.38%）较粗，平外踝上缘处其外径约为1.6mm；接胫后动脉段（9.62%）

较细，平外踝上缘处其外径约为上缘 1.0mm。足跟外侧动脉从两个不同起始来源汇合后，呈单干下行，至平外踝尖处其外径约为 0.8mm，绕过外踝后弯向前，其终末支到达第 5 跖骨底或第 5 趾根部。

足外侧皮瓣的静脉较为丰富，除足跟外侧动脉的伴行静脉外，还有小隐静脉。足跟外侧动脉的伴行静脉多为 1 条，少数 2 条。足跟外侧动脉伴行静脉在汇接腓静脉和胫后静脉处，其外径约为 1.7mm。皮瓣区的浅层有小隐静脉经过，平外踝尖处的外径约为 3.2mm。深静脉与浅静脉间有交通支吻合，当伴行静脉过细时，只吻合小隐静脉即可满足皮瓣静脉回流。

足外侧皮瓣由足背外侧皮神经支配。该神经由腓肠神经自小腿后面经过皮瓣区至足背外侧后改称足背外侧皮神经，平外踝尖处其横径平均为 0.7mm。向下行至外踝下缘下方 27mm 处分为两终支。其中，内侧支分布于第 4、5 趾范围及其相应的足背外侧皮肤。外侧支分布于足背外侧缘皮肤，此支是足外侧皮瓣的神经主干。手术中向近侧端游离时可与内侧支分开以保留内侧支在原位，以免影响第 4、5 趾区域皮肤感觉（图）。

适应证 多用于带蒂转移修复足底足跟负重、磨压部创面和游离移植修复手掌或虎口部创面。

手术方法

皮瓣设计 以外踝与跟腱之中间作为轴线或采用多普勒超声探测器探测动脉穿出深筋膜部及其向远侧走行情况作为轴线，近侧到外踝上方 3~4 cm，远侧达第 5 跖骨基底部，背部在外踝及足背外侧 1/3 部，下方到足底外侧缘。修复足跟后侧创面时设计跟后外侧短皮瓣，修复足跟底部创面时设计足外侧长弧形皮瓣。

皮瓣切取 在气囊止血带控制下手术。先切开皮瓣的前缘，在外踝上方向深部解剖达腓骨肌肌膜。于腓骨肌之间解剖分离出血管蒂，并沿肌间向上解剖达需要的长度，向下则在腓骨后缘、外踝上 3~4cm 处解剖出足跟外侧动脉穿出小腿深筋膜经外踝后方向远侧走行的血管主干。再切开皮瓣远端达深筋膜下，沿皮瓣边缘由远向近侧解剖游离至外踝前下方处，切断结扎穿入跖底血管交通支，但应在原位保留外踝和跟腱上面的皮肤，以免以后形成瘢痕不耐摩擦而损伤。注意保护皮瓣内 2~4 条小隐静脉的分支及足背外侧皮神经外侧支，分布于第 4、5 趾范围皮肤的内侧支则保留于原位。松止血带，检查皮瓣血供情况。皮瓣血供恢复后转移或断蒂，供区取全厚皮片移植。

注意事项 对老年或有下肢血管损伤的患者，尤其是皮瓣远端需延伸至第 5 跖骨基底时，应先做多普勒超声以探查血管情况，必要时可做皮瓣延迟手术或更改手术方案，不宜强行切取。由于跟外侧动脉较为细小，切取皮瓣时勿需分离血管蒂，而应自皮瓣远端开始，紧贴骨膜外组织向上逆行解剖，操作简单且不易损伤皮瓣血管。

优缺点 由于皮瓣皮下脂肪少，不臃肿，不滑动，耐磨压，皮瓣区感觉神经直径较粗，蒂较长，可供对接，移植后感觉恢复好。但该皮瓣供区面积较小。

（芮永军）

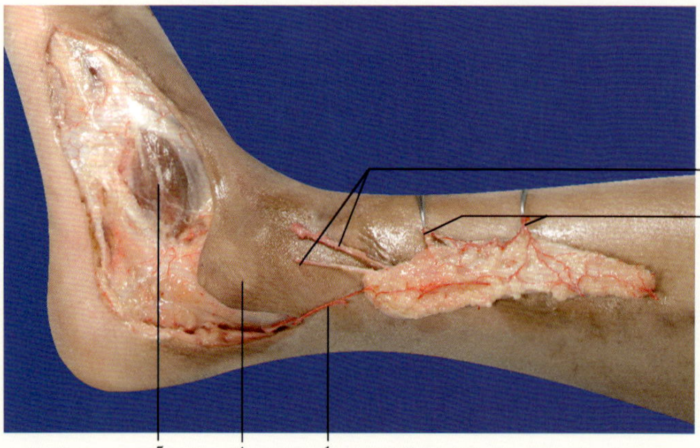

图 足外侧皮瓣

1. 腓动脉终末支；2. 跗外侧动脉皮支；3. 小隐静脉与足背外侧皮神经（腓肠神经终末支）；4. 外踝；5. 趾短伸肌

zúzhǐ píbàn

足趾皮瓣（toe flap）

以跗趾腓侧趾背（底）动脉和（或）第 2 趾胫侧趾背（底）动脉为基础及部分趾背部位作为供区切取的皮瓣。包括跗甲瓣、跗侧腹皮瓣和（或）第 2 趾甲皮瓣、第 2 趾侧腹皮瓣。1980 年莫里森（Morrison）等报道首例应用吻合血管的跗趾游离复合组织瓣移植包裹不吻合血管的自体髂骨移植再造拇指的经验。

应用解剖 足背动脉主干经内侧楔骨和第 2 跖骨底之间进入第 1 跖骨间隙后端，分为足底深支和第 1 跖背动脉。第 1 跖背动脉在第 1 跖骨间隙内前行，其中，有跖背静脉及跖背神经伴行。静脉最浅，神经次之，动脉最深。该动脉沿途发出分支到跖趾关节、骨间肌及皮肤。在趾蹼间发出2条趾背动脉到蹰趾及第2趾相对缘。蹰趾的趾背动脉稍粗，第2趾的趾背动脉较细。第1跖背动脉在跖趾关节前方向下有一分支，为跖背和跖底动脉间的吻合支，跖底动脉经过和跖背的吻合支后成为趾底动脉。第1跖背动脉解剖变异较多，按Gilbert分型可分为三型（见*跖背动脉皮瓣*）。静脉回流有两套，即深部通过动脉的伴行静脉以及浅部通过足背静脉弓回流入大隐静脉。神经为蹰趾和（或）第2趾的趾底神经。

适应证 特别适用于拇指、指套状撕脱及缺损的再造。

手术方法

皮瓣设计 根据手指皮肤缺损范围设计皮瓣，于趾根部画环形切口线，必要时向胫侧或腓侧扩大皮肤切口范围，若范围过大可考虑同时切取邻趾的侧腹皮瓣作为分叶皮瓣进行移植修复。若为蹰甲瓣可需保留蹰趾内侧和趾腹内侧的细条带状皮肤，皮肤条带的远端应延伸至趾甲前端的外侧角（即趾端外侧）；若为第2趾甲皮瓣需保留第2趾外侧和趾腹外侧的细条带状皮肤，皮肤条带的远端应延伸至趾甲前端的内侧角（即趾端内侧）。皮瓣不应向趾根部的近侧过度延伸，趾蹼处保留足够的皮肤以便闭合创面。

皮瓣切取 足部不驱血，抬高3~5分钟后在踝上止血带控制下手术。在兼顾切取大隐静脉、足背动脉及跖背动脉的情况下，于足背做S形切口，并切开皮瓣两侧缘皮肤，形成Y形切口。在足背切口两侧皮下做潜行分离，解剖出大隐静脉及其进入皮瓣的属支，达到所需长度，结扎和皮瓣无关的分支。在伸肌支持带远端，蹰长伸肌腱外侧分离出足背动脉，继续向远端解剖达蹰短伸肌腱，将该肌于肌腱部切断，并将肌腱向近端翻起，显露足背动脉在第1、2跖骨间隙的近段，分离出足背动脉足底穿支及第1跖背动脉，保护好第1跖背动脉，切断并结扎足底穿支，继续向前分离并保持第1跖背动脉及其终末分支趾背动脉的完整性。血管蒂解剖完毕后，在趾根部做横行切口，不要损伤皮瓣的回流静脉，掀起皮瓣的趾背面，在甲床下，采用轻柔的骨膜上钝性解剖分离趾甲瓣，注意避免损伤趾甲的生发层。保留蹰长伸肌的腱旁组织，以便接受皮片移植。掀起皮瓣的足底面，保留趾底的皮下脂肪。避免损伤保留皮肤带的循环。解剖分离出趾底神经并做高位切断。松止血带，检查皮瓣血供情况。皮瓣血供恢复后断蒂，供区取全厚皮片移植（图）。

注意事项 由于第1跖背动脉解剖变异会给皮瓣切取带来一定的困难，此时可以采用1982年顾玉东提出的第2套供血系统理论进行解决。而且该皮瓣可采用吻合趾-指动脉和静脉方法重建血液循环。当皮肤撕脱向近侧延伸时，可向足背侧延伸切取足背皮瓣来覆盖血管蒂。当行皮下隧道转移时注意完善止血，防止血管蒂的卡压。

优点 该皮瓣具有术后外形大小可与健侧媲美，且有良好的感觉，能保留足趾等优点。

（芮永军）

fùhé zǔzhībàn

复合组织瓣（compound tissue flap） 含有多种组织成分且组织之间相互依存，不可分离，共同具有独立血供来源的一个活的组织单位。广义的复合组织瓣包括*复合皮瓣*在内，由于组织修复过程中通常存在皮肤缺损，所以复合皮瓣的概念更为常见，而狭义的复合组织瓣是除复合皮瓣以外的其他复合组织瓣，如筋膜脂肪复合组织瓣、肌肉筋膜复合组织瓣、肌肉骨复合组织瓣、静脉淋巴管复合组织瓣等。

临床上使用较多且最为常见的复合组织瓣实际上是*轴型皮瓣*的一种，即由轴型血管供血，但对于局部转移复合组织瓣而言有

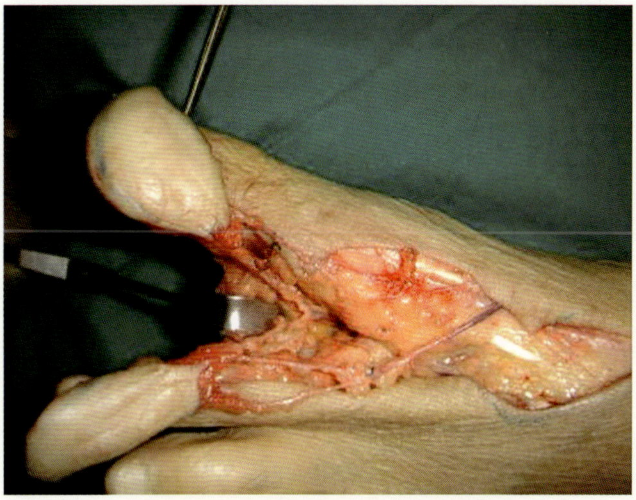

图 蹰侧腹皮瓣联合第2趾侧腹皮瓣

时可不受轴型血管束缚，甚至可采用带蒂随意复合组织瓣。

分类 根据组织成分的不同搭配，可将复合组织瓣根据其来源进行组合分类，如筋膜脂肪复合组织瓣、肌腱筋膜复合组织瓣、肌肉筋膜复合组织瓣、肌肉骨复合组织瓣、骨关节复合组织瓣、静脉淋巴管复合组织瓣。根据其血管组合类型可分为单一的血管蒂供养的单纯复合组织瓣和多个血管蒂供养的组合组织瓣，还可根据转移形式的不同分为局部转移复合组织瓣和游离复合组织瓣。虽然目前还未就复合组织瓣的分类达成一致意见，但复合组织瓣的组织来源、供血方法、组合方式是其最关键的特征。由于组织来源更为具体形象，所以现在使用最多的是根据组织来源进行分类描述。

功用 复合组织瓣的功能与其所包含组织成分直接相关，这也是手术切取及修复的目的所在。由于针对性极强地切取组织，使得修复效率更高，效果更好。复合组织瓣弥补了单纯组织瓣的组织来源单一、难以修复复杂创伤或缺损的不足。这些组织成分有机结合，允许同时游离转移，有效重建组织的同时，更避免了使用多个来自不同供区没有关联的皮瓣的不足。由于组织成分的不同而发挥不同的生理作用，使得其在供区的相互协调的生理状态在受区也能发挥出类似的效果，更加有利于受区组织的功能重建。

（芮永军）

fùhé píbàn

复合皮瓣（compound skin flap）

广义的是指包含有多种组织结构、具有自身血供的一个活的组织单位。从血供的角度看，可再分为两大类：单一血管蒂供养的单纯复合皮瓣（即狭义的复合皮瓣）和多个血管蒂供养的组合皮瓣。单纯复合皮瓣（狭义的复合皮瓣）是指含单一血管蒂由多种不同组织结构的皮瓣，同时这些组织结构相互依存，不可分离，从而获得血供。组合皮瓣即由多个独立的单一皮瓣经不同的组合而形成的，其中每个单一皮瓣均保留了自身的独立血供来源。

1970 年玉井进（Tamai）等在动物实验上证明了功能性骨骼肌移植的可操作性。1970 年麦基（McKee）进行了第一例游离肋骨瓣移植术。1973 年杨东岳采用吻合血管（腹壁浅血管）的腹股沟皮瓣的移植修复颊部肿瘤切除后缺损创面获得成功。1974 年上羽（Ueba 音译）和藤川（Fujikawa 音译）完成了世界上第一例吻合血管的腓骨瓣。1976 年波利井清纪（Kiyonori Harii）等首先报道了第一例肌瓣移植术，他们采用股薄肌替换面部表情肌来治疗一例长期贝尔麻痹患者。同年上海市第六人民医院完成了一例移植部分胸大肌重建 Volkmann 缺血性挛缩所致的前臂屈肌功能障碍。1979 年，泰勒（Taylor）和汤森德（Towsend）首先报道了采用足背肌腱皮瓣一期修复皮肤肌腱复合缺损的病例。

分类 近十多年来，以哈洛克（Hallock）和光岛勋（Isao Koshima）等学者，对复合皮瓣的分类和临床应用提出了不少新的概念，广义的复合皮瓣可再分为两大类：单一血管蒂供养的单纯复合皮瓣和多个血管蒂供养的组合皮瓣。

根据组织成分的不同，具有单一血管蒂的复合皮瓣分为肌皮瓣、肌腱皮瓣、关节皮瓣、带趾甲的皮瓣和骨皮瓣等。复合组织瓣实际上是轴型皮瓣的一种，组织瓣内除有轴心血管所营养的皮肤瓣以外，还有其他组织，如肌肉、肌腱、骨、关节等。由于复合组织瓣属于轴心血管供血，其使用方法与轴型皮瓣一样，既可局部转移，也可游离移植。

肌皮瓣 是以肌皮血管为轴心血管，由该肌肉组织和覆盖其表面皮肤形成的复合组织瓣。可以用来修复大的凹陷形缺损，改善外观；还可替代失去神经支配或提供因外伤而缺损的肌肉的新动力，重建功能。肌皮瓣具有轴心血管，在设计、切取和转移过程中同样有点、线、面的特点。术中要保护好肌肉的血管和到皮肤的分支，以保证手术成功。

术前必须检查所有的肌肉是否损伤以及肌力的等级。行肌皮瓣转移后不应给供区带来明显的运动功能障碍。供给肌皮瓣的血管和神经蒂最好是单一的，或虽为多支供给，但分布较集中，便于转移。如该肌有数条血管供血，应选择其中条件较好的一支为主。

骨皮瓣 自 1970 年麦基（McKee）完成第一例游离骨瓣修复下颌骨以来，骨皮瓣以其不同于传统骨移植的突出优势，大大加速了骨愈合进程，减少了骨吸收现象及再塑形过程，从而避免了骨量减少的相关并发症的发生等，在伴有骨骼皮肤软组织复合缺损、无血供骨周围、长段骨缺损、骨髓炎等领域发挥着无可替代的重要作用。

功用 一个典型的复合皮瓣包含多个组织成分，针对受区的需要，可以游离移植或旋转移位，从而更加有效重建组织，并减少对供区更大的损害。

当受区组织缺损面积巨大（超过一个血管蒂的供血范围）、

结构复杂（同时伴有骨、肌肉等）或类型特殊（如体腔内外的贯通或肢体掌背的贯通等）时，复合皮瓣能同时提供多种组织和足够的大小，满足纠正受区结构缺损和容量缺损的需要；可独立设计制作各个皮瓣外形，满足特殊部位和形状缺损修复的需要，方便术中操作；多数情况下皮瓣能在一个供区切取，仅损伤一处；在受区常仅需吻合一组血管蒂；同一血管蒂的多块肌肉移植，为同时重建不同的运动功能提供了可能；与单纯轴型皮瓣移植相比，复合组织瓣移植可减少手术次数，将需要几次手术才能完成的治疗缩减为一次；可以完成拇指或其他手指的再造。

（芮永军）

jījiàn píbàn

肌腱皮瓣（tenocutaneous flap）

包含皮肤、软组织、肌腱和完整血供系统的复合组织瓣。常通过局部逆行转移或游离移植来修复手背部或足跟部皮肤软组织跟腱的复杂缺损。

1979 年，泰勒（Taylor）和汤森德（Towsend）首先报道了采用足背肌腱皮瓣一期修复手部皮肤肌腱复合缺损的病例。随后其他学者相继证实采用该皮瓣治疗复合缺损取得了较好的临床疗效。该皮瓣可同时提供 4 条长度足够并有血管营养的肌腱。随着人们对显微解剖认识的进一步深入，1983 年里德（Reid）和莫斯（Moss）报道了一种改良的带有掌长肌肌腱和部分肱桡肌肌腱的前臂桡侧皮瓣，继而又有学者将桡侧腕屈肌腱滑车也包含在该皮瓣内以进一步改良该术式，1988 年格拉森（Glasson）将掌长肌肌腱和一束尺侧腕屈肌肌腱包含在前臂尺动脉皮瓣内进行移植。1991 年科斯塔（Costa）设计切取了包含血管化的尺侧腕伸肌和小指固有伸肌的骨间背侧肌腱皮瓣，1992 年戈萨恩（Gosain）设计了带有一束血管化的肱三头肌肌腱的臂外侧肌腱皮瓣。此后，一系列肌腱皮瓣层出不穷。

功用 手背部皮肤肌腱复合缺损，既往常采用早期皮瓣覆盖，再二期肌腱移植，需多次手术进行功能重建，还要配合长期物理治疗及康复训练。

若用筋膜皮瓣或肌皮瓣进行局部软组织修复，通常不允许同时行肌腱移植，而且在筋膜瓣或肌瓣下重建肌腱比皮瓣更为复杂困难。肌瓣过于臃肿，早期发生肌腱粘连的风险更大。肌瓣或筋膜瓣的优点是供区美观、可直接缝合等。

肌腱皮瓣提供了类似手背皮肤软组织，受区局部较为美观，且可一期重建所有缺损。血管化的肌腱移植愈合更快，发生粘连的风险更小，这是因为血管化的肌腱移植不仅保留了肌腱的血供，还保留了肌腱周围的组织如腱鞘等。因肌腱愈合时间较传统方法更快，术后可更早期开始康复训练。这种组织移植要求患手置于功能位并配合早期活动，手功能恢复更为迅速，整体疗效更佳。足背肌腱皮瓣是最为常用的一种，它可提供与手背组织极其相似的皮肤软组织及 4 根长度足够的（包含有腱旁组织）带血供肌腱。

肌腱皮瓣的不足：足背肌腱皮瓣供区的创面延迟愈合，足背瘢痕形成导致足弓破坏等并发症。前臂桡侧或尺侧肌腱皮瓣，常因手术需要而牺牲一条主干动脉，需慎重使用肌腱皮瓣。

目前也有专家认为肌腱皮瓣仅可偶尔用于一期重建伴随有皮肤软组织肌腱缺损的手背脱套伤。不仅因为足背肌腱皮瓣切取后其供区的缺损处理较为麻烦，而且目前还不能证明该方法优于皮瓣愈合后二期肌腱移植的传统方法。

（芮永军）

gǔpíbàn

骨皮瓣（osteocutaneous flap）

包含皮肤软组织、骨组织和完整供血系统的复合组织瓣。常通过游离移植来修复同时存在皮肤软组织和骨缺损在内的复合缺损。

20 世纪初带血供的骨移植就开始用于关节融合和骨缺损的修复。1905 年之前就有数位学者通过带蒂腓骨瓣修复胫骨缺损的病例研究证实了带血供骨移植的优点。1952 年法默（Farmer）还描述了 1 例带蒂交腿骨瓣治疗胫骨假关节的病例。

直到 1960 年显微血管吻合术先驱雅各布森（Jacobson）和苏亚雷斯（Suarez）在创建显微器械和技术的基础上，才使得骨的游离移植成为可能。随着显微器械和技术的不断完善，血管化的游离骨移植发展迅速。1970 年，麦基（McKee）进行了第一例游离肋骨皮瓣移植术。1973 年麦卡洛（McCullough）进行了吻合血管的肋骨移植的动物实验，证明移植骨成活良好，骨细胞保持存活。这一研究成果为显微外科游离骨移植的应用以及骨移植愈合过程由“爬行替代”转化为一般骨折愈合过程提供了实验根据，从而将骨移植的研究推进到一个新的阶段。

1974 年上羽（Ueba 音译）和藤川（Fujikawa 音译）完成了世界上第 1 例吻合血管的腓骨瓣。1975 年泰勒（Taylor）、米勒（Miller）和哈姆（Ham）首先报告了临床应用吻合血管的游离腓骨移植重建经传统骨移植治疗失败的创伤性胫骨大段缺损病例。在国内，1977 年陈中伟等率先开展了腓骨瓣的临床应用。

分类 近年来骨瓣、骨皮瓣，得到了广泛的发展，常用的骨瓣（骨皮瓣）有肋骨、锁骨、髂嵴、肩胛骨、桡骨、大转子、股骨内侧髁、第 2 跖骨、肱骨等。目前游离腓骨瓣（腓骨皮瓣）和髂骨瓣（髂骨皮瓣）仍是四肢重建时的主要供区选择。

功用 多数血管化骨移植通常含有皮肤、肌肉和其他软组织的复合组织。这种复合组织游离移植可一期解决复杂缺损，所带皮肤也为观察复合移植的血供状态提供了便利。常用于肿瘤或创伤所致的长段骨缺损、缺血性骨坏死、复杂皮肤软组织骨缺损、骨骺早闭、骨髓炎等。

骨皮瓣保留了骨的原有活性。由于存在独立的供血系统，细胞存活较传统骨移植更好。该法的优点是避免了骨移植物需要通过爬行替代渗入来完成骨重建的过程，骨吸收现象少见。骨细胞的大量存活，减少了再血管化过程中骨组织的再塑形。与传统骨移植相比，移植后骨量得到维持，避免了因骨量减少而出现的一系列并发症。其在骨强度、韧度、应力反应、弹性模量均较传统骨移植大 2~4 倍，应力骨折的发生率明显低于大块的结构性骨移植。骨愈合更为迅速，在一些骨难以愈合的环境中，如瘢痕、辐射部位、无血供骨周围，愈合的可能性更大。

（芮永军）

zǔhé píbàn

组合皮瓣（combined skin flap）

利用两个或两个以上来自不同部位各自有轴型血管营养的组织，在移植修复术中将各自所带的血管蒂，通过串联或并联等方式，使其形成只有 1 个或 2 个以上血管蒂的组织瓣。随着显微外科技术水平的日益提高及经验的积累，复杂的皮瓣术式得以进一步发展和完善。1981 年波利井清纪（Kiyonori Harii）等首先报道组合皮瓣移植。1987 年于仲嘉报道了 17 例组合移植的临床经验，并于 1989 年成功完成了游离双背阔肌皮瓣结合游离腓骨组合桥式交叉移植。2003 年芮永军等报道了 5 块游离组织组合移植一期修复手脱套伤的病例（图 1，图 2）。

分类 根据参与组合移植的组织数目，可分为四类。①一级组合移植：即两个相同或不同的组织参加移植。如通过游离第 2 趾再造拇指，游离皮瓣修复手部桡侧创面来修复拇指伴手部桡侧缺损：动脉吻合方法可以是再造拇的足背动脉与桡动脉吻合，皮瓣动脉与再造拇的足背动脉足底穿支吻合；静脉吻合方法可以是再造拇的大隐静脉与头静脉吻合，皮瓣静脉与再造拇的大隐静脉分支和手背浅静脉吻合。②二级组合移植：即 3 个相同或不同的组织参加移植。如通过游离踇趾甲皮瓣修复拇指创面，游离第二趾再造示指或中指，游离皮瓣修复手掌背创面来修复拇指及手掌背皮肤撕脱伤伴 2~4 指毁损伤：动脉吻合方法可以是趾甲皮瓣的足背动脉与桡动脉吻合，再造示指或中指的足背动脉与趾甲皮瓣的足背动脉足底穿支吻合，皮瓣动脉与尺动脉吻合；静脉吻合方法可以是趾甲皮瓣的大隐静脉与头静脉吻合，再造示指或中指的大隐静脉与趾甲皮瓣的大隐静脉分支吻合，皮瓣静脉与贵

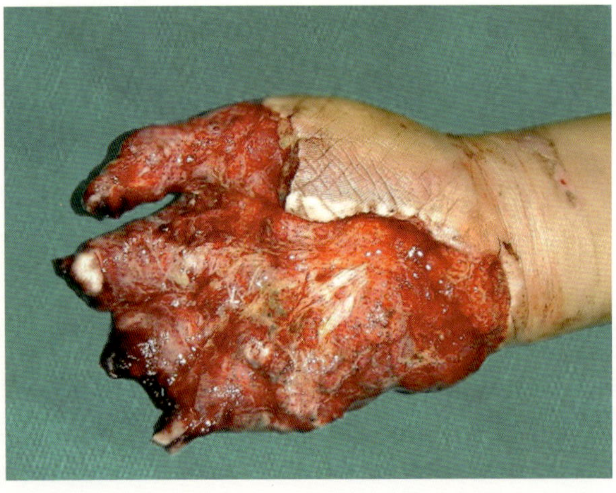

图 1 手部脱套伤伤情

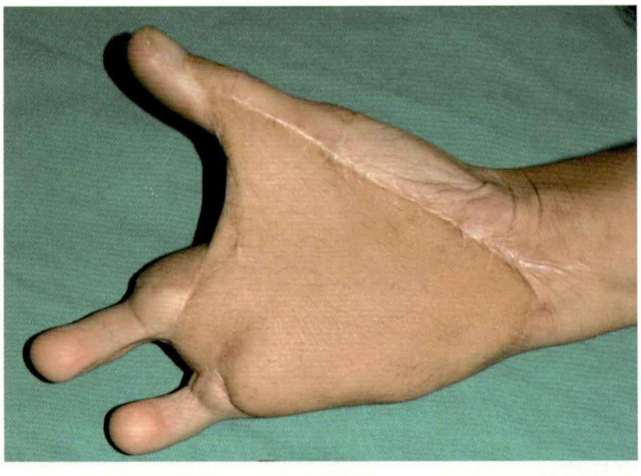

图 2 组合移植修复术后

要静脉和尺动脉伴行静脉吻合。③三级组合移植：即4个相同或不同的组织参加移植。④四级组合移植：即5个相同或不同的组织参加移植。

随着组合移植的级数增加，所需吻合的血管也随之增多，手术风险倍增。

根据受区血管与皮瓣血管的吻合形式，可以分为三类：串联组合皮瓣、并联组合皮瓣、串联并联共存组合皮瓣。其中分别有各自供血系统的不同组织或不同部位的相同组织，经过吻合血管的手段使之变成只有一个血管蒂移植至受区称为串联；如果两个或两个以上组织在受区与两套或两套以上血管蒂进行吻接，称之为并联。

哈洛克（Hallock）和光岛勋（Isao Koshima）等学者，将广义复合皮瓣再分为两大类：单一的血管蒂供养的单纯复合皮瓣和多个血管蒂供养的组合皮瓣，并依据其相互间组合方式的不同将组合皮瓣分为三类：联合皮瓣、嵌合皮瓣和串联皮瓣。

功用 虽然组合皮瓣具有一期修复复杂创面、减少手术次数、缩短疗程，减轻患者精神负担，最大限度恢复功能从而提高疗效、降低伤残率等优点。尤其在急诊修复严重手外伤时越发体现出其优越性。但是组合皮瓣的临床应用比率并不高，由于组合皮瓣移植涉及供区多、创伤大，手术操作技术难度大，且手术时间长，一旦失败，后果严重，损失巨大，因此皮瓣的组合、手术时机、供区创伤、功能与外观、受区疗效等问题，尚需更长时间的观察才能做出正确评价。组合皮瓣的形式多种多样，关键在于合理设计移植组织血液循环的重建，并不强调非要采用同一血管蒂，尽可能采用多途径供血。因为通常对于一级组合移植而言，一个血管蒂是完全可以适应的；但对于二级以上的组合移植来说，一个血管蒂供血的手术危险性明显增加。若血管蒂行进距离过长则易于受到刺激发生痉挛，且可能存在远端移植足趾血液灌注压过低，从而出现移植组织供血不足，甚至坏死。因此，在不影响残留组织血供的同时，通过串联、并联或串联并联共存等不同的血管吻合形式，使之形成两个以上的血管蒂供血（即多源供血），不仅缩短了血管蒂的长度，减少了血管危象的发生率，而有利于对血管危象辨识，进而提高了组织存活率，降低了手术风险性，增加了组合移植的安全性。因此有些术式尚需结合基础研究和临床观察，而不能盲目广泛应用于临床。较成熟的组合皮瓣手术有：全手套状撕脱伤的修复、多指套状撕脱伤的修复等。

组合皮瓣移植手术适应证，即必须具备以下因素：①受区因素。组织缺损大，不能以一个供区的单一皮瓣来覆盖创面；或组织缺损虽不大，但因功能要求不同；或缺损部位不同，不能以同一皮瓣修复的创面，需要有不同功能的皮瓣修复；受区血管条件较差，只能提供一组动静脉进行游离组织移植。②供区因素。存在后备皮瓣。③患者因素。全身情况允许，能承受麻醉和手术；有强烈一次修复愿望；理解手术风险并能积极配合功能康复训练。④术者因素。丰富的显微外科临床经验；精湛的显微外科操作技术；强大的技术团队。⑤环境因素。适宜的手术室、病区环境。

（芮永军）

liánhé píbàn

联合皮瓣（conjoint flap，siamese flap） 两个不同部位在组织结构上相互连续在一起的一组皮瓣，又称联体皮瓣。这种类型的皮瓣类似著名的先天性畸形——暹罗双胎（即连体婴，他们胸腔相连），故又称暹罗皮瓣。临床上，联合皮瓣切取范围巨大，常保留一侧血管蒂而切断对侧，以获得最大的旋转弧，但需要对皮瓣的远侧部分进行血管吻合以辅助重建血液供应。1981年波利井清纪（Kiyonori Harii）等首先介绍了联合皮瓣，他们将这类皮瓣归入组合皮瓣范畴，在其所描述的肌瓣和皮瓣组合而成的联合皮瓣中，采用同时切取相连的背阔肌皮瓣与腹股沟皮瓣的联合皮瓣形成两端分别为胸背动脉和旋髂浅动脉供血的一个双蒂皮瓣。每个蒂均可被游离出来以便向头侧或尾侧转移，提高联合皮瓣的旋转半径，但是必须行游离端的血管吻合以使其存活，因为该游离端已不再接受血管蒂的营养。虽然理论上仍旧是一个单个皮瓣，别洛乌索夫（Belousov）等称之为超大皮瓣，因为其超出了单一血管蒂所供养的范围。本质上，这种皮瓣至少联合了两个不同的解剖学区域，每个区域都有其独立的供血系统但通过其共用的物理边界相连接。1982年纳西夫（Nassif）等通过共同的肌皮穿支营养的背阔肌瓣联合肩胛筋膜皮瓣的联体皮瓣证明了联体皮瓣不一定是皮瓣，也可以是肌瓣或其他组织瓣。临床证明这一方法进一步提高了联体皮瓣各个组成部分的成活率，这可能是通过边界区的血流逆行来进行营养和回流。1995年柴田（Shibata音译）等应用前臂骨间背侧皮瓣和上臂外侧联合皮瓣治疗手部缺损时，在分离蒂部边缘至少可以省略一组静脉吻合，因为前臂背侧静脉对于整个皮瓣的静脉回流来说已经足够了。

分类 根据皮瓣血供分支类型可分为：传统联合皮瓣和分支性共有型联合皮瓣。对于联合皮瓣，每个穿支都有其相应的供血范围，直接或间接穿支越多越好。1982年纳西夫（Nassif）等在背阔肌皮瓣和肩胛皮瓣的联合皮瓣共用一个上级血管——肩胛下血管，称之为分支性共有型联合皮瓣，以区别于传统的联合皮瓣。

根据皮瓣辅助血液循环方式分为：外增压型和内增压型。联合皮瓣的临床应用往往是以其一端的血管带蒂转移，其对侧部分超过了该血管蒂的供养范围，必须行血管吻合。临床上有两种建立辅助血液循环的方式：一是将皮瓣对侧血管蒂与皮瓣以外的受区血管进行吻合，称为外增压。二是将皮瓣远侧血管蒂与皮瓣近侧自身血管蒂的另外一个分支进行吻合，称为内增压。例如：近侧单蒂的腹直肌横行皮瓣在女性乳房再造中，可将对侧的腹壁下动脉或腹壁浅动脉与胸部的外来动脉吻合（外增压），亦可将对侧的腹壁下动脉与同侧的腹壁下动脉吻合（血供来自同侧的腹壁上动脉血管蒂，内增压）。1992年科尔（Core）在以旋股内侧动脉为蒂进行股薄肌肌皮瓣游离移植时，将皮瓣远侧的一个穿支血管通过静脉移植与旋股内侧动脉近侧的一个分支吻合，提高了皮瓣远侧血供的可靠性。内增压的吻合方式有时需将皮瓣弯曲以使血管蒂相互靠近，这在乳房再造中很适用，但在其他平整的部位，则需进行静脉移植。1997年光岛勋（Isao Koshima）指出，内增压的方式并不如外增压的方式可靠。内增压的方式应限制在受区难以找到外来吻合血管的情况下使用。

功用 由于联合皮瓣都是切取范围巨大的皮瓣，通常用于修复超出正常单一皮瓣覆盖大面积的缺损。临床应用如下：肩胛侧胸-腹壁血管间主要以带蒂转移的方式，修复躯干部巨大面积的组织缺损，一般仅需要吻合远侧的一组血管。①背阔肌-腹股沟皮瓣。是最早的巨大联合皮瓣，以旋髂浅动脉为蒂，吻合胸背动脉。②侧胸-下腹部联合皮瓣。以肩胛下（或胸背）血管及腹壁浅血管为蒂，可形成60cm×10cm超长皮瓣。③胸脐-髂腹股沟联体皮瓣。以腹壁下血管及腹壁浅（或旋髂浅）血管为蒂，切取面积可达30cm×15cm（图）。④肩胛-背阔肌-下腹部联体皮瓣。以肩胛下血管及腹壁浅（或旋髂浅）血管为蒂，切取面积可达80cm×12cm。⑤背阔肌-腹直肌联体皮瓣。

腹壁上下及两侧血管间主要以一侧的腹直肌近端血管为蒂，进行乳房再造，吻合对侧的腹壁下（或腹壁浅）动脉可提高其成活的可靠性，有外增压和内增压两种吻合方式。①一端单蒂的腹直肌-下腹部（或腹股沟）联合皮瓣。②一端单蒂的两侧腹直肌联合皮瓣。③一端单蒂的腹直肌皮瓣联合对侧下腹部皮瓣。

肢体多以远侧的血管为蒂进行逆向转移，需在受区吻合近侧的血管蒂。①胸三角-三角肌联合皮瓣。②前臂背侧-臂外侧联合皮瓣：1995年柴田（Shibata 音译）报道以骨间后动脉逆向供血，远侧吻合桡侧副动脉，逆向修复手部巨大创面。③阔筋膜张肌-缝匠肌联合皮瓣。④股前外侧与髂腹股沟联合皮瓣。⑤以股前外侧血管系统为蒂，可以联合切取"隐动脉-股前外侧-腹股沟-背阔肌"的巨大联合皮瓣。这类皮瓣需要进行多个血管吻合。

（芮永军）

fēnyè píbàn

分叶皮瓣（lobulated skin flap）

在同一血管供区内切取包含多个

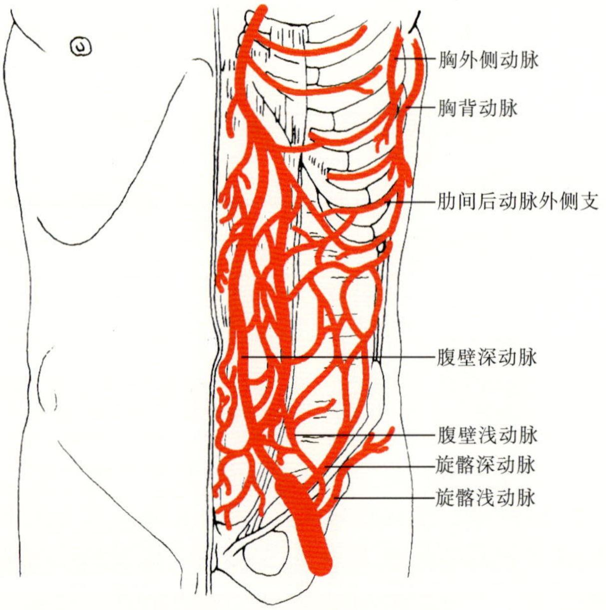

图　胸-侧腹联合皮瓣血管分布

独立皮瓣又共同起源于一个较大上级母体血管蒂的一组皮瓣。分叶皮瓣适用于对于贯通伤，多处伤，脱套伤等的修复。1918 年埃瑟（Esser）首先采用分叶皮瓣用于鼻部皮肤缺损的修复，此后相继出现了带蒂分叶皮瓣、岛状分叶皮瓣、游离分叶皮瓣的体系。1980 年戈登（Gordon）通过对背阔肌神经血管与肌门的解剖关系及其在肌内走行分布的研究，为背阔肌分叶肌瓣、肌皮瓣的临床应用奠定了解剖学基础。1981 年巴特利特（Bartlett）对背阔肌分叶皮瓣的血管神经蒂长度、肩胛下动脉及胸背动脉外径等做了详细测量。1982 年梅尤（Mayou）等提出旋肩胛动脉有升支、横支、降支三大分支，是设计分叶皮瓣的解剖学依据。1988 年成红兵首先进行了以指掌侧总动脉神经为蒂的中环指双岛状皮瓣移植重建拇指的报道。1993 年张全荣等报道采用第 1、2 趾趾腹双叶皮瓣修复相邻手指皮肤缺损。1995 年许亚军等报道了应用第 1 跖背、足外侧分叶皮瓣移植修复手部软组织缺损，1998 年又报道了足内侧，第 1 跖背，足外侧三叶皮瓣修复多指皮肤缺损（图）。2006 年刘会仁等在徐达传和罗力生等在以旋股外侧动脉降支供血的股前外侧皮瓣研究的基础上，采用旋股外侧动脉降支为蒂的分叶肌皮瓣进行软组织缺损及骨髓炎的修复治疗，取得良好效果，进一步拓展股前外侧皮瓣的应用范围。

分类 根据皮瓣血供特点及切取形式可分为：①非轴型血管皮瓣。非轴型血管皮瓣是各分叶皮瓣共用一个皮肤、筋膜蒂的随意型皮瓣，分叶皮瓣受长宽比例限制。②轴型血管分叶皮瓣。轴型血管分叶皮瓣的轴型血管有两种类型，即主干带分支型和主干分叉型。根据手术方式的不同又可分为岛状分叶皮瓣与游离分叶皮瓣。

功用 这种皮瓣允许从同一供区同时转移多个不同的皮瓣。因为最终切取后只有一个血管蒂，只需吻合一套受区血管即可完成多个皮瓣的移植，具有一次手术修复，病程短，痛苦少的优点。但分叶皮瓣中的血管变异并不少见，供受区血管解剖较为复杂，技术要求较高，需要精良的显微解剖及手术操作技术；由于单一血管蒂上各个分支的长度限制，供区无法进行自由组合；一旦吻合口出现问题将同时影响各个皮瓣的血供。

（芮永军）

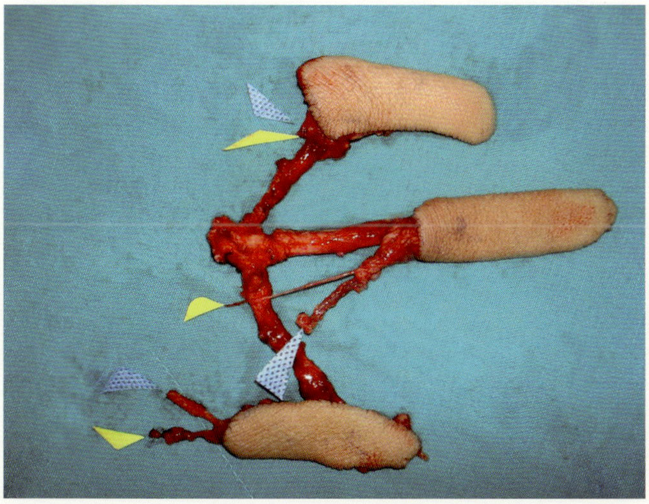

图 足背三叶皮瓣

qiànhé píbàn

嵌合皮瓣（chimeric flap） 在同一血管供区内切取的包含多个独立又共同起源于上级母体血管蒂的一组皮瓣。多个独立皮瓣的血供并联，一个皮瓣的成活与否并不影响其他皮瓣的成活。其嵌合方式可为同类（如多个皮瓣或多个肌瓣），也可是不同类的（如皮瓣+肌瓣+骨瓣）。肩胛下动脉及其分支所供养的组织叶是嵌合皮瓣的最佳代表。虽然其血管分支供养的每个皮瓣（组织瓣）均可单独移植，如肩胛皮瓣、肩胛旁皮瓣、背阔肌瓣、前锯肌瓣、肩胛骨瓣、肋骨瓣等，但为同时满足受区多种组织结构缺损修复的需要，可将上述多种组织瓣的血管蒂向上追溯至其母体血管，即肩胛下动脉，仅吻合肩胛下动脉即可将这些组织瓣同时转移（图）。1982 年波利井清纪（Kiyonori Harii）等最早报道了吻合胸背动脉的背阔肌和前锯肌瓣的嵌合组织瓣移植。1991 年哈洛克（Hallock）根据共同起源于股前外侧动脉的复合组织瓣提出了嵌合皮瓣概念的雏形。1993 年光岛勋（Isao Koshima）在介绍嵌合皮瓣原则时，将独立皮瓣吻合连接于预构皮瓣的远端或其主要供血动脉的分支上，形成了一种新的预制的嵌合皮瓣。这种预制的嵌合皮瓣如果血管吻合在皮瓣的主要供血动脉的远端，这就形成了串联皮瓣，因为血液循环必须首先通过第一个皮瓣/桥式皮瓣后再进入下一皮瓣。

分类 嵌合皮瓣可根据其局

部血供特点及通过血管吻合预制后的特点将其分为三个亚型。

穿支型　带有多个穿支的一个完整的皮瓣是联合皮瓣的一种形式，而每个穿支都有其独立的血供范围。如果它们的共有边界被分割开，即形成一个相对独立以穿支为基础、拥有共同来源的嵌合皮瓣。股前外侧皮瓣是这种的典型例子，它既能被分割成数个较小的皮瓣来重建特殊的头颈部缺损，还可在重建口腔和颊部缺损的同时避免皮瓣的折叠。以旋股外侧动脉降支发出的两个穿支动脉，分别形成两个皮瓣，但将其追踪到旋股外侧动脉的降支主干，以其主干携带两个穿支的嵌合皮瓣修复累及口角的面颊部洞穿缺损，仅需吻合一组血管蒂。2004年佐野（Sanot）等以腓肠肌内侧头的营养血管（腓肠内侧动脉）发出的两个肌皮穿支血管，分别形成两个穿支皮瓣，再将其向上追踪到腓肠内侧动脉的起始处切断，仅吻合腓肠内侧动脉和静脉，将两个穿支嵌合皮瓣同时转移。

分支型　即经典的嵌合皮瓣，共同来自于一个上一级血管的多个独立的大的筋膜支供养的各自独立的皮瓣。常用的有以下几种。

以肩胛下血管为蒂的嵌合皮瓣　肩胛下动脉发出旋肩胛动脉和胸背动脉。旋肩胛动脉在三边孔处分为浅深两支，浅支为肌间隙皮动脉，常分升支、横支和降支；深支在肩胛骨外侧缘上段贴骨走行，分出吻合支、冈下窝支和肩胛骨下角支，有众多的肌骨膜支分布于冈下窝、肩胛骨外侧缘中上段背外侧及前外侧。胸背动脉为肩胛下动脉的直接延续，沿背阔肌外侧缘深面下行，发出肩胛骨支，前锯肌支，侧胸皮支，主干在背阔肌深面下行，于肩胛骨下角上方的背阔肌外缘分为内外侧两终支，分布于背阔肌。外侧终支还发出肌皮动脉穿支至侧胸部皮肤。因此，肩胛下动脉及其分支可形成多个独立的组织瓣，如肩胛皮瓣、肩胛旁皮瓣、侧胸皮瓣，背阔肌瓣、前锯肌瓣，肩胛骨瓣、肋骨瓣等。哈洛克（Hallock）认为，以肩胛下血管为蒂的嵌合皮瓣，理论上可达60多种组合方式，如三叶嵌合皮瓣、四叶嵌合皮瓣等。肩胛下血管系统是临床最常用的嵌合皮瓣供区之一。

以旋股外侧血管为蒂的嵌合皮瓣　旋股外侧动脉发升支、横支和降支，分布于阔筋膜张肌、髂嵴前外侧部、臀中肌、股骨大转子前外侧部、股外侧肌和股前外侧部皮肤。旋股外侧动脉降支在股直肌与股中间肌之间行向外下方，在髂前上棘与髌骨中点连线的中点稍上方分为内外两侧支。内侧支继续下行，沿途分支至股直肌、股中间肌及股内侧肌的外侧部，终支至膝关节附近，参与膝关节动脉网的形成；外侧支沿股外侧肌与股直肌之间外行，沿途发出许多分支供养股外侧肌和股前外侧部皮肤。以旋股外侧动脉的分支可形成多种形式的嵌合皮瓣。如股前外侧皮瓣+阔筋膜张肌皮瓣，股前外侧皮瓣+大转子骨瓣，阔筋膜张肌皮瓣+髂骨瓣+股前外侧皮瓣，阔筋膜张肌肌皮瓣+大转子骨瓣+股前外侧皮瓣等。

以膝降血管为蒂的嵌合皮瓣　膝降动脉从股骨内侧髁收肌结节上方约7cm由股动脉发出，起始外径2.3mm，主干长约1cm。起始后向前下穿大收肌腱板，经股内侧肌与股薄肌之间、缝匠肌深面伴隐神经下行。通常发关节支、隐支和股内侧肌支，分支分布于股骨下端内侧髁、大收肌腱、股内侧肌、缝匠肌下端和小腿内侧上段的皮肤。以膝降动脉及其分支可形成多种形式的复合组织瓣（如大收肌腱骨瓣、大收肌腱骨皮瓣、大收肌腱骨肌皮瓣等）和嵌合皮瓣。

连续型和内在型　根据其血管吻合方式的不同分为连续型和内在型，前者连接在源血管的末端，后者则连接在源血管中间的某个分支上。

功用　经典的嵌合皮瓣是指共同来自于一个上一级血管的多个独立的组织瓣所组成的复合皮瓣。这种方式允许从同一供区同时转移多个不同的组织单元。因为最终切取后只有一个血管蒂，只需吻合一套受区血管即可完成

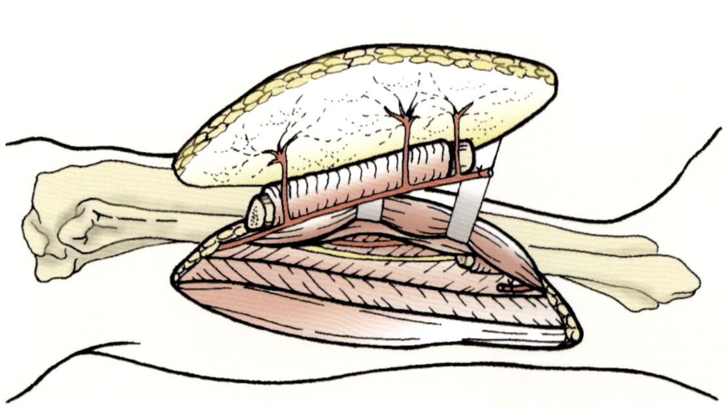

图　嵌合皮瓣

多个皮瓣的移植。但嵌合皮瓣中的血管变异较多，有时需增加额外的血管吻合才能达到要求。有些嵌合皮瓣术后不易观察，血液循环监护困难。

（芮永军）

chuànlián píbàn

串联皮瓣（chain-link flap） 将多个供区的独立皮瓣通过显微血管吻合方法串联成一个皮瓣序列。又称序列皮瓣。其连接皮瓣的血供需通过第1个皮瓣来进行供养，这种顺序连接起来的复合皮瓣形式像一条链子，故称为串联皮瓣。前一个皮瓣是后一个皮瓣的受区并为其血供架桥。因此，串联皮瓣也称桥式皮瓣或血流接力皮瓣（flow-through flap）。这种皮瓣不仅通过前一个皮瓣的末端血流供养第2个皮瓣，同时也通过连接端接受后者的回流。1987年于仲嘉首先在不同程度的四肢大范围组织缺损中采用两种以上的游离组织通过7种不同组合方式进行修复，其中就涉及了串联皮瓣这种移植方式。

分类 串联皮瓣包括顺向串联、逆向串联和桥式交叉串联，串联皮瓣的架桥血管蒂必须在两端均可吻合。①顺向串联：桥梁瓣和串联瓣的血流方向一致，是最为典型的串联皮瓣方式。②逆向串联：桥梁瓣和串联瓣的血流方向相反。③桥式交叉串联：当患肢由于创伤或炎症等原因缺乏可供吻合的血管时，需由健肢提供一组正常血管蒂，为串联移植组织提供临时血供，待串联移植组织与患肢建立血供后，再行二次手术断蒂。桥式交叉串联组织移植，在显微外科手术中，由于其复杂性，被公认为难度较高的手术。医师除须具备精湛的显微外科技术外，还需注意：如肢体交叉皮桥建立时，为了防止血管受压，皮桥必须是正常软组织，且足够大，形成皮桥时应使其成为管状。为了维持桥式交叉的两肢体位置，可用外固定支架或石膏固定。常用的有以下几种。

以桡动脉皮瓣为桥的串联皮瓣 多用于头面部的修复重建和器官再造。如两块桡动脉皮瓣串联、桡动脉皮瓣串联肩胛骨皮瓣、桡动脉皮瓣串联背阔肌皮瓣、桡动脉皮瓣串联下腹部皮瓣、桡动脉皮瓣串联股前外侧皮瓣等。

以胫后动脉皮瓣为桥的带蒂移植 多用于小腿和足部的修复重建，可顺向或逆向串联其他皮瓣；游离移植可代替桡动脉皮瓣作为桥接物。

以腓动脉皮瓣为桥的串联皮瓣 多用于伴有大段骨缺损和皮肤缺损的创面。如两块腓骨皮瓣串联、腓骨皮瓣串联背阔肌皮瓣、腓骨皮瓣串联下腹部皮瓣、腓骨皮瓣串联股前外侧皮瓣等。

以肩胛下血管为桥的串联皮瓣 如两侧背阔肌串联皮瓣、背阔肌皮瓣串联游离腓骨移植、肩胛皮瓣串联髂骨皮瓣、背阔肌皮瓣串联游离足趾移植等。

以股前外侧皮瓣为桥的串联皮瓣 以桡动脉皮瓣或胫后动脉皮瓣为桥的串联皮瓣需牺牲肢体主干动脉，而肩胛下动脉为桥的串联皮瓣血管蒂较短。近来以股前外侧皮瓣为桥的串联皮瓣获得了广泛的应用，其降支血管可游离的长度在10cm以上，同时克服了上述缺点。如股前外侧皮瓣串联胸脐（或脐旁）皮瓣（腹壁下动脉），股前外侧皮瓣串联背阔肌皮瓣、肩胛皮瓣或侧胸皮瓣（肩胛下动脉系统），股前外侧皮瓣串联下腹部皮瓣（腹壁浅或旋髂浅动脉）等。

以胫前-足背血管为桥的串联皮瓣 多用在修复手掌背部洞穿缺损或手部两处软组织缺损（图）。

功用 串联皮瓣适用于单一皮瓣面积受限、组织缺损成分复杂或受区可供吻合血管不足的手部以及颌面部组织缺损创面的修复。这类皮瓣具有切取面积大、组合灵活等特点，能达到修复不同形态、成分的组织缺损，减少手术次数，提高肢体功能，减轻患者痛苦的目的。串联皮瓣中贯

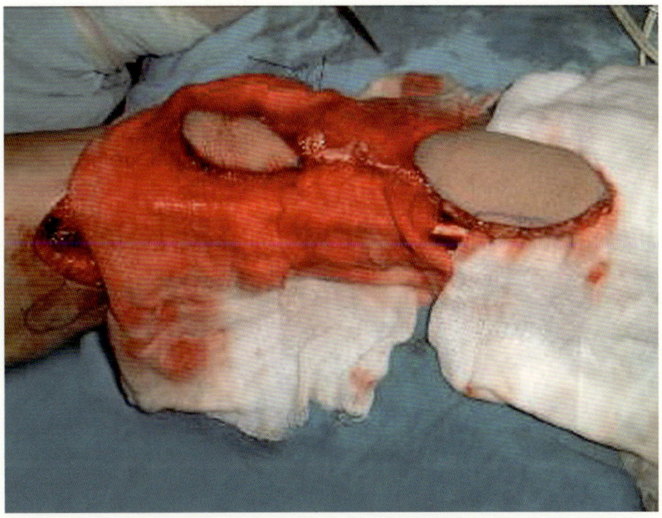

图 以胫前-足背血管为桥的串联皮瓣

通桥梁瓣的主干血管必须采用管径大、压力高的血管，以保证桥梁瓣和串联瓣在切取充分面积时有充足的血供。由于桥梁瓣血管的两端均被利用，术中应该注意其血管的张力，最容易发生的是血管过于松弛，导致串联瓣的血供障碍。而高质量的血管吻合技术是手术成功的关键，尤其是保证桥梁瓣的存活更为重要。

（芮永军）

jīpíbàn

肌皮瓣（myocutaneous flap）

包含有皮肤、浅筋膜、深筋膜和肌组织等层次的复合组织块。可行局部转位或吻合血管肌皮瓣移植，用于填塞空腔、覆盖创面和肌肉动力重建。

分类 ①带蒂肌皮瓣：肌皮瓣带蒂转移形成带蒂肌皮瓣，此时可形成宽蒂任意肌皮瓣，也可形成带状肌皮瓣或带血管蒂的轴型皮瓣或岛状瓣。②游离肌皮瓣：肌皮瓣吻合血管游离移植成游离肌皮瓣，可进行功能重建或覆盖创面。

基本内容 深部组织由于病灶切除、感染或创伤造成缺损时，可以转移肌皮瓣进行填塞，消灭死腔。由于肌皮瓣血运丰富，移植之后有利于伤口愈合。但需注意的是，肌皮瓣转移之后由于失用、失去原有张力或失神经支配，将会发生不同程度的肌肉萎缩，移植的组织体积会逐渐缩小。如果是为了改善外观而进行肌皮瓣移植充填，应该矫枉过正，这样待肌肉萎缩后正好恢复正常外形。理论上讲，任何需要皮瓣移植覆盖的创面均可以采用肌皮瓣转移覆盖。需要根据患者的具体情况进行选择：①血液循环比较差的创面覆盖，如放射性溃疡以及各种原因引起的慢性难愈性创面，如压疮、糖尿病性溃疡等。由于肌皮瓣血运丰富，转移后改善局部的血液循环，使伤口容易愈合，而在上述情况下如果采用普通皮瓣，特别是随意型皮瓣转移后有可能发生伤口不愈合。②改善局部血液循环，如小腿下1/3开放性骨折，由于局部血运比较差，容易发生骨不连或骨折延迟愈合。为了改善局部血液循环、促进骨折愈合，可以选择肌皮瓣覆盖骨外露的创面。③感染创面。研究结果显示，肌皮瓣较普通皮瓣抗感染能力强，同时有利于清除局部感染的细菌，达到清洁创面的目的。肌皮瓣转移之后有利于控制局部感染，促进伤口愈合，如慢性骨髓炎、软骨炎清创后创面的覆盖。④人工合成移植材料外露的覆盖，如用人工假体行乳房再造后假体外露，可以用肌皮瓣覆盖。一方面转移的肌皮瓣比较厚，同时血运丰富，覆盖之后移植物不容易再次发生外露。重要肌肉功能的缺失可以用次要的肌肉转移进行功能重建，较常见的有上臂屈肘功能的重建、面瘫后表情肌功能重建，以及肛门周围外伤、手术、先天畸形等原因导致括约肌功能丧失时肛门括约肌的功能重建等。

优缺点 优点：肌皮瓣具有血供丰富、可转移组织量大、容易塑形、可选择的供区广泛、解剖容易、手术时间短等优点。与肌瓣比较，不需要表面植皮。缺点：切取肌肉后该部位肌肉的功能部分或全部损失。如果患者皮下组织过厚，转移之后由于外形臃肿，后期还需一到两次手术去除皮下脂肪进行塑形。

（徐永清　朱跃良）

gōngráojī jīpíbàn

肱桡肌肌皮瓣（brachioradialis myocutaneous flap）

以桡侧返动脉和桡侧副动脉为蒂，肱桡肌顺（逆）行转移切取的*肌皮瓣*。若将桡动脉包含在皮瓣内，不仅可携带前臂皮瓣，还便于进行吻合血管的游离移植，扩大了肱桡肌皮瓣的应用范围。

应用解剖 肱桡肌是前臂桡侧最表浅的肌肉，为一长而扁的梭形肌，起自肱骨外上髁上方和外侧肌间隔，止于桡骨茎突基底。其近侧部形成肘窝的外侧缘，其内侧缘自上而下分别与肱肌、旋前圆肌和桡侧腕屈肌相邻，深面为桡侧腕长伸肌。肱桡肌肌腹于前臂中下1/3交界部移行为肌腱。近端深面有桡神经浅支、桡动脉及伴行静脉经过，远端肌腱的浅面有拇长展肌和拇短伸肌腱斜行跨过，其深面有桡动脉及伴行静脉、桡神经浅支走行，桡神经浅支在腕上5.0cm处转至腕背桡侧。肱桡肌的主要营养血管为桡侧副动脉、桡侧返动脉和肱动脉及桡动脉的肌支，以桡侧返动脉最为主要。桡侧副动脉、桡侧返动脉和桡动脉的肱桡肌肌支均有两条静脉伴行，外径略粗于其伴行动脉。肱桡肌的神经肌支由桡神经在桡管内发出，有1~2支，走行2~3cm，斜行进入肌内。可分为顺行和逆行肱桡肌皮瓣。

适应证 局部移位修复肘部软组织缺损。

手术方法

顺行肱桡肌皮瓣 ①皮瓣设计：在肘外侧桡骨小头平面标明皮瓣营养血管，即桡侧返动脉进入肌肉的位置。根据受区要求，沿肱桡肌范围设计皮瓣，皮瓣可较肌腹宽1~2cm。若设计以桡动静脉为蒂的肌皮瓣，则皮瓣范围可包括前臂桡侧（图1）。②皮瓣切取：按设计先做皮瓣远侧切口，直达深筋膜下，辨清肱桡肌后将

其切断，在肌肉深面由远而近解剖。结扎、切断进入肌肉的小血管支，在近桡骨颈平面，注意寻找进入肱桡肌的桡侧返动脉，并向近侧解剖直至其起始部。局部转移可修复肘部创面，供区创面用中厚皮片修复。

逆行肱桡肌皮瓣 ①皮瓣设计：以桡动脉体表走行线为皮瓣轴心线，以桡动脉发出的第1肱桡肌肌支为蒂，旋转轴点位于皮瓣的轴心线上骨外上髁下方6cm处，皮瓣切取平面为肱桡肌与桡侧腕伸长肌之间的肌间隙。皮瓣的切取范围上至肱骨外上髁上方7.0 cm，下至肱骨外上髁下方6.0~8.0cm，宽8.0cm；旋转范围可达腕横纹水平。②皮瓣切取：先做肱桡肌内侧切口，上至肱骨外上髁上7cm，下至肱骨外上髁下6~8 cm。切开皮肤及深筋膜，在肱桡肌内侧缘下方寻找桡动脉，并沿其上行，在肱骨外上髁下方6~8cm处可见桡动脉的第1肱桡肌肌支，予以游离、保护。随后做皮瓣外侧及近侧皮肤切口，皮肤可较肌腹宽2cm，在皮瓣近侧切口内切断肱桡肌近端，同时切断、结扎影响皮瓣移位的血管。在皮瓣切取过程中注意保护血管蒂。皮瓣切取后，逆行转移修复受区（图2）。供区行游离植皮覆盖。

优缺点 优点：供区损伤小，邻近转移方便。缺点：肱桡肌瓣的血管蒂较短，覆盖远程创面有困难，需要游离到桡动脉才能进行更大弧度的转移。

（徐永清 朱跃良）

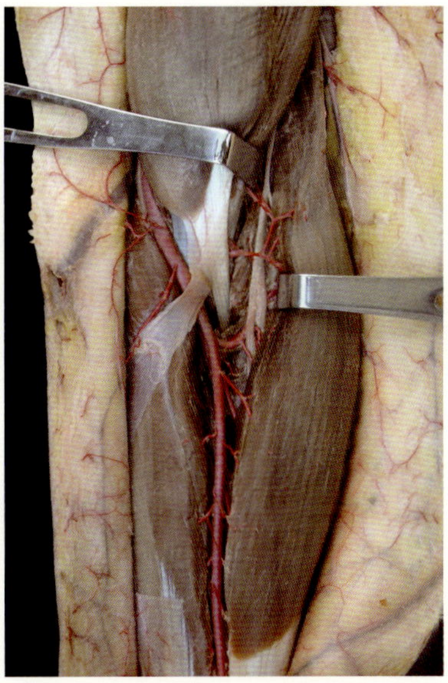

图1 肱桡肌肌皮瓣解剖（郑和平供图）

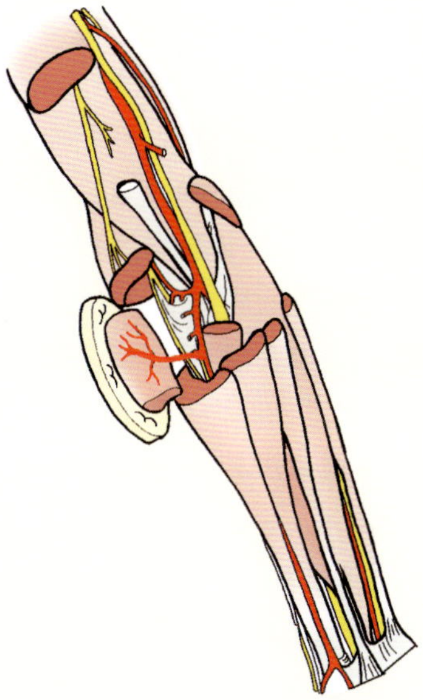

图2 逆行肱桡肌肌皮瓣

xǎaozhǐ zhǎnjī jīpíbàn

小指展肌肌皮瓣（abductor digiti minimi myocutaneous flap）

切取小指展肌局部带蒂转移的*肌皮瓣*。

应用解剖 小指展肌位于小鱼际肌浅层尺侧，起于豌豆骨远端、豆钩韧带及腕横韧带，斜向远端走行，在第5掌指关节处形成两个止点。其近侧止点止于小指近节指骨基底的尺侧面，位于浅层的远侧止点，止于小指的伸肌腱扩张部，除屈掌指关节、伸指间关节作用外，还能使小指外展和对掌。尺动、静脉穿过腕尺管后，发出肌支至小指展肌，于小指展肌的近侧部分（钩骨下方1 cm处）进入（图1）。尺神经越屈肌支持带浅面和豌豆骨桡侧入手掌，分浅深两支。浅支经掌短肌深面并发支支配该肌。

适应证 鱼际肌部大片深在瘢痕，先天性拇指发育不全，拇展肌、对掌肌缺如，创伤性鱼际肌及皮肤缺损。

手术方法

皮瓣设计 让患者做小指外展动作，在小鱼际区可触及该肌，术时根据受区需要，设计适当范围的皮瓣。皮瓣应以钩骨钩处与小指掌指横纹尺侧缘的连线为轴

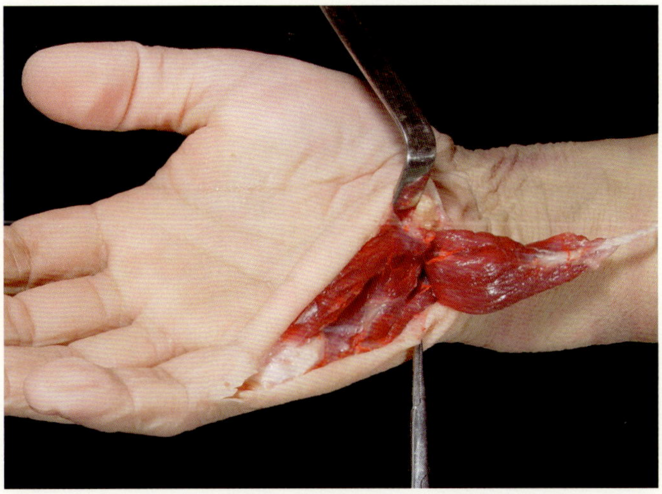

图1 小指展肌肌皮瓣解剖（郑和平供图）

线，在肌腹近侧 2/3 段内设计，皮瓣旋转点位于钩骨处。

皮瓣切取　①按皮瓣设计，切开小指展肌两侧缘掌背侧皮肤、皮下组织及掌筋膜，显露、分离小指展肌，将皮瓣周围皮下组织与小指展肌筋膜缝合 3~4 针，以防两者分离。②于小指掌指关节和伸肌腱扩展部切断小指展肌的两个止点，可以稍多切取一些扩展部肌膜，增加腱性部分的长度，有利于缝合。提起肌腱，在小指短屈肌和小指对掌肌浅层，由远及近掀起肌皮瓣。在靠近钩骨处游离肌皮瓣时，必须注意保护进入肌肉的血管神经蒂，避免损伤进入小指展肌的神经血管束。③在豆状骨切断小指展肌起点，供区创面彻底止血。④将游离的肌皮瓣向桡侧旋转，移位至鱼际区覆盖创面和重建拇指对掌功能（图 2）。分别将小指展肌的两个止点缝于拇短展肌止腱和拇指伸肌腱扩展部，在拇指对掌位调整好张力，将起点缝于腕横韧带上。⑤拇指对掌位缝合手部皮肤切口。⑥供区创面用全厚皮片修复。⑦轻度屈腕、拇指对掌位石膏托固定 3~4 周，去除石膏后开始做对掌运动功能训练。

优缺点　优点：小指展肌作为一个带神经血管蒂的功能单位直接转至拇指，术后 3 周去除外固定时即具外展对掌功能，且随功能锻炼会越来越好。小指展肌皮瓣移位后，既可重建拇指对掌功能，又可同时修复鱼际部的皮肤瘢痕或缺损，使原已扁平的鱼际肌重新隆起，显著改善手的外观。缺点：因手掌尺侧是负重及主要感觉区，行肌皮瓣移植后的皮肤缺损需用植皮修复，感觉及耐磨性均差，所以小指展肌移植临床应用时，尽量选用肌瓣移位。

（徐永清　朱跃良）

túndàjī jīpíbàn

臀大肌肌皮瓣（gluteal myocutaneous flap）

以臀上动脉和臀下动脉为蒂，臀大肌带蒂或游离转移切取的肌皮瓣。臀大肌是臀部最大的菱形肌，位置表浅，临床上可根据实际需要制成多种形式的肌皮瓣。

应用解剖　臀大肌肌腹大而厚，主要功能是使大腿伸展、外旋。臀大肌起自髂嵴后部、骶尾骨背面和骶结节韧带，肌纤维斜向外下，上半部与下半部浅层纤维止于髂胫束，下部深层纤维止于股骨臀肌粗隆。臀大肌血供主要由臀上动脉和臀下动脉供应。前者经梨状肌上缘进入臀部后即分为深浅两支。深支与臀上神经伴行，走行于臀中肌深面，支配臀中肌和臀小肌；浅支在梨状肌与臀中肌间隙穿出后分成数支呈扇形分布至臀大肌上半部。后者与臀下神经伴行经梨状肌下缘穿出后，肌支支配臀大肌下半部，皮支在臀大肌下缘浅出后营养肌后侧皮肤。两者在肌肉内有丰富的吻合。支配臀大肌的神经来自臀下神经。临床可根据需要形成臀大肌上部肌皮瓣、臀大肌下部肌皮瓣、臀股部肌皮瓣及全臀大肌肌皮瓣，通过旋转或推进方式修复骶部压疮。从臀大肌功能考虑，最好用其上半部，因下半部功能占主导地位，保留下半部术后几乎不造成髋关节伸展功能障碍（图 1）。

适应证　骶尾部、坐骨结节和股骨大转子部压疮；游离移植再造乳房。

手术方法

臀大肌上部肌皮瓣　以臀上动脉浅支为血管蒂的臀大肌上部肌皮瓣用于修复骶尾部压疮。由于保留了臀大肌下半部，切取后对伸髋功能影响较小。其缺点是供区创面不能一期闭合，需用游离皮片修复，增加了术后护理的困难。根据需要可形成旋转瓣、岛状瓣和推进瓣。

臀大肌下部肌皮瓣　以臀下动脉为蒂的臀大肌下部肌皮瓣，局部转移可修复骶部、坐骨结节与股骨大转子部压疮。

旋转瓣　①皮瓣设计：沿臀大肌下缘画出弧形皮瓣切口线。治疗骶部、坐骨结节部压疮，皮瓣位于外侧；治疗股骨大转子部压疮，皮瓣位于内侧。②皮瓣切取：按设计做皮瓣下部切口，显

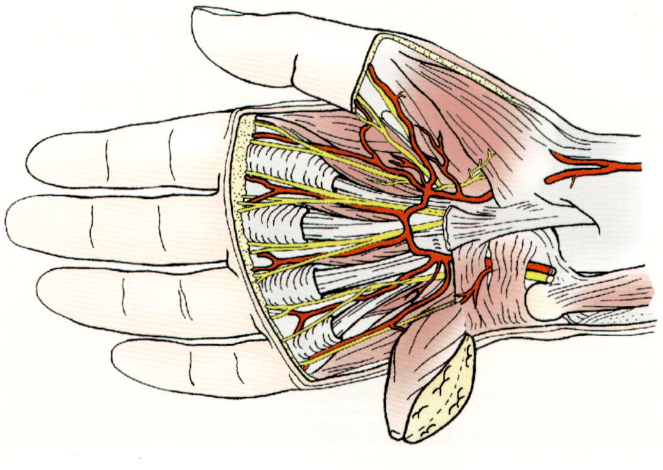

图 2　小指展肌肌皮瓣切取

露臀大肌下缘，用手指在臀大肌深面钝性分离，游离臀大肌至股骨附着处，将其切断后向上掀起肌皮瓣。术中一般不需要显露血管蒂，向内或向外旋转修复骶尾部、坐骨结节部或大粗隆部压疮，供区可一期闭合。

推进瓣　①皮瓣设计：标明髂后上棘与股骨大转子连线，在连线下方设计倒三角形皮瓣，三角形底边与骶部创面相连，大小与压疮面积相等，尖端位于外下方。②皮瓣切取：做皮瓣下部切口，显露臀大肌下缘，用手指钝性分离后翻起臀大肌，辨清走行于肌肉深面的臀下血管。做皮瓣上部切口，在臀上血管与臀下血管之间劈开臀大肌，最后做邻近压疮的皮瓣底部切口，将臀大肌下半部的骶骨附着部切下，形成以臀下血管为蒂的臀大肌下部肌皮瓣，呈 V-Y 推进修复骶部压疮。

臀股部肌皮瓣　以臀下动脉及其股后皮支为蒂的臀股部肌皮瓣，切取范围大，皮瓣旋转轴位于坐骨结节上方 5cm 臀下动脉出梨状肌下缘处。皮瓣切取后对臀大肌功能影响较小，供区创面通常可一期闭合。①皮瓣设计：先用甲紫标明股骨大转子与坐骨结节连线中点，以该点至腘窝中点做一连线，此为皮瓣设计的轴心线，在该线两侧 5cm 范围内设计舌状皮瓣，皮瓣远端可达腘窝上 8cm。②皮瓣切取：先做皮瓣远侧切口，在深筋膜下，由远而近逆行切取皮瓣。至臀大肌下缘时，应在肌肉深面向上解剖，使臀大肌下部包含在皮瓣内，以免损伤在臀大肌下缘浅出的股后血管和皮神经。部分臀大肌由内、外侧切口切断，必要时可显露臀下血管束，形成血管神经束岛状肌皮瓣，局部转移修复骶部、会阴部、大转子部创面。

全臀大肌旋转肌皮瓣　切取全臀大肌肌皮瓣或全臀股部肌皮瓣（图 2）。结扎、切断臀上动脉浅支，形成以臀下动脉为蒂的全臀大肌肌皮瓣，向内旋转修复大转子和骶部压疮。全部创面可一期闭合。①皮瓣设计：沿臀大肌上及外缘设计全臀大肌肌皮瓣，皮瓣起于骶部压疮上部，沿臀大肌上缘向外，在大转子上方弯向内，至大转子与坐骨结节之间，用于修复骶部压疮。如同时合并有骶部和大转子部压疮，可将皮瓣向下延伸至股后部，形成全臀股部旋转肌皮瓣。②皮瓣切取：先做皮瓣外上方切口，在臀大肌与臀中肌间隙钝性分离，由上向下掀起整个肌皮瓣。将臀大肌从其髂后上棘和骶骨附着处切下。为增加皮瓣旋转角度，需结扎、切断臀上动脉浅支，形成以臀下动脉为血管蒂的臀大肌肌皮瓣，向内旋转修复骶部创面，或同时修复骶部和大转子部创面。

优缺点　优点：由于肌皮瓣包含主要血管蒂，血供丰富，抗感染力强，可一期修复巨大压疮创面。术后肌肉起到良好的衬垫作用，减少皮肤与深部结构粘连。缺点：臀大肌是髋关节的巨大伸肌，切取整个臀大肌作为供肌，

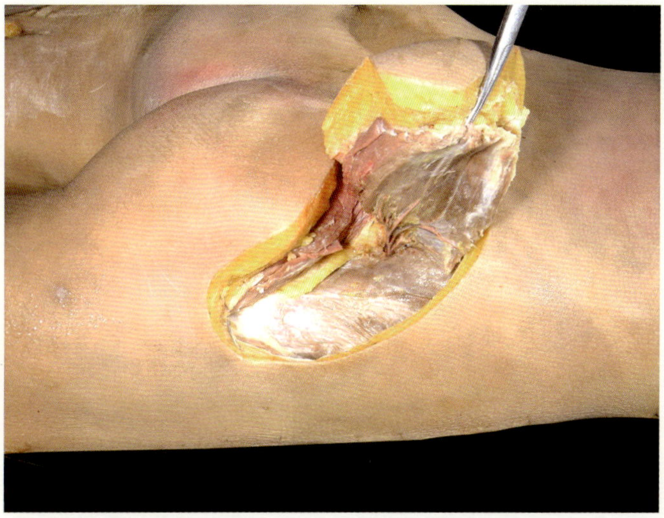

图 1　臀大肌上部肌皮瓣解剖（郑和平供图）

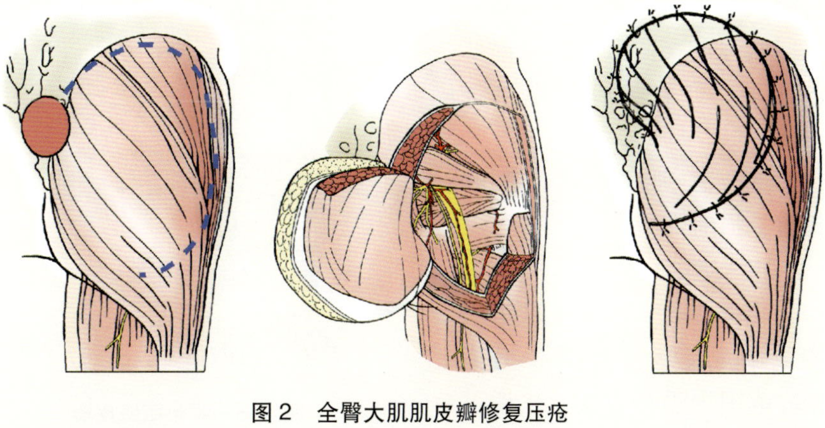

图 2　全臀大肌肌皮瓣修复压疮

对非截瘫患者不宜选用，以免切除后造成较大的功能障碍。

（徐永清　朱跃良）

kuòjīnmó zhāngjī jīpíbàn

阔筋膜张肌肌皮瓣（tensor fascia lata myocutaneous flap）　以阔筋膜张肌局部或游离转移切取的肌皮瓣。其位于大腿外侧，属肌筋膜皮瓣。肌腹短，腱性部分长，主要营养血管为旋股外侧动脉开支。

应用解剖　阔筋膜张肌位于大腿外侧，起自髂嵴前部外唇，肌腹短，全肌包在阔筋膜两层之间，上厚下薄，向下延续为髂胫束，止于胫骨外侧髁。该肌主要营养血管为旋股外侧动脉升支，血管蒂长约5cm，经股直肌深面，在股直肌与股外侧肌之间向外，血管入肌点在髂前上棘下约8cm处，其末端止于阔筋膜张肌在髂前上棘区的附着处。由于旋股外侧动脉升支发出前缘支和后缘支，经肌间隙分布于皮肤，使肌皮瓣切取面积包括该肌及膝上5cm大腿前外侧皮肤及部分髂嵴，皮瓣区内有胸$_{12}$神经的外侧皮支和股外侧皮神经分布。前者在髂前上棘后约6cm处跨髂嵴下降，支配皮瓣上部感觉；后者在髂前上棘内2cm处行于大腿前外侧，支配该处皮肤感觉。将通过阔筋膜张肌浅层的股外侧皮神经加以缝接，可制成有感觉功能的肌皮瓣；若连同肌肉前部附着的髂嵴前部一起切下，可制成肌骨瓣和肌皮骨瓣。

适应证　股骨大转子部压疮、跟腱缺损的重建。

手术方法

皮瓣设计　根据受区组织缺损范围，在髂嵴上2cm至膝上5cm范围内设计皮瓣，皮瓣前后界可超过肌缘2cm。先在髂前上棘下8cm处标明皮瓣的旋转中心（即血管蒂位置），从旋转中心至皮瓣最远端的距离应稍大于至创面最远端的距离，按创面大小和形状绘出皮瓣轮廓。在皮瓣前上方连接一个小三角形皮瓣，形成双叶阔筋膜张肌肌皮瓣，以便转移后能较好地闭合供区上部创面（图）。

皮瓣切取　①顺行切取：按设计先做皮瓣前上方切口，找出阔筋膜张肌与股直肌外侧缘间隙，在髂嵴下8cm处仔细寻找横过该间隙的血管束，向后牵开阔筋膜张肌前缘，在其深面找到血管束入肌点，妥善加以保护。在阔筋膜深层向远侧继续解剖，最后切断肌皮瓣的远端和后缘。皮瓣切取后向后转移，闭合大转子处创面，全部创面一期闭合。其中下叶肌皮瓣修复大转子部压疮，前叶皮瓣闭合供区上部三角形缺损。②逆行切取：按设计先做皮瓣远端切口。切开皮肤、皮下组织及阔筋膜，掀起远端，在阔筋膜深面由远而近分离皮瓣。沿皮瓣前缘寻找和分离阔筋膜张肌与股直肌间隙，在髂前上棘下8cm处，可见旋股外侧动脉升支横过该间隙进入肌肉深面，小心保护勿损伤。继续向上解剖直至完全游离皮瓣。

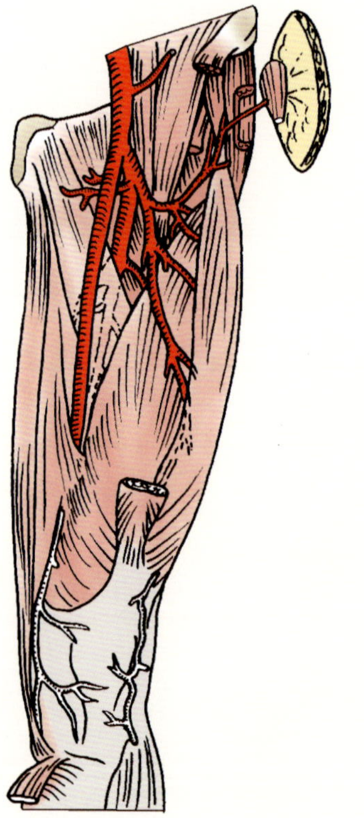

图　阔筋膜张肌肌皮瓣

优缺点　优点：皮瓣切取的面积大，局部转移覆盖的范围广，临床可根据需要切取不同类型的肌皮瓣。缺点：皮瓣蒂部相对较短，在做游离移植时，需要认真计算皮瓣蒂部的长度。

（徐永清　朱跃良）

gǔbójī jīpíbàn

股薄肌肌皮瓣（gracilis myocutaneous flap）　以股薄肌连同皮肤带蒂局部转移或游离移植的肌皮瓣。股薄肌属大腿内侧肌群，有辅助内收大腿、屈曲和内旋小腿的作用，切取后对功能影响较小。

应用解剖　股薄肌是一条扁长带状肌，位于大腿内侧皮下，位置表浅，以扁平腱起自耻骨及坐骨下支，向下逐渐变窄，经股骨内髁后方，缝匠肌止点深面，止于胫骨粗隆内侧面。主要营养血管为股深动脉的股薄肌支，其始点约在腹股沟韧带中点下方9cm处，自股深动脉发出后，斜向内下经内收长短肌之间，在耻骨结节下约8cm处（该肌中上1/3处），由深面入肌。有两条伴行静脉，神经为闭孔神经前支。血管入肌后在肌内纵行向下，沿途发出数支肌皮动脉营养浅层皮肤和皮下组织，肌外血管蒂长74mm，起始处动脉外径3.0mm（图1）。肌肉两端有细小血管分支进入，切断这些分支，并不影响肌肉远端血供。股薄肌远端浅层有缝匠肌斜行通过，该处股薄肌到皮肤无肌皮动脉，故股薄肌肌皮瓣切取范围仅限于上 2/3 皮肤。以主要营养血管为蒂的股薄肌肌皮瓣局部转移，可修复股内侧、腹股沟、会阴及尾骶部创面。

适应证 局部转移可修复会阴及坐骨结节部创面，重建肛门括约肌；游离移植可用于前臂缺血性肌挛缩的功能重建或屈肘伸腕功能。

手术方法

股薄肌肌皮瓣修复坐骨结节部压疮 ①皮瓣设计：在耻骨结节与膝内侧半腱肌连线后面 10cm 范围内设计皮瓣。先标明耻骨结节下 8cm 处皮瓣的血管蒂位置，此点为皮瓣的旋转轴。从该点到皮瓣最远端距离应稍大于至创面最远端距离，按创面大小、形状绘出皮瓣轮廓。若拟直接转移，则皮瓣范围较大，呈长椭圆形，皮瓣近侧与创面切口线相连；若通过皮下隧道转移，则皮瓣稍大于创面，并标明皮瓣近侧与远侧切口线；②皮瓣切取：有顺行和逆行两种切取方法。顺行切取：先做皮瓣近侧切口，切开深筋膜找到内收长肌与股薄肌间隙。在两肌间隙内，股薄肌中 1/3 处，小心寻找该肌主要血管蒂。此血管蒂被内收长肌和内收短肌的筋膜层包围着，切勿损伤。然后沿股薄肌深面由近向远切取肌皮瓣，注意随时将皮肤与肌膜间断缝合，以免两者分离而影响皮瓣血供。逆行切取：先做皮瓣远侧切口，找到股薄肌后用纱布条提起肌皮瓣，观察股薄肌是否通过设计的皮瓣区。必要时可及时调整皮瓣设计。然后由远而近掀起肌皮瓣，当解剖到该肌中上 1/3 处，注意保护进入该肌的血管蒂。肌皮瓣切取后可游离移植，也可局部转移。如进行游离移植，应向近侧

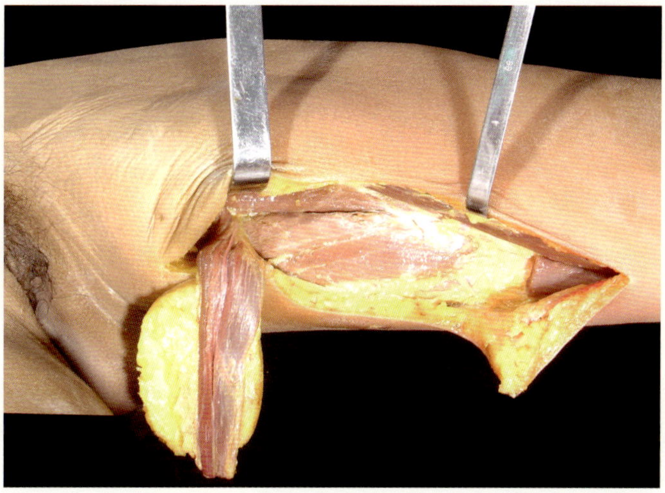

图 1　股薄肌肌皮瓣的解剖（郑和平供图）

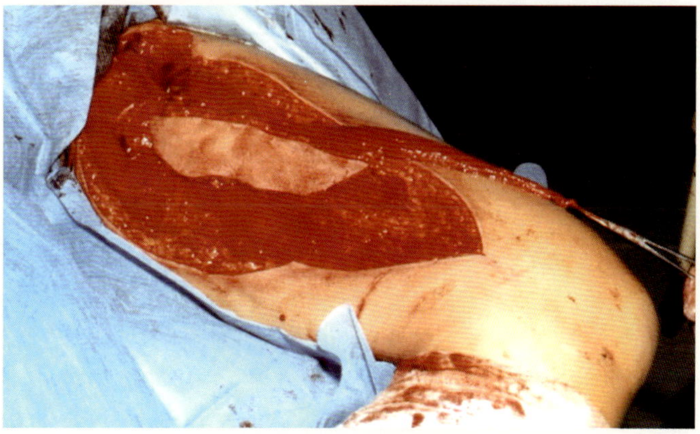

图 2　股薄肌肌皮瓣切取

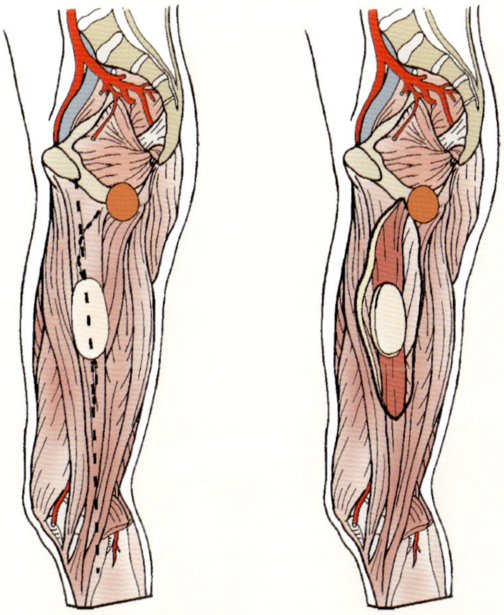

图 a　手术体位和皮瓣设计　　图 b　皮瓣切取

图 3　股薄肌肌皮瓣修复压疮

游离血管蒂直至所需长度，靠远端切断股薄肌。如局部转移，则可通过皮下隧道转移，亦可切开供区与受区之间正常皮肤直接转移来修复创面（图2，图3）。供区创面一般可一期闭合。

股薄肌肌皮瓣重建肛门括约肌　①皮瓣设计：同修复坐骨结节部压疮。②皮瓣切取：按上法切取股薄肌全长肌瓣，注意保护在肌肉中上1/3进入该肌的血管神经蒂，并向近侧小心分离，以获得足够长度的血管神经蒂。通过皮下隧道将肌瓣引向会阴部，在肛门括约肌平面，肌肉绕直肠一圈，固定于对侧坐骨结节。

优缺点　优点：股薄肌位于大腿内侧，位置隐蔽，供区创面多能一期闭合，损伤小。缺点：皮瓣的血供为阶段性，在切取时注意其安全范围在该肌近侧的2/3段。

（徐永清　朱跃良）

gǔ'èrtóujī chángtóujīpíbàn

股二头肌长头肌皮瓣［biceps femoris myocutaneous flap（long head）］

以股二头肌长头连同皮肤局部转移切取的肌皮瓣。

应用解剖　股二头肌长头起自坐骨结节。在坐骨结节下方约8cm处，股二头肌长头与半腱肌、半膜肌分开，向下外行，在腓骨头上方约13cm处与短头汇合，止于腓骨头。血供呈节段性分布，主要血供来自股深动脉第1穿支动脉，该血管于坐骨结节下方8cm处至股后，位于臀大肌下缘和股二头肌长头之间，分升、降两支。升支走向外上方，分布于臀大肌。降支行向下内，沿途发出肌支至股二头肌。主要入肌点位于肌肉中点附近。神经为坐骨神经分支，切取这些肌肉及其浅层皮肤，而保留深部血管蒂，可形成股二头肌长头肌皮瓣（图1）。

适应证　坐骨结节压疮。

手术方法

皮瓣设计　在股后设计倒三角形皮瓣，底边位于近侧与创面相连，宽度与创面横径等宽。股二头肌长头肌皮瓣偏后外侧，皮瓣尖端位于坐骨结节与股二头肌腱连线上。

皮瓣切取　患者取俯卧位。先做皮瓣下部V形切口，切开皮肤及深筋膜，在皮瓣远侧显露股二头肌长头。沿肌膜两侧向近侧解剖，外侧与股二头肌短头、股外侧肌分离；内侧与半腱肌、半膜肌分离。然后沿肌肉深面由远而近游离该肌，注意勿损伤由深面入肌的多个血管分支，在肌的中点上下沿肌前缘可找到主要血管束。最后做上部切口，将股二头肌起点从坐骨结节附着处切下，形成一个保留深层血管穿支的倒三角形肌皮瓣，向近侧推进修复坐骨结节处压疮（图2）。其中肌肉部分填塞深腔，皮肤部分覆盖创面。若受区创面大，可在远端切断股二头肌长头（非瘫痪患者可行Z形肌腱延长），以增加向近侧推进的距离，最后呈Y形闭合全部伤口。

优缺点　优点：该肌皮瓣血供可靠，切取方便。缺点：该肌皮瓣血管呈节段性分布，切取后移动度较小，不易形成以单一血管为蒂的肌皮瓣进行较远距离的转移，主要转移方式是局部推进。

（徐永清　朱跃良）

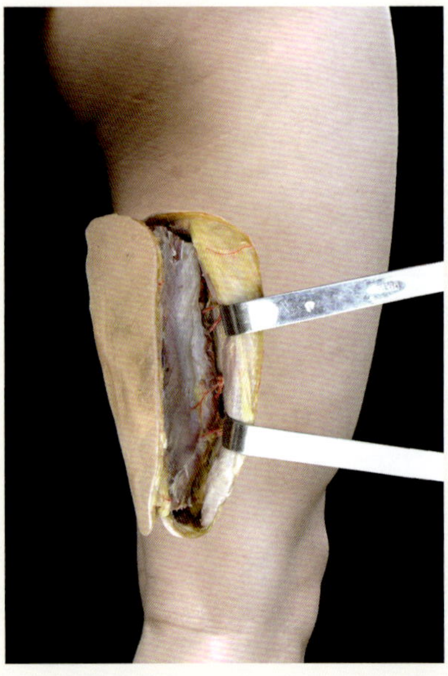

图1　股二头肌长头肌皮瓣解剖（郑和平供图）

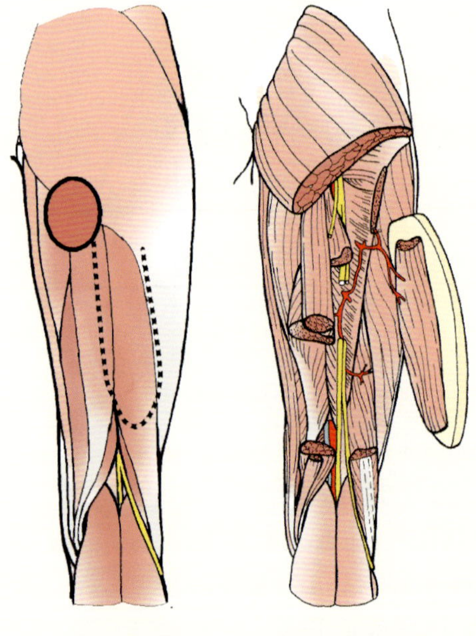

图2a　皮瓣设计　　图2b　皮瓣转移

图2　股二头肌长头肌皮瓣修复坐骨结节压疮

bànmójī jīpíbàn

半膜肌肌皮瓣（semimembranosus myocutaneous flap） 由半膜肌连同皮肤局部转移切取的肌皮瓣。半膜肌位于半腱肌深面偏内侧，两者向内下行，经股骨内侧髁后面，在缝匠肌和股薄肌深面止于胫骨结节内侧。血供来源和神经支配见股二头肌长头肌皮瓣（图）。半膜肌肌皮瓣适用于坐骨结节部压疮。皮瓣设计：在股后设计倒三角形皮瓣，底边位于近侧与创面相连，宽度与创面横径等宽。股二头肌长头肌皮瓣偏后外侧，皮瓣尖端位于坐骨结节与股二头肌腱连线上。皮瓣切取、优缺点见股二头肌长头肌皮瓣。

（徐永清　朱跃良）

gǔnèicèjī jīpíbàn

股内侧肌肌皮瓣（medial vastus myocutaneous flap） 由股内侧肌连同表面皮肤转移切取的肌皮瓣。

应用解剖 股内侧肌位于股前内侧部，起自转子间线下部、粗线内侧唇和股内侧肌间隔。其附着部内侧与内收肌相连，外侧与中间肌相连。肌纤维斜向前下延为腱膜，织入股四头肌肌腱。营养股内侧肌的血管来自股动脉和旋股内侧动脉的肌支，在股内侧肌内侧分为4~6个肌支，呈节段性供应该肌及其浅层皮肤。以这些节段性血管为蒂形成股内侧肌肌皮瓣，向前旋转推进可修复膝部软组织缺损。另有血管支通过它在股四头肌肌腱附丽处供应肌腱，可形成股内侧肌肌肉肌腱皮瓣。股神经有两支运动神经分支支配股内侧肌，一支在肌肉近端的神经血管门进入；另一支在股内侧肌内侧中点静脉浅面进入肌肉（图1）。

适应证 修复大腿远端和膝部创面。

手术方法

皮瓣设计 在大腿前内侧设计C形皮瓣。皮瓣起点位于大腿内侧近端，止点与膝部创面相连，外侧可达股外侧肌内侧缘，其宽度约占大腿下部周径的1/3。

皮瓣切取 按设计切开皮肤和皮下组织，在深筋膜下向内侧解剖直至股直肌与股内侧肌间隙。钝性分离肌间隙，并沿股内侧肌深面继续分离股内侧肌与股中间肌间隙。术中注意保持皮肤和肌肉的连续性。切开股内侧肌在股四头肌肌腱附着处，形成基底位于内侧的股内侧肌肌皮瓣。将皮瓣向外下旋转推进，修复膝部创面，供区创面采用V-Y形闭合。如受区创面较大，可在股内侧肌起点处横断肌肉，以增加肌皮瓣的移动度。如需同时重建髌韧带，可将股四头肌肌腱纵行劈开，将外侧半留在原位，内侧半和相连的股内侧肌肌皮瓣一起跨越髌骨缺损区，与胫骨结节上髌韧带残端缝合，皮瓣同时向下旋转覆盖创面（图2）。术后下肢石膏托固定膝关节于伸展位3~4周。

优缺点 优点：该肌皮瓣血

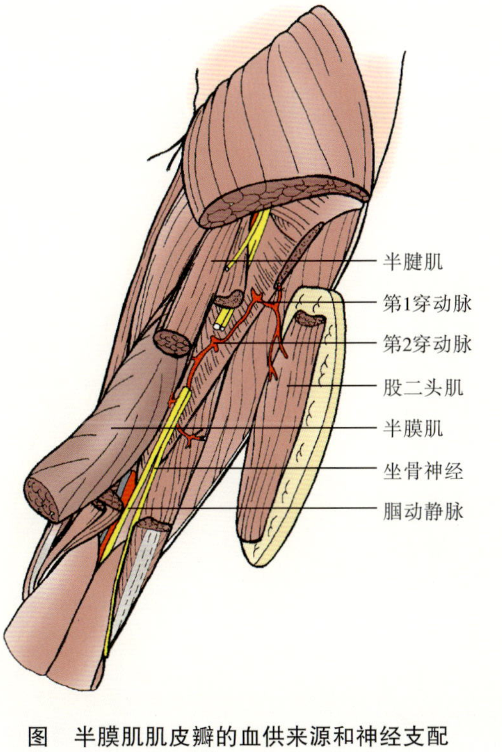

图　半膜肌肌皮瓣的血供来源和神经支配

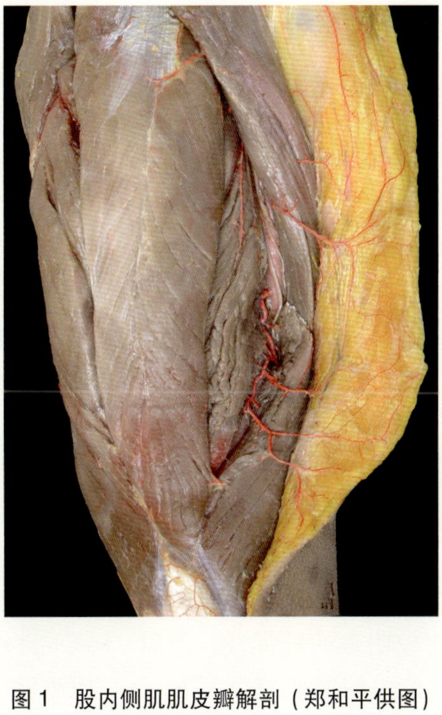
图1　股内侧肌肌皮瓣解剖（郑和平供图）

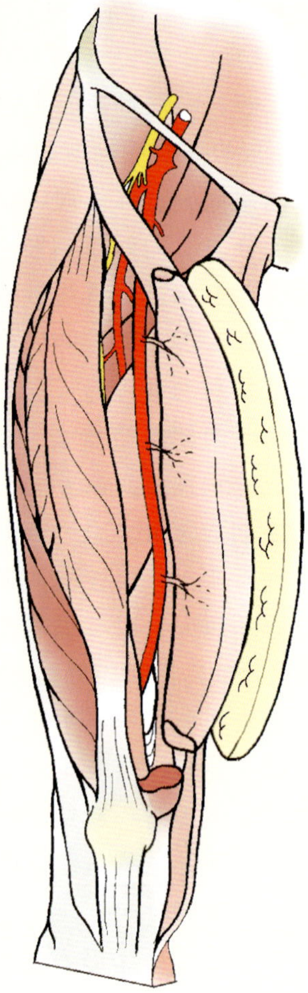

图2 股内侧肌肌皮瓣掀起

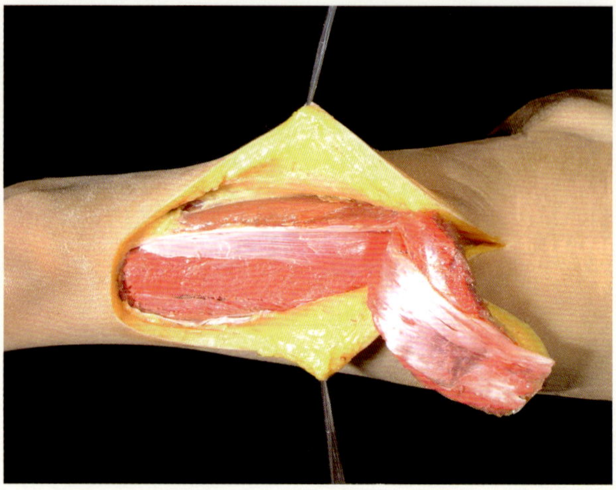

图1 股外侧肌肌皮瓣解剖（郑和平供图）

供丰富，抗感染能力强。缺点：该肌皮瓣旋转弧较小，应用范围较局限。

（徐永清 朱跃良）

gǔwàicèjī jīpíbàn

股外侧肌肌皮瓣（lateral vastus myocutaneous flap） 由股外侧肌连同皮肤转移切取的肌皮瓣。

应用解剖 股外侧肌是股四头肌的一部分，以宽大的肌腱膜起于转子间线上部，大转子前下缘、股骨粗隆外侧唇和外侧肌间隔，肌纤维斜向内下，与其他三肌合成一腱，止于髌骨的外侧及上缘。该肌上2/3与其深面的股中间肌有较明显的分界线，但肌下1/3与股中间肌肌纤维混在一起不易分开。肌肉血供来自旋股外侧动脉，该动脉自股深动脉或股动脉发出后经股直肌深面水平向外，在进入阔筋膜张肌前分为升支、横支和降支。降支较粗，沿股外侧肌前缘下降，有静脉和神经伴行入肌，入肌点约在大转子下方10cm处（相当于股外侧肌中、上1/3稍上方）。肌外血管蒂长约6cm。股外侧肌上部的浅层因有股直肌和阔筋膜张肌相间隔，无直接肌皮支进入皮肤，故不能形成肌皮瓣。但在大腿下部，股外侧肌有肌皮支直接进入皮下组织和皮肤，并与股直肌和阔筋膜张肌来的肌皮支有广泛吻合，使该肌远端可携带一个岛状皮瓣（图1）。

适应证 大转子部压疮；股骨远端和膝关节创面。

手术方法

皮瓣设计 在大腿下1/4部外侧设计皮岛，皮瓣前缘不超过髂前上棘至髌骨外上缘连线，皮瓣下界位于髌骨上4cm，最大切取范围可达7cm×10cm。标明大转子部创面至皮瓣近侧缘切口线。

皮瓣切取 患者取仰卧位，患侧臀部垫高。先做皮瓣近侧缘切口线，显露股外侧肌，辨清与股直肌和阔筋膜张肌毗邻关系。然后按设计做皮岛四周切口，在皮瓣近侧缘切开髂胫束，并将皮缘与髂胫束及股外侧肌暂时间断缝合固定，以免分离。将股外侧肌与股直肌、股中间肌分离，在皮瓣远端肌腹上，至腱交界处（约在髌骨上5cm处）切断股外侧肌，注意切勿损伤髌上囊，掀起股外侧肌肌皮瓣，如果受区部位较高，可以充分向上游离血管神经束达5cm，以获得足够的长度。向上翻转修复大转子部压疮（图2）。分两层缝合皮瓣，供区通

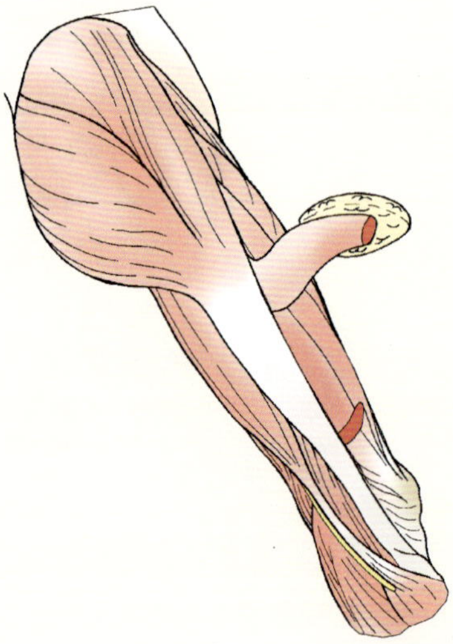

图2 股外侧肌肌皮瓣修复压疮

常可一期闭合或用中厚皮片修复。

优缺点 该皮瓣优点是肌肉肥厚，血供丰富，切取后对下肢功能无明显影响。缺点是皮瓣肥厚，术后还需要二期修薄。

（徐永清 朱跃良）

gǔzhíjī jīpíbàn

股直肌肌皮瓣（rectus femoris myocutaneous flap） 由股直肌连同皮肤切取的肌皮瓣。

应用解剖 股直肌是双羽状肌，属于股四头肌一部分，位于股前部正中，其直头与反折头分别起自髂前下棘和髋臼上缘。两头以锐角连接扩大成肌腹，继之缩为窄而厚的腱，与股内侧肌、股外侧肌和股中间肌联合形成一总腱，附着于髌骨上缘和侧缘，向下延续为髌韧带，止于胫骨粗隆。股直肌的主要营养血管为旋股外侧动脉降支的股直肌支，血管沿股直肌内侧缘下行，约在腹股沟韧带中点下方8cm处，与股神经分支一起由深面进入该肌中上1/3处，肌外血管蒂长约4cm（图1）。以该血管神经为蒂形成的股直肌肌皮瓣，其旋转弧可达大转子部、会阴、对侧耻骨和脐部（图2）。由于股直肌尚有旋股外侧动脉升支和横支来的营养血管，入肌点较高，若以此为旋转轴，可增加皮瓣的旋转弧达同侧肋缘处。亦可修复腹壁缺损和治疗腹壁疝。

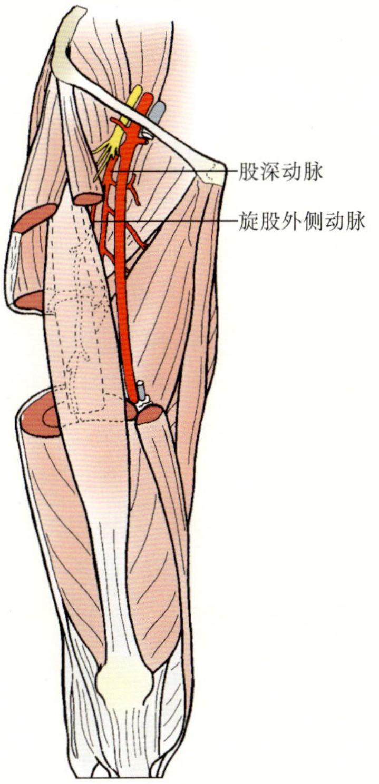

图2 股直肌肌皮瓣的解剖

适应证 用于修复大转子及腹股沟部位创面。

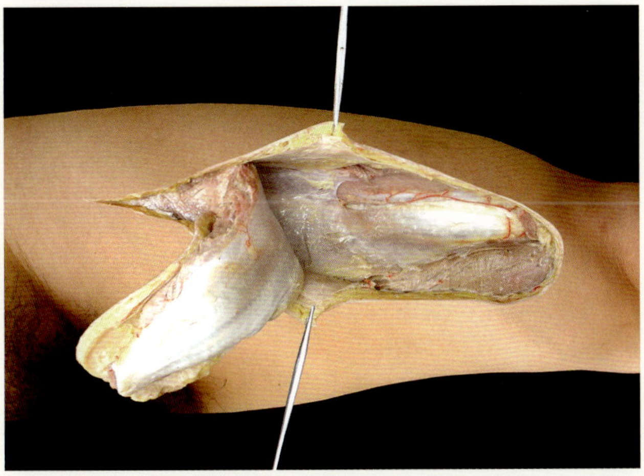

图1 股直肌肌皮瓣的解剖（郑和平供图）

手术方法

皮瓣设计 用甲紫标明髂前上棘与髌骨中点连线，皮瓣旋转轴位于腹股沟韧带中点下方约8cm处连线上。皮瓣外界为股外侧肌内缘，内界是股内侧肌和缝匠肌的外缘，远端达腱止点，切取范围达7cm×40cm。在这一范围内，根据受区创面的大小设计皮瓣，以能较好地覆盖创面为原则。

皮瓣切取 先做皮瓣外侧切口，直达深筋膜下，小心寻找股直肌与股外侧肌间隙，两者联系不紧密，很容易钝性分开。用手指在股直肌深面向远侧和内侧继续钝性分离，直至皮瓣远侧和内侧缘。在皮瓣远侧横行切断股直肌腱，与股内侧肌、股外侧肌分开。由远而近掀起肌皮瓣，切断结扎肌肉远端2/3细小血管支，保留腹股沟韧带下8cm股直肌的主要血管神经蒂。然后通过皮下隧道或直接移至大转子部创面。供区创面通常可一期闭合。

优缺点 优点：切取后对供区功能影响不大，与股内侧肌、股外侧肌和股中间肌结合疏松，易于切取。主要营养血管为旋股外侧动脉分支，血管恒定。缺点：血管蒂部较短，远处转移困难。

（徐永清 朱跃良）

féngjiàngjī jīpíbàn

缝匠肌肌皮瓣（sartoris musculocutaneous flap） 由缝匠肌连同皮肤局部转移切取的肌皮瓣。

应用解剖 缝匠肌起自髂前上棘，斜向内下止于胫骨上端内侧。其营养血管呈节段性分布，上半部缝匠肌血供来自股深动脉、旋股外侧动脉及股动脉的众多分支。其中约在腹股沟韧带中点下方8cm处有一优势血管，可供应近端约15cm范围内肌肉。缝匠肌下部的血供主要来自膝降动脉的分支隐动脉，隐动脉在大腿中下部穿过缝匠肌深面的内收肌管伴随隐神经下行，沿途发出分支营养缝匠肌，并在该肌前后缘发出皮支，营养膝上 10cm 至膝下 20cm 范围的皮肤（图）。

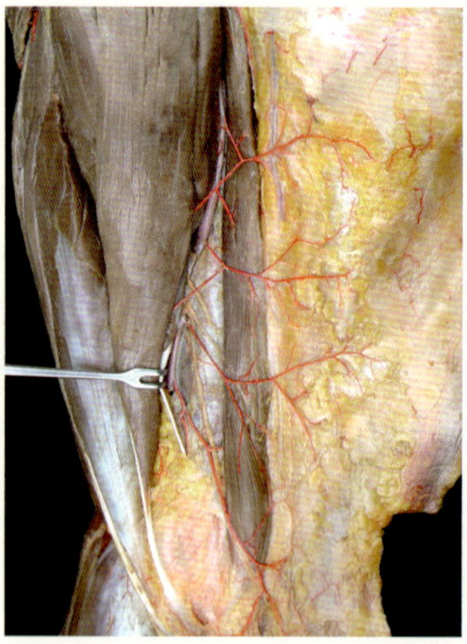

图　缝匠肌肌皮瓣解剖（郑和平供图）

适应证　大转子创面、膝部创面、小腿上段创面的修复。

手术分类与方法

上部缝匠肌肌皮瓣　①皮瓣设计：用甲紫标明髂前上棘与内收肌结节连线，此为皮瓣设计轴心线。皮瓣旋转轴位于腹股沟韧带中点下方 8cm 处，根据股骨大转子处压疮范围，设计缝匠肌上部肌皮瓣。②皮瓣切取：先做皮瓣前外侧切口，直至深筋膜。在皮瓣远侧显露缝匠肌，将其切断。由外下向内上在肌肉深层分离，在腹股沟韧带下方 8cm 处，注意寻找肌皮瓣的优势血管，加以保护。切断其他影响移位的非主要血管。彻底切除股骨大转子处压疮，切开受区与供区间皮肤，将肌皮瓣移向受区。供区创面通常可一期闭合。

下部缝匠肌肌皮瓣　①皮瓣设计：标明髂前上棘与内收肌结节连线，以内收肌结节上方 10cm 处为皮瓣旋转轴，根据膝前创面范围设计皮瓣。由于皮瓣内包含膝降动脉分支隐动脉，使皮瓣远端可延至小腿内上部。②皮瓣切取：先做皮瓣前外侧切口，在深筋膜下向后内侧解剖至缝匠肌前缘。在缝匠肌深面掀起肌皮瓣，小心切开内收肌管，找到股动脉及其分支膝降动脉。沿血管在肌肉深面向远侧解剖，注意保护进入肌肉或从肌肉两侧进入皮瓣区的血管分支。然后做皮瓣远侧切口，切断缝匠肌、隐血管及大隐静脉，再切开皮瓣后缘，掀起肌皮瓣。术中应注意将皮肤与肌缘做暂时性固定，以防两者分离而影响皮瓣血液循环。肌皮瓣切取后局部转移修复膝前创面。

优缺点　优点：切取后供区损伤小。缺点：由于缝匠肌血供呈节段性分布，故不能切取全长缝匠肌（皮）瓣，否则肌肉远端易坏死，临床切取肌皮瓣长度以不超过该肌全长 1/2 为宜。

（徐永清　朱跃良）

féichángjī jīpíbàn

腓肠肌肌皮瓣（gastrocnemius myocutaneous flap）

由腓肠肌连同皮肤局部转移切取的肌皮瓣。

应用解剖　腓肠肌位于小腿后面浅层，以内外两侧头起于股骨内外髁后方。内外侧肌腹在容纳小隐静脉及腓肠神经的沟底融合在一起，切取时可作为解剖标志。两个肌腹下行至小腿中部与比目鱼肌腱膜合成跟腱（图 1）。腓肠肌内、外侧头的营养动脉位于膝关节水平，分别起于腘动脉内外侧。血管从肌肉近端深面入肌后，分出树枝状多级血管分支，遍及整个肌肉。再分出肌皮穿支进入皮下组织，供应该肌及其表面皮肤。临床上可形成内外两个独立的肌皮瓣。自腓肠内侧动脉注入墨汁，可见皮肤染色范围自腘窝至踝部，其宽度超过小腿周径的 3/4。内侧头肌皮瓣切取范围上自腘窝中部，下至内踝上 5cm，前至胫骨内侧缘，后至小腿后正中线。外侧头肌皮瓣范围较小，外侧至腓骨缘，远侧至外踝上 10cm。腓肠肌肌皮瓣是以腓肠血管为蒂的组织瓣，实际包括两个不同的肌皮瓣，即内侧腓肠肌肌皮瓣和外侧腓肠肌肌皮瓣。两者基本相似，但又各有特点。内侧腓肠肌肌皮瓣较长，是修复小腿软组织缺损最常用的肌皮瓣；外

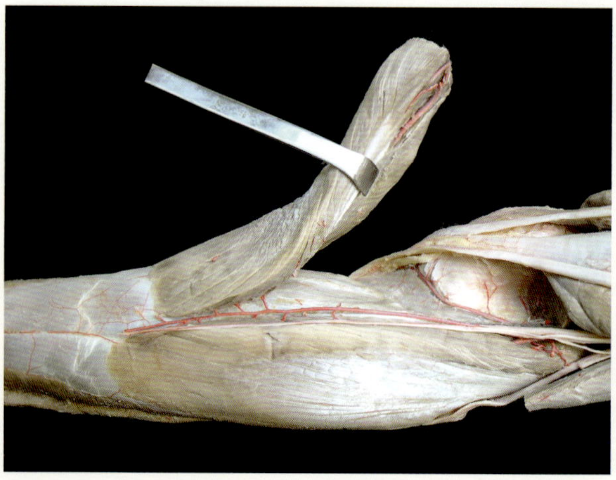

图 1　内侧头腓肠肌肌皮瓣解剖（郑和平供图）

侧腓肠肌肌皮瓣修复范围较小，但是修复小腿的前区或侧区非常好的材料。

适应证 小腿创面、足踝创面、膝部创面的修复。

手术分类与方法

内外侧头腓肠肌肌皮瓣 皮瓣基部皮肤和肌肉均不切断，术中血管蒂不需显露，手术安全、简单。但肌皮瓣转移幅度较小，用于修复小腿中、上部创面或跟腱部分软组织。①皮瓣设计：以切取内侧腓肠肌肌皮瓣修复胫前创面为例（图2），皮瓣基部位于小腿后上方，后缘位于小腿后正中线，前缘与创面边缘相连，其中无正常组织间隔，按创面的大小画出皮瓣轮廓，皮瓣远端应超过创面远端的水平线3cm，使其移位后能无张力地覆盖创面。

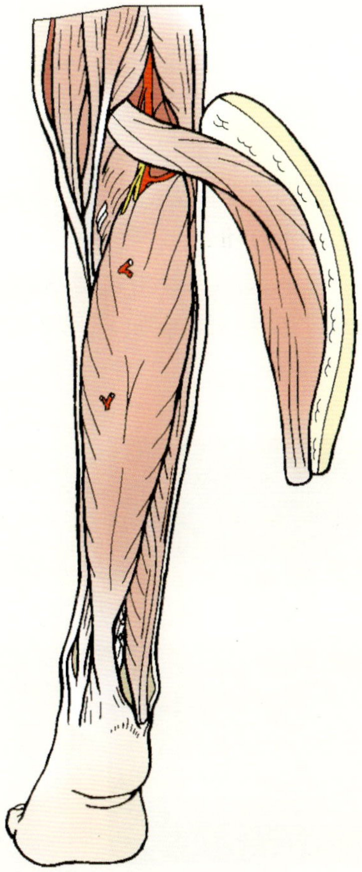

图2 腓肠肌肌皮瓣掀起

②皮瓣切取：切取内侧腓肠肌肌皮瓣，患者取患侧卧位（如外侧肌皮瓣取健侧卧位，双侧肌皮瓣取俯卧位），健侧在上，用无菌敷料包扎，大腿上部消毒以备切取游离皮片。在靠腘窝处做皮瓣后切口，切开深筋膜，在小腿后正中线找到小隐静脉及腓肠神经，将两者牵向外侧保护。在腓肠肌二头之间钝性分离，找到腓肠肌内侧头与比目鱼肌间隙。该间隙为疏松结缔组织，用手指易将两者分开，然后依次做前及远侧切口。基部皮肤与肌肉不需切断，皮瓣掀起后，向前移位覆盖胫前创面，供区创面用中厚皮片修复。

双蒂腓肠肌肌皮瓣 肌皮瓣远侧皮肤保留一定宽度不予切断，可增加皮瓣远端血运，延长皮瓣长度，但限制皮瓣移动度，主要用于修复小腿远端创面。①皮瓣设计：以设计内侧腓肠肌双蒂肌皮瓣修复胫前创面为例，皮瓣前缘位于胫骨内缘，并与创面相连；后缘位于小腿后正中线，皮瓣远端向前斜行至内踝上方，保留内踝前方宽约4cm皮肤不予切断，形成皮瓣远侧蒂部。②皮瓣切取：远侧皮瓣切取时，切口要走在跟腱内侧，术中需切断从比目鱼肌来的穿支，注意勿损伤屈肌支持带及胫后血管神经束，待皮瓣游离后向前移位覆盖胫前创面。皮瓣近侧基部的皮肤切断与否，视需要而定，若向前推移范围小者，基部皮肤不需切断；若推移范围较大者，则可切断基部皮肤和腓肠肌内侧头股骨附着部，仅保留血管蒂，可以增加皮瓣向前移的距离。

优缺点 优点：切取一侧腓肠肌对足的功能影响不大。缺点：术后小腿留有瘢痕，影响外观。

（徐永清　朱跃良）

zhǐduǎnshēnjī jīpíbàn

趾短伸肌肌皮瓣（extensor brevis minimi myocutaneous flap）由趾短伸肌连同皮肤邻近转移切取的肌皮瓣。

应用解剖 趾短伸肌是位于足背皮下的小扁肌，在跗骨窦的前方，起于跟骨前端和外侧面以及小腿十字韧带。肌腹起始后以扁薄的肌腹向前内成为4条细腱，内侧的1条止于跗趾第1节趾骨底。足背动脉及其分支跗外侧动脉是趾短伸肌的主要营养血管。跗外侧动脉趾短伸肌支有1~2支，多数为2支，该动脉在踝间线远侧0.3~5.2 mm范围内，由足背动脉发出，近侧支较粗，外径为1.8mm。跗外侧动脉经趾长伸肌腱和趾短伸肌腱的深面向前外侧走行，在肌肉的深面发出肌支入肌。有两条伴行静脉，一般都较动脉为粗，可供吻合。支配趾短伸肌的神经是腓深神经的趾短伸肌支。腓深神经在踝间线处位于足背动脉浅面分成外侧的趾短伸肌支和内侧的感觉终支。趾短伸肌支发出后行向外下，经趾短伸肌的深面，伴跗外侧动脉近侧支，在肌的深面入肌，肌外长度为2cm（图1）。

适应证 足踝部邻近创面的修复。

手术方法

皮瓣设计 以趾短伸肌皮瓣修复内踝处创面为例，以趾短伸肌为中心设计皮瓣，在皮瓣近侧沿血管走行做标记。根据受区的需要设计皮瓣的大小和形状。

皮瓣切取 先做皮瓣的近侧及蒂部切开。将皮肤拉向两侧。显露跗长伸肌与趾长伸肌，并在两肌之间显露足背动脉和静脉，然后仔细解剖起于足背动脉走向趾短伸肌深面的跗外侧动脉。按

皮瓣的设计线切开一侧的皮肤，显露趾长、短伸肌腱，并从近侧切断，先将趾长伸肌腱抽出，再解剖趾短伸肌腱，这样有利于操作，不容易损伤血管。将切断的趾短伸肌与皮肤缝合几针，保持微循环的联系。沿足背动脉向远侧解剖，找到第1跖背动脉，切断足底深支。在分清血管及其走向的情况下，在骨膜与韧带浅面由远及近地分离肌皮瓣，至趾短伸肌外侧缘时，切断结扎跗外侧血管与足外侧血管的吻合支。在跗骨窦前方切断趾短伸肌起始部（图2）。继而切断小腿横韧带和十字韧带，形成以胫前血管为蒂的趾短伸肌肌皮瓣，局部转移修复内踝处创面，供区创面用中厚皮片修复。待趾短伸肌与皮瓣游离完成后，将切断的趾长伸肌腱再行缝合修复。

优缺点 优点：趾短伸肌肌皮瓣是以足背动脉为蒂的肌皮瓣，足背动脉解剖恒定，血管蒂长，切取方便，皮瓣内包含腓浅神经，有感觉功能。缺点：皮瓣切取后，供区仅剩下骨膜和腱外膜，游离植皮成活率低，且不耐磨，故目前临床该肌皮瓣已少应用。

（徐永清　朱跃良）

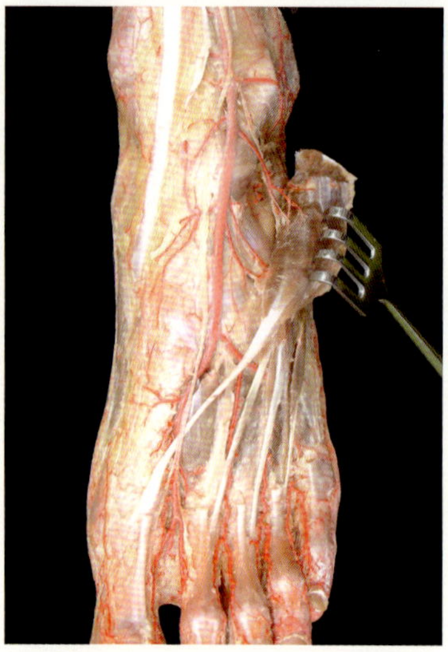

图1　趾短伸肌肌皮瓣解剖（郑和平供图）

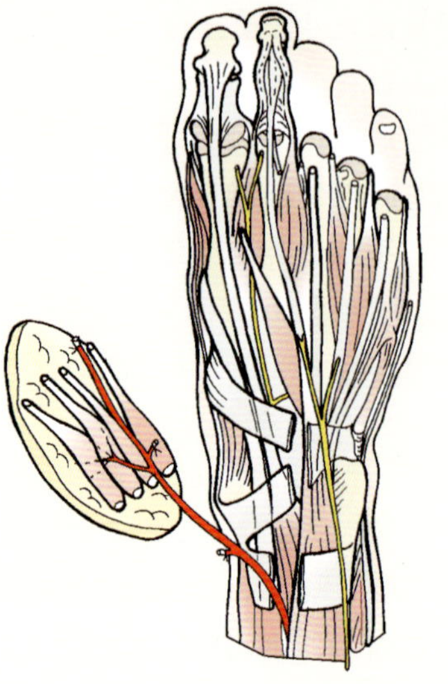

图2　趾短伸肌肌皮瓣修复内踝创面

mǔzhǎnjī jīpíbàn

踇展肌肌皮瓣（abductor hallucis myocutaneous flap）

由踇展肌连同皮肤转移切取的肌皮瓣。

应用解剖 踇展肌为一羽状肌，位于足底内侧缘皮下，起自跟骨结节的内侧突和分裂韧带，肌束向前移行于肌腱，与趾短屈肌同止于第1趾骨底的跖侧。该肌有完整的肌膜覆盖。肌长13.4cm，其中肌腹长6.5cm，肌腱长2.3cm，移行部长4.5cm。肌腹宽2.6cm，肌腱宽1.0cm，移行部宽2.3cm。肌厚1.8cm。踇展肌的主要营养血管来自由胫后动脉分出的足底内侧动脉。胫后动脉从内踝与跟骨结节之间走行，穿踇展肌起点的深面，分为足底内侧动脉和足底外侧动脉。足底内侧动脉干约发出7支小动脉到踇展肌，其伴行静脉外径为1.8mm。支配踇展肌的神经有1~4支，均在该肌的深面起自足底内侧神经。支配踇展肌的主要运动神经位置恒定。以经舟骨粗隆的垂直线（以下简称垂线）和踇展肌的外侧缘为标准，起点均在垂线的足跟侧，距垂线1.2cm，距肌外侧缘0.8cm，入肌点都在垂线与肌外侧缘相交处。该支神经干长1.7cm，横径1.7mm，且与足底内侧动脉的本干或浅支紧密伴行，入肌后分成3支，分别走行于肌肉的浅、中、深三个层次的肌内间隙中（图1）。

适应证 局部转移修复足底、踝部的软组织缺损；游离移植重建面部和手的运动功能。

手术方法

踇展肌肌皮瓣游离移植治疗面瘫 患者取仰卧位，全身麻醉。

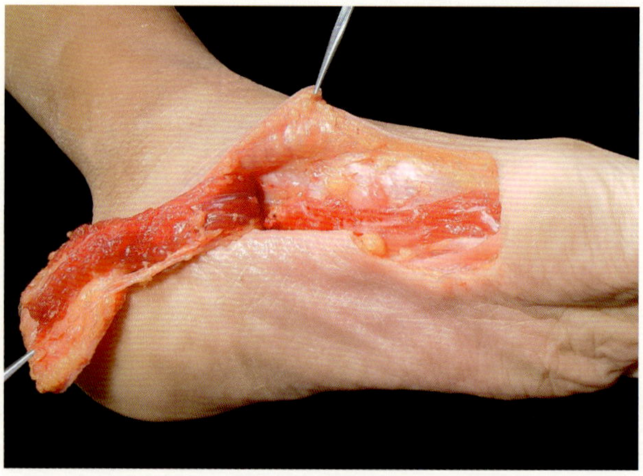

图1　踇展肌肌皮瓣解剖（郑和平供图）

由于蹞展肌的血供和神经支配主要来自于足底内侧动脉和足底内侧神经，设计成以足底内侧动静脉和足底内侧神经为蒂的蹞展肌肌瓣，这样营养和支配蹞展肌的血管和神经均包括在内，且血管神经可延伸至胫后血管和胫神经。①切口设计：以足舟骨粗隆和第1趾的跖骨头连线为轴，设计切口，并延长至内踝下和内踝后。②皮瓣切取：a. 显露血管和神经。切口从足底内侧延长到内踝后方，切开支持韧带，打开踝管，分离出胫后动静脉和胫神经。并向蹞展肌深面分离，解剖出足底内侧动脉与静脉和足底内侧神经的起始部。如不需长的血管神经蒂时，则以足底内侧血管和神经为蒂。若需较长的血管神经蒂，则切口再向小腿后上方延伸。暴露胫后血管和胫神经。结扎切断足底外侧血管。沿足底内外侧神经分叉处向上按神经的自然分束做逆行劈开，达需要的长度。保留蒂中血管和神经间的结缔组织联系，保证神经蒂为一带血供的神经移植。b. 切取肌肉瓣。按足底内侧缘的切口深达肌膜浅层，沿肌膜浅层分离掀起皮瓣，暴露蹞展肌。从蹞展肌内侧缘起，在其深面分离，达肌外侧缘。切断肌肉止点，将其由远向近端翻起。注意保护支配蹞展肌的运动神经。结扎切断在蹞展肌外侧缘穿出的足底内侧血管。切断足底内侧神经，并将足底内侧神经的近断端分成多束，植入运动神经入肌点附近的肌腹中。切断肌肉起点的附着部，则肌肉和血管神经蒂完全游离。检查肌肉的收缩强度。待受区准备完毕即断蒂，供区伤口直接缝合。c. 肌瓣移植。于患侧面部的发际缘和口角分别做切口，两切口以皮下隧道相通，以容纳移植的肌肉；同时，于健侧耳前和下颌缘做切口，暴露和游离健侧面神经颊支和面动静脉。切取的蹞展肌置于患侧面部皮下，肌起始端固定于口角和上下唇，止端固定于颞筋膜，静态下使两侧口角维持对称。其血管神经蒂通过上唇皮下隧道，分别与健侧面动静脉和面神经颊支吻合。

蹞展肌肌皮瓣修复足跟创面

①皮瓣设计：以足底内侧血管为蒂的蹞展肌肌皮瓣旋转轴位于足底内侧缘与内踝前缘延续线交点，以蹞展肌为轴心线，在足底内侧非负重区设计皮瓣。②皮瓣切取：蹞展肌肌皮瓣有两种切取方法，可任意选用。a. 顺行切取。按设计先做内踝后侧切口，打开跗管，暴露胫后血管神经束，沿血管向远侧解剖至蹞展肌起点深面胫后动脉分叉处。辨清血管后切断该肌。按术前设计沿足底内侧动脉由近向远切取蹞展肌肌皮瓣，术中应结扎切断至深层肌肉的分支，而保护至浅层肌肉及皮下组织的血管分支；注意保护进入皮瓣的神经分支，并沿神经分支向近侧进行神经束间分离，以达到足够长度，形成血管神经蒂岛状肌皮瓣。b. 逆行切取。逆行切取皮瓣的方法见足底内侧皮瓣。在皮瓣远侧，于蹞展肌与趾短屈肌间隙内寻找并切断跖内侧血管后，以该血管为向导由远而近在肌肉深面分离，术中防止血管与肌肉分离，切断血管至足底深层肌肉的分支，然后用同样方法使跖内侧神经足底分支包含在皮瓣内，切断肌肉起点形成岛状肌皮瓣局部转移修复受区创面（图2）。

优缺点 优点：蹞展肌位于足底内侧缘皮下，血供丰富，切取后不影响足的功能；而且具有恒定的神经支配，有利于受区神经功能重建。缺点：蒂部很短，只能就近转移。

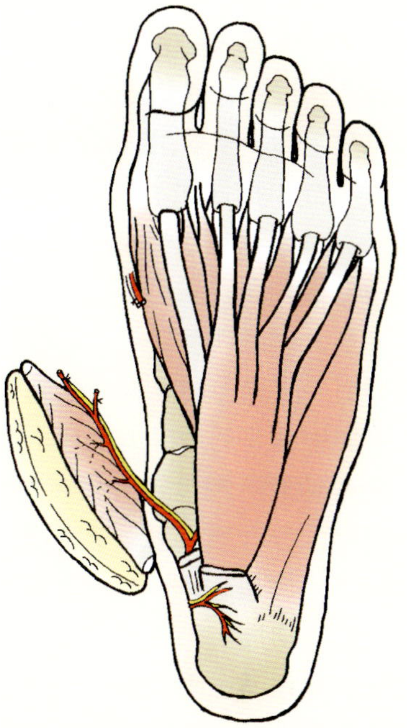

图2 蹞展肌肌皮瓣修复足底创面

（徐永清 朱跃良）

zhǐduǎnqūjī jīpíbàn

趾短屈肌肌皮瓣（flexor digiti brevis myocutaneous flap）

由趾短屈肌连同皮肤切取邻近转移的肌皮瓣。足跟部皮肤和足跟垫在解剖上具有特殊结构，缺损后需要用类似组织修复才能保持负重功能。以跖外侧动脉为蒂的趾短屈肌肌皮瓣，位于跖骨头与足跟之间足底非负重区，切取范围大。

应用解剖 趾短屈肌是足底浅层肌，位于足底中部，起于跖筋膜及跟骨内侧突，分4条腱止于第2趾、第3趾、第4趾、第5趾中节趾骨，营养血管为跖外侧动脉。该血管在小趾展肌起点深面，起于胫后动脉，向外斜经趾短屈肌深面，走行于趾短屈肌与小趾展肌之间，沿途发出肌支营养趾短屈肌及其表面皮肤。皮瓣的神经支配为跖外侧神经，与血管伴行

（图1）。可分为旋转肌皮瓣、推进肌皮瓣及翻转肌皮瓣。

适应证 足跟软组织缺损创面的修复。

手术方法

旋转肌皮瓣 肌皮瓣切取后以旋转移位的方式修复足跟创面。①肌皮瓣设计：先用甲紫标明胫后动脉分出的跖内、外侧动脉的分叉点。该点位于外踝前缘延续线与足底内侧缘交点，为皮瓣旋转轴点。以该点至第4、第5跖骨头间引一直线为皮瓣设计纵轴线，在足底中部非负重区内设计皮瓣。②皮瓣切取：按设计先做皮瓣远侧切口，分开跖筋膜，在小趾展肌与趾短屈肌之间寻找至小趾的趾动脉。切断、结扎至小趾的趾动脉，并以该血管为向导向近侧追踪解剖，即可找到跖外侧动脉，在跖外侧动脉深面由远向近，逆行切取肌皮瓣。游离趾短屈肌肌皮瓣直至胫后动脉起始处。足跟部创面彻底清创，切开受区与供区间皮肤。术中注意保护进入肌皮瓣的神经分支，以使肌皮瓣转移后有良好的感觉功能。肌皮瓣转移修复足跟创面，供区创面用中厚皮片修复。

推进肌皮瓣 肌皮瓣切取后以推进移位的方式修复足跟创面。①肌皮瓣设计：在足底中部非负重区设计肌皮瓣，皮瓣远侧位于跖骨头负重区近侧，皮瓣近侧与足跟创面相连，皮瓣宽度与足跟创面宽度一致。沿血管走向标明近侧切口线。②肌皮瓣切取：肌皮瓣切取方法同上，切取后肌皮瓣向近侧推进修复足跟创面，供区用中厚皮片修复。

翻转肌瓣 趾短屈肌肌瓣切取后向后侧翻转移位修复足跟缺损（图2）。①肌瓣设计：在足底正中设计纵切口，切口近侧与足创面相连。②肌瓣转移：按设计做足底纵切口，切开皮肤、皮下组织及跖筋膜，在趾短屈肌浅层向两侧游离皮瓣，直至完全显露趾短屈肌。将肌肉自远侧肌腱部分切断，由远而近翻起肌瓣，结扎、切断至肌肉远侧的血管分支，保留至肌肉近侧的血管支。肌瓣切取后向后翻转移行覆盖足跟创面，肌肉表面用游离皮片修复，供区创面原位缝合。

优缺点 优点：皮瓣血供可靠。缺点：蒂部较短，只能修复邻近部位，尤其是足跟创面。

（徐永清 朱跃良）

jībàn

肌瓣（muscle flap）

有完整动、静脉血管系统、能独自成活的肌肉组织块。以肌肉的营养血管为蒂，切取肌肉的全部或一部分，并保留肌肉的营养血管，可行局部转位或吻合血管肌瓣移植，用于填塞空腔、覆盖创面和肌肉动力重建等。

分类 ①带蒂肌瓣：肌瓣带蒂转移形成带蒂肌瓣，此时可形成宽蒂任意肌瓣，也可形成带状肌瓣或带血管蒂的轴型瓣或岛状瓣。②游离肌瓣：肌瓣吻合血管游离移植成游离肌瓣，可进行功能重建或覆盖创面。若是覆盖创面，则需要在肌瓣上植皮。

基本内容 肌瓣有不同的肌肉血供类型。进入肌肉的血管称为肌肉的血管蒂，肌肉依靠其血管蒂提供血液供应，血管蒂从肌肉的起点和止点之间进入肌肉，一般一条动脉有1～2条静脉伴行。同一肌肉在不同个体之间的血管解剖是相对恒定的，但是，

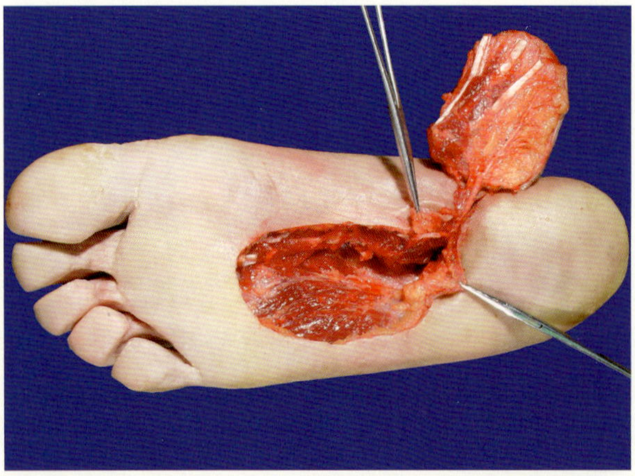

图1 趾短屈肌肌皮瓣解剖（郑和平供图）

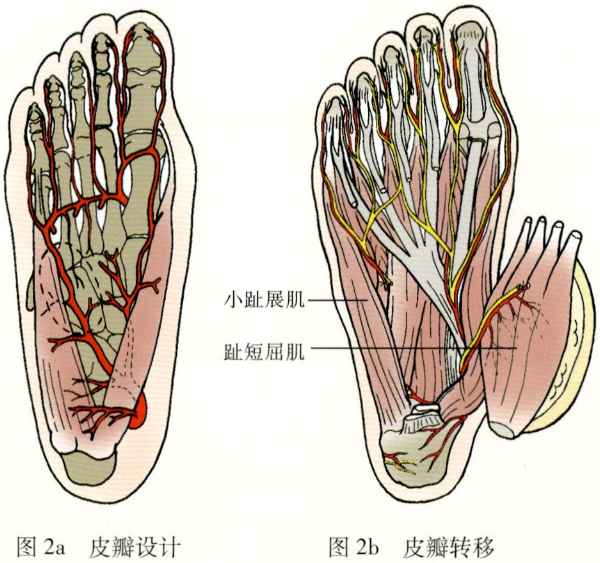

图2a 皮瓣设计　　图2b 皮瓣转移

图2 趾短屈肌肌皮瓣修复足跟创面

不同肌肉的血液供应方式有很大的差别，血管蒂的位置、数量和管径在不同的肌肉而不同，可以是单个，也可以是多个。从血管管径以及肌肉内血管的分布来看，同时存在几个血管蒂时，如果某个血管蒂对肌肉的成活非常重要，这个血管蒂就被称为优势血管蒂。同时存在两个或两个以上的优势血管蒂时，比较重要的血管蒂为主要血管蒂。非优势血管蒂被称为次要血管蒂。如果存在着一系列节段性的小血管，即使结扎了优势血管蒂或主要血管蒂，它们仍能保证肌瓣的成活，这些次要血管蒂被称为次级血管蒂。主要血管蒂和优势血管蒂的解剖变异非常罕见，然而次要血管蒂的部位和数量可有很大变化。肌肉有五种血供类型，这是采用供应肌肉的血管解剖进行肌瓣分类的基础。肌肉的血管解剖类型有Ⅰ型、Ⅱ型、Ⅲ型、Ⅳ型和Ⅴ型（图）。

Ⅰ型　单血管蒂型。只有一个血管蒂进入肌肉。肌肉可以依靠单一血管蒂安全转移。具有这种血供模式的肌肉，有小指展肌、拇短展肌、肘肌、第1骨间背侧肌、腓肠肌、颏舌肌、舌骨舌肌、舌（上、下）纵肌、茎突舌肌、阔筋膜张肌、舌横肌和舌垂直肌、股外侧肌。

Ⅱ型　优势血管蒂型和次要血管蒂型。Ⅱ型血供的肌瓣转移时，多需要切断部分或全部的次要血管蒂，保留优势血管蒂。具有Ⅱ型血供模式的肌肉包括：小趾展肌、踇收肌、肱桡肌、喙肱肌、尺侧腕屈肌、趾短屈肌、股薄肌、腘绳肌、股二头肌、腓骨短肌、腓骨长肌、颈阔肌、股直肌、比目鱼肌、胸锁乳突肌、斜方肌、肱三头肌、股内侧肌。

Ⅲ型　双优势血管蒂型。包含两个大的血管蒂，每根血管蒂均可单独供应整块肌肉。具有Ⅲ型血供模式的肌肉，有臀大肌、肋间肌、口轮匝肌、胸小肌、腹直肌、前锯肌、颞肌。

Ⅳ型　节段性血管蒂型。包括一系列节段性血管蒂，通常管径大小一致，沿肌肉走行进入肌肉。每个节段性血管蒂供养一部分（一个节段）肌肉。一般来讲，切断两根血管蒂可以把肌肉的一部分形成肌瓣进行转移。然而如果在切取肌瓣时切断过多的节段性血管蒂，肌肉将不能成活。具有Ⅳ型血供模式的肌肉有：趾长伸肌、踇长伸肌、腹外斜肌、趾长屈肌、踇长屈肌、缝匠肌、胫前肌。

Ⅴ型　优势血管蒂加次级节段性血管蒂型。在这种血供形式中，肌肉接受一个大的血管蒂的供养，当以这个大的血管蒂为蒂转移肌瓣时，这个大血管蒂就可单独供应整块肌肉。肌肉还有次级血管蒂，它们多从优势血管蒂进入肌肉的对侧。如果优势血管蒂被切断，这些次级血管蒂也可以滋养整块肌肉。因此，肌肉可以分别以两套独立的血供来源形成肌瓣使用。具有Ⅴ型血供模式的肌肉包括：腹内斜肌、背阔肌、胸大肌。

优缺点　优点：肌瓣具有血供丰富、可转移组织量大、容易塑形、可选择的供区广泛、解剖容易、手术时间短等优点。缺点：切取肌肉后该肌肉的功能，视切取的组织量部分或全部损失。单纯肌瓣移植进行创面覆盖，一般需要在肌瓣表面植皮，虽然有肌瓣萎缩后，不需要进一步手术去脂修整，植皮后的颜色和质地与周围正常组织不同。

（徐永清　朱跃良）

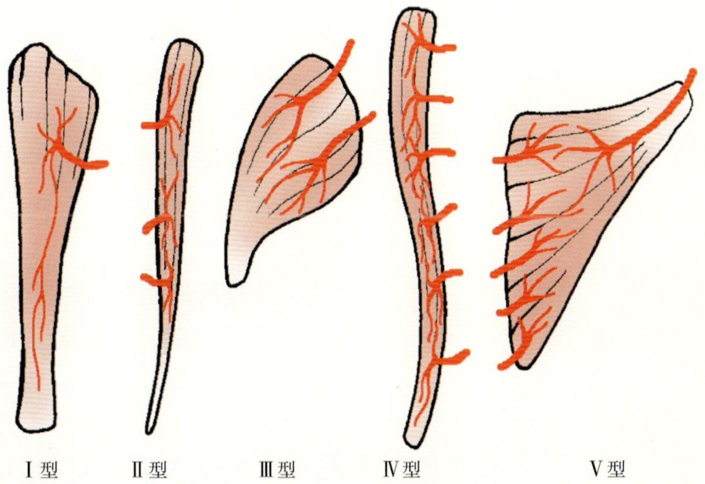

图　肌肉血供的五种类型

dàyuánjī jībàn

大圆肌肌瓣（teres major muscle flap）　由大圆肌带蒂转移或游离移植切取的肌瓣。

应用解剖　大圆肌起自肩胛骨下角，纤维向外上行于肱三头肌长头之前，其止点是长约5 cm的扁腱，位于背阔肌肌腱之后，止于小结节嵴（结节间沟内侧唇）。在此腱与小结节嵴之间有小圆肌滑囊，大圆肌止点上缘与背阔肌止点的腱相重叠，两者之间有背阔肌滑囊。其上缘为四边孔与三边孔的下界。大圆肌的功能是使肩关节内收、内旋和后伸。

神经血管蒂入肌肉的肌门处在肌肉上缘腹侧面中段。血供主要来自旋肩胛动脉，部分来自胸背动脉或肩胛下动脉，血管蒂呈多级分支。神经支配来自肩胛下神经下支，与血管伴行，呈多级分支。大圆肌偶见完全缺失，其常见的变异是与背阔肌相融合，偶尔起自肱三头肌长头或臂筋膜的小肌束（图）。

适应证　产伤瘫痪所致肩关节内收内旋畸形或肩外展受限；肱三头肌、肱二头肌功能重建。

手术方法

肌瓣设计　关键是标记出大圆肌上缘中点的血管神经入肌点。大圆肌的手术解剖自背侧进行，而血管神经蒂自腹侧进入肌肉，故先解剖血管神经蒂再切取肌瓣有一定难度。一般先切取肌瓣再游离血管神经蒂，以保护血管神经蒂的入肌点。手术设计时，应将患者肩关节置于外展或上举位，观察到大圆肌的全长后，标记出大圆肌上缘中点的血管神经入肌点，然后再进行解剖。如肩关节在内收位，背侧看不到转至肩关节前方的大圆肌止点部位，标记的大圆肌血管神经蒂入肌点常偏内侧起始部。切取过程中可能造成血管神经蒂的损伤。

肌瓣切取　①以腋后线或肩胛骨外侧缘至上臂后中线做倒L形切口。②分离皮下组织后，将皮瓣分别向切口两侧游离，暴露四边孔的四个边——大圆肌、小圆肌、肱三头肌长头和肱骨，暴露并保护穿过四边孔的腋神经、旋肱后动脉。重点将大圆肌的起止点、肌腹全程暴露。③将肩关节外展90°，向肱骨小结节嵴分离出大圆肌、背阔肌的止点。将两块肌肉的止点分离出后，将大圆肌的止点切断。④自止点向起点方向游离至肩胛骨下角，注意保护位于大圆肌腹侧中段血管神经蒂的入肌点，将大圆肌起点切下或用骨刀将附着大圆肌起点的肩胛骨下角凿下。⑤在大圆肌中段小心分离出大圆肌血管神经蒂的入肌点，向近端游离，注意保留0.5~1.0cm的软组织袖，避免损伤血管神经蒂的多级分支。血管神经蒂分离至发出点，如长度不够，可将血管向近端游离直至腋动脉，神经可行干支分离直至后侧束。最后使大圆肌仅有血管神经蒂与近端相连。

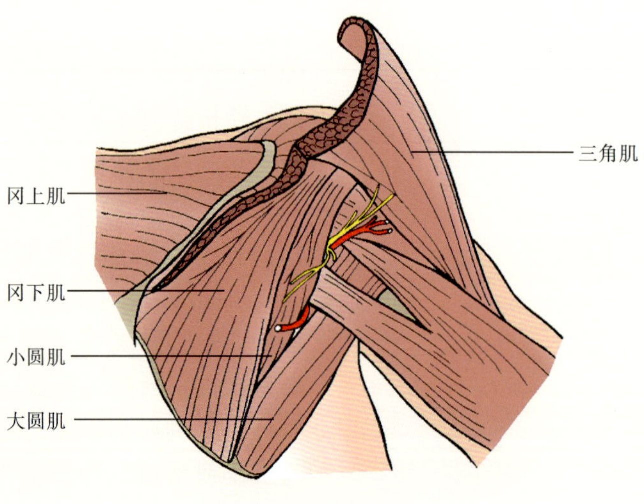

图　大圆肌的解剖

优缺点　优点是供区损伤小。缺点是与其他肌瓣相比，大圆肌肌瓣血管神经蒂较短，只能应用于局部肌肉移位功能重建手术。

（徐永清　朱跃良）

xuán qiánfāngjī jībàn

旋前方肌肌瓣

旋前方肌肌瓣（pronator quadratur muscle flap）　旋前方肌带蒂转移切取的肌瓣。旋前方肌位于前臂远段掌侧深面，为多源性血管供应，血管解剖恒定，蒂长，血供丰富，可根据临床需要形成肌瓣、肌骨膜瓣、肌骨膜骨瓣，后者具有活跃的成骨能力。

应用解剖　旋前方肌位于前臂掌侧远端1/5区，居拇长屈肌和指深屈肌的深面，紧贴桡骨、尺骨及其骨间膜的前面，为一个四方形扁肌，桡骨的肌附着部略低于尺骨附着部。旋前方肌的血供为多源性，肌肉的桡侧、尺侧、掌侧和背侧分别接受桡动脉、尺动脉、骨间掌侧动脉和骨间背侧动脉来的分支供血。骨间掌侧血管为旋前方肌的主要血管，紧贴骨间膜下降，至肌上缘发出数支进入肌肉，血管蒂长（6.9±0.6）cm，动脉外径（1.7±0.3）mm。旋前方肌的肌支血管发出骨膜支，营养尺桡骨骨膜。旋前方肌神经为正中神经的分支骨间掌侧神经，位于血管桡侧。依据受区部位可形成以骨间掌侧血管、桡侧或尺侧血管为蒂的肌瓣（图1）。

适应证　舟骨、尺桡骨不连和月骨无菌性坏死。

手术方法

肌瓣设计　在前臂掌侧远端，显露旋前方肌，以前臂骨间前血管、桡侧血管或尺侧血管为蒂进行转移。

肌瓣切取　在气囊止血带下手术，不驱血，自腕横纹向近端做大S形切口，依次切开皮肤、

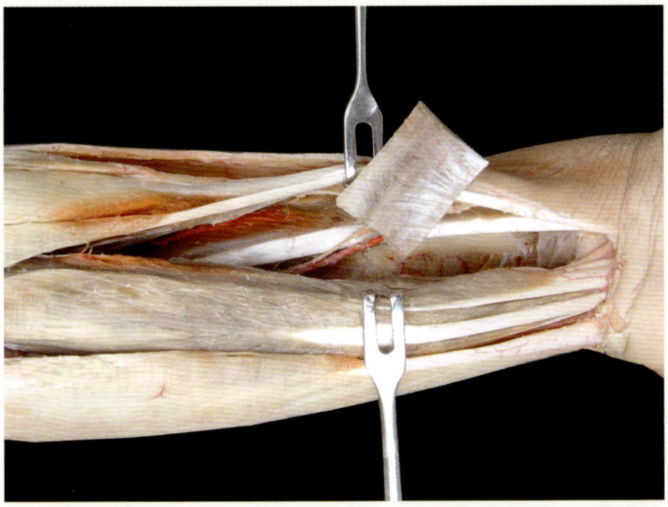

图1 旋前方肌肌瓣解剖（郑和平供图）

皮下组织和深筋膜，找到并保护正中神经，向两侧牵开掌长肌和拇长屈肌，即可见到位于拇长屈肌及指深屈肌深面的旋前方肌（图2），骨间掌侧血管神经束紧贴骨间膜的正前方下降，在旋前方肌下缘分成数支与尺桡血管的分支形成血管网。如用于治疗陈旧性舟状骨骨折或月骨缺血性坏死，则以桡侧血管为蒂，分离肌的尺侧附着点，用小骨刀由浅至深切取所需大小的肌骨膜瓣，逆行转向腕部。在舟状骨或月骨上凿一骨槽，将骨膜骨瓣修整后植入骨槽内。如用于治疗尺桡骨骨折不连接、骨缺损，则以骨间掌侧血管神经束上端为蒂，切取桡骨的骨膜骨瓣，必要时可同时切取尺骨的骨膜骨瓣组合移植，通过皮下隧道或明道直接移至骨折部位，切除两骨端瘢痕组织，凿通骨髓腔，将骨膜瓣包绕骨折处。

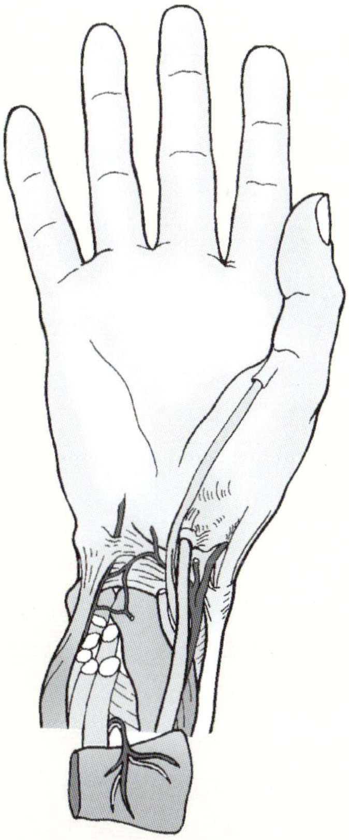

图2 顺行旋前方肌肌瓣

优缺点 优点：不牺牲前臂主要血管，肌骨膜瓣切取后供区不遗留缺损，其功能可由旋前圆肌代偿。缺点：肌瓣逆行移位蒂较短，在腕管处显得臃肿；旋前方肌切取后其功能由旋前圆肌代偿，对于旋前圆肌有病变者，不宜应用。

（徐永清 朱跃良）

bǐmùyújī jībàn

比目鱼肌肌瓣（soleus muscle flap） 将比目鱼肌做为移植体的组织瓣。

应用解剖 小腿后侧筋膜间隙被横行肌间隔分为深浅两个间隙。比目鱼肌、腓肠肌及跖肌位于后侧浅筋膜间隙内。比目鱼肌位于腓肠肌深层，形如靴底，以内外两头分别起于胫骨与腓骨上1/3，二头间形成弓状腱膜，称比目鱼肌弓。在小腿中部比目鱼肌与腓肠肌合成小腿三头肌，向下移行为跟腱，止于跟骨结节。比目鱼肌肌腹大，形成腱性部分的平面较腓肠肌要低。肌肉血供呈节段性分布，主要来自胫后动脉，其外侧接受腓动脉来的分支。腘动脉经比目鱼肌弓深面向下延续为胫后动脉，与胫神经伴行，在小腿后面深筋膜间隔下行，经内踝后面屈肌支持带深面至足底，沿途向比目鱼肌的近端和远端发出多个血管分支供应该肌。最远端的两个血管分支位于内踝上方5~7cm处。比目鱼肌可分别以胫后动脉近侧或远侧血管分支为蒂形成肌瓣，顺行或逆行转移修复小腿中、下部创面。

适应证 用于胫骨中下段骨髓炎的治疗及跟腱与踝部创面的修复。

手术方法 ①顺行转移：切断比目鱼肌远侧，以胫后动脉近侧端发出的肌肉分支为蒂，顺行转移可修复小腿中、上部创面。在胫骨内后缘与跟腱之间，自内踝上1cm向上做纵向切口，切口大小视所需肌瓣长度而定。切开深筋膜后，即可见到腓肠肌内侧部分，比目鱼肌位于该肌深面，仔细辨认两肌间隙，用手指很容易将两者分开。然后自内向外、自上向下钝性分离，直至比目鱼肌与内、外侧腓肠肌及进入跟腱的腱性部分分开，使比目鱼肌浅面完全游离。然后在比目鱼肌远侧部与胫骨之间用手指钝性分离，自下而上游离比目鱼肌深面，结扎、切断胫后动脉进入肌瓣远侧的分支，直至获得肌瓣转移所需的足够长度，以胫后动脉近侧分支为蒂的比目鱼肌肌瓣，通过宽敞的皮下隧道转移至受区，填塞骨髓病灶清除后留下的无效腔，肌肉表面即时或二期中厚皮片修复（图）。②逆行转移：切断比目鱼肌近侧，以胫后动脉远侧分支为蒂逆行转移，修复小腿远端及跟腱创面。在胫骨内缘与跟腱之间内踝上1cm做纵向切口，切口大小视肌瓣长度而定，用同样的方法游离肌瓣。切断比目鱼肌近侧，以胫后动脉内踝上5~7cm处两个血管分支为蒂，将比目鱼肌向远侧翻转，填塞胫骨远端骨髓炎病灶清除后留下的无效腔，或跟腱处创面，肌肉表面用中厚皮片覆盖。

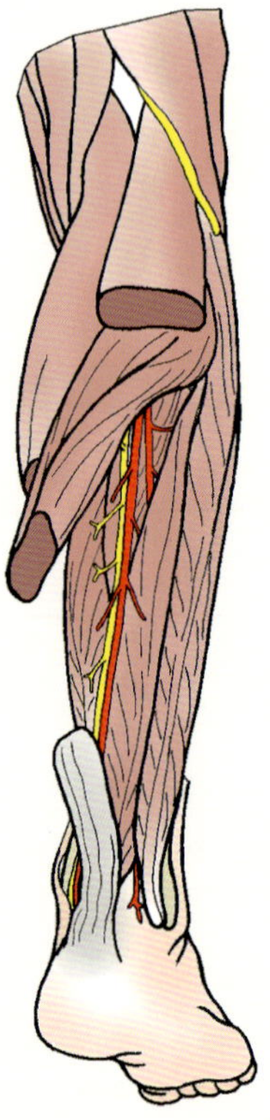

图　顺行比目鱼肌肌瓣修复胫前创面

优缺点　优点：该肌为小腿三头肌之一，切取后对供区功能影响较小。缺点：皮瓣的蒂部较短，转移弧度不够大，修复远侧创面困难。

（徐永清　朱跃良）

xiǎozhǐzhǎnjī jībàn

小趾展肌肌瓣（abductor digiti minimi muscle flap）

由小趾展肌转移切取的肌瓣。由于足的外侧缘参与负重，使该肌仅作为肌瓣使用，不宜制成肌皮瓣。

应用解剖　小趾展肌以宽大的后部起于跟骨两侧的结节及跖筋膜。肌腹向前于第5跖骨基底处形成一肌腱，该腱通常和小趾短屈肌腱结合止于小趾近节趾骨基底外侧。小趾展肌在后部的肌腹较之踇展肌更为厚大。跖外侧动脉为其营养血管，呈弧形经过小趾展肌与趾短屈肌之间时向该肌发出2~3支肌支。

适应证　足跟、跟后及外踝处创面的修复。

手术方法　在足外侧缘上方自足跟至第5跖骨头做纵形切口暴露小趾展肌。在远侧止点处分开肌腱，在与趾短屈肌交界处切断小趾展肌。跖外侧血管位于小趾展肌的内侧和小趾短屈肌之间，所以先做肌外侧切口直至其跟骨附着处。再沿肌肉内侧分离，切断结扎自跖外侧动脉远侧入肌的血管分支，以近侧血管分支为蒂形成小趾展肌肌瓣，切除跟后压疮，切开供区与受区间组织，将肌瓣旋转修复跟后创面，肌肉表面用中厚皮片修复，必要时可切断小趾展肌在跟骨附着处，这样转移更为方便（图）。

优缺点　优点：切取方便，血供稳定。缺点：蒂部较短，只能修复邻近创面。

（徐永清　朱跃良）

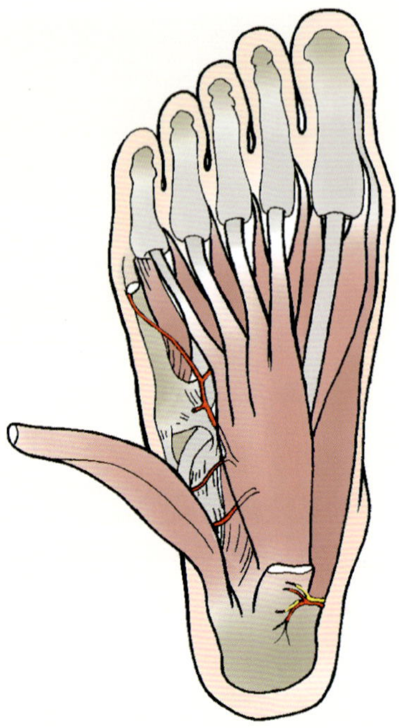

图　小趾展肌肌瓣修复足底创面

gú mó bàn

骨膜瓣（periosteal flap）

带有血液循环系统的骨膜组织块（图）。包括肌蒂骨膜瓣、筋膜蒂骨膜瓣和带血管蒂骨膜瓣，也可在切取骨膜瓣同时携带部分骨膜下骨组织块，形成骨膜骨瓣。主要用来修复陈旧性骨折、骨坏死、骨不连或小范围骨缺损。

1978年芬利（Finley）首先报道了吻合血管的骨膜移植实验研究，认为有血供的骨膜可以成骨。随后国内许多学者进行了相关的基础研究及临床应用报道，带血管蒂的骨膜瓣移植在一定条件下可以成骨或成软骨。

按照骨膜瓣的血供来源，可分为：①肌蒂骨膜瓣。以附着于骨膜组织上的肌肉血供为血液循环系统的骨膜组织块。②筋膜蒂骨膜瓣。以附着于骨膜组织上的筋膜血供为血液循环系统的骨膜组织块。③带血管蒂骨膜瓣。骨膜瓣的血供来源于血管蒂。

骨膜是一层结缔组织膜，分

为外骨膜和内骨膜。外骨膜组织学上分为两层：外层为纤维层，其深面为生发层。生发细胞属于一种未分化的间充质细胞，具有终身分化潜能，其分化能力具有双向性，可分化为成骨细胞或成软骨细胞。间充质细胞的不同分化演变取决于两个因素。①局部血供因素：局部血供好，氧分压高，分化为成骨细胞，使骨膜成骨；局部血供差，氧分压低或在关节滑液环境中间充质细胞分化为软骨细胞，使骨膜成软骨。②局部应力因素：局部应力大，间充质细胞分化为成软骨细胞，反之，分化为成骨细胞。而纤维层由纤维细胞和胶原纤维组成，无成骨能力，但有限制骨生长到周围软组织中的作用。

骨膜成骨不仅与血供有关，而且与移植床正常骨的接触有关，且骨与骨膜生发层的接触影响骨膜成骨的速度和程度；骨膜移植的功能性成骨作用与其受到的应力也有密切关系；有血供的骨膜植入肌肉比植入皮下及筋膜成骨效果好，如直接与骨接触，成骨效果好；移植于骨松质表面的骨膜成骨作用较移植于骨皮质表面的骨膜成骨作用强。处于撑开状态的有血供骨膜移植的成骨速度和程度较塌陷状态为显著。切取骨膜时，应锐性剥离，以保护骨膜生发层的完整性，有利于成骨生长。但由于骨膜纤维层与外环骨板之间有穿通纤维紧密相连，锐性切取骨膜在技术上较困难，故临床上有时应用骨膜下带一薄层鳞状骨质的骨膜骨瓣移植，此种方式骨膜骨瓣移植的成骨效果不及单纯的骨膜瓣移植。

关于骨膜血供研究，有学者提出将其分为四组。①骨膜固有血管：分布于骨膜纤维层。②肌骨膜血管：在肌内经肌束和骨膜之间发出骨膜支分布于骨膜。③筋膜骨膜血管：为四肢血管的分支经肌间隔（由两层肌外膜组成）分布于骨膜。④皮质毛细血管吻合：皮质纵横隔毛细血管间有吻合支，与骨膜生发层的毛细血管相连，在骨的非关节面外周，骨膜血管互连成丛，此丛的毛细血管经穿通管，分布于骨皮质外1/3或3/4，与中央管内的纵行血管互连成纵、横毛细血管网，并向内连接管内膜毛细血管。供区骨膜切取后不损伤原有骨骼支架，大面积切取骨膜和破坏营养动脉后，骨的血供可由干骺血管系统和残余部分的骨膜代偿，骨质不致坏死，而有反应性新生，骨膜的再生能力很强，再生的骨膜同样具有成骨作用。

既往由于供区的限制，临床应用吻合主干血管为蒂骨膜瓣移植术较多，如应用胫前血管蒂胫骨骨膜瓣移植治疗骨不连及小范围骨缺损。随着显微外科和应用解剖学研究的不断深入，已开拓了许多新的骨膜瓣供区，四肢不同部位几乎均有可供移植的骨膜瓣，由于不需要吻合血管，就大大简化了手术操作，且应用非主干血管代替主干血管为蒂，也减少了可能影响肢体血供的忧患。一般来说，能构成骨瓣供区的血管蒂也能构成骨膜瓣供区的血供。

（喻爱喜）

gúbàn

骨瓣（bone flap） 有完整血液循环系统的骨组织块（图）。常包括肌蒂骨瓣、筋膜蒂骨瓣和血管蒂骨瓣，主要应用于骨不连、骨缺损、骨坏死的修复。1880年麦克文（Macwen）首次在临床上应用同种异体骨移植成功。1914年费

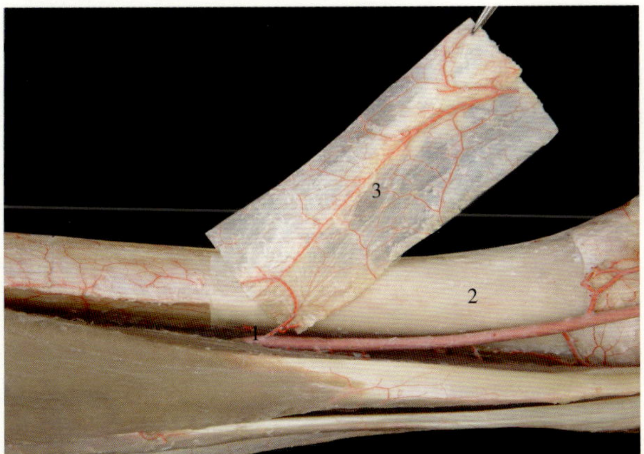

图 骨膜瓣的设计与切取（郑和平供图）

1. 血管蒂；2. 供区；3. 骨膜瓣

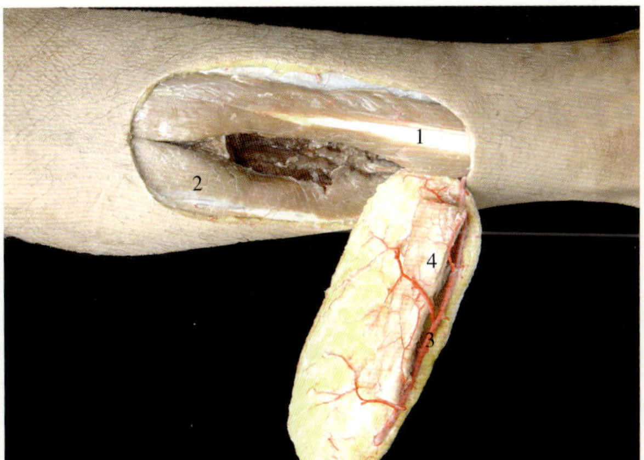

图 腓血管蒂腓骨瓣（郑和平供图）

1. 腓骨长肌；2. 比目鱼肌；3. 腓动脉；4. 腓骨瓣

米斯特（Phemister）详细描述了移植骨的生物学变化过程，并首次命名为爬行替代。1955年戴维斯（Davies）等应用阔筋膜张肌肌蒂髂骨骨瓣行髋关节融合。1962年朱代（Judet）应用股方肌蒂股骨大转子骨瓣移植治疗股骨颈骨折，这类带血供的活骨瓣属于带肌蒂的骨瓣，能大大加快骨愈合的速度，但因以肌肉为蒂，骨瓣的血供量有限，蒂部也显臃肿，局部转位范围较小，其应用有一定局限。1973年麦卡洛（McCullough）首先在动物实验中成功应用吻合血管的游离肋骨骨瓣移植修复狗的下颌骨骨缺损。1975年泰勒（Taylor）报道了首例吻合血管的腓骨骨瓣移植，标志着骨移植进入了一个新的历史阶段。

中国骨瓣移植开始于20世纪70年代中期，至80年代在基础理论与临床研究方面均取得令人瞩目的成就，翔实了国人骨瓣的基础及临床应用资料。1980年，黄恭康等报道了吻合旋髂深血管的髂骨骨瓣移植术。1983年，范遗恩等报告了吻合臀上血管的髂骨骨瓣移植术。同期，钟世镇等提出了带旋肩胛血管的肩胛骨腋缘骨瓣移植并应用于临床。1985年，徐达传、陈振光等报道了旋股外侧血管升支蒂髂骨骨瓣移植术的解剖与临床应用。1986年，朱盛修等应用多种不同部位骨膜瓣治疗前臂骨折及手舟骨骨不连和长管状骨骨不连，取得了理想的效果。90年代以来，骨瓣移植术式不断成熟，已成为骨科领域的常规治疗方法。

适应证 骨瓣应用于临床主要适用于以下情况。①骨缺损：创伤、炎症、肿瘤切除后、先天畸形等原因引起的骨缺损，常包括有长段骨缺损和腔隙性骨缺损。当骨缺损的长度超过6cm或在儿童超过骨长度的1/4时，需要进行吻合血管的游离自体骨移植。由于移植骨血供正常，故与受区骨的愈合过程类似于骨折骨的愈合，不需要经过漫长的爬行替代，病程大大缩短。当骨缺损的长度在2~6cm时，也可据情选择骨瓣移植或移位修复。因为它具有传统不带血供骨移植无可比拟的效果。当骨缺损的长度在2cm以内则按骨不连处理。对于腔隙性骨缺损选用骨瓣移植或移位充填，同样使移植骨的愈合过程大大缩短。②骨折延迟愈合或骨不连：用带血供的骨膜或者骨瓣移位或游离移植均能够促进骨折愈合和修复骨不连。③骨坏死：骨瓣或骨膜瓣移植可以用于骨坏死治疗。如股骨头坏死Ⅱ~Ⅲ期，在清除死骨的基础上，应用带血管蒂的骨瓣不仅可以充填腔隙，而且为股骨头坏死区带来较多的成骨活性成分，可以促进坏死骨的修复。其他如跖骨头坏死、肱骨头坏死，也可应用骨瓣修复。

骨瓣的选择原则 骨瓣的供区及受区选择应该根据骨的解剖位置、血管条件以及结构特点的不同选用合适的骨瓣。一般来说，骨瓣的切取应遵循非功能区修复功能区，次要功能区修复主要功能区，先非主干血管后主干血管蒂，先移位骨瓣后移植骨瓣的原则，以修复其支撑作用为主的骨缺损时，宜选用皮质骨为骨瓣的供体，充分发挥其支架作用，如腓骨、肋骨等。对骨愈合效应要求高的骨缺损修复，可选用松质骨作为供体，如髂骨、肩胛骨等。

骨瓣移植时机 对于软组织覆盖较好的骨缺损、骨不连患者，一般要求全身无感染病灶，骨折部位的伤口或窦道完全愈合6个月后行骨瓣移植或移位，这样可减少继发骨感染的机会；骨与关节开放性损伤一期清创后能否同期行骨瓣移植则酌情选择，原则上慎行此手术，但对于污染不严重、清创彻底、有效抗生素支持，骨瓣移植也可以应用；开放性骨关节损伤清创后伤口一期愈合，若需要行骨瓣移植，也可以参照上述标准，但经验建议伤口愈合3~6个月再施术较为妥当；对于感染性伤口需行骨瓣移植手术时机存在不同意见，原则上需伤口愈合6个月后再施术，但近年来采取局部有效抗生素的应用等措施，一期骨瓣移植也有很多成功的临床报道。

骨瓣的血供 骨的血供来源主要可归为4个既相对独立又相互联系的动脉系统，即营养动脉系统、骨端动脉系统、骨膜动脉系统和肌及筋膜动脉系统。四肢长管状骨、扁骨和不规则骨的血供有很大区别，前者营养动脉的髓内动脉系统发挥着主导作用，而后者则主要依赖于骨外膜的血供系统，即肌肉、韧带和筋膜等软组织在骨的附着处的血管提供。

骨瓣的分类 按照血供来源分类，可分为肌蒂骨瓣、筋膜蒂骨瓣和血管蒂骨瓣。肌蒂骨瓣是依据肌肉的营养血管在肌与骨的起、止处对骨的营养作用而设计；筋膜蒂骨瓣以附着在骨上的深筋膜为营养血管蒂设计；血管蒂骨瓣多数是依据供骨的营养动脉或上一级动脉而设计，因血管的口径较大，可做带蒂转移或吻合血管的游离移植。按照骨移植组织成分分类，可分为骨膜瓣、骨瓣、骨肌皮复合组织瓣等；按形成骨瓣的部位分类，如颅骨骨瓣、肋骨骨瓣、肩胛骨骨瓣、桡骨骨瓣、髂骨骨瓣、股骨骨瓣、腓骨骨瓣、胫骨骨瓣等。按照骨瓣的供体分类，又可分为自体骨瓣移植和异体骨瓣移植。

（喻爱喜　漆白文）

xuèguǎndì gǔbàn

血管蒂骨瓣（vascularized bone flap）　以骨的营养血管为蒂的骨组织块。可局部移位修复邻近部位骨不连、骨缺损、骨坏死，也可切取形成游离带血管蒂骨瓣移植与受区血管吻合修复远离供区的骨缺损、骨坏死等。血管蒂骨瓣的血供来源主要为既相对独立又相互联系的营养动脉系统、骨端动脉系统及骨膜动脉系统构成（图）。四肢长管状骨的血供主要依赖于营养动脉的髓内动脉系统，扁骨和不规则骨的血供则主要依赖于骨外膜的血供系统。

1975 年泰勒（Taylor）首创吻合腓血管的游离腓骨骨瓣移植治疗 2 例外伤性胫骨大段骨缺损获得成功。此后国内外学者通过解剖和临床研究发现许多带不同血管蒂的骨瓣供区如旋髂深血管的髂骨骨瓣，胸背血管的肩胛骨腋缘骨瓣等。

血管蒂骨瓣可行局部转位修复邻近部位骨病损，也可切取游离血管蒂骨瓣与受区血管吻合修复远离供区的骨病损。其血供较肌蒂骨瓣和筋膜蒂骨瓣充裕，可移位或移植，尤其适用于长段或大块骨瓣移植。

（喻爱喜　漆白文）

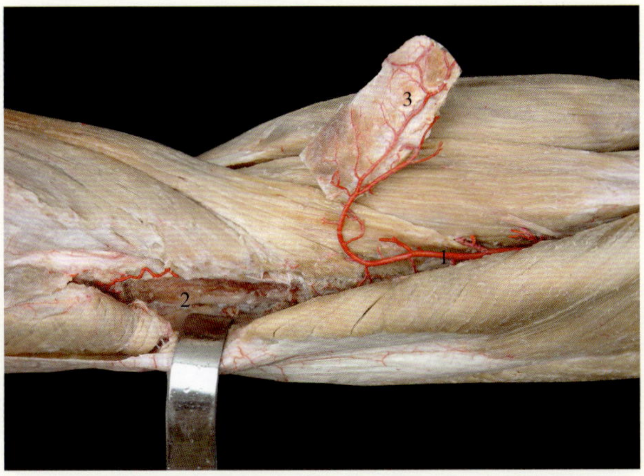

图　血管蒂骨膜（骨）瓣的设计（郑和平供图）
1. 血管蒂；2. 供区；3. 骨膜（骨）瓣

jīdì gǔbàn

肌蒂骨瓣（muscle pedicled bone flap）　以附着在骨骼上的肌肉营养血管为骨骼提供血液循环的骨组织块（图）。可用于局部移位修复邻近部位骨病变，不能用于吻合血管的游离移植。骨为多源性供血，很多长骨、扁骨、不规则骨为多个肌肉的附着点，肌肉附着于骨骼上的肌束携带的血管网为骨组织提供血供，可形成不同肌蒂的骨瓣。

肌蒂骨瓣的应用历史要早于血管蒂骨瓣的应用。1933 年，沃森-琼斯（Watson-Jones）就描述了颞肌为蒂的颅顶骨膜骨瓣，此后又相继出现了许多带肌蒂的骨瓣供区如缝匠肌肌蒂髂骨瓣，股方肌肌蒂股骨大转子骨瓣等。1955 年，戴维斯（Davies）等应用阔筋膜张肌肌蒂髂骨骨瓣行髋关节融合。

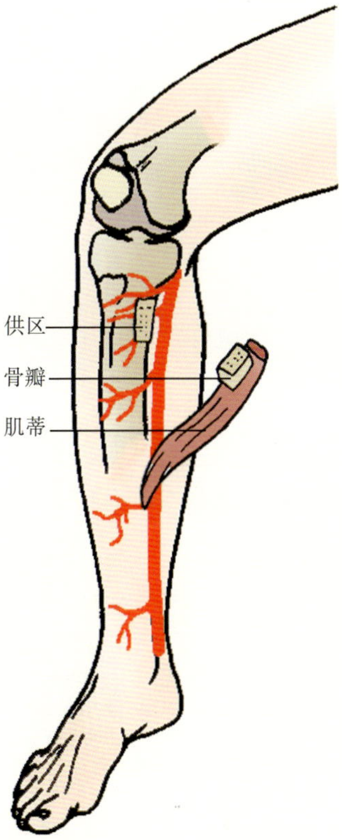

图　肌蒂骨瓣（郑和平供图）

肌蒂骨瓣主要用于局部转位修复邻近的骨缺损、骨不连或骨坏死。其术式简便，切取容易，易于推广。其血供能满足骨瓣移植的要求，但不及血管蒂骨瓣，蒂部亦显臃肿，局部转位对血供可有一定影响，设计较长或体积较大骨瓣时，一般不作首选。

（喻爱喜　漆白文）

jīnmódì gǔbàn

筋膜蒂骨瓣（fascia pedicled bone flap）　以附着于骨组织上的筋膜血供为血液循环系统，仅用于局部转位修复邻近部位骨病变，不能用于吻合血管游离移植的骨组织块（图）。筋膜蒂的骨瓣血供由来自肌间隙或肌间隔等筋膜间隔的穿支动脉的骨外膜分支和深筋膜等体被组织血管网与骨膜的交通支提供。

自 1981 年蓬滕（Ponten）首先介绍筋膜皮瓣以来，世界各国学者对深筋膜的血供及其与邻近

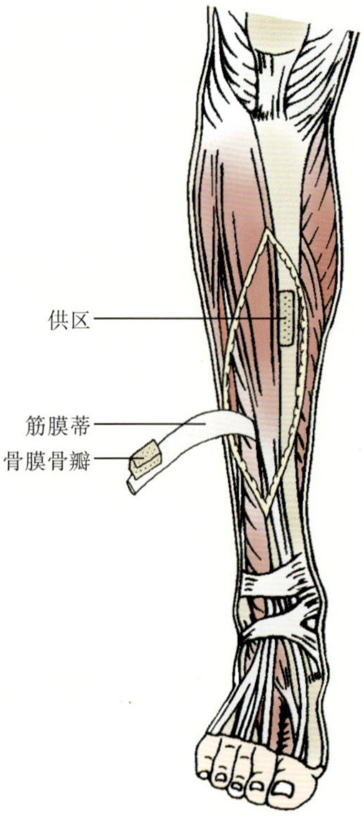

图 筋膜蒂骨膜（骨）瓣设计

结构的血液循环联系做了许多研究。后来，包含深筋膜这层结构在内的各种组织瓣相继出现，各种筋膜蒂骨瓣、骨膜瓣都是在筋膜皮瓣的基础上发展而来。

带筋膜蒂骨瓣主要应用于转位修复邻近部位的骨缺损、骨不连。其术式简便，易于推广。但血供不及血管蒂骨瓣充裕，当设计较长或体积较大骨瓣时，一般不作首选。

（喻爱喜 漆白文）

suǒgǔ gǔbàn

锁骨骨瓣（clavicular bone flap）

取自锁骨带有血液循环系统的骨组织块，可以肌肉或血管为蒂（图）。可局部移位或游离移植。

以血供来源分为以下几类。①筋膜蒂锁骨骨瓣：从附着于锁骨的筋膜获得血液供应的锁骨骨组织块。②胸锁乳突肌肌蒂锁骨骨瓣：从附着于锁骨的胸锁乳突肌锁骨头肌束获得血液供应的锁骨骨组织块。③胸大肌蒂锁骨骨瓣：从附着于锁骨的胸大肌肌束获得血液供应的锁骨骨组织块。④三角肌蒂锁骨骨瓣。⑤胸肩峰血管蒂锁骨骨瓣。

由于锁骨是连接胸骨与上肢骨的扁骨，骨瓣切取后对供区影响较大，目前一般不作为骨瓣常规供区。

（郑和平）

xiōngjiānfēng xuèguǎndì suǒgǔ gǔbàn

胸肩峰血管蒂锁骨骨瓣（clavicular flap pedicled on the acromial branch of thoracoacromal vessels）

以胸肩峰血管肩峰支或锁骨支为营养血管蒂的锁骨（骨膜）组织块。可移位修复肱骨上段骨不连、骨缺损。

应用解剖 胸肩峰动脉为一短干，起于腋动脉，起点处外径约 2.7 mm。动脉向前内走行，经胸小肌上缘距乳突处穿出锁胸筋膜，分为锁骨支、肩峰支、三角肌支和胸肌支（图），与锁骨血供密切相关的有锁骨支及肩峰支。锁骨支自胸肩峰动脉主干分出后，向内上方走行分布于锁骨中内段骨膜及锁骨下肌，其外径约 1.2mm，长度约 2.0cm。肩峰支自锁骨支以远约 0.9mm 处由胸肩峰动脉分出后，向外走行于三角肌深面，在参与肩峰网前，发出外径约 0.4mm 的 3~5 支骨膜支达锁骨中外段。肩峰支外径约 1.2mm，长度约 1.8cm。

适应证 肱骨上段骨不连、骨缺损的修复。

手术设计 ①体位与切口：取仰卧位，术侧肩胛部垫高约 30°，头转向对侧，使颈肩距离增大。切口起自肩锁关节前部，向内沿锁骨外 1/2 前缘经喙突向下外弯转，再沿肌间沟向下止于三角肌止点上方。依次切开皮肤、皮下组织。②显露血管蒂：在肌

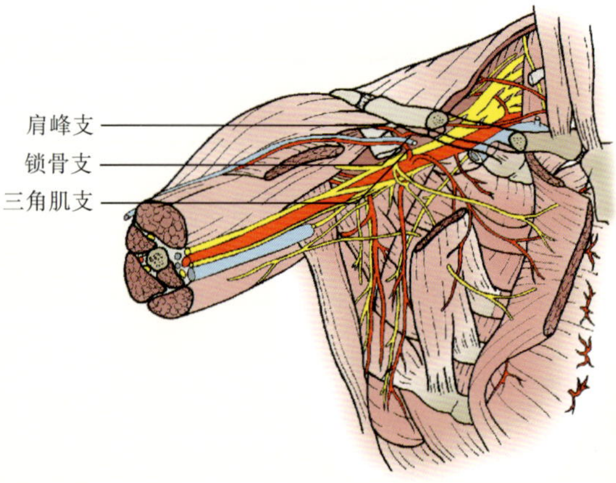

图 锁骨的血供及肌肉附丽

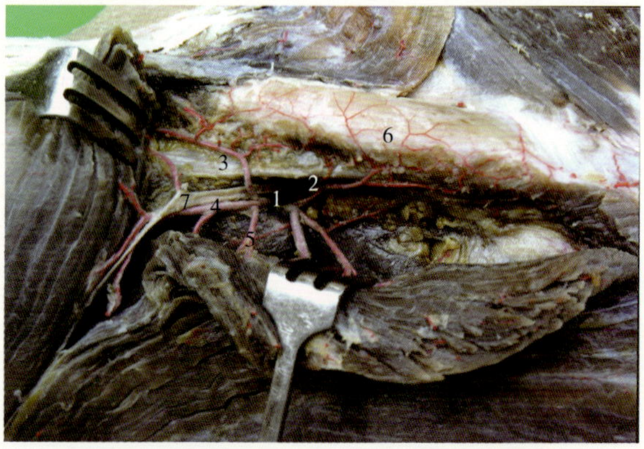

图 胸肩峰动脉的走行、分支与分布

1. 胸肩峰动脉；2. 锁骨支；3. 肩峰支；4. 三角肌支；5. 胸肌支；6. 锁骨；7. 头静脉

间沟内即可见与头静脉伴行的三角肌支，沿该血管向心追溯至锁骨支起始处，再沿锁骨支追溯至锁骨，在锁骨支、三角肌支分支前结扎胸肩峰动脉主干。③截取骨瓣：按术前设计截取所需量的骨（膜）瓣待用。④骨瓣转位或移植：受区准备就绪后，将带蒂骨瓣移位嵌入植骨槽内。

注意事项 该骨瓣血管蒂总长度达 6.3cm 以上，骨瓣能顺利转位到肱骨近段。供受区在同一手术野，带蒂转位，操作简便，不需吻合血管。但锁骨切取后影响肩锁关节的稳定性，临床应用较少。

（郑和平）

sānjiǎojīdì suǒgǔ gǔbàn

三角肌蒂锁骨骨瓣（deltoid pedicled clavicular flap）

以三角肌附着于锁骨部分肌束血供为血液循环系统的锁骨组织块。

应用解剖 三角肌锁骨部血供主要来自胸肩峰动脉和旋肱后动脉前支（图）。旋肱后动脉前支起始外径约 1.1mm，长约 1.5cm，伴腋神经前支走行，在距肩峰角约 5.6cm、前束前缘约 3.5cm 处进入前束，在肌内分为升、降支，并与胸肩峰动脉的三角肌支吻合构成肌内血管网。胸肩峰动脉的应用解剖见胸肩峰血管蒂锁骨骨瓣。

适应证 可用于修复肱骨上段骨不连、骨缺损。

手术设计 ①体位与切口：取仰卧位，患侧肩部垫高，肩关节前外侧入路切开皮肤。②显露血管蒂：在三角肌筋膜表面向切口两侧做适当的分离，显露胸肩峰动脉的主干及分支。③切取骨瓣：在锁骨外侧后缘离断斜方肌附丽后，切取所需的锁骨骨膜瓣。若需骨瓣较长，可向内延长切口至锁骨胸骨端附近。钝性分离胸大肌在锁骨上的附着点，可以凿取 10.2cm×1.5cm 的半片骨瓣。如修复肱骨近端缺损，则需游离肩峰支和外侧锁骨支至起点处，可设计以肩峰支和锁骨支为血管蒂的锁骨肌骨瓣。④骨瓣转位或移植：待受区准备就绪后，将肌蒂骨瓣移位嵌入植骨槽内。

注意事项 该骨瓣操作简便，供受区在同一切口内完成，但切取半片锁骨瓣后供区易发生骨折，切取锁骨外侧部分形成的骨瓣易影响肩锁关节稳定性，故在临床上较少应用。

（郑和平）

jiānjiǎgǔ gǔbàn

肩胛骨骨瓣（scapula bone flap）

取自肩胛骨带有血液循环系统的骨组织块。以肌肉或血管为其血液循环系统。

1983 年杨立民等首先报道了旋肩胛血管深支蒂肩胛骨骨瓣的临床应用。1987 年由徐达传、陈振光等分别报道了胸背血管肩胛骨支蒂肩胛骨骨瓣的解剖学研究及临床应用。1990 年吴仁秀、陈振光等报道了颈横血管肩胛冈支蒂肩胛冈骨瓣的应用解剖。

按照血供来源分为以下几类（图）。①斜方肌蒂肩胛冈骨瓣：从附着于肩胛冈的斜方肌肌束获得血液供应的肩胛冈骨组织块。②三角肌蒂肩胛冈骨瓣：从附着于肩胛冈的三角肌肌束获得血液供应的肩胛冈骨组织块。③颈横血管肩胛冈支蒂肩胛冈骨瓣。④肩胛上血管冈下支蒂肩胛冈骨瓣。⑤颈横血管深支蒂肩胛骨骨瓣：从颈横动静脉深支血供为营养血管蒂的肩胛骨内侧缘骨组织块。⑥旋肩胛血管深支蒂肩胛骨骨瓣。⑦胸背血管肩胛骨支蒂肩

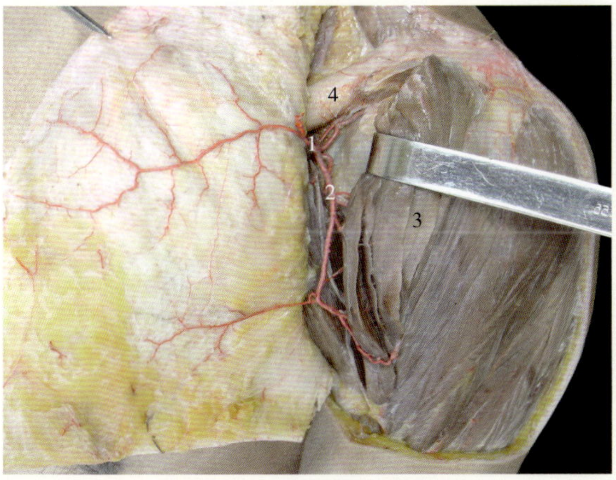

图 三角肌前束的血供

1. 胸肩峰动脉；2. 三角肌支；3. 三角肌；4. 锁骨

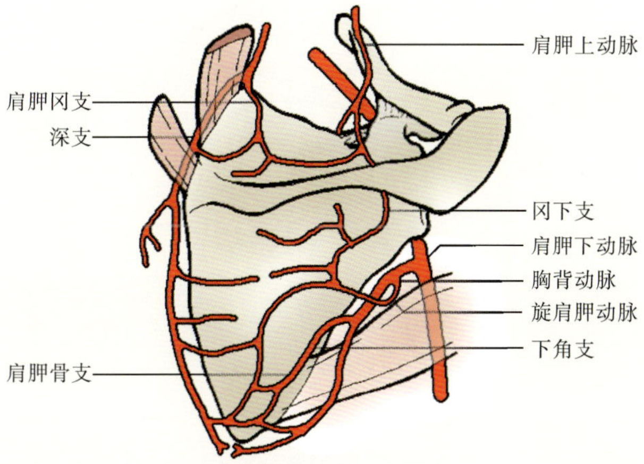

图 肩胛骨的动脉分布与吻合

胛骨骨瓣。按部位可作为肩胛骨骨瓣的供区有肩胛冈骨瓣、肩胛骨外侧缘（腋缘）骨瓣及肩胛骨内侧缘（脊柱缘）骨瓣。

优缺点 优点：肩胛骨骨瓣兼有皮质、松质骨，有一定支撑力，适合修复中等长度的骨缺损，肩胛冈骨瓣还可构成骨皮复合组织瓣，可局部移位或游离移植。肩胛骨外侧缘骨瓣也可构成骨皮、骨肌皮复合组织瓣，可局部移位或游离移植。缺点：肩胛骨骨瓣的骨量有限，可取的骨瓣长度不及腓骨骨瓣、骨瓣体积不如髂骨骨瓣。

（喻爱喜）

xuánjiānjiǎ xuèguǎn shēnzhīdì jiānjiǎgǔ gǔbàn

旋肩胛血管深支蒂肩胛骨骨瓣

（scapula bone flap based on the deep branch of circumflex scapular vessels） 以旋肩胛血管深支为营养血管蒂的肩胛骨外侧缘骨组织块。可局部移位，也可游离移植。1983年杨立民等首先报道其临床应用。

应用解剖 旋肩胛动脉由肩胛下动脉发出，在三边间隙处肩胛骨外侧缘分为深支和浅支：浅支营养肩胛部皮肤，深支参加肩胛骨血管网的构成，发出众多的骨膜支（包括肩胛骨的背面和胸面）、肌支并与皮支相沟通（图）。旋肩胛动脉长约3.3cm，外径约3.3mm。

适应证 修复中等长度的骨缺损，可局部移位修复肱骨近端骨缺损或游离移植修复其他部位骨缺损，还可构成骨皮复合组织瓣修复骨皮复合组织缺损。

手术设计 ①体位与切口：取侧卧位，由腋后线腋后皱襞向肩胛冈中点切开皮肤、皮下组织。②显露血管蒂：旋肩胛动脉及两条同名静脉由小圆肌表面越过，紧贴肌肉表面进行解剖分离，注意保护好深支，切断、结扎浅支及与骨瓣无关的血管分支。逆行游离旋肩胛血管至三边孔深部，直至获得足够的血管蒂长度，甚至可以游离至肩胛下动脉。③切取骨瓣：切断小圆肌，在肩胛骨外缘肩关节盂下1cm及肩胛骨下角上1cm之间，切取8.0cm×3.0cm的肩胛骨外缘骨瓣。④骨瓣转位或移植：受区准备好后行骨瓣转位。

优缺点 优点：旋肩胛血管变异少，管径较粗，蒂较长，易于解剖。肩胛骨外侧缘骨质较坚韧，支撑力强，切取后对供区影响较小。缺点：骨瓣的体积有限。

（喻爱喜）

xiōngbèi xuèguǎn jiānjiǎgǔzhīdì jiānjiǎgǔ gǔbàn

胸背血管肩胛骨支蒂肩胛骨骨瓣

（scapula bone flap based on the scapula branch of thoracodorsal vessels） 以胸背血管肩胛骨支为营养血管蒂的肩胛骨外侧缘骨组织块。可作为吻合血管的游离骨移植，也可局部转位修复肱骨中、上段的骨不连，骨缺损或施行肩关节融合。1987年由徐达传、陈振光等分别报道了其解剖学研究及临床应用。

应用解剖 胸背动脉多为肩胛下动脉的直接延续，向下越过大圆肌，沿背阔肌外侧缘的深面下行，恒定地发出较粗大的肩胛骨支、前锯肌支。主干在背阔肌深面继续下行，分为内侧支和外侧支（图）。胸背动脉起始外径约

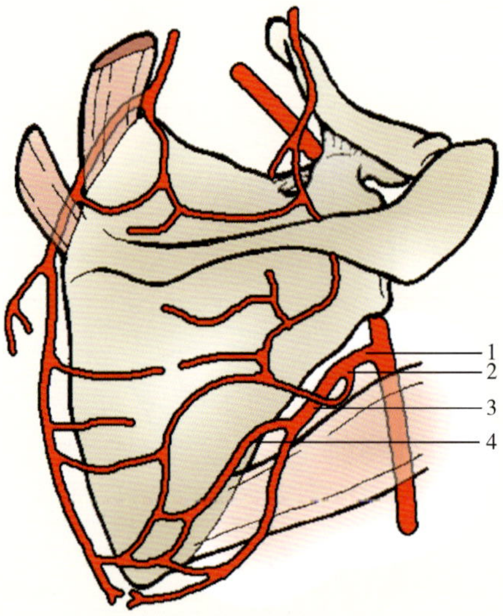

图　肩胛骨外侧缘血供（郑和平供图）

1. 肩胛下动脉；2. 旋肩胛动脉；3. 胸背动脉；4. 肩胛骨支

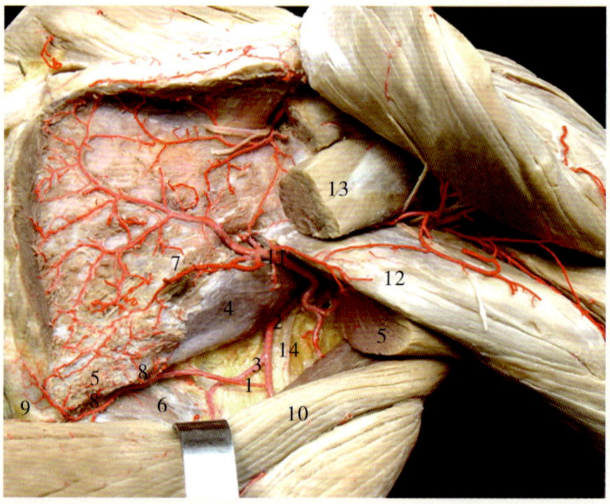

图　肩胛骨外侧缘血供来源与吻合（郑和平供图）

1. 胸背动脉肩胛骨支；2. 胸背动脉；3. 前锯肌支；4. 肩胛下肌；5. 大圆肌；6. 前锯肌；7. 肩胛骨外侧缘；8. 肌骨膜支；9. 肩胛骨下角；10. 背阔肌；11. 旋肩胛动脉；12. 肱三头肌长头；13. 小圆肌；14. 胸背神经

为 2.7mm。在其起点下方约 4.1cm 处，发出肩胛骨支，该支起始外径约 1.5mm。肩胛骨支起始后有两种类型：肩胛骨支与前锯肌支共干者占 80%，共干长约 3.0cm，外径约 1.9mm；肩胛骨支单起始者占 20%，肩胛骨支有 1~2 支，1 支的占 87.5%，2 支的占 12.5%。然后斜向内侧在肩胛下肌、大圆肌外侧缘与前锯肌之间的间隙内，紧贴肩胛骨外侧缘中下部走行，沿途发出外径约 0.5mm 的 4~9 支肌骨支。

适应证 修复中等长度的骨缺损，可局部移位修复肱骨近端骨缺损、肩关节融合或游离移植修复其他部位骨缺损，还可构成骨皮复合组织瓣修复骨皮复合组织缺损。

手术设计 ①体位与切口：患者取侧卧位，供骨侧在上。切口线相当于肩胛骨外侧缘的体表投影线，据移位或移植术式的不同，适当弧形延伸。②显露血管蒂：切开皮肤，钝性分离大圆肌与背阔肌，然后将背阔肌上缘与肩胛骨纵行延长线交叉处向下切开 3~5cm，并向外侧拉开背阔肌，此时可见自胸背动脉发出的肩胛骨支斜向内侧，贴近肩胛骨外侧缘中部下行。如单纯切取骨瓣，则于胸背血管分出肩胛骨支的远端切断结扎。根据所需血管蒂的长度，沿胸背血管向腋顶分离，必要时可结扎切断旋肩胛血管后分离至肩胛下血管。③切取骨瓣：切断附着于肩胛下角的前锯肌下方肌束，根据受区需要截取肩胛骨外侧缘骨瓣。④骨瓣转位或移植：若施行肩关节融合术，应将血管蒂分离至肩胛下血管，骨瓣经大圆肌、小圆肌深面转至肩关节后方；需移位至肱骨中、上段者，可穿三边孔后经皮下隧道引入；游离移植者，待受区准备就绪后切断血管蒂进行移植。

优缺点 优点：该骨瓣解剖位置恒定，血管蒂长，管径粗，易于操作。供区可设计成单纯骨瓣或骨（肌）皮复合组织瓣，可局部转位或远位游离移植。缺点：骨瓣支撑力不及腓骨，供骨量也有限。

（喻爱喜）

jǐnghéng xuèguǎn jiānjiǎgāngzhīdì jiānjiǎgānggǔ gǔbàn

颈横血管肩胛冈支蒂肩胛冈骨骨瓣（scapula spine bone flap based on the scapular spine branch of transverse cervical vessels）

以颈横血管肩胛冈支为营养血管蒂的肩胛冈骨组织块。可切取含骨、肌、皮的复合组织瓣移位修复下颌骨与软组织缺损，也可切取带血管蒂游离骨瓣修复骨缺损。

应用解剖 颈横动脉由锁骨下动脉发出后行向外上方，在胸锁乳突肌和颈内静脉后方，穿越斜方肌、膈神经及臂丛神经，在斜方肌前缘距锁骨相交点上方约 3.4cm 进入斜方肌深面，然后继续走行至肩胛提肌前缘处，距肩胛骨上角外上方约 1.5cm 处，分为深、浅两支。浅支在斜方肌深面走行，分为肩胛冈支、升支、横支和降支。肩胛冈支发出后走向外下方，沿肩胛冈的前上缘至冈中隆凸，沿途发出外径约 0.8mm 的 4~8 支骨膜支营养肩胛冈，并与肩胛上动脉冈上支、冈下支骨膜支在肩胛冈周围形成吻合（图）。

适应证 可切取带血管蒂游离骨瓣修复骨缺损，也可切取含骨、肌、皮的复合组织瓣移位修复下颌骨与软组织缺损。

手术设计 ①体位与切口：取侧卧位，采用倒 T 形切口，先做垂直于肩胛冈的纵切口，起于斜方肌前缘与锁骨相交点上约 3.4cm，切口垂直于肩胛冈向肩胛冈中点稍偏内侧走行至肩胛冈。横切口以肩胛冈为轴做双弧形切口。切开皮肤，分离皮下组织，显露斜方肌。②显露血管蒂：在肩胛冈上方 3~4cm 处分开斜方肌，在其深面即可见肩胛冈支，沿该血管束向上内方寻觅颈横血管浅支，进一步向心追寻至颈横血管起始处，并予以保护。③切取骨瓣：沿肩胛冈的上、下缘切

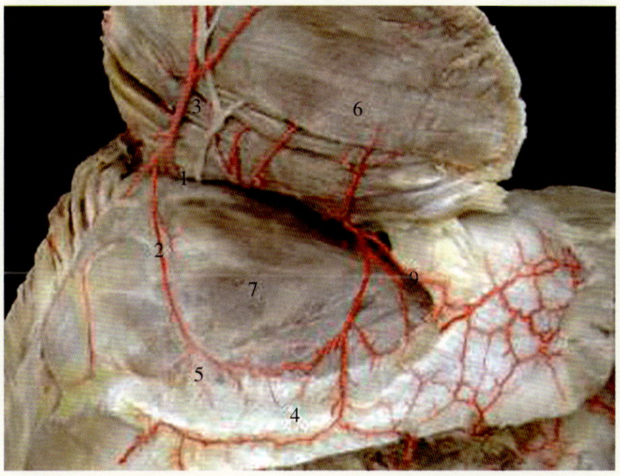

图 颈横血管浅支的分支与分布（郑和平供图）

1. 颈横血管浅支；2. 肩胛冈支；3. 斜方肌支；4. 肩胛冈；5. 骨支；6. 斜方肌；7. 冈上肌；8. 肩胛上血管肩峰支

断斜方肌，冈上肌、冈下肌和三角肌附着部，保留一定的肌袖，按受区需要凿取肩胛冈骨瓣。游离骨瓣和血管蒂至颈横血管背段起始处，结扎颈横血管深支和其他分支。④骨瓣转位或移植：受区处理完毕后，骨瓣可通过明道或皮下隧道移位至受区。

优缺点 优点：该骨瓣血管位置表浅、恒定，蒂长，易于解剖，易于向受区移位，操作简便。骨质较为坚实，有一定的支撑力。缺点：供骨量有限。切取肩胛冈时有一定困难，建议应用小摆锯。

（喻爱喜）

jiānjiǎshàng xuèguǎngāng xiàzhīdì jiānjiǎgānggǔ gǔbàn

肩胛上血管冈下支蒂肩胛冈骨骨瓣（scapula spine bone flap based on the inferior branch of suprascapular vessels）

以肩胛上血管冈下支为营养血管蒂的肩胛冈骨组织块。可局部移位行肩关节融合或修复肱骨上段骨缺损，也可游离移植修复远位骨缺损。

应用解剖 肩胛上动脉自甲状颈干分出后，行向外下，越过臂丛，经肩胛上横韧带的上方进入冈上窝，分出冈上支后绕过冈盂切迹至冈下窝，即为冈下支。冈下支出冈盂切迹后距肩胛冈下缘约2.5cm处向内横行至肩胛骨脊柱缘，沿途分出肌支、肩胛冈营养支和吻合支（图）。肩胛上动脉冈下支起始外径约1.8mm。肩胛冈营养支为4~6支，贴骨膜浅面分布于肩胛冈下缘及其基底部，起始外径约0.9mm。

手术设计 ①体位与切口：取侧卧位，切口自肩峰端沿肩胛冈行向内侧端，沿肩胛骨脊柱缘纵行向下5~6cm。切开皮肤、皮下组织，在肩胛冈下缘分别切断三角肌和斜方肌的起止处。②显露血管蒂：沿肩胛冈下缘和肩胛骨脊柱缘切离冈下肌，注意留一薄层肌袖。在冈下肌深面及肩胛冈下方约2.5cm处即可见到冈下支主干，将冈下支主干近段从冈盂切迹处分离至分出第1营养支处，沿冈下支主干中、远段下方切开骨膜，在骨膜下连同所有营养支一起向冈基底部推移。结扎切断肌支及吻合支。③切取骨瓣：在肩胛冈上缘切开斜方肌，骨膜剥离器推开冈上肌，显露肩胛骨冈上窝，按受区需要切取骨瓣。④骨瓣转位或移植：待受区处理完毕可转位或切断血管蒂进行移植。

适应证 可局部移位行肩关节融合或修复肱骨上段骨缺损，也可游离移植修复远位骨缺损。

优缺点 优点：肩胛上动脉冈下支具有解剖位置恒定，显露容易、安全，所取骨瓣有一定支撑力，且兼有松质骨骨愈合能力强的优势。缺点：供骨量有限。

（喻爱喜）

gōnggǔ gǔmóbàn

肱骨骨膜瓣（humeral periosteal flap）

取自肱骨骨膜带有血液循环的肱骨骨膜组织块。血供可以来自筋膜或血管。可局部移位或游离移植。

按照骨膜瓣血供来源（图）

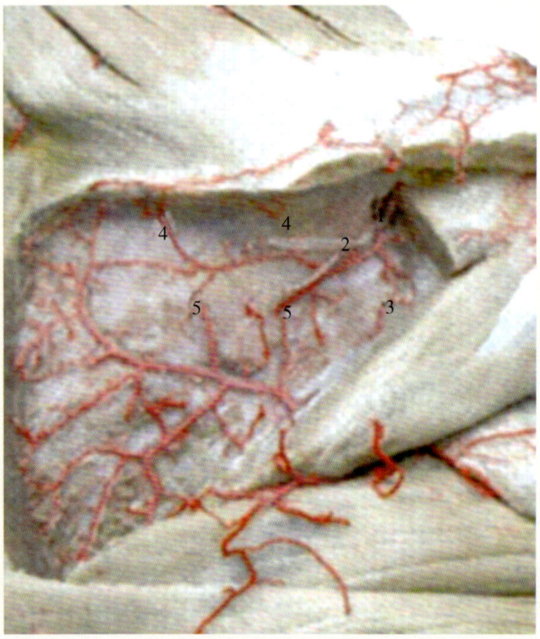

图 肩胛上动脉冈下支的走行与分布（郑和平供图）

1. 肩胛上动脉冈下支；2. 肩胛上神经冈下支；3. 吻合支；4. 肩胛冈支；5. 肌支

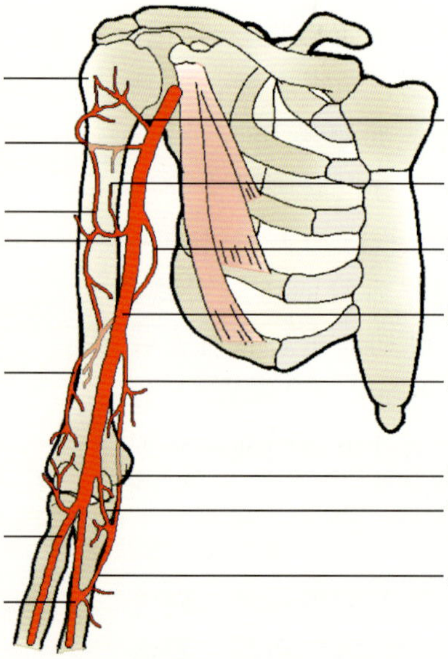

图 肱骨的血供来源与分布

可分为以下几类。①筋膜蒂肱骨骨膜瓣：从附着于肱骨的筋膜获得血液供应的肱骨骨膜组织块。②旋肱前血管蒂肱骨骨膜瓣：以旋肱前动静脉外侧降支为营养血管蒂的肱骨上段骨膜组织块。③旋肱后血管蒂肱骨骨膜瓣：以旋肱后动静脉为营养血管蒂的肱骨上段骨膜组织块。④肱深血管蒂肱骨骨膜瓣：以肱深动静脉为营养血管蒂的肱骨骨膜组织块。⑤桡侧副血管蒂肱骨骨膜瓣。⑥桡侧返血管蒂肱骨骨膜瓣。⑦尺侧下副血管蒂肱骨骨膜瓣。⑧尺侧返血管蒂肱骨骨膜瓣。⑨尺侧上副血管蒂肱骨骨膜瓣：以尺侧上副动静脉为营养血管蒂的肱骨下段内侧骨膜组织块。按部位可作为肱骨骨膜瓣的供区有肱骨上段、中段、下段。

由于肱骨系上臂单管状骨，作为骨瓣供区切取后可能造成骨折等并发症。因此常作为骨膜瓣供区，但也可在切取骨膜瓣同时携带部分骨膜下骨组织块，形成骨膜骨瓣。肱骨中、上段有较多的肌附着点，切取骨膜瓣面积有限，同时肱骨上段骨缺损、骨不连少见，因此不常规将中、上段作为骨膜瓣供区。肱骨中、下段骨缺损、骨不连常见，肱骨下段尤其是外侧髁可构成带血管蒂的骨膜骨瓣供区，切取带血管蒂的肱骨远端骨膜瓣或骨膜骨瓣修复肱骨中下段骨不连或小范围骨缺损，术式简便易行，血管蒂恒定，血供可靠，且能够为桡神经提供良好的组织床。

（喻爱喜）

ráocè fùxuèguǎndì gōnggǔ gǔmóbàn

桡侧副血管蒂肱骨骨膜瓣（humeral periosteal flap based on the radial collateral vessels） 以桡侧副血管为营养血管蒂的肱骨下段骨膜组织块。

应用解剖 桡侧副动脉系肱深动脉分出中副动脉后的延续支，其分支点在三角肌粗隆附近，距肱骨外上髁约 12cm，起点外径约 1.6mm。桡侧副动脉沿桡神经沟下降，伴行于桡神经外侧至肱桡肌起点上端分为掌侧支和背侧支，分支点距外上髁 9cm。桡侧副动脉主干长度约为 35mm。掌侧支随桡神经穿外侧肌间隔经肱肌和肱桡肌之间到达肘前部。背侧支在外侧肌间隔后面，紧贴外上髁垂直下行，其起点处外径约为 1.2mm。桡侧副动脉的背侧支发出肌骨膜支和骨膜支，沿途分布于外上髁嵴及邻近区域骨膜（图），其营养的骨膜范围是：上界在肱桡肌起点上 15mm，下界为肱骨外上髁，前、后界超过肱骨前、后面的正中线。

适应证 常用于局部转位修复肱骨中段和中下段骨不连或小范围的骨质缺损，也适用于肱骨中段粉碎性骨折伴有肌肉组织嵌夹或桡神经损伤需行开放复位者。

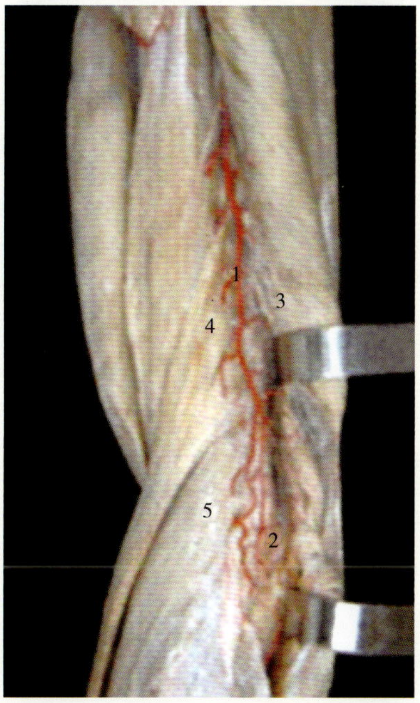

图 桡骨副动脉管的分支与分布（郑和平供图）

1. 桡侧副动脉；2. 肌骨膜支；3. 肱三头肌；4. 肱桡肌；5. 桡侧腕长伸肌

手术设计 ①体位与切口：取仰卧位，上肢屈肘置于胸前或置于床边手术台上。切口起自三角肌止处，沿外侧肌间隔向下至外上髁，再向前下方延伸 2~3cm。切口上端可根据病损部位及桡神经是否损伤等情况，沿三角肌前缘或后缘向上做适当延伸。②显露蒂部：切开皮肤、皮下深筋膜，分开肱三头肌与肱肌、肱桡肌，在臂外侧肌间隔后方即可见及桡侧副动脉的背侧支及其骨膜支，一般先显露并保护桡神经，再显露血管蒂。③切取骨（膜）瓣：按受区需要切取骨膜瓣或带上薄层骨片，可切取骨膜瓣范围为 8cm×5cm。将骨膜（骨）瓣掀起后，沿背侧支主干连同部分外侧肌间隔分离其血管蒂一直延伸至桡侧副动脉主干，结扎切断其掌侧支，根据手术需要也可继续分离至肱深动脉。④骨（膜）瓣移位：待病损部位清理完毕并完成内固定后，将骨膜瓣转位覆盖于骨折端并与邻近组织固定数针。骨膜瓣宜在桡神经深面转位，将生发层覆盖于骨折端，骨膜瓣的肌肉面即为重建的桡神经床，从而避免了桡神经与钢板的直接接触。

优缺点 优点：桡侧副血管为非主干血管，位置表浅、恒定和易于解剖分离，近年来临床应用较多。另外，桡侧副血管背侧支尚有皮支营养臂下外侧皮肤，故可构成骨膜、皮复合组织瓣。缺点：该骨膜瓣面积有限。

（喻爱喜）

ráocè fǎnxuèguǎndì gōnggǔ gǔmóbàn

桡侧返血管蒂肱骨骨膜瓣（humeral periosteal flap based on the radial recurrent vessels） 以桡侧

返血管为营养血管蒂的肱骨下段骨（膜）组织块。可局部移位修复肱骨中、下段骨不连或小范围骨缺损。

应用解剖 桡侧返动脉多数于距桡动脉根部1cm处发出，起始点距（肱骨内、外上髁连线）髁间连线下方约4.3cm；少数自肱动脉、尺动脉根部发出。动脉经肱桡肌深面，分数降支进入桡侧腕伸肌。升支即本干，多循桡神经的尺侧或浅面行向外后上，达肱骨外上髁附近与桡侧副动脉背侧支直接吻合（图）。伴行静脉1~2支，多为1支，汇入桡静脉。

适应证 肱骨中、下段骨不连或小范围骨缺损的移位修复。

手术设计 ①体位与切口：取仰卧位，上肢屈肘置于胸前。②显露蒂部：沿肌间隔，将肱三头肌、肱桡肌和桡侧腕长伸肌分别做钝性分离，向前后牵开，可见其与桡侧副动脉背侧支的吻合部。③切取骨（膜）瓣：凿取外上髁嵴及邻近区域前、后面骨膜，大小约为7.0cm×4.0cm。④骨（膜）瓣移位：待病损部清理完毕并完成内固定后，转位覆盖于骨折端并与邻近组织固定数针。

注意事项 该血管蒂较短，切取时连同骨膜瓣向远端滑移到达病灶部位。

（喻爱喜）

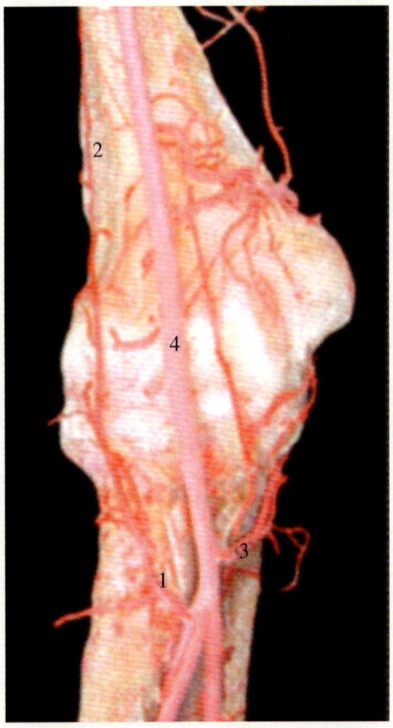

图 桡侧返动脉的分支与分布（郑和平供图）

1. 桡侧返动脉；2. 桡侧副动脉前支；3. 尺侧返动脉；4. 肱动脉

chǐcèxià fùxuèguǎndì gōnggǔ gǔmóbàn

尺侧下副血管蒂肱骨骨膜瓣

（humeral periosteal flap based on the inferior ulnar collateral vessels） 以尺侧下副血管为蒂的肱骨下段内侧骨（膜）组织块。

应用解剖 尺侧下副动脉发自肱动脉，动脉起点距肱骨内上髁约5.0cm，外径约1.7mm，经正中神经浅面行向内侧肌间隔前面，发骨膜支1~3支，分布于肱骨下段内侧，终末支与尺侧返动脉前支吻合（图），骨膜瓣可取面积达3.4cm×2.6cm。

适应证 可局部移位修复肱骨骨不连或小范围骨缺损。

手术设计 以臂内侧肌间隔为切口中线，逐层进入，注意保护血管蒂，沿血管蒂分支解剖至肱骨内侧骨膜，切取一定大小骨膜瓣转位至受区。

注意事项 该供区血管蒂因毗邻主干血管及神经，解剖应细心，该供区尤适合外侧切口瘢痕难以再次手术者。

（喻爱喜）

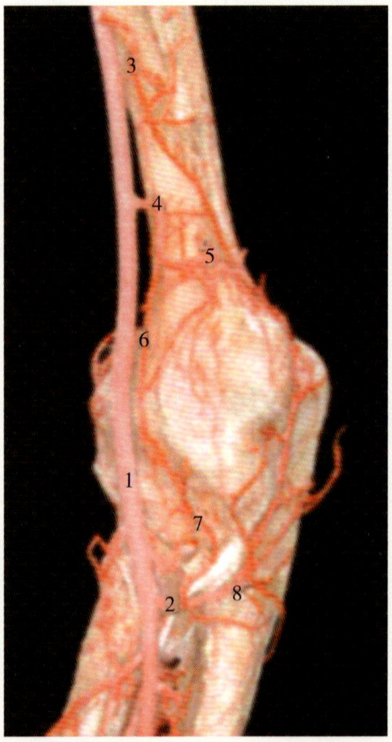

图 尺侧下副动脉的起源、分支与发布（郑和平供图）

1. 肱动脉；2. 尺侧返动脉；3. 尺侧上副动脉；4. 尺侧下副动脉；5. 尺侧下副动脉后支；6. 尺侧下副动脉前支；7. 尺侧返动脉前支；8. 尺侧返动脉后支

chǐcè fǎnxuèguǎndì gōnggǔ gǔmóbàn

尺侧返血管蒂肱骨骨膜瓣

（humeral periosteal flap based on the ulnar recurrent vessels） 以尺侧返血管为营养血管蒂的肱骨下段内侧骨（膜）组织块。

应用解剖 尺侧返动脉源自尺动脉，起点距肱骨内上髁约6.1cm，总干起始处分出前后支，分支点距肱骨内上髁约5.6cm。前支外径约1.3mm，经旋前圆肌肱、尺头间上行，达肱骨内上髁处与尺侧下副动脉吻合。后支外径约1.4mm，穿指浅屈肌与尺侧腕屈肌间走向前臂内侧，到达尺神经沟内与尺侧上副动脉吻合（图见尺侧下副血管蒂肱骨骨膜瓣）。

适应证 肱骨中下段骨不连或小范围骨缺损。

手术设计 以肘内侧中线为切口，逐层进入，注意保护血管蒂，沿血管蒂分支解剖至肱骨远端内侧骨膜，切取一定大小骨膜瓣转位至受区。

注意事项 该供区血管蒂因毗邻尺神经，解剖应细心。

（喻爱喜）

ráogǔ gǔbàn

桡骨骨瓣（vascularized distal radius bone graft） 以桡骨远端作为组织供区制作的一类带血液循环的骨瓣。用于腕关节损伤与疾病的治疗。包括旋前方肌蒂桡骨骨瓣、骨间前动脉背侧支蒂桡骨骨瓣、第1、2伸肌腱鞘管间血管蒂桡骨骨瓣。

（路来金）

xuánqiánfāngjīdì ráogǔ gǔbàn

旋前方肌蒂桡骨骨瓣（vascularized distal radius bone graft pedicled on pronator quadrates） 以旋前方肌为蒂、以桡骨远端屈侧作为组织供区制作的骨瓣。

应用解剖 旋前方肌位于前臂下端，肌腹扁平，呈方形。起于尺骨远端1/4的屈侧，止于桡骨远端1/4的屈侧面。旋前方肌的血供主要来源于骨间前血管。在桡骨远端屈侧，旋前方肌附着处存在营养血管营养桡骨。

适应证 适于舟骨骨不连、月骨无菌性坏死的治疗。

手术方法 在手掌近侧1/3至前臂远侧1/4做多Z形切口，将指屈肌腱及正中神经牵至桡侧，显露腕关节囊，纵行切开关节囊，显露坏死、碎裂的月骨并予以切除。将指屈肌腱及正中神经牵至尺侧，显露旋前方肌。以肌肉宽度的远侧1/3作为骨瓣的蒂部。根据骨缺损的大小，在桡骨远端屈侧，尽可能靠近桡侧，切取相应大小的桡骨瓣后，沿肌纤维的方向向尺侧分离旋前方肌至其起点，形成以旋前方肌为蒂的桡骨瓣。术中分离肌肉时注意保护骨间前血管。

优缺点 手术操作简单。但骨瓣可修复范围有限，且因肌蒂而影响骨瓣的移动。

（路来金）

gǔjiān qiándòngmài bèicèzhīdì ráogǔ gǔbàn

骨间前动脉背侧支蒂桡骨骨瓣（vascularized distal radius bone graft pedicled on dorsal branch of anterior interosseous artery） 以骨间前动脉背侧支为血管蒂、桡骨远端背侧为组织供区制作的骨瓣。1991年路来金最早报道了以骨间前动脉背侧支为蒂的桡骨骨瓣，该骨瓣具有血管蒂恒定、旋转范围大等优点，可用于修复腕关节任何部位的骨缺损。

应用解剖 骨间前动脉背侧支在旋前方肌上缘起始于前臂骨间前动脉，有两条伴行的小静脉，穿骨间膜的下缘走向前臂远端背侧，行经桡骨远端及腕骨的背侧，沿途发出分支营养桡骨远端背侧和腕骨，其远端与腕背动脉网吻合。骨间前动脉背侧支在桡骨远端背侧的走行位于第4伸肌腱鞘管基底的桡侧。

适应证 适于舟骨骨不连、腕骨缺损及月骨无菌性坏死的治疗。

手术方法 以走行在腕背的第4伸肌腱鞘管（伸指总肌腱）基床的骨间前动脉背侧支为血管蒂，以桡骨远端背侧为组织供区，以腕背动脉网为旋转点设计桡骨骨瓣（图）。在第2掌骨基底与桡骨远端Lister结节之间做一个S形切口并向近端延长，依次切开皮肤、皮下组织，找到伸肌支持带。呈Z形切开腕背第4个伸肌腱鞘管，向尺侧牵开指伸总肌腱，在鞘管基底的桡侧可见骨间前动脉背侧支及其伴行静脉。以该血管为轴心线，在腕背侧游离出宽为1.2~1.5cm的血管筋膜蒂，其近端至桡骨背侧的远侧缘，远端至头状骨的体部。处理好受骨区后，根据受骨区的形状、大小切取桡骨骨瓣。舟骨骨不连需先在舟骨背侧沿舟骨纵轴切1.2cm×0.6cm×0.6cm的骨槽，骨不连位于骨槽的中间，然后根据骨槽的大小、深度和形状再切取桡骨骨瓣；月骨无菌性坏死则先按预测的大小切取骨瓣，然后以蒂为轴向远端掀起骨瓣，再在月骨背侧切1.0cm×0.4cm×0.4cm的骨槽，修正骨瓣后植入骨槽内。在桡骨远端背侧以血管为轴心，略大于切骨范围切断筋膜和骨膜，切断、结扎骨瓣近侧的血管蒂，用小骨刀由浅而深地分别切开骨瓣的四面，要注意深度，保证骨瓣带有充足的松质骨；骨瓣的远端距离桡腕关节0.2~0.3cm。将桡骨骨瓣以血管筋膜蒂为轴向远端掀起，松止血带，观察桡骨骨瓣断面的渗血情况。将血管筋膜蒂顺行旋

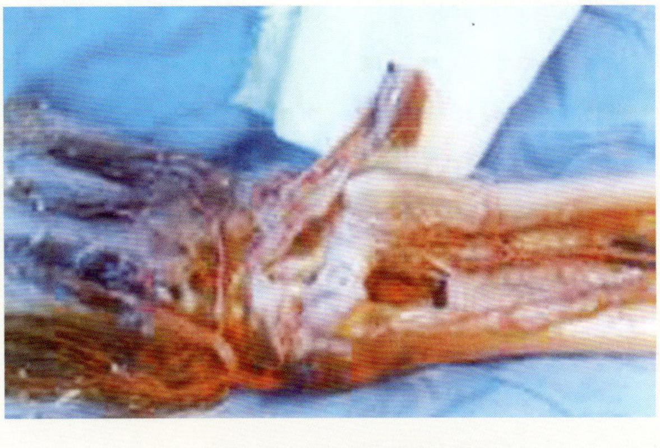

图 骨间前动脉背侧支蒂桡骨骨瓣

转 90°，填塞于舟骨、月骨的骨槽内或腕骨的缺损区，位置适合后，斜行或交叉穿细克氏针 1～2 根，将桡骨瓣固定于受区骨上。注意蒂部不要扭曲和紧张。

优点 血管蒂恒定，操作简单，是治疗舟骨骨不连的良好方法。

（路来金）

dì-1、2 shēnjī jiànqiàoguǎnjiān xuèguǎndì ráogǔ gǔbàn

第1、2伸肌腱鞘管间血管蒂桡骨骨瓣（vascularized distal radius bone graft pedicled on the 1st and 2nd intercompartmental supraretinacular arteries）

以第1、2伸肌腱鞘间血管为蒂、桡骨远端的背侧为组织供区制作的骨瓣。1991年泽登伯格（Zaidenberg）报告了以第1、2伸肌腱鞘间血管为蒂的桡骨骨瓣。该骨瓣具有血管蒂恒定、表浅，且骨瓣供区位于治疗舟骨骨折的手术切口内等优点。

应用解剖 第1、2伸肌腱鞘间血管位于第1、2伸指肌腱鞘管之间，腕背伸肌支持带的表面，因此称为第1、2伸肌腱鞘间伸肌支持带上血管（the 1st and 2nd intercompartmental supraretinacular arteries，ICSRA）。第1、2伸肌腱鞘间动脉在桡腕关节的近侧5cm由桡动脉发出，有一条伴行静脉，经肱桡肌深面至桡骨远端背侧，向远侧走行进入解剖鼻烟窝，与桡动脉或桡腕动脉弓相吻合。该动脉在桡骨远端背侧走行于第1、2伸肌腱鞘管之间，位于伸肌支持带的表面，发出骨营养血管营养桡骨远端背侧。

适应证 适于舟骨骨不连的治疗。

手术方法 以第1、2伸肌腱鞘管间血管为血管蒂，以其下方的桡骨远端背侧为组织供区，以远侧的桡动脉或桡腕动脉弓为旋转点，设计桡骨骨瓣。由第1腕掌关节至桡骨远端背侧做一弧形切口，切开皮肤，在皮下组织内找到桡神经浅支及头静脉，并予以保护、牵开。分离皮下组织，在第1、2伸肌腱腱鞘之间，伸肌支持带的表面可以找到第1、2伸肌腱鞘管间血管。沿该血管的走行方向，向远端游离血管蒂，在游离的过程中应注意保留1cm左右的皮下组织在血管周围，以避免损伤血管蒂。分别切开第1和第2伸肌腱鞘管，向两侧牵开伸拇长肌腱和桡侧腕伸长、短肌腱，在包含该血管的伸肌支持带表面设计骨瓣。骨瓣应以血管蒂为轴心，根据骨缺损的大小，在距离桡腕关节1.5cm处设计。在治疗舟骨骨不连时，向桡侧或尺侧牵开骨瓣的血管蒂，显露腕关节囊，做横行切口显露舟骨的腰部和近极，切除骨不连处的纤维组织，直至新鲜的骨组织。根据骨缺损的大小设计骨瓣，切断、结扎骨瓣近侧的第1、2伸肌腱鞘管间血管。以骨凿先切开骨瓣的近侧、桡侧和尺侧缘，然后将血管蒂分别向桡侧和尺侧牵开后，切开骨瓣的远侧缘，在切开骨瓣远侧缘的过程中应注意保护血管蒂。最后由近及远掀起骨瓣，使其形成以远端为蒂的骨瓣。松开止血带，观察骨瓣血供。将骨瓣嵌入骨不连处后，以克氏针固定。

优点 血管解剖恒定，操作简单，是治疗舟骨骨不连的良好方法。

（路来金）

chǐgǔ gǔbàn

尺骨骨瓣（ulna bone flap）

以尺骨近端作为组织供区制作的骨瓣。不宜单独切取，多作为复合组织瓣切取。血管蒂可分别为骨间前血管、骨间后血管和骨间返血管。

（路来金）

tóuzhuànggǔ gǔbàn

头状骨骨瓣（vascularized capitate bone graft）

以骨间前动脉背侧支为血管蒂、头状骨为组织供区制作的骨瓣（图）。1988年路来金报道了带血管蒂腕头状骨骨瓣。应用带血管蒂的骨瓣替代坏死、碎裂的晚期月骨，重建桡腕关节，消除腕关节疼痛、恢复腕关节的屈伸功能，是治疗晚期月骨无菌性坏死的一种有效方法。

应用解剖 ①头状骨是腕关节最大的腕骨，居于远排腕骨中央，介于第3掌骨与月骨之间。

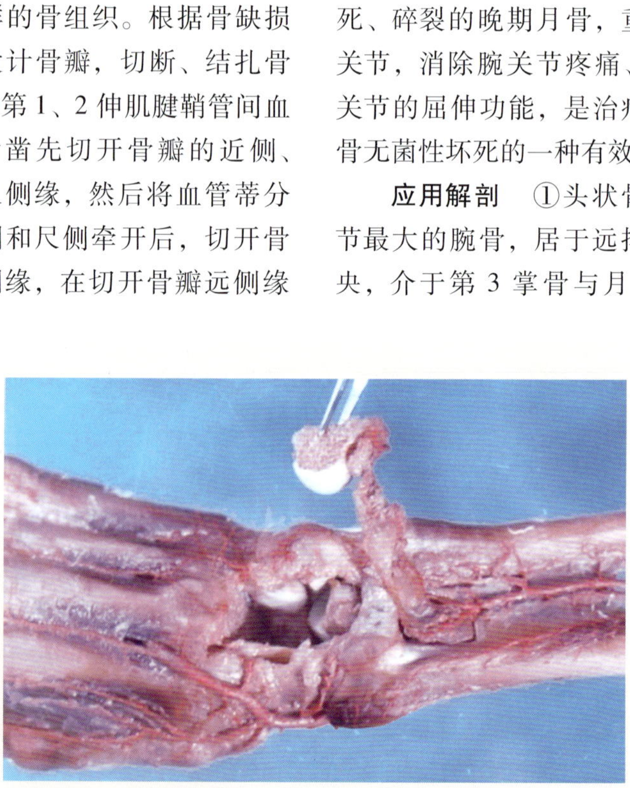

图　骨间前血管腕背支蒂头状骨骨瓣

经100例腕骨标本测量证实，头状骨近侧关节面与月骨近端关节面相近似。因此，在塌陷、碎裂的月骨切除后，向下移位的头状骨近侧关节面可以很好地与桡骨远端关节面的月骨窝相适应，从而重建桡腕关节（表）。②头状骨的血供主要来自腕背动脉网。腕背动脉网是由桡、尺动脉腕背支及骨间前动脉背侧支组成。骨间前动脉背侧支是骨间前动脉在桡骨茎突上 5.7cm±0.6cm 水平发出，穿过旋前方肌的上缘走向背侧，并经桡骨远端背侧至腕背，参与腕背动脉网的构成。骨间前动脉背侧支的起点外径1.2mm±0.1mm，末端外径 0.6mm±0.1mm，在走行过程中有两条静脉伴行。③头状骨的血管营养孔均位于体部，其中掌侧面有 4.4 个±2.1 个，较为细小，而背侧面有 6.1 个±2.6 个，较粗大，是头状骨的主要骨外供血来源。因此，在头状骨基底部切骨，不会损伤头状骨的血供，造成头状骨坏死。

适应证　晚期月骨无菌性坏死的修复。

手术方法　患肢驱血，上臂上气囊止血带。在腕背侧做 S 形切口，由第 2 掌骨基底至背侧结节以近。首先显露血管蒂。切开皮肤、皮下组织，显露腕背伸肌支持带；在第 3、4 伸肌腱鞘管之间切开腕背横韧带，分别向桡侧、尺侧牵开拇长伸肌腱和指总伸肌腱，可见骨间前动脉背侧支及伴行的静脉，走行于桡骨远端及腕关节的背侧；第二步切取血管筋膜带。在找到骨间前动脉背侧支及伴行的静脉后，由桡骨远侧缘至头状骨基底远端，以骨间前动脉背侧支为轴心，切取宽约 1.5cm 的血管筋膜带；第三步切取头状骨骨瓣。在头状骨基底背侧，距第 3 腕掌关节约 0.2cm 处，垂直切断头状骨，同时在骨膜下剥离附着于头状骨的腕掌侧韧带。完成骨瓣切取后，向近端掀起头状骨骨瓣，切除坏死的月骨，将头状骨下移，使头状骨的头部球形关节面与桡骨远端月骨窝相嵌合。在桡骨远端背侧切取 1.0cm×1.2cm×1.0cm 的松质骨块，植于头状骨两断端间，以克氏针由背侧斜向近端掌侧，固定植入的骨块、头状骨和桡骨。将头状骨骨瓣的血管筋膜带与周围韧带缝合固定，逐层缝合腕背横韧带、浅筋膜和皮肤。

优点　带血管蒂头状骨骨瓣可重建病变桡腕关节，有效地消除腕痛，改善腕关节的运动功能。

（路来金）

wāndòugǔ gǔbàn

豌豆骨骨瓣（vascularized pisiform bone graft）　以尺动脉在豌豆骨附近发出的血管分支为血管蒂、以豌豆骨为组织供区制作的骨瓣。1971 年贝克尔（Becker）首先报道应用带血管蒂豌豆骨骨瓣对Ⅱ期和Ⅲ期月骨无菌性坏死做血运重建。1982 年萨法尔（Saffar）报告应用该术式对晚期月骨坏死做切除替代。1988 年杨志明在国内最早报告。

应用解剖　豌豆骨是 8 块腕骨中最小一块，位于三角骨掌侧，有椭圆形关节面与三角骨相关节。豌豆骨横径 8.5mm±1.3mm，纵径 12.9mm±1.5mm，最厚径 10.3mm ± 1.2mm。月骨横径 12.5mm±1.5mm，纵径16.5mm±1.6mm。豌豆骨的血供有两个来源：①豌豆骨周围的附着组织。豌豆骨有腕部两条肌肉（尺侧腕屈肌和小指展肌）和三条韧带（腕横韧带、豆沟韧带、豆掌韧带）附着，营养这些组织的血管直接或间接地与豌豆骨本身的血管相连续；②尺动脉供血系统。尺动脉主干在腕部发出 1～2 条小动脉，长约 5mm，经豌豆骨的桡侧走向豌豆骨；尺动脉在尺骨茎突附近发出腕背支参与构成腕背动脉网，腕背支经尺侧腕屈肌腱的深面，发出 1～2 条小动脉至豌豆骨的尺侧。豌豆骨周围的这些血管相互吻合，形成密集的骨外血管网，与豌豆骨本身的血管网相互交通吻合，构成豌豆骨的完整供血系统。尺动脉发出的分布于豌豆骨尺侧和桡侧的细小分支是带血管蒂豌豆骨骨瓣的供血系统，术中应注意保护。

适应证　适于晚期月骨无菌性坏死的治疗。

手术方法　上臂中段上止血带，沿腕管做纵向切口，至腕横纹后呈 Z 形转向尺侧腕屈肌，并沿尺侧腕屈肌做纵向切口。切开腕横韧带，显露腕管内容物后，将其牵向桡侧，显露腕关节掌侧关节囊。沿月骨上方、由远及近做纵向切口显露月骨，剥离月骨

表　头状骨及月骨近侧关节面解剖学参数［（X±S）mm］

腕骨	横向测量			前后测量		
	外径	关节面弧长	弧高	外径	关节面弧长	弧高
月骨近侧关节面	13.4±1.4	13.0±1.5	3.5±0.9	17.6±1.8	16.2±1.8	4.7±1.3
头状骨近侧关节面	12.5±1.4	14.6±1.7	5.5±0.9	12.5±1.5	12.9±1.5	5.0±1.0

掌侧韧带附着。对于月骨未发生碎裂的病例，用骨钻清除病变月骨内容物，保留其周边皮质；对于已塌陷、碎裂的月骨，切除病灶。在完成受区处理后，开始由远及近做豌豆骨骨瓣的解剖、分离。首先切开小鱼际肌在豌豆骨远侧的附着，并切开三角骨-豌豆骨关节囊的远侧；仔细分离并保留豌豆骨尺侧和桡侧的疏松组织以保护尺动脉发出的营养血管；沿豌豆骨近侧切断尺侧腕屈肌后，完成豌豆骨的解剖；将豌豆骨沿矢状轴向桡侧旋转90°后，沿冠状轴向掌侧旋转90°，填塞入受区。缝合腕关节的掌侧关节囊，注意勿使豌豆骨血管蒂受压。尺侧腕屈肌腱缝合于三角骨表面残留关节囊。术后掌侧石膏托固定3周后，开始进行功能练习。

优缺点 移位后豌豆骨的骨小梁排列方向若与腕关节的力量传导方向不一致，术后可出现豌豆骨的塌陷、碎裂。

（路来金）

qiàgǔ gǔbàn

髂骨骨瓣（iliac bone flap）

取自髂骨带有血液循环系统的骨组织块。血供可以来自血管蒂、肌蒂。髂骨血液循环丰富，具有多源性血供，多根血管或肌的起止点均能作为髂骨骨瓣移植的血供来源。

1978年泰勒（Taylor）首先报道了以旋髂浅血管为蒂游离髂骨皮瓣移植取得成功；1979年又做了吻合血管的旋髂深血管的髂骨皮瓣移植的相关报道，认为后者优于前者。1980年黄恭康报道了中国人的以旋髂深血管为蒂的髂骨骨瓣移植的解剖学资料。此后，国内学者不断报道了带不同血管蒂的髂骨骨瓣在临床上的应用。各种不同血管蒂的髂骨骨瓣均具有各自的特点和适用范围，为临床医生选择最佳手术方案提供了有利条件。

按照血供来源分类髂骨骨瓣（图）可分为：①腰髂肋肌蒂髂骨骨瓣。从附着于髂骨的腰髂肋肌肌束获得血液供应的髂骨骨组织块。②缝匠肌蒂髂骨骨瓣。③阔筋膜张肌蒂髂骨骨瓣。④旋髂深血管蒂髂骨骨瓣。⑤旋髂浅血管蒂髂骨骨瓣。⑥旋股外侧血管升支蒂髂骨骨瓣。⑦第3腰血管蒂髂骨骨瓣。以第3腰动静脉为营养血管蒂的髂骨骨组织块。⑧第4腰血管蒂髂骨骨瓣。⑨髂腰血管蒂髂骨骨瓣。以髂腰动静脉为营养血管蒂的髂骨骨组织块。⑩臀上血管深上支蒂髂骨骨瓣。⑪臀上血管浅支蒂髂骨骨瓣。⑫骶外侧血管蒂髂骨骨瓣。以骶外侧动静脉上支营养血管蒂的髂骨骨组织块。按照部位可形成髂骨骨瓣的供区有髂嵴前部、中部、后部。

髂骨因其部位隐蔽，兼有骨松质和骨密质的特点，取骨后对其功能影响不大，且可适应受区需要仰卧、侧卧或俯卧取骨，故乃自体骨瓣移植最常用的供区之一。髂骨骨瓣可切取的体积较大，长度虽不及腓骨骨瓣，但能满足大多数骨缺损修复的需要。还可

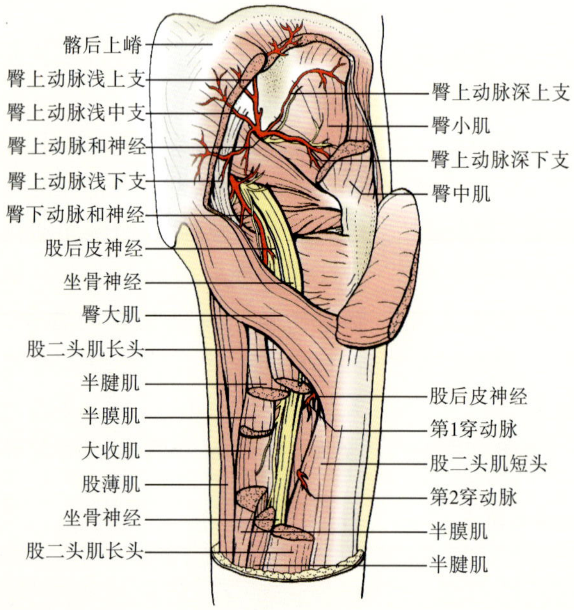

图a 髂骨后面血供

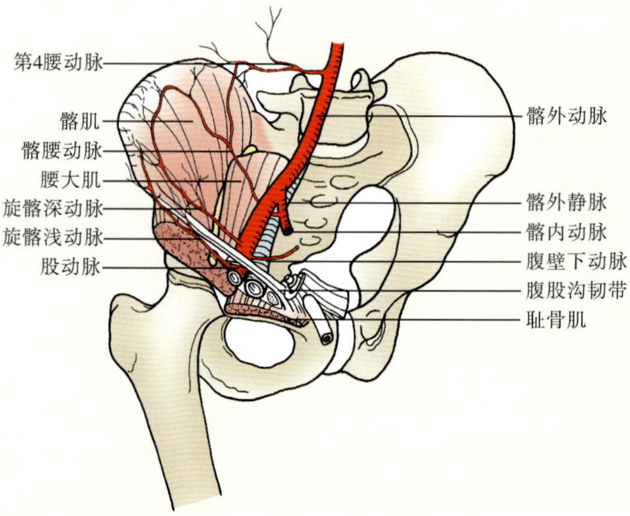

图b 髂骨前面血供

图 髂骨的血供

构成髂骨骨膜瓣、髂骨骨皮瓣等以满足受区的需要。多数带血管蒂的髂骨骨瓣可局部移位或游离移植。

（喻爱喜）

xuánqià shēnxuèguǎndì qiàgǔ gǔbàn

旋髂深血管蒂髂骨骨瓣（iliac bone flap based on the deep iliac circumflex vessels） 以旋髂深血管为营养血管蒂的髂骨（膜）组织块。1978 年泰勒（Taylor）首先报道了旋髂深血管蒂的髂骨骨皮瓣。1980 年黄恭康报道了旋髂深血管蒂髂骨骨瓣的临床应用和应用解剖。

应用解剖 旋髂深动脉起始于髂外动脉与股动脉移行处的附近。起始后的分支有腹股沟段的腹壁肌支、髂嵴内段的肌骨支和髂嵴上段的肌皮穿支（图）。腹壁肌支有 2～4 支，动脉外径为 0.2～1.8 mm，其中在旋髂深动脉起始约 3 cm 处常可见 1 支比较粗大的腹壁优势肌支。该支发出后穿腹横肌走于腹内斜肌与腹横肌之间，向外上方行走途中发出分支与腹壁下动脉、腰动脉的分支吻合。优势肌支的长度为 9.0cm，起点外径为 1.4 mm。肌骨支贴近髂嵴内唇下 2cm，走行于髂嵴内侧的双层筋膜鞘内，沿途发出 3~8 支、外径为 0.2～0.7 mm 的肌骨支穿过腹壁肌附丽进入髂嵴前份内唇，营养髂嵴前部及其表面的皮肤。肌皮穿支为旋髂深动脉终末段的延续。该动脉穿过筋膜愈合线进入髂嵴上缘向后走行进入腹壁肌中，除营养肌肉外，终末支穿过深筋膜分布于其表面的皮肤。肌皮穿支穿出部位：通常在髂前上棘上约 5.2cm 与髂前上棘外约 1.5cm 交点处；肌皮穿支供皮面积：皮动脉穿出深筋膜后，在浅筋膜内放射状分支与肋间动脉外侧皮支的前支、腹壁下动脉脐旁穿支、腹壁浅动脉、旋髂浅动脉等分支吻合。旋髂深动脉远端有两条伴行静脉，分别位于动脉的上下方，汇入髂外静脉。

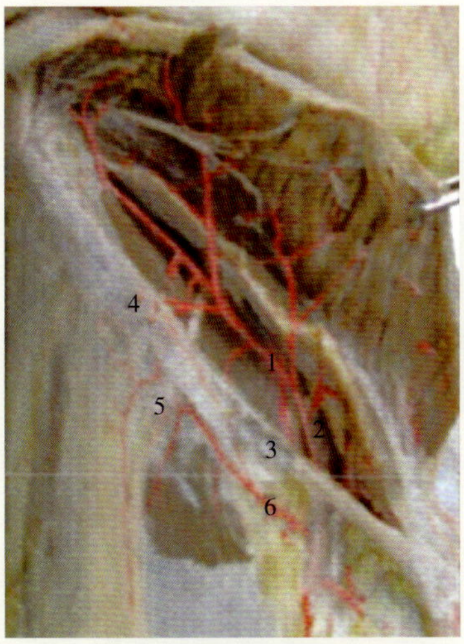

图 旋髂深动脉的走行、分支与分布（郑和平供图）

1. 旋髂深动脉；2. 髂外动脉；3. 腹股沟韧带；4. 髂前上棘；5. 髂前上棘；6. 旋髂浅动脉

适应证 可局部移位用于股骨头、股骨颈疾患的治疗，还可切取带血管蒂游离髂骨骨移植瓣修复其他部位骨缺损。

手术设计 ①体位与切口：仰卧位，于髂嵴中部及腹股沟韧带中点沿髂嵴做斜行切口，再向下延伸 3～4cm。②显露蒂部：摸清股动脉搏动点后，切开腹股沟韧带，显露股血管及旋髂深血管。沿旋髂深血管由近而远解剖，在血管蒂髂嵴内段可见向髂嵴发出的肌骨支穿过肌肉附着而营养髂骨。根据骨块所需长度，显露其髂嵴段。亦可采取逆行法分离血管，在髂前上棘外侧沿髂嵴向后外切开三层腹壁肌的止部，推开髂筋膜，在距髂嵴内唇下方约 2cm 处，于髂肌表面即可找到旋髂深血管的髂嵴段。此后，沿该血管逆行，向其近端游离，以所需血管蒂长度为限。③切取髂骨骨瓣：按受区需要切取一定体积的髂骨块。④骨瓣转位：待受区处理完毕后即将骨瓣转位于骨病损处。其固定方式以不影响骨瓣的血供为宜，一般以克氏针或拉力螺钉等固定。

优缺点 优点：旋髂深动脉管径粗、主干长、行程恒定，供血范围广，一般可切取 10.0cm×4.0cm 大小，可视受区需要设计为单纯骨瓣、骨膜瓣、骨皮复合瓣。既可局部移位也可游离移植。髂骨部位隐蔽，骨瓣切取后不影响美观，对功能无妨。缺点：局部转位时常受髂腰肌阻挡，蒂部稍紧张，因此需切断部分髂腰肌。

（喻爱喜）

xuánqià qiǎnxuèguǎndì qiàgǔ gǔbàn

旋髂浅血管蒂髂骨骨瓣（iliac bone flap based on the superficial iliac circumflex vessels） 以旋髂浅血管为营养血管蒂的髂骨骨组织块。旋髂浅动脉主要是皮动脉，营养骨（膜）范围较小，一般设计为骨肌皮复合组织瓣，用于骨皮复合组织缺损的修复。1978 年由泰勒（Taylor）首先报道。

应用解剖 旋髂浅动脉多起源于股动脉，其次是旋髂深动脉。旋髂浅动脉多在腹股沟韧带下缘 5.2cm 以内发出（图）。独立起始的旋髂浅动脉外径约 1.5mm，共干动脉外径为 2.1mm。旋髂浅动脉以单支穿过卵圆孔外侧壁或缝匠肌内侧缘的阔筋膜，在浅筋膜内行向外上，分布于腹股沟区及髂前上棘附近的皮肤、皮下组织及腹股沟浅淋巴结等。其向上的分支常与腹壁浅动脉吻合。浅支基本上与单支的行径和分布相似，深支多数先在阔筋膜或其夹层中走行一段距离然后浅出（少数未见浅出），其分支至髂前上棘表面及其附近的肌肉（主要是缝匠肌）和筋膜。旋髂浅静脉与动脉伴行。

适应证 一般设计为骨肌皮复合组织瓣，用于骨皮复合组织缺损的修复。

手术设计 ①体位与切口：仰卧位，供侧臀部垫一方枕。以髂前上棘为中心，平行髂嵴和腹股沟韧带做梭形皮瓣，并在腹股沟韧带稍下方、股动脉搏动处向皮瓣内侧端斜行做 5～6cm 长切口。②显露蒂部：先切开内侧段纵切口，解剖出旋髂浅血管起始部，并分离至皮瓣内侧缘。③切取髂骨皮瓣：在腹股沟韧带下约 2cm 处扪及股动脉搏动，以此点为基点向髂前上棘做连线，并沿髂嵴向外上延长此轴线，沿此轴线设计骨皮瓣，除去蒂部 8～10cm 的长度外，皮瓣的长宽较创面大 1～2 cm。

注意事项 一般设计为骨肌皮复合组织瓣，因血管蒂口径较细，且存在一定变异，目前作为骨瓣供区较少应用。

（喻爱喜）

xuángǔ wàicè xuèguǎnshēngzhīdì qiàgǔ gǔbàn

旋股外侧血管升支蒂髂骨骨瓣

（iliac bone flap based on the ascending branch of lateral circumflex femoral vessels） 以旋股外侧血管升支为营养血管蒂的髂骨骨组织块。1985 年徐达传、陈振光分别报道了其应用解剖学及临床应用。

应用解剖 旋股外侧动脉升支由旋股外侧动脉发出后，在股神经分支和股直肌的深面行向外上，并行于股直肌外缘与阔筋膜前缘的深面，于髂前上棘下约 8cm 处分为上、下两支，在肌肉的深面入肌（图）。上支入肌后主要分布于肌的上部和起端。上支的末梢行向髂前上棘形成髂嵴支，分布于该部的髂嵴。下支主要分布于肌下部的前、后区。旋股外侧动脉升支入肌前全长约 5.2cm，外径约为 3.2mm。升支分支常有 5 支。

适应证 主要用于局部移位修复股骨颈、股骨头病变或股骨中上段骨不连、骨缺损。也可切取游离带蒂骨瓣移植修复其他部位骨缺损。

手术设计 ①体位与切口：仰卧位，供侧臀部稍垫高。做史密斯-彼得森（Smith-Peterson）切口，并向外于阔筋膜张肌前缘向下延伸 4～6cm。②显露血管蒂：先将股前外侧皮神经牵向内侧保护。自股直肌与阔筋膜张肌间隔行锐性分离，并将两肌向内、外侧拉开，此时可见股直肌深面由股动脉分出的旋股外侧动脉升支、降支及其分支，贴近阔筋膜张肌内侧面将升支根部解剖分离，即已完成血管蒂的显露。③切取骨瓣：将升支向上分离直至髂前上棘处，注意保护髂嵴支。有时发现髂嵴支细小，则带上部分阔筋膜张肌，并与升支于髂嵴的附着处一并切取形成血管蒂，以确保骨瓣的血供。按受区需要切取一定大小的髂骨块，常需包含髂前上棘。④骨瓣移植：待受区处理完毕后，即将骨瓣转位嵌于病损处，多以克氏针或螺丝钉固定。

优缺点 优点：旋股外侧血管升支蒂管径粗、蒂长、位置恒

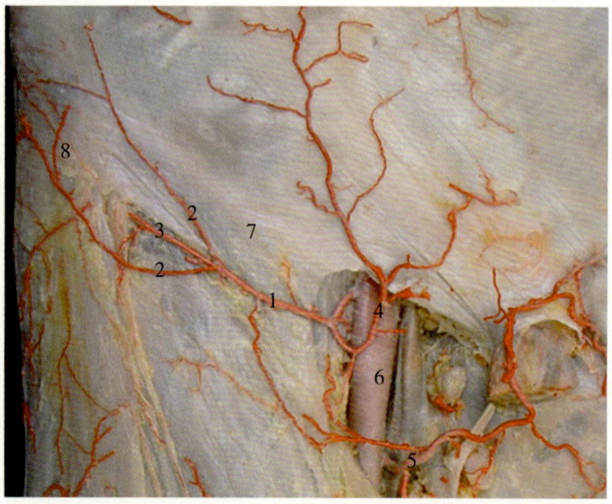

图 旋髂浅动脉的走行、分支与分布（郑和平供图）

1. 旋髂浅动脉；2. 浅主支；3. 深主支；4. 腹壁浅动脉；5. 阴部外动脉；6. 股动脉；7. 腹股沟韧带；8. 髂前上棘

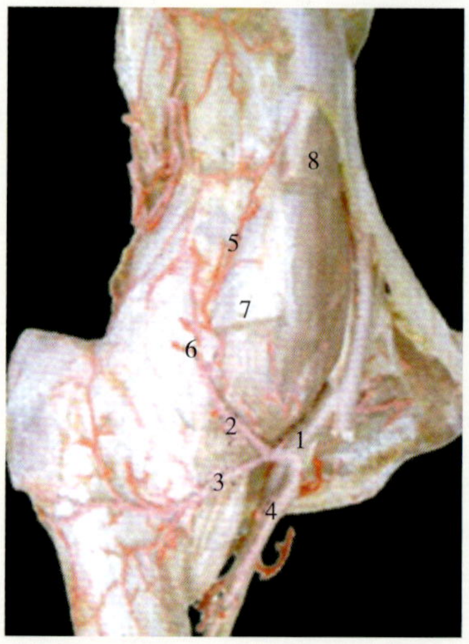

图 旋股外侧动脉升支的起源、走行与分布（郑和平供图）

1. 旋股外侧动脉；2. 升支；3. 横支；4. 降支；5. 髂嵴支；6. 臀中肌支；7. 股中间肌；8. 缝匠肌

定、易于解剖，既可局部移位也可游离移植，还可形成旋股外侧血管升支蒂髂骨骨瓣、降支蒂皮瓣嵌合移植修复骨与软组织缺损。缺点：髂嵴支时有变异，此时需带上部分阔筋膜张肌。

（喻爱喜）

dì-4 yāoxuèguǎndì qiàgǔ gǔbàn

第 4 腰血管蒂髂骨骨瓣（iliac bone flap based on the fourth lumbar vessel） 以第 4 腰血管为营养血管蒂的髂骨骨组织块。

应用解剖 第 4 腰动脉自腹主动脉起始后，循腰椎椎体前方行向后外经腰交感干后方（右侧还要经下腔静脉后方）穿过腰大肌肌质，1/3 至第 4 腰椎间孔前方分为腹侧支和背侧支（图）。背侧支起始处动脉外径为 1.4mm，长约 1.4cm。动脉自主干分出后在腰下三角内向下走行，距髂嵴后份上方 10.5mm 处分为皮支和髂骨支。髂骨支行向髂嵴，沿途发出 2～4 支分别从髂嵴后份外唇至髂骨，皮支则由腰下三角穿出，分布于下腰部、臀上部皮肤。腹侧支自腰方肌前面斜向外下走行，经腰大肌及第 3 腰神经前支的后方从腰大肌外侧缘与腰方肌之间穿出，穿出点在两髂嵴最高点连线与腰大肌外侧缘交点处或其上、下方之间沿腰方肌浅面行向前外方进入腹外侧肌，沿途有发至髂嵴中部恒定的营养支。腹侧支起始外径 1.4mm，两条伴行静脉外径分别为 2.1 mm 和 1.4 mm。从起始处至与旋髂深动脉和髂腰动脉吻合区的长度为 6.7 mm。

适应证 可局部移位应用于腰椎手术植骨融合，也可设计为带血管蒂髂骨皮瓣游离移植。

手术设计 ①体位与切口：患者取俯卧位或仰卧位，前方或后方的腹膜外入路，正中切口，以腰$_{3、4}$横突水平为中心向两端延长。②显露蒂部：在腰$_{3、4}$横突水平骶棘肌外侧缘腰下三角内寻找自内上向外下方的第 4 腰动脉，该血管背侧支在髂嵴后上方 0.3～2.1cm处分为髂骨支和皮支。于两髂嵴最高点的连线与腰大肌外侧缘的交点处或其上下方 6～15mm范围内可找到横行的腹侧支血管，腹腔入路也可依此寻找。后路切口在髂嵴上方应高于两髂嵴最高点连线 2.0cm，以防切断髂嵴支血管。也可采用逆行法，先切取骨瓣再向近端游离血管蒂。③切取骨瓣：按受区需要切取一定大小的髂骨块。④骨瓣移植：待受区处理完毕后将骨瓣转位嵌于病损处，妥善固定。

优缺点 优点：以第 4 腰动脉背侧支或腹侧支肌筋膜为蒂的髂骨骨瓣，血供丰富，解剖较恒定，常局部转位用于腰部手术需植骨者。具体选用背侧支或腹侧支血管为蒂需根据实际情况而定。缺点：有时需进入腹腔。

（喻爱喜　漆白文）

túnshàng xuèguǎn shēnshàngzhīdì qiàgǔ gǔbàn

臀上血管深上支蒂髂骨骨瓣（iliac bone flap based on the deep superior branch of superior gluteal vessels） 以臀上血管深上支为营养血管蒂的髂骨骨组织块。1980 年范遗恩首先报道了临床应用。

应用解剖 臀上动脉一般出梨状肌上孔后分为浅支和深支。浅支在梨状肌和臀中肌之间穿出，分数小支分布于臀大肌和臀中肌。深支紧贴髂骨外面，于臀中肌深面上方走行 1～2cm 后便分为上、下两支，深下支主要分布到臀小肌。臀上动脉深上支在臀中肌深部沿臀小肌起始部上缘呈弧形向前，终止于髂前上棘下方并与旋髂深动脉和旋股外侧动脉升支吻合（图）。主干在髂嵴中点下方 6.7cm。其起始外径 3.1mm，主干长 9.8cm，终末外径 1.2mm。

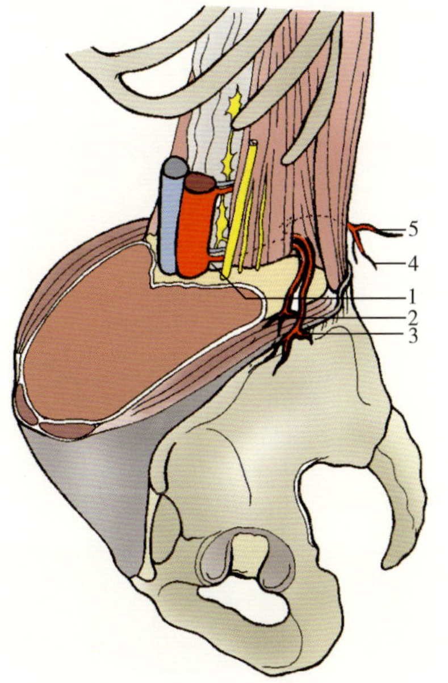

图　第 4 腰动脉的分支与分布

1. 第 4 腰动脉；2. 腹侧支；3. 背侧支；4. 髂嵴支；5. 皮支

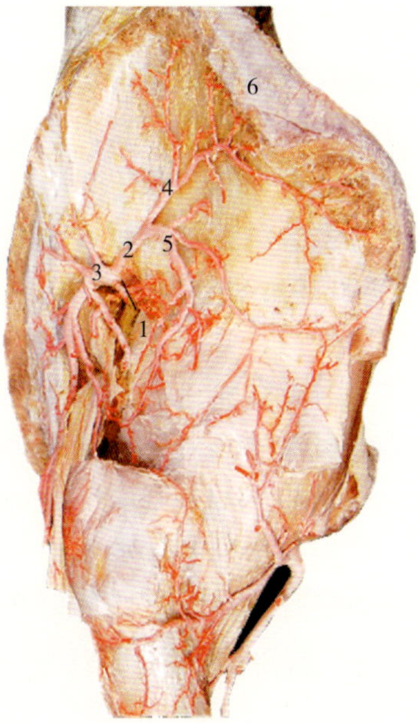

图　臀上血管分支与分布（郑和平供图）

1. 臀上动脉；2. 浅支；3. 深支；4. 深上支；5. 深下支；6. 髂嵴

在臀上动脉深上支行程中，由主干发出骨膜支约 4 支，呈扇形分布于髂骨翼。伴行静脉多为两支，注入臀上静脉。

适应证 可局部转位治疗股骨头或股骨颈病变，也可用于髋臼造盖术的植骨。

手术设计 ①体位与切口：侧卧位，供侧在上。从髂嵴后中 1/3 沿髂嵴向前至髂前上棘，再向下外延伸至 3～4cm。②显露蒂部：在髂嵴中点距外唇下方约 3.5cm 处纵行分开臀中肌纤维，即可找到臀上血管深上支的中段，臀上血管深上支向髂嵴发出的骨膜支较多，尤以前、中两段发出更多。也可逆行法分离血管蒂，即先切取髂骨骨瓣，再完整显露血管蒂。③切取骨瓣：按受区需要切取一定大小髂骨块，厚度在 3cm 以上，以免伤及血管蒂，该血管蒂髂骨骨瓣常在髂嵴前中部分切取。④骨瓣移植：待受区处理完毕后将骨瓣转位嵌于病损处。

优点 臀上血管深上支蒂髂骨骨瓣，其解剖位置恒定，所发出的骨膜支较多，骨瓣血运丰富，血管蒂长度充裕，常用于局部移位行髋臼造盖术中的植骨，也可游离移植。

（喻爱喜 漆白文）

túnshàng xuèguǎn qiǎnzhīdì qiàgǔ gǔbàn

臀上血管浅支蒂髂骨骨瓣（iliac bone flap based on the superficial branch of superior gluteal vessels）

以臀上血管浅支为营养血管蒂的髂骨骨组织块。可局部移位治疗股骨头、股骨颈病变。1985 年由米亚勒（Mialhe）首先报道。

应用解剖 臀上动脉浅支干长为 9.1 mm。浅支起点处外径为 3.1 mm，伴行静脉外径为 4.8 mm。它通常分为上、中、下三支（图）。与髂骨骨瓣血供密切的为中支。中支起始动脉外径为 1.5 mm，伴行静脉多为两条。中主干走向髂后上棘，沿途有许多分支进入髂嵴后部和其外侧面骨质，中支与上支和下支之间有肉眼可见的吻合，并有分支越过髂嵴与下位腰动脉的分支等形成吻合。

适应证 股骨头缺血性坏死、股骨颈骨折等病变的修复。

手术设计 ①体位与切口：侧卧位，供侧在上。皮肤切口可从大转子沿髂嵴做一倒 L 形切口。②显露蒂部：沿血管投影线（髂后上棘至股骨大转子尖做一连线，该连线的上 1/3），顺臀大肌肌纤维钝性分离，暴露血管蒂，辨认中支的走行。③切取骨瓣：距髂嵴外唇下方约 2.5cm 处切断臀大肌，留置 2.5cm 宽的臀大肌连于髂嵴以防损伤血管分支，切取骨瓣大小按受区需要而定。④骨瓣移植：待受区处理完毕后将骨瓣转位嵌于受区。

优点 臀上血管浅支及其中支为蒂的髂骨骨瓣，血管蒂位置恒定，管径粗，供骨面积大（常可截取 8.0cm×4.0cm 以上的骨块），骨块较厚，也可形成复合骨皮瓣。

（喻爱喜 漆白文）

fengjiàngjīdì qiàgǔ gǔbàn

缝匠肌蒂髂骨骨瓣（sartorius pedicled iliac bone flap）

从附着于髂骨上的缝匠肌肌束获得血液供应的髂骨骨组织块。

应用解剖 缝匠肌的血供呈多源性、节段性分布（图）。主要来自股深动脉的缝匠肌支、旋股外侧动脉降支的缝匠肌支和股动脉近侧段直接发出的缝匠肌支的众多分支，其中在髂前上棘下 8cm 处有一相对优势血管，营养近端约 15cm 范围内的肌肉。股深

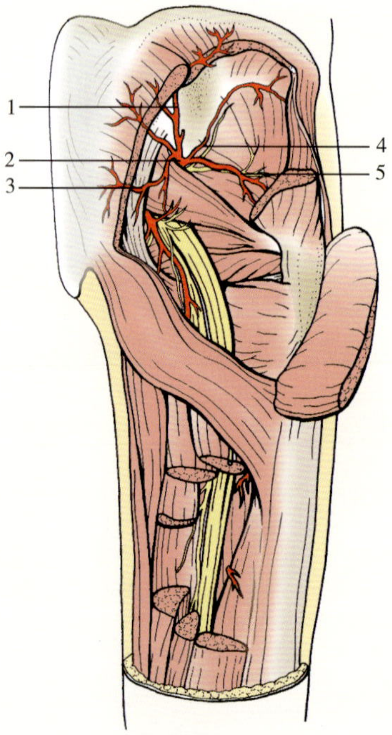

图 臀上动脉的走行、分支与分布

1. 浅上支；2. 浅中支；3. 浅下支；4. 深上支；5. 深下支

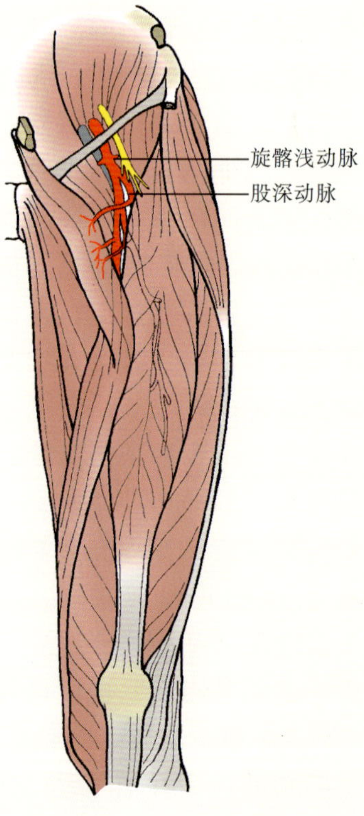

图 缝匠肌上部血供

动脉的缝匠肌支在髂前上棘下方约8cm处由股深动脉发出，向外上方斜行，经股神经分支的前、后或分支之间，在肌内侧缘走向髂前上棘，肌外长约1.8cm，外径约1.3mm，多数有2条伴行静脉。旋股外侧动脉降支的缝匠肌支在髂前上棘下方约10cm处的股三角内，起于旋股外侧动脉的降支，行向外或外下方，经股神经分支的浅面或深面，由股内侧缘深面入肌。肌外长度1.8cm，外径1.3mm，多数有两条伴行静脉。股动脉近侧段直接发出的缝匠肌支在髂前上棘下方约18cm处直接起于股动脉，外径1.3mm，肌外长度2cm，多数有两条静脉伴行。

适应证 股骨颈骨折，股骨头缺血坏死及股骨颈、股骨粗隆骨缺损等的修复。

手术设计 ①体位与切口：患者取仰卧位，做Smith-Peterson切口或改良切口，上起髂前上棘上3～5cm，下至大腿中上段。②显露蒂部：在肌间隙分离缝匠肌并注意保护肌膜和肌纤维完整及其主要血管支，在腹股沟韧带下8cm处常有一优势血管及神经进入缝匠肌，以此为旋转点。③切取骨瓣：根据病损区具体情况，切取一定体积的髂骨块。④转位植骨：待病灶处理完毕后以髂前上棘下8cm处即缝匠肌肌门为旋转点，将骨瓣转位于病损区。

优缺点 优点：缝匠肌蒂髂骨骨瓣解剖较表浅，骨瓣容易切取，骨瓣骨量能满足大多数髋部受区需要。缺点：蒂部显臃肿，切取骨瓣长度有限。

（喻爱喜 漆白文）

kuòjīnmózhāngjīdì qiàgǔ gǔbàn

阔筋膜张肌蒂髂骨骨瓣（tensor fasciae latae pedicled iliac bone flap）

从附着于髂骨的阔筋膜张肌肌束获取血供为营养血管蒂的髂骨骨组织块。

应用解剖 阔筋膜张肌的主要营养血管是旋股外侧动脉升支。升支由旋股外侧动脉发出后，在股神经分支和股直肌的深面行向外上，并行于股直肌外缘与阔筋膜前缘的深面，于髂前上棘下约8cm处分为上、下两支，在肌肉的深面入肌（图）。上支入肌后主要分布于肌的上部和起端。上支的末梢行向髂前上棘形成髂嵴支，分布于该部的髂嵴。下支主要分布于肌下部的前、后区。旋股外侧动脉升支入肌前全长约5.2cm，外径约为3.2 mm。升支分支常有5支。

适应证 股骨颈骨折、股骨中上段骨缺损、骨不连、髋关节融合的修复。

手术设计 ①体位与切口：仰卧位，髂前做Smith-Peterson切口，并向外于阔筋膜张肌前缘向下延伸4～6cm。②显露蒂部：先将股前外侧皮神经牵向内侧保护。自股直肌与阔筋膜张肌肌间隔行锐性分离，并将两肌向内外侧拉开，此时可见从股直肌底面分出的旋股外侧动脉的升支及其分支，并贴近阔筋膜张肌，将升支根部稍做解剖即已完成血管蒂的显露。③切取骨瓣：将阔筋膜张肌周边分离至髂骨的附着处，将臀中肌处旋股外侧动脉升支和旋髂深动脉、臀上动脉吻合支结扎，按受区的需要切取一定体积的髂骨块。④转位植骨：待受区处理完毕后，将凿取的骨瓣稍做修整嵌入病损区。

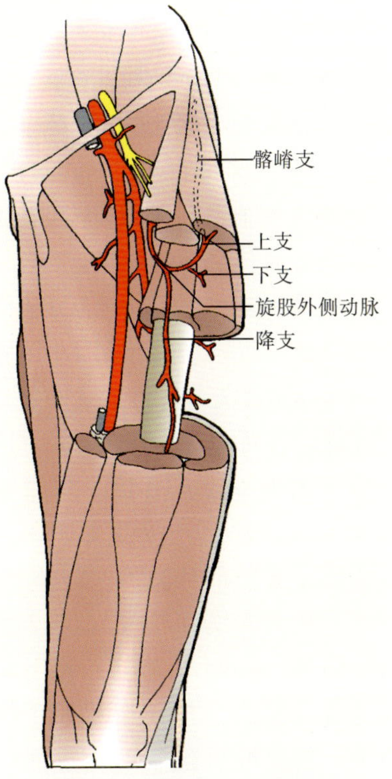

图 阔筋膜张肌的血供

优缺点 阔筋膜张肌肌髂骨骨瓣的术式简便，血供可靠，但所取骨瓣体积有限，蒂部亦显臃肿。

（喻爱喜 漆白文）

gǔgǔ gǔbàn

股骨骨瓣（femoral bone flap）

取自股骨带有血液循环系统的骨组织块。血供可以来自肌肉、筋膜的血液循环或血管蒂。可局部移位或游离移植。

1962年朱代（Judet）首次报道了带股方肌蒂股骨大转子骨瓣治疗股骨颈骨折骨不连。1988年窦忠新设计了旋股内侧血管深支蒂大转子骨瓣移位术。1990年陈振光等首次报道了这一术式的临床应用，同时对该术式进行一系列应用解剖学、动物实验、生物力学及临床应用研究等，使带血管蒂大转子骨瓣移位术更加成熟，并规范和明确了其应用范围。1985年马斯克雷特（Masquelet）等报道了带血管蒂的内收肌肌腱骨瓣移植的临床应用。1994年张发惠设计了带血供的股骨中段骨膜瓣移位术。此后国内很多学者对股骨的骨瓣或骨膜瓣供区进行了较详实的解剖研究及临床应用报道。

按照血供来源股骨骨瓣、骨膜瓣（图）包括：①股方肌肌蒂大转子骨瓣。②旋股内侧血管深支蒂大转子骨瓣。③臀下血管吻合支蒂大转子骨瓣。④第1穿血管升支蒂股骨大转子骨瓣。以第1穿血管升支为营养血管蒂的股骨大转子骨组织块。⑤旋股外侧血管横支蒂大转子骨瓣。⑥膝降血管蒂股骨内侧髁骨瓣。以膝降血管骨膜支或关节支为营养血管蒂的股骨下段内侧髁骨组织块。可移位修复股骨中下段骨不连。⑦股深血管蒂股骨骨膜瓣。⑧股深血管穿血管蒂股骨骨膜瓣。以股深血管发出之穿血管为营养血管蒂的股骨骨膜组织块。⑨膝上外侧血管蒂股骨骨膜瓣。以膝上外侧血管为营养血管蒂的股骨体前部骨膜组织块。⑩股动脉直接骨膜支蒂股骨骨膜瓣。按部位可构成股骨骨膜瓣的供区有：股骨大转子，股骨干，股骨内、外侧髁。

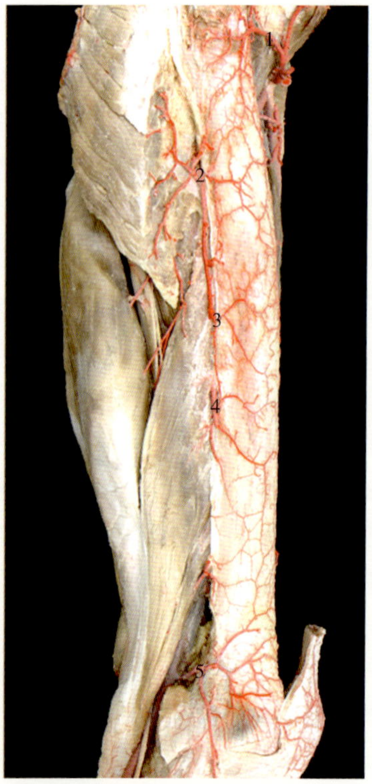

图　股骨前外侧面骨膜血管来源（郑和平供图）

1. 旋股外侧动脉横支；2. 第1穿动脉；3. 第2穿动脉；4. 第3穿动脉；5. 膝上外侧动脉

由于股骨系大腿单管状骨，股骨干作为骨瓣供区切取后可能造成骨折等并发症。因此常作为骨膜瓣供区，但也可在切取骨膜瓣同时携带部分骨膜下骨组织块，形成骨膜骨瓣，修复邻近部位骨不连或小范围骨缺损。股骨大转子常作为骨瓣供区修复股骨颈、股骨头病损，也可构成骨膜瓣供区，一般不用做游离移植。股骨内侧髁作为骨瓣供区常用于局部移位修复股骨中下段骨不连或小范围骨缺损；也可作为游离骨瓣移植供区；同时可构成带血管蒂股骨内侧髁骨皮瓣或骨腱皮复合组织瓣游离移植修复相应的复合组织缺损。

（喻爱喜）

xuángǔ nèicè xuèguǎn shēnzhīdì dàzhuànzi gǔbàn

旋股内侧血管深支蒂大转子骨瓣（greater trochanter bone flap based on the deep branch of medial circumflex femoral vessels）

以旋股内侧血管深支为营养血管蒂的股骨大转子骨组织块。

应用解剖　旋股内侧动脉深支起自股深动脉，经短收肌与闭孔外肌之间达髋关节后方，继循股骨颈基部的后面行向外上，于股方肌上缘下方0.6cm，距转子间嵴平均0.8cm处发出大转子支（图）。呈扇形分支分布于大转子后外部。深支起始外径为1.7mm，有2条伴行静脉，略粗于动脉。臀下动脉吻合支发出点位于梨状肌下缘下方，行至股骨颈基部与旋股内侧动脉深支直接吻合者占78%，末端分数小支与深支吻合或与深支呈网状吻合者占22%。臀下动脉吻合支自发出点至其与旋股内侧血管深支吻合处之间的长度6.2cm，其根部外径为1.5mm，伴行静脉一条者占大多数，外径略粗于动脉。

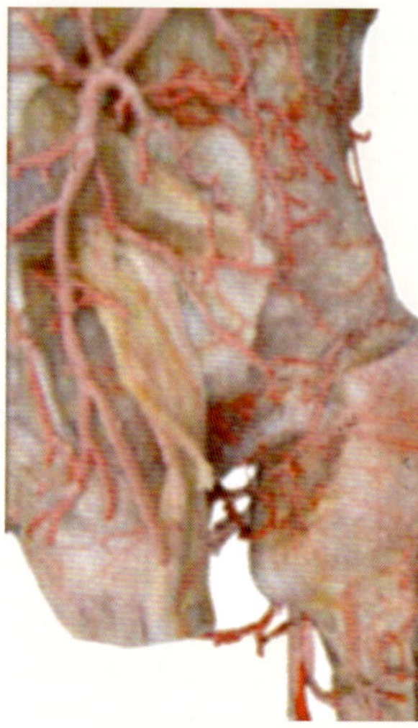
图　大转子的血管分布（后面观）（郑和平供图）

1. 臀下动脉吻合支；2. 大转子支；3. 旋股内侧动脉深支；4. 大转子；5. 臀下动脉（走行变异）

适应证　股骨颈骨折、骨不连或股骨头坏死等的修复。

手术设计　①体位与切口：侧卧位，采用髋部后侧Moore切口。②显露蒂部：于大转子纵行切开髂胫束，并向远端延伸，向近端钝性分开臀大肌。内旋患肢，必要时切断臀大肌在大粗隆尖端的部分止腱（待术毕缝合）并拉向外侧，即可见大转子支呈鸟爪状分布于大转子后方骨面。从大转子支起处切开股方肌，沿转子间嵴向小转子方向跟踪旋股内侧动脉深支。③切取骨瓣：以大转子支发出处为中心，按需要量于大转子后、外部切取骨瓣，一般长4~5cm，宽2cm（骨膜可比骨瓣宽1~2cm），厚1.5cm。可保留血管蒂部的部分软组织。④骨瓣移植：待受区处理完毕后，即将骨瓣转位嵌于受区，一般修复股骨头坏死时需开槽去除死骨后再充填骨瓣。而修复股骨颈骨折常以骨瓣充填股骨颈后方的骨质缺损，以克氏针或螺丝钉固定。

优缺点 优点：旋股内侧血管深支蒂大转子骨瓣移位系后侧入路，解剖位置恒定。血管蒂长度可达 4cm，血供丰富，因为仅利用其分支的终末端，故股骨颈基底动脉环完整性不受破坏。尤其适用于髋关节后方入路的股骨头、颈植骨，也可形成骨膜瓣修复股骨头坏死或股骨颈骨折。缺点：不适合作为游离移植。

（喻爱喜）

túnxià xuèguǎn wěnhézhīdì dàzhuànzi gǔbàn

臀下血管吻合支蒂大转子骨瓣

（greater trochanter bone flap based on the anastomosis branch of inferior gluteal vessels） 以臀下血管吻合支为营养血管蒂的股骨大转子骨组织块。

应用解剖 臀下动脉吻合支于梨状肌下缘发自臀下动脉，发出后多数经坐骨神经浅面，沿梨状肌下缘行向大转子。吻合支起始外径 1.5mm，干长 6.2cm（发出点至其与旋股内侧动脉深支吻合处），伴行静脉 1 条者多数，其根部外径为 1.7mm。臀下动脉吻合支沿梨状肌下缘行向大转子途中，距动脉起点 4.4cm 处分出臀中肌止腱支，起始外径 0.7mm，臀中肌止腱支由止腱的深面或由止腱的浅面进入止腱，呈爪状分布于臀中肌止腱及大转子尖端，并参与大转子后外侧动脉网。臀下动脉吻合支分出止腱支后，主干逐渐潜入下孖肌和股方肌之间，与旋股内侧动脉深支构成吻合并参与大转子后外侧动脉网（图）。

适应证 股骨颈骨折、骨不连或股骨头坏死等的修复。

手术设计 ①体位与切口：侧卧位，采用髋部后侧 Moore 切口。②显露蒂部：于大转子纵行切开髂胫束，并向远端延伸，向近端钝性分开臀大肌，将臀大肌在髂胫束附着处纵行向下切开，向两侧牵开臀大肌，在大转子后下方认清坐骨神经及越过该神经表面的臀下动脉吻合支。从吻合支根部向外下方跟踪游离，分开股方肌与下孖肌间隙至转子间嵴处。继之切开股方肌止部，显露出旋股内侧血管深支及其大转子支，妥善保护吻合支与深支吻合部位的完整性。③切取骨瓣：以大转子支主干行向为纵轴，于大转子后外侧凿取骨瓣，保留血管蒂部的部分软组织。④骨瓣移植：待受区处理完毕后，即将骨瓣转位嵌于受区。

优缺点 优点：以吻合支的主干支与旋股内侧动脉深支吻合部为蒂者，所取的骨瓣系以大转子横向为轴，其长度有限。而以吻合支的臀中肌止腱支为蒂者乃以大转子纵向为轴，可切取较长的骨瓣。缺点：止腱支的血管外径较为细小，一般不能作为游离移植的供骨区。

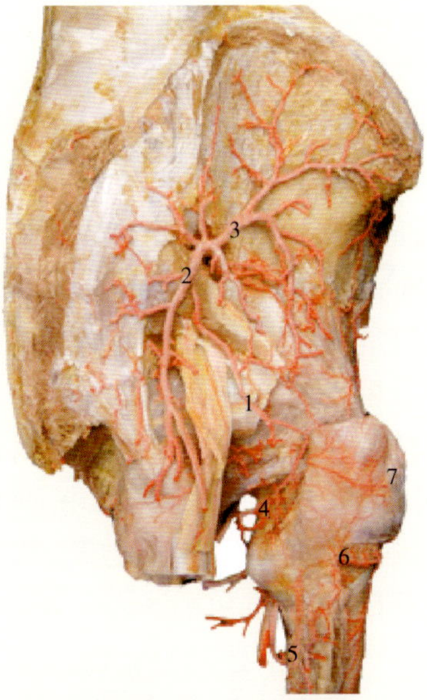

图　臀下动脉吻合支的起源、分支与吻合（郑和平供图）

1. 臀下动脉吻合支；2. 臀下动脉；3. 臀下动脉（公干起源）；4. 旋股内侧动脉深支；5. 第 1 穿动脉升支；6. 旋股外侧动脉横支；7. 大转子

（喻爱喜）

xuángǔ wàicè xuèguǎn héngzhīdì dàzhuànzi gǔbàn

旋股外侧血管横支蒂大转子骨瓣

（greater trochanter bone flap based on the transverse branch of lateral femoral circumflex vessels）

以旋股外侧血管横支为蒂的股骨大转子骨组织块。1994 年赵德伟首次报道了其应用解剖及临床应用。

应用解剖 旋股外侧动脉主要发自股深动脉。距旋股外侧动脉起点外侧 2.4cm 处发出横支，横支绝大部分由旋股外侧动脉升支发出，少数由旋股外侧动脉降支或旋股外侧动脉根部发出。横支发出后先在股直肌深面向外行，到达阔筋膜张肌肌门处，除肌支分布到股外侧肌外，主干继续向外下穿经股外侧肌深面达大转子的下方。在股外侧肌深面及其外缘向大转子前、外侧分出 2~4 支前支和外侧支，并与旋股内侧动脉深支吻合（图）。横支伴行静脉有 2 条，外径略粗于动脉。

适应证 股骨颈骨折、骨不连及股骨中上段骨不连等的修复。

手术设计 ①体位与切口：仰卧位，髋前外侧切口。②显露蒂部：在阔筋膜张肌肌门处向外分离，于股外侧肌起点下 2cm 处直视下切开肌肉显露出横支血管，游离血管蒂。③切取骨瓣：根据受区需要在大转子前外侧部凿取所需大小的骨瓣。④骨瓣移植：

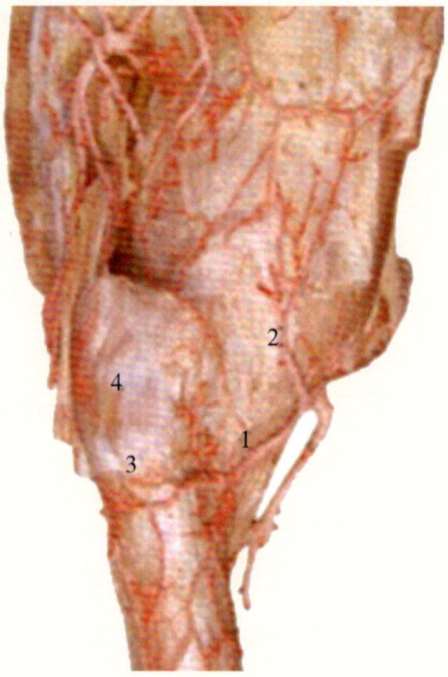

图 大转子的血管分布（前外面观）（郑和平供图）

1. 旋股外侧动脉横支；2. 旋股外侧动脉升支；3. 大转子支；4. 大转子

待受区处理完毕后，将骨瓣转位嵌于病灶处固定。

优缺点 由直接动脉分支供应，血运充裕，血管走行恒定，且蒂较长，骨瓣转位可达股骨中或上段，但供骨量有限。

（喻爱喜）

gǔshēnxuèguǎndì gǔgǔ gǔmóbàn

股深血管蒂股骨骨膜瓣（femoral periosteal flap based on the deep femoral vessels）

以股深血管发出直接骨膜支为营养血管蒂的股骨（膜）组织块。

应用解剖 股深动脉是起始于股动脉近端粗大的分支，分出旋股外侧动脉和旋股内侧动脉后，沿股动脉的后外侧下行，穿收肌至股后部，主干位经大收肌和短收肌与长收肌之间，逐渐靠近股骨后内侧下降，直至大收肌止端深面（图）。沿途分出3~4支穿动脉，其中以第1穿支最为粗大，穿经短收肌和大收肌至股后部，即分出升支、降支。升支沿臀大肌内面上行，末端分布于大转子。降支粗长，向内下行，发出肌间隔支、股二头肌支、半膜肌支、半腱肌支和股后皮支。第2、3穿支斜穿大收肌，行于大收肌与股二头肌之间分出肌支和皮支。第4穿支已是股深动脉的末端的小分支，进入收肌内。穿支有2支伴行静脉。股深血管穿支是营养股后部的重要血管，穿支分肌支、肌间隔支和皮支，各穿支主干向外下斜行进入收肌，贴近骨面分出1~3支肌骨膜支呈爪状分布，并在骨膜面反复分支，相互间呈网状吻合，分布于股骨粗线及粗线两侧骨面。股深动脉发出最后一穿支后，动脉的末端依旧沿股骨体后面的肌纤维中下行，形成了骨膜支分布于骨膜。终末支下行中分出一吻合支与动脉吻合。吻合有下述两种情况：①吻合支直接与动脉起始部相吻合，外径为1.0 mm。②股骨内外侧髁连线上10.5cm由动脉起始处发出较为粗大的肌骨膜支，分出吻合支向外上行，与股深动脉的吻合支相吻合，外径为1.9mm。

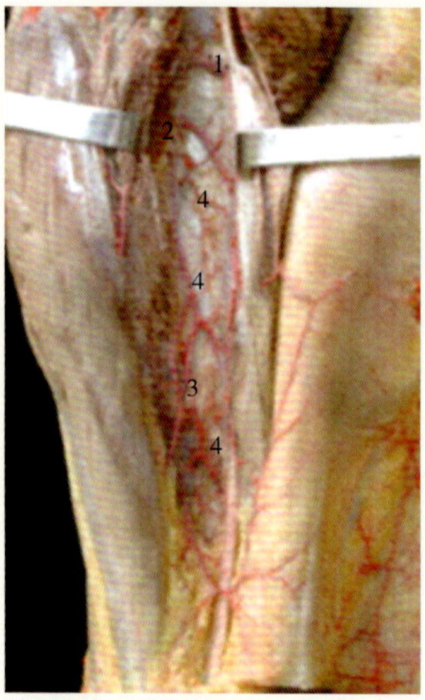

图 股深血管及其穿支的分支与分布（郑和平供图）

1. 第1穿动脉；2. 第2穿动脉；3. 第3穿动脉；4. 肌骨膜支

适应证 局部移位修复股骨骨不连。

手术设计 ①体位与切口：侧卧位，股后外侧入路。②显露蒂部：先切断股二头肌长头远端，将股二头肌短头和股外侧肌牵向外，股二头肌长头、坐骨神经、半腱肌和半膜肌牵向内，显露股骨体后面。从股骨体中点处起，于粗线内侧0.5cm处纵行切开分离大收肌止端，显露一定长度的血管蒂，沿途结扎股深动脉所有分支。③切取骨膜瓣：从股骨体中点处起，向下切取一定大小的骨膜瓣。④骨膜瓣移位：提起骨膜瓣，同血管蒂一起向上移位至所需修复的区域。

优缺点 该骨膜瓣血管蒂长，口径粗大，位置恒定，术中易于寻找。但血管蒂和骨（膜）瓣位置深，切取时对邻近组织损伤较大，尽管可构成骨膜骨瓣，但所取骨瓣量也有限。

（喻爱喜）

gǔdòngmài zhíjiē gǔmó zhīdì gǔgǔ gǔmóbàn

股动脉直接骨膜支蒂股骨骨膜瓣（femoral periosteal flap based on the direct periosteal branches of femoral artery）

以股动脉直接骨膜支为蒂的股骨前、内侧面骨膜瓣。

应用解剖 股骨骨膜支较恒定发自股动脉。股动脉在进入股中间肌前或入肌后分出肌支和骨膜支（图）。多数骨膜支走行于股中间肌与股内侧肌的间隙中，少数穿股中间肌近端肌质。骨膜支向下斜行达骨膜面，并贴骨膜面向两侧分支分布股骨中段前份。骨膜支与穿动脉的股膜支及其他肌骨膜支吻合，形成丰富的骨膜动脉网。股动脉分出肌支与骨膜支处干长约1.6cm，起始端外径约为2.2mm。骨膜支干长约

3.6cm，外径约为1.5mm。骨膜支贴骨面行走，静脉伴行于动脉。

适应证 股骨中段骨不连、骨缺损的修复。带蒂顺行转位修复股骨中上段骨不连，骨缺损。逆行转位修复股骨下段骨不连、骨缺损。该术式适用于内侧入路，切取骨膜瓣时对邻近组织有一定损伤。

手术设计 ①体位与切口：仰卧位，取大腿前内侧切口，以骨折为中心做纵形切口。②显露蒂部：切开皮肤、皮下组织和深筋膜，术中将股中间肌与股内侧肌向两侧分开，即可显露股动脉及其骨膜支。③切取骨膜瓣：结扎股中间肌肌支，沿骨面游离骨膜支至所需长度后，顺骨膜支两侧和远侧切取骨膜瓣。④骨膜瓣移位：待病损区处理完毕后，将骨膜瓣转位嵌于受区。

（喻爱喜）

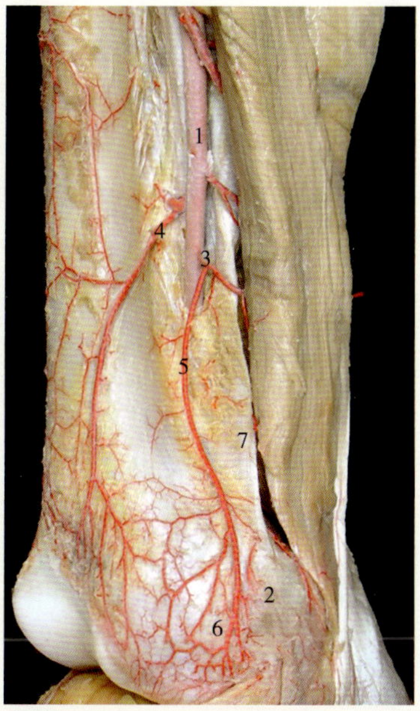

图 股动脉直接骨膜支的起源、分支与分布

1. 股动脉；2. 内收肌结节；3. 膝降动脉；4. 直接骨膜支；5. 关节支；6. 内侧髁；7. 大收肌腱

xījiàngxuèguǎndì dàshōujījiàngǔ píbàn

膝降血管蒂大收肌腱骨皮瓣

(great adductor muscle tendon bone skin flap based on the descending genicular vessels) 以膝降血管为营养血管蒂的大收肌腱骨组织块。1985年由马斯克雷特(Masquelet)首先报道了其临床应用。

应用解剖 膝降动脉大多发自股动脉，发出部位于股骨内侧髁上11.5cm处，起始外径2.3mm。膝降动脉向前下穿大收肌腱板，经股内侧肌与股薄肌之间，缝匠肌深面伴隐神经下行，至股骨内侧髁下缘上10.4cm处分为股内侧肌支、关节支和隐支（图）。关节支外径约1.8mm，主干沿股内侧肌后内侧和大收肌腱之间径直下行，沿途除发出股内侧肌支、大收肌腱支和皮穿支外，在股骨内侧髁下缘上5.9cm±1.2cm还恒定发出外径为1.3mm±0.2mm横行的骨膜支，终支移行为髌下支。关节支有两支伴行静脉，外径与动脉外径相近或略粗。

骨膜支紧贴股骨内侧髁的前面向外或向下行走，走行距离为4.8cm±1.1cm。骨膜支沿途发出众多的分支，与股骨直接骨膜支、膝上内侧动脉和膝降动脉髌下支所发出的分支吻合，形成一个包绕股骨内侧髁的血管吻合网。其范围：上界为股骨内侧髁下缘水平上方7~8cm；下界为股骨内侧髁下缘水平上方1cm处；前界达股骨前面的内4/5部分；内侧为大收肌结节及股骨的内侧面。骨膜面积约7cm×5cm。

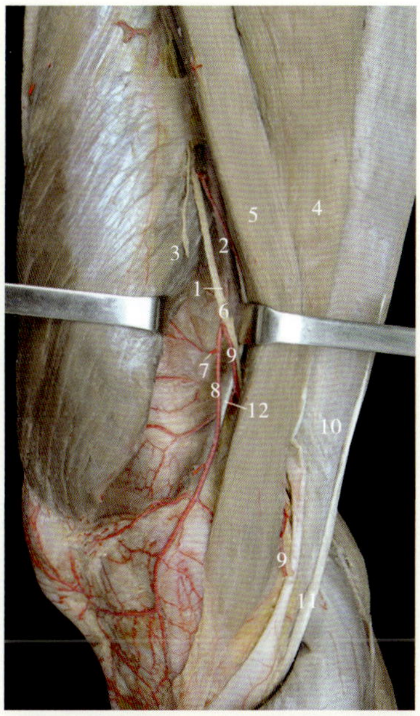

图 膝降动脉的起源走行、分支与分布

1. 膝降动脉；2. 股动脉；3. 股内侧肌；4. 股薄肌；5. 缝匠肌；6. 隐神经；7. 股内侧肌支；8. 关节支；9. 隐动脉；10. 半膜肌；11. 半腱肌；12. 大收肌

适应证 可局部移位修复股骨中下段骨不连，也可切取大收肌腱骨皮复合组织瓣做游离移植修复其他部位骨、肌腱及皮肤复合缺损。

手术设计 ①体位与切口：仰卧位，患肢外旋，行大腿内侧切口，切口自内收肌结节纵行向上3~5cm，再从内收肌结节弧向前下方达股骨内侧髁下缘。②显露蒂部：沿膝关节内上方股内侧肌与缝匠肌之间解剖剥离，钝性分离股内侧肌下内侧弧形肌缘和缝匠肌，将股内侧肌向前外方拉开，即可见到膝降动脉的起始部及其分布到骨膜上的血管网紧贴股骨内侧髁表面。沿该骨膜支上溯切开大收肌腱板，在距内收肌结节上方约7cm处仔细寻觅由股动脉前壁发出的膝降动脉。保护与其相邻的隐神经。③切取骨瓣：按受区需要逆行法切取一定大小的骨瓣。④骨瓣移植：待病损区处理完毕后，将骨瓣转位嵌于受区。

注意事项 该供区可据需要设计切取大收肌腱骨瓣、大收肌腱骨皮瓣和大收肌腱骨皮复合组织瓣，不同组织瓣有各自血管分布，手术操作便利，血管蒂长、径粗，受区的适用性较广；可做吻合血管移植或带血管蒂移位。但关节支和隐支为非共干（直接起始）型时，行吻合血管的大收肌腱骨皮瓣移植时，需吻合两组血管，组织瓣切取时也有可能损伤膝关节。

（喻爱喜）

gǔfāngjīdì dàzhuànzi gǔbàn

股方肌蒂大转子骨瓣（quadratus femoris pedicled greater trochanter bone flap） 以附着在股骨大转子上的股方肌肌束为血供来源的股骨大转子骨组织块。

应用解剖 臀下动脉出梨状肌孔后，分出大转子支。经大转子内侧及髋关节外旋诸肌的浅面向下，在股方肌上方、转子间嵴的内侧多数与旋股内侧动脉深支的大转子支吻合，分布于大转子的上部（图）。大转子支根部外径约 1.4mm，蒂长约 5.2cm。旋股内侧动脉深支起于股深动脉，在转子间嵴内侧约 0.79cm，股方肌上缘下约 0.6cm，分为大转子支和转子窝支。沿途发肌支向后至股方肌。深支的外径约为 1.7mm，从小转子至分为大转子支处血管蒂长约为 3.3cm。第 1 穿动脉升支向上发出臀大肌肌支、大转子骨膜支、大转子筋膜支及分布于股方肌下外部的肌支。

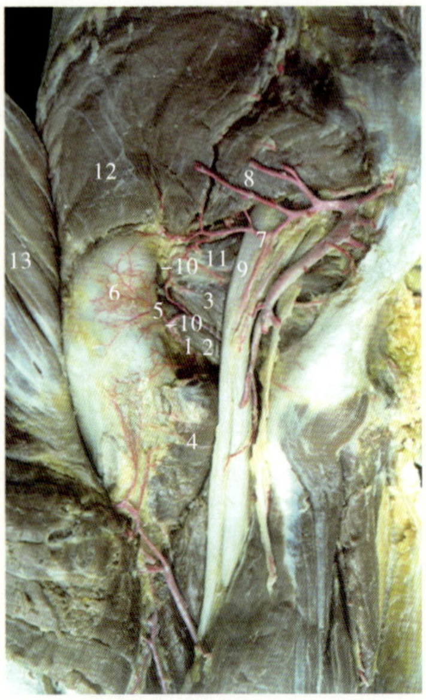

图 大转子的血管与肌肉附丽

1. 旋股内侧动脉深支；2. 下孖肌；3. 闭孔内肌腱；4. 股方肌；5. 大转子支；6. 大转子；7. 臀下动脉吻合支；8. 梨状肌；9. 坐骨神经；10. 直接吻合；11. 上孖肌；12. 臀中肌；13. 臀大肌

适应证 股骨颈骨折、骨不连、股骨头坏死等的修复。

手术设计 ①体位与切口：侧卧位，取髋关节后外侧切口。②显露蒂部：上端顺臀大肌纤维分开，下端沿髂胫束分开，从上向下切开髂胫束直达大转子下方，钝性剥离大转子上的滑膜组织，牵开臀大肌与髂胫束，暴露外旋肌群，找到股方肌。切断上孖肌、闭孔内肌、下孖肌，显露髋关节后方。③切取骨瓣：围绕股方肌止点凿下转子间嵴，切取一定大小带肌蒂大转子骨瓣。④骨瓣移植：待受区处理完毕后将骨瓣转位嵌于受区并固定之。

注意事项 该骨瓣切取简便，操作容易，但蒂部显得臃肿。另有部分人的股方肌以腱性止于大转子，此时骨瓣血供差，需选用旋股内侧血管深支为蒂切取大转子骨瓣。

（喻爱喜 漆白文）

féigǔ gǔbàn

腓骨骨瓣（fibular flap） 以腓骨血供血管如腓血管、膝下外侧血管、腓浅血管或胫前血管为血管蒂的骨组织块。1975 年，泰勒（Taylor）首次报道吻合血管游离腓骨移植治疗外伤性胫骨大段骨缺损获得成功。1977 年陈中伟报道此方法治疗先天性胫骨假关节也获得成功。从此，吻合血管游离腓骨移植成为长管状骨大段骨缺损修复的常用供区。经过 30 多年来国内外学者的不懈研究，目前腓骨作为供骨区，已有 4 组血管蒂可供选择：即腓血管、膝下外侧血管、腓浅血管和胫前血管，后 3 组血管蒂主要集中在腓骨中上段（包括腓骨头）。除此之外，吻合血管游离腓骨移植也常用于股骨头坏死修复、骨盆肿瘤切除后重建、骨髓炎以及颌面部骨肿瘤切除后重建。

（张长青）

féi xuèguǎndì féigǔ gǔbàn

腓血管蒂腓骨骨瓣（fibular osteal flap pedicled on the peroneal vessels） 以腓动脉及其伴行静脉为血供来源的腓骨骨组织块。

应用解剖 腓骨干由滋养动脉和节段性肌肉骨膜血管供应血液，两者均是腓动脉分支，前者供应皮质内侧 2/3，后者供应皮质的其余部分。一般情况下，腓动脉是胫后动脉最大的分支，位于比目鱼肌、胫骨后肌和跗长屈肌之间，起于胫后动脉起始部下方约 2.5cm 处，即相当于腓骨头尖下方约 6.6cm 处，起始部外径约 4.0mm，通常有两条伴行静脉，于腓骨头下约 5.2cm 处汇入胫后静脉，汇入处外径约 4.5mm，沿腓骨后面与跗长屈肌之间由内上向外下行走，终于跟外侧动脉（图 1）。在这段行程中，腓血管束位于一个由腓骨（前外侧）、胫骨后肌（前方和内侧）及跗长屈肌（后方）围成的管道中，行进中向腓骨发出两支左右滋养动脉，在腓骨中上段 1/3 处斜行穿过滋养动脉孔进入腓骨，滋养动脉孔位于内侧骨嵴上或在其后方，从滋养动脉孔至腓动脉起点的平均长度约 6.8cm，滋养动脉起始外径平均约 1.2mm。在髓腔内，滋养动脉分成一个升支和一个比较粗大的降支，因此带血管腓骨移植最好以其中部为中心。腓动脉在其行程中的起始段，与来自胫神经的胫骨后肌支伴行，继而神经离开动脉，在胫骨后肌的上、中 1/3 交界处入肌，支配踇长屈肌的肌支在该肌的中、下 1/3 交界处入肌（图 2）。

手术设计 患者取仰卧位，取膝关节屈曲、髋关节屈曲并内收位。常规驱血带驱血后，于大腿中上部置气囊止血带。取小腿中上 1/3 处外侧做切口，切口起自腓骨头下 3~4cm，沿腓骨轴心线向外踝方向延伸，长 12~15cm。切开皮肤及浅筋膜后，沿腓骨长、短肌与腓肠肌间隙切开伸筋膜。锐性分离此肌间隙，牵开后即可触及腓骨。自远端向近端用组织剪沿腓骨外侧缘剪断腓骨长、短肌的筋膜及在腓骨外侧的肌肉附着点后，清晰显露腓骨外侧面，此时注意保留骨膜和部分肌袖组织。然后将腓骨拉向前方，注意勿损伤腓浅神经，该神经在小腿近段位于腓骨长、短肌之间，紧贴腓骨操作可避免损伤。分别在远、近段确定截断腓骨部位，一般自腓骨头下 5cm 处向下切取长约 6~8cm 的腓骨。于截骨部位呈十字形切开腓骨骨膜，用两把骨膜剥离器分别在腓骨前后做骨膜下剥离，将腓骨前后的软组织、肌肉以及内侧的腓动静脉推向内侧，使两把骨膜剥离器在腓骨内侧相遇。用此两把骨膜剥离器保护周围软组织，同时轻微轴向旋转这两把骨膜剥离器，使其与腓骨之间产生间隙，沿此间隙套入小直角钳，将线锯由腓骨外、后、内方引出，分别截断腓骨近、远两端。然后，用两把巾钳分别夹持腓骨两断端，向外侧牵开。从近端开始，依次切开小腿前肌间隔、趾长伸肌和踇长伸肌在腓骨上的附着部后，显露骨间膜。在保持腓骨向外侧的牵张力下，贴近腓骨纵行切开骨间膜在腓骨上的附着部，此时有明显减张感。继续向外、后方牵拉腓骨，切断胫骨后肌在腓骨上的附着部。自远而近，逐层解剖，直到显露胫后血管和腓血管，可清晰看到腓动脉和伴行其两侧的两根静脉，再向内侧即为胫后神经和胫后动、静脉。钳夹并切断腓血管远端后，暂不结扎，轻轻牵拉腓骨及切断的腓动、静脉近端，沿腓动、静脉内侧锐性分离，结扎肌支及与胫后血管的交通支。自远而近，切断踇长屈肌及小腿三头肌附着于腓骨上的肌纤维，此时要略远离腓骨，保留 1cm 左右的肌袖在腓骨上，因为腓血管和腓骨的营养血管就包含在靠近腓骨的肌肉中。在腓骨近端保留 2~3cm 长的腓血管蒂后，钳夹、切断作为受体血管备用。取下带血管蒂的游离腓骨后，立即用 0.1%肝素生理盐水冲洗腓动脉，以防血管内凝血。然后再缝扎或双重结扎腓动静脉的远、近断端。

（张长青）

xīxià wàicè xuèguǎndì féigǔ gǔbàn

膝下外侧血管蒂腓骨骨瓣（fibular flap pedicled on the lateral inferion genicular vessels） 以膝下外侧动脉及其伴行静脉为血供来源的腓骨骨组织块。目前临床已基本不应用此骨瓣，故不予详细介绍。

（张长青）

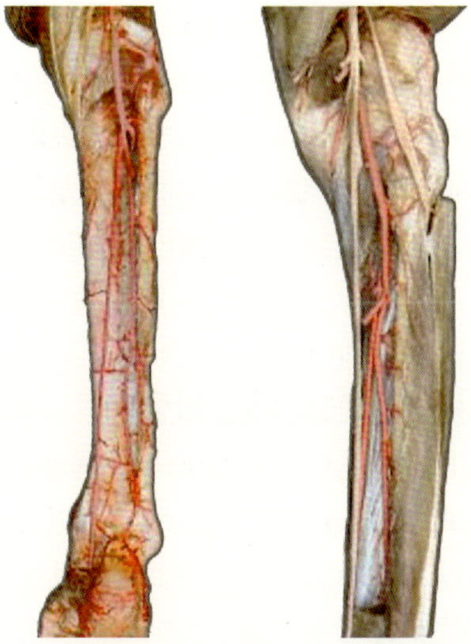

图 1 腓动脉的走行、分支与分布

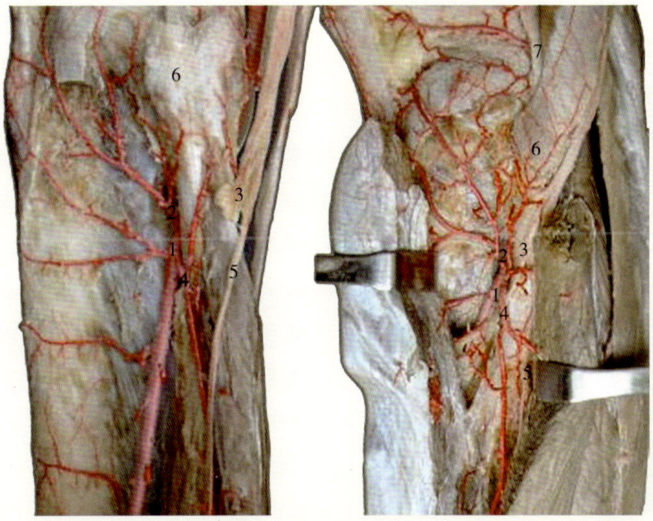

图 2 腓骨上段的血供

féiqiǎn xuèguǎndì féigǔ gǔbàn

腓浅血管蒂腓骨骨瓣（fibular flap pedicled on the fibular vessels） 以腓浅动脉及其伴行静脉为血供来源的腓骨骨组织块。

应用解剖 腓浅动脉主要起始于胫前动脉（约90%），起始点在腓骨头下方6.9cm左右；与胫前返动脉共干起始点约10%，起始在腓骨头下方约4.6cm。腓浅动脉自胫前动脉起始后，经腓深神经肌支深面或与其肌皮支相交叉走行者占47.5%，经腓深神经肌支表面走行者占52.5%。然后与腓浅神经在腓骨长肌与趾长伸肌的肌间隔相伴下行，途中或与腓动脉穿支的升支吻合，或与来自胫前动脉的肌间隔支吻合。腓浅动脉起始外径约1.4mm，伴行静脉两条，外径约为1.4mm和1.1mm。在肌间隔内下行中，腓浅动脉发出1~3支外径约为0.9mm的肌骨膜支进入腓骨长肌（图）。然后发出1~2支升支经肌支内上行，营养腓骨头及腓骨颈骨膜；降支穿肌支达骨膜。

手术设计 患者取平卧位。供区侧的臀部垫高，向对侧倾斜15°~20°，膝关节略屈曲。取胫骨粗隆与腓骨头连线中点为起始点做纵切口，切开皮肤达浅、深筋膜，向两侧牵开，循前外侧肌间隔向上、下钝性分离，将趾长伸肌起始部切断提起，显露胫前血管及其分支，此时可见腓浅动脉及其肌骨膜支进入腓骨长肌，以及胫前返动脉的腓骨头支。沿神经分支在腓骨颈处寻找腓总神经，予以保护。分离腓骨长肌与比目鱼肌外侧头并切断。根据受区需确定截断腓骨体部位，结扎切断腓血管，在保护腓骨骨膜支的情况下，分离腓骨体的肌肉，然后将骨瓣从神经分支中脱离出来。

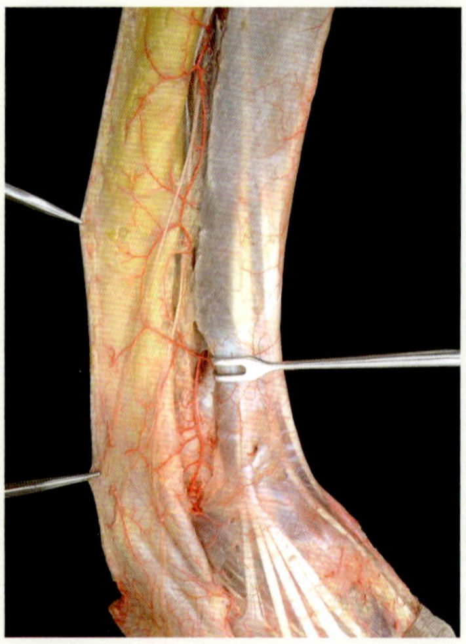

图 腓浅动脉解剖

（张长青）

jìngqián xuèguǎndì féigǔ gǔbàn

胫前血管蒂腓骨骨瓣（fibular flap pedicled on the anterior tibial vessels/ the anterior tibial recurrent vessels） 以胫前动脉及其伴行静脉为血供来源的腓骨骨组织块。

应用解剖 胫前动脉在腘肌下缘由腘动脉分出，略向下距腓骨尖下约2.4cm斜穿骨间膜孔，然后紧贴骨间膜前面，在胫骨前肌与趾长伸肌肌间隔内下行。起始部外径约2.4mm，伴行静脉有2条，汇入腘静脉。胫前动脉穿骨间膜孔后即分出胫前返动脉约占90%，与腓浅动脉共始于胫前动脉近端约占10%，动脉起始外径约为1.3mm。胫前返动脉起始后沿胫骨外侧面上行发出诸多分支。其中有恒定的1~3支外径在0.5~0.6mm的腓骨头支，穿入趾长伸肌深面分布于腓骨头。腓总神经循股二头肌的外侧缘下降，经腓肠肌外侧头的表面达腓骨颈，在腓骨长肌的肌支内，绕腓骨颈到达其前面。通常在入颈前或颈部附近分为腓深、浅神经以及腓深神经发出的关节支和肌支。胫前返动脉与腓总神经、腓深神经及其分支相互交错，且大多数血管均位于神经的深面。

手术设计 患者取平卧位。供区侧的臀部垫高，向对侧倾斜15°~20°，膝关节略屈曲。沿胫骨粗隆与腓骨头连线中点稍偏外做纵向切口（相当于小腿前外侧肌间隙），向上绕腓骨头1cm做弧形延长达股二头肌腱边缘。切开皮肤和深筋膜牵向两侧。循前肌间隙和外侧肌间隔做上下方向的钝性分离，将胫骨前肌与趾长伸肌、腓骨长肌与比目鱼肌分开。在外侧肌间隔邻近腓骨颈处先找出腓总神经，小心予以保护。拉开趾长伸肌即暴露胫前动、静脉束以及伴行的腓深神经。于近起点处切断趾长伸肌、腓骨长肌与比目鱼肌外侧头。此时注意勿损伤其深面的胫前返动脉、腓浅动脉和位于腓骨长肌肌支内的腓深、浅神经及其分支。根据受区所需移植骨的长度，先截断腓骨，在保护好血管束及其分支的前提下，将外侧软组织向外后牵引，离断胫腓关节和附着其上的股二头肌肌腱、腓侧副韧带，提起腓骨头端，至胫前血管束近起始部予以结扎切断。然后自上而下逐步分离骨与血管束。分离腓骨头和附着于骨体上的肌肉时，应留0.5mm左右的一层肌袖，以保护骨膜动脉网。最后切断并提起所需血管束的远端，再由远及近游离出血管束，完成腓骨瓣切取。

（张长青）

jìngqiánfǎn xuèguǎndì féigǔ gǔbàn

胫前返血管蒂腓骨骨瓣（fibular flap pedicled on the anterior tibial recurrent vessels） 以胫前返动脉及其伴行静脉为血供来源的腓骨骨组织块。

应用解剖 胫前返动脉是胫前动脉从其起始点后穿小腿骨间

膜上缘即发出的 1 支较为粗大的分支，出现率为 100%，解剖位置恒定，同时恒定发出 1~2 支的腓骨头支，分布于腓骨头的前内侧面，与腓骨上段其他来源的骨膜支吻合成丰富的动脉网。动脉起始点距腓骨头尖下约 4.5cm。胫前返动脉发出后，主干经胫骨前肌深面，贴胫骨近端外侧面向前外上走行（图）。胫前返动脉主干长约为 0.5cm，起始外径为 2.0mm 左右，在腓骨头支起始点以远 1.5cm 处的胫前返动脉外径为 1.4mm 左右。伴行静脉两支，注入胫前静脉，外径约为 2.1mm 和 2.6mm。

手术设计 侧卧位。自胫骨粗隆与腓骨头连线的中点沿小腿外侧向下做皮肤纵向切口，切口长度视需要截取腓骨骨瓣的长度而定。牵开皮肤，循小腿前肌间隔做上下钝性分离，将趾长伸肌起始部切断提起，暴露出胫前血管及其分支，可见胫前返动脉腓骨头支向外上行走穿入腓骨长肌。沿神经分支在腓骨颈前方分离出腓总神经予以保护。分离腓骨长肌和比目鱼肌外侧头并切断，根据受区要求用线锯截取适当长度的腓骨。分离切断附在腓骨干上的肌肉，骨面保留适当厚度的肌袖。若设计以胫前返动脉近端为蒂的腓骨骨瓣，则结扎切断腓骨头支起始点远端的胫前返动脉主干；若设计以胫前返动脉远端为蒂的腓骨骨瓣，则结扎切断腓骨头支起始点近端的胫前返动脉主干。分离胫前返血管及其腓骨头支直至进入腓骨头，结扎切断途中发出的肌皮支和胫骨膜支，完全游离出带胫前返血管蒂的腓骨骨瓣。

（张长青）

féixuèguǎn chuānzhījiàngzhī-dì jìngféigǔ gǔmóbàn

腓血管穿支降支蒂胫腓骨骨膜瓣（tibiofibular periosteal flap pedicled on the descending perforating branch of fibular vessels） 以腓动脉穿支降支为血供来源的顺行或逆行转移的胫腓骨骨膜组织块。

应用解剖 腓动脉穿支在外踝尖上方 5.6cm 左右，紧靠腓骨缘穿过骨间膜，行于趾长伸肌与腓骨短肌之间，随即分为升支和降支，降支紧靠腓骨缘下行，在外踝尖上 1.5cm 处与外踝前动脉交通，穿出点处动脉外径为 1.3mm 左右，有 2 条伴行静脉。降支在下行的过程中，分别向胫、腓骨远侧段发出骨膜支（图）。胫骨骨膜支通常也是胫前动脉与腓动脉穿支间的交通支，平均有3~4 支，外径为 0.2mm 左右，分布于胫骨远侧段骨膜及内踝骨膜，有 1~2 支伴行静脉。腓骨骨膜支有 2~3 支，外径为 0.5mm 左右，有 1~2 支伴行静脉，分布于腓骨远侧骨膜及外踝骨膜。

手术设计 内、外踝突出点为骨膜瓣的下界，内、外界分别不超过胫骨的内侧缘及腓骨的后缘，上界位于下界上方 6.6cm 处。根据受区的需要，可同时切取胫骨远段骨瓣，骨瓣的下界为胫腓联合韧带上缘，此点上方 4cm 为上界，胫骨外缘内侧 1.8cm 为内界。顺行转位时，旋转点位于腓动脉穿支骨间膜浅出点处，骨膜瓣可达外踝尖上方 11cm，即胫骨中下段交界处。

（张长青）

féixuèguǎndì jìng-féigǔ gǔmóbàn

腓血管蒂胫腓骨骨膜瓣（tibiofibular periosteal flap pedicled on the fibular vessels） 以腓动脉分支为血供来源的胫腓骨骨膜组织块。

应用解剖 腓动脉至小腿下段，贴近腓骨的后内侧面终于跟支。其在沿途发出诸分支，其中分布于胫腓骨后面的有吻合支、胫骨支和弓状动脉。①腓动脉于后踝上约 4.72cm 处发出吻合支，该支外径为 1.3mm 左右，紧贴胫骨后面向内下或向内横行，末端与胫后动脉吻合。当吻合支行经胫骨后面时，发分支分布于胫骨远段的后面。②腓动脉于后踝上 4.5cm 左右，发出胫骨支，该支外径约为 1.1mm，走向与吻合支类似，均紧贴胫骨后面的骨膜表面行走，末端可达胫骨内面。胫骨支沿途发众多分支分布于胫骨后

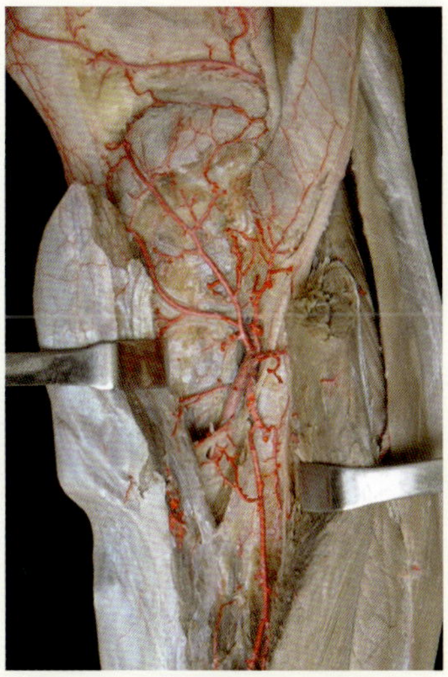

图　胫前返动脉解剖

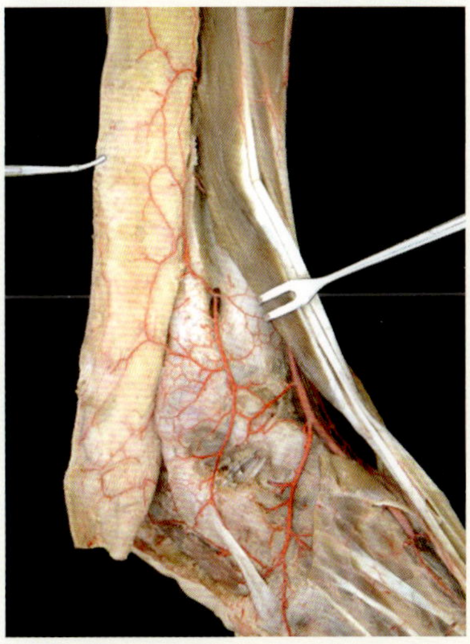

图　腓动脉穿支降支解剖

面。③腓动脉远端至腓骨的分支为弓状动脉，从吻合支或胫骨支至后踝之间的一段腓动脉，向后外平均发出两支弓状动脉，外径均在1.0mm以下。

手术设计 俯卧位，患侧下肢内旋以利于小腿内侧方的显露。切口起自跟腱内侧，沿胫骨内侧缘偏后方约1cm处纵行向上。切开皮肤，将跟腱、腓骨长肌、腓骨短肌牵向外侧，胫后动、静脉，胫神经与趾长屈肌、跗长屈肌拉向内侧，即可显出胫腓骨下段后面。在后踝隆起上方约4.5cm处可见由腓动脉发出的吻合支或胫骨支及由其分布至胫骨远段后面的许多小分支。切断腓骨短肌时应保留一薄片肌袖以保护其弓状动脉。在胫骨后踝最隆起处，横行切开胫骨膜并沿胫骨内侧缘向上剥离，可取宽约3cm的胫骨远段骨膜。继之，在同一平面横行切开腓骨内后侧面骨膜，沿腓骨外侧向上剥离，可取宽约2cm的腓骨后内侧骨膜瓣。以缝线吊起胫腓骨膜瓣的远端，连同部分骨间膜向上分离，取下骨膜瓣，或连同部分胫骨，构成骨膜骨瓣。

（张长青）

féiqiǎn xuèguǎndì jìng-féigǔ gǔmóbàn

腓浅血管蒂胫腓骨骨膜瓣

（distal tibiofibular periosteal flap pedicled on the superficial fibular vessels） 以腓浅动脉为血供来源的胫腓骨骨膜组织块。

应用解剖 腓浅动脉于腓骨头下方约5.2cm处发自胫前动脉，与腓浅神经同经腓骨长肌与趾长伸肌的间隔相伴下行。其长度差异甚大，有下述两种情况：①腓浅动脉自起始后径直下行，达外踝上方与腓动脉穿支的升支相吻合。②腓浅动脉下行中，在小腿不同平面吻合于肌间隔动脉。肌间隔动脉来自胫前动脉或腓动脉，肌间隔动脉穿出肌间隔，即分为上行支与腓浅动脉吻合，下行支向下吻合于另一肌间隔动脉的上行支或腓动脉穿支的升支。腓浅动脉起点外径约1.1mm，伴行静脉两支，外径1.4~1.5mm。腓浅动脉在小腿中段时，外径约0.5mm，肌间隔动脉外径约为0.9mm。

手术设计 患者取平卧位。患侧肩后和臀部垫高，必要时再将手术床向健侧倾斜15°以利于在小腿前外侧区域的显露与操作。胫骨粗隆与腓骨头连线的中点与外踝前缘的连线，可视为该轴心血管的体表投影。以连线为轴，将胫腓骨远端切口皮肤翻向两侧，显出深筋膜将皮缘拉向两侧。在小腿中、下段找出腓浅神经及其伴行的血管，在放大镜下游离腓浅神经并将之拉向胫侧，携带轴心线两侧各宽1.5cm的深筋膜。先切开胫侧深筋膜，拉开趾长伸肌以保护胫前血管，显露胫骨前方的骨膜，此时可见腓动脉的穿支及其降支、降支骨膜支和升支。升支沿肌间隔出深筋膜。在内踝最突出点上缘处横行切开胫骨骨膜，并沿胫骨内侧缘向上剥离，获取胫骨远段骨膜。继之，在腓侧沿腓骨后缘切开深筋膜直达骨质。在外踝最突出上缘，以骨凿切下一薄片外踝表面骨质，始能向上分离腓骨骨膜。以缝线吊起胫、腓骨骨膜瓣的远端，紧贴骨间膜或带上一薄层骨间膜向上分离，切断并结扎腓动脉穿支，即可获取胫腓下段骨膜瓣。

（张长青）

jìnggǔ gǔmóbàn

胫骨骨膜瓣

（tibial periosteal flap） 取自胫骨骨膜带有血液循环的骨膜组织块。血供可以来自血管蒂、肌蒂。可局部移位或游离移植。

1983年，李汉云等从解剖学角度提出了吻合血管的胫骨骨膜瓣移植。1985年，王书成将该术式应用于临床获得成功。此后国内许多学者通过解剖学研究及临床应用设计了带血管蒂的胫骨骨膜瓣或骨膜骨瓣。

按照血供来源胫骨骨膜瓣（图）包括以下几类：①隐血管蒂

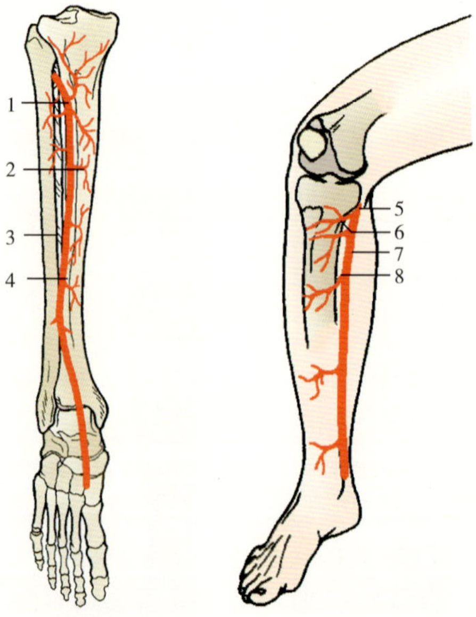

图 胫骨的形态与血供（郑和平供图）

1. 前动脉；2. 肌骨膜支；3. 骨间膜；4. 骨膜支；5. 腘动脉；6. 膝下内侧动脉；7. 胫前动脉；8. 血管链

胫骨骨膜瓣。②膝下内侧血管蒂胫骨骨膜瓣。③胫后血管肌间隙支蒂胫骨骨膜瓣。④胫前血管肌骨膜支蒂胫骨骨膜瓣。⑤胫前返血管骨膜支蒂胫骨骨膜瓣：以胫前返血管骨膜支为营养血管蒂的胫骨外侧骨膜组织块。⑥腓浅血管蒂胫骨骨膜瓣：以腓浅血管为营养血管蒂的胫骨下段骨膜组织块。⑦腓血管蒂胫腓骨骨膜瓣。⑧比目鱼肌蒂胫骨骨膜瓣。按部位可构成胫骨骨膜瓣的供区有胫骨上段内侧面、胫骨干内外侧面、胫骨远端。

由于胫骨系下肢的主要承重骨，作为骨瓣供区切取后可能造成骨折等并发症，因此常作为骨膜瓣供区，但也可在切取骨膜瓣同时携带部分骨膜下骨组织块，形成骨膜骨瓣。胫骨骨膜瓣切取容易，血供充裕，骨膜厚且面积较大，可局部移位修复邻近胫骨的骨不连或小范围骨缺损，也可做游离移植，还可构成肌骨膜复合组织瓣修复邻近复合组织缺损。但目前不作为主要的骨瓣供区。

（喻爱喜）

jìngqián xuèguǎn jīgǔmó zhīdì jìnggǔ gǔmóbàn

胫前血管肌骨膜支蒂胫骨骨膜瓣

胫前血管肌骨膜支蒂胫骨骨膜瓣（tibial periosteal flap based on the periosteal branches of anterior tibial vessels） 以胫前血管肌骨膜支为营养血管蒂的胫骨外侧骨膜组织块。

应用解剖 胫前动脉在胫骨前肌与踇（趾）长伸肌间隙的行程中，沿途向胫骨外侧呈节段性发出3~7支骨膜支，骨膜支自发出点至进入骨膜处距离为1.3cm，起点外径0.7mm，伴行静脉两条。胫前血管骨膜支贴胫骨外侧面骨膜至胫骨前缘，分出升支、降支和水平支，升支和降支分别与相邻骨膜支的降支和升支形成血管吻合链，水平支继续走向前内，与来自胫后动脉肌间隙支供应胫骨内侧面的骨膜支直接沟通或形成动脉网（图）。

适应证 局部移位修复胫骨骨不连。

手术设计 ①体位与切口：取仰卧位，于骨折部位附近在胫骨前缘外侧约1.0cm处做纵向切口，切开皮肤、浅筋膜、深筋膜。②显露蒂部：沿胫前肌与踇（趾）长伸肌间隙显露胫前血管束，可见胫前肌支及与之相对应的骨膜肌支。③切取骨膜瓣：骨膜瓣范围自胫骨外侧缘至胫骨前缘，可越过胫骨前缘达内侧面约1.0cm，一般可切取面积为8.0cm×4.0cm。为确保胫骨前缘处血管吻合链的完整性，剥离范围应包含1~2条骨膜支在内的整个胫骨外侧面及1.0~1.5cm宽的内侧面胫骨骨膜，保留宽约1.0~2.0cm骨膜蒂保护血管，使之形成以靠近骨折部位的优势骨膜支为蒂的长方形岛状骨膜瓣。④骨膜瓣移位：待骨折断端清理完毕并完成复位、内固定后，取少许自体髂骨或异体骨植骨，再将带血供的骨膜瓣旋转覆盖骨折处，周边与邻近骨膜缝针固定。

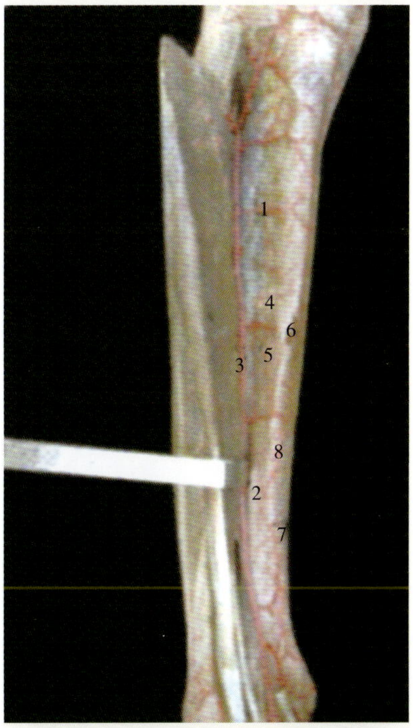

图　胫骨前外侧面骨膜血管
（郑和平供图）

1. 肌骨膜支；2. 骨膜支；3. 胫前动脉；4. 升支；5. 降支；6. 水平支；7. 血管吻合链；8. 骨膜动脉网

优缺点 胫前血管骨膜支解剖恒定、位置表浅、操作简便，适用于修复中、小范围的骨质缺损。因其蒂部较短，其旋转范围有限，不能修复较远部位的骨缺损，构成骨膜骨瓣时，所取骨量有限。

（喻爱喜）

jìnghòu xuèguǎn jījiànxì zhīdì jìnggǔ gǔmóbàn

胫后血管肌间隙支蒂胫骨骨膜瓣

胫后血管肌间隙支蒂胫骨骨膜瓣（tibial periosteal flap based on the intermuscular septum branch of posterior tibial vessels） 以胫后血管肌间隙支为营养血管蒂的胫骨内侧骨膜组织块。

应用解剖 胫骨内侧面在胫骨粗隆至内侧髁之间有来自胫后动脉的肌间隙支2~7支，肌间隙支发自胫后动脉，穿出比目鱼肌与趾长屈肌间隙，达胫骨内侧缘发出升支与降支，彼此在胫骨内侧缘吻合，同时发出分支分布于胫骨内侧面骨膜形成动脉网（图）。其皮支主干穿深筋膜后分前、后支，营养小腿内侧皮肤。皮支主干与直接骨膜支发出处，仅隔深筋膜，几乎处于同一平面。其起点外径为1.2mm，伴行静脉两条。

适应证 局部移位修复胫骨骨不连。

手术设计 ①体位与切口：取仰卧位，下肢外旋。根据病灶部位于胫骨内侧缘做纵向切口。

切开皮肤、皮下组织达深筋膜浅面。②显露蒂部：在胫骨内侧缘处可见穿出深筋膜的胫后动脉皮支，在皮支穿出处透过深筋膜可见由胫后血管肌间隙支所发出的直接骨膜支及其分支。③切取骨膜瓣：根据骨不连部位以及优势骨膜支所在处而选定骨膜瓣是在骨不连近侧或远侧。保留宽约2cm的深筋膜骨膜蒂，以保护骨膜支。可切取骨膜瓣的范围约为8cm×4cm。④骨膜瓣移位：待病灶整复固定后，将骨膜瓣旋转覆盖，并与邻近软组织缝合固定。

优缺点 胫后血管肌间隙支解剖恒定、操作简便，适用于修复中、小范围的骨质缺损及骨不连。尤其适合胫骨前外侧软组织条件差，需以内侧切口手术同时切取骨膜瓣者。因其蒂部较短，其旋转范围有限，不能修复较远部位的骨缺损；构成骨膜骨瓣时，所取骨量也有限。

（喻爱喜）

yǐnxuèguǎndì jìnggǔ gǔmóbàn

隐血管蒂胫骨骨膜瓣（tibial periosteal flap based on the saphenous vessels）

以隐血管为营养血管蒂的胫骨内侧骨膜组织块。

应用解剖 隐动脉起自膝降动脉或股动脉。在股骨内上髁上方约9.1cm处发出，向下走行在缝匠肌深面，至胫骨平台下约1.8cm平面浅出缝匠肌下缘，行向前下方发分支分布于胫骨内侧面骨膜。主干在胫骨平台下约11.8cm处与膝下内侧动脉和胫后血管肌间隙支相吻合（图）。

适应证 可以局部移位修复胫骨上段骨不连以及膝关节和股骨下段骨病损。

手术设计 小腿上段内侧纵向切口，先探查找寻膝降血管及隐血管，沿其分支解剖至胫骨上段内侧骨膜，根据受区需要切取一定大小骨膜瓣。

注意事项 该骨膜瓣可修复胫骨上段骨缺损、骨不连，血管蒂长，位置表浅、恒定，通过内侧纵向血管链，骨膜瓣切取可达胫骨中段。适用于修复膝关节及股骨下端骨病损，也可构成骨膜骨瓣，但所取骨量有限。

（郑和平）

xīxià nèicè xuèguǎndì jìnggǔ gǔmóbàn

膝下内侧血管蒂胫骨骨膜瓣（tibial periosteal flap based on the medial inferior genicular vessels）

以膝下内侧血管为营养血管蒂的胫骨内侧骨膜组织块。

应用解剖 膝下内侧动脉恒定起始于腘动脉，起始点位于胫骨粗隆上方约5.8cm，起始外径约1.7mm。其主干经胫骨内侧髁与腘肌上缘的筋膜内走向前侧，分为关节支和筋膜骨膜支。关节支与胫前返动脉、隐动脉关节支等吻合，筋膜骨膜支转向前，至胫骨内侧面处，从腓肠肌内侧头与胫骨之间浅出，至胫骨内侧面，分为升支、降支及水平支（图）。

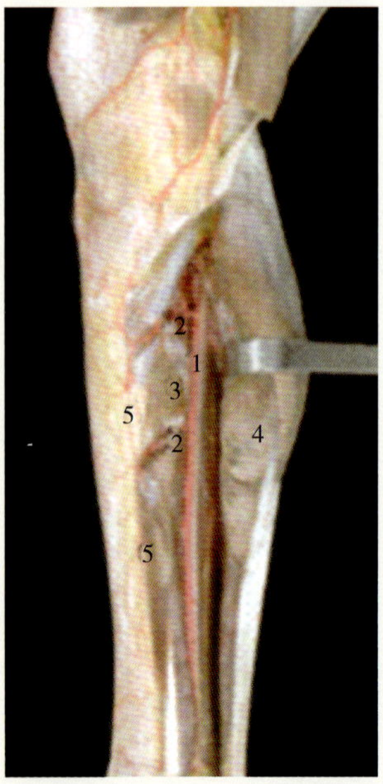

图 胫后血管肌间隙支分支与分布

1. 胫后动脉；2. 肌间隙支；3. 趾长屈肌；4. 比目鱼肌；5. 血管链

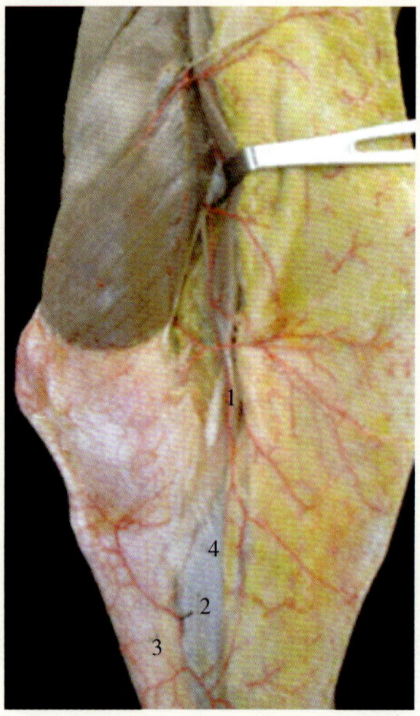

图 隐动脉走行、分支与分布

1. 隐动脉；2. 膝下内侧动脉；3. 骨膜动脉网；4. 腓肠肌内侧头；5. 胫骨粗隆

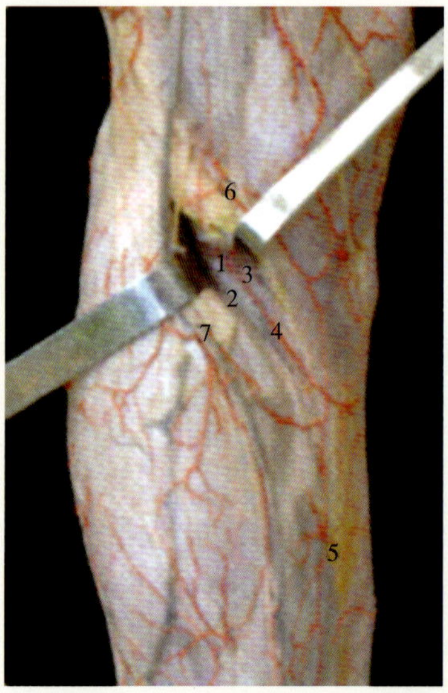

图 膝下内侧动脉走行、分支与分布

1. 膝下内侧动脉；2. 腘肌；3. 关节支；4. 骨筋膜皮支；5. 胫后动脉肌间隙支；6. 隐动脉；7. 大隐静脉

适应证 可局部移位修复胫骨骨不连。

手术设计 ①体位与切口：仰卧位。膝关节前内侧入路切口，可向下适当延长切口。②显露蒂部：纵行切开皮肤、深筋膜，钝性分离缝匠肌和股内侧肌，切开髌内侧支持带，暴露膝下内侧血管及其发出的胫骨骨膜分支。③切取骨瓣：暴露胫骨内侧面的骨膜，与胫骨上端下约12cm处由远侧向近侧掀起骨膜瓣，依受区范围切取一定大小的骨膜瓣移位至受区。④骨瓣移植：待病损区处理完毕后，将骨瓣转位嵌于受区。

优缺点 该骨膜瓣切取操作简单，损伤小，血供可靠，适用于局部转位修复邻近胫骨骨不连，一般不用做游离移植，可构成骨膜骨瓣，但骨量也有限。

（郑和平）

bǐmùyújīdì jìnggǔ gǔmóbàn

比目鱼肌蒂胫骨骨膜瓣（tibial periosteal flap based on soleus）

从附着于胫骨的比目鱼肌肌束获得血液供应的胫骨骨膜组织块。

应用解剖 比目鱼肌位于腓肠肌深面，起点有内、外侧两个头。比目鱼肌内侧半血供主要来源于胫后动脉节段性分支，其中最下两支与内踝突出点的距离分别约为5.5cm、9.7cm，外径分别约为1.3mm、1.4mm。为确保肌骨膜瓣的血供，应以至少包括两条胫后动脉分支在内。比目鱼肌于胫骨中段内侧缘附丽处的骨膜，除由肌质内众多细小网状骨膜支分布外，还存在1~2支较粗大的胫后动脉肌骨膜支以及胫后动脉肌间隙支（图）。

适应证 可局部移位修复胫骨中下段骨不连或骨缺损。

手术设计 ①体位与切口：患者取仰卧位。健侧肩、臀部垫高以利于患肢外旋。切口起自胫骨内髁下方3 cm，相当于比目鱼肌内侧头起始处，沿胫骨内缘向下至组织瓣旋转点。切开皮肤，保护大隐静脉和隐神经，将其拉向内后方。②显露蒂部：切开深筋膜，分开比目鱼肌与腓肠肌间隙，显露比目鱼肌内侧部。切离比目鱼肌上段起点达胫骨中段内缘附着处上方。在主干血管及神经的内侧，纵行切开约占肌腹宽度1/3的比目鱼肌内侧肌瓣，向下切离至旋转点（内踝上10cm）。③切取骨（膜）瓣：于比目鱼肌胫骨内侧缘附着处切取所需大小的长方形岛状骨膜瓣。可凿取内侧缘一薄片骨质以保护骨膜的完整性。骨膜瓣的长度可超过比目鱼肌附着处上、下各1~2cm，达8~10cm。逐一结扎从胫后动脉至该肌瓣的节段性分支至旋转点处，旋转点最低点不应低于内踝上方10cm。④骨（膜）瓣移位：待完成病灶清理，骨端固定或充填骨质后以骨膜瓣（或骨瓣）移位覆盖骨病损处，肌瓣表面以中厚皮片移植。

优缺点 操作简便，血供可靠，不牺牲小腿主干血管，局部转位可修复胫骨中下段骨不连或小范围骨缺损合并软组织缺损，可构成骨膜骨瓣，但供骨量有限。

（郑和平）

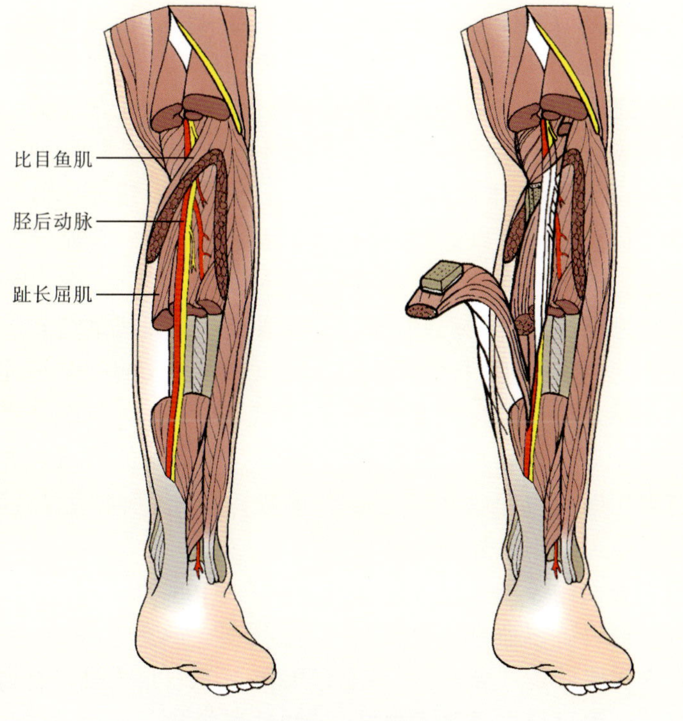

图 比目鱼肌血供与骨瓣设计

gēngǔ gǔbàn

跟骨骨瓣（calcaneus bone flap）

取自跟骨带有血液循环的骨组织块。血供可以来自血管蒂、肌蒂。1992年由张发惠等首先报道了跗外侧血管蒂的跟骨骨瓣。

按照血供来源跟骨骨瓣（图）包括以下几类。①趾短伸肌跟骨骨瓣：从附着于跟骨的趾短伸肌肌束获得血液供应的跟骨骨组织块。②外踝前血管蒂跟骨骨瓣：以外踝前血管为营养血管蒂的跟骨前外侧骨组织块。③跟外侧血管蒂跟骨骨瓣：以跟外侧血管为营养血管蒂的跟骨后外侧骨组织块。④跗外侧血管蒂跟骨骨瓣：以跗外侧血管为营养血管蒂的跟

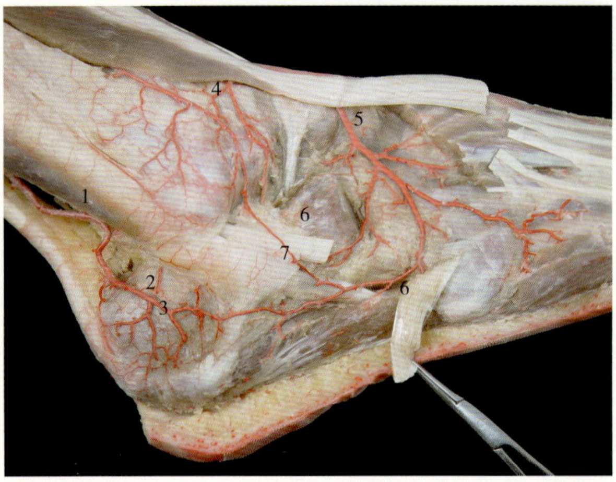

图　跟骨的血供

1. 跟外侧动脉；2. 跟骨膜支；3. 跟骨；4. 腓动脉穿支降支；5. 跗外侧动脉；6. 腓骨短肌腱；7. 腓骨长肌腱

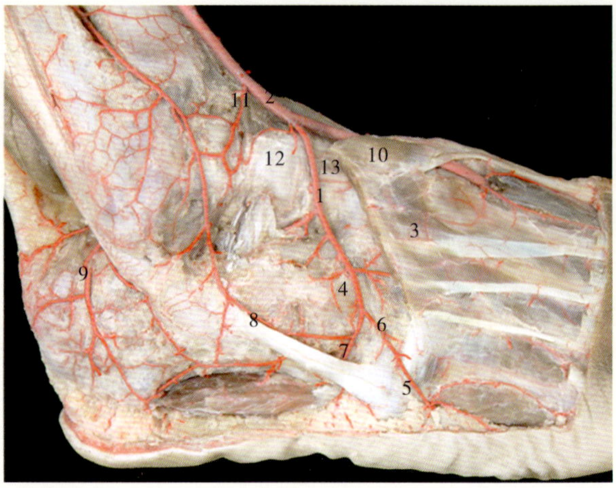

图　骰骨背侧的血供

1. 跗外侧动脉；2. 足背动脉；3. 指伸短肌；4. 骰骨；5. 第5跖骨底；6. 前行支；7. 后行支；8. 腓骨短肌腱；9. 跟外侧动脉；10. 踇短伸肌；11. 外踝前动脉；12. 距骨；13. 舟骨

骨后外侧骨组织块。⑤腓血管穿支降支蒂跟骨骨瓣：以腓血管穿支的降支为营养血管蒂的跟骨后外侧骨组织块。

跟骨骨瓣常取自跟骨外侧，血管解剖位置表浅、恒定，其血管蒂长度足可向邻近的胫距关节、距下关节、距舟关节进行转位。可修复距骨骨折、距骨体缺血坏死或距下关节植骨融合。缺点是供骨量有限。

（郑和平）

tóugǔ gǔbàn

骰骨骨瓣（cuboid bone flap）

取自骰骨带有血液循环的骨组织块。常以跗外侧血管为营养血管蒂。1991年张发惠等通过解剖学研究设计此骨瓣。1992年陈振光报道了该术式的临床应用。

应用解剖　跗外侧动脉为足背动脉的最大分支，在距舟关节平面上方约1.4cm处由足背动脉外侧发出，起始外径1.9mm，其根部至骰骨背侧面内侧缘之间，干长2.7cm，伴行静脉均为两条，外径分别为1.9mm和1.8mm。跗外侧动脉起始后斜经足舟骨外侧，继而穿趾短伸肌深面，紧贴骰骨的背侧面至第5跖骨底附近，跗外侧动脉在跨越骰骨面时，从动脉两侧分出5~12支、外径为0.3~1.0mm骨膜支分布于背侧骨面并穿入骨质。跗外侧动脉沿途分支除营养邻近肌肉、跗骨、跟骨前分外，还与跟外侧动脉、腓动脉穿支、外踝前动脉和弓状动脉等构成吻合，并参与足背前部动脉网（图）。

适应证　可局部移位修复距骨颈骨折或距骨缺血坏死。

手术设计　①体位与切口：患者取平卧位。切口以能同时显露病变区、骰骨、跗外侧动脉或足背动脉为原则。②显露血管蒂：切开皮肤，将趾长伸肌拉向外侧，沿足背动脉外侧在距舟关节处寻觅跗外侧动脉的起始处，继之在跟骨前方切断趾短伸肌并将之翻向远侧，即可显露跗外侧动脉分布于骰骨表面的分支并延及跟骨的前方。也可采用逆行法显露血管蒂。③切取骨瓣：分清骰骨四周边界后，即可根据受区需要凿取骰骨骨瓣，将骨瓣掀起后，由远而近逐渐分离其血管束至其发出处，结扎与邻近血管的吻合支，骨瓣切取的最大范围约为2.5cm×1.5cm×1.5cm。④移位植骨：切开显露胫距关节、距下关节或距骨体、颈部后，修整关节面或复位距骨体、颈，凿槽嵌入骰骨瓣。如需向踝上转位者，则在分出跗外侧血管的远端切断结扎足背血管，将血管向近端继续分离，利用胫前血管为蒂，骨瓣即可移位至胫骨的下段，以修复骨不连或小范围的骨缺损。

优缺点　跗外侧血管解剖位置表浅、恒定，其血管蒂长度足可向邻近的胫距关节、距下关节、距骨、距舟关节进行转位。骰骨可以连同其表面的趾短伸肌构成骨肌复合瓣，可一次修复胫骨远端及其邻近区的骨质合并软组织缺损，但骨瓣所取骨量有限。

（郑和平）

zúzhōugǔ gǔbàn

足舟骨骨瓣（navicular bone flap）

取自足舟骨带有血液循环的骨组织块。血供来自血管蒂。1997年由张发惠等报道了带血管

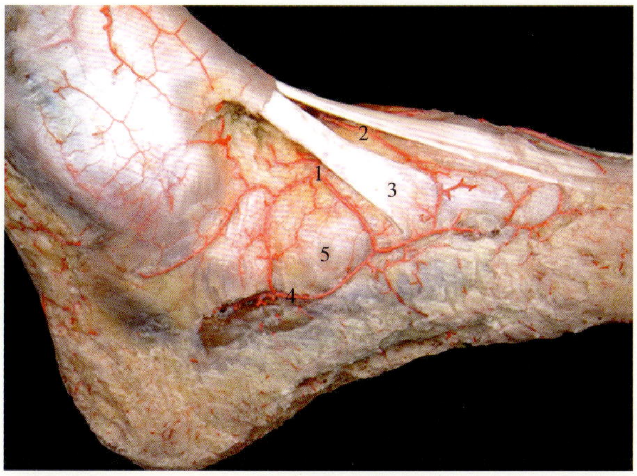

图　足舟骨的血供

1. 内踝前动脉；2. 跗内侧动脉；3. 胫骨前肌腱；4. 足底内侧动脉皮支；5. 舟骨粗隆

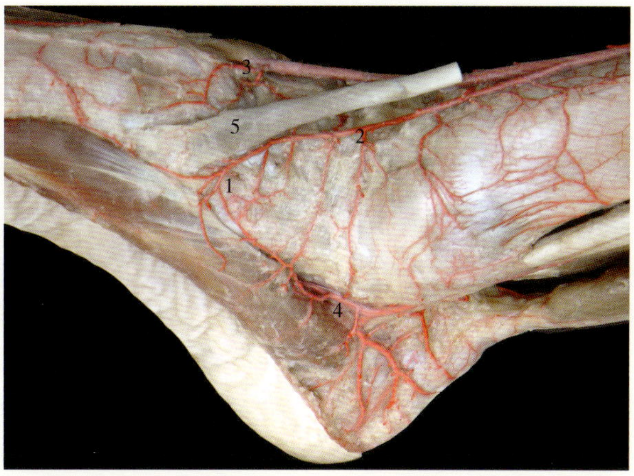

图　内侧楔骨的血供

1. 内侧楔骨；2. 内踝前动脉；3. 跗内侧动脉；4. 足底内侧动脉浅支；5. 胫骨前肌腱

蒂的足舟骨骨瓣。

按照血供来源足舟骨骨瓣（图）可分为：①内踝前血管蒂足舟骨骨瓣，以内踝前动静脉为营养血管蒂的足舟骨骨组织块。②跗内侧血管蒂足舟骨骨瓣，以跗内侧动静脉为营养血管蒂的足舟骨骨组织块。③足底内侧血管浅支蒂足舟骨骨瓣，以足底内侧动静脉浅支为营养血管蒂的足舟骨骨组织块。

足舟骨骨瓣血管解剖位置恒定、表浅，手术操作简便，可移位修复距骨颈骨折或距骨缺血坏死，但是供骨量有限。

（郑和平）

xiēgǔ gǔbàn

楔骨骨瓣（cuneiform bone flap）

取自楔骨带有血液循环的骨组织块。血供来自血管蒂。1992 年由张发惠等报道了带血管蒂的内侧楔骨骨瓣的解剖学研究，1994 年陈振光将楔骨骨瓣成功应用于临床。

按照血供来源楔骨骨瓣（图）可分为：①内踝前血管蒂楔骨骨瓣，以内踝前动静脉为营养血管蒂的内侧楔骨骨组织块。②跗内侧血管蒂楔骨骨瓣，以跗内侧动静脉为营养血管蒂的内侧楔骨骨组织块。

楔骨骨瓣一般取自内侧楔骨，血供可靠，解剖恒定，可移位修复距骨颈骨折或距骨缺血坏死，不用作游离移植，但是骨量有限。

（郑和平）

zhígǔ gǔbàn

跖骨骨瓣（metatarsal bone flap）

取自跖骨带有血液循环的骨组织块。常以跖背血管为营养血管蒂，有第 1 跖背血管蒂的第 1 跖骨瓣、第 1 跖背血管蒂的第 2 跖骨瓣、第 2 跖背血管蒂的第 2 跖骨瓣。1998 年由陈振光等报道了其临床应用。

应用解剖　第 1 跖背动脉在第 1 跖骨间隙前行途中对称性发出数条骨膜支分布于第 1、2 跖骨的内、外侧面（图），平均有骨膜支 2.6 支，当第 1 跖背动脉行至距第 1 趾蹼缘 1.59cm 处分为 2 条趾背动脉，并向跖底发吻合支与第 1 跖底动脉吻合。第 1 跖背动脉起始部外径约为 1.6mm，其远端外径为 1.2mm，主干长 4.5cm，伴行静脉 1~2 条。第 1 跖背动脉在第 1 跖骨间隙中的位置深浅不一。第 2 跖背动脉在第 2 跖骨间隙内前行途中对称性发出数条骨膜支分布于第 2、3 跖骨的内、外侧面，平均有骨膜支 2.4 支，当第 2 跖背动脉行至第 2 趾蹼缘近侧 1.6cm 处分出两条趾背动脉，并向跖底发吻合支与第 2 跖底动脉吻合。第 2 跖背动脉起始部外径为 1.6mm，其远端外径为 1.2mm，主干长 4.9cm，伴行静脉 1~2 条。

适应证　可用于局部移位修

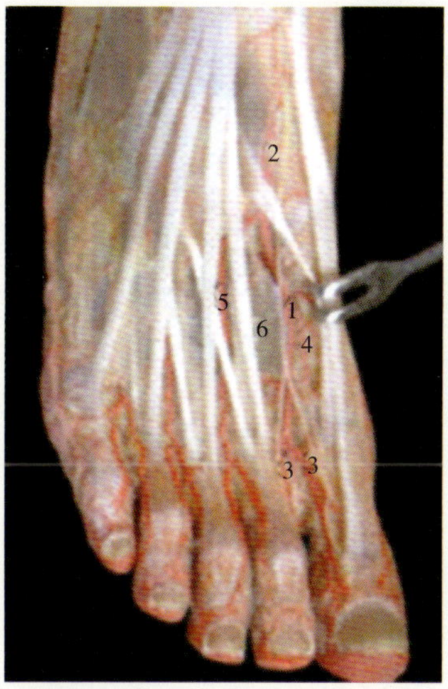

图　跖背动脉的分支与吻合支

1. 第 1 跖背动脉；2. 足背动脉；3. 趾背动脉；4. 骨膜支；5. 第2跖背动脉；6. 骨间背侧肌

复第 2 跖骨头缺血性坏死。

手术设计 ①体位与切口：平卧位，以第 2 跖骨为纵轴做 S 形切口，近端起自第 2 跖楔关节，远端至第 2 跖趾关节，可良好显露第 1、2 跖骨间隙及第 2 跖骨头。②显露血管蒂：切开皮肤及浅筋膜，将胫骨前肌腱和趾长伸肌腱分别向内外牵开，显露出足背血管及其分支。先解剖第 1 跖背动脉，如属Ⅰ型当为首选血管蒂，如为Ⅱ、Ⅲ型宜采取第 2 跖底动脉为蒂。③切取骨瓣：骨瓣面积为 1.0cm×0.5cm×0.5cm，骨膜范围可略大于骨瓣，以便于周边软组织缝合固定。④移位植骨：清理第 2 跖趾关节腔，凿除骨赘，磨光跖骨头，于第 2 跖骨头背面膨大结节部近侧凿一槽洞，向头内深入约 0.5cm，并挖出其中的病变组织，槽洞的大小以能容纳骨瓣为准。

优缺点 优点：主要用于治疗第 2 跖骨头缺血性坏死，带血管蒂的骨瓣植入将为跖骨头提供血供和各种成骨因素，以加速跖骨头的修复，操作简便，对组织损伤少。还可形成带血管蒂的跖骨骨瓣移植修复外踝骨缺损。缺点：切取的骨瓣量有限。

（郑和平）

wěnhé xuèguǎn de xiǎoguānjié yízhí

吻合血管的小关节移植（vascularized joint transplantation）

为重建小关节（如手指掌指关节、近侧指间关节或颞颌关节）的功能，设计应用带血管蒂的小关节（如以跖背血管或跖底血管为蒂的跖趾关节或近趾间关节）移植的术式。1967 年邦克（Buncke）首先报道带血管蒂的邻指掌指关节移植获得成功。1980 年郭恩覃等以吻合血管自体跖趾关节治疗拇指掌指关节强直获得成功。

应用解剖 ①足趾小关节的特点：足趾趾节短小，活动范围与手指关节有所差别。跖趾关节背伸 45°~90°，屈曲 0°~45°。近侧趾间关节背伸 0°~30°，屈曲 60°~90°。足趾伸屈肌腱的结构与手指近似。②足趾小关节血供特点：跖趾关节的动脉来源于跖背动脉和跖底动脉，有背胫侧、背腓侧、跖胫侧、跖腓侧和跖趾关节后五部分动脉关节支，跖背动脉起源于足背动脉的弓形动脉。近侧趾间关节的血供来源于趾背动脉和趾底固有动脉的关节囊支、髁支和干骺支，有背胫侧、背腓侧、跖胫侧和跖腓侧四部分动脉关节支，若以 1 条动脉为蒂，可有胫侧 6 支以上和腓侧 7 支以上的动脉关节支供血。关节支外径约 0.3mm，伴行静脉多为两条，外径小于或等于动脉，各关节支在关节囊彼此吻合。

适应证 ①各种原因引起的手指掌指关节、近侧指间关节的严重骨折损伤或缺损。②类风湿等关节炎引起的上述两关节的强直。③先天性畸形导致上述两关节的异常。④由感染、外伤或类风湿性关节炎等引起的颞下颌关节纤维性或骨性强直。

手术方法 修复手部小关节应用臂丛神经阻滞加硬脊膜外阻滞麻醉。修复颞下颌关节应用全身麻醉。

受区准备 以修复手指近侧指间关节为例，手指关节背侧皮肤做 S 形切口，向两侧牵开皮肤，纵向切开指伸肌腱及关节囊，截除适当长度近节指骨头部及中节指骨基底，以便容纳移植关节。在手掌及手背做附加切口，分别解剖出指总动脉、指神经及静脉备用。

切取足趾关节 足趾近侧关节背侧设计纵向梭形岛状皮瓣，与关节相连，作为关节血供的观察窗。其余的皮肤全部游离，关节腓侧保留薄层软组织与血管蒂相连。游离跖背动、静脉（或足背动、静脉），结扎分支，保护好跖背动静脉及向关节发出的骨膜支，保留全部血管和关节之间软组织联系。将趾长屈肌腱保留于足趾，切断趾短屈肌腱。切断趾伸肌腱的中央腱，侧腱束保留于足趾。根据长度小摆锯截断关节两端的趾骨，使关节除由血管蒂相连外全部游离，在合适的血管长度处断蒂。供区缺损趾骨取髂骨植骨，缝合全部创口。

移植趾间关节 将趾间关节镶嵌在受区缺损部，交叉克氏针或十字钢丝固定，使关节保持伸直 0°位。缝合指伸肌腱，将血管蒂通过皮下隧道引至受区血管处，在显微镜下进行血管吻合，通血后缝合伤口。石膏固定手指于伸直位。术后显微外科常规治疗。

修复颞下颌关节时，受区在耳前做纵弧形切口，截除原病损关节，以备容纳足趾关节。解剖出颞浅动脉及相应的静脉备用。切取足趾关节不需带伸屈肌腱，只切取含动静脉供血系统的单一关节。移植时要注意关节的摆放方向和良好的骨骼固定。

注意事项 ①修复手指关节及修复颞下颌关节：足部近侧趾间关节是最合适的移植材料，而跖趾关节适合于掌指关节修复，且不涉及伸屈肌腱的修复问题。跖趾关节较粗大，不适合用于指间关节的修复。②手指关节移植择期手术有两种入路：一是背侧入路，具有显露好，便于骨固定操作的优点。移植的关节其静脉大多位于背侧，不会造成卡压，有利于静脉回流，同时也便于伸肌腱修复。另一种是侧方入路，不需要重建伸指肌腱的病例选择此入路，能较好地保留受区伸肌腱，还有利于指动脉、神经的吻合，但显露较差，骨固定的操作不方便。③观察窗问题：切取足趾关节时，要连带一小块皮肤，镶嵌于受区，以观察血运情况。有了这个观察窗，除了随时了解血运外，还可以解决关节部位皮肤覆盖紧张的问题。④骨骼固定问题：关节移植功能好坏与骨骼的固定有很大关系。克氏针固定，简便适用，是关节移植主要的固定方法。克氏针交叉固定不影响关节，但操作困难；纵向贯穿固定最简单，比较稳定可靠，同时有利于伸指肌腱的恢复。缺点是对关节活动度可能存在影响；钢丝克氏针结合应用也是一个不错的方法，即近端用钢丝绑扎，远断端用克氏针固定；此外还应内外固定结合，才能稳定可靠。⑤伸肌腱重建问题：近侧指间关节移植指伸肌腱的处理是难点，尽量做到解剖修复，张力调整要偏大，固定在伸直位，否则影响伸指功能。⑥关节移植要高度重视神经修复：只有良好的神经支配，才能保证关节正常的功能。因此切取足趾关节时，至少要带一侧的趾固有神经，受区的神经根据情况灵活选择。移植关节血运重建最好吻合指-趾动静脉，或指总动脉和掌骨头间静脉。这样创伤较小，成活率高，恢复较快。

（方光荣）

zhōuwéi shénjīng xiǎnwēi wàikē

周围神经显微外科（microsurgery of peripheral nerves） 利用显微外科原理和技术，研究与治疗周围神经疾病的学科。主要通过显微神经松解、神经缝合、神经移植、神经移位和神经植入等手术方法，去除周围神经疾病的病因、恢复周围神经组织解剖的连续性、为神经损伤后再生提供较理想的微环境，从而尽可能地恢复神经及靶器官的生理功能。13世纪威廉（William）首次提出离断的神经需修复。1871年许特尔（Hueter）提出了神经外膜缝合法。1873年里天范（Letievant）提出双侧神经蒂延长缝合法。1885年马尔科夫（Markov）提出斜切缝合法。1885年拉瓦（Rawa）把神经断端在侧方结扎在一起。由于认识到神经损伤后近端的轴突能否顺利地长入远端的原神经内膜管或相同功能的内膜管，是神经功能能否恢复的关键。1917年兰利（Langley）和桥本策（Hashimoto）在坐骨神经内部解剖研究的基础上提出了神经束膜缝合术。朱家恺等从1973年开始开展周围神经束膜缝合术。

周围神经外膜与束膜缝合术的对比研究发现，周围神经外膜缝合操作简单，但神经干内近远端的相应功能束不可能准确对合，吻合口常因存在张力而使神经束断端间产生空隙，妨碍神经纤维的再生；束膜缝合法能使相同功能的神经束准确对合，但缝合口抗张力差，手术费时，术中采用电生理或组织化学方法鉴别神经束运动、感觉功能常有困难或误差，束膜缝合仍带有一定的盲目性，很可能发生错位对合，在两类神经纤维混合率较高的神经更是如此。所以，若神经束较小、数目多，运动束与感觉束不易分辨，或为几乎由纯运动或纯感觉纤维构成，则适于做外膜缝合。反之，神经束粗大，束间组织较多，神经束的性质可以分辨，则可做束膜缝合。

1870年菲利普奥克斯（Phillipeaux）和维尔皮安（Vulpian）通过神经移植的实验首次提出了神经纤维可通过移植再生。1939年邦内尔（Bunnell）和博伊斯（Boys）推荐神经电缆式移植术，从移植神经的周围重新获得血液循环，成活率优于单独的神经干移植。1972年，米莱西（Millesi）报道神经束间移植术较神经电缆式移植术的优点，是既可使受植神经断端相应的神经束对合，又可使移植神经的血液循环重建更加迅速。神经干移植术、神经电缆式移植术、神经束间移植术都有一个共同的问题：当移植床条件差（如瘢痕严重的移植床）或移植神经较长时，移植神经不能从周围软组织迅速获得足够的血供。1947年斯特兰奇（Strange）报道带蒂神经移植术，其特点是保存了供体神经原来的血供。1966年史密斯（Smith）首先在理论上阐述了血液供给移植神经的作用。1976年泰勒（Taylor）报道了吻合血管的猪股神经游离移植的研究，证明了带血管的游离神经移植能保证移植神经的早期血供。带血管蒂的游离神经移植术是周围神经显微外科又一重要进展。该手术难度增大，操作要求精细，手术时间长，适合做带血管的移植神经供体的神经不多，一般多用于修复长段神经缺损或神经移植床存在广泛瘢痕的情况。

治疗手段 周围神经损伤的原因和程度多变、治疗周期长、过程复杂，不仅涉及神经损伤处的修复、神经再生的促进、神经对效应器的有效再支配，而且还涉及损伤当时机体合并伤的处理、神经修复后效应器功能的康复、神经修复失败功能无法恢复时的功能重建等诸多问题。因此，周围神经损伤的治疗必须综合考虑。

根据周围神经损伤的病因、临床表现初步判断周围神经损伤分度，决定是非手术治疗还是手术治疗：Ⅰ度、Ⅱ度损伤可采取保守治疗；Ⅲ度损伤可先采取非手术治疗，若神经功能恢复过慢或恢复停滞，可采用神经束间松解术治疗；Ⅳ度、Ⅴ度、Ⅵ度损伤一般需要手术治疗，可结合术中电生理检测，进一步判断神经的损伤程度，依情况选择神经松解术、神经缝合术、神经移植术、神经移位术、神经植入术等一种或多种术式联合治疗。

注意事项 ①显微外科无创技术：周围神经手术，要求在手术显微镜下、无血的手术野中应用显微外科器械，清晰地进行显微外科操作；手术野需常滴生理盐水保持湿润，非手术操作部位用湿盐水纱布覆盖；在夹持神经进行操作时，只许夹持外层或内层神经外膜、神经束膜，不准夹持神经干或神经束；缝合神经时应选用显微缝合针线，缝针只穿过神经外膜或束膜，缝线要保持光滑，不要将缝线上附着的血块和异物在缝神经时带到神经的缝合口上；缝线打结时，必需按缝线的方向牵拉紧缝线，否则会将缝结扭转，将外膜绞窄，影响神经束平顺对合，不利于再生轴突通过。②神经显露充分、有序：显露、分离神经干与神经束，应从损伤部位两端正常神经处开始，再向损伤部位游离。③彻底切除神经瘤或瘢痕组织：在手术显微镜下，将神经瘤或瘢痕组织切除干净，不能因顾虑缺损过多而姑息。④无张力缝合。⑤彻底止血：对于神经断面的出血点，可在手术显微镜下用11-0尼龙线结扎或用双极微型电凝器凝固止血。⑥修复后的神经段应置于血供良好的组织床上。

（刘小林）

zhōuwéi shénjīng xiǎnwēi jiěpōu

周围神经显微解剖

周围神经显微解剖（micro-dissection of peripheral nerve） 利用显微外科、解剖学和组织学的原理与技术，研究周围神经的显微解剖参数及其解剖学规律，结合周围神经的组织结构、生理特性和损伤后病理特征的研究，用来指导周围神经显微外科手术的设计和实施的解剖学分支。周围神经系统是中枢神经系统（脑和脊髓）以外神经元和神经纤维的总称，神经元胞体集聚一起构成神经节，神经纤维集聚一起构成神经，分为脑神经、脊神经和自主神经三类。

周围神经的结缔组织 周围神经系统按神经纤维有无髓鞘可将其分为有髓神经纤维和无髓神经纤维，这些神经纤维与结缔组织集合在一起，构成神经，又称为神经干。周围神经干的结缔组织包括神经内膜、神经束膜和神经外膜。

神经内膜 每一条有髓神经纤维或单个无髓神经纤维组的全长，由一薄层胶原纤维膜环绕或包裹，称神经内膜（endoneurium）。神经内膜由纵行的纤细胶原纤维、均质状基质和少数成纤维细胞构成，胶原纤维与神经膜细胞（施万细胞，Schwann cell）的基板紧密贴附。神经内膜中的毛细血管在结构和功能上与脑的毛细血管相似，为连续型毛细血管，内皮细胞间有紧密连接，其中的吞饮小泡很少。

神经束膜 若干神经纤维组成神经束，外面包有神经束膜。神经束膜的厚度为2～100μm不等，差别很大，与神经束的直径大小成正比。束膜的结缔组织是同心圆状板层结构，可分为三层。①内层：由单层束膜细胞构成，称神经束膜上皮。此层内壁光滑，与神经内膜之间有一定的移动性。在束膜细胞交界处，胞质突起相互汇合，重叠镶嵌，形成紧密的细胞结合层。细胞的基底膜相互融合，形成单层的隔膜，起渗透屏障作用，对维持轴突周围渗透压和电化学平衡有重要作用，结合神经内膜毛细血管壁的渗透性屏障（血-神经屏障），能保护神经内膜免受外来影响，提供对离子、蛋白质和潜在有害物质流入的有效滤过作用。②中层：又称板状层。由束膜细胞组成整齐的同心圆排列，数层至十多层不等。束膜中的胶原纤维有收缩能力，所以神经纤维在膜内呈波浪形松弛状态，当切断神经时，神经束膜出现退缩现象。③外层：为神经束膜与神经外膜的移行部分，胶原纤维逐渐增粗，排列不整齐。神经束膜的抗张力较强，在周围神经显微外科手术中，可行神经束膜缝合术。神经束膜的功能：①神经束膜上皮细胞胞质内有饮液空泡的作用，可完成物质的主动输送。②扩散屏障作用：能防止大分子物质由血液进入神经中，有抗感染功能。③能保持神经束内的正压，若将神经束横断，神经内胶冻样液体突出而成蘑菇状。④对所包裹的神经组织起支持作用。血管通过神经束膜时，一般是斜行穿过，故神经内压力增高时易阻断血流。

神经外膜 是周围神经最外层的疏松结缔组织，由纵行致密的胶原纤维层组成，与脑神经和脊神经中枢端的硬膜相连，增加了周围神经的坚韧性。神经外膜可分为内外两层。围绕单个神经束或束间的结缔组织，称内层神经外膜（internal epineurium）；围绕整个神经干的结缔组织鞘，称外层神经外膜（external epineurium）。外层神经外膜与神经系膜相连，神经外膜在神经表面有一定的滑动范围。神经外膜在不同部位多寡不等，可占神经截面积的22%～80%。神经束数目较多处，神经外膜占的比例大；神经外膜在关节附近结缔组织成分增多，在肢体近端区域的神经结缔组织数量亦较多。如1987年斯林格拉夫（Slingluff）等报道臂丛（根、干、束）横切面神经组织成分比例仅为1/3，在下肢坐骨神经中神经组织成分比例仅为25%。

神经系膜由包绕在神经干外围的疏松网状组织组成，从神经外膜延伸至外围组织，其主要功能是维持周围神经的纵向滑动与血供。节段性血供的血管通过神经系膜进入神经干内。神经系膜的完整有利于肢体运动时神经组织床的滑动。1986年米莱西（Millesi）报道，上肢完全伸直时，正中神经约延长4.5%，屈肘时正中神经松弛，其长度缩短14.5%；肘和腕在完全屈曲到完全伸直时，正中神经向远端滑动2～3cm，而尺神经向近端滑动1cm。临床上行周围神经显微外科手术时，应尽量避免游离长段神经干，因其会破坏神经系膜中的节段性血供的血管，造成神经缺血，进而引起神经功能受损。

周围神经的血管、淋巴管和神经分布　周围神经血供来源于神经血管，这些血管不规则、不恒定地发自邻近的血管，包括肢体的主干血管、主干血管的分支及无名的肌支和皮支。按照血管与神经的位置关系一般将供养神经的血管分为两类：一类是较粗大的与神经伴行的血管，称神经伴行血管；另一类是较细小的由伴行血管沿途发出，呈节段性进入神经干的血管，称神经节段性血管。周围神经具有完善的微血管系统，在神经干的外膜、束膜和内膜各个层次均有丰富的微血管网丛，各层次之间和各段落之间又有发达的侧支循环，这对保证神经充足的血液供应、维持正常的神经传导功能和轴浆转运具有重要的意义。

神经外膜内的血管链是神经对合缝合的标志之一，神经束间血管网常呈弯曲盘旋状，是神经能耐受轻度牵拉的解剖学基础之一，束内的微血管网分支进入神经内膜形成毛细血管网，具有血-神经屏障作用。

神经外膜内有毛细淋巴管网，并沿营养动脉行向局部淋巴结，神经束内没有毛细淋巴管。

周围神经干的神经支配来自神经干本身的神经纤维和血管神经丛。这些神经在神经外膜内形成神经外膜神经丛，再分布到束膜和内膜，为交感神经纤维和内脏感觉神经纤维。

周围神经的显微解剖特点　周围神经的基本组成单位是神经纤维。许多神经纤维聚集合成神经束，神经干内若干功能性质相同的神经束组成神经束组。神经干内的神经纤维并非始终沿某一个神经束走行，而是不断地从一个神经束到另一个神经束，在束间互相穿插，不断交换神经纤维，使神经束的数目、大小和位置不断发生变化。这是神经干内神经束与神经束之间的丛状交织的特点。

周围神经显微外科要求准确对接功能相同的神经束，从而为再生轴突抵达相应末梢器官、恢复神经功能创造最佳条件。因此，要求施术者必须了解神经干内的精细结构，特别是神经干内各类神经束的定性和定位知识，才有可能达到准确的功能束对位缝合。1978年森德兰（Sunderland）、1980年贾巴利（Jabaley）等，1980年和1986年钟世镇等通过对神经干内神经束的定性和定位研究，绘制了四肢主要神经干内运动束、感觉束、混合性神经束断面分布图谱，为显微神经缝合提供对位缝接的依据。在临床应用上，这些典型断面图谱，因受个体差异的影响，降低了其精确度，而且也较难记忆、较难掌握。为此，研究者们还研究了神经干内自然分束的解剖学规律，所谓自然分束，即神经干在远段侧发出的主要肌支、皮支或混合支向近侧延续到神经干内，实际上形成了一组功能性质相同的神经束组。这些神经束组在神经干内根据束组间神经纤维交错的情况，从神经远端到近端可以区分为三段。①无损伤分离段：神经束组之间没有神经纤维互相交错，束组之间有疏松结缔组织相隔，手术分离时不至于损伤神经纤维。②可强行分离段：当神经束再向近端追溯，在神经束组之间开始有少量神经纤维交错，手术分离束组时会损伤少量交错纤维，但对神经功能影响较小。③不能分离段：在神经束组之间的交错纤维很多，已无法进行手术分离，若施加暴力勉强分离，必然造成神经纤维大量撕裂离断，对神经功能影响较大。

神经干内自然分束有一定解剖学规律：①感觉束组（皮支代表束组）在神经干内可以无损伤分离的距离较长，运动束组（肌支代表束组）可以无损伤分离的距离较短。②在神经干远侧自然分束明显，容易分离；在神经干近侧组间丛状交织频繁，难以分离。

周围神经显微解剖的临床意义 周围神经显微解剖研究揭示了神经的内部显微构造、神经束的自然分束规律及神经断面上各种不同功能的神经束定性和定位图解，为临床显微神经缝合术提供对位缝接的依据，从而促进了神经束膜缝合术、神经束间移植术和吻合血管神经移植术等周围神经显微外科领域标志性手术的开展与发展，显著地提高了周围神经修复的效果。

（刘小林）

zhōuwéi shénjīng sǔnshāng

周围神经损伤（peripheral nerve injury） 由机械性、物理性、化学性或缺血性等损伤因素造成周围神经传导功能障碍、神经轴突中断或神经断裂而导致躯干、四肢感觉、运动及交感神经功能障碍的一种临床病症。

病因 临床上最常见的病因是机械性损伤，如锐器性神经切割伤、骨折脱位所致的神经压迫伤与牵拉性损伤等。火器是战时的主要致伤因子，化学性、物理性致伤因子是特殊环境下的病因。而医源性损伤是在外伤或疾病的治疗过程中处理不当所致的神经损伤，包括药物注射性神经损伤、手术误伤（如切割伤）、闭合性骨折与关节脱位复位固定时处理不当所致的神经牵拉压迫伤、麻醉（或昏迷、昏睡）时的神经损伤、产伤性新生儿神经损伤等。代谢或胶原性疾病、恶性肿瘤、内源性或外源性中毒也可引起周围神经损伤。

临床表现 周围神经损伤后，临床上主要表现为不同程度的运动、感觉障碍，同时可有肢体营养障碍和自主神经系统紊乱等表现。运动障碍表现为弛缓性瘫痪、肌张力降低和肌萎缩。感觉障碍分主观感觉障碍和客观感觉障碍。

主观感觉障碍是在没有任何外界刺激的情况下出现的感觉障碍，包括：①感觉异常。如局部麻木、冷热感、潮湿感、振动感，以麻木感多见。②自发疼痛。是周围神经损伤后最突出的症状之一，随损伤的程度、部位、性质的不同，疼痛的性质、发生时间、程度也千差万别，常见的有刺痛、跳痛、刀割痛、牵拉痛、灼痛、胀痛、触痛、撕裂痛、酸痛、钝痛等，同时伴有一些情感症状。③幻肢痛。周围神经损失伴有肢体缺损或截肢者有时出现幻肢痛。

客观感觉障碍是指机体感受系统对外界刺激不能产生正常的感觉反应，包括：①感觉缺失。②感觉减退。③感觉过敏，即感觉阈值降低，小刺激出现强反应，以痛觉过敏最多见，其次是温度觉过敏。④感觉过度。⑤感觉倒错，如将热的误认为是冷的。周围神经损伤后，其所支配区域的深浅反射均减弱或消失。

自主神经功能障碍有两方面表现：①自主神经为刺激性损伤时，出现皮肤发红、皮温升高、潮湿、角化过度及脱皮等。②自主神经为破坏性损伤时，则表现为皮肤发绀、冰凉、干燥无汗或少汗，皮肤菲薄，皮下组织轻度肿胀，指/趾甲粗糙变脆，毛发脱落，甚至发生营养性溃疡。

诊断与鉴别诊断 周围神经损伤的诊断多数通过临床检查并结合病史，即可明确诊断和判定损伤类型。当损伤涉及特定的神经时，可有相应的感觉和运动异常。判断有疑问者可借助肌电图、超声、磁共振成像、热像仪等辅助检查，为神经损伤的病变性质及其损伤程度做出较为客观的判断。一时诊断困难者应定期进行复查，不应轻易下结论，以免延误诊断。

治疗 周围神经损伤的治疗分非手术治疗（药物治疗、物理治疗和细胞因子治疗等）和手术治疗。

非手术疗法的目的是为神经和肢体功能恢复创造条件。不论手术与否，均应保持关节活动度和肌肉张力。要预防因肌力失去平衡而发生的畸形，应进行被动活动，锻炼全部关节。应用理疗、按摩及适当电刺激，保持肌肉张力，减轻肌萎缩及纤维化。瘫痪的肢体易受外伤、冻伤、烫伤和压伤，应注意保护。

手术方法应根据损伤性质与程度不同而异，包括神经松解术、神经缝合术、神经移位术、神经移植术和神经功能重建术等。神经松解术是将神经束从周围的瘢痕组织及神经干内的瘢痕组织中松解出来，解除对神经纤维的直接压迫或使受压局部的血液循环得以改善，恢复神经功能。神经缝合术是周围神经断离后，采用端对端的缝合，以恢复神经的解剖连续性，促进神经功能恢复，包括神经外膜缝合术和神经束膜缝合术。神经移位术适用于周围神经损伤时，神经的近侧断端毁损，不能与远侧断端缝合。如臂丛根性损伤时，可用膈神经移位术修复肌皮神经或肩胛上神经。当神经缺损过多，可采用神经移植术来消除神经缺损，恢复神经的解剖连续性。在神经损伤不能修复时，可行肌肉/肌腱转位重建功能。如肌皮神经不能修复时，可用背阔肌的一部分或胸大肌转位重建肱二头肌功能。

预后 周围神经损伤是临床上一种常见的难治性疾病，影响其预后的因素众多，如神经损伤的程度、神经损伤的部位、神经周围组织的破坏程度、伤口的污染情况、患者的年龄及全身情况等均可影响周围神经的修复效果。其中神经损伤的程度、神经损伤的部位及神经周围局部组织条件是影响预后的最为重要的因素：损伤程度越轻，损伤部位平面越低，其预后就越好。反之，其预后就越差。局部瘢痕形成可使轴突生长受阻或错位生长而影响预后。

（刘小林）

zhōuwéi shénjīng sǔnshāng bìnglǐ

周围神经损伤病理（pathology of peripheral nerve injury）

周围神经损伤后神经元、轴突、神经末梢和效应器及神经结缔组织所发生的一系列病理性改变及变化规律。典型的表现为神经轴突断裂后，发生顺行和逆行的神经传导与轴浆运输功能丧失，从而引起神经元胞体的凋亡，或神经元胞体结构、生化和功能的改变与恢复；轴突与髓鞘的沃勒变性、施万细胞带形成与轴突的再生；神经末梢和效应器的变化与保护，靶器官、靶细胞结构的失神经改变；神经结缔组织成分的损伤、断裂、破坏、增生和神经内血管系统等一系列病理变化。

周围神经损伤反应 1850年沃勒（Waller）在切断蛙的舌下神经和舌咽神经的实验中，观察到神经切断的远端有髓神经发生轴突与髓鞘破碎、溶解与吸收，这一发现奠定了周围神经损伤的病理基础，后被称为沃勒变性。后来不少学者发现，神经损伤的病理变化过程十分复杂，包括神经元、近段和远段轴突、神经末梢、效应器及神经结缔组织的一系列病理变化，而且和神经再生的过程交叉、重叠进行。且由于神经损伤的原因和程度不同，其病理变化亦不同。

神经元是神经系统基本的结构与功能单位，周围神经损伤时，轴突的损伤实质上是神经细胞整体的一部分损伤，导致神经解剖学连续性的中断、神经功能障碍，使神经元胞体方向传来的离心性神经冲动不能继续传导至靶细胞，正常经顺行轴浆运输系统转运的神经介质及其对靶细胞有营养作用的物质也不能继续转运至神经末梢，丧失了神经支配功能和其他作用。同时，正常从靶器官、靶细胞传来的向心性冲动中断，经逆行轴浆运输系统转运的、来自靶器官靶细胞、对神经元有重要神经营养作用的因子也不能转运至神经元胞体，直接影响神经元的生存与功能维持，所以周围神经损伤后将不可避免导致整个神经元的损伤反应。

神经元细胞体的变化 逆行性神经元的反应首先涉及细胞体的存活，其次涉及其结构、生化和功能性质的恢复，再次涉及再生轴突所需的变化。损伤后神经元胞体的变性表现为肿胀增大，细胞核偏移，线粒体明显水肿、嵴断裂消失，随后胞体内的尼氏体溶解、消失。同时在代谢方面表现为RNA和蛋白质合成及含量的增加。这种反应的最终结果表现为：①细胞死亡。②神经细胞体结构、生化和功能上完全恢复。③不完全恢复（存留一些残余缺陷，从而影响细胞的功能）。

损伤后神经纤维变性 ①损伤远端神经纤维变性即顺向变性，是指轴突中断后，由于伤处远侧段轴突脱离了神经元胞体的代谢中心，神经纤维损伤部位远端（轴突）发生一系列病理改变即沃勒变性，表现为轴突与髓鞘破碎、溶解与吸收。不同直径的轴突以及有髓神经神经纤维及无髓神经神经纤维的变性过程在时间及进展速度上也不相同。随着神经轴突的变性，其外周的髓鞘发生物理性和化学性崩解，如同心圆样板层结构模糊、消失、髓磷脂的降解、吸收等，一般将髓鞘变性、崩解与消失的过程称为脱髓鞘。②逆向变性在损伤的神经纤维近端，神经轴突与髓鞘也发生与沃勒变性相同的破碎、崩解与吸收改变，称为逆向变性。但不同之处在于这种变性仅发生于靠近轴突损伤处的几个郎飞结内。

神经损伤后的微环境变化 周围神经损伤后，伴随着神经轴突与髓鞘变性的发生，构成髓鞘结构的施万细胞伤后24小时即开始活跃增殖，其数目可增加至正常时的10倍以上，神经膜细胞活性高峰的出现与沃勒变性和轴突、髓鞘碎屑清除的最快时间一致。若神经近侧和远侧断端连接，增殖的神经膜细胞在损伤处形成细胞桥，并在基膜管内形成纵行连续的施万细胞索。细胞桥与细胞索均有引导再生轴突沿一定方向生长的作用。伤后第2~3天，损伤区聚积大量活跃的巨噬细胞，与神经膜细胞一起参与吞噬清除神经内膜基膜管内的变性碎屑，加速髓鞘的溃变与清除，而且集聚的巨噬细胞在清除溃变产物的过程中具有很强的识别和选择能力，只吞噬和清除溃变的轴突、髓鞘和死亡的神经膜细胞，但并不侵袭神经膜细胞的基膜及未受损伤的髓鞘和神经轴突，其具体机制尚不明。神经受损后，神经膜细胞和巨噬细胞还分泌多种活

性因子，形成周围神经再生微环境，调节细胞的分裂与功能，营养神经元，促进和引导新生的神经轴突向靶器官方向生长。

神经损伤后的神经终末装置的变化　周围神经损伤后，随着损伤远端神经轴突发生沃勒变性，在伤后6~12个月内，分布于皮肤的感觉神经末梢及分布于肌肉的运动神经末梢将逐渐崩解并消失。皮内感觉小体在伤后5个月内尚可基本保持原有形态、结构及体积，此时如有再生神经纤维末梢长入感觉小体，则可以重建突触联系并使皮肤感觉功能有所恢复。否则，感觉小体将于伤后6个月~1年逐步发生结构破坏，体积缩小，最后退化、消失。同样，随着运动终板处神经末梢的变性、崩解，在伤后1年内，运动终板亦将逐步发生结构改变、退化乃至变性消失。

周围神经损伤致靶器官、靶细胞失神经支配，并发生结构上失神经改变、功能障碍，如失神经肌肉的萎缩、变性和纤维化，感受器环层小体和触觉小体的变性与消失，长时间（或永久）失神经支配者尚发生骨、关节、肌腱等结构的病理改变。

周围神经损伤后再生　周围神经损伤后再生以神经元恢复神经细胞体的营养维持和轴突再生为特征，周围神经成功再生的病理表现包括以下几个方面：神经元胞体经历逆行性反应后能恢复其功能，且为适应轴突修复和再生的需要，合成更多新的信使RNA（mRNA）、脂类、细胞结构蛋白和与神经再生有关的蛋白，直接表现在近段轴突尖部的再生启动。

轴突断裂伤后24小时，近段轴突断端发出轴芽，并于神经内膜管内抵达损伤部位。近段轴突尖部的再生轴芽扩大区称为生长锥，其有众多突出的丝状伪足，电镜组织学显示生长锥富含滑面内质网、微管、微丝、大线粒体、溶酶体等，因其内富含肌动蛋白，伸缩活动活跃，而且生长锥上表达神经生长因子受体，这些是生长锥在周围神经再生中起开拓者作用的基础。

近段再生的轴突抵达受伤部位和以后的结局，取决于损伤的性质和程度，常见以下三种情况。①轴突断裂但神经内膜管完整（Ⅱ度损伤）：再生轴突长入原神经内膜管，并能顺利到达原支配的末梢器官，神经纤维能恢复其正常结构特征和生理性质，神经功能完全恢复。②神经内膜管连续性丧失但神经束膜完整（Ⅲ度损伤）：神经内膜管基底膜的连续性丧失导致再生轴突的无定向性生长，迷失的再生轴突长至瘢痕组织中而不能向远端生长或错误地长入不同性质的远端内膜管从而不能完成神经的功能再生，只有极少数轴突长入相同性质的远端内膜管，最终与效应器重建联系，恢复部分神经功能。③神经束断裂但神经外膜连续性存在（Ⅳ度损伤）：由于损伤区带较宽，近端再生轴突常不能跨越束间间隙而长至远端，常形成梭形的神经瘤。

周围神经损伤病理意义　周围神经损伤病理是在周围神经的解剖特点和生理特性的基础上，从组织学、细胞学、分子生物学及基因和蛋白质的不同水平的神经损伤后病理变化及其再生规律，认识周围神经损伤病理变化有助于进一步认识周围神经系统在发生、发育和损伤、再生之间的相互联系及影响，促进临床神经修复和再生相关的一系列问题的解决。

（刘小林）

zhōuwéi shénjīng sǔnshāng fēndù

周围神经损伤分度（indexing of peripheral nerve injury）

根据周围神经损伤的性质、原因及损伤结构所做出的神经损伤程度的分类。以此对周围神经损伤进行伤情和预后评估及指导周围神经损伤的治疗。

损伤分度　1943年塞登（Seddon）推荐了一种简单的创伤性神经损伤分度方法，将周围神经损伤分为三度：轻度损伤命名为神经失用（neurapraxia，神经震荡、神经传导阻滞）；中度损伤为轴突中断（axonotmesis）；重度损伤为神经中断（neurotmesis）。1951年森德兰（Sunderland）强调了周围神经损伤中神经束结构的重要性，扩展了Seddon分类，将周围神经损伤分为五度：Ⅰ度损伤：同塞登神经失用；Ⅱ度损伤：同塞登轴突中断；Ⅲ度损伤：轴突、髓鞘、神经内膜损伤，但神经束膜完整；Ⅳ度损伤：神经束损伤断裂仅神经外膜完整；Ⅴ度损伤：神经干损伤断裂失去其连续性。森德兰还另列出了两类中间型损伤：部分和混合性神经损伤、刺激性神经损伤。1988年麦金农（MacKinnon）和德隆（Dellon）提出了周围神经损伤的三维损伤模式，指出一条不完全性断裂的神经内可以同时有各种不同程度横向或纵向的损伤（SunderlandⅠ~Ⅳ度）和神经外膜的破坏，麦金农MacKinnon和德隆将其混合损伤归为Ⅵ度损伤。

分度方法　虽然SunderlandⅠ~Ⅴ度和Mackinnon-DellonⅥ度的损伤分度较为复杂，但对临床确立治疗原则与方法有重要参考价值（表）。

表　神经损伤的分度

神经损伤的分度	组织病理学改变					蒂内尔（Tinel）征受伤时向远侧进展
	髓鞘	轴突	神经内膜	神经束膜	神经外膜	
Ⅰ度	+/-					--
Ⅱ度	+	+				++
Ⅲ度	+	+	+			++
Ⅳ度	+	+	+	+		+-
Ⅴ度	+	+	+	+	+	+-
Ⅵ度	各神经纤维和神经束有不同的病理改变					++/-

神经损伤分度特征

Ⅰ度神经损伤（神经失用、神经震荡）　神经受伤轻微，如轻度牵拉、短时间压迫、邻近震荡的波及等。表现为部分区域暂时失去神经传导功能，神经细胞与末梢器官之间连续性及其结构保持完整，常以运动麻痹为主，感觉功能仅部分丧失，在数日内常可自然完全恢复，不需手术治疗。神经可发生节段性脱髓鞘、神经内肿胀，但损伤的远侧段不发生沃勒变性，神经损伤处蒂内尔征阴性。

Ⅱ度神经损伤（轴突中断）　神经受伤较重，多为钝性损伤。可因牵拉、骨折、药物刺激、长时间压迫、寒冷或缺血等引起。神经轴突中断或严重破坏，出现神经传导功能障碍，神经支配区的感觉消失，运动肌麻痹、萎缩。损伤的远侧段可发生沃勒变性。但其周围的支持结构，尤其是神经内膜仍保持完整，可以引导近端再生轴突沿原来的远端神经内膜管长至终末器官，从而自然恢复功能，但神经恢复较Ⅰ度神经损伤慢，常需数月，不需手术治疗。神经损伤处蒂内尔征阳性，且随轴突再生，损伤神经远端依时出现蒂内尔征阳性。

Ⅲ度神经损伤（神经纤维中断）　神经受伤较严重，多为牵拉伤、压迫、卡压、摩擦伤、间接火器伤、缺血、药物注射等引起。神经轴突中断、神经内膜管完整性丧失，神经束膜和外膜尚完整，神经支配区的感觉、运动完全消失。损伤的远、近侧段均发生沃勒变性，神经元变性且恢复不完全，近端再生轴突延迟，且内膜管断裂出现再生轴突迷失，神经束内纤维化，导致局部纤维纺锤样变，再生轴突难以长入原来的远端神经内膜管而至终末器官，神经功能常不能完全恢复，神经功能的恢复与神经纤维是否为混合神经及神经纤维的构成有明显的相关性，一般不需手术治疗，必要时可进行显微束间松解。神经损伤处蒂内尔征阳性，且随轴突再生，损伤神经远端依时出现蒂内尔征阳性。

Ⅳ度神经损伤（神经束中断）　神经受伤严重，多为牵拉伤、压迫、卡压、摩擦伤、间接火器伤、缺血等引起。神经轴突、神经内膜管和神经束膜中断，仅有神经外膜相连，神经支配区的感觉、运动及交感神经功能完全消失。神经元逆行性损伤严重，再生轴突少，神经内的纤维化、瘢痕形成，神经损伤处形成神经瘤，很少有再生轴突能长入原来的远端神经内膜管而至终末器官，神经功能常不能恢复。一般需手术切除神经瘤进行显微神经束吻合。神经损伤处蒂内尔征阳性，但因瘢痕阻断轴突向远端再生，损伤神经远端蒂内尔征阴性。

Ⅴ度神经损伤（神经干断裂）　神经受伤极严重，多见于切割伤、牵拉伤及火器伤，神经干失去连续性，神经断端出血、水肿，日后形成瘢痕。从近端长出的少量轴突，难以跨越完全离断间的瘢痕，而形成神经瘤或胶质瘤，神经功能无法恢复。因此，必须将两神经断端对合或进行神经移植物桥接神经缺损，才可能使再生轴突长入远侧段，从而恢复终末器官的部分功能。

Ⅵ度神经损伤　神经全部损伤或大部分（SunderlandⅠ~Ⅴ度）损伤，可见于牵拉伤、卡压伤、火器伤、注射伤或刺伤。因神经内可以同时有各种不同程度横向或纵向的损伤，因此根据各神经束损伤程度不同，神经功能恢复也不同。常需神经松解、缝合或移植。

分度是连续性和进展性的，随着程度的增加，神经损伤的严重性增加。同程度的损伤可以来源于不同原因的损伤，如外伤、烧伤，化学性和缺血性损伤。同样的致伤原因可以造成不同程度的损伤，依赖于损伤作用的强度和时间。损伤可以是很短的一段神经，也可以是大段的神经纤维损伤，如神经牵拉伤。大多数创伤，包括骨折、脱位和枪弹伤等，能导致其中一种类型或联合型损伤。

周围神经损伤分度的意义 尽管周围神经损伤因损伤的原因和程度不同，神经损伤的临床表现和病理变化过程不同且复杂，但根据神经轴突、神经内膜、束膜、外膜损伤的性质和程度及神经损伤的原因，对周围神经损伤的程度进行分度，可以对周围神经损伤进行伤情和预后评估及指导周围神经损伤的治疗，且有利于神经功能恢复的评定。

（刘小林）

zhōuwéi shénjīng sǔnshāng lèixíng

周围神经损伤类型（type of peripheral nerve injury）

周围神经损伤即指周围神经干或其根、分支受到各种外界直接或间接力量作用而发生的损伤。根据致伤原因的不同，周围神经损伤可分为机械性神经损伤、物理性神经损伤、化学性神经损伤、缺血性神经损伤、神经火器伤等类型。其中，机械性神经损伤最常见，分为神经切割伤、神经牵拉伤、神经压迫伤等；物理性神经损伤可分为神经冷冻伤、神经热烧伤、神经电烧伤、神经放射伤；神经火器伤除了枪弹等高速投射物直接造成的神经干机械性切割、挫裂，还有间接造成的神经震荡伤和热损伤，为复合致伤原因损伤机制；化学性神经损伤临床常见的是药物注射性神经损伤，偶见伤口局部应用化学药物所致的神经损伤；缺血性神经损伤临床常见的是止血带损伤等。根据受损神经的部位不同，还可分为神经干损伤（一般简称神经损伤）、神经根性撕脱伤、近肌门部神经分支损伤等。

需要指出的是，体位性神经损伤是一种在特定体位下的周围神经机械性牵拉或压迫损伤；神经根性撕脱伤是一种特殊类型的神经根机械性牵拉损伤。而医源性神经损伤是在外伤或疾病的治疗过程中处理不当所致的神经损伤，包括药物注射性神经损伤、手术误伤（如手术刀切割伤、电灼性神经损伤）、闭合性骨折与关节脱位复位固定时处理不当所致神经牵拉压迫伤、麻醉（或昏迷、昏睡）时的神经损伤、新生儿产伤性神经损伤等。

（顾立强）

jīxièxìng shénjīng sǔnshāng

机械性神经损伤（mechanical nerve injury）

周围神经在剪切、压缩、牵拉、扭转等机械应力作用下发生神经功能和结构性改变，甚至连续性中断，包括切割伤、牵拉伤、压迫伤，是临床上最常见的周围神经损伤。

神经切割伤 多由刀、玻璃、金属碎片、外科器械等锐器利刃直接切断神经干所致，较常见。可以是完全横断或部分断裂，断面较整齐，同时合并皮肤、皮下、肌肉、肌腱或骨的切割断裂伤，属开放性损伤，须行外科手术修复。软组织切割伤中，30%有神经横断伤。神经横断损伤部位与锐器作用的方向有关。若垂直于体表刺入、切割、砍伤，神经损伤部位在入口深层；若斜向刺入软组织，尤其在肢体近侧，神经损伤部位可以离入口有一定距离，这就要求在清创时向远侧或近侧延长切口暴露，探查并修复神经。神经完全锐器切割伤，神经外膜整齐切断，神经远、近断端回缩但断端出血较少，两神经断端之间为神经间隙。随着时间推移，近侧断端形成神经瘤，远断端也形成瘤样膨大，一般又称远侧神经瘤（假性神经瘤、胶质瘤）。若是部分切割断裂（约占15%），断裂部分有神经外膜、神经束膜及神经束、神经内膜及神经纤维的横断，按定义也属塞登神经断裂和森德兰V度伤；这部分损伤的神经外膜分离，但近、远断端之间间隙小于完全断裂时，且呈倒三角形或梯形，日后将形成神经瘤来连接损伤的神经部分；而未被损伤的正常神经部分连续性存在，可被增生的纤维瘢痕组织从侧方嵌压，呈神经瘤型不全性损伤（神经瘤连续性存在的不全性神经损伤）。

神经牵拉伤 受牵拉应力作用而发生的神经损伤。大多数情况下，虽然神经干的连续性存在，但神经轴突的功能和结构发生改变，轻者神经传导阻滞、轴突断裂，重者神经断裂。临床常见于臂丛损伤。神经根性撕脱伤是一种特殊类型的神经根牵拉性损伤，是由于神经根受到高能量暴力引起过度牵拉性损伤所导致的神经根自脊髓发出处断裂，似拔萝卜样撕脱，又称节前损伤。目前无临床外科直接修复的可能，需要行神经移位或功能重建术。在四肢骨折脱位复位固定时，也可因牵引复位不当或手术操作不当，造成继发性神经牵拉伤（可同时伴有神经压迫伤），关节脱位所致的神经损伤发生率高于骨折，脱位的关节骨端移位产生相应的神经牵拉，由于神经往往固定于关节囊上，易发生神经断裂或轴突断裂，需要行手术探查、神经松解或神经修复。

神经压迫伤 神经受压迫性作用力而发生的损伤。多见于与骨折、关节脱位有关的周围神经损伤，分为原发性损伤与继发性损伤。原发性神经压迫伤发生在骨折、脱位的同时，多因移位的骨折断端、碎片或关节骨端直接对周围神经的急性压迫，而继发性神经压迫伤发生在骨折、脱位的复位、固定时期，术中或术后体位不当，或术后绷带环状压迫、石膏、夹板压迫导致急性神经压迫伤，也可因畸形的骨折部、骨痂慢性压迫、卡压而引起迟发性神经压迫伤。损伤程度以神经失用最多见，轴突断裂少见，神经断裂最少见。急性神经压迫伤解除压迫因素后，大部分可自行恢复；而迟发性神经压迫伤多需手术探查、神经松解或神经修复。

（顾立强　朱庆棠）

wùlǐxìng shénjīng sǔnshāng

物理性神经损伤（physical nerve injury）指低温、热能、电流或放射线等物理因子作用于周围神经所致的神经结构和功能损害。包括神经冷冻伤、神经热烧伤、神经电烧伤、神经放射伤等。

神经冷冻伤　由低温引起的人体全身或局部性神经损害。可分为冰点（0℃）以下的冻结性损伤和冰点以上低温引起的非冻结性损伤。寒冷可阻滞神经纤维的快速轴浆运输，引起传导速度下降，当降到正常的1%～2%时，将导致传导阻滞。同时神经内膜受损，而在复温后神经内膜水肿，因神经内膜内缺乏淋巴管，引流不畅，轴浆流动受阻，引起神经传导麻痹，最终导致神经坏死。在治疗上，应尽快使患者脱离寒冷环境，脱去湿冷、紧身的衣袜，复温要迅速。运用抗凝剂、血管扩张药等以改善微循环。对复温后肿胀的肢体应抬高以利于静脉回流。严重冻伤遗留的经久不愈的溃疡或长期的疼痛、多汗等症状，可以进行交感神经封闭治疗，必要时可行交感神经切除。

神经热烧伤　火、热的液体或蒸气引起的周围神经损伤。其损伤机制在于热能导致周围神经自身的凝固性坏死，或肢体的环状烧伤导致血管功能障碍而引起周围神经缺血性坏死。对于肢体环状烧伤应立即抬高患肢，以减轻手、足的水肿并保持血液循环；适当给予脱水药；切除烧伤的焦痂，尤其是缩窄的焦痂。神经热烧伤的治疗常延迟至烧伤治愈后，行二期病变神经节段切除、神经移植修复或吻合血管的神经-筋膜-皮瓣移植修复。

神经电烧伤　闪电、高压电流直接通过人体引起局部或全身的损伤。常同时伴有周围神经的直接或间接损伤。直接电击性神经损伤为电流流经人体后，常经低电阻的神经、血管传导，而引起持续、不可逆的神经损伤。对电烧伤患者，尤其是高压电损伤患者，应立即行焦痂切除、筋膜切开术；对任何有潜在神经受压的区域，如肘管、腕管、踝管，均应进行神经松解术；早期彻底切除失活的肌肉以避免发生气性坏疽。对损伤神经节段应切除，并进行神经移植术，也可以延迟修复神经。

神经放射伤　过量射线照射周围神经引起的损伤。低能射线（α、β射线）多损伤表层组织，而高能射线（高电压X线、直线加速器）引起的二次射线伤，多影响深部组织。放射性神经损伤的初期为轴突损伤，晚期则出现髓鞘的破坏，有一定的潜伏期。多由神经自身坏死、瘢痕化及外在瘢痕压迫引起。临床常见于臂丛、腰骶丛损伤。可通过神经减压、改善血供等方法治疗。

（顾立强　朱庆棠）

yàowù zhùshèxìng shénjīng sǔnshāng

药物注射性神经损伤（drug-induced nerve injury）在神经干内或神经周围注射对神经有毒性作用的药物所引起的神经损伤。最常见是臀区药物注射误伤坐骨神经，还有穴位注射误伤神经，如足三里注射误伤腓总神经等。致伤机制包括药物对神经组织的直接毒性作用、针刺刺伤神经、神经周围炎及后期瘢痕压迫。能引起注射性神经损伤的药物有奎宁、磺胺类药、青霉素、链霉素、氯霉素等抗生素，地西泮、氨基比林等镇静、镇痛药，地塞米松及氢化可的松、甲泼尼龙、氟烃泼尼松龙等类固醇药，药物变性或配制不当的局麻药，以及疫苗、维生素制剂、木瓜凝胶蛋白酶、50%葡萄糖、氯化钙、红花当归注射液、酒精等。

药物注射性神经损伤属于闭合性损伤，是一种神经连续性存在的损伤，损伤程度不一，疼痛与运动、感觉功能障碍表现差异较大。其处理原则要求：①及早发现、及时治疗。对于药物注射后即刻出现明确属于药物性神经损伤的疼痛、异常感觉和运动麻痹者，可以局部注射生理盐水50～100ml，以期稀释药物浓度，减轻神经永久性损害的程度，但此方法实用性小，未被广泛接受。②早期保守治疗。观察神经功能恢复情况，时间为2～4个月，同时理疗和镇痛药治疗。较轻的注射损伤，部分可恢复神经功能。③及时手术探查。对于2～4个月内无神经功能恢复迹象，或虽运动、感觉功能障碍较轻但疼痛难以控制者，及早行外科手术探查。④神经松解或神经修复。结合术中电生理跨神经损伤处的神经干动作电位（NAP）检测，若神经连续性存在、NAP阳性，提示有神经传导通过损伤处，行神经松解术。若NAP阴性，损伤处局部神经束内瘢痕化，神经松解达不到目的、无恢复的可能性，则行损伤段神经切除，并酌情行神经端-端缝合术或神经束间移植术。

（顾立强　朱庆棠）

shénjīng huǒqìshāng

神经火器伤（firearm injury of peripheral nerve）　枪弹、弹片等高速投射物穿透肢体或躯干所造成的单条或多条神经损伤，可直接造成神经干切割、挫裂，也能造成震荡伤和热损伤；在同一部位可合并其他组织，如皮肤、肌肉、筋膜，尤其是肢体主要血管的损伤，属于一种复杂性神经损伤。60%~70%上肢火器伤，以及25%的下肢火器伤合并神经损伤。上肢火器伤中神经损伤的发病率顺序依次为尺神经、正中神经、桡神经、肌皮神经，下肢依次为坐骨神经、腓总神经、胫神经、股神经。火器伤的致伤能量与子弹、弹片等投射物的质量、速度有关，其穿透组织的破坏范围与其损伤部位、靶组织的类型、弹性、密度及投射物的形状相关。投射物除直接穿透肢体致伤道区的组织如神经断裂、破坏外，高能量投射物所形成的暂时性空腔和震荡波，可以间接损伤周围神经，导致轴突断裂或轴突失用，也可能影响神经内的微血管系统，导致不同程度的神经内出血、水肿，后期形成神经内纤维化、瘢痕。高能量投射物所致的神经损伤，约有1/3是神经断裂伤，其余为轴突断裂、神经失用及形成神经内瘢痕化神经瘤的连续性存在的神经损伤。神经火器伤常广泛、复杂，且多合并软组织缺损与邻近骨、血管的损伤。在肢体战伤中，主要血管的修复在治疗中是第一位的，应努力在肌肉的缺血耐受时间内重建血液循环，而神经探查与修复不得不延迟至患者全身状况好转、局部感染控制后再做适当处理。早期清创的目的是切除坏死组织和神经外膜切开减压。由于肢体火器伤中约有2/3的神经损伤属于轴突失用或轴突断裂，可以自行恢复，且一期处理不可能确定损伤近、远侧的准确范围，若一期修复时神经损伤程度的判断有误，长时间观察、等待会错过修复时间，从而影响最终结果。因此对于神经火器伤需慎重考虑一期神经探查与修复，通常在伤后3~4周先评价周围神经损伤的程度与纵向范围再做处理。但如果患者情况允许、术者技术精湛，也可以行一期神经探查与修复。由于二期神经修复多存在广泛的纤维化和致密瘢痕组织，因而其修复的疗效较平时非火器性神经损伤差。二期火器伤性神经撕裂、缺损的处理，应注意神经基床的血供问题，若神经长段缺损，尤其高位损伤、神经基床瘢痕化，应考虑行吻合血管神经移植术。

（顾立强　朱庆棠）

quēxiěxìng shénjīng sǔnshāng

缺血性神经损伤（ischemic nerve injury）　各种创伤性或非创伤性因素引起周围神经血供障碍后继发的神经结构和功能损坏。创伤性缺血性神经损伤包括：①肢体大动脉或主要分支损伤所致的神经损伤（缺血性麻痹）。②神经-血管联合性损伤。③压迫和牵拉间接干扰神经干血供所致的神经损伤。④神经的滋养动脉损伤所致的神经损伤。非创伤性缺血神经损伤包括：①动脉栓塞所致的神经损伤。②动脉痉挛所致的神经损伤。③神经的滋养动脉狭窄和闭塞所致的神经损伤。缺血性神经损伤的后果不一，从短暂性缺血、暂时性传导阻滞到神经持续性缺血、组织坏死、功能完全丧失。急性缺血性神经损伤的临床表现，包括神经支配区的疼痛、感觉麻木、运动功能丧失等。治疗上应强调解除导致神经缺血的原发因素，改善神经营养血管的血液循环，多需要急诊进行手术探查、血管修复、筋膜间隙切开减压、神经松解术，以减轻神经的病变，最大限度地保全神经的功能。缺血的神经恢复血供后会发生再灌注损伤。对于周围神经缺血再灌注损伤的防治，主要为药物治疗，可选用氧自由基清除剂，如超氧化物歧化酶、丹酚酸A等；谷氨酸受体拮抗剂，如MK-801（N-甲基-D-天门冬氨酸NMDA受体拮抗剂）、NBQX等；钙离子拮抗剂，如粉防己碱、尼卡地平等。还可以进行高压氧疗法、低温疗法。

（顾立强　朱庆棠）

tǐwèixìng shénjīng sǔnshāng

体位性神经损伤（body position-associated nerve injury）　在特定体位下周围神经受机械性牵拉或压迫，神经血供障碍而引起的急性神经损伤。以桡神经、腓总神经多见，臂丛、腋神经也可受累。手术麻醉或昏迷、醉酒患者，由于患者无法自我防护，且缺乏肌肉张力对神经的保护，当其长时间处于某一特定体位时可对某一部位的神经造成牵拉或压迫。如全麻患者上肢过度外展会造成下臂丛或腋神经牵拉伤；醉酒者上肢搭在椅背上熟睡，坚硬的椅背压迫腋窝可造成腋神经损伤；醉酒或中毒昏迷后长时间侧卧，可致上臂桡神经沟处的桡神经和腓骨头处的腓总神经受压。体位性神经损伤发生后，出现相应神经受损的症状和体征，一旦发生应尽快解除牵拉或压迫因素。体位性神经损伤重在预防，如在手术过程中注意避免过度牵拉或长时间压迫肢体。

（顾立强　朱庆棠）

shénjīnggēnxìng sītuōshāng

神经根性撕脱伤（nerve root avulsion injury）　由于神经根受到高能量暴力，过度牵拉性损伤所导致的神经根自脊髓发出处断裂，似拔萝卜样撕脱。又称节前损伤，是最严重的神经根性牵拉伤。多见于臂丛的根性撕脱伤，而腰骶丛神经根性撕脱伤少见。

成人臂丛损伤大多数（约80%）继发于摩托车或汽车车祸。如摩托车与汽车相撞、摩托车撞击路边障碍物或大树，驾驶员受伤倒地，头肩部撞击障碍物或地面，使头肩部呈分离趋势，臂丛神经受到牵拉过度性损伤，轻者神经震荡、暂时性功能障碍，重者神经轴突断裂、神经根干部断裂，最重者可引起5个神经根自脊髓发出处断裂，似拔萝卜样撕脱，完全丧失功能。工人工作时上肢不慎被机器、皮带或运输带卷入后，由于人体本能反射而向外牵拉可造成臂丛损伤，向上卷入造成下干损伤，水平方向卷入则造成全臂丛损伤。

新生儿臂丛损伤则见于母亲难产时的分娩性臂丛损伤，又称为产伤性臂丛瘫痪，即产瘫。产瘫的病因及发病机制有两种：①大胎儿头先露，分娩时往往有头肩分离动作，导致臂丛上干牵拉伤，可累及颈$_5$、颈$_6$神经根，严重时可累及颈$_7$。②小胎儿、臂先露，分娩时往往有上臂过度外展和颈过度后伸，常导致下干牵拉伤，可引起颈$_8$、胸$_1$撕脱伤。产瘫的危险因素包括：胎儿体重过大（一般超过4kg），肩难产、第二产程延长，器械辅助阴道分娩（产钳分娩、胎头吸引术），糖尿病与母亲肥胖症，臀先露，既往已有分娩性臂丛损伤病史。

结合术前临床诊断与影像学诊断、术中探查与电生理学检测、术后随访验证的临床研究，神经根撕脱还可以进一步细化分为三小类：节前撕脱至椎管外（椎管外可见撕脱的神经根）、单纯椎管内节前撕脱（椎管外神经根连续性存在）、椎管内节前撕脱合并椎管外神经根（或干部）损伤（节前损伤+节后损伤）。

神经根性撕脱伤目前还是临床治疗的难题，尚不能常规利用撕脱神经根回植脊髓修复神经连续性来恢复有效的神经功能，但可选择神经移位修复术来恢复部分功能。

（顾立强）

yīyuánxìng shénjīng sǔnshāng

医源性神经损伤（iatrogenic nerve injury）　在医疗实践中，不恰当的检查诊断、药物注射、手术治疗等过程造成的周围神经损伤。损伤轻者可引起机体的部分功能障碍，重者可造成严重伤残，使患者失去工作和生活能力，故应引起各级医护人员的高度重视，如能认真对待，严格遵守各项医疗、护理操作技术规程，医源性神经损伤可以避免和预防。

病因和发病机制　不同部位的医源性神经损伤的原因不同，主要包括手术损伤、压迫损伤及注射损伤等。

副神经损伤　多因颈外三角行淋巴结活检、切除等手术引起副神经损伤。也可因颈部放射治疗或颈部根治性切除术引起损伤。

膈神经损伤　膈神经是颈丛的一个重要分支，膈神经经过胸腔到达膈肌的部位最容易损伤，常发生于婴幼儿的各种胸内手术，如各类先天畸形修复术。在颈部膈神经可因颈内静脉插导管或前斜角肌切断术导致损伤。

臂丛损伤　病因众多。①分娩性臂丛损伤：患儿常有难产史，多与分娩过程中过分用力牵拉有关。②手术时体位不当引起臂丛损伤：上肢过度外展外旋位固定于外展板上或头向对侧旋转并侧屈位等均可因臂丛受牵拉或压迫而引起损伤。③胸廓出口综合征手术引起臂丛损伤：经腋路行第1肋切除术和前、中斜角肌切断术治疗胸廓出口综合征均可能损伤臂丛。④放射性臂丛损伤：多为鼻咽癌、乳腺癌患者数月或数年前接受过颈部、腋部淋巴结的放疗。⑤矫形外科手术引起臂丛损伤：多种肩带周围手术可引起臂丛损伤，如肩关节置换术可能引起腋神经和肌皮神经损伤。⑥锁骨骨折和肩关节脱位处理不当引起臂丛损伤：锁骨中份骨折复位固定不当可导致骨不连、骨折端移位或骨折部过量骨痂形成，均可引起臂丛损伤。

桡神经损伤　常见部位是上臂中段或桡神经沟附近，多发生于肱骨骨折治疗中，如桡神经被固定骨折的钢板挤压，为强求解剖复位，采用多次手法复位、骨折部位骨痂的压迫和术中误伤，甚至切断等。上臂空气气囊止血带超时超压，反复多次使用气囊止血带可引起桡神经、正中神经和尺神经同时受损，也可仅表现为桡神经受损。桡骨头切除或孟氏骨折开放复位有可能伤及桡神经深支，腕背侧腱鞘囊肿切除术有时可损伤桡神经浅支。

正中神经损伤　主要发生于腕部和肘部。常见于腕管切开术，多因切口选择不当引起，可发生部分或完全性正中神经主干、掌皮支以及鱼际肌支损伤。肘部正中神经损伤常因肘部行有创性治疗引起，包括静脉穿刺抽血、注射药物等。

尺神经损伤　常见于手术中上肢体位不良，术中前臂旋后位置于身旁或外展位使肘管受压。也有因肘内侧包块切除而引起尺神经损伤。肘关节强直于伸直位行关节成形术时尺神经未做松解前置术，因神经张力过大也可引起损伤。

坐骨神经损伤　常见于臀部肌肉注射性损伤和全髋关节置换术。臀部肌肉注射性损伤主要原因为臀部肌肉注射部位错误引起，与注射药物本身的毒性、酸碱度、渗透压等有密切关系，实际上是局部高浓度药物强烈刺激的结果。轻者仅引起局部组织反应，随着药物吸收而逐渐恢复，重者则形成瘢痕，甚至使神经干粘连或变性坏死，多见于儿童患者肌注青霉素、氨基比林等。全髋关节置换术引起坐骨神经损伤的机制以牵拉伤最为多见，包括术中或术后的髋关节脱位、术中股骨干骨折和术中错误的肢体姿势。

股神经损伤　常见于腹部盆腔手术，如经腹子宫切除术中手术拉钩压迫所致。腹股沟韧带平面的医源性股神经损伤可发生于股疝和腹股沟斜疝修补术，特别是后者更容易发生，可因神经被切断、缝合固定引起。髋关节置换术也是一个原因，其损伤机制可能是骨水泥的热损伤、骨水泥包绕、压迫神经引起。多发生在髋关节的前外侧或外侧入路，特别是人工髋关节翻修术中。

腓总神经损伤　腓总神经较容易发生医源性损伤。常见的损伤机制是外部压迫，可发生于手术时患者仰卧或侧卧位而膝部衬垫，截石位手术，或膝关节的手术如全膝关节置换术、胫骨近端截骨、膝关节镜行半月板修复术等。非外科手术导致的医源性腓总神经损伤最常见于长期卧床、消瘦的患者。原因也是体位不当，使腓总神经于腓骨头处受压。其他较少见的原因包括小腿的支具上缘恰好位于膝下，膝关节绷带包扎过紧和石膏边缘卡压腓骨颈等。

临床表现　医源性神经损伤和其他原因引起的神经损伤临床表现相同，主要表现为其相应支配区不同程度的运动感觉功能障碍，如上臂部分的桡神经损伤，表现为患肢伸腕、伸指不能以及虎口区麻木等。

诊断　医源性神经损伤诊断并不困难，结合患者的病史、体征和肌电图检测往往可做出准确的诊断。

治疗　医源性周围神经损伤的治疗首先要分析损伤的原因，手术误伤者若在手术中即发现神经已被完全切断或部分切断，应立即给予神经修复。如果在手术后才发现有神经损伤，可观察2~3个月，在此期间如受损神经功能无改善，则应进行受损神经的手术探查。石膏或小夹板压迫性损伤一般以保守治疗为主，除去掉压迫原因外，可给予神经营养药物，并辅以物理治疗。如果受压时间长可使神经变性、神经外膜瘢痕化，宜行神经外松解术。若神经束变性、瘢痕化，受伤神经支配的肌肉明显萎缩，神经修复手术的效果差，可行肌腱移位手术重建功能。止血带应用不当引起的损伤，轻者可口服神经营养药物、理疗等保守治疗，一般可治愈。重者可保守治疗2~3个月，如无恢复可手术探查，行神经松解术。药物注射性神经损伤少数轻者保守治疗有一定的疗效，但多数保守治疗无效，需手术治疗。主要采用神经外松解术和神经束膜松解术，对有神经坏死者，行神经移植术。药物注射性损伤不宜长时间做保守治疗，争取在1~2个月内行神经探查松解术，以减轻轴突受压和损伤。体位性神经损伤的患者，其神经无断裂，只是脱髓鞘改变，经保守治疗，大多可以治愈。少数患者经保守治疗2~3个月仍无恢复，肌电图检查证明有神经损伤者，应做神经探查。

预防　加强责任心是预防医源性周围神经损伤的关键。外科医生应具有精确的四肢和周围神经解剖知识，正确掌握各种基本技能，如石膏和夹板固定、牵引等。骨折复位后使用小夹板时放置位置要正确，捆绑加压时，力量要均匀，夹板端不要顶住腋窝，肘窝等处。术后定期随访，如发现异常或手部肿胀严重，应立即松开小夹板重新捆扎。使用管形石膏时，神经浅表处和骨突处应垫以较厚的棉垫。下肢牵引和麻醉期间应注意衬垫妥当，以免受压引起神经损伤，尤其是腓总神经在腓骨头颈处及桡神经在桡神经沟处。上肢手术时正确使用空气气囊止血带，以免发生止血带麻痹。腰椎麻醉进针手法勿过猛，以免针尖损伤马尾神经根。助产时动作应轻柔，牵拉勿过猛，以免发生分娩性臂丛损伤。臀部注射应正确选用注射部位，慎重选择药物，正确掌握注射技术，注射部位要充分暴露，注意进针方向和深度。静脉注射药物时应多观察，严防药物外漏。

（林浩东）

gǎnjué quēshī

感觉缺失（anesthesia） 在意识清晰的情况下，患者对刺激不能感知的状态。感觉缺失是感觉障碍的一种临床表现，根据感觉缺失的类型可分为痛觉缺失、触觉缺失、温度觉缺失和深感觉缺失。

病因 常见由周围神经损伤引起，也可是全身性疾病的一种表现，如糖尿病或麻风所致的周围神经损害，或急性脊髓炎、脊髓压迫症、髓外肿瘤压迫脊神经根等疾病所致。

分类不同病因所致的感觉障碍其临床表现不同，可能为单一感觉缺失，也可能是复合性感觉缺失。周围神经损伤所致的感觉障碍可用6级法来判断其损伤程度。0级：完全无感觉（完全性感觉缺失）；1级：深痛觉存在；2级：有痛觉及部分触觉；3级：痛觉和触觉完全；4级：痛、触觉完全，且有两点区别觉，但距离较大；5级：感觉完全正常。如身体某区域内所有的感觉均缺失，称为完全性感觉缺失（complete anesthesia）；如该区域内仅皮肤温度觉、痛觉缺失，而其他感觉（如皮肤触觉）仍保存者，称为分离性感觉障碍（dissociated sensory disorder）；如该区域内只有深感觉缺失，而浅感觉（痛、温、触觉）保存者，亦称为分裂性感觉障碍（divided sensory disorder）。不同部位、不同程度的神经系统损害所产生的感觉障碍各异。

末梢型 肢体远端对称性完全性感觉缺失，呈手套袜子形状分布，伴相应区运动及自主神经功能障碍，如多发性神经炎。

周围神经型 可表现为某一周围神经支配区感觉缺失，如尺神经损伤累及前臂尺侧及第4、5指；如一肢体多数周围神经支配区感觉障碍，为神经干或神经丛损伤。

节段型 ①后根型：单侧节段性完全性感觉缺失，如髓外肿瘤压迫脊神经根，可伴后根放射性疼痛（根性痛）。②后角型：单侧节段性分离性感觉障碍，见于一侧后角病变如脊髓空洞症。③前联合型：双侧对称性节段性分离性感觉障碍，见于脊髓中央部病变如髓内肿瘤早期、脊髓空洞症等。

传导束型 ①脊髓半切综合征：又称布朗-塞卡尔综合征，Brown-Séquard syndrome。病变平面以下对侧痛温觉缺失，同侧深感觉缺失，如髓外肿瘤早期、脊髓外伤。②脊髓横贯性损害：病变平面以下完全性传导束性感觉障碍，如急性脊髓炎、脊髓压迫症后期。

交叉型 同侧面部、对侧躯体痛温觉减退或缺失，如延髓背外侧综合征（又称瓦伦贝格综合征，Wallenberg syndrome），病变累及三叉神经脊束、脊束核及交叉的脊髓丘脑侧束。

偏身型 对侧偏身（包括面部）感觉减退或缺失，见于脑桥、中脑、丘脑及内囊等处病变，一侧脑桥或中脑病变可出现受损平面同侧脑神经下运动神经元瘫痪；丘脑病变深感觉障碍较重，远端较重；内囊受损可引起“三偏”（偏瘫、偏身感觉障碍、偏盲）。

单肢型 对侧上肢或下肢感觉缺失，可伴复合感觉障碍，为大脑皮质感觉区病变。皮质感觉区刺激性病灶可引起对侧局灶性感觉性癫痫发作。

临床检查 主要关注痛觉、触觉、温觉和两点分辨能力的变化；其次，由于各感觉神经分布区的边界有互相重叠现象，受伤后短时间内感觉障碍仅表现为感觉的区域略缩小，这是附近神经的替代作用，而非损伤神经的再生现象。因此，要重点检查神经绝对支配区的感觉变化，以便为神经损伤定位。深感觉为肌肉和骨关节的感觉，可检查手指或足趾的位置觉和用音叉检查骨突出部的震颤感。

临床意义 周围神经损伤后可导致其所支配的皮肤区发生感觉障碍，通过检查感觉缺失或减退的范围可判断是何种神经受损。

治疗原则 针对导致感觉缺失的原发病进行病因治疗，是恢复感觉的关键。当一切治疗措施均无效，感觉缺失已成永久性不可逆时，对感觉缺失的肢体处理重点应放在如何保护肢体免受外界致伤因素，如机械力、高温、低温等的作用，或者在这些致伤因素引起组织损坏前就及时意识到并给予消除，防止感觉缺失的肢体发生压疮、烫伤或冻伤等损害。

（刘小林 王洪刚）

gǎnjué jiǎntuì

感觉减退（hypesthesia） 由于神经兴奋阈增高而感觉反应减弱、感觉敏感度下降，对刺激感受力低下的状态。需要增强刺激的强度才能感受或反应延迟，即刺激后不能立即发生反应，需经数秒至数十秒后才能产生相应反应。

发生机制 感觉减退可能是某种单一感觉减退（如视觉、听觉、触觉等），也可能是全部感觉减退。常发生于癔症、多发性神经炎、麻风、脊髓损伤、中枢神经疾病及闭塞性周围血管性疾病等。

临床意义 感觉在人的生活实践中具有至关重要的作用，人们分辨外界各种事物的属性（如颜色、声音、软硬、粗细、重量、温度、味道、气味等），了解自身各部分的位置、运动、姿势等，以及进行其他复杂的认识过程均离不开感觉。感觉减退的发生将严重影响上述认识过程，人们将无法及时准确地分辨客观事物的属性或自身状态。

治疗原则 根据不同的病因采取针对性的治疗。

（刘小林　王洪刚）

gǎnjué yìcháng

感觉异常（paraesthesia）

在无外界刺激的情况下，自觉身体某部位有不舒适或者难以忍受的异样感觉的状态。

发生机制 由神经传导通路上的病损或异常刺激所引起，表现为麻木感、触电感、针刺感、蚁走感、烧灼感或特殊的寒冷感等。

临床意义 感觉异常常局限于一定的神经支配区域，主要多发性神经炎、神经根炎、周围血管性疾病等使周围神经遭受病理性刺激的情况下发生。如局部肢体缺血（周围血管闭塞性疾病）时，可出现多种异常感觉；局部肢体在严寒低温条件下，也可出现类似局部缺血的感觉异常。此外，颈椎病、中枢神经系统的功能障碍、多发性硬化症、颈肋综合征以及颅脑外伤后精神障碍等疾病也可能引起感觉异常。

治疗原则 感觉异常是多种疾病引发的一种非特异性临床症状，因此，要针对病因进行处理，才是消除感觉异常的关键。此外，神经营养药物（维生素 B_1、维生素 B_{12} 等）、针灸、按摩对缓解感觉异常也有一定效果。

（刘小林　王洪刚）

běntǐ gǎnjué quēshī

本体感觉缺失（proprioceptive sense absence）

本体感觉传导通路的损害导致共济失调、平衡障碍、姿势异常、动作不协调等运动障碍表现。

发生机制 本体感觉即深感觉，包括关节位置觉、运动方向觉和振动觉，感受器主要分布在肌腱、韧带及关节囊上，有着与浅感觉完全不同的传导通路。根据传导通路行程与功能的不同，本体感觉分为意识性深感觉和非意识性深感觉，前者传导通路由三级神经元组成，反射中枢位于大脑皮质；后者传导通路由二级神经元组成，反射中枢位于小脑。人体的平衡、协调及技巧性运动与本体感觉的正确反馈密切相关。传导通路上任何部位的损害将导致本体感觉障碍，严重者导致本体感觉缺失。

发生机制与临床意义 意识性深感觉即躯干和四肢深感觉，传导通路由三级神经元构成，第1级神经元为脊神经节细胞，其周围突分布于肌、腱、关节等处本体觉感受器和皮肤的精细触觉感受器，中枢突经脊神经后根的内侧部进入脊髓后索，分为长的升支和短的降支。升支在后索内形成薄束和楔束，两束上行止于延髓的薄、楔束核（第2级神经元）。薄、楔束核发出的纤维向前绕过中央灰质的腹侧，经内侧丘系交叉，最后止于背侧丘脑的腹后外侧核（第3级神经元）。腹后外侧核发出纤维经内囊后肢主要投射至中央后回的中、上部和中央旁小叶后部，部分纤维投射至中央前回。此通路若在不同部位（脊髓或脑干）损伤，则患者在闭眼时不能确定相应部位各关节的位置和运动方向以及两点间的距离，导致各种动作难以准确完成。

非意识性深感觉又称反射性深感觉，为传入小脑的深感觉，由二级神经元组成。第1级神经元的胞体在脊神经节内，其周围突至肌、腱、关节等深部感受器，中枢突自后根入脊髓后角，神经冲动由感觉神经末梢传入至脊髓，经上行传导束上行至小脑，小脑接受冲动后经锥体外系反射性地调节肌紧张力和协调运动，维持身体的姿势和平衡。此通路的损害将导致患者出现平衡障碍、姿势异常等运动障碍。

（刘小林　王洪刚）

wēndùjué yìcháng

温度觉异常（abnormal thermosensation）

周围神经的病理性损害引起温度觉纤维（C纤维与Aδ纤维）传导障碍，导致温度觉阈值改变的状态。

发生机制 人体皮肤内存在冷觉和热觉两种感受温度变化的感受器。对热刺激敏感的是热觉感受器，对冷刺激敏感的是冷觉感受器。两种感受器在皮肤表层中，均呈点状分布。温度感受器在面部、手背、前臂掌侧面、足背、胸部、腹部以及生殖器官的皮肤比较密集。冷觉主要通过小直径的髓鞘纤维（Aδ）传导，热觉通过无髓C纤维传导。周围神经疾病中，两种纤维均可受累，导致温度觉阈值的改变，出现温度觉异常。

临床意义 在糖尿病性周围神经病、腰椎间盘突出症、获得性或先天性脱髓鞘性神经病以及周围神经损伤等周围神经疾病中，通过温度觉定量分析来检测温度觉异常，进而判断周围神经损伤或恢复的程度，可作为一种新型的辅助诊断指标应用于临床。此外，温度觉是调节体温的关键环节。在外界温度或体内温度（如血液的温度）发生变动时，通过温度感受器接受刺激，传入性冲动到达大脑的同时，也传向下丘脑的体温调节中枢，从这里发出传出性冲动，以调节产热器官（如骨骼肌等）或散热结构（如皮下血管等），以维持体温的恒定。温度觉异常将影响上述体温调节过程。

（刘小林　王洪刚）

chùjué yìcháng

触觉异常（tactile disorders）　体表受到接触刺激（压力和牵引力）作用于触觉感受器而未能引起触觉的现象。触觉作为人的一种重要感觉的基本功能，可通过触觉来认识客观事物，特别是人手的触摸觉，不但是认识器官，而且是劳动器官，在人的生活实践中起着重要作用。

发生机制　触觉从皮肤传到大脑的通路有两条：①一部分轻触觉的传导方式与痛温觉相似，第2级神经元在脊髓水平交叉，在脊髓丘脑前束中上行。②另一部分轻触觉、重触觉及识别性触觉的传导方式与深感觉同路，在延髓水平交叉，最后都在丘脑腹后外侧核换第3级神经元到大脑皮质中央后回。传导通路上不同部位的损伤，将导致程度不等的触觉异常。

临床意义　周围神经病变常引起不同程度的触觉异常，对患者的工作、生活带来极大不便。临床可根据触觉异常判断是否有神经损伤以及神经是否再生。

（刘小林　王洪刚）

tòngjué yìcháng

痛觉异常（paralgesia）　清醒状态下，机体对有害刺激不能表现出正确的疼痛反应，而表现为无反应、反应迟钝或反应过度的现象。痛觉是有机体内部的警戒系统，能引起防御性反应，具有保护作用。疼痛常常是许多疾病的一种症状而被临床医生所重视。痛觉丧失、痛觉减退常见于炎症性、脱髓鞘性疾病和损伤、代谢异常、缺血性疾病的后期。

发生机制　①痛觉丧失：机体对伤害性刺激完全无反应，见于破坏性病变导致痛觉传导通路完全阻断，痛觉信号无法传递至大脑皮质。②痛觉减退：机体对伤害性刺激反应迟钝，是痛觉传导通路部分阻断所致。③痛觉过敏：机体对疼痛的感觉阈值降低，轻微刺激即可引起疼痛感觉的现象，是痛觉传导通路周围和中枢敏化的结果。

临床意义　痛觉过敏常见于一些压迫性或刺激性疾病的早期，是疼痛阈值下降合并致病因素的激惹，导致周围和中枢敏化的结果。

（刘小林　王洪刚）

fàngshètòng

放射痛（radiating pain）　疼痛不仅仅发生于受刺激部位，而且沿受累神经扩展到其支配区的疼痛感觉。

发生机制　神经干（根）或中枢神经系统内的感觉传导受到肿瘤、炎症、骨质增生及椎间盘突出等造成的刺激或压迫可使疼痛沿着神经向末梢方向传导，以致在远离病变的受累神经分布区内出现疼痛。很多腰部疾病中都会出现放射痛，如腰$_{4,5}$椎间盘突出时，除腰痛外，还可引起患侧小腿外侧和足背外侧皮肤疼痛或痛觉过敏，疼痛呈过电样放射痛，由腰及臀到腿，直至足部。病变过还会出现皮肤麻木和肌腱反射减退等变化。尺神经在肘关节部受到刺激时，会放射至第4、5指而感到疼痛。

临床意义　与牵涉痛不同，放射痛沿神经走行呈放射性传导，传导疼痛的方向从肢体近心端（靠近心脏侧）向远心端放散（具有方向性）。病变不是发生在肢体本身，而是在颈、胸和腰部的脊髓中枢或某个大的神经干部位上。根据神经的分布和放射痛的区域可以判断病变的位置。如上肢放射性痛表明病变在颈部或肩部的神经丛。如颈椎（病）综合征等。而下肢放射痛多为胸椎、腰椎、骶椎神经受到了压迫，如腰椎间盘突出、脊髓肿瘤、髋关节炎等使神经受到压迫性的损伤或炎症侵袭，而使患者出现过电样的放射痛。

治疗原则　主要是针对病因治疗，辅助药物治疗来缓解疼痛。

（刘小林　王洪刚）

qiānshètòng

牵涉痛（referred pain）　与病变内脏对应的脊髓节段支配区体表发生的疼痛或痛觉过敏现象。

发生机制　牵涉痛的发生机制目前还不很清楚，有以下假说。①会聚学说：认为由于内脏和体表的痛觉传入纤维在脊髓同一水平的同一个神经元会聚后再上传至大脑皮质，且由于平时疼痛刺激多来源于体表，因此大脑依旧习惯地将内脏痛误以为是体表痛，于是发生牵涉痛。②易化学说：认为内脏传入纤维的侧支在脊髓与接受体表痛觉传入的同一后角神经元构成突触联系，从患病内脏来的冲动可提高该神经元的兴奋性，从而对体表传入冲动产生易化作用，使微弱的体表刺激成为致痛刺激产生牵涉痛。引起牵涉痛的结构基础可能是：①病变脏器的初级感觉纤维进入脊髓后，一方面终止于特有的二级神经元，另一方面以侧支终止于有关躯体结构感觉传导的神经元。②病变脏器与相应躯体结构的初级感觉纤维终止于同一个二级神经。③初级感觉神经元周围突有不同侧支分布于内脏及相应躯体结构。

临床意义 牵涉痛是内脏痛觉的一种重要生理特性，有助于内脏疾病的诊断。早在1893年黑德（Head）就曾较系统地研究内脏器官疾患时在体表产生的牵涉区域，即Head区。当深部组织和内脏病变时，疼痛往往可扩散到受同一或紧邻的脊髓节段所支配的皮肤区，引起该皮肤区的疼痛。如阑尾炎早期，疼痛常发生在上腹部或脐周围；心肌缺血或心肌梗死，常感到心前区、左肩、左臂尺侧或左颈部体表发生疼痛；胆囊疾患时，常在右肩体表发生疼痛等。

治疗原则 治疗原发病来消除疼痛。

（刘小林　王洪刚）

huànzhītòng

幻肢痛（phantom limb pain）

患者因截肢或外伤而失去身体某一部位后，仍持续感知那部分肢体的存在，并感觉到疼痛的现象。幻肢现象不仅发生在四肢，身体的其他部位如舌、牙齿、阴茎、乳房、膀胱、直肠等切除后也会发生，但最常见于截肢术后。1551年帕尔（Pare）最早从医学角度描述了幻肢痛的现象，他注意到截肢患者在很长时间内仍感觉到已失去的肢体疼痛。1871年米切尔（Mitchell）首次在论文中使用Phantom limb（幻肢）一词，并沿用至今。幻肢痛的发病率在60%～90%，其中5%～10%的患者出现严重的幻肢痛。主要表现为跳痛、刺痛、钻孔样痛、挤压痛、灼痛、拧痛。疼痛多为发作性疼痛，阵发性加重。

发生机制 幻肢痛的产生是神经中枢与周围神经的相互作用结果，可能的机制为：①感受伤害的纤维、背根神经节细胞受到损害，从而对机械、热、化学刺激异常敏感。②脊髓后角中枢感受伤害性冲动神经元延迟敏化、兴奋性增高，对非伤害刺激也出现反应。③感受伤害的神经元变性，引起低阈值的机械敏感性末梢解剖性出芽，从而与中枢感受伤害性神经元形成联系，这将导致后角功能性突触重构。

治疗原则 对幻肢痛的预防，主要是术前、术中、术后的无痛处理及心理支持，如区域性麻醉提供围术期无痛，可减少幻肢痛的发生。一旦出现幻肢痛，治疗应越早越好，主要采取综合治疗措施，主要包括药物治疗、外科治疗及心理支持等。

（刘小林　王洪刚）

mábì

麻痹（paralysis）

身体某部分的感觉或运动功能部分丧失或完全丧失的现象。广义的麻痹是指机体细胞、组织和器官的功能衰退，对刺激不发生反应的状态。狭义的麻痹是指神经系统特别是运动神经系统的功能衰退。

运动麻痹按程度可分为完全麻痹和不完全麻痹；按性质可分为中枢性（痉挛性）麻痹和外周性（弛缓性）麻痹。中枢性麻痹是由大脑皮质发出到延髓或脊髓前角的第1神经元（锥体路）的障碍。如脑性麻痹（脑瘫），主要是指脑部（大脑或小脑）的动作控制区域在母体妊娠时、分娩时或出生后受到伤害，患儿会因此而产生的运动功能障碍。由于伤害的位置不同，许多脑性麻痹的患儿会有感官发展及平衡力不佳，智力、认知能力、语言能力及学习能力缺损。外周性麻痹是由延髓或脊髓前角发出到骨骼肌第2神经元的障碍。如周围型面神经麻痹（面瘫），是面神经核或面神经受损时引起，出现病灶同侧全部面肌瘫痪。所有周围神经损伤所引起的运动障碍均属外周性麻痹。治疗上主要根据麻痹的程度及性质，针对病因进行治疗，同时辅以康复训练。

（刘小林　王洪刚）

gēnjiàn fǎnshè yìcháng

跟腱反射异常（achilles tendon reflex abnormality）

因大脑、脊髓及周围神经的损伤或病变，导致的跟腱反射亢进、减弱或消失。又称踝反射异常。是一种神经异常病理反应，常用于临床检查诊断。

发生机制 跟腱反射弧的低级中枢位于骶髓$_{1,2}$节段，传入、传出神经为胫神经，此反射属生理反射。如在骶髓$_{1,2}$节段以上脊髓损伤，出现跟腱反射亢进；在骶髓$_{1,2}$节段或胫神经损伤出现跟腱反射减弱或跟腱反射消失。

检查方法 ①仰卧位检查法：患者仰卧位，膝关节屈曲并外展，检查者把持患者足尖并使足稍背屈，然后轻叩跟腱。②俯卧位检查法：患者俯卧位，屈膝90°，检查者以手使患者足稍背屈，轻叩跟腱。③跪位检查法：嘱患者跪于凳上，双足悬空，检查者以右手把持其足使稍背屈，轻叩跟腱。④坐位检查法：患者坐位，双足悬垂，检查者使其足轻度背屈而叩击跟腱。

临床意义 正常状态下，上述各种检查方法时，都可立即出现足跖屈。若上述反应明显亢进、减弱或消失，均为跟腱反射异常。跟腱反射亢进见于锥体束病变，高度亢进时，常伴有踝阵挛。跟腱反射减弱或消失见于胫神经麻痹、坐骨神经受损，如腰椎间盘突出压迫、坐骨神经炎等。

（刘小林　王洪刚）

chuíwàn jīxíng

垂腕畸形（carpoptosis）

桡神经损伤导致腕伸肌麻痹、伸腕不能、腕关节下垂的畸形状态。

发生机制　桡神经损伤使其所支配的腕伸肌、拇伸肌、指伸肌麻痹，导致伸腕、伸指不能。

临床意义　在上肢周围神经中，桡神经最易遭受损伤，其损伤可发生在桡神经行程中的任何部位，如腋部、上臂、前臂、腕部，但以肱骨中段和下段桡神经以及前臂近端桡神经深支损伤最多见。桡神经在肱骨中下1/3处贴近骨干，此处肱骨发生骨折时，桡神经最易受损；桡骨头前脱位也可压迫牵拉桡神经深支造成桡神经损伤。此外，腋杖压迫、手术不慎、上肢止血带使用不当、桡骨颈骨折及大量骨痂生成等均可伤及桡神经。

桡神经受损的部位或平面不同，所引起的临床症状也不同。桡神经在上臂损伤后，出现伸腕、伸拇、伸指不能，拇指不能向桡侧外展，患手呈垂腕、垂指畸形。由于肱二头肌的作用，前臂旋后尚能完成，但力量明显减退。在肘以下平面损伤时，由于支配桡侧腕伸肌的分支未受损，故腕关节可背伸，仅有垂拇、垂指和前臂旋前畸形。

治疗原则　垂腕畸形对手的抓取功能影响明显，故应尽早对受损的桡神经进行修复，恢复伸腕、伸指功能。桡神经所含运动神经纤维较多，神经修复后一般功能恢复较好。当桡神经损伤无法修复时，可通过屈肌腱移位来重建伸腕、伸指功能，矫正垂腕畸形。

（刘小林　王洪刚）

zhǎoxíngshǒu jīxíng

爪形手畸形（claw hand deformity）

尺神经损伤导致手指处于掌指关节过伸而指间关节屈曲的畸形状态。以环指、小指更为明显。

发生机制　尺神经损伤后，由于掌侧3块骨间肌、背侧4块骨间肌和3、4蚓状肌麻痹，掌指关节不能主动屈曲，指间关节不能主动伸直，而屈指和伸掌指关节功能正常，因肌力失衡而导致掌指关节呈过伸位、指间关节呈屈曲位，如鹰爪状，故称为爪形手畸形。

临床意义　尺神经易在腕部和肘部损伤，其病因多为外伤性损害（切割伤或刺伤）或慢性压迫损害（肘管综合征或腕尺管综合征）。腕部尺神经损伤主要表现为骨间肌、蚓状肌、拇收肌麻痹所致环、小指爪形手畸形及手指内收、外展障碍和Froment征（见拇示指捏夹试验）以及手部尺侧半和尺侧一个半手指感觉障碍，特别是小指感觉消失。尺神经损伤后，示指、中指虽未表现出明显的爪形手畸形，但因失去骨间肌的作用，不能充分屈掌指关节和伸指间关节，即功能性鹰爪手。肘以上平面尺神经损伤除以上表现外，另有环指和小指末节屈曲功能障碍。

治疗原则　爪形手畸形不仅是一种畸形，更是一种功能上的失衡，这种功能障碍在神经损伤的开始就存在（尽管随病程的演进而进一步加重），因此这种功能失衡应在神经损伤早期就予以纠正。然而尺神经损伤修复后手内肌功能恢复较差，特别是高位损伤。因此功能重建手术（动力型手术和静力型手术）成为晚期矫正爪形手畸形的主要方式。

（刘小林　王洪刚）

yuánshǒu jīxíng

猿手畸形（ape hand deformity）

正中神经损伤导致大鱼际肌萎缩、扁平及拇指内收，形似猿手的畸形状态。

发生机制　正中神经损伤后，拇短展肌、拇对掌肌和拇短屈肌浅头失神经支配萎缩，手掌变扁平，拇内收肌功能正常，第1掌骨与其他掌骨靠拢平行，拇指对掌功能丧失，形似猿手样畸形，伤后时间越长，畸形越明显。

临床意义　腕部的正中神经位置表浅，易被锐器割伤或刺伤；此外，还可因腕部骨质增生、腕横韧带肥厚或旋前圆肌肥大等，产生慢性神经压迫性损伤（如腕管综合征、旋前圆肌综合征等）。腕部正中神经损伤后，其所支配的鱼际肌，即拇短展肌、拇指对掌肌、拇短屈肌外侧头和第1、2蚓状肌麻痹，主要表现为拇指对掌功能障碍、不能用拇指指腹接触其他指尖。另外，在掌侧，拇指、示指、中指及环指桡侧半，在背侧，示指和中指远节均有感觉障碍；患侧手部皮肤和指甲均有不同程度的营养性改变，如指骨萎缩、指端小而尖、皮肤干燥不出汗等。

治疗原则　临床上根据正中神经损伤性质来选择治疗方式，对于损伤轻微或病程较短的闭合性损伤的患者可通过非手术治疗（包括药物治疗、理疗及功能训练）改善正中神经功能。对于慢性损伤或开放性损伤的患者，可采取合适的手术方式进行治疗（神经探查、神经松解术、神经缝合术和神经移植术等）；对于正中神经无法修复者，利用掌长肌移位重建拇指对掌功能是一种较为常用的手术方式。

（刘小林　王洪刚）

gōuzhuàngzú jīxíng

钩状足畸形（hook foot deformity） 胫神经损伤导致足呈背伸及外翻，形似钩状的畸形状态。

发生机制 胫神经损伤后，小腿三头肌无力和萎缩，足跟上提力弱或不能，而胫前肌、趾总伸肌的肌张力增高，呈现足背伸及外翻，足跟前移，跟腱明显显露，完全不能跖屈。钩状足的患者行走时足尖、足跟同时着地，不能以足尖站立，呈顿足步态。如并发胫前肌麻痹，则可呈扁平钩状足畸形；如并发趾伸肌损害，则可见扁平内翻钩状足畸形；如并发趾长屈肌麻痹，则可见外翻钩状足畸形；如足内肌也出现麻痹则可呈现弓状足和爪状趾畸形。

临床意义 钩状足是由胫神经损伤引起踝关节屈伸肌力、内外翻肌力失衡所致。通常由于胫神经位于股部及小腿深部，发生损伤的机会较少，贯通伤时可伤及胫神经及其分支，常在内踝和跟腱之间受损。胫神经运动支支配小腿肌后群（腓肠肌、比目鱼肌、跖肌、腘肌、胫骨后肌、趾长屈肌和踇长屈肌），其损伤后表现为足不能跖屈、内翻力弱，跟腱反射和跖反射均消失。由于小腿肌前群和外侧群（腓总神经支配）的拮抗作用，而出现足背伸、外翻畸形。此外，脊髓灰质炎和小儿脑性偏瘫等疾病也可导致小腿肌无力和萎缩，引起足跟上提力减弱或消失，同时胫骨前肌与趾总伸肌肌张力增高，形成钩状足畸形。

治疗原则 临床上根据胫神经损伤性质和程度来选择治疗方式。对于胫神经无法修复者，可利用功能重建术来矫正足部畸形。

（刘小林　王洪刚）

mǎtízú jīxíng

马蹄足畸形（talipes equinus deformity） 腓总神经损伤导致足部出现下垂内翻的畸形状态。

发生机制 腓总神经损伤后，受其支配的小腿伸肌群的胫前肌、踇长（短）伸肌、趾长（短）伸肌均麻痹，表现为患足不能背伸、趾不能伸、足下垂形成马蹄足畸形；因腓骨长短肌麻痹而表现为足外翻不能，形成内翻足畸形。马蹄足和内翻足常同时存在，称马蹄内翻足畸形。

临床意义 腓总神经在绕过腓骨颈时位置变得表浅，在外力作用下易在此处受伤。如腓骨颈骨折和下肢石膏压迫或手术误伤、重症患者长期卧床，下肢处于外旋位也可致压伤。此外，该畸形也见于儿童先天性畸形、脊柱裂、脊髓灰质炎后遗症、下肢痉挛性瘫痪和多发性神经炎等。

马蹄足畸形患者站立和行走时，足的形态存在特征性表现：患者站立时以足尖着地，足跟悬空，形如马蹄。行走时呈跨阈步态，类似马步或鹤步，在抬脚时足尖不能抬举，常踢地而行，足尖先着地而后足跟着地。检查时可见足的前部跖屈明显，常合并患足跟腱挛缩变短，患足不能背伸，同时小腿前外侧面和足背皮肤有感觉障碍。

治疗原则 防止腓总神经损伤是预防马蹄足畸形发生的关键，如在上石膏或夹板前在腓骨头后加用衬垫保护，腘窝或腓骨头颈处手术时注意保护腓总神经等。如已发生腓总神经损伤，应尽早治疗，促进神经功能恢复，减少该畸形的发生。如腓总神经功能无法恢复，可行胫后肌前移或三关节融合术，以矫正畸形、改善患足功能。

（刘小林　王洪刚）

yǎngzhǐ wàifān jīxíng

仰趾外翻畸形（out-toeing deformity） 胫神经损伤导致足部外翻、足趾过伸的畸形状态。

发生机制 胫神经损伤后小腿三头肌（腓肠肌、比目鱼肌）麻痹，足背伸肌失去拮抗的协调与平衡，出现踝关节过度背伸；胫后肌麻痹则腓骨长（短）肌失去平衡肌力，出现足外翻；趾长屈肌麻痹时就会导致仰趾畸形。

临床意义 当患者站立、负重行走时，表现为以足跟着地，足趾上举，踝关节明显背屈。同时患者小腿后外侧、足外侧缘、足跟及各趾的跖侧和背侧区感觉丧失，又称为拖鞋式麻痹区。因失神经支配足底常有溃疡，足部易受外伤、冻伤和烫伤，常因溃疡不能走路，严重影响功能。神经电生理检查可发现患侧胫神经传导速度减慢，波幅下降；胫神经支配肌肉的多为失神经电位，而健侧正常。

治疗原则 根据胫神经损伤情况，早期可通过药物治疗或手术治疗（神经探查松解、减压或缝合修复术等）来促进胫神经功能恢复，改善足部肌力平衡关系，同时可恢复足底保护性感觉。胫神经损伤无法修复或虽经修复，随访 1 年以上仍然无效果时，可用胫前肌腱后移代跟腱术、腓骨肌腱后移代跟腱术或腓骨长短肌腱固定跟骨结节，重建小腿三头肌的功能，来矫正足趾畸形。

（刘小林　王洪刚）

zhǎozhuàngzhǐ jīxíng

爪状趾畸形（claw toe deformity） 跖趾关节过度背伸，趾间关节跖屈，形似爪状的足趾畸形状态。

发生机制 由于各种原因引起足内肌与足外肌失去肌力平衡，导致趾长伸肌背伸跖趾关节和趾长屈肌跖屈趾间关节。

临床意义 爪状趾畸形多见于高足弓、神经肌肉性疾病，如中枢性麻痹、脊髓发育不良、麻风（汉森病）等以及类风湿性关节炎或骨筋膜室综合征等。

爪状趾可分为僵硬性和非僵硬性两类。按畸形的严重程度分为三度。①轻度畸形：跖趾关节或近侧趾间关节没有僵硬性的挛缩，畸形随着负重的增加而增加。②中度畸形：近侧趾间关节出现僵硬性的跖屈挛缩，但跖趾关节未出现背伸挛缩。③重度畸形：近侧趾间关节出现僵硬性的跖屈挛缩，同时伴有跖趾关节背伸挛缩。重度畸形一般有跖趾关节的半脱位或完全脱位。

治疗原则 早期足趾能活动时，需以每日牵拉将趾头做跖趾关节跖曲、近端及远端趾间关节背伸运动来矫正畸形。若关节凸侧皮肤摩擦起茧，可用硅胶趾套或垫片来减轻疼痛；也可用束趾垫来限制趾间关节弯曲变形，或以束趾带限制跖趾关节过伸。晚期畸形固定时，需手术治疗矫正畸形（跖趾关节成形术或趾间关节融合术）。

（刘小林 王洪刚）

yìzhuàng jiānjiǎ jīxíng

翼状肩胛畸形（winged scapula deformity）

由于前锯肌麻痹造成肩胛骨贴胸能力减弱，上肢前推时其脊柱缘失去牵拉而翘起所形成的畸形状态。

发生机制 由于前锯肌和斜方肌的协同收缩，正常人肩胛骨紧贴胸壁。如前锯肌和斜方肌麻痹，即可使肩胛骨失去贴胸的作用力。胸长神经损伤后，肩胛骨贴胸能力减弱，当上臂运动使肩胛骨旋转时，就可以出现因脊柱缘失去牵拉而翘起，形成蟋蟀翅膀样的畸形，临床据此特征而命名。

临床意义 凡能损伤胸长神经和副神经的因素（如较长时间承担较大负荷的背、扛、抬等）均可能使其支配的肌肉发生瘫痪或萎缩，引起功能障碍。当肩胛骨失去肌肉对它的贴胸作用力以后，运动时就会发生肩胛骨内侧缘翘起，进而出现该畸形。

通常，患侧上肢酸困无力，工作时容易疲劳为其前驱症状。随着病情发展，肩胛外旋60°的功能丧失，上臂只能上举120°左右，不能举过头。让患者做上肢运动时，无肩胛骨活动，肩胛骨的运动范围较健侧明显变小。再让其两手推墙做支撑动作时，可见肩胛骨内侧缘翘起而出现翼状肩胛畸形。

治疗原则 对已发生翼状肩胛畸形者，可用石膏在上臂外展外旋位予以固定，使前锯肌完全放松，以利于神经肌肉功能的恢复。此外可以口服大量维生素B_1，或局部注射维生素B_1、维生素B_{12}、腺苷三磷酸（ATP）、辅酶A等，以改变局部的营养状态，促进损伤神经和肌肉功能的恢复。

（刘小林 向剑平）

Dìnèi'ěr zhēng

蒂内尔征（Tinel sign）

叩击神经损伤（损害）的部位或远侧，出现其支配皮区的放电样麻痛感或蚁走感等现象。又称神经干叩击试验阳性。提示神经再生的水平或神经损害的部位。

发生机制 神经损伤或损伤神经修复后，神经轴突再生的速度较髓鞘再生的速度快，神经轴突外露，在相应平面轻叩神经，其分布区会出现放射痛和过电感，这是被叩击时出现的过敏现象。1915年法国蒂内尔（Tinel）于在第一次世界大战的伤员中发现这一现象，最初称其为蚁走征（sign of formication）；德国霍夫曼（Hoffmann）在同年也报道了这一现象，称其为神经叩击试验（percussion test）；而且霍夫曼发表的论文较蒂内尔早，故又有霍夫曼-蒂内尔征之称。20世纪早期英文版书籍均将这一体征归功于蒂内尔，其影响一直延续至今。因此，医学文献中普遍称为蒂内尔征。

临床意义 这一体征对神经损伤的诊断和神经再生的进程有较大判断意义。随着再生过程的不断进展，可在远侧相应部位叩击诱发此过敏现象。典型的蒂内尔征不伴有局部叩痛，且阳性点可随时间逐渐远移。伴有叩痛的蒂内尔征提示局部存在创伤性神经瘤。尽管蒂内尔征本质上是反映触觉神经再生的体征，但它只能判断感觉纤维有无再生迹象，并不能完全说明运动纤维的恢复情况，且由于临床的复杂性，该征可存在于多种类型的神经损伤中，如可存在于未修复、完全断裂的陈旧性周围神经损伤及神经卡压等病例中，因此既不能单凭蒂内尔征来判断神经再生的情况，也不能说明整个受损神经的功能状态。

（刘小林 王洪刚）

Huònà zōnghézhēng

霍纳综合征（Horner syndrome）

颈交感神经麻痹而出现的以瞳孔缩小、睑裂变小、眼球内陷及患侧面部无汗为特征的综合征。又称颈交感神经麻痹综合征。颈交感神经从中枢至眼部的通路上受到任何压迫和破坏，均可引起瞳孔缩小、睑裂变小、眼球内陷及患侧面部无汗等临床表现。是瑞士霍纳（Horner）于1869年发现的。但这种传导通路障碍与临床现象是法国伯纳德（Bernard）在1852年首次阐述的。英美等国家习惯称霍纳综合征，法国则称其为克劳德-伯纳德-霍纳（Claude-Bernard-Horner）综合征。

临床表现 ①瞳孔缩小：是霍纳综合征的主要体征，由于病侧瞳孔开大肌瘫痪，致使两侧瞳孔不等大，在黑暗处观察较显著。②睑裂变小：是仅次于瞳孔缩小的重要体征，早期明显，由睑板肌麻痹、上睑轻度下垂引起。通过与对侧睑裂作比较，可以得知上睑下垂。③眼球内陷：是霍纳综合征的三大主征之一，可能与眶肌瘫痪有关。④患侧面部皮肤血管扩张无汗：是分布到面部皮肤血管和汗腺的交感神经纤维受损所致。⑤除眼部体征外，患者常伴有颈椎病及自主神经功能紊乱的症状，如头痛、头晕、颈部疼痛、心悸、心律不齐等。

临床意义 引起霍纳综合征的常见病因有创伤、炎症、手术、肿瘤、血栓形成或动脉瘤等。

随着科学的发展以及检测手段的进步，人们对霍纳综合征的认识逐步深入，霍纳综合征作为某些疾病的首发或伴随症状，在疾病的定位诊断中起着重要作用。任何原因导致的颈$_8$胸$_1$神经根近椎间孔处受损时，因常常累及颈交感神经而出现霍纳综合征阳性。因此，在臂丛损伤的定位诊断中可通过观察霍纳综合征来间接判断下臂丛损伤是否为根性损伤。

（刘小林　王洪刚）

diǎn-diànfěn shìyàn

碘淀粉试验（iodoamylum test）

利用淀粉遇碘变蓝的原理来检查肢体某一区域皮肤发汗功能的方法。是对Minor法改进的一种试验。

临床应用 皮肤分泌汗液的能力与交感神经功能有关，当交感神经受损时，在其支配体表区域出现少汗或无汗。本试验采用碘与淀粉在汗液作用下呈蓝色反应的原理，根据蓝色的深浅了解出汗障碍的区域及其程度，间接了解皮肤交感神经分布的功能状态。

检查方法 洗净并干燥患者皮肤，用2%碘溶液（纯碘2g，蓖麻油10ml，无水酒精100ml）涂于体表某一区域（外阴部和眼睑不宜涂布）；待皮肤晾干后撒以淀粉，然后采用灯烤、药物诱导或饮热水后适当运动等方法使患者出汗。当该区域皮肤出汗时，碘使淀粉变蓝色，观察其颜色变化及分布情况。

（刘小林　王洪刚）

yìnsāntóng shìyàn

茚三酮试验（ninhydrin test）

利用茚三酮与汗液成分结合所形成的汗液，检查皮肤表面出汗情况的方法。又称茚三酮指印试验。1958年莫伯格（Moberg）提出的茚三酮试验是临床判断周围神经功能状态的方法。

临床应用 茚三酮是含羟基的酮类化合物，羟基与汗液中氨基酸、多肽和糖蛋白结合形成蓝紫色物质，即汗迹。汗迹与指纹汗腺并列一致，形成有色指纹，即指纹图。无汗液即不出现指纹图，主要用于检查指（趾）端出汗的情况。周围神经损伤时，因其中交感神经纤维受损而导致患指（趾）端发汗功能障碍，而不出现指纹图；当神经修复后，可通过该试验多次检查对比，来观察受损神经的恢复情况。此外，在法医学上，使用茚三酮试验可采集嫌疑犯在犯罪现场留下来的指纹，用于指纹鉴定。

检查方法 将患指或趾在干净纸上按一指印（亦可以在热饮发汗后再按），用铅笔画出手指（趾）的范围。在丙酮内加入茚三酮成1%的茚三酮溶液。将按过指印的纸条投入茚三酮溶液中浸湿，然后在100～120℃空气中加热5～10分钟，使纸条烘干。在烘干过程中，若出现紫色指纹形态，表示有发汗功能。

（刘小林　王洪刚）

xiùfēnlán shìyàn

溴酚蓝试验（bromphenol blue test）

利用溴酚蓝与汗液中成分结合变蓝而检查出汗功能的方法。

临床应用 汗液中有pH6.5或更高的氢氧化离子，可使橘黄色的溴酚蓝变为蓝色。溴酚蓝试验不仅能快速诊断和随访周围神经功能恢复情况，还可用于断指再植或皮肤移植后感觉功能恢复的评价。

检查方法 将深橘黄色的溴酚蓝干粉放入纯丙酮中溶解，形成2%～3%的溴酚蓝溶液。用干净纸浸入该溶液内并很快取出，立刻用电吹风烘干，形成一张橘黄色发光的纸。皮肤测试区应保持干净，在试验前用沾有纯酒精的棉花擦干净手掌及手指，晾干数分钟。将试纸平放在桌上，手掌轻轻地完全按压在试纸上约1分钟，迅速将手拿起，以免汗点痕迹在试纸上移动致使指纹不清。有出汗功能时，汗的微滴被印成发亮的深蓝色小点，呈现出深蓝色指纹和掌纹形态。如果手指屈曲挛缩不能伸直，可将试纸包绕在圆形物上（如酒瓶），再进行上述试验。

（刘小林　王洪刚）

hánlěng fǎnshè shìyàn

寒冷反射试验（cold jerk test）

手指浸入冷水中时指端皮肤温度

出现波动的现象。又称寒冷血管扩张反射（cold vasodilatation test，CVDT）。

临床应用 周围感觉神经纤维正常时，皮肤的感觉末梢受冷刺激，冲动沿感觉神经纤维上行，通过其分支下降传导至血管壁，立即出现血管收缩，皮温下降，片刻后发生血管扩张反应，皮温稍上升。但皮温升高超过一定限度，血管再度收缩，于是皮温又下降，如此反复数次，刘易斯（Lewis）称此现象为摆动反应（hunting reaction）。将手指从冷水中抽出后，指尖温度迅速恢复至冷却开始前的温度，甚至更高。失神经支配已发生轴索变性的手指，检查前皮温低于健侧。浸泡于冷水中时不出现摆动反应，自冷水中抽出后皮温也不迅速恢复，而是极其缓慢地回升。然而正常型与失神经支配型并无明显的界限，有的病例显示中间型反应，即摆动反应仅依稀可辨或延迟发生，缓慢出现，冷却停止后皮温的恢复虽较慢，但尚未达到失神经支配型的程度。为了便利，可将正常型称为Ⅰ型，中间型称为Ⅱ型，变性型称为Ⅲ型。

检查方法 在两手指腹尖部安装一热敏电阻，通过电子自动平衡式温度计持续测定指尖皮肤温度。室温保持在25℃左右，将受检手指浸入5℃以下冷水中约30分钟，测定包括浸泡前、浸泡过程中及浸泡后的皮温。

（刘小林　王洪刚）

zǔàn cháo hóng shìyàn

组胺潮红试验（histamine flush test）

判断肢体皮肤交感神经功能的方法。

临床应用 用于检测血管的舒缩功能。也可用于麻风的辅助诊断，试验阴性可排除麻风，试验阳性则有患麻风的可能。此外，组胺皮内注射亦可用于脱敏。

检查方法 用1∶1000磷酸组胺做皮内注射，正常人皮肤会出现三联反应，即注射后立即出现一个初级红斑，直径不大于10mm；注射半分钟后，在第一个红斑周围又出现直径30~40mm的次级红斑；注射部位出现风团。周围神经受损时，支配区皮肤出现交感神经功能障碍，此时受试区皮肤只出现皮肤潮红而无上述完整的三联反应，即组胺潮红试验阳性。用于脱敏时：①将注射液配成每毫升内含0.1mg、0.01mg、0.001mg、0.0001mg、0.000 01mg磷酸组胺，先从每毫升含0.000 01mg的注射液开始皮下注射，每次0.5~1ml，以后每日增加10倍浓度，可达脱敏目的。②将1mg/ml的注射液稀释10倍成0.1mg/ml，先抽取0.1ml皮下注射，以后每日增加0.1ml，直至1ml，也可达到脱敏。

（刘小林　王洪刚）

mǔ-shìzhǐ niējiā shìyàn

拇示指捏夹试验（thumb-index finger pinch test）

检查拇收肌肌力的方法。又称Froment试验。嘱患者用患侧示指与拇指用力捏夹一纸片，并尽力试图不让检查者抽出纸片。正常情况下行拇检、示指捏夹试验时，主要依靠拇收肌的力量，拇指指间关节伸直、掌指关节屈曲，外观上拇指、示指构成一个O形。如果拇收肌瘫痪，则需要借助于拇长屈肌的力量来完成捏夹试验，此时拇指指间关节屈曲、掌指关节伸直，外观上拇指、示指构成一方形，即拇示指捏夹试验阳性（Froment征）。拇收肌由尺神经肌支支配，拇示指捏夹试验阳性提示尺神经损伤。

（刘小林　王洪刚）

jiāzhǐ shìyàn

夹纸试验（clip paper test）

手指平伸并拢夹持薄片纸张，以判断手骨间肌功能的方法。是检查尺神经麻痹的主要方法之一。手指间夹持物品依靠的是手指的内收和外展运动，其动力来源于手内的骨间肌，由尺神经支配。检查者将一纸片放在患者手指间，让患者用力夹紧，试图不让检查者抽出纸片。当尺神经麻痹时，患手的骨间肌无力，伸直手指时无法夹紧指间的纸片，故纸片很容易被检查者抽出，即为夹纸试验阳性。检查者根据患者夹纸的力量强度，并与正常侧对比，判断夹纸试验是否为阳性，以了解尺神经损伤的程度。

（刘小林　王洪刚）

xiéjiǎojī yāpò shìyàn

斜角肌压迫试验（scalene muscle pressing test）

胸廓出口综合征的检查方法之一。反映斜角肌间隙状况。又称深呼吸试验、Adson试验。由阿德松（Adson）在1947年首先提出。

临床意义 正常人群中阿德森试验阳性率为7%，而胸廓出口综合征患者中阿德森试验阳性率亦仅占14.7%，该试验的敏感性较低，而特异性相对较高，不能单独用该试验诊断胸廓出口综合征，需与其他试验相结合来判断，试验阳性几乎有肯定的价值，但发生率太低。阴性并不能排除胸廓出口综合征。

检查方法 患者端坐凳上，两手置于膝部，先比较两侧桡动脉搏动力量，然后让患者尽力抬头深吸气，并将头转向患侧，检查者下压患者肩部，比较两侧脉搏或血压。若患侧桡动脉搏动减弱或血压降低，即为斜角肌压迫试验阳性，说明锁骨下动脉受到挤压，同时往往上肢疼痛加重。反之，抬高肩部，头面部转向前方，则脉搏恢复，疼痛缓解。若同时在锁骨上窝听到血管杂音，手部发凉、苍白，则提示前斜角肌有异常，压迫了锁骨下动脉和臂丛，临床上称之为前斜角肌综合征。若在下颌转动前即有脉搏改变，则提示为颈肋综合征。

（刘小林　王洪刚）

lèi-suǒ jǐyā shìyàn

肋-锁挤压试验（rib-clavicle squeezing test）

检查胸廓出口综合征的方法之一。又称伊登（Eden）试验。

临床意义　反映第1肋与锁骨之间间隙状况。在正常人群中，检查者用力向下牵引被检查者的上肢后，桡动脉搏动完全消失者占22%，显著减弱者占37%。肋-锁挤压试验的最大缺点是检查结果随检查者的用力大小而改变，但肋-锁挤压试验仍具有一定的临床意义，其阳性至少说明被检查者上肢带的韧带较松弛，拎重物时肋锁间隙容易变小。

检查方法　让患者坐直位将肩关节向后向下，类似立正位。检查者下蹲，一手握住检查侧的手，另一手扪其桡动脉搏动。沿被检查上肢的纵轴，逐渐加力牵引，并记录桡动脉搏动的变化。在这个检查中，必须注意患者的颈部不能过伸、屈曲或旋转，也不能做深呼吸，因上述动作本身也可以引起脉搏消失或减弱，而产生假阳性。

（刘小林　王洪刚）

guòdù wàizhǎn shìyàn

过度外展试验（over-abduction test）

检查胸廓出口综合征的方法之一。又称胸小肌试验、Wright试验。由赖特（Wright）于1945首先提出。

临床意义　在正常人群中过度外展试验阳性率高达84%，但桡动脉搏动消失者仅占15%。该试验是由于肩外展时胸小肌被拉紧压迫向上弯曲的腋动脉而产生，临床上称之为胸小肌综合征，又称过度外展综合征。

检查方法　被检查者取坐位、挺胸，检查者扪及其腕部桡动脉搏动后，嘱被检查者让其上肢外展90°~100°，前臂旋后，两手掌心朝向耳屏。加强试验时头颈转向对侧。在上肢及头颈活动过程中记录桡动脉搏动的变化。如果桡动脉搏动减弱即为阳性。

（刘小林　王洪刚）

shàngbì quèxuè shìyàn

上臂缺血试验（brachial ischemic test）

检查胸廓出口综合征的方法之一。又称Roos试验。由鲁斯（Roos）于1966年首先提出。

临床意义　反映臂丛上干所支配的上肢近端肌肉的神经营养状况，该指标与颈椎横突压痛是胸廓出口综合征最重要的体征。

检查方法　被检查者站立、挺胸，双上肢抬高外展90°，外旋位屈肘90°，双手握拳，然后5指全部伸直为1次动作，1次/秒，一直到手臂发酸不能坚持时为止，记录下被检查者所坚持运动的时间。该检查亦可认为是活动的Wright试验。当存在胸廓出口综合征时，被检查者极易出现疲劳，难以坚持这种手指迅速握紧与放松的运动。在正常人群中调查100人，发现Roos试验坚持最长者仅1.5分钟，而45秒内被查者已不愿坚持者为67例，占67%；而22例确诊为胸廓出口综合征的患者，18例在30~40秒内已不能坚持。

（刘小林　王洪刚）

suǒgǔshàng kòujī shìyàn

锁骨上叩击试验（supraclavicular percussing test）

检查胸廓出口综合征的方法之一。锁骨上叩击试验阳性的意义类似于蒂内尔征，说明神经存在脱髓鞘病变。该试验存在假阳性，检查时需要进行两侧对比验证。胸廓出口综合征患者阳性率达88.2%。检查时患者取坐位，充分暴露颈部，检查者用中指反复叩击患者锁骨上窝部，如果出现手指或肩胸部麻木或异样感觉，则为锁骨上叩击试验阳性，提示为胸廓出口综合征。

（刘小林　王洪刚）

shénjīng sōngjiěshù

神经松解术（neurolysis）

将神经束从周围的瘢痕组织及神经干内的瘢痕组织中松解出来，解除对神经纤维的直接压迫或使受压局部的血液循环改善，以利于神经功能恢复的方法。1907年巴布科克（Babcock）首次提出了通过切开压迫神经的增厚的外膜来减轻神经内压，促进神经功能恢复的概念，奠定了神经松解手术的基础。

分类　由于压迫神经的瘢痕等因素的解剖部位不同，手术所需要松解和切除的范围也不同。因此，临床上将神经松解术分为神经外松解术、神经内松解术和神经束膜松解术。

基本内容　神经松解术的基本操作过程是充分显露神经干，从受压迫部位两侧的正常神经处将神经自瘢痕中分离出来，再根据瘢痕的具体情况进行神经外、神经内或神经束膜的瘢痕切除和松解。

神经松解术主要针对不完全性神经损伤，即临床查体神经的功能部分存在，或电生理检测有神经传导通过损伤处，对于完全性的神经损伤，不应单纯行神经松解术。

临床中常见的需要行神经松解术的有以下情况：①神经周围瘢痕压迫。如骨折后骨痂及瘢痕形成压迫神经。②神经卡压性疾病。如腕管综合征、肘管综合征、胸廓出口综合征等。③闭合型神经损伤。观察4~6周后完全不恢复或恢复部分功能即停止观察。④神经缝合术或移植术后，神经功能被评定为未恢复或恢复停滞。⑤药物注射性、放射性等特殊类型神经损伤。如臀部药物注射引起的坐骨神经损伤，放疗引起的周围神经损伤等。

适应证 周围神经受到损伤后，神经干周围及神经束间可形成瘢痕，或者神经外膜或束膜变性增厚，影响神经传导功能，继而导致神经支配区出现感觉、运动等功能障碍，此时就需要进行神经松解术。应用显微外科技术去除这些压迫因素，将神经置于血液循环良好的软组织基床上，改善神经的血液供应，从而促进神经功能的恢复。

（崔树森）

shénjīngwài sōngjiěshù

神经外松解术（external neurolysis, extraneural neurolysis） 切除神经外膜以外的瘢痕组织或同时切除神经外膜，以解除瘢痕对神经干压迫的方法。1907年巴布科克（Babcock）首先提出的神经减压其实就是神经外松解术。由于神经外松解术需要切除的是神经周围的瘢痕组织，包括瘢痕化的神经外膜，所以不涉及神经束间的手术操作。

适应证 ①某些神经挤压伤：如肘后部或腓骨头挤压伤引起的程度较轻的尺神经损伤或腓总神经损伤。②某些神经嵌压症：如中期腕管综合征、胸廓出口综合征等。③关节脱位引起的神经不完全性损伤：如髋关节脱位引起坐骨神经损伤、肩关节脱位引起腋神经挫伤，肘关节脱位和桡骨小头脱位引起的正中神经损伤、桡神经损伤。这类神经损伤多数自行恢复，少数神经外膜增厚引起功能恢复不全者可行神经外松解术。

手术方法 在神经探查手术中，从受伤部位两端的正常神经部分向受伤部位解剖和游离。如发现神经受周围瘢痕压迫和绞窄的程度不重，神经外膜上的营养血管除在瘢痕部位被压迫中断外，其余部位基本正常，受压部神经仅有轻微发硬，此时仅需将神经外膜上的瘢痕组织用锐利刀片或剪刀切除或剪除。当瘢痕与神经外膜紧密粘连，不易分离时，可将此处的神经外膜连同瘢痕一起切除（图1，图2）。松解后，常可发现神经干上的营养血管扩张、充血。

注意事项 此类手术需在手术显微镜或手术放大镜辅助下进行。术中应注意勿损伤神经表面的营养血管和神经纤维。对创口内或神经外膜上的出血点进行彻底止血，以免形成血肿，产生新的瘢痕。术中应注意将神经干置于健康的软组织基床上。

（崔树森）

shénjīngnèi sōngjiěshù

神经内松解术（internal neurolysis, interfascicular neurolysis endoneurolysis, intraneural neurolysis） 切除神经束间的瘢痕组织（神经束间的内层神经外膜纤维化部分），以解除瘢痕对神经束压迫的方法。

1918年，阿德松（Adson）提出尺神经前移术时，在切开神经外膜和神经束膜的基础上，应将神经纤维束从束间瘢痕组织中分离出来，开创了神经内松解术的历史。1973年，柯蒂斯（Curtis）和埃弗斯曼（Eversman）报

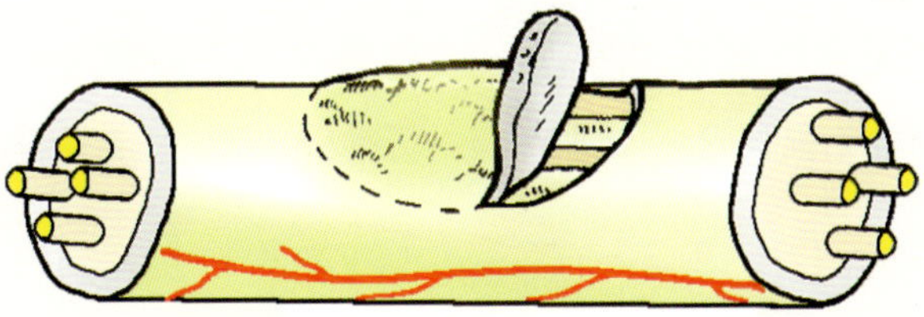

图1 从正常神经干处切除神经外膜上的瘢痕组织

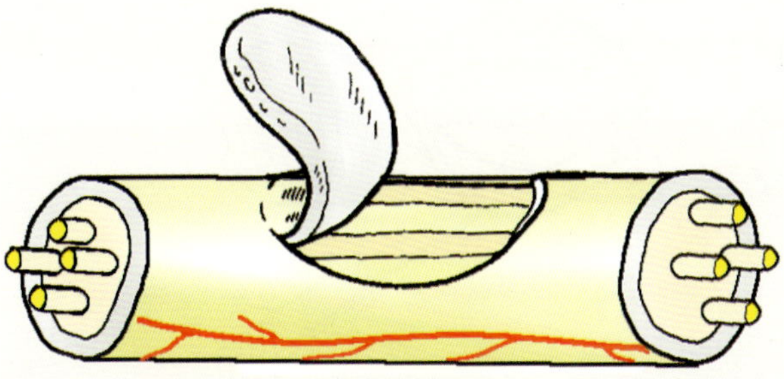

图2 瘢痕组织与神经外膜紧密相连，可将此处的神经外膜连同瘢痕一起切除

道了10余年应用神经内松解术治疗重度腕管综合征的大宗病例，取得了肯定的临床疗效。神经外松解术常是神经内松解术的第一步，即在神经外松解后，如果发现瘢痕组织累及到神经外膜内，并深入神经束之间，就需要进行神经内松解术。

适应证 ①周围神经神经瘤型不完全性损伤。②慢性神经嵌压症。③药物注射性神经损伤。④某些周围神经的良性肿瘤。总之，手术前检查的神经损害呈不完全性，手术中发现神经干内结缔组织成分纤维化，神经干变硬，造成神经束压迫者，应进行神经内松解术。

手术方法 先在受压神经干两端正常的神经外膜处将神经外膜切开，用蚊式止血钳夹住切口两边的神经外膜，将神经固定好，以便于分离神经束。然后从正常神经束部位向神经损伤部位分离神经束，用显微剪轻柔地分离神经束间的瘢痕组织，将瘢痕组织切除。由于神经束与束之间有许多大小不等的交通支，称为神经内丛，在分离神经束和剪除束间瘢痕时，应避免损伤这些交通支。神经内松解不应将神经束膜切开，以免损伤束内的神经纤维。神经束间松解后，将神经外膜切除（图1，图2）。

注意事项 此类手术需在手术显微镜或手术放大镜辅助下进行，手术操作要求耐心细致，仔细辨别正常神经束和瘢痕组织。术中应注意对创口内或神经外膜上或神经内的出血点进行彻底止血，以免形成血肿，产生新的瘢痕。

（崔树森）

shénjīng shùmó sōngjiěshù

神经束膜松解术（perineurial neurolysis）

切除增厚的神经束膜，以解除其对神经束的压迫的手术方式。在对损伤的神经进行神经松解术时，常常需要先进行神经外松解术，之后根据神经干内的瘢痕情况有选择的进一步进行神经内松解术。而将神经束间的瘢痕切除后，如果发现神经束本身变硬，怀疑神经束内形成瘢痕时，则有可能需要将神经束膜切开进行神经束膜松解，此时应结合术中电生理检测技术。若该神经束尚有神经传导通过，则有行神经束膜松解术的必要，如无神经传导，则需要进行神经束的整束切除，行神经束膜缝合术或神经束间移植术。

适应证 临床上神经束膜松解术并不常用。在周围神经神经瘤型不完全性损伤、慢性神经嵌压症、药物注射性神经损伤以及灼性神经痛的治疗中有可能用到神经束膜松解术。总之，若手术中发现神经束间瘢痕粘连明显，且合并有不同程度的环形瘢痕组织压迫神经束时，采用神经束膜松解能够较彻底地解除瘢痕组织对神经束内神经纤维的压迫，有效地改善神经束内微循环及轴索的轴浆流动作用。对于灼性神经痛，朱盛修等提出其与受损神经内压增高，神经内环境紊乱等形成的病理性神经感觉系统恶性循环有关，即束内压增高说，并认为采用外膜加束间松解和束膜切开减压可取得良好的疗效。戴晓明等对8例灼性神经痛患者采用此方法治疗，结果令人满意。

手术方法 神经束膜松解术同神经内松解术的手术操作基本相同，只是在进行完神经束间瘢痕切除后，针对神经束上明显的环形瘢痕压迫，需要做束膜上的

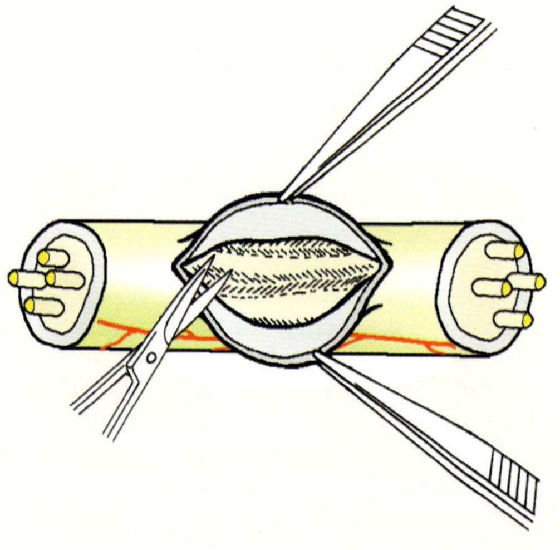

图1 切开受压神经干的神经外膜

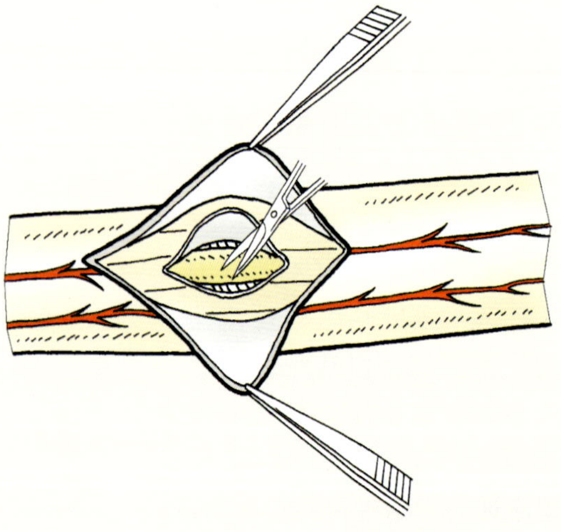

图2 分离及切除神经束间的瘢痕组织

瘢痕及束膜的切开减压，束膜切开时应足够长，预防神经疝形成，各束切开的位置可相对错开。需要注意的是，束膜上的瘢痕仅需要纵行切开，而不进行瘢痕的切除，以防止破坏神经束上的血管。术后将神经移至健康的肌组织处，若部分神经束断裂，修整后做自体神经束间移植。

注意事项 神经束膜松解术并非常规操作，在神经外松解及神经内松解可以取得较好效果时，就不应再行神经束膜松解术。在治疗神经卡压综合征、神经修复后的二期神经松解以及神经瘤型神经损伤等临床常见的神经松解术中，很少需要进行神经束膜松解术。严计庚等对大鼠腓神经挤压伤后进行不同的神经松解术，通过电生理检测证明单纯的外膜切开松解术的结果要优于外膜加束膜切开松解术。

整个手术操作均需在手术显微镜下进行，手术操作要求耐心细致，防止损伤神经纤维。同其他神经松解术一样，术中应注意止血，以免形成血肿，产生新的瘢痕。

（崔树森）

shénjīng fénghéshù

神经缝合术（neurorrhaphy）

周围神经离断后，将断裂两端的神经进行缝合以重建神经连续性的手术方式。将断裂的神经进行缝合的历史最早可追溯到13世纪，神经缝合的方式也由最早的简单粗暴缝合逐步进展到现在常用的神经外膜缝合术。随着显微外科技术的发展，1964年史密斯（Smith）首次在显微镜下进行了神经束膜缝合术。在对神经趋化性再生理论深入理解的基础上，又出现了神经小间隙缝合术；而对于一些近端神经毁损无法逢合的神经损伤，又发展出神经端-侧缝合术。

分类 根据神经损伤的部位和类型不同，临床上有多种神经缝合技术可以采用。目前常见的方法有神经外膜缝合术、神经束膜缝合术、神经小间隙缝合术以及神经端-侧缝合术。

基本内容 神经缝合术的手术指征可概括为临床检查或电生理检查证实神经全干或者神经束呈完全性损伤。神经缝合术不仅适用于锐性损伤导致的神经断裂，而且在晚期神经损伤形成无传导的神经瘤性瘢痕时，将瘢痕切除后也要进行神经缝合或者神经移植的神经缝合。周围神经的完全断裂是神经缝合术的典型适应证，而神经干的部分束组或束支损伤时，仅缝合受损伤部分束组或束支的神经修复方法，又称为神经部分缝合术（图1，图2）。

不论哪种神经缝合术，在手术操作时都需要遵循以下基本要求：神经缝合时对神经断端进行修剪，保证断端露出正常的神经纤维；要求达到无张力缝合，若断端间神经缺损距离大于2cm或超过神经干直径的4倍时，就要考虑行神经移植而不是神经缝合；手术要求止血彻底，防止出血形成瘢痕压迫神经。

临床意义 周围神经的完全性损伤会导致神经支配区感觉、运动等神经功能完全丧失，采用神经缝合术恢复神经结构的解剖连续性是获得神经功能恢复的前提条件。各种神经移植术的基本操作也是神经缝合术。因此，神经缝合术是神经损伤修复的基本和关键技术。

（崔树森）

shénjīng wàimó fénghéshù

神经外膜缝合术（epineural suture，epineural neurorrhaphy）

通过缝合神经外膜来达到恢复神经连续性的手术方式。神经外膜缝合方法简便，容易掌握，不需做神经束间分离，对神经内在结构破坏小。但相对于神经束膜缝合术，其缺点是难以准确对接相应神经束，各神经束在缝合的外膜下可能发生错位、扭曲、分离，甚至从缝合口处穿出。

适应证 该方法适用于神经干内的神经束数目多、束较小、间质组织少、运动神经或感觉神经混合在一起不易分辨清楚的部位，或单纯的感觉或运动神经的损伤。如臂丛损伤，上臂上、中段的正中神经损伤和尺神经损伤，

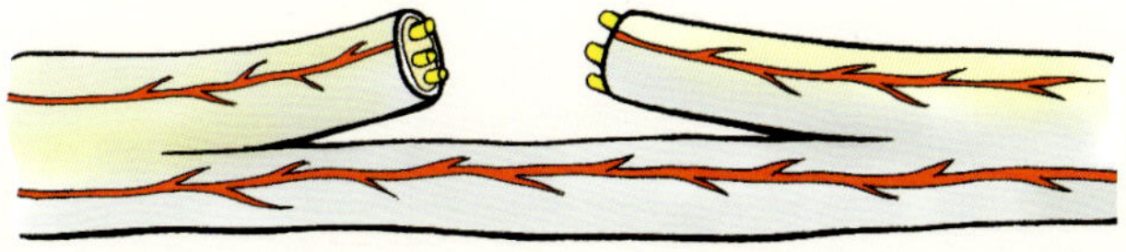

图1 切除损伤的部分神经，神经断端进行修整至露出正常的神经束

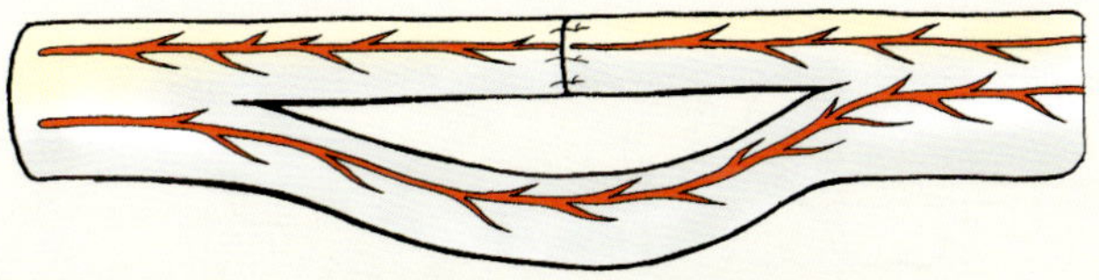

图2 修整后的神经断端进行精确缝合

前臂段桡神经深支或浅支损伤，前臂骨间神经及尺神经深支损伤。掌部的指总神经及指部的指掌侧固有神经损伤。大腿下段的坐骨神经损伤、腓深神经损伤、腓浅神经损伤、小腿下段的胫神经损伤等。

手术方法 ①神经两断端的准备：急诊神经修复时显露神经两断端，适当游离即可；陈旧性神经断裂伤修复时需用锐利刀片切除近断端神经瘤、远断端胶质瘤，直至正常神经束出现。②神经两断端的对合排列：以神经干断端的形状、神经束在断面的分布情况、神经表面营养血管的位置等作为标志，尽量使神经断端精确对合。③间断缝合神经外膜：避免缝合神经纤维，且使神经束不外露，外膜不内翻，不宜做连续缝合。④无张力缝合：较大神经用8-0尼龙缝线间断缝合，较小神经用10-0线缝合（图1，图2）。

注意事项 神经外膜缝合术应在手术放大镜或手术显微镜下采用显微技术进行。强调无张力下缝合，止血需彻底，满足缝合需要的前提下，缝线越少越好，以免增加神经缝接处的瘢痕，影响神经的再生。

（崔树森）

shénjīng shùmó fénghéshù

神经束膜缝合术（perineural suture，perineurial neurorrhaphy，fascicular neurorrhaphy）

应用显微外科技术，分别缝合各神经束的束膜达到束与束间精细对接的手术方式。神经束膜缝合术的优点在于使功能相同的神经束断端对位准确，有利于神经再生。准确区分神经断端的感觉束与运动束，是提高神经束膜缝合术质量的关键。如果某些神经干内部存在由许多神经束组成的束组，那么可以将对应束组的神经外膜缝合，称为神经束组缝合，也列为神经束膜缝合术的一种。另外，还有神经外膜束膜联合缝合术、神经外膜束组联合缝合术，其原理和技术类似于神经束膜缝合术，但临床较少应用。

适应证 该方法适用于神经干内的神经束比较粗、间质组织比较多、神经束的数目比较少、运动与感觉神经束能分辨清楚的部位。如前臂下段的正中神经或尺神经、上臂段桡神经、大腿上段的坐骨神经、小腿上段的胫神经及腓总神经。

手术方法 ①神经两断端的准备：将距病变部位0.5~1cm的正常神经的外膜环形切除，分出神经束，根据每束损伤部位不同而切断。每束对端缝合时，尽量使各束缝合口不在同一平面上，以避免瘢痕互相影响。②游离两端神经束，区别运动束、感觉束。③对合相应功能的神经束。④无张力下，用11-0尼龙缝线各缝合束膜两针（图1，图2）。

注意事项 此类手术需在手术显微镜或手术放大镜辅助下进行。较大的神经束可以单独分离，相邻比较紧密的小神经束不必单独解剖，而使之成为神经束组，便于缝合。止血需彻底，必要时可用无创线缝合结扎较粗大的出血点。

（崔树森）

shénjīng xiǎojiànxì fénghéshù

神经小间隙缝合术（neurorrhaphy with small gap）

在神经对接的两断端间留出一定距离的间隙，外套神经外膜、血管或其他管状物桥接形成再生室的手术方法。神经趋化性再生学说是神经小间隙缝合术的理论基础。1898年，福斯曼（Fossman）最先提出神经趋化性再生理论，发现神经损伤后再生的轴突能识别远端神经，并选择性地朝向相应的靶器官生长。1986年，伦德伯格（Lundborg）在通过实验证实再生轴突具有组织趋化性再生特异性的基础上，进一步提出趋化性再生的解剖部位特异性和终末

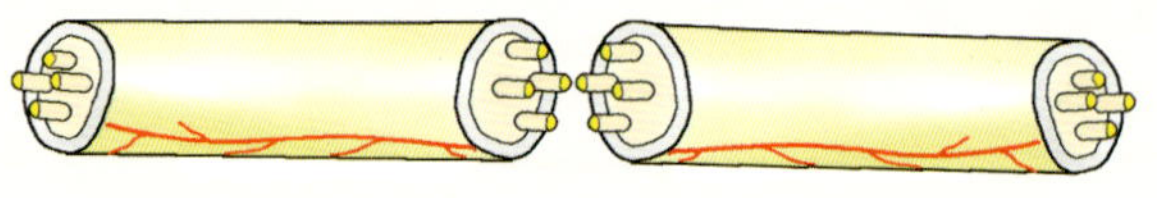

图1 修整受损神经的两侧断端至正常神经束出现

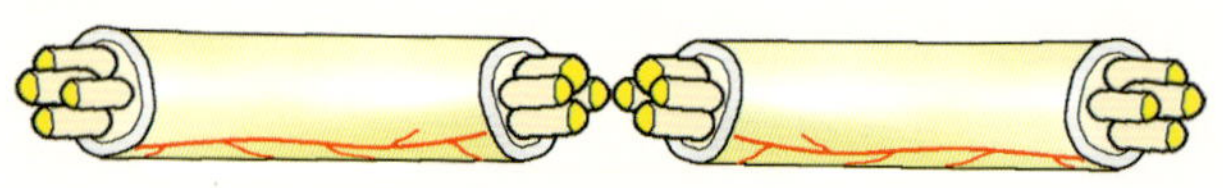

图1 将神经断端修整，分离各神经束

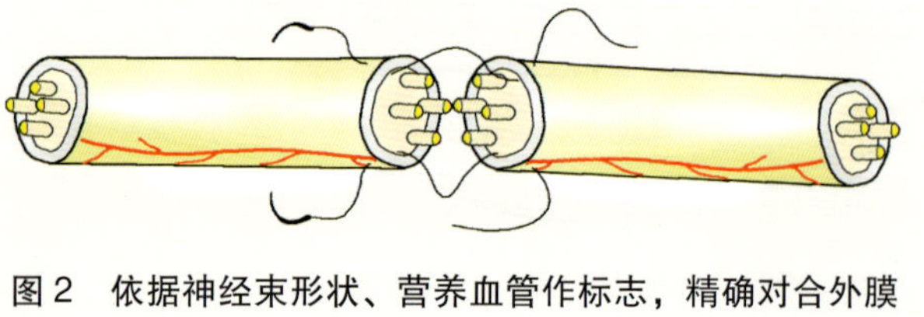

图2 依据神经束形状、营养血管作标志，精确对合外膜

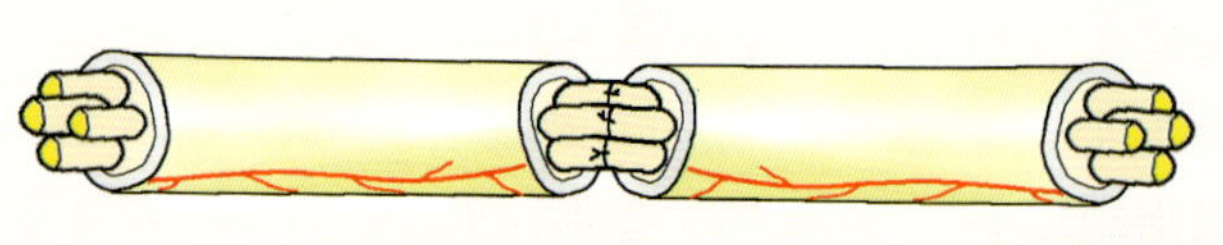

图2 精确缝合对应的神经束

器官特异性。神经趋化性再生具有组织特异性已明确，而解剖部位特异性和终末器官特异性仍需进一步的研究证实。根据上述理论，神经小间隙缝合术的优势在于再生的近端神经纤维可以在再生室内自行匹配对应的远端神经纤维，相对于其他缝合方式可以明显降低神经纤维的错配，改善神经功能的恢复。

适应证 无论是感觉神经、运动神经，还是混合神经均涉及不同水平上的特异性趋化再生。因此，该方法适用于没有神经缺损的各种不同情况下的断裂神经的缝合。

手术方法 急诊神经修复时显露神经两断端，适当游离即可；陈旧性神经断裂伤修复时需用锐利刀片切除近断端神经瘤、远断端胶质瘤，直至正常神经束出现。取长约 10～12mm 管状物，将远、近端神经断端依次套入，使远、近神经断端间形成 3～5mm 的间隙。套入的管状物用 8-0 尼龙缝线间断缝合固定于神经外膜上（图 1，图 2）。依据神经断面直径的不同，可选择间隔 180°的 2 针缝合或间隔 120°的 3 针缝合，使神经断端之间形成被管状物包裹后相对密闭的间隙。临床上常用的桥接小间隙构成神经再生室的管状物是自体静脉和神经外膜，另外多种人工合成的神经导管也已被批准在临床应用。

注意事项 注意神经断端的彻底止血，避免神经再生室内充满凝血块。准确地外固定，使断裂神经保持适度张力以维持神经断端之间的间隙。最佳小间隙的间距目前尚无定论，推荐使用的间距为 3～5mm。

（崔树森）

shénjīng duān-cè féngh éshù

神经端-侧缝合术（end-to-side, termino-lateral neurorrhaphy）

神经近端严重损毁，在邻近性质相同的神经干神经外膜上开一个窗，将损伤神经的远断端缝合到相邻神经干侧壁上的手术方式。正常神经内的轴突存在侧支生长现象，这是神经端-侧缝合术可以获得神经再生的理论基础。周围神经端-侧缝合于 20 世纪初就已开展。1903 年，巴兰塞（Balance）等报道了将面神经的远侧断端缝合至副神经侧方治疗面瘫。同年哈利斯（Harris）和洛（Low）也报道了在治疗臂丛损伤时将臂丛上干受损神经的远端缝合至颈$_7$神经根的侧方。但由于功能恢复不理想，此后近 90 年的时间该研究处于停滞。1992 年维泰尔博（Viterbo）进行了一系列神经端-侧缝合的实验研究和临床应用，取得了相对肯定的结果，神经端-侧缝合术才重新得到重视。近年来，国内外对神经端-侧缝合进行的大量实验研究及初步的临床应用，已肯定了神经可以通过端-侧缝合再生。

适应证 ①神经缺损较大，不能通过神经缝合术或神经移植术修复。②神经损伤后近端缺失，且缺乏其他动力神经源，如臂丛部分根性撕脱，无条件行神经移植或移位术时，将撕脱神经根与健康神经根行端-侧缝合。③神经近端损伤后，为预防肢体远端肌肉失神经支配过久导致肌肉萎缩纤维化时，将损伤神经的远端端-侧缝合至邻近正常神经。

手术方法 ①最常见的情况是以正常神经为侧，损伤神经远断端为端进行侧-端缝合。先对损伤神经远断端进行修剪。其次在供体神经上选择合适部位行外膜开窗，窗口大小与损伤神经远端直径一致。之后用 8-0 或 11-0 无创缝线将神经干侧口外膜同神经远端神经外膜行外膜缝合，端-侧之间一般成 45°夹角（图 1，图 2）。②当神经缺损太大且无法行神经移植时，以损伤神经两断端分别为端，以供体神经为侧进行两个端-侧缝合。此时的供体神经是作

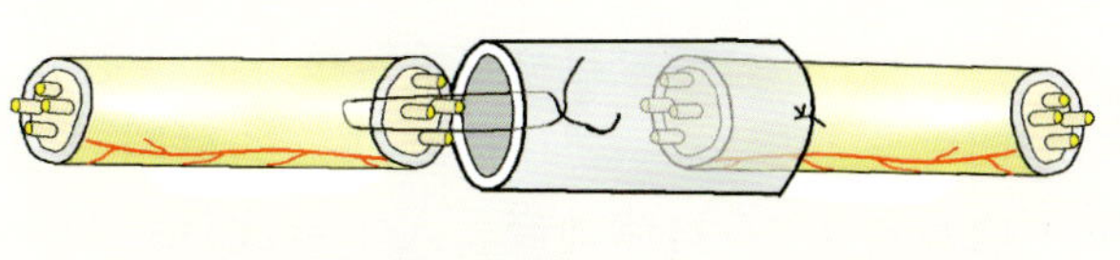

图 1　修整后的两侧神经断端依次套入选好的管状物，将管壁与神经外膜缝合

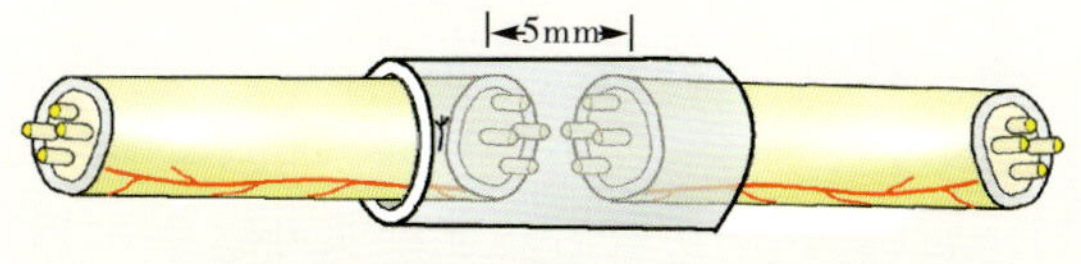

图 2　缝合神经外膜和管状物，形成神经再生室，理想间距为 3～5mm

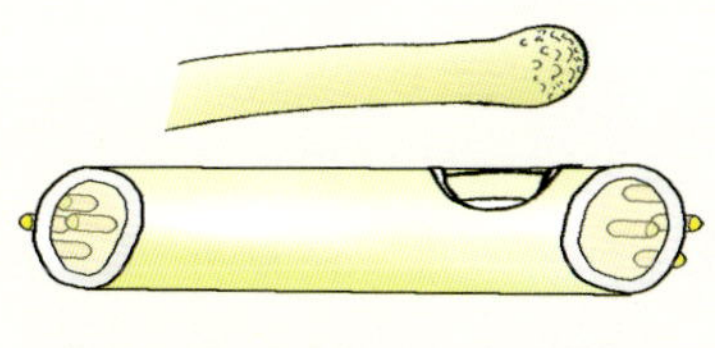

图 1　依据损伤神经的直径在正常神经的外膜开窗

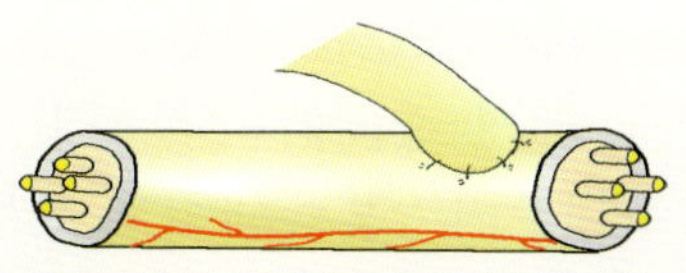

图 2　将损伤的神经断端修整后进行外膜的端-侧缝合

为损伤神经近端再生轴突向远端长入的一条桥接通道。端-侧缝合处的缝合方法同上所述。③在神经缺损无法一期修复时，为防止损伤神经所支配的远端肌肉发生萎缩纤维化，可将损伤神经远端暂时缝合至邻近正常神经侧方，待损伤神经近端修复后再进行二期损伤神经的端-端缝合。

注意事项 端-侧缝合技术也需遵循神经缝合术的基本操作技术和原则。最好在同源神经之间进行端-侧缝合，混合神经端-侧缝合后功能恢复不佳。需要注意的是，神经端-侧缝合术不属于临床常规手术，仍处于实验和临床研究的探索阶段，还存在诸多问题，例如神经端-侧缝合后神经再生的确切机制、端-侧缝合的角度、外膜开窗的方式、供体神经的双重支配等仍需要进一步明确。尽管动物实验结果可以肯定神经端-侧缝合后神经轴突可以获得再生，但神经纤维通过缝合口的再生并不能代表肢体功能的恢复，其与神经直接缝合甚至神经移植相比，恢复效果尚有很大差距。因此在有条件进行神经直接缝合或是神经移植的时候，不建议选择神经的端-侧缝合。

（崔树森）

zhōuwéi shénjīng quēsǔn xiūfù

周围神经缺损修复

（repair of peripheral nerve defect） 克服神经干在恢复其生物弹性后仍然不能直接对接缝合的困难，恢复神经干连续性并保证无张力修复的手术方式。周围神经损伤后，断端受破坏断裂，即使是无组织缺损的切割伤，两神经断端也会退缩相距1~2cm。但断端间的相距还不能称为缺损，因为某些间距若在早期修复，仍然可将神经稍微牵长。一般缺损在2cm以上就要进行神经移植，才能保证在无张力下缝合。临床上将神经缺损分为四度：①Ⅰ度神经缺损（生理性缺损）可依靠生理性方法，如改变关节位置可致两断端神经相对延长，直接无张力缝合。②Ⅱ度神经缺损（病理性缺损）必须依靠其他非正常生理性手段，如游离神经干，前置、改道、延长或缩短骨关节来克服。③Ⅲ度神经缺损（替代性缺损）必须依靠神经移植或各种桥接物来克服。④Ⅳ度神经缺损（长段性缺损）的绝对长度超过5cm，必须用修复材料移植桥接方能修复（所谓绝对长度指利用生理或其他方法纠正后仍存在的缺损长度）。

修复方法 根据神经缺损程度采用相应的修复方法。

Ⅰ度和Ⅱ度神经缺损的修复 1945年森德兰（Sunderland）报道神经的局部解剖时，发现神经纤维和神经束在神经干内呈波浪状迂回走行；同时神经内膜、束膜和外膜都有大量胶原纤维和弹性纤维。故当神经干被牵拉时，神经纤维和神经束可被拉直，使神经得以延长；神经膜性组织也同时随牵引力而延长。当然，这种可延性有一定的弹性极限，1961年森德兰和布拉德利（Bradley）提出神经延长的弹性极限为6%，在达到20%的延长度时可引起神经断裂。

临床常用游离神经两断端和屈曲邻近关节，或加上改道等方法，可克服短距离的缺损，甚至中等距离的缺损。1980年舒尔茨（Schultz）就曾有较为详细的叙述。以正中神经为例，充分游离其远端和近端可延长2.5cm，若屈肘可再克服5cm缺损，屈腕时可再克服2.5cm缺损。采用屈曲关节时，最好是在关节功能位固定，1个月后，功能恢复比较快。若固定在非功能位，一般认为肘、膝关节屈曲固定不能>90°，腕关节屈曲不能>40°，踝关节屈曲不能>10°。固定4~6周后逐步练习伸直，每周伸直10°为宜，否则会有撕开缝合口的危险。

急性牵拉神经所获得的延长度有限，超过弹性极限可引起功能障碍。当持续和渐进性牵拉时，神经会适应性地增加长度。如肢体延长术时，每天延长1mm，神经和软组织可一并延长，远远超过急性牵拉可获得长度的极限。采用延长的方法克服神经缺损，虽神经受到一定程度的破坏，恢复功能时间延长了，但因无需神经移植，此方法仍在临床应用。

Ⅲ度神经缺损的修复 Ⅲ度神经缺损必须依靠神经移植或各种桥接物。目前临床上采用的标准方法是自体神经移植。但因自体神经来源有限，绝大多数为细小的皮神经，难以满足修复长段或粗大神经缺损的需要。而且切取神经会造成供区神经功能障碍、创伤性神经瘤形成、切口瘢痕等并发症，增加了额外的麻醉和手术负担。最好使用非自体神经修复材料桥接。

Ⅳ度神经缺损的修复 神经缺损的绝对长度超过5cm以上的Ⅳ度神经缺损预后不良，必须用修复材料移植桥接方能修复。

桥接神经缺损的材料 包括自体神经、人工合成材料和生物衍生材料。

自体神经移植 根据移植神经组成和缝合方法分为神经干移植术、神经束间电缆式移植术、吻合血管神经移植术。通常选择切取后功能缺失小、手术操作简易的皮神经为供体。常用的皮神经有腓肠神经、腓浅神经、隐神经、股外侧皮神经、桡神经浅支、前臂外侧皮神经和前臂内侧皮神经等。在选择自体神经移植之前，应显露出正常神经束，直到断面有正常神经乳突出现为止。按缺损所需长度、干的粗细和束组数，选择切取自体神经的长度。根据神经缺损长度和神经干的直径裁剪成所需束组数，依据神经束的性质、定位相应地进行上述束膜缝合方法行束膜或束组缝合。

人工合成材料　1979年伦德伯格（Lundborg）等用预制的间皮样管桥接大白鼠的坐骨神经缺损，观察到近端再生轴突在间皮样管的引导下向远端生长；用硅胶管桥接周围神经缺损时同样获得神经再生。故提出了神经再生室的概念，打破了认为周围神经缺损必须依靠神经移植才能生长的传统观念，并为研究神经再生过程中细胞生化现象及神经趋化性提供了理想的实验模型。硅胶管不能降解，长时间会产生神经受压的病理性改变。通过对生物相容性和可吸收材料的研究，相继出现了多种具有良好生物相容性的材料。人工合成材料生物相容性好，无抗原性，无致癌性，植入体内异物反应小，桥接神经纤维的管腔不易塌陷，可减少瘢痕干扰，使神经近端再生的轴索通过神经缺损区。人工合成材料大致分为以下两类。①不可降解材料：如硅胶、聚四氟乙烯和聚乙烯等。②可降解材料：如胶原、蛋白多糖、聚乳酸、聚羟基乙酸、聚羟基丁酸酯和聚消旋乳酸-ε-己内酯等。

生物衍生材料　来源于同种或异种天然生物组织，常见的生物衍生材料有骨骼肌、血管、肌膜管、异体神经、异种神经等。静脉和变性骨骼肌在实验性神经缺损修复时有一定效果。去细胞同种异体神经可能是制备具有仿生结构的人类组织工程化神经支架较为理想的方法，其主要原理是通过化学方法处理后去除了引起排斥反应的细胞成分，同时保留了神经的特殊的三维结构（图），见同种神经移植术。

注意事项　游离神经移植成功有赖于移植体的血供重建。而神经移植体早期3~5天只能依赖受区周围的组织液得以维持生存，4~6天后才重获血供。故游离神经移植时，移植的神经段不能太粗、太长，否则移植后往往只有神经两端及周围部分存活，中央部分常发生坏死、纤维化，影响疗效。此时可将数条细小的移植神经并排成电缆状，分别与神经近端和远端的神经束或束组做束膜或束组缝合，称神经束间移植术。由于植入的神经较细，故易于存活。游离神经移植不适于修复长段、粗大的神经主干缺损或受区软组织基床瘢痕多者。临床应用中，对于较长段神经缺损，移植用的神经越细越好。移植神经段应放在健康的有血供的受纳床上，这样移植的神经才容易成活。也就是说，当神经移植段是多条细束和少量外膜时，血液循环容易建立。反之，若神经粗大且有厚韧的外膜时，则容易发生缺血变化。

带蒂神经移植术和吻合血管神经移植术，可使移植段神经获得血液供应，保证了移植段神经

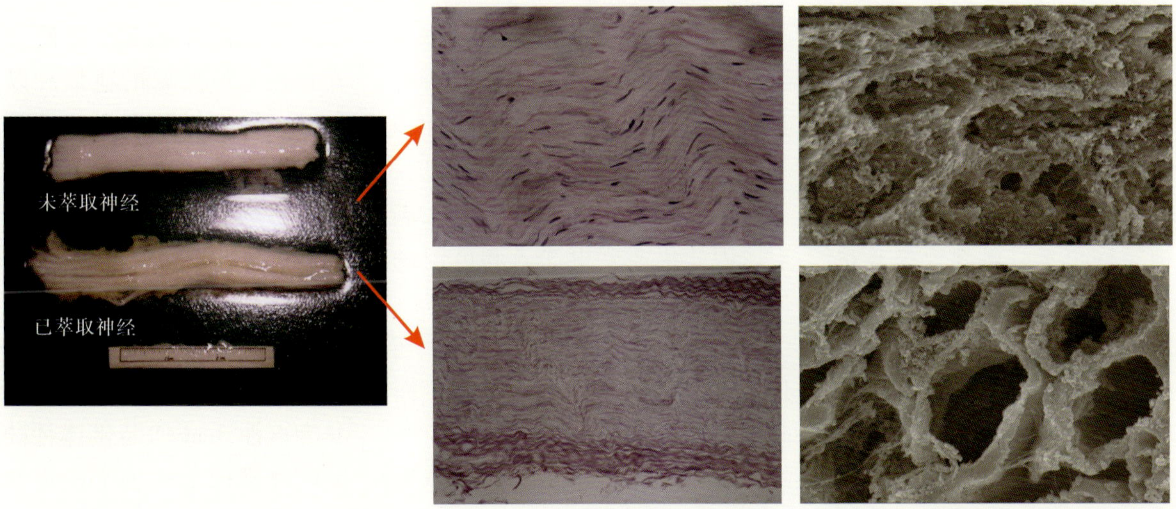

HE×40　　扫描电镜×5000

图　人体去细胞神经支架材料（三硝基甲苯-脱氧胆酸钠萃取法）

内沃勒变性所产生的轴突髓鞘碎片迅速得以清除，神经膜细胞定向排列增殖，也利于再生轴突的长入与成熟。带血液供应的长段神经移植与不带血液供应的神经移植相比，具有神经退变快、再生轴突生长顺利和移植神经无中心性坏死等优点。目前临床上常用的两种吻合血管的神经移植，主要适用于桡神经浅支、尺神经、隐神经、腓肠神经、腓浅神经、腓深神经、前臂外侧皮神经等。细小神经常需将神经反折多次呈电缆式移植，神经返折处仅切断神经束，以保持外膜及血管的连续性。

（刘小林　向剑平）

shénjīng yízhíshù

神经移植术（nerve transfer）

通过将神经段移植于缺损处以消除张力、恢复神经干解剖连续性的手术方式。神经损伤后，由于神经缺损，神经端-端缝合不能保证缝合无张力时，宜取神经段移植于缺损处以消除张力，恢复神经干解剖连续性。神经缝合时若存在张力，就会诱发周围结缔组织的增生，形成瘢痕而影响新生神经纤维的通过。因此，神经移植术是神经缺损最主要的修复方法。1863年菲利普奥克斯（Philipeaux）和维尔皮安（Vulpian）首次进行了神经移植，之后神经移植术获得了长期的进步和发展。

分类　神经移植的方法很多，根据供体神经的来源，可以分为自体神经移植术、同种神经移植术和组织工程化神经移植等。但最有效的还是自体神经移植术。根据神经移植的具体操作，自体神经移植术可以分为带蒂神经移植术和游离神经移植术。游离神经移植术又分为神经全干移植术、神经电缆式移植术、神经束间移植术和吻合血管神经移植术。

基本内容　神经移植术适用于神经缺损较大，通过游离神经断端、屈曲关节等措施仍无法达到无张力缝合的情况。一般认为神经缺损距离大于2cm或超过神经干直径的4倍时，就要考虑行神经移植。但神经缺损多少应行神经移植的问题应该根据神经缺损的具体部位来定。如果通过大范围的神经游离、适当屈曲关节，或者行神经改道可以使缺损消失，那么缺损距离较大也可以不行神经移植。但也不宜用较大幅度屈曲邻近关节的方法来克服神经缺损，否则会导致关节活动障碍，并且在关节逐渐伸直时缝合处的张力依旧会影响神经功能的恢复。

操作步骤　包括受区神经两断端的准备、缺损长度的确定、供体神经的切取、移植神经的吻合。手术操作应在手术放大镜或手术显微镜下采用显微技术进行。自体神经移植常用的供体神经有腓肠神经、桡神经浅支、前臂内侧皮神经、隐神经、股外侧皮神经等功能相对次要的感觉神经。

临床意义　神经移植术是神经损伤修复方法中常用和基本的手术技术。神经损伤、神经瘤或神经肿瘤的切除造成的神经缺损，神经移位时动力神经和受体神经断端间的神经桥接等均需要行神经移植术。但需要认识到，神经移植术修复神经缺损，尤其是长段神经缺损的疗效仍难以令人满意，因此仍需要更深入和广泛的研究来改善其效果。

缺点　自体神经移植术存在供区功能障碍、瘢痕等缺点，而且神经移植后轴突的再生需要跨过两个缝合口，神经功能的恢复往往不理想。因此，可以进行神经缝合的不应行神经移植术。

（崔树森）

dàidì shénjīng yízhíshù

带蒂神经移植术（pedicled nerve transfer）

将神经干连同其供血的神经系膜一同移植到邻近的另一神经干的断端之间修复神经缺损的手术方式。其目的是保留移植段神经的血液供应，减少移植段神经的缺血坏死。1947年斯特兰奇（Strange）首先提出带蒂神经移植。该方法一般适用于两条邻近的神经同时缺损，牺牲一条较次要的神经来修复另一条神经，因此临床应用较少。

适应证　带蒂神经移植术一般适用于以下两种情况：①主要应用于同一肢体同一部位多条神经同时损伤，并有缺损的病例。如前臂正中神经、尺神经损伤伴缺损较多，由于尺神经支配的手内在肌难以恢复，故可用尺神经做带蒂移植修复正中神经。②也可用功能较次要的健康神经的全部或部分束支做带蒂移植去修复邻近缺损的主要神经。如应用带血管蒂的骨间前神经的旋前方肌肌支向近端翻转修复上肢神经缺损，或者如下肢坐骨神经缺损较多时，可用其中一半的胫神经或腓总神经修复另一半的腓总神经或胫神经。

手术方法　根据不同病情，手术方法不尽相同。但要点是注意保护好所切取的供体神经的血管蒂，保证做到有血运的神经移植。下面描述的手术方法适用于肢体有两条并行神经同时存在严重缺损的典型病例（图1，图2）。手术分两期进行：一期将受、供两神经近侧断端缝合。然后从缝接处起，按测量的受体神经缺损长度再加3cm切断供体神经，切断时注意保留外膜上的血管。在镜下先纵行切开神经外膜2~3cm，向两侧翻开，沿外膜下游离神经干，保留好神经外膜后将神经干切除1cm，所遗留空隙用附近的软组织填充，以防近端的神经纤维再长入远端。一期手术后，根据神经移植段长度，估计移植段内神经再生已接近完成，可行二期手术。二期手术时游离供体神经近端，切断近端并将其旋转至受区神经的远端进行缝合。

注意事项 所有神经缝合应遵循神经显微缝合的操作规范。另外，在一期手术于近端切断供体神经时，注意行外膜剖开后的外膜下切断，要保留神经外膜内可见的营养血管。

（崔树森）

yóulí shénjīng yízhíshù

游离神经移植术（free nerve transfer）

神经缺损时，移植的神经干或神经束离开供区，脱离供区的血液供应，桥接至神经缺损处的手术方法。游离神经移植术是相对于带蒂神经移植术而言的，带蒂神经移植术中的供体神经的血供仍来源于供区，而在游离神经移植中，供体神经远离供区，其血供需由受区提供。

游离神经移植术是临床最常用的修复神经缺损的方法。根据具体操作的不同，分为神经全干移植术、神经电缆式移植术、神经束间移植术、吻合血管神经移植术。其中前三种游离神经移植术不吻合移植段的营养血管，移植段神经需从神经床和神经断端长入毛细血管重新获得血液供应才能存活，对于长段或粗大的神经移植，移植段神经会不同程度缺血坏死。而吻合血管的神经移植术将移植段的营养血管与受区血管吻合，使神经移植段术中立刻获得血液供应，即使是粗大的神经干移植也不会缺血坏死。

（崔树森）

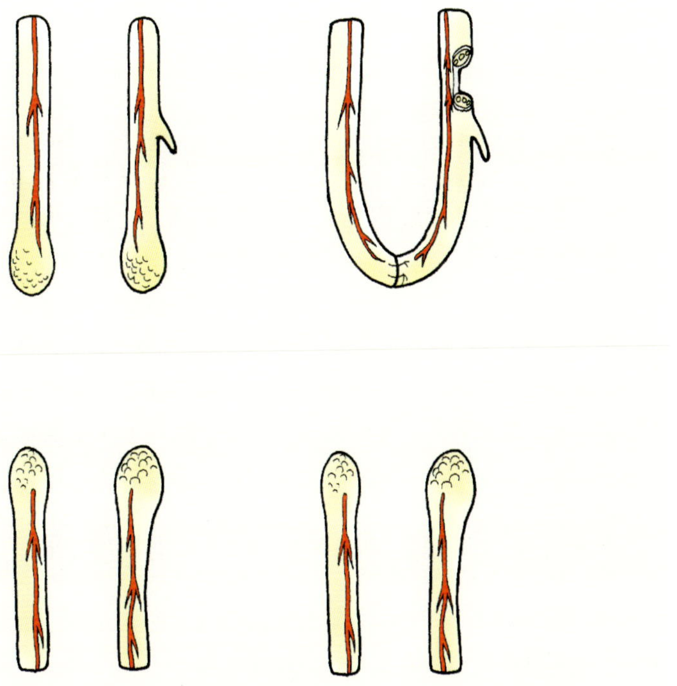

图1 一期手术将受、供两神经的近侧断端修整后进行端-端缝合，并根据计算的长度从近端切断供体神经。切断时应在外膜下切断，保留神经外膜内可见的营养血管

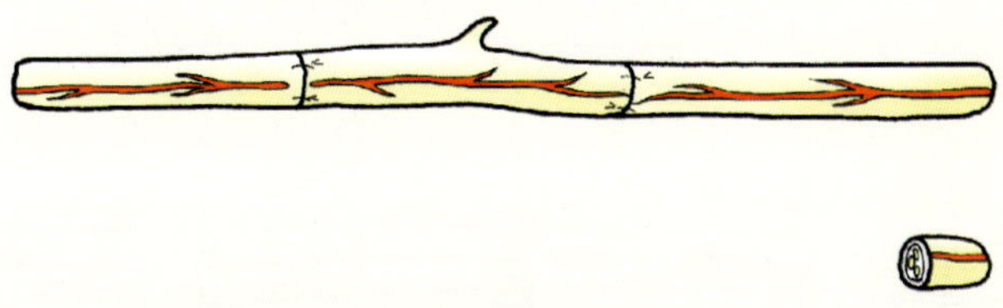

图2 二期手术将受体神经远侧断端修整，游离供体神经近端后，将其转下，与受区神经的远端进行缝合

shénjīng quángàn yízhíshù

神经全干移植术（single-stranded nerve grafting）

将供体神经全干移植桥接在神经缺损的两断端之间，来恢复缺损神经功能的游离神经移植术。游离神经移植段的血液供应是影响神经生长的重要因素，其血液供应主要来自神经段远近端吻合处及神经床上新生血管的长入，因此越粗大、越长段的移植神经段越难获得血运。神经全干移植时，较粗大的神经干的中央部分难以获得血运，常产生神经缺血性坏死和纤维化，因此移植效果较差。另外临床上可供切取的神经干不多，且神经干中的间质组织较多，神经束的排列、位置、大小或数目均不相同，导致神经干移植时很难对合神经束。因此临床很少应用神经全干移植术。

适应证 该方法可以用于肢体严重损伤，造成多个神经共同缺损时，可以利用功能相对次要的神经干游离移植修复功能相对重要的神经。如前臂正中神经和尺神经均损伤缺损的情况下，由于尺神经支配的手内在肌难以恢复，可将尺神经损伤部位近端的正常部分进行游离移植，修复正中神经的缺损，或者移植神经的远端同时修复正中神经和尺神经（图1，图2）。

手术方法 遵循神经缝合的显微操作原则。于手术显微镜或手术放大镜下，修剪受体神经两侧断端直至出现正常的神经轴突，测量所缺损的神经长度。游离供体神经干，切取适合长度的神经干，注意保持外膜完整。将供体神经置于受体神经两断端间，两侧缝合口用显微缝合线进行外膜或束膜缝合。

注意事项 强调无张力下缝合，术中彻底止血以减少术后瘢痕，同时移植神经应该处于良好的软组织床之上。神经全干移植由于移植神经粗大，容易缺血坏死，临床已很少应用。

（崔树森）

shénjīng diànlǎnshì yízhíshù

神经电缆式移植术（cable nerve grafting）

将移植神经切成多段，缝合神经外膜，形成一较粗大的神经段，再与待修复较粗的神经缝合的手术方式。根据受体神经缺损的长度和断端口径的大小，一般截取4~6股细小的供体神经移植段组成一段电缆式的神经干，与神经干的远近侧断端外膜缝合。这是由于作为移植材料的皮神经一般较细，而所需要修复的神经往往较为粗大，因此需要行电缆式的移植。

相对于神经全干移植术，神经电缆式移植术的移植段神经是由细小的神经束组成，所以更易于重新获得血运而成活。另外，在吻合血管神经移植术或带血管蒂的神经移植术中，也可以在外膜下切断神经干行电缆式的神经组合，来修复较粗大的神经。但神经电缆式移植术同样存在神经束错配问题，即近侧断端再生的神经纤维通过移植段后不一定能长入相应的远段神经束，也就不能保证远、近侧断端各神经功能束之间的联系，因而临床效果会受到影响。

临床常用的作为神经电缆式移植的供体神经有腓肠神经、桡神经浅支、前臂内侧皮神经、隐神经等。

适应证 神经缺损无法直接缝合或直接缝合有张力时均可考虑应用神经电缆式移植术。该术式是目前临床上桥接修复较粗大神经缺损的最常用的术式。

手术方法 从损伤神经两侧基本正常的组织处开始分离显露神经断端及神经损伤部位。近端进行神经阻滞封闭，对神经断端修整，显露出正常的神经束样结构。测量神经缺损长度，移植神经长度应略大于缺损长度。根据受体神经及供体神经的直径，决定电缆式神经移植的股数，并据此算出所需供体神经的总长度。将切取的供体神经裁剪成数段，长度与缺损一致，一般为4~6段，于手术显微镜下用8~11-0无创缝线将其缝合成为粗细与受体神经相匹配的“电缆”，再将此“电缆”缝合于神经缺损处（图1，图2）。

注意事项 神经的切取及缝合应在手术放大镜或手术显微镜下进行，并遵循显微技术规范。应注意将各段神经缝合为电缆式，防止神经外膜的扭曲，切取供游离移植的神经段的长度应比组成电缆式移植段的各束加起来的总长度多10%~20%。

（崔树森）

shénjīngshùjián yízhíshù

神经束间移植术（interfascicular nerve transfer）

在神经移植时，先解剖神经干远、近侧断端的神

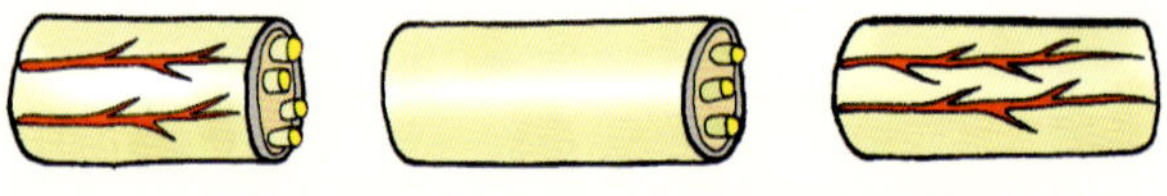

图1 修整受体神经两侧断端，切取合适长度的神经干

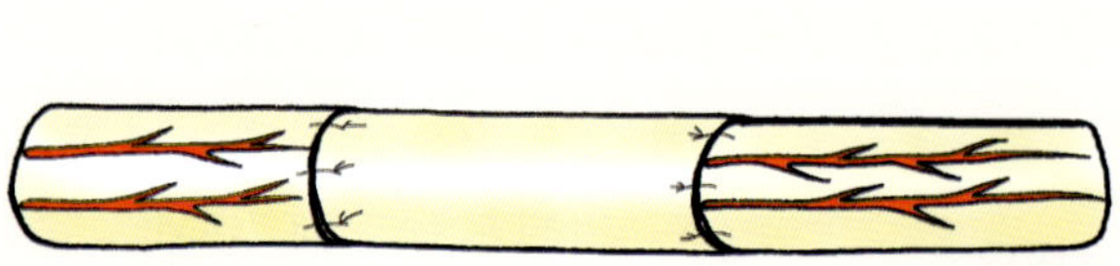

图2 将供体神经干置于受体神经两断端间，两侧端-端缝合

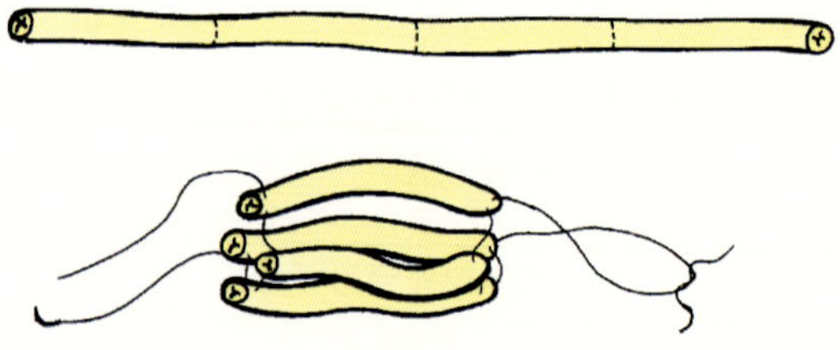

图1 根据受体神经缺损长度，设计好供体神经束的长度和股数，并将各段两侧断端缝合成与受体神经匹配直径的“电缆”

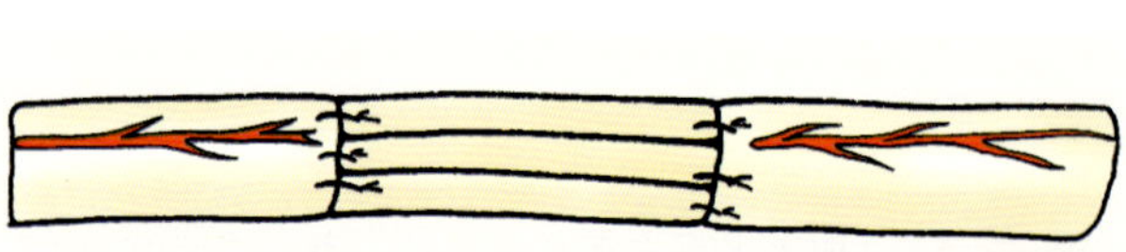

图2 将缝合好的电缆式神经束与受体神经两端进行外膜缝合

经束或束组，做好鉴别定位，再利用移植的神经束桥接远、近侧断端相应的神经束，缝合束膜，力争较精确对合的手术方式。

1972年米莱西（Millesi）首先采用束间神经游离移植治疗正中神经、尺神经缺损，取得良好效果。神经束间移植术与神经全干移植术、神经电缆式移植术的最大区别在于神经束间移植术的目的在于恢复受体神经中相对应的神经束的连续性，解决神经移植中神经束错配问题，从而达到更好的恢复效果。

适应证 神经束间移植术作为游离神经移植的方法之一，原则上可以用来修复所有的神经缺损。但由于束间移植的目的在于与对应神经束相匹配，因此其最佳适应证为单纯运动神经或单纯感觉神经的缺损。而对于混合神经，很难区分哪束神经是感觉神经或运动神经，因此行束间移植也难以解决神经束错配的问题。

手术方法 ①修剪并解剖受体神经两断端：从正常组织中分离，暴露损伤神经的两断端直至正常神经处，于断端两侧正常神经处分别环形切除一段神经外膜袖，在手术显微镜下分别解剖远近端神经束，将较大的神经束单独分出，较小的神经束按束组分出，切除神经束断端处瘢痕至显露正常的神经束形态。注意将各神经束或束组在不同水平切断，神经组织及创口内彻底止血。②远近端神经束的匹配标记：按照神经束分布图谱、神经束的大小形态、神经表面营养血管的走行等作为标志，尽量使神经束配对并做好标记。术中神经束电刺激可以用来辅助鉴别。③切取供体神经做神经束间移植：先准确测量神经缺损的长度后再增加10%~15%的长度，后切取供体神经。一般选用腓肠神经，其他可供移植的神经有隐神经、股外侧皮神经、前臂外侧及内侧皮神经等。将切取的神经修剪后，在手术显微镜下，根据受区神经束或束组的直径采用匹配的供体神经或神经束进行束膜缝合。缝合时每个神经束缝合1~2针，对合好束膜，避免缝合过紧（图1，图2）。

注意事项 受体神经两侧断端间神经束的准确匹配是手术成功的关键。切取缝合供体神经时，采取切一段缝一段的方法，逐条神经束进行移植缝合，即缝合完一束组的近侧断端后，按照此神经缺损稍长的长度切断移植神经，再与远端相应的神经束缝合。在保证桥接相应神经束断端同时，又可以节省移植神经的长度。缝合各神经束时可以先缝合位置靠后的深层的神经束，再缝合浅层的神经束，以便操作。神经束的吻合应严格遵循神经缝合的显微操作规范。

（崔树森）

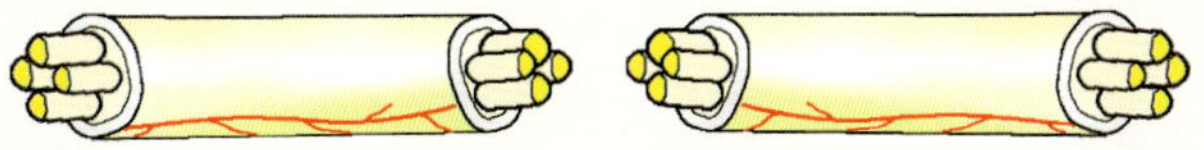

图1 将缺损神经的两侧断端进行修整，并行远近侧断端相对应神经束的辨别定位

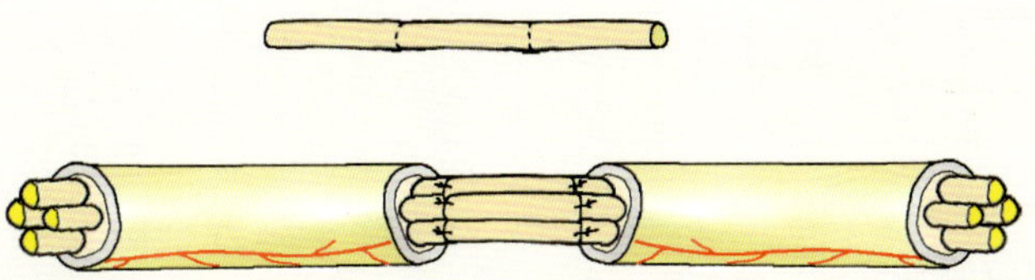

图2 依据缺损长度及神经束的直径，将供体神经分为多段，进行端-端缝合的神经束的移植

wěnhé xuèguǎn shénjīng yízhíshù

吻合血管神经移植术（vascularized nerve transfer）

将移植段神经连同其营养血管一起移植桥接神经缺损，并吻合其营养血管直接重建移植段神经的血供，以利于神经再生的修复神经缺损的手术方式。吻合血管的神经移植可使移植段神经立即获得血液供应，从而解决了长段神经移植的血供重建不足，影响移植疗效的关键问题。同时，良好的血运能使移植段神经内因沃勒变性所产生的轴突髓鞘碎片迅速得以清除，有利于神经膜细胞定向排列增殖及再生轴突的长入与成熟。

1976年泰勒（Taylor）等在实验研究的基础上，首次用健侧24cm长的桡神经浅支及伴行的桡动、静脉，修复患侧缺损22cm长的正中神经获得肢体功能的部分恢复。之后小隐静脉动脉化的游离腓肠神经移植、吻合尺侧上副动脉的前臂内侧皮神经移植，吻合腓浅动、静脉的腓浅神经移植，吻合肋间动脉的肋间神经移植等吻合血管的神经移植术相继报道获得成功。

适应证 ①直径较粗大的神经缺损的修复，如臂丛、坐骨神经等。②长段神经缺损（>10cm）的修复。③受区软组织条件及血运差的神经缺损（>5cm）的修复。④同时伴有肢体主要血管损伤的神经缺损。

手术方法 移植神经的供血血管可以动、静脉一起切取，也可以单独切取动脉或静脉为其供血血管。吻合至受区时，可以根据情况选择血管的两端与动脉或静脉吻合，由此可以分为吻合动脉、吻合静脉、静脉蒂动脉化、吻合动脉的动静脉瘘、静脉蒂动脉化的动静脉瘘等神经移植类型。

目前，临床常用的是以下几种神经作为供体的吻合血管神经移植术。①桡神经浅支：血供为桡动、静脉，也可用头静脉动脉化的方式避免损伤桡动脉。②尺神经：血管来源于尺侧上副动、静脉，但仅能在尺神经废用后采用。③隐神经：在膝部以上有股动脉及隐动脉供血，可选取膝上段带隐动脉的隐神经移植。④腓肠神经：小隐静脉从踝侧方起与腓肠神经伴行，小隐静脉动脉化的腓肠神经移植临床较常用。

以小隐静脉动脉化的腓肠神经移植为例。首先常规显露并修剪受损神经断端，暴露受区动静脉，选择合适的缝合部位或分支，测量神经及血管缺损的长度。之后切取供体神经。取小腿后侧纵向切口，顺外踝部找到伴行的小隐静脉主干及腓肠神经，沿血管神经干向腘窝方向游离至所需要的长度，注意将神经血管连同周围软组织一并游离并保护好两者之间的联系，结扎静脉分支及切断神经分支。小隐静脉的切断一般应较血管实际缺损长 2cm，而腓肠神经应较神经缺损长 2~3 倍时取下。最后进行血管及神经的吻合。将切取的神经血管束放置于受区，小隐静脉用 2% 利多卡因灌注后倒置。在手术显微镜下，将小隐静脉的近、远端分别与受区动脉的近、远端吻合。在保留腓肠神经系膜血管连续性的基础上，根据受体神经缺损长度将腓肠神经分折成 2~3 段，并行排列成电缆式后与神经缺损的两断端束膜吻合（图 1，图 2）。

注意事项 切取供区神经血管时注意保护神经血管之间的联系，连同周围软组织一并切取较为安全。吻合血管时注意将静脉倒置缝合，并保证精确的血管吻合技术。缝合神经时，需要将腓肠神经反折形成电缆式移植，此时反折的切断操作应在外膜下进行，不能损伤外膜的血供。

（崔树森）

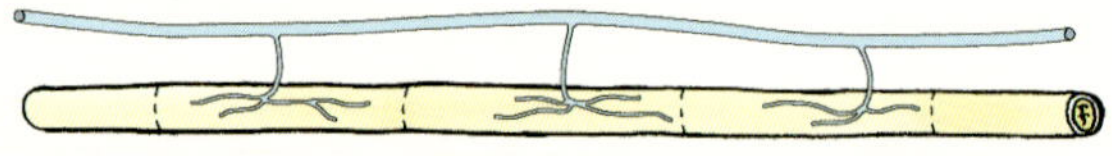

图 1 根据受体神经缺损的长度，切取腓肠神经及为其供血的小隐静脉

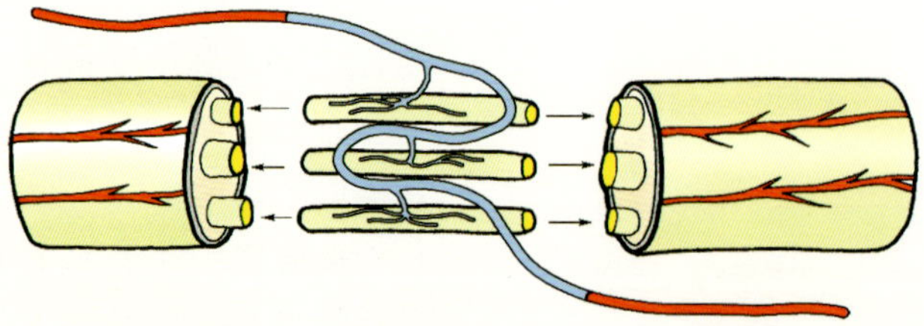

图 2 将小隐静脉的远端与受区动脉的近端吻合，小隐静脉的近端与受区动脉的远端吻合。之后在保留神经系膜连续性的基础上，将腓肠神经按缺损长度分折成 2~3 段，与缺损神经进行电缆式缝合

tóngzhǒng shénjīng yízhíshù

同种神经移植术（nerve allografting）

将同种异体来源的神经组织经过处理去除抗原性强的成分后，桥接神经缺损，以恢复神经功能的技术。对于神经缺损，临床最常用的修复方式是自体神经移植，但由于供体有限、供区损伤等因素，自体神经替代物的寻找一直是研究的热点。同种异体神经就是自体神经移植替代物中很有前景的发展方向之一。同种神经移植术的关键技术在于同种异体神经的制备，而移植的手术操作与常规的自体神经移植术相同。

基本内容 与所有的同种异体组织移植一样、异体神经移植首先要克服的也是免疫排斥的问题。同种异体神经移植中，神经的抗原性主要来自于施万细胞和髓鞘，而由胶原组成的三层膜结构及施万细胞基底膜的抗原性则非常弱。其中施万细胞本身与免疫排斥反应相关密切，同种异体神经移植时在施万细胞上表达很强的主要组织相容性（MHC）Ⅰ类和Ⅱ类抗原。另外轴突也是机体免疫系统攻击的主要对象，与自体神经移植相比，异体神经移植术后早期，轴突的完整性受到明显的破坏。

在降低同种异体神经的抗原性、减轻免疫排斥反应的同时，还能保持良好的神经再生功能，是同种异体神经移植的理想目标。脱细胞处理技术为达到该目标提供了基础。脱细胞处理的异体神经去除了施万细胞及髓鞘等具有免疫源性的细胞成分，保留了构成神经三维网状支架的细胞外基质成分，如层粘连蛋白、Ⅳ型胶原等大分子物质。细胞外基质已被证明在同种异体之间几乎没有免疫源性，但可以提供神经再生的微环境，并具有引导和促进神经再生的功能。脱细胞技术是同种神经移植的关键。理想的脱细胞方法应该能去除移植神经施万细胞和髓鞘成分，同时又能保留完整的细胞外基质。

化学萃取脱细胞法是较常用和相对成熟的脱细胞方法。其中1998年松德尔（Sondell）等提出的Sondell法是化学萃取法中的代表，也是临床最常用的方法。该方法能制备出较为理想的脱细胞异体神经，但对细胞外基质成分仍有一定的破坏。2004年赫德森（Hudson）等提出改良法，被证明可以更好地保护细胞外基质。以最常用的Sondell法为例介绍其基本技术。对同种异体神经进行化学萃取法脱细胞的全过程均在无菌和室温条件下进行。神经在生理盐水中室温下复融，清除神经干表面纤维及脂肪组织。其程序化的基本步骤包括：①蒸馏水浸浴振荡12小时。②Triton X-100溶液处理神经12小时。③蒸馏水浸浴振荡3小时。④脱氧胆酸钠溶液处理神经12小时。以上四个基本步骤可根据神经粗细的不同重复进行，Triton X-100和脱氧胆酸钠溶液的浓度为5.0%~7.0%。萃取后神经置入无菌PBS溶液（pH7.2）中，医用塑料袋3层包装，辐照灭菌，4℃保存。处理后的去细胞同种异体神经呈淡乳白色圆柱状外观，神经的延展性及神经外膜的韧性和弹性与新鲜神经基本一致，可行神经外膜缝合术。化学萃取去细胞的同种异体神经的长度在8cm以内，去除细胞成分及保留神经细胞外基质的效果较肯定。

除化学萃取脱细胞法外，还有其他的脱细胞技术，如冷冻、热处理、射线照射等物理方法，以及将异体神经进行受体血浆冷存处理、异体神经受体皮下包埋等生物学方法，也可达到一定的脱细胞的目的，但效果不如化学萃取法。

临床应用 国内外已有将同种异体神经移植应用于临床的研究和报道。自2003年起，中国解放军总医院率先将化学萃取的脱细胞同种异体神经应用于临床治疗周围神经缺损，修复神经缺损的长度从1.5~10cm，平均长度4.5cm。修复神经包括正中神经、桡神经、尺神经、臂丛、副神经等，取得了一定的临床效果。需要注意的是，同种神经移植属于异体组织移植的范畴，因此该方法的临床应用，仍有包括伦理学、供体来源等问题存在。因此，对于神经缺损的临床治疗，同种神经移植术不是首选的修复方法，也不属于常规手术。另外，将同种异体神经移植物与培养的自体施万细胞、骨髓间充质干细胞、神经营养因子等成分组合而构成的复合异体神经移植也是同种神经移植研究的新方向之一。

（崔树森）

shénjīng yánchángshù

神经延长术（nerve lengthening）

通过使远、近端神经本身的长度延长的方法来克服神经缺损，达到神经断端直接缝合的手术方法。1905年，科迪维利（Codivilli）率先开展了肢体延长手术，间接地延长了肢体神经，为直接进行单纯的肢体神经延长手术奠定了基础。随后的大量研究逐步证明周围神经是可以延长的。随着延长方法及条件的逐步探索和改进，神经可延长的比例也不断增加。

适应证 当神经缺损时，采用游离松解神经、屈伸关节以及转移神经位置等方式仍无法达到断端直接缝合时，可考虑采用神经延长术。该手术适用于分支较少的、一定范围内的粗大周围神经缺损的修复。修复神经缺损的距离以小于可供用来延长的神经段的20%为宜。

手术方法 有以下三种。①神经牵引法：是指在术中将缺损两侧的神经断端进行急性牵拉以延长其长度，从而达到断端直接缝合的目的。急性牵拉的延长度有限，超过神经的弹性极限，就会引起功能障碍。特朗布尔（Trumble）等的实验证实急性延长神经只能延长其长度的10%，否则将会引起神经缺血，继发神经功能障碍并导致神经发生纤维化。②组织扩张器法：是指在缺损两侧的正常神经干处埋入组织扩张器，通过扩张器的慢性扩张，使得神经长度逐渐延长。再通过二次手术，取出扩张器的同时，将延长后的神经两断端修剪后直接缝合。手术时需要在组织扩张器凸面弧度最大的周径上加3对突起固定神经，以防止扩张器膨胀时神经滑到边缘。相对于急性牵拉，当施加到神经上的牵引力为持续性、渐进性时，神经会适应其改变而明显增加延长长度。2000年劳镇国等的研究中，在术后7、10、14天各注水3ml，可使神经延长36.5%，并获得功能恢复。对于扩张器注水的频率及注水量尚未有明确的规定，但采用慢速扩张的方法延长神经相对更安全，而延长的速率越快，功能恢复所需的时间越长。③体外延长神经：其原理与扩张器延长术相同，都是使神经断端在外力作用下缓慢延长。不同的是，体外延长术是通过在神经断端处缝合钢丝牵出体外，或者将两断端通过缝线固定在关节两侧的骨上，通过被动牵拉缝线或者关节活动从而将神经延长。再通过二次手术，将延长后的神经断端修剪后直接缝合。1998年裴明等在研究中认为在延长率<30%的条件下，体外延长神经可以取得较好的修复神经缺损的疗效。

注意事项 相对于神经移植术，神经延长术需要分两次手术进行。治疗周期长，且手术操作仍未规范化，临床疗效在不同的报道中结果也有所不同，因此并不是治疗神经缺损的首选手术方式。神经延长术能够解决一定距离的神经缺损，但仍应谨慎应用。具体实施时以每天延长1mm的慢速扩张法，延长率不超过20%为宜。

（崔树森）

shénjīng dǎoguǎn

神经导管（nerve tube）

用来桥接神经缺损的神经再生引导管。又称人工神经。神经导管桥接缺损的神经两端，发挥对神经轴突再生的引导作用，促进神经再生。

神经导管不仅可以在神经再生中暂时固定并支持缺损神经的两端，更好地发挥神经的导向作用，引导轴突轴向生长，还可以为神经再生提供一个相对隔绝的微环境，起到富集神经再生所需的神经营养因子、避免轴突外生、减少细胞入侵、减轻神经瘢痕的形成等作用。

神经导管材料可分为生物型导管材料、非生物降解导管材料和可生物降解导管材料三大类。①生物型导管材料：包括骨骼肌、羊膜、小肠黏膜下层、静脉管等。②非生物降解导管材料：包括硅胶管、聚乙烯、聚氯乙烯、聚四氟乙烯等。③可生物降解导管：材料包括天然动植物中提取的壳聚糖、胶原、丝素、纤维素等，以及人工合成的聚乳酸及聚羟基乙酸、聚己内酯、聚羟基丁酸酯等材料。

可生物降解材料具有良好的生物相容性，无毒副作用，国内外已有该类型的商品化的神经导管被批准应用于临床。但到目前为止，自体神经移植仍是修复神经缺损的金标准，神经导管的临床应用时仍需谨慎。

（崔树森）

shénjīng zhírùshù

神经植入术（nerve implantation）

将神经的近端直接或通过游离神经移植后与靶器官重新建立连接的手术方式。神经损伤后，若神经远断端毁损，只保留神经近断端，此时可直接将该神经的近断端或用游离神经移植缝接延长植入于终末器官，以期恢复其功能。也可以采用其他正常神经的一部分束支进行神经植入，来恢复失神经支配的靶器官的功能。

1914年海内克（Heineke）和埃拉赫尔（Erlacher）率先进行了将神经植入肌肉的实验研究。1970年后布鲁内利（Brunelli）对神经植入术进行了系统的研究和应用，认为神经植入后可以与肌纤维形成新的运动终板，在一定条件下可以获得较满意的疗效。因为运动功能的恢复较感觉功能恢复更重要，因此临床上常见的是运动神经的植入术。

适应证 运动神经植入术适用于各种原因造成的神经自肌肉中撕脱或离断，或肌肉失神经支配的情况。但进行手术的前提条件是保留有恢复有效功能所需的足够肌腹，并且肌电图显示肌肉纤颤表现良好、肌肉营养良好。感觉神经植入术适用于各种无感觉的皮瓣移植或皮片移植。

手术方法 分离显露供体神经并修整断端至可见正常的神经束。切开需神经植入的肌肉的肌腹，找到肌肉状况最好的部分。若供体神经长度足够，可直接行植入术，否则应行神经移植术后再植入肌肉。移植神经可以采用腓肠神经，近端与供体神经端-端缝合。将供体神经远端的神经外膜剥离2cm左右，并将其分成尽可能多的小神经束，分散小神经束至已选择的功能状况最好的肌腹。植入神经的外膜与肌膜缝合以防移植神经回缩，也可以辅以纤维蛋白胶固定。术后肢体固定于肌肉、神经松弛位3~4周。之后逐步进行功能练习，并应用电刺激进行植入神经和靶肌肉的适应性训练。感觉神经植入前的处理与上述方法相同，不同的是将植入神经的远端分束后埋入皮瓣的真皮下或者游离皮片下。

注意事项 需要注意的是，神经植入术后恢复程度及临床效果仍不确定，在临床不作为首选术式。对应于肌肉失神经后的功能丧失，在有条件进行其他手术如肌肉肌腱移植或移位时，不考虑神经植入术。手术适应证的选择应慎重，如果存在肌肉损伤缺损过多、萎缩严重、肌电图显示无纤颤、肢体被动活动受限，瘢痕严重、血运差、同一部位需进行其他重要手术等情况，或者年龄偏大、不能配合功能练习的患者，均不适宜行神经植入术。手术需在手术显微镜下进行精细的操作。术区止血要确切。

（崔树森）

sītuō shénjīnggēn huízhíshù

撕脱神经根回植术（reimplantation of avulsed spinal nerves）

臂丛根性撕脱伤后，将撕脱神经根

原位回植到脊髓的手术方法。其目的是恢复脊髓和周围神经的解剖连续性，以恢复损伤的周围神经的功能。1977 年，邦尼（Bonney）首先证实在人体进行撕脱神经根回植技术的可行性。1993 年，卡尔施泰特（Carlstedt）进行动物实验证明，采用神经移植的神经根回植术，可以恢复前臂肌肉的运动功能。2000 年，卡尔施泰特等继续报道 10 例臂丛根性撕脱伤的病例，将撕脱的神经根回植入脊髓后，随访证实获得一定的临床效果。

基本内容 臂丛根性撕脱伤是指神经根自入脊髓处撕出，脊神经与脊髓的连续性遭到破坏，那么将撕脱的神经根回植恢复脊髓和脊神经的解剖关系从理论上讲是最合理的治疗方法，但现实结果却很不理想。原因在于神经根性撕脱伤不仅是周围神经系统的损伤，也是部分中枢神经系统的损伤。周围神经的损伤修复后，轴突通常能成功地进入远端。而在成年哺乳动物，中枢神经系统的轴突再生非常有限，一般不超过几个毫米，这是由于中枢神经系统与周围神经系统的轴突再生环境的不同。

撕脱神经根回植术主要是指臂丛撕脱伤后的神经根回植，并且主要涉及运动神经根的回植。该手术方式从技术上是可行的，功能良好的脊髓和具有恢复潜能的靶器官是尝试进行该手术的前提条件。手术可以采用颈前方、侧方或后方入路，同时显露臂丛的椎管内及椎管外部分。切开脊髓的硬膜囊及软脊膜，清晰显露髓内残根或撕脱部位，残根或回植部位与撕脱神经根之间的缺损需进行神经移植，可选用纤维蛋白胶黏合回植处。移植神经需与神经根袖缝合固定。关节突部分切除对颈椎稳定性影响不大，不需要行椎体融合及内固定。脊髓灰质前角前内侧面代表着轴突发出的部位，神经根或移植物应尽可能植入到距离此点最近的位置，深达软脊膜下 2mm。过深地植入脊髓或运动神经元池可能会损伤运动神经元或长纤维传导束。

临床应用 韩力等的动物研究表明，臂丛根性撕脱伤后将前根回植入脊髓前角，能够减少前角运动神经元的变性死亡。但对于臂丛撕脱伤，撕脱神经根回植术的适应证、手术时机、回植部位等诸多问题尚在探索中，并且手术有加重脊髓功能损伤的可能性，存在脑脊液漏等问题，关键是其疗效无法肯定，因此到目前为止，关于撕脱神经根回植的研究主要还是集中在动物实验阶段，临床应用尚不成熟。该手术不属于临床的常规手术，也不是臂丛根性撕脱伤的首选治疗方法。

（崔树森）

shùzhōng diànshēnglǐ jiǎncè jìshù

术中电生理检测技术（intraoperative electrophysiological test）

通过检测，判断神经电生理传导通路的连续性及功能状态。术中应用神经电生理检测神经传导功能，是帮助术者识别术野的靶神经、神经功能区和准确判断神经电生理传导通路的连续性及其功能状态，从而指导手术决策的特殊检查技术。自 20 世纪 50 年代，肌电图和神经电生理测定用于周围神经损伤的诊断和治疗，其临床应用价值已经得到肯定。但在术前进行神经-肌电生理检测，由于受到电极安置点是否正确以及加大刺激电流时易引起容积传导干扰等不足，检测结果的精确性受到一定的影响。另外，由于神经外观表现与其内在功能状态不一定完全吻合，因此术中视诊和触诊也未必能正确评价神经功能。术中电生理检测由于定位准确，可在损伤神经段直接刺激，减少或消除容积传导，因此更全面、可靠。1968 年，克兰（Kline）最早将术中肌电图技术用于对连续性尚存的周围神经损伤进行功能检测。中国自 20 世纪 90 年代初才逐渐在临床开展周围神经的术中电生理检测技术。

检测指标 ①复合肌肉动作电位（compound muscle action potentials，CMAP）：研究刺激部位至靶肌肉运动通路的生理完整性，分析潜伏期、波幅和传导速度。暴露病变神经部位，在病变部位（神经瘤、神经缝合口或神经卡压瘢痕段）远端和近端分别直接刺激神经干，于相应靶肌肉采用同芯针电极记录，观察 CMAP 的潜伏期和波幅变化，地线采用表面电极置于刺激与记录电极间的皮肤上。②体感诱发电位（somatosensory evoked potentials，SEP）：研究刺激部位至中枢感觉通路的生理完整性，分析潜伏期和波幅。暴露臂丛神经，在臂丛各根部（对不可暴露的神经根可在干、束部）刺激，于对侧头皮参照国际 EEG_{20} 标准安置不锈钢针式记录电极，参考电极置于额部中点，地线采用表面电极置于同侧肩部；平均叠加 500 次取其平均值，并重复检测两次保证其稳定性。③神经干动作电位（nerve action potentials，NAP）：研究刺激部位至记录部位段神经干传导通路的生理完整性，分析波幅和潜伏期，可判断早期的神经再生。NAP 波幅为微伏级，需要平均叠加技术才能从背景噪声中提取出来。暴露神经干 6～10cm，均在神经干表面，于病变远近端刺激和记录。若要计算病变段传导速度，则刺激和记录间距离不能小于 6cm，但并不常规计算传导速度。地线采用表面电极置于刺激与记录电极间的皮肤上（图）。

应用价值 ①明确神经损伤的部位和程度，提高诊断率：特别对于连续性存在的损伤神经可判断是否有功能性神经纤维存在，及已通过损伤段神经的纤维可否达到有用的功能恢复，即时指导手术决策。以臂丛损伤为例，根据术中电生理检测结果可有以下判断：SEP/NAP/CMAP 均消失，完全损伤或无再生，考虑神经修复术；SEP/NAP/CMAP 均存在，有正常或再生神经纤维，考虑神经松解术；SEP/NAP 存在，CMAP 消失，早期再生，考虑神经松解术；NAP 存在，SEP/CMAP 消失，节前损伤，考虑神经转位修复术。②有助于术中了解神经松解术疗效，如神经卡压及神经肿瘤等手术。③术中持续电刺激或超强电刺激有促进神经再生的功能。④术中持续电生理监测可避免或减少损伤神经纤维，提高手术质量。目前，国内和国外应用电生理技术进行神经监测以预防术中操作损伤神经的报道较多，如听神经瘤术中监测面神经、海绵窦部手术中监测眼外肌、颅底手术监测低位脑神经、脊髓手术中监测神经根、肩部手术中监测腋神经或肌皮神经、髋部手术中监测坐骨神经等。

（刘小林）

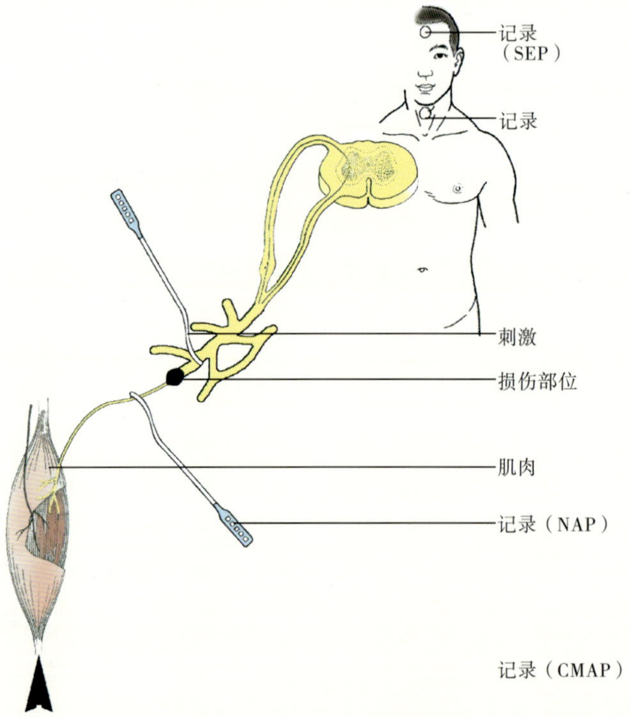

图 术中电生理检测技术

zhōuwéi shénjīng sǔnshāng xiūfù xiàoguǒ píngjià biāozhǔn

周围神经损伤修复效果评价标准（criteria for evaluating the repaire results of peripheral nerve injury）

用来衡量周围神经损伤修复后疗效的准则。周围神经损伤疗效评价有以下三个方面：①感觉功能评价。②运动功能评价。③自主神经功能评价。由于神经损伤部位不同，恢复程度不一，因此应综合应用，统一衡量，以获得比较正确的疗效评定。

感觉功能评价 感觉是神经传入过程中对冲动的接受和激活，有几种基本感觉形式，均是由感觉轴突的终端所决定的：机械感受器，主要感受触压觉；伤害感受器，主要感受痛觉；温度感受器，主要感受冷热觉。感觉神经传导速度是测量感觉的客观指标，其他众多的检查是依赖患者的主观反应，不同医生在不同环境下所测的结果差异很大。所以在检查前应向患者解释清楚检查目的和注意事项，取得患者的配合；检查时应仔细，并与健侧对比，反复检查，尽可能减少误差。

感觉功能检查主要包括触觉、痛觉、温度觉和位置觉检查，其中触觉又分为浅触觉、实体觉和振动觉。临床评价感觉功能通常采用 Sunderland 感觉功能分级评价（表 1）、BMRC（Highet）评价标准（表 2）、Glickman-Nackinnon 评价标准（表3）和津山评价标准（表 4）。其中 BMRC（Highet）评价标准目前最常用，可以看出 S3（S 代表感觉）与 S4 的界线主要是两点辨别觉（two-point discrimination，2PD）的存在与否，而 S2 多表示保护性感觉的存在，临床上已达到对肢体起自身保护的作用，不仅可以防止意外伤害，还可以达到治愈营养性溃疡的目的。S2 和 S3 的界线主要是感觉过敏的存在或消失。两点辨别觉是测定感觉障碍或感觉功能恢复的有效检测方法，2PD 的出现表示能辨别更高层次的感觉恢复，美国手外科协会制定了单独的 2PD 标准（表 5），结果精确可靠，也较常应用。

表 1 Sunderland 感觉功能分级评价

针刺感（pinprick）
P0：皮肤感觉消失
P1：能感到皮肤上有物体接触，但不能区别是针尖还是针头在触及皮肤，感觉能或不能定位
P2：能区分是针尖还是针头触及皮肤，针尖刺皮肤引起：①钝痛感；②不愉快感，有明显的放射痛和假性牵涉痛
P3：锐刺痛感伴有一些放射或假性牵涉痛，除手、手指、腿或足以外，不能具体定位
P4：锐感觉存在，伴或不伴有刺痛，无或仅有很轻的放射，能定位到 2.0cm 以内
P5：对针刺有正常感觉，能精确定位
轻触觉（light touch）
L0：对轻触觉不能意识到
L1：知道皮肤上有物轻轻接触
L2：轻触后引起放射性麻感，对刺激点不能定位
L3：轻触觉能被察觉，但除手（手掌、手背或手指）和下肢（腿和足）外，不能定位
L4：能意识到轻触觉，但敏感度较弱，能定位到 2.0cm 以内
L5：对轻触有正常感觉
两点辨别觉（2PD）
D0：无两点辨别能力
D1：有部分 2PD，但仍然不完全
D2：2PD 正常
温度觉（temperature）
T0：无温度觉
T1：除高温或剧冷外，对一般冷热无感觉
T2：温度<15℃或>60℃时能正确感到冷或热，在此温度范围内，用测试管或测试盘接触皮肤，有触觉或感到压力
T3：温度<20℃或>35℃时能正确感到冷或热，在此温度范围内，用测试管或测试盘接触皮肤，有触觉或感到压力
T4：温度觉正常

表 2 BMRC（Highet）评价标准

分 级	内 容
S0	单一神经支配区内感觉丧失
S1	单一神经支配区内深感觉恢复
S2	单一神经支配区内浅表痛觉和触觉有一定程度的恢复
S3	单一神经支配区内浅表痛觉和触觉恢复，感觉过敏消失
S3+	在 S3 的基础上感觉进一步恢复，2PD 也有一定程度的恢复
S4	完全恢复

表 3 Glickman-Nackinnon 评价标准

分 级	S2PD（mm）	M2PD（mm）	感觉恢复
S0	–	–	单一神经支配区感觉丧失
S1	–	–	单一神经支配区深感觉丧失
S1+	–	–	浅表痛觉恢复
S2	–	–	浅表痛觉恢复，触觉有一定程度恢复
S2+	–	–	在 S2 的基础上，有感觉过敏
S3	>5	>7	痛觉和触觉恢复，感觉过敏消失
S3+	7~15	4~7	在 S3 的基础上，对刺激有良好的定位，2PD 完全恢复
S4	2~6	2~3	完全恢复

S2PD，静态两点辨别觉；M2PD，动态两点辨别觉

运动功能评价　运动神经不完全性损伤多表现为肌力降低，运动神经完全性损伤则表现为肌力消失，以后出现肌肉萎缩，并逐渐加重，所以运动神经功能检查及评价应包括肌力、肌张力、肌容积等。一般运用手法肌力检查（manual muscle test，MMT）进行运动功能评定，不借助任何器材，仅靠检查者徒手对受试者进行肌力测定的方法，在临床中得到广泛的应用。早在1912年，洛维特（Lovett）根据肌肉收缩对抗阻力的大小，将肌力以百分率表示，分为六级（表6）。而有些作者推荐使用1954年海特（Highet）的分级标准，它能记录每一块肌肉的状态（表7）。

多数学者认为Lovett法对单块肌肉评价较正确，但作为单根神经损伤后肢体运动功能恢复就欠缺，肢体整体恢复的概念即包括一个肢体近侧大肌肉和远侧小肌肉恢复的综合评价，以及肢体各肌肉在肢体活动过程中的协调功能。为此，1954年英国医学研究会（BMRC）提出了一种综合评价肢体神经运动功能的方法（表8）。为了更好地理解BMRC分级标准中所指的近侧和远侧肌肉，还做出了具体规定（表9）。BMRC的分级标准要求比较高，级别比洛维特、海特的六级法低一级度，若用优、良、中、差的四级标准也会降一级。因为在肌肉能抗阻力时，Lovett、Highet六级法定为M4（M代表肌力），而BMRC法却只有M3，这样M4可以定为优，而M3只能定为良。所以在评价运动功能时，首先必须要搞清楚其评价标准，才能加以比较，否则就无可比性。由此可见，运动功能的评价尚无统一标准，尤其是对M3的评价不一。但是一般使用英国医学研究会（BMRC）提出的一种综合评价肢体神经运动功能的方法。此外，洛维特法与BMRC法肌力量评定均为半定量肌力判断。捏力计和握力计可以对相应的肌肉力量进行定量测定。

表4　津山评价标准

优：单一神经支配区内浅表痛觉和触觉恢复，无“过反应”，有定位能力，2PD能力存在
良：单一神经支配区内浅表痛觉和触觉恢复，无“过反应”，有定位能力，但无2PD能力，亦不能辨别粗滑
可：单一神经支配区内浅表痛觉和触觉在一定程度上恢复，“过反应”残存
差：单一神经支配区内感觉丧失或仅有深痛觉恢复

表5　美国手外科协会所制定的2PD标准

分　级	2P+D（mm）
Ⅰ级	好，<6
Ⅱ级	尚可，6~10
Ⅲ级	差，11~15
Ⅳ级	保护差，>15
Ⅴ级	麻木无感觉

表6　Lovett运动功能评价标准

恢复程度	分　级	评价内容
100%	5	正常，能抗强阻力完成全幅活动
75%	4	良好，能抗一定阻力完成全幅活动
50%	3	尚可，抗地心引完成全幅活动
25%	2	差，无地心引力时完成全幅活动
10%	1	轻微，肌肉有轻微收缩，但无关节活动
0%	0	零，无肌肉收缩

表7　Highet运动功能评价标准

分　级	内　容
M5	正常肌力
M4	能抗地心引力和抗阻力下主动活动
M3	抗地心引力主动活动
M2	无地心引力下主动活动
M1	肌肉轻微收缩
M0	无肌肉收缩

表8　BMRC肌力评价标准

分　级	肌力情况
M0	肌肉完全无收缩
M1	近端肌肉恢复收缩功能
M2	近端和远端肌肉恢复收缩功能
M3	所有重要肌肉均能抗阻力活动关节
M4	所有协调运动或自由运动均能完成
M5	完全恢复

另外还有其他评定方法，如Sunderland标准（表10）等。此外，不少学者根据各种分级标准，对具体每条神经的运动功能制定了更具体的评定标准。

自主神经功能评价 自主神经是完整的神经系统的有机组成部分之一。自主神经功能检查对评价周围神经损伤和修复是不可缺少的重要手段。包括外观、皮肤温度、出汗功能和立竖毛肌运动等一般检查以及出汗试验（见碘淀粉试验、茚三酮试验、溴酚蓝试验）、寒冷反射试验、组胺潮红试验、温水浸泡试验和皮肤电阻测试等特殊检查。但由于自主神经的结构、功能比较复杂，目前对其研究又欠细致和全面，故至今仍无精确的检查方法，尤其是定量检查法。

神经修复后疗效的综合评价 1976年尚松（Chanson）等制定的神经功能评定量表进行神经功能评价，该量表包含运动功能、感觉功能和疼痛三个模块，每个模块分共计15分，并分为优（13~15分）、良（10~12分）、中（7~9分）、一般（4~6分）、差（1~3分）五个等级（表11）。美国路易斯安那州立大学医学中心在美国及英国MRC的基础上，制定了自己的运动感觉功能评分（表12，表13），并根据每条神经所支配的肌肉和感觉支配区不同而制定了相应综合评定量表。此外，上肢功能评估问卷（Disabilities of the Arm，Shoulder and Hand，DASH）可用于上肢作为次要评价指标。

（刘小林）

表9 肢体神经支配的近侧和远侧肌肉

	近端肌肉	远端肌肉
桡神经	肱桡肌	拇长展肌
	桡侧腕长伸肌	拇长伸肌
	指总伸肌	示指固有伸肌
	尺侧腕伸肌	
正中神经	旋前圆肌	
	桡侧腕屈肌	拇短展肌
	指浅屈肌	
	拇长屈肌	
尺神经	尺侧腕屈肌	小指展肌
	指深屈肌（环、小指）	骨间肌
腓总神经	胫前肌	
	趾长伸肌	趾短伸肌
	踇长伸肌	
	腓骨肌	
胫神经	腓肠肌	比目鱼肌
	胫骨后肌	踇趾展肌
	趾长屈肌	足底内在肌

表10 Sunderland评定标准

分 级	肌力情况
M5	肌力、活动范围均正常
M4	能抗地心引力和抗强阻力活动
M3	能抗地心引力和一些阻力活动
M2	微弱活动，但不能抗阻力和地心引力
M1	肌肉轻微收缩，没有自主活动
M0	触不到也看不见肌肉收缩

表11 Chanson混合神经功能评定标准

运动功能	感觉功能	疼痛及功能
M0 无收缩	S0 单一神经支配区感觉丧失	F0 疼痛且无任何功能
M1 明显肌肉收缩	S1 保护性感觉或Weber>20mm	F1 疼痛致功能明显受限
M2 肌肉收缩可抗重力	S2 痛觉部分恢复或Weber15~20mm	F2 部分疼痛，限制患者继续活动
M3 肌肉收缩可抗阻力	S3 皮肤痛觉部分恢复或Weber10~14mm	F3 间隙痛，功能保留大部分
M4 肌肉收缩可以完成独立动作	S4 皮肤感觉恢复或Weber5~9mm	F4 无疼痛，间隙性功能障碍
M5 完全恢复	S5 皮肤感觉完全恢复或Weber<5mm	F5 正常

Weber为静止两点辨别觉（s2PD）

表 12　路易斯安那州立大学医学中心运动和感觉功能分级标准（LSUHSC）

分 级	肌力分级		感觉分级	
	评 价	内 容	评 价	内 容
0	无	无肌肉收缩	无	无触觉、针刺痛觉及本体感觉
1	很差	肌肉轻微收缩	很差	感觉过敏或异常，绝对支配区有深度痛觉
2	差	仅能抗重力主动活动	差	可感知抓握，感觉过敏，感觉定位错乱
3	中等	抗重力和轻度阻力主动活动	中等	绝对支配区触觉和针刺痛觉恢复，但轻度感觉过敏，感觉定位错乱
4	良好	抗中度阻力主动活动	良好	绝对支配区触觉和针刺痛觉恢复，无感觉过敏，感觉定位未达正常
5	优秀	抗最大阻力主动活动	优秀	接近正常的触觉和针刺痛觉

表 13　路易斯安那州立大学医学中心神经损伤功能分级标准（LSUHSC）

分级	评价	内 容
0	无	无肌肉收缩，无任何感觉
1	很差	近端肌肉收缩，但不能抗重力；感觉分级 0 级或 1 级
2	差	近端肌肉能抗重力主动活动；远端肌肉无收缩；感觉分级≤2 级
3	中等	近端肌肉能抗重力和部分阻力主动活动；远端部分肌肉可抗重力收缩，感觉分级 3 级
4	良好	全部近端肌肉和部分远端肌肉可抗重力和部分阻力主动活动；感觉分级≥3 级
5	优秀	全部肌肉可抗部分阻力收缩；感觉分级≥4 级

diànliú gǎnjue yù zhí cèshì

电流感觉阈值测试（current perception threshold testing）

通过测定激发神经反应的最小无痛电刺激来评估感觉神经功能的定量检测方法。

临床应用　根据不同频率（2000Hz、250Hz 和 5Hz）的正弦波恒定电流可选择性刺激 Aβ、Aδ 和 C 纤维的原理，采用双盲法，通过测定每种类型神经纤维的最小可感知电流强度，量化评估感觉神经功能的完整性。可用于检测、筛选和辅助诊断周围神经病变，也可用于动物实验研究。

检查方法　平卧位。检查皮肤的完整性，使用磨砂膏清洗局部，将一对金制电极片涂抹导电胶后放置于检查部位，并用胶带固定。测试时仪器首先输出强度逐步增强的电流，由被检查者控制，直至在电极附近感到疼痛为止；然后仪器给出双盲、随机的电刺激，由患者在两个刺激中选择较强的一个，在 7～10 次正确反应后所得到的最小可感知电流强度即是这一频率的电流感觉阈值（CPT）。三种频率依次测试完毕后，其结果可与标准数据库中相应部位的参考值对照，也可由专用软件进行分析。

不良反应及注意事项　无明显不良反应。抗毒蕈碱药、体位、年龄和局部缺血等可能对检测结果有影响。

（刘小林）

zhōuwéi shénjīng sǔnshāng xiūfù xiàoguǒ yǐngxiǎng yīnsù

周围神经损伤修复效果影响因素（factors affecting the repaire result of peripheral nerve injury）

影响周围神经损伤修复后功能恢复效果的各种原因。影响因素是多方面的且复杂的，涉及作用于神经再生各个环节的因素，都可能影响到周围神经功能的最终恢复。而对特定某一个患者来说，可能是单一因素，也可能是多因素。影响因素包括患者年龄、神经损伤原因、损伤部位、损伤神经的类型、修复时机、局部软组织条件、缝合的张力、神经缺损的长度、修复材料、术后处理和康复治疗等。

年龄　一般认为，周围神经修复后，年龄小者疗效好，年龄大者疗效差。同样条件下，幼儿神经损伤修复后功能恢复优于儿童，青少年优于成年人，50 岁以上者预后较差。原因可能是儿童大脑的再塑性强于成年人，此外儿童具有更强的神经再生能力，肢体短使神经再生距离相应减少，轴突生长快，以致靶器官恢复再支配时间短，萎缩程度相对较轻。而老年人身体功能明显降低，再生代偿适应能力弱，加之营养状况欠佳、局部循环障碍，神经再生能力自然差于儿童。

损伤原因　单纯玻璃伤或锐器切割伤对神经损伤较小，神经断面整齐清洁，神经修复后疗效较好。火器伤由于高速投射物对神经的震荡，神经受累范围广泛，疗效差。挤压伤的损伤范围也较广泛，神经修复后的疗效欠佳。牵拉伤所致张力可沿神经干双向传递，其损伤范围更广，甚至可使整条神经丧失功能。此外，不同损伤性质和暴力程度所造成的邻近软组织损伤也有所不同，高能量钝性损伤者往往伴有严重的骨与软组织损伤，由于组织床条件不良，神经修复效果较差。

损伤部位 神经损伤越靠近端，修复后功能恢复越差，越靠远端，功能恢复越好。其原因为：①损伤部位越靠近神经元，可引起越多神经元坏死。②损伤部位越高，神经再生达到靶器官所需的时间越长。③神经干近侧段神经束多为混合神经束，神经修复后不同功能的神经纤维错长的机会多，影响疗效。在肢体远端的神经伤，感觉束与运动束已分开，可分别对感觉束与感觉束、运动束与运动束进行神经束膜缝合术，修复后的功能恢复好。

损伤神经 受损神经不同，即使损伤性质、程度、部位、修复方法相同，其修复效果也会不同。如上肢主要正中神经、尺神经、桡神经，上臂同平面损伤，桡神经修复后疗效优于尺神经和正中神经。桡神经修复后疗效较好，可能与桡神经运动神经纤维成分较多、神经再生距离较短有关；尺神经损伤后疗效最差，可能因为手内肌体积小，肌纤维少，失神经支配后肌纤维变性、萎缩的时间也短（约3个月）；高位尺神经内运动神经纤维比感觉纤维较少，互相交换穿插，混合下行，且神经束小而多，间质较少，断裂后手术对合率较低。此外，纯运动束或纯感觉束恢复优于混合束，感觉神经恢复优于运动神经。如指神经属纯感觉神经，恢复优良率可达90%。

修复时机 神经损伤后的修复时间越早越好。受损神经如能一期修复，新生的神经纤维很快向远端长入；如果损伤后长时间未修复，远端神经干瘢痕化，或神经内膜管塌陷妨碍新生的神经纤维长入，即使新生的神经纤维长入，也难以恢复原来的形态和功能。另外，长期失神经支配，肌纤维和皮肤的终末感受器也会随之发生退行性变和萎缩。肌肉在失神经营养后1.5~2年，肌萎缩将不可逆。

局部软组织条件 合并血管、软组织损伤时，修复疗效差。如伴有邻近血管、肌肉、骨骼、皮肤软组织损伤，往往损伤范围难以确定，手术修复较困难，有时还需分期完成。而二期手术时由于瘢痕粘连紧密，组织结构紊乱，切除神经瘤后常出现神经缺损，需做神经移植术，而过长的神经移植往往又因缺血而再生不良。尤其对于粗大长段的神经，移植后周围的毛细血管难以长入，往往只有两端及周围部分存活，中央部分常发生坏死、纤维化，影响疗效。若合并感染，疗效更差。

缝合的张力 神经损伤后应在无张力下缝合。神经内、神经束和外膜都有大量胶原纤维和弹性纤维，当神经干被牵拉，神经纤维和神经束可先后被拉直，使神经得以延长。神经膜性组织也同时随牵引力而延长。当然，这种可延性是有一定的弹性极限的。在极限以内，神经的延长度与牵引力大体上呈线性关系（胡克定律，Hooke law）。到了弹性极限时，神经的延长度突然减少，加大牵拉力便会发生断裂。神经延长的弹性极限为6%，而在20%的延长度时可引起神经断裂。在神经干受牵拉时，其横径减小，静脉回流受阻，从而继发神经功能障碍或发生纤维化。通过生理或可接受的病理方式延长神经只能在一定张力下使用，一旦超过该限度，神经功能恢复效果将明显降低。

神经缺损长度 周围神经缺损指神经干在功能位置下恢复其生物弹性后，仍然存在的间距。一般缺损在2cm以上就需进行神经移植，才能保证在无张力下缝合。一般认为经过生理或可接受的非生理方式延长神经后，神经缺损仍在2cm以上者，应进行神经移植术修复神经缺损。宁可做神经移植，使再生神经轴突通过两个缝合口，也比张力下勉强缝合通过一个缝合口的效果好。但移植神经的长度也关系到神经功能的恢复，短段神经移植疗效较长段神经移植好，因神经移植有两个缝合口，如果移植物过长，当再生神经纤维长到远端缝合口时，局部已形成瘢痕，不易再通过，影响疗效。

修复材料 自体神经移植是周围神经缺损移植修复的金标准。目前，可替代自体神经用于修复神经缺损的移植材料主要有人工合成材料、生物衍生材料、组织工程神经和异体神经四大类。虽然大部分仍处于实验研究阶段，但也有部分材料已应用于临床。大致分为不可降解材料、可降解材料两类。生物衍生材料来源于同种或异种天然生物组织，具有最接近人体的网架结构、生物力学性能和部分活性因子，与细胞亲和性强，能为细胞生长、增殖、分化及产生和维持各种功能，提供近似体内组织发生发育的自然微环境。常见的生物衍生材料有骨骼肌、血管、肌膜管、异体神经、异种神经等。到目前为止，用于临床的神经移植替代物有不可降解的硅胶管、PTFE管、聚乙烯管，还有用PGA、PLCL、胶原等可降解人工材料制成的神经导管，以及静脉、骨骼肌、去细胞同种异体神经等生物衍生材料。尽管众多材料在临床上使用，但整体效果尚不尽如人意。

术后处理 早期肢体保护可以避免神经缝合处出现张力。目前在临床上用于周围神经修复后促神经再生的药物有B族维生素（维生素B_1、维生素B_6、维生素B_{12}）、胞磷胆碱、地巴唑、神经生长因子等。

康复治疗 康复治疗对神经修复的作用包括：①损伤早期，保持全身健康，减少并发症；预防受累肢体的失用性改变，包括肌肉萎缩和关节挛缩畸形。②恢复期感觉、运动再训练虽不能促进神经再生，但可促进神经肌肉的功能恢复，改善功能恢复的程度。周围神经损伤后康复治疗的基本方法，包括物理治疗、运动训练和作业训练等一系列康复治疗措施。物理治疗如超短波、微波、超声波及电体操治疗，可以消炎、消肿、改善循环、促进神经再生。运动训练早期主要为向心性按摩和适当关节被动运动，晚期当瘫痪肌肉尚不能自主运动时，给予低频电刺激并适当做被动活动。当肌肉出现主动收缩时，主动运动成分逐渐增加，过渡到完全的主动运动。作业治疗则应根据损伤神经功能的不同而选用不同的训练方法，如训练正中神经可乐用捡玻璃球的方法并计时、计数，训练尺神经选用夹纸、撕纸等方法。此外，患者全身营养状况及精神状态也关系着神经功能恢复，加强或改善营养有利于神经修复。外科医生的显微缝合技术水平也直接影响着神经功能恢复的预后。

（刘小林）

zhōuwéi shénjīng xūnǐ chóngjiàn jìshù

周围神经虚拟重建技术（virtual reconstruction technique of peripheral nerve）

通过对周围神经结构和功能的分析、提取和整合，应用计算机语言来表达，以模拟和再现周围神经结构和功能的技术。虚拟重建技术的研究开始于20世纪60年代，90年代初开始作为一门较完整的体系而受到人们极大的关注。医学领域的虚拟重建又称为医学仿真学，它是生命医学与计算机技术相结合的新兴交叉学科，形成于20世纪90年代前后，近20年来对医学的现代化发展起到了极大的推动作用。

虚拟人技术是指把人体形态学、物理学和生物学等信息，通过巨型计算机处理而实现的数字化虚拟人体，是一个可代替真实人体进行实验研究的虚拟技术平台。周围神经虚拟重建技术是虚拟人技术的一部分，是通过数字技术模拟真实的人体周围神经系统而合成的三维模型。

由于对周围神经解剖和功能认识的有限性、周围神经信息提取困难和缺乏针对周围神经进行虚拟重建的软硬件设备，目前周围神经虚拟重建技术仍处在解剖形态虚拟重建的起步阶段，依据其重建的解剖水平的不同，大致可分为两类：即大体解剖水平的三维重建和神经内部显微解剖的三维重建。其采用的基本技术都是建立在人体生物组织连续断层图像的基础之上，通过图像获取、图像处理（配准与分割），最终通过三维重建软件实现数字化三维虚拟。两类研究的异同点（表）。

虽然中国和外国已经建立了人体的部分三维模型，但由于周围神经的信息难以抽取和分割，目前全世界还没有完整的神经系统三维可视化模型，神经系统的模拟仍是目前面临的最大挑战。周围神经可视化模型作为一种新的方法和手段，很多仍停留在初

表 大体解剖三维重建与显微解剖三维重建研究对比

	大体解剖三维重建	显微解剖三维重建
数据标本来源	虚拟人数据库；尸体标本切片或MRI断层图像	解剖分离出的神经标本连续切片
是否含有动态的生理信息	不需要，神经本身作为一个功能体与其他组织相对存在	必需含有不同功能性质神经束的生理信息
重建解剖水平	大体解剖	亚细胞水平
二维全景图像获取方法	高分辨率数码相机或MRI全景矩阵线圈	显微镜电动平台，扫描仪扫描，图像拼接
是否需要图像配准	多为已配准图像，或通过定位线放置易于配准	需要配准
图像分割	结合手工和计算机算法的分割，需寻找新的方法增强神经信息的对比度	结合手工和计算机算法的分割
重建软件平台	市售主流三维重建软件多可满足	现有主流三维重建软件多未能考虑到神经束内走行复杂且伴有功能性质变化的特点

始阶段，尚有许多亟待解决的问题，如周围神经二维图像数据的标志点、断面间距、分辨率、光强度、对比度、灰度值、色彩值等决定三维模型的质量。同时，二维图像数据的分割、配准、融合、计算机三维重建和可视化技术在实际应用中也有许多尚待解决的问题，更为困难的是在人体框架上，赋予周围神经物理性和生理性的功能特征。

通过临床医生和工程技术人员的通力合作，三维可视化研究将会在周围神经领域拥有更加广阔的发展前景。

（刘小林）

zǔzhī gōngchénghuà shénjīng yízhí

组织工程化神经移植（engineering nerve grafting） 应用组织工程的原理和技术，将施万细胞或其他干细胞源性细胞作为种子细胞与支架材料复合，构建成类似于周围神经天然结构的移植物来桥接神经缺损的技术。组织工程化周围神经的核心内容是将种子细胞与支架材料有机结合形成类似神经内施万细胞柱的结构，模拟周围神经再生的体内结构，充分发挥施万细胞对再生神经的营养、诱导作用，从而促进轴突的再生。组织工程化周围神经涉及神经支架的制作，种子细胞的体外培养、扩增，种子细胞与支架材料的结合等关键问题。1979 年阿瓜约（Aguayo）等首次开展将体外培养的施万细胞复合血管来修复神经缺损的动物实验，奠定了组织工程化神经移植的研究基础。

基本内容 包括构建组织工程化神经的种子细胞的获取、支架材料的制作以及种子细胞和支架材料的结合等三方面。

种子细胞的获取 是构建组织工程化神经的基础。理想的种子细胞应满足以下要求：①取材方便，易于体外分离、培养和快速增殖。②能在体外、体内分化成熟，移植后长期保持生物学活性。③与支架材料有良好的相容性。④无免疫源性。自体源性的施万细胞是最常用的种子细胞，但在培养条件下施万细胞生长缓慢，而且容易被成纤维细胞污染。以往主要应用传统的方法，如抗体吸附法、反复植块培养法、抗有丝分裂法、促施万细胞增殖等方法，去除成纤维细胞，刺激施万细胞增殖。近来利用周围神经损伤早期神经内施万细胞大量增殖、而成纤维细胞增殖较少的特点，通过体内变性法可以获得大量纯度较高的自体激活态施万细胞。这些激活态的施万细胞能分泌大量的神经营养因子，可以更好地促进周围神经再生。另外可以利用胚胎施万细胞，具有免疫原性低、来源广泛、培养容易，以及冻存复苏后其活性和细胞量与新鲜制备的施万细胞相似等优点，然而医学伦理学的问题制约了胚胎施万细胞的广泛应用。尽管施万细胞的培养技术逐步成熟，但仍未改变其增殖能力差，分离、培养困难，功能随传代下降的现状。随着干细胞技术的进展，干细胞源性细胞成为组织工程化神经种子细胞的新来源。1968 年费里登施坦因（Friendenstein）首次分离、培养成功骨髓间充质干细胞，2001 年德扎瓦（Dezawa）首次在体外成功诱导成年大鼠的骨髓间充质干细胞分化为施万样细胞，此后大量的实验研究逐步完善了骨髓间充质干细胞的体外分离、培养、定向分化条件，并证明了其作为组织工程化神经种子细胞的可行性。骨髓间充质干细胞是一种成体干细胞，分离及培养相对施万细胞而言较容易，自体移植无伦理和免疫排斥问题，且具有较强的活性，是组织工程化神经中最常用的种子细胞。其他来源的干细胞也是寻找种子细胞的新方向，如胚胎干细胞、神经干细胞、脂肪干细胞、毛囊干细胞等。

支架材料的制作 支架材料是组织工程化神经中种子细胞的附着体。支架材料首先要具有良好的生物相容性，既不引起机体的炎症反应和免疫排斥，又能较快引导周围血管长入，为神经生长微环境提供充足的营养。其次，要符合可生物降解吸收并具有半通透性的要求。可生物降解支架在神经再生过程中逐步降解吸收，避免了对再生神经轴突的慢性卡压，半通透性有利于神经再生过程中营养物质的摄取和代谢产物的排出。另外，也是最关键的一点，就是支架要为种子细胞提供很好的黏附性，使得种子细胞可以在其表面爬行、迁移。基本满足上述条件的材料，如聚乳酸-羟基乙酸共聚物（PGLA）、聚乙醇酸（PGA）、胶原、壳聚糖等获得了极大的关注，并且已经有用这些材料制作的商品化的神经导管应用于临床，在桥接神经缺损中初步取得了良好的效果，这些材料是组织工程化神经支架材料研究的热点。

支架材料的结合 组织工程化神经的另一个关键问题是植入的种子细胞要与神经导管的支架很好地结合。理想的状况是种子细胞有序、纵向种植在生物材料三维支架上，形成类似本杰纳（Büngner）带的结构，这种结构不但为大量种子细胞的黏附和迁移提供了支架，而且其纵向排列结构对再生轴突有接触引导和促进生长的作用。

应用 尽管上述三个方面的相关研究已取得一定进展，但仍达不到研制出真正具有神经结构的组织工程化神经的目的，诸多方面的问题仍需要进一步深入的研究。国内外对组织工程化人工神经的研究还处于实验阶段，到目前为止，尚未有成熟的组织工程化神经应用于临床。

（崔树森）

zhōuwéi shénjīng shíyàn xiǎnwēi wàikē

周围神经实验显微外科（experimental microsurgery of peripheral nerve）

以动物模型和显微外科技术研究周围神经损伤修复规律的学科。分为实验动物模型、动物实验技术和动物实验评价指标。

实验动物模型 常用模型有以下两种。

大鼠坐骨神经缺损修复模型 大鼠的周围神经结构与人无明显差异，易于操作和处理。大鼠的平均寿命为2~3年，能满足周围神经再生的时间要求，因此是周围神经损伤的常用实验动物。坐骨神经易于暴露、出血少、损伤少，神经干较粗、操作容易，周围肌肉软组织丰富、血供好，是该实验模型常用的周围神经。其缺点是术后动物肢体失去感觉，容易产生溃疡、感染等并发症。也可用大鼠腓神经或腓总神经模型，因为保留了胫神经，只引起垂足而保留足底感觉，对活动影响少，术后溃疡的发生率较少。但这两条神经较细，对实验操作者的技术要求较高。

猕猴周围神经缺损修复模型 猕猴是高等灵长动物，属哺乳纲、灵长目、猴科，各种解剖特点、生物学特点、免疫功能、遗传背景等与人类极为接近，是很好的实验动物。周围神经缺损修复实验中，为避免操作对其术后攀爬、跳跃等活动造成太大影响，一般不选择坐骨神经、腓神经或腓总神经，而选择容易暴露、出血少、损伤小的上肢尺神经作为实验模型。但灵长类动物价格昂贵，属于中国二级濒危动物，而且与人类的相似性涉及伦理学冲突。目前仅作为临床前的最后一步实验。

动物实验技术 包括动物实验的设计，实验动物的选择、应用，实验设备的应用，试剂、样品的筛选、配制、应用，实验后实验动物的饲养、观察、实验样品的采集、处理等多方面。

动物实验评价指标 一般从形态学和功能学两个方面进行评价。

形态学的评价 ①再生纤维数量，即轴突计数。②轴突或髓鞘面积。③轴突或髓鞘厚度（直径）。④细胞数量和直径。⑤靶肌肉的肌纤维数量等。形态学评价时，传统的研究方法是对再生神经组织结构直接染色，包括HE染色、乙酰胆碱酯酶染色、免疫组化染色、甲苯胺蓝染色等，可也采用透射电镜观察，从而形成各种图像。图像分析系统能够从各种成像系统所得的图像中获取几何或光密度信息，并用数字的形式精确表达，从而使形态学研究定量化、立体化。此种研究和评价方法属于对再生神经组织结构的静态研究。

功能学的评价 ①示踪标记：有放射自显影追踪法、辣根过氧化物酶（HRP）逆行示踪法和逆行荧光物标记法等，可观察近侧端神经再生纤维是否通过吻合口长入远侧神经干或神经末梢。②乙酰胆碱酯酶组化快速染色：用于鉴别感觉和运动神经纤维。③肌电图、神经电生图：包括静息电位、神经干动作电位、动作电位幅值恢复率、神经传导速度（NCV）、强度-时间曲线（I-D curve）、诱发电位（EP）等指标，反映再生神经纤维的神经传导速度、组织兴奋性和神经-肌肉接头及肌肉本身的功能状态。④神经功能指数：即行走足印分析，是评价大鼠坐骨神经再生的功能试验。计算公式包括到对侧足的距离（TOF）、足印长度（PL）、足趾宽度（TS）、中间足趾距离（IT）等4个参数，目前多采用SFI公式，其计算简便且结果精确、可靠。⑤运动功能指标：包括靶肌肉的肌肉收缩力、牵张拉力、肌肉重量等参数，直接或通过反映神经损伤和再生过程中肌肉萎缩与恢复情况，从而间接反映神经的运动功能恢复程度。

（刘小林）

bìcóng sǔnshāng

臂丛损伤（brachial plexus injury）

各种原因致臂丛根、干、股、束和终末支起始部的全部或部分损伤、产生相应神经功能障碍的统称。

人类认识臂丛损伤是从分娩性臂丛麻痹（产瘫）开始的。1764年斯梅利（Smellie）首先报道1例分娩后出现，但很快就自行恢复的双侧臂丛损伤。1872年迪谢纳（Duchenne）报告4例产后出现的肩肘功能障碍，且排除其先天性病变的可能，两年后厄尔布（Erb）证实其受伤部位位于臂丛上干起始处。1877年泽利希米勒（Seeligmuller）报告3例合并霍纳综合征（睑裂变小、瞳孔缩小和半脸无汗）的全臂丛损伤。1885年克隆普克（Klumpke）又报道了下干型臂丛损伤。20世纪随着二次世界大战的爆发和工业及交通运输的发展，臂丛损伤的发生率呈大幅度上升。此时随着麻醉和消毒技术的发展，外科医生开始尝试进行臂丛损伤的修复。虽然有成功的文献报道，但对臂丛根性撕脱伤而言，手术完全无效。因此，在1966年于巴黎召开的第十届国际创伤骨科会议上，包括塞登（Seddon）、梅尔列德（Merled）、安宾吉尔（Anbingl）、邦尼（Bonney）和约曼（Yeoman）在内的与会专家都对臂丛损伤的外科修复持悲观态度，提出对全臂丛根性撕脱伤以肩关节融合、肘上截肢后装配假肢的治疗较为合适。20世纪70年代，随着显微外科技术的发展，臂丛损伤的修复迎来了一个新的时期。其中有代表性的进展包括：①1963年塞登（Seddon）报道肋间神经移位术治疗臂丛根性撕脱伤。1972年津山（Tsuyama 音译）和哈拉（Hara）报道不通过神经移植而将肋间神经与受体神经直接缝接，从而使疗效得到明显提高。②1970年顾玉东采用膈神经移位术治疗臂丛根性撕脱伤，1984年报道优良率为84.6%，且一侧膈神经切断对肺功能无明显损害，证明膈神经是治疗臂丛根性撕脱伤的最佳移位神经供体。③1972年小谷（Kotani 音译）报告采用副神经移位术重建受体神经功能。④1976年纳拉卡斯（Narakas）报道应用显微外科技术松解或移植修复138例臂丛损伤。在随访2年以上的60例中，正常或接近正常使用上肢者15例，恢复一半功能者28例，17例无效。⑤1984年邦尼（Bonney）报道了应用吻合血管的尺神经移植治疗臂丛缺损，其结果优于不带血管蒂的游离神经移植术。⑥1986年起顾玉东对全臂丛根性撕脱伤，采用通过带血管蒂尺神经桥接的健侧颈$_7$神经根移位术，重建正中神经、桡神经或臂丛上干等，有效率可达70%，且健侧肢体无明显损害。⑦1987年纳拉卡斯（Narakas）根据产瘫的病理解剖特点，提出新的产瘫分类法。此分类法几乎排除了产瘫有锁骨下臂丛或单一下干损伤的可能。⑧1993年吉尔伯特（Gilbert）报道采用丛内神经移位（如将C_5残存神经根通过神经移植缝接至后束）重建产瘫的上肢神经，其中半数以上患儿获得有用的手（包括手内肌），并且功能得到改善。⑨1994年奥柏林（Oberlin）报道采用尺神经一束移位到肌皮神经的肱二头肌支，成功重建4例臂丛上干根性撕脱伤的肌皮神经功能。同年卡尔施泰特（Carlstedt）报道采用神经根回植脊髓的方法（见撕脱神经根回植术）重建臂丛根性撕脱伤的神经功能，取得一定疗效。⑩1995年多伊（Doi）报道采用双侧股薄肌游离移植重建手抓握功能（见手握持功能重建术）。⑪1998年伯奇（Birch）报道对产瘫肩关节内旋挛缩的临床分期，提出对复杂性脱位且肱骨头后倾大于30°者，复位后应行肱骨相应度数的内旋截骨以纠正肱骨头后倾，从而在改善外旋和外展的同时保持肩内旋功能。⑫2003年顾玉东报道应用同侧颈$_7$神经根移位术成功重建臂丛上干根性撕脱伤的神经功能，又于次年报道采用肌皮神经肱肌支移位重建前骨间神经，使拇示中指屈曲获得改善。⑬2003年维托诺查特（Witoonchart）通过临床解剖学研究，提出利用桡神经肱三头肌长头支移位重建腋神经前支的手术方法。上述临床进展使臂丛损伤的疗效获得了根本改善，显著提高了患者的生活质量。

应用解剖 臂丛由颈$_{5\sim8}$与胸$_1$脊神经前支组成，分为根、干、股、束四部分。颈$_{5,6}$神经根组成上干，颈$_7$组成中干，颈$_8$胸$_1$组成下干。每干分前后2股，上干与中干前股组成外侧束，下干前股自成内侧束，3个干的后股组成后束。3束在喙突水平发出主要神经支分别是外侧束分出肌皮神经及正中神经外侧头、内侧束分为尺神经及正中神经内侧头、后束分出腋神经及桡神经。

臂丛神经根的分支：①颈$_5$神经根：分出肩胛背神经支配肩胛提肌和菱形肌，还分细支参与膈神经组成。由于肩胛提肌和菱形肌还受颈丛支配、膈神经主要来自颈$_{2\sim4}$，故颈$_5$撕脱伤不会影响肩胛提肌和膈神经功能。②颈$_{5\sim7}$神经根：在离椎间孔1cm处各发出分支组成胸长神经，穿过中斜角肌，沿胸廓表面下行支配前锯肌。临床上行胸廓出口综合征手术时，应靠近下干（不是中上干）平面切断前、中斜角肌腱性部分，以免误伤胸长神经。理论上颈$_{5\sim7}$根性撕脱伤可因累及胸长神经而出现翼状肩胛畸形，但临床上此类患者很少发生翼状肩胛，这主要是由于肩带肌的失神经麻痹减少了肩胛骨脊柱缘向后翘起的力量。

干的分支：①肩胛上神经：支配冈上、下肌。纤维来自上干，但以颈$_5$为主。臂丛上干损伤若合并肩胛上神经麻痹，表明病灶在颈$_{5,6}$，否则在干或以下。②锁骨下肌支：由上干前股发出，支配锁骨下肌。行胸廓出口综合征手术时可切断此支，使肋锁间隙增宽。

束的分支：①外侧束：在相当于锁骨中点平面的起始部发出

胸前外侧神经，支配胸大肌锁骨部。②内侧束：在起始部到中点发出2~3支胸前内侧神经，经胸小肌进入胸大肌胸肋部。胸前内、外侧神经常有交通支。③后束：在起始部到中点发出上肩胛下神经支配肩胛下肌、胸背神经支配背阔肌、下肩胛下神经支配肩胛下肌和大圆肌。临床上一般将胸大肌锁骨部代表颈$_{5、6}$，背阔肌代表颈$_7$，胸大肌胸肋部代表颈$_8$胸$_1$，这些肌肉麻痹提示臂丛根干部损伤，否则是束支部损伤。

损伤原因及机制 臂丛损伤主要的受伤机制是牵拉伤：常见于肩部与高速运动物体的对撞，如车祸及重物坠肩；或见于上肢被机器皮带卷入和分娩时所施加的头肩分离暴力所致的损伤。挤压伤常见于肩锁部被暴力挤压或锁骨骨折后的骨痂压迫。切割伤由刀刺、枪弹及手术误伤，后者常见于行臂丛神经鞘瘤手术时，误将组成肿瘤包膜的正常神经组织与肿瘤一起切除。车祸及重物坠肩产生的头肩分离暴力常致上干损伤，而输送皮带对上肢水平位的牵拉可造成束支部损伤，还可使在椎间孔处缺乏韧带及筋膜加固的颈$_8$胸$_1$发生撕脱。若上述两种致伤暴力程度严重或持续时间长可累及全臂丛。

临床表现 出现上肢正中神经、尺神经、桡神经、肌皮神经、腋神经及前臂内侧皮神经中任何两根的联合（非切割）损伤，即可诊断为臂丛损伤。以锁骨为界可将臂丛分为上下两部：锁骨上部主要为根干部，锁骨下部主要为束支部；胸大肌背阔肌受累为锁骨上臂丛损伤，未受累为锁骨下损伤。根干部损伤主要分为上干根性、下干根性和全臂丛根性三种：上干根性损伤若合并斜方肌萎缩、耸肩受限或翼状肩胛，则是颈$_{5、6}$节前损伤（“节”指背根神经节，节前损伤一般又称根性撕脱伤），否则可能是节后损伤；下干根性损伤依据有无霍纳综合征区分为颈$_8$胸$_1$节前或节后损伤。臂丛根性损伤中节前损伤远较节后损伤多见。束支部损伤可分为外侧束、后束和内侧束三种，但多束同时累及的机会较多。上述几种臂丛根性或束支部损伤的临床表现分别见*臂丛上干根性撕脱伤*、*臂丛下干根性撕脱伤*、*全臂丛根性撕脱伤*、*臂丛束支部损伤*。

诊断 主要依靠临床表现和神经电生理检测。肌电图和神经传导检查用以证实临床诊断、定位病灶、（主要对成人）判断损伤的严重程度。体感诱发电位（somatosensory evoked potential，SEP）和感觉神经动作电位（sensory nerve action potential，SNAP）的检测对节前与节后损伤的鉴别有重要价值：位于背根神经节水平和脊髓之间的神经根节前断裂会导致SEP消失，但由于感觉神经元的胞体在背根神经节，所以反映节后神经电活动的SNAP仍然存在，尽管此时神经根的分布区并无感觉。在节后或节前合并节后损伤，SEP与SNAP均消失。术中神经电生理检测包括神经干电位（nerve action potential，NAP）、体感诱发电位和运动诱发电位（motor evoked potentials，MEP）。NAP存在表示神经有连续性，SEPs反映背侧神经根与脊髓的连续性，MEPs反映腹侧神经根与脊髓的连续性。

虽然新的复杂的磁共振成像技术，包括采用稳态采集快速成像序列（fast imaging employing steady-state acquisition，FIESTA）的三维重建、Bezier表面重建（surface reformation）和扩散加权神经成像（diffusion-weighed neurography），但目前定位受损臂丛神经根的最佳成像方法仍然是脊髓造影结合CT扫描（CTM）：伤后3~4周呈现的假性脑脊膜膨出高度提示神经根撕脱伤。

治疗 对于没有手术指征及手术后的患者，均应进行康复治疗。①肿胀和关节僵硬防治：可用三角巾悬吊患肢、被动活动受累关节、理疗和按摩等。②手部皮肤保护：无保护性感觉的手很容易烫伤，故应养成用健手试探物体温度的习惯。可佩戴手套，经常涂用油脂性护肤霜。③电刺激：许多研究证实其有促进神经再生作用。④酌情使用神经营养药物；⑤树立信心：要使患者看到功能改善的希望，鼓励他们重新融入社会。⑥疼痛防治：臂丛损伤患者可出现上肢损伤神经支配区域或超出此范围的顽固性疼痛伴放电样麻木。疼痛除因神经损伤外，还源于周围韧带和关节损伤所产生的灾害性感觉（nociceptive）传入。随着生活节奏的加快，此类疼痛的发生明显增加。一般镇痛药很难缓解，即使截肢也无济于事。因此，首先要告知患者放松心情。在用药方面应与神经内科或心理医生协商，以避免药物依赖和成瘾。可选择的药物包括麻醉类镇痛药、抗惊厥药、三环类抗抑郁药、选择性5-羟色胺抑制剂、肌松弛剂。交感神经阻滞、经皮电刺激、镇痛泵植入对有些患者有效。可供选择的镇痛手术方式包括利用神经移植等重建感觉神经通路，在椎间孔外完全切断残留的神经根或椎板切开背侧神经根毁损以减少灾害性感觉传入，同侧胸$_{2,3}$交感神经节切除，脊髓、丘脑等区痛觉神经核毁损。

手术指征 ①臂丛开放性损伤、切割伤、枪弹伤、手术误伤。②闭合性损伤有根性撕脱证据，如耸肩障碍、翼状肩胛和霍纳综合征。③闭合性损伤呈跳跃式恢复，如屈肘恢复而肩部活动无改善，此表现常提示颈$_5$根性撕脱伤伴颈$_6$部分损伤，或保守治疗3个月无效。④产瘫手术指征见分娩性臂丛麻痹。

手术原则 神经重建手术应尽量在伤后9个月内完成，一般不超过2年。对于成人上肢功能的优先修复顺序，目前一致的观点是首先恢复屈肘功能。其他功能重建的顺序各家有争论，但一般认为依次是肩外展、外旋或肩关节融合、伸肘、手的感觉、手指和腕的屈伸，最后是手内肌功能。虽然在臂丛重建中优先考虑运动功能，但保护性感觉的恢复能改善抓握功能、防止烫伤，甚至能通过感觉通路的重塑而缓解灼性神经痛的症状，从而改善患者的生存质量。

术中应探查受累神经根，利用术中神经电生理判断神经根与中枢的联系。也有报道对残存神经根的断面做术中冷冻切片，通过有髓神经纤维的大致计数确定神经根的质量。对节后损伤应尽量利用残存神经根行神经移植术，这是由于神经根所含的神经纤维远多于丛外移位神经，尽管受损神经根的近端有一定数量的神经元发生凋亡，并且损伤神经的通路重建有利于灼性神经痛的缓解，但对于伤后时间长或残存神经近端存活轴索少者，也可行神经移位修复。对节前损伤应行丛外或丛内神经移位。丛外神经移位是指利用臂丛外的正常神经作为动力源，包括膈神经、副神经、肋间神经、健侧颈$_7$神经根等，颈丛和舌下神经也曾被用作移位动力神经，但因远期疗效不佳，目前临床上已很少采用。丛内神经移位指用断裂神经根的近端移位于撕脱神经的远端，如颈$_5$神经根通过5股腓肠神经桥接移位到正中神经内侧头或内侧束，或利用未受损的臂丛成分进行移位，如将尺神经一束移位到肌皮神经肱二头肌支（即Oberlin术式）。对臂丛有连续性者，行神经外松解术。对伤后或臂丛神经重建手术2年以上无恢复者，应考虑行功能重建手术，如带蒂背阔肌移位代屈肘，但对已行臂丛修复的手功能重建，应等到术后4年以上才加以考虑。

臂丛功能评价 要使臂丛损伤尤其是全臂丛根性撕脱伤的所有上肢功能得到恢复几乎是不可能的，有些功能即使改善，也难以达到正常水平。但对伤者而言，麻痹的肢体即使获得了一点功能，也意味着得到了许多，一个不再被认为是累赘的上肢对患者的心理安抚作用是巨大的。对臂丛功能采用公认的评价体系，有利于手术疗效的客观评定和同行间的学术交流。目前对成人臂丛损伤的功能评定有Narakas标准、Millesi标准等。

Narakas标准：优：肩外展≥90°，外旋超过中立位；屈肘≥120°，肌力4级、肘欠伸<20°；腕能背伸，屈腕肌力>3级；手能握住物体，有保护性感觉。良：肩外展50°~85°，外旋30°；屈肘90°~115°，肌力3级、肘欠伸35°~50°；个别手指能对捏、持物，正中神经支配区有保护性感觉。差：低于上述指标。

Millesi标准：1级：无肌肉收缩；2级：肌力<3级；3级：足够肌力但无协调动作；4级：有协调动作，如肩肘关节能同时完成内收、屈肘、外旋和前屈。5级：有上肢协调动作及手的抓握功能。

（陈 亮）

bìcóng shànggàn gēnxìng sītuōshāng

臂丛上干根性撕脱伤（avulsion of the $C_{5\sim6}$ spinal nerves of the brachial plexus）

颈$_{5,6}$神经根从脊髓内的撕脱性损伤。

病因 常由于摩托车车祸或高处重物坠落砸在肩上所致。

临床表现 主要为肩胛上神经、腋神经和肌皮神经受损症状：即肩外展和外旋、屈肘动作丧失。冈下肌、三角肌和肱二头肌明显萎缩（冈上肌因斜方肌遮挡较难检查）。由于肩袖和三角肌的萎缩，肩关节常表现为半脱位，前臂桡侧和拇指的感觉减退。神经电生理检测发现冈下肌、三角肌和肱二头肌失神经改变。由于撕脱的颈$_{5,6}$背根神经节中有存活的神经元，故前臂外侧皮神经（代表颈$_5$神经根）、桡神经浅支及拇指正中神经（代表颈$_6$神经根）的感觉神经动作电位（SNAP）存在，但因神经节与中枢联系中断，所以对侧头皮的体感诱发电位（SEP）消失。脊髓造影结合CT扫描（CTM）可发现假性脑脊膜膨出的特征性表现。

诊断 主要依靠临床表现和电生理检查。该损伤需与颈$_{5,6}$神经根节后断裂鉴别：后者多由低速、低能量暴力导致，如刀刺伤和手术误伤，相应外周代表神经SNAP和SEP均消失。由于颈$_5$根性撕脱多伴节后损伤，故SNAP和SEP也可同时消失，但根性撕脱多由高速高能量暴力引起（如车祸），可同时合并副神经损伤或膈神经损伤，颈部椎旁肌可出现异常肌电图。

治疗 诊断明确后应进行手术治疗。神经重建手术应尽早进行，最好不超过9个月。术中可发现神经根撕脱的典型表现：斜角肌间隙充满瘢痕；颈$_{5,6}$背根神经节被撕出；有时表现为原位撕脱——从脊髓内撕脱的神经根未被甩出椎间孔外，此时神经根看似无明显损伤，但术中SEP及复合肌肉动作电位（CMAP）均消失。可采用的手术方案有四个：①同侧颈$_7$神经根移位到上干，副神经移位到肩胛上神经。临床和基础研究已证实，在颈$_{5,6}$神经根撕脱的前提下，切断颈$_7$神经根不会造成肢体功能明显的进一步损害，因为中干功能仍可被下干代偿。该手术操作简单、疗效肯定，但有时颈$_7$神经根的质量较难判断。②副神经移位到肩胛上神经，桡神经肱三头肌长头支移位到腋神经前支，尺神经一束移位到肌皮神经肱二头肌支（Oberlin术）。③膈神经移位到上干前股或通过移植神经移位到肌皮神经，副神经移位到肩胛上神经，第4、5肋间神经移位到腋神经前支。由于肩袖功能较三角肌重要，因此上述三个方案中要保证肩胛上神经的修复，而腋神经在某些条件下（如肱三头肌力减弱伴肋骨骨折等）可不予修复。④行神经重建手术恢复屈肘、肩关节融合术改善肩外展，后者的前提条件是前锯肌和斜方肌的功能较好，这样就能通过肩胛骨的外旋使肩外展得到改善。神经重建术后2年以上酌情行功能重建手术：一般采用带蒂背阔肌或带蒂胸大肌胸肋部移位代屈肘，斜方肌移位代肩外展。

（陈　亮）

bìcóng xiàgàn gēnxìng sītuōshāng

臂丛下干根性撕脱伤（avulsion of the C_8T_1 spinal nerves of the brachial plexus）

颈$_8$胸$_1$神经根从脊髓内的撕脱性损伤。

病因 常由上肢在水平位被机器牵拉或摩托车车祸所致。

临床表现 主要表现为正中神经内侧头和尺神经麻痹的症状：1~5指不能屈曲，拇对掌及手指内收和外展障碍，2~5指的指间关节不能伸直，若合并颈$_7$神经根损伤则2~5指掌指关节和拇指也不能伸直。第1背侧骨间肌等手内肌明显萎缩。由于指深屈肌瘫痪，故爪形手畸形不明显。手尺侧感觉消失，其中小指感觉障碍区不能被邻近神经代偿。由于颈$_8$胸$_1$腹侧神经根撕脱使颈上神经节的交感神经节前纤维大部分破坏，患者出现同侧头面部交感神经受损表现即霍纳综合征（睑裂变小、瞳孔缩小、半脸无汗）。神经电生理检测发现指屈肌及手内肌呈失神经改变，小指感觉神经诱发电位（SNAP）存在但体感诱发电位（SEP）消失：表明颈$_8$胸$_1$背根神经节中有存活神经元，但神经节与中枢联系中断。脊髓造影结合CT扫描（CTM）可发现假性脑脊膜膨出的特征性表现。

诊断 主要依靠临床表现和电生理检查。需与臂丛内侧束损伤鉴别：两者手功能障碍表现相同，但后者胸大肌胸肋部功能大部分保存，霍纳综合征阴性，小指SNAP和SEP均消失；颈$_8$胸$_1$撕脱则胸大肌胸肋部萎缩，霍纳综合征阳性，小指SNAP存在而SEP消失。

治疗 诊断明确后应进行手术治疗。由于对臂丛下干根性撕脱伤所致的手内肌（大、小鱼际肌，骨间肌、蚓状肌）瘫痪，目前无有效的神经重建方法，因此，对于手术方式的选择，临床上缺乏一致意见。通常采用的手术方案有四个：①健侧颈$_7$神经根通过5~6股腓肠神经移植，经过颈前皮下隧道或椎体前路（此通路可减少移植神经的长度）移位到下干。②膈神经通过神经移植移位到正中神经内侧头，第3~6肋间神经移位到尺神经，如有伸掌指关节和伸拇障碍则将桡神经旋后肌支（由颈$_{5,6}$支配）移位到其平面下的后骨间神经。③肌皮神经肱肌支移位到上臂正中神经的后1/3成分（此为前骨间神经的来源），桡神经旋后肌支移位到后骨间神经。上述神经重建手术应尽早进行，其主要目的是改善指屈和伸指（掌指关节）伸拇功能。④桡神经旋后肌支移位到后骨间神经。待伸指获改善约1年后再分二期行功能重建：将肱肌通过1根游离指浅屈肌腱的桥接移位到示、中指的指深屈肌腱，将切断的拇长屈肌腱远端行拇指指间关节30°屈曲位的腱固定，将肱桡肌腱通过移植肌腱桥接和尺骨下端滑车移位到拇指近节指骨的尺背侧以重建拇对掌功能；半年后将桡侧腕短伸肌腱通过移植肌腱桥接重建示、中指的伸指间关节功能。

（陈　亮）

quánbìcóng gēnxìng sītuōshāng

全臂丛根性撕脱伤（total avulsion of brachial plexus nerve roots）

颈$_{5\sim8}$、胸$_1$神经根从脊髓内的撕脱性损伤。

病因 摩托车车祸是最常见的致伤原因。机器的皮带装置对上肢强大和持续时间长的水平位暴力牵拉也可造成该类损伤。

临床表现 全上肢表现为弛缓性瘫痪：各关节不能主动运动，

但被动活动正常。有时膈神经和（或）副神经也损伤，表现为膈肌抬高和（或）耸肩障碍。由于胸背部肌和肩带肌的同时瘫痪减轻了肩胛骨脊柱缘向后翘起的力量，此时胸长神经功能丧失不引起翼状肩胛畸形；由于前臂屈、伸肌群的瘫痪，尺神经功能丧失不出现爪形手畸形。上肢感觉消失，但由于上臂内侧皮肤感觉除臂内侧皮神经支配外，还接受发自第2肋间神经的肋间臂神经的支配，故此区感觉不受累。上肢温度较低，肢体远端发红、有时肿胀，脉搏减弱。出现同侧头面部交感神经受损表现，即霍纳综合征。上肢腱反射消失。到晚期，上肢肌肉萎缩可达皮包骨程度，各关节常因关节囊挛缩而出现被动活动障碍，尤以肩关节和指关节严重。神经电生理检测发现上肢全部肌肉呈失神经改变，复合肌肉动作电位消失，五大神经根代表区的体感诱发电位（SEP）消失，但感觉神经动作电位保留。脊髓造影结合CT扫描（CTM）可发现假性脑脊膜膨出的特征性表现。

诊断 根据受伤史、全上肢软瘫及感觉消失、霍纳综合征和典型的电生理表现，全臂丛根性撕脱伤的诊断即可明确。CTM有辅助诊断价值。

治疗 一经诊断，应立即行丛外神经移位等手术。有以下四个方案：①膈神经移位到上干前股内支配肱二头肌前正中和前外侧束，或通过5~8cm的神经移植到肌皮神经，副神经移位到肩胛上神经，健侧颈$_7$神经根通过带尺侧上副血管蒂的尺神经桥接移位到正中神经，也可通过椎体前路或颈前皮下移位到内侧束，肋间神经移位到桡神经和胸背神经。②若膈神经麻痹，则副神经移位到肩胛上神经，第3~5肋间神经主干移位到肌皮神经、感觉皮支移位到正中神经外侧头，第6~9肋间神经主干移位到正中神经内侧头，健侧颈$_7$神经根移位到桡神经。③副神经移位到肩胛上神经，第3~5肋间神经移位到外侧束，健侧颈$_7$通过移植神经由颈前皮下移位到下干。此方案主要适用于儿童。上述三个方案中的神经移位方式可以酌情调整。④多伊（Doi）采用游离肌肉移植结合丛外神经移位，手术分三期进行。第1期：探查臂丛，若有断裂神经根则行修复，如颈$_5$移植到肩胛上神经，同时行以副神经为动力的游离股薄肌移植代屈肘和伸指。第2期：1期手术2~3个月后，行以第5、6肋间神经作动力的另一侧游离股薄肌移植代屈指，同时将第3、4肋间神经移位至肱三头肌神经、肋间感觉皮支移位至内侧束。第3期：1期手术1年半左右，酌情行肩关节、拇指腕掌关节和腕关节融合，重新获得神经支配的冈下肌下移稳定伸肘。注意桡神经肱三头肌支的神经重建必须在伤后半年内进行，以及整个疗程中康复的长期性和重要性。

全臂丛根性撕脱伤的疗效总体上不甚满意，有时几次手术仅恢复了肩肘的部分功能和手的保护性感觉，手的抓握等动作并无改善。然而，这些有限的恢复有助于伤者增强信心、缓解疼痛和改善生活自理能力，因而手术的价值是肯定的。

（陈　亮）

bìcóng shùzhībù sǔnshāng

臂丛束支部损伤（cord-branch injury of the brachial plexus）

臂丛在外侧束、内侧束、后束或其终末支起始部的损伤。

病因 机器牵拉、刀刺及枪弹穿透是常见的致伤原因。

临床表现 根据其受伤部位的不同而异。①外侧束损伤：主要表现为肌皮神经和正中神经外侧头麻痹。患者不能屈曲肘关节，或因肱桡肌代偿而屈肘存在，但肱二头肌瘫痪；拇、示指不能屈曲，桡侧三个半手指感觉消失。②内侧束损伤：主要表现为尺神经和正中神经内侧头麻痹。患者不能屈拇、屈指。手内肌全部萎缩致拇指不能掌侧外展、对掌，手指不能内收外展，不能伸指间关节，但能伸腕、伸拇及2~5指掌指关节。尺侧一个半手指感觉消失。③后束损伤：主要表现为腋神经和桡神经麻痹。患者肩外展明显受限，一般不能达到90°，少数因肩袖代偿其肩外展仍可基本正常，但此时检查发现三角肌萎缩呈方肩畸形，患者肩外展90°后不能完成后伸动作。不能伸肘、伸腕、伸拇及拇桡侧外展、伸2~5指掌指关节。肱三头肌及前臂伸肌群萎缩。肩外侧、前臂背面和手背桡侧感觉消失。上述三种束支部损伤临床上可同时存在，尤其外侧束和后束的合并损伤较多见。

诊断 主要依靠临床表现和电生理检查。臂丛外侧束损伤需与臂丛上干根性撕脱伤鉴别：前者胸大肌锁骨部及肩外展正常而后者二者均损害。臂丛内侧束损伤需与臂丛下干根性撕脱伤鉴别。

治疗 诊断明确后对开放性和医源性损伤，原则上应尽快手术。对闭合性损伤，可先行保守治疗3个月，若无效再手术。但近年来临床上对手术探查的态度倾向积极，因为高位神经损伤一旦延误，将对疗效产生很不利的影响。因此目前比较一致的观点认为，伤后 1 个月神经电生理检测无恢复迹象，即有手术探查指征。若术中发现神经连续性存在，且术中神经电生理检测证实其有传导，则行神经松解术：将受损神经游离出瘢痕组织，放到比较正常的软组织床中。对神经断裂一般行神经移植术。近端明显的创伤性神经瘤通常表示神经残端质量较好，可供移植，否则需行术中体感诱发电位测定以证实残端与脊髓相连。一般桡神经需 5～6 股移植神经，正中神经需 4～5 股，尺神经需 3～4 股，肌皮神经和腋神经需 3 股。机器牵拉引起的正中神经损伤，有时范围可从起始部延至肘上水平，此时移植神经的长度可达 20cm 以上。虽然这对运动功能的恢复已无希望，但对感觉改善仍有可能。对有些局部解剖困难如腋动脉早期已行修复或需长段神经移植的臂丛束支部损伤，可行神经移位术，如将桡神经肱三头肌长头支移位修复腋神经前支等。对神经损伤或修复已两年以上无功能改善者，可考虑行功能重建术，如背阔肌移位代屈肘等。

（陈　亮）

fēnmiǎnxìng bìcóng mábì

分娩性臂丛麻痹（obstetric brachial plexus palsy，OBPP）　在分娩过程中胎儿的一侧或双侧臂丛因受到头肩分离暴力作用而发生的牵拉性损伤。又称产瘫。

病因与损伤机制　目前比较公认的产瘫发生的危险因素，包括出生体重>4kg 的巨大儿、产钳助产及臀位分娩。巨大儿由于胎头及双肩周径较大，常易引起头位或肩难产。在用产钳牵拉胎头使其娩出后，紧接着旋转及牵拉产生的头肩分离暴力很易导致臂丛损伤。以往报道臀位分娩是较大的危险因素，但由于近年来产科医生对其较多采用剖宫产，故其比例已明显下降。极少数由子宫强烈收缩所致，因此臂丛损伤发生在宫内或胎头娩出前。此外，个别上肢功能障碍由臂丛发育不全引起，常表现为手瘫痪而肩肘功能良好。

临床表现　纳拉卡斯（Narakas）根据产瘫神经根的受损规律及临床表现将其分为四型。Ⅰ型：颈$_{5,6}$损伤。表现为典型的 Erb 麻痹，即肩外展、屈肘不能。通常第 1 个月内开始恢复，4～6 个月可完全康复，但约 10% 患儿遗有不同程度的肩关节功能障碍。Ⅱ型：颈$_{5,6,7}$损伤。表现为肩外展、屈肘、伸腕伸指不能。大多数病例从 1 个月后开始恢复，约 65%可达完全正常，但剩余病例可遗有不同程度的肩关节功能障碍。Ⅲ型：颈$_5$～胸$_1$损伤。表现为全上肢瘫痪，但无霍纳综合征。多数遗有肩、肘、或前臂旋转障碍，约 25% 患者的伸腕伸指功能不恢复。Ⅳ型：Ⅲ型伴霍纳综合征。除Ⅲ型表现外，尚有睑裂变小、瞳孔缩小、半脸无汗等交感神经受损表现。该型无自行完全恢复可能，且 2%患儿由于合并脊髓损伤而出现行走发育延迟、步态不稳及患足变小。由于产瘫均由头肩分离暴力所致，且暴力呈低速低能量特征，故该类臂丛麻痹几乎无锁骨下或单一下干损伤的可能。产瘫的患肢在发育过程中可遗有2%～20%的短缩，通常 6 岁以后明显。脊髓造影结合 CT 扫描对神经根节前损伤有诊断价值，神经电生理检查可发现神经损伤的系列表现，但不能准确判断神经根损伤的程度。

诊断　根据出生时巨大儿体重（>4kg）和（或）产钳助产等史，生后一侧上肢呈部分（或全部）软瘫，以及神经电生理检查结果，产瘫的诊断一般不难，但尚需与脑瘫及骨关节损伤等鉴别：前者一般累及多个肢体、肌张力增高；后者被动活动受限，2 周后摄 X 线片可发现骨痂等改变。

治疗　包括康复治疗和手术治疗。

康复治疗　主要目的是预防关节的继发性挛缩，通常由患儿的家长进行：操作者双手握住患儿肘部做肩关节内收位被动外旋及上举，可预防肩关节内旋挛缩；一手将患手上举，另一手将翘起的肩胛骨下角向下压，可预防大圆肌及背阔肌挛缩；一手将患手置于对侧肩部，另一手将翘起的肩胛骨脊柱缘向肋骨方向推压，可预防肩关节外旋挛缩。许多研究提示电刺激有促进神经再生的作用，故可酌情使用。

手术治疗　1993 年吉尔伯特（Gilbert）和塔辛（Tassin）对 44 例采用保守治疗的病例从出生起连续观察 5 年，发现所有完全康复者，其肱二头肌和三角肌在 1 个月内开始收缩，2 个月时已正常；若此两肌不能在 3 个月时开始收缩、5 个月时达 M3，则最后肩关节功能达不到 Mallet Ⅳ级（良好）。考虑到三角肌检查易受胸大肌等影响，他们将“3 个月时无肱二头肌收缩”作为臂丛探查的手术指征。由于早期手术不仅疗效确切，且可避免已恢复动作的不可逆丧失，故此手术指征已被国际上多数产瘫中心认可。由于神经电生理对产瘫的检查结果常较实际乐观，故其在确定手术时机上的价值有限。手术原则：对神经根断裂产生的有传导的创伤性神经瘤，过去常采用神经松解术，但实践证明其疗效很不确定。因此，目前多数主张予以切除并做移植修复。对神经根撕脱，行神经移位。手术方案如下：颈$_{5、6}$断裂，颈$_5$移植到肩胛上神经和上干前股、颈$_6$移植到上干后股；颈$_{5、6}$断裂、颈$_7$撕脱，颈$_5$移植到肩胛上神经和上干前股、颈$_6$移植到上干后股和中干；颈$_{5\sim7}$断裂、颈$_8$胸$_1$撕脱，颈$_5$移植到外侧束、颈$_6$移植到内侧束、颈$_7$移植到后束，副神经移位于肩胛上神经；若剩两个神经根残端，则分别移植修复内侧束及后束，3根肋间神经移位于外侧束、副神经移位于肩胛上神经；若仅剩一个神经根，则移植到内侧束，再做副神经及肋间神经移位修复肩胛上神经及外侧束；若为全臂丛根性撕脱伤（极为少见），则行副神经及肋间神经移位修复肩胛上神经及外侧束，健侧颈$_7$移位到下干。上述方案可根据伤情加以调整。移植神经可取臂和前臂内侧皮神经、腓肠神经及桡浅神经等。通常每一神经根需5~6股移植神经。对于1岁以上（5岁以下）的患儿，行神经瘤切除可能造成已恢复动作的不可逆丧失，故此时可选择创伤较小的神经移位术，如肋间神经→肌皮神经等。虽然膈神经移位术对成人安全可靠，但应避免用于3岁以下儿童，以免发生因膈膨升造成的肺功能损害和反复肺炎，甚至呼吸衰竭。

继发性畸形 产瘫低速低能量的致伤特点使其神经根断裂的机会较撕脱明显增多，再加上小儿的生长发育，二者使产瘫很容易出现上肢各关节继发性畸形。

临床表现与诊断 肩关节损伤后遗症中最常见的是肩关节内旋挛缩畸形，其进行性发展将造成肩关节的后（半）脱位和喙突肩峰过长、真假关节盂形成等所谓复杂性脱位。检查发现患儿肩外旋及外展受限，患肢处于肩内旋内收、肘关节屈曲、前臂旋前、腕关节及各指屈曲位，即“索小费”动作。肩（内收位）被动外旋幅度小于正常侧一半。肩关节标准正位及腋窝轴位片（必要时辅以关节造影、CT或磁共振）可明确脱位的类型及关节的继发性改变。另一种常见的肩关节后遗症是大圆肌、背阔肌在主动肩外展时的同步收缩，其结果是抵消肩外展与外旋的力量。这类患儿可伴有大圆肌及背阔肌的挛缩。检查发现肩关节呈内收为主的畸形，被动外展患肢时可发现下盂肱角（inferior glenoid-humeral angle）明显缩小：正常外展时该角度至少150°，此时该角度甚至仅为30°。此外，尚有少数原发性肩关节外旋挛缩畸形：检查发现患肩外展及外旋通常尚可，但内旋明显受限，即患手不能主动碰及腹部、健侧肩部及背部。若将患肩被动内旋，则出现明显的*翼状肩胛畸形*。X线可发现肩关节前脱位等征象。

肘关节最常见的后遗症是由肱二头肌与肱三头肌肌力恢复不平衡而导致的屈曲畸形。前臂旋转障碍很常见，即颈$_{5\sim7}$神经根损伤后可由于旋后恢复不佳而出现旋前位畸形；全臂丛神经根损伤时常表现为旋后固定畸形且同时出现桡骨小头前脱位。

手部后遗症通常分为两类：第一类继发于颈$_{5\sim7}$为主的损伤，主要表现为垂腕垂指畸形，而屈指屈腕基本正常；第二类继发于全臂丛神经根损伤，其颈$_{5\sim7}$功能可不同程度恢复，但颈$_8$胸$_1$呈明显障碍——可表现为指屈肌及手内肌肌力减退，也可表现为腕以下的功能全部受损。

手术治疗 肩肘功能重建术在2岁以后、手功能重建术在4岁以后进行，但关节挛缩应尽早解除。

肩关节内旋挛缩采用肩关节前路松解术（anterior release）矫正。该术式原由费尔班克（Fairbank）（1913）提出，但由于肩关节后脱位经松解成功复位后，常出现肩内旋功能丧失。因此，长期以来该手术的应用受到限制。1998年伯奇（Birch）指出肩内旋丧失的根本原因在于肱骨头后倾。他发现一半以上的复杂性脱位存在肱骨头后倾（正常肱骨头后倾不超过30°），此时若实施关节复位，后倾的肱骨头将阻挡肱骨内旋并出现继发性外旋挛缩，而此障碍的致残性较肩关节内旋挛缩更强。因此，伯奇强调应在复位的同时行肱骨内旋截骨以纠正肱骨头后倾，从而不仅增加肱骨头复位的稳定性，还保留了重要的内旋功能。前路松解术适应证：生后6个月以上的单纯性肩关节内旋挛缩及各阶段的肩关节后脱位。前路松解术方法：采用气管内麻醉。仰卧，头肩部抬高。于三角肌胸大肌间隙做6cm纵向切口，保护头静脉，于其外侧分离进入，切断部分喙肱韧带，切断胸小肌止点将其向内侧牵开，注意保护臂丛。将喙突咬除至基底部，被动外旋肩关节，暴露肩胛下肌止点：若为单纯性挛缩，切断上1/3肌腱，此时肩关节被动外旋即可明显改善；若存在半脱位或全脱位且上述方法无法复位，则肩胛下肌的止点肌腱做Z形切断并尽可能保留关节囊完整，此时被动外旋可有明显的肱骨头复位感，即肱骨头从假关节盂滑入真关节盂，并由关节囊及关节盂缘维持复位。当肱骨头存在明显后倾，则表现为复位的不稳定，即复位后内旋肩关节至（甚至不到）中立位，肱骨头又重新脱位。肱骨头后倾程度的估计：复位后，检查者一手握着肱骨头的冠状面，另一手的拇指及四指置于患肢的内外上髁，估算肱骨头相对于肱骨纵轴所形成的后倾角度，若此角>30°，则需同时（或二期）行肱骨内旋截骨。截骨部位在胸大肌止点以远、三角肌止点以近。术中截骨后理想矫正位置的判定：肩外展90°后能充分外旋，肩内旋时在不引起肩胛骨上角翘起的前提下患手能容易地触及腹壁。术后应尽可能保持肩关节内旋80°⇆外旋40°的活动弧。肩胛下肌腱做自身延长缝合，胸小肌止点重新缝至喙突基底。在此期间助手始终保持其患肢内收外旋位（以维持复位），直至完成石膏固定。术后固定时间：单纯内旋挛缩及脱位6周，同时做截骨则固定至骨折临床愈合。解除固定后前2周以改善外展及外旋为主，以后则加强内旋动作的训练。对5岁以上患者的全脱位，还需从后路加做关节盂成形（改善关节盂包容），背阔肌、大圆肌止点移位于肩袖（增加肱骨头的支持）和肩峰楔状切除成形（减少撞击）等手术。

肩外展及外旋受限若非肩内旋挛缩因素引起，行背阔肌止点移位（至肩袖）术，大圆肌通常做腱切断。对原发性肩关节外旋挛缩合并前脱位（但无肱骨头畸形），行切开松解复位：将挛缩的冈下肌与小圆肌的腱性部分在不同平面切断，做交叉延长修复以松解挛缩并使关节复位。该术通常1岁以内有效。对脱位合并肱骨头畸形（常在4岁以后），行肱骨内旋截骨。

肘关节屈肘功能重建术动力肌的选择原则：若有一定的屈肘动作但不能抗重力，做胸小肌移位或前臂屈肌群起点上移Steindler术；若屈肘动作完全丧失（临床很少见），行背阔肌或胸大肌移位。伸肘肌瘫痪少见，而且不一定需要治疗。但收缩力弱的肱三头肌与收缩力强的肱二头肌所产生的不平衡会导致屈肘位畸形，其进行性发展会产生桡骨小头脱位等骨性畸形。因此，对屈肘恢复的患儿应长期应用夜间伸肘位夹板，以防治该类后遗症。如果肘关节屈曲畸形≥60°则需进行手术矫正。方法有肱二头肌腱膜及肱肌止点腱鞘切开松解和肱骨远端楔形截骨、交叉克氏针固定。前者不能同时做肱二头肌止点自身延长，否则将丧失主动屈肘能力；后者术时年龄需在12岁以上，对合并肘外翻或肩内旋畸形可一并纠正。

前臂旋前位畸形通常对功能及外形影响较小而无需手术，但前臂旋后位畸形因对功能及外形的损害较大而需矫正。手术原则：如被动活动尚好，将肱二头肌止点移向桡骨后外侧以改善前臂旋前；若被动活动差但桡骨小头无脱位，仍行肱二头肌止点改道但需松解前臂骨间膜；对存在桡骨小头脱位的固定性旋后畸形，则行桡骨远端1/3旋转截骨。桡骨旋转截骨术的年龄在5岁以上为宜；垂腕畸形是绝对手术禁忌证；随着年龄的增长，旋后畸形可能复发而需再次截骨矫正。

腕与手由于产瘫所致的垂腕、垂指多发生于上中干为主的损伤，故动力肌宜选用指浅屈肌和（或）掌长肌等下干支配的肌肉。有时除轻微屈指外患手几成瘫痪状态，此时的功能重建取决于是否有主动伸腕，若无主动伸腕且无肌腱移位可能，则12岁以后行腕关节功能位融合并酌情融合第1、2掌骨以恢复一些对捏动作；若有主动伸腕，行屈拇屈指肌腱固定以获得一些功能。此类手术疗效并不理想，但较术前手基本处于无功能状态，仍有一定的意义。

产瘫功能评价 目前国际上趋于采用统一标准。

肩关节Mallet评分标准 对5个动作进行量化，1分无任何活动，5分正常（表）。

肘关节Gilbert评分标准 1分：无主动屈曲或伴挛缩；2分：不完全屈曲；3分：完全屈曲。0分：无主动伸肘；1分：微弱伸肘；2分：完全伸肘；0分：被动伸直缺陷0°~30°；-1分：30°~50°；-2分：>50°。

手功能Raimondi分级 0级：手瘫痪或手指有不能完成动作的轻微屈曲，可有一些知觉；1级：有限的主动屈指，可有拇指对捏；

表 肩关节Mallet评分

	2分	3分	4分
肩外展	<30°	30°~90°	>90°
肩外旋	<0°	0°~20°	>20°
手到颈后	不能	困难	容易
手到脊柱	不能	骶$_1$水平	胸$_{12}$水平
手到嘴	喇叭征	部分喇叭征	肩外展<40°

2级：主动伸腕伴被动屈指（腱固定作用）；3级：主动、完全屈腕、屈指并完成对掌，手内肌平衡；4级：完全屈腕、屈指及伸腕，但无伸指；对掌功能佳（尺侧手内肌有力）；有部分前臂旋转功能；5级：上述4级合并主动伸指及完全的前臂旋转功能。

（陈　亮）

fùshénjīng yíwèishù

副神经移位术（spinal accessory nerve transfer）

采用副神经的脊髓根作为动力神经，治疗臂丛根性撕脱伤的神经移位术式。1972年小谷（Kotani音译）报道用副神经移位修复臂丛根性撕脱伤的屈肘功能。

应用解剖　副神经由延髓根和脊髓根合成。经颈静脉孔出颅后，延髓根内纤维组成副神经内支加入迷走神经。脊髓根组成副神经外支，含1500~1700根有髓神经纤维。其先在颈内静脉的前外侧下降，继而折向后下方穿入胸锁乳突肌，又自该肌后缘中点浅出，越过颈部的后外侧，穿入斜方肌，支配此二肌肉的运动。副神经移位术采用该神经的脊髓根用作动力神经。

适应证　臂丛根性撕脱伤的修复。

手术方法　一般采用前路的锁骨上横切口。有顺行和逆行两种方法寻找副神经：前者是在胸锁乳突肌后缘中点上1cm、深1cm处解剖，后者在锁骨外侧端斜方肌附着处上2cm、深2cm处寻找。术中容易将颈丛分支误认为副神经，因此，对分离出的神经，应使用电刺激或血管钳弹拨的方法，观察其是否引起斜方肌收缩，从而确认为副神经。追踪副神经到颈后三角的底部斜方肌入肌点处，将其切断，与引入此处的肩胛上神经远端，用9-0尼龙线在手术放大镜或手术显微镜下行外膜束膜联合缝合（图）。如将副神经移位到肌皮神经，则需行神经移植术。对于颈前入路解剖困难者，可通过经肩胛冈的背侧入路行副神经到肩胛上神经的移位。

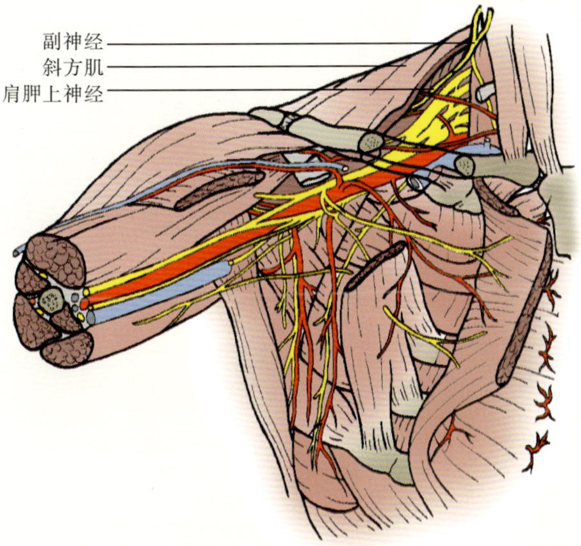

图　副神经移位术

注意事项　①副神经移位的最佳目标神经是肩胛上神经，其原因一是两者可直接缝合而无需神经移植；二是就肩外展功能而言，两者功能协同；②副神经的切断部位应在颈后三角的底部而不是在其顶部，这就保留了支配斜方肌上部的副神经分支，从而使耸肩功能得以保存。

（陈　亮）

géshénjīng yíwèishù

膈神经移位术（phrenic nerve transfer）

以膈神经作为动力神经，治疗臂丛根性撕脱伤的神经移位术式。1970年顾玉东将该手术应用于临床。

应用解剖　膈神经是颈丛中最粗大的运动支，来自颈$_{2\sim4}$神经根，颈$_5$常有一小分支加入。在前斜角肌表面，膈神经由外上斜向内下，由第1肋平面在锁骨下静脉内侧进入纵隔。膈神经含1876~2419根有髓神经纤维。25%~50%的正常人存在副膈神经，其走在前斜角肌内或后侧，在纵隔内与膈神经主干合并。膈神经移位术疗效较佳的原因，可能与其昼夜不停的高频率大振幅的自发电活动和含有较多粗大的运动神经纤维有关。

适应证　臂丛根性撕脱伤的修复。

手术方法　采用锁骨上横切口显露撕脱的臂丛神经根，于前斜角肌表面找到膈神经。术中电刺激证实其传导正常后即可用作动力神经。若在锁骨上切口内撕脱的上干下移不多，可在手术放大镜或手术显微镜下，用9-0尼龙线通过束膜缝合法（见神经束膜缝合术）将膈神经移位到上干前股的肌皮神经成分——前正中和前外侧束。但临床上大多是通过5~8cm的神经移植将膈神经移位到锁骨下切口内的肌皮神经（图）。就疗效而言，直接移位到上干前股优于神经移植术，但应避免勉强缝合，因为有张力的缝合口所造成的危害远较神经移植大。膈神经还可移位到肩胛上神经以改善肩外展和外旋，或移位到正中神经内侧头以改善屈指。术后需制动上肢6周，再行功能锻炼。

注意事项 ①膈神经切取后，早期均有膈肌抬高及矛盾运动，25%的病例肺通气功能有轻度受限，但一般不产生相关临床症状且随时间推移肺功能逐渐正常。②3岁以下行膈神经移位术者有时会产生较明显的呼吸、消化系统症状及胸廓畸形。因此，该术应慎用于儿童，尤其不能对10岁以下儿童同时行膈神经移位术和肋间神经移位术。

（陈　亮）

lèijiān shénjīng yíwèishù

肋间神经移位术（intercostal nerve transfer）

采用肋间神经作为动力神经，治疗臂丛根性撕脱伤的神经移位术式。1963年塞登（Seddon）报道了采用肋间神经移位术修复臂丛根性撕脱伤患者的屈肘功能。目前临床上一致认为，切取肋间神经，无论对成人还是婴幼儿的呼吸功能，均无不利影响。

应用解剖 胸神经前支共12对，第1~11对均位于相应的肋间隙中，称为肋间神经。第12对胸神经前支位于第12肋下方，称为肋下神经。肋间神经主要支配肋间内肌、肋间外肌。第5~12肋间神经还支配腹肌的前外侧群。每根肋间神经于腋中线附近发出外侧皮支，于胸前发出前皮支。第4~6肋间神经的外侧皮支和第2~4肋间神经的前皮支支配乳房的感觉。每根肋间神经含1200~1300根有髓神经纤维，其中40%是运动神经。

适应证 臂丛根性撕脱伤的修复。但肋骨骨折及胸壁广泛挫伤为手术禁忌。

手术方法 采用侧胸S形切口。有三种游离肋间神经的方法：①在腋中线肋间肌表面找到肋间神经外侧皮支，切开肋间肌向后游离到肋缘下，直到皮支与肋间神经主干汇合处，再沿主干向胸骨方向游离，约在锁骨中线水平切断。②直接在肋缘下劈分肋间外肌和肋间内肌，寻找肋间神经主干。③沿肋骨表面纵向切开骨膜，用骨衣撬分离骨膜后在骨膜下可找到肋间神经主干。后两种方法一般在肋间神经外侧皮支不易找到时采用。可取第3~10肋间神经供移位，受体神经包括肌皮神经、腋神经、肩胛上神经、桡神经、正中神经。也可将其用作游离肌肉移植时的动力神经。将2~5肋间神经主干在手术放大镜或手术显微镜下，用9-0或10-0尼龙线缝合于1根受体神经——通常肌皮神经需2~3根肋间神经（图），腋神经、肩胛上神经各2根，桡神经5根（其中肱三头肌长头支2根），正中神经4根（主干移位到内侧头，第3~5肋间神经外侧皮支到外侧头）。术中被动肩外展至90°时神经缝合处不断裂，表明张力不大。术后需制动上肢6周，再行功能锻炼。

注意事项 ①肋间神经的游离可能导致气胸，故关闭切口前，需通过正压呼吸观察灌注了液体的切口有无气泡，从而尽可能发现胸膜破损以便及时修复。②对女性患者至少要保留第4肋间神

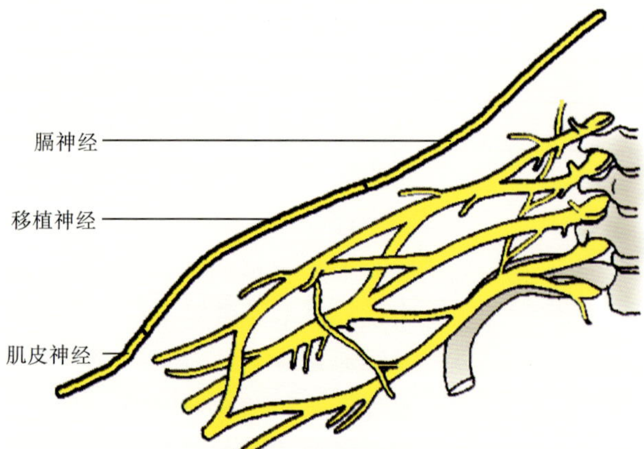

图　膈神经移位术

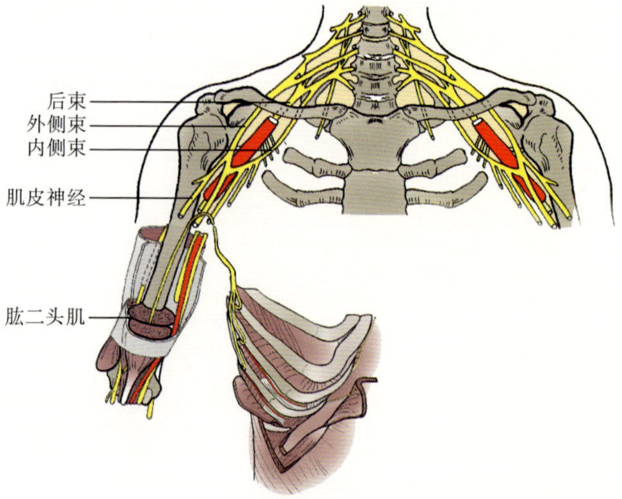

图　肋间神经移位术

经，以尽可能减少该手术对乳房感觉的影响。

（陈　亮）

jiàncèjǐng 7 shénjīnggēn yíwèishù

健侧颈$_7$神经根移位术（contralateral C_7 spinal nerve transfer）

采用健侧颈$_7$神经根作为动力神经，治疗臂丛根性撕脱伤的神经移位术式。1986年顾玉东将该手术应用于临床。

应用解剖　颈$_7$神经根含有髓神经纤维18 095～40 576根，主要组成桡神经，还参与组成肌皮神经、正中神经、尺神经、胸长神经和胸背神经等。由于上述神经均由3根或以上臂丛神经根支配，因此颈$_7$切断后，其相邻神经根可进行代偿而不出现明显的运动功能障碍。

适应证　臂丛根性撕脱伤而健侧肢体功能正常。

手术方法　手术一般分两组同时进行。一组通过健侧锁骨上横切口，分离牵开肩胛舌骨肌及颈横动静脉后，于前、中斜角肌之间找到臂丛神经根，通过肉眼观察及对各神经根电刺激所激发的典型动作的判断，解剖游离并确认颈$_5$～胸$_1$神经根。另一组通过患侧上肢尺侧的纵切口，游离出尺神经。在上臂内侧解剖时，需将尺侧上副动静脉与尺神经一起游离，以保证尺神经血供。一般将尺神经游离到腋下5～7cm处。将尺神经于腕部切断后，其近端通过胸壁皮下隧道引入健侧颈部切口。在手术放大镜或手术显微镜下，用9-0尼龙线将尺神经与切断的颈$_7$神经根近端行外膜束膜联合缝合。术后行头、肩、患侧上肢屈肘位支架制动4～6周，以后开始功能锻炼。若术前或术中电生理检测发现尺神经体感诱发电位（SEP）消失、但感觉神经动作电位（SNAP）存在，表明颈$_8$胸$_1$背根神经节有感觉神经元存活，这将使尺神经移植体中感觉神经纤维不发生瓦勒变性（实际上这些感觉神经纤维不与中枢神经系统相连），从而减少健侧颈$_7$神经纤维再生的通道。因此，应在尺神经起始处将其切断。一期手术8～12个月后，当检查发现蒂内尔征已到患侧腋窝且得到电生理测定证实，即可行二期手术：于上臂内侧纵切口，游离出位于皮下的尺神经移植体以及正中神经或桡神经等受体神经，将切断的尺神经健侧颈$_7$端与相应的受体神经远端缝合（图）。

对儿童的全臂丛根性撕脱伤，可采用4股10cm左右的游离神经移植，将健侧颈$_7$通过颈前皮下隧道移位至患侧下干或上干。临床上已观察到，用健侧颈$_7$修复两个以上功能——如同时移位到肌皮神经肱二头肌支和正中神经或移位到上干，可消除健侧肢体肌肉的同步兴奋现象。

2002年，凯（Kay）报道采用经椎体前路的健侧颈$_7$移位术。这种通路可使桥接健侧颈$_7$到患侧上干或下干的移植神经长度明显缩短、甚至直接缝合。这在理论上可提高疗效，但有损伤颈部重要结构的风险。因此，对该通路手术的最终评估，还需大量的临床经验提供依据。

注意事项　①术后以示指为中心的拇、示、中指有不同程度的麻木，约10%患者出现肩带肌力减退，但仍能完成抗重力外展。这些症状2～3周后开始逐渐消失。②游离尺神经时需将尺侧上副血管一并游离，以充分保证神经血供。必要时可将尺动脉和伴行静脉一同游离，再在健侧颈部切口重建尺神经移植体的血供。③行游离神经移植时，应采用皮神经作移植材料。同侧废弃的神经根不能用作桥接材料，因其将造成移植神经中心的坏死，影响疗效。

（陈　亮）

chǐshénjīng bùfenshù yíwèi chóngjiàn qūzhǒushù

尺神经部分束移位重建屈肘术

（Oberlin operation）　采用尺神经部分束作为动力神经，重建臂丛根性撕脱伤后肌皮神经屈肘功能的神经移位术式。1994年奥柏林（Oberlin）报道该手术的临床应用。

应用解剖　尺神经在上臂中上段有6～12个神经束。在此平面，每一神经束均包含感觉和运动纤维，而且尺神经支配特定目标肌肉的功能束尚未形成。由于尺神经来自臂丛颈$_{7、8}$胸$_1$神经根，故在颈$_{5、6}$损伤时，该神经的全部神经束是完整的。

适应证　臂丛上干根性撕脱伤的修复。

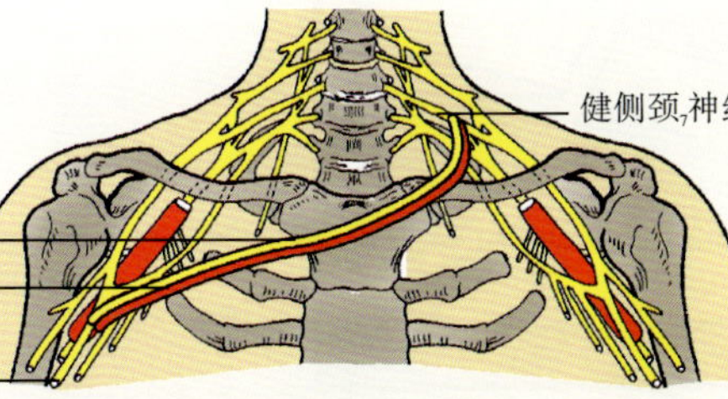

图　健侧颈$_7$神经根移位术

手术方法 采用上臂内侧切口，在内侧肌间沟找到尺神经，外膜切开后分离1~2束，其截面积一般不超过尺神经截面积的1/6。于肱二头肌长头与短头肌腹间找到肌皮神经的肱二头肌支，适当向近端干支分离后切断。将切断的尺神经束近端与肱二头肌支远端，用9-0尼龙线在手术放大镜或手术显微镜下行神经束膜缝合术（图）。有报道曾将前臂内侧皮神经误认为尺神经，因此，术中电刺激应作为常规的确认手段。

注意事项 尺神经部分束移位术的最佳适应证是颈$_{5,6}$神经根撕脱伤，对颈$_7$也有撕脱伤者，其疗效不确定。因此，术前背阔肌或肱三头肌肌力明显减退者，该手术应慎用。

（陈 亮）

ráoshénjīng gōngsāntóujī chángtóuzhī yíwèi chóngjiàn jiānwàizhǎnshù

桡神经肱三头肌长头支移位重建肩外展术

（nerve transfer using the nerve to the long head of the triceps to reconstruct shoulder abduction innervated by the axillary nerve） 采用桡神经肱三头肌长头支作为动力神经，移位于腋神经，以重建三角肌功能的神经移位术式。

应用解剖 腋神经在四边孔水平，分成前支与后支，前者为1~3支，后者为1支。前支绕肱骨颈向前，支配三角肌，后支较表浅，又发支支配臂上外侧皮肤、小圆肌与后份三角肌。桡神经在进入肱骨肌管前，先后发出肱三头肌长头支、外侧头支和内侧头支。

适应证 适用于臂丛上干根性撕脱伤；腋神经损伤但腋部解剖困难，或受伤时间较长需动力神经较快到达三角肌者。

手术方法 自三角肌后缘上1/3交界处，采用沿三角肌后缘的上臂后外侧切口，止于上臂中部。将三角肌后缘向外侧牵拉，即可找到腋神经。将腋神经前支于四边孔处切断。于肱三头肌长头和外侧头之间，找到桡神经主干，其第一分支即为肱三头肌长头支。于入肌点切断该支的三个终末支。将腋神经前支的断端翻向下，肱三头肌长头支翻向上，用9-0尼龙线在手术放大镜或手术显微镜下行外膜束膜联合缝合（图）。由于长度足够，故该移位不需行神经移植术。

注意事项 手术前应确认肱三头肌力在M4或以上。

（陈 亮）

jīpí shénjīng gōngjīzhī yíwèi chóngjiàn qūzhǐshù

肌皮神经肱肌支移位重建屈指术

（transfer of brachialis branch of the musculocutaneous nerve to reconstruct finger flexion） 采用肌皮神经肱肌支作为动力神经，重建臂丛根性撕脱伤后正中神经屈指功能的神经移位术式。顾玉东于2004年报道了该手术的临床应用。

应用解剖 肌皮神经肱肌支在上臂下1/3段由主干发出，单支型占87%，其余为两支或以上。肱肌支平均长5.2cm，其神经纤维主要来自颈$_6$神经根，其余来自颈$_5$、颈$_7$神经根。因此，在臂丛下干根性撕脱伤时，肌皮神经肱肌支是完整的。正中神经在上臂中下段有3个功能束组：前组由旋前圆肌支和桡侧腕屈肌支组成；后组主要由骨间前神经和掌长肌支组成，部分参与支配指浅屈肌；中间组组成正中神经在前臂的主干。

适应证 臂丛下干根性撕脱伤的修复。

手术方法 采用上臂中下段内侧切口，在肱二头肌内侧沟找到肌皮神经，在距肱骨内上髁近端13cm处找到肱肌支与前臂外侧

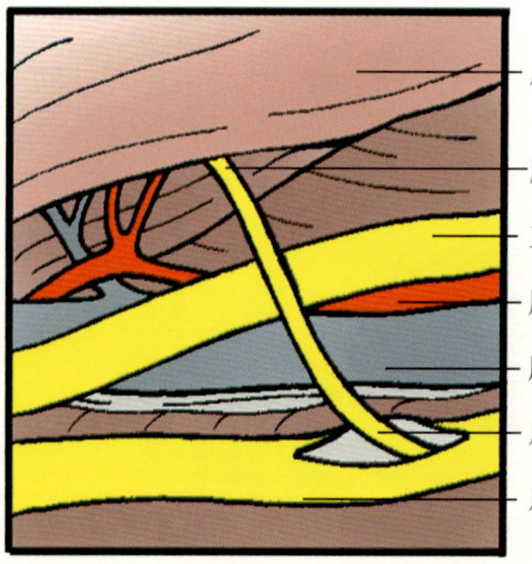

图 尺神经部分束移位术

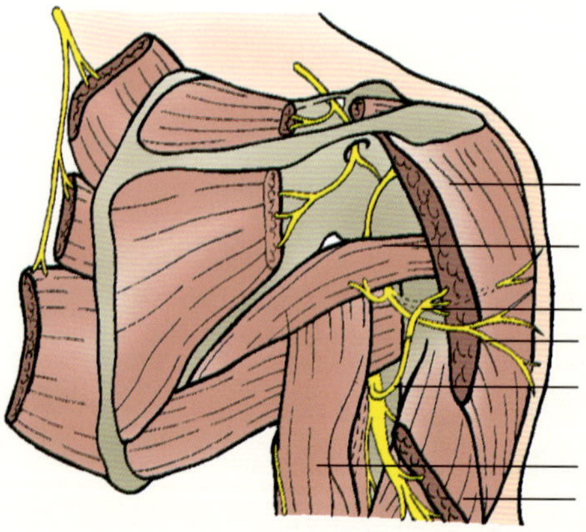

图 桡神经肱三头肌长头支移位术

皮神经的交界点，将肱肌支向远端游离至入肌点处切断。在正中神经的相应水平切开外膜，游离后切断后侧的屈指功能束（不超过主干直径1/3）。将肱肌支近端与屈指功能束远端，在手术放大镜或手术显微镜下用9-0尼龙单丝做神经束膜缝合术（图）。术后屈肘90°位制动6周后行功能锻炼。

注意事项 术中应用神经电生理证实肱肌支的良好功能并鉴别正中神经的3组功能束，是获得手术疗效并防止正中神经颈$_{5\sim7}$成分损伤的关键步骤。

（陈 亮）

tongcè jǐng 7 shénjīnggēn yíwèishù

同侧颈$_7$神经根移位术（ipsilateral C_7 spinal nerve transfer）

用臂丛损伤侧未受损的颈$_7$神经根作为动力神经，治疗臂丛上干根性撕脱伤的神经移位术式。2003年顾玉东报道该手术的临床应用。

应用解剖 颈$_7$神经根含有髓神经纤维18 095～40 576根，其中枢定位与颈$_{5,6}$相近。临床实践已证明，臂丛颈$_{5\sim7}$神经根损伤的临床表现基本同颈$_{5,6}$损伤。因此，对颈$_{5,6}$根性撕脱伤者，再切断同侧颈$_7$神经根行丛内神经移位修复上干，理论上不会明显加重肢体功能的损害。国内外多年的临床应用已证明该手术的安全性和有效性。

适应证 臂丛上干根性撕脱伤的修复。

手术方法 采用锁骨上横切口，解剖出撕脱的颈$_{5,6}$神经根。于前、中斜角肌之间找到臂丛的颈$_7$～胸$_1$神经根，并经术中电生理证实。将颈$_7$于其分出前、后股之前切断，在手术放大镜或手术显微镜下，用9-0尼龙单丝将颈$_7$近端与上干远端行外膜束膜联合缝合（图）。由于肩袖的主要功能是负责肩关节运动的启动，故肩胛上神经应单独与副神经缝接以保证其有足够的动力神经纤维。术后用支架将头、肩及患侧上肢制动6周，以后开始功能锻炼。

注意事项 ①该手术成功的关键是保证同侧颈$_7$神经根的质量可靠。虽然临床上较难判断颈$_7$神经根的功能，但以下两方面措施可提高诊断的准确性：一是对背阔肌和肱三头肌有4级以上肌力的患者，才考虑行此手术；二是术前和术中做胸长神经和前锯肌的神经电生理检查，该肌有神经支配表明颈$_7$神经根的功能存在（此时颈$_{5,6}$已撕脱）。②由于婴幼儿桡神经的各神经根支配比例与成人相比可能存在较大差异，故该手术应慎用于年幼儿童。

（陈 亮）

fùshénjīng sǔnshāng

副神经损伤（accessory nerve injury）

副神经受锐性损伤或医源性损伤后出现耸肩功能障碍。

应用解剖 副神经由脑与脊髓两部分纤维组成。脑纤维来自延髓副神经核，其纤维于延髓下橄榄体后外侧沟出脑；颈$_{1\sim6}$前角细胞发出副神经脊髓神经纤维，在脊髓前后根之间上行入枕骨大孔后与脑部神经纤维合并组成副神经，经颈静脉孔出颅，在颈内动静脉之间及胸锁乳突肌深面，肩胛提肌、中后斜角肌表面下行。在此段又可以有颈$_{2\sim5}$神经根的分支加入到副神经，在胸锁乳突肌中上1/3处向后外方潜行于皮下至斜方肌深面。在颈$_7$水平，副神经体表投影为中线外侧6.4cm，在肩胛冈近中点及上方约2.6cm为副神经分成两支的体表投影点。其上行支支配斜方肌上部分，下行支支配斜方肌下部分。

病因及发病机制 多见于颈部锐器直接切割损伤副神经，枪弹伤等神经火器伤；也可见于颈部淋巴结活检或肿物切除手术时损伤副神经，偶见颈部药物注射性损伤，后两者属医源性神经损伤。

临床表现 常表现为斜方肌麻痹、耸肩功能障碍以及相应皮

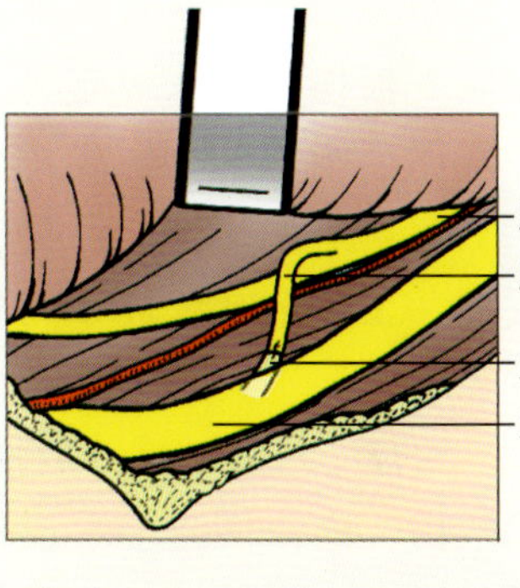

图 肌皮神经肱肌支移位术

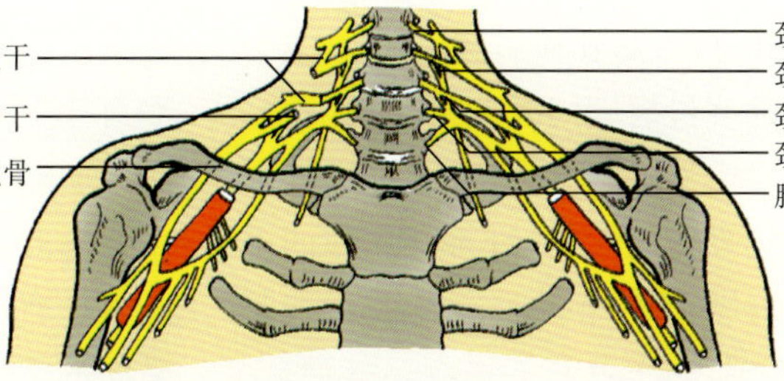

图 同侧颈$_7$神经根移位术

肤区域的感觉减退。晚期出现斜方肌萎缩。

诊断 ①常有外伤史或颈部手术损伤史。②斜方肌麻痹、耸肩功能障碍。③肌电图检查显示斜方肌失神经支配电位，如静止期纤颤波、重收缩期无动作电位等。

治疗 副神经开放伤、切割伤、枪弹伤、手术误伤及药物损伤等应尽早手术探查、神经修复。若发现神经断裂，应将病变的神经段切除，至神经断面神经束乳头清晰可见。两断端若无张力，可行外膜-束膜联合缝合。若有神经缺损不能直接缝合的，应酌情采用腓肠神经移植术。术后取耸肩位，患侧头、颈、上肢、胸石膏外固定4周。副神经损伤所导致的斜方肌功能丧失，晚期功能重建可行肩胛提肌、菱形肌止点移位替代术。

（顾立强）

jiānjiǎshàng shénjīng sǔnshāng

肩胛上神经损伤（suprascapular nerve injury）

肩胛上神经在各种损伤因子作用下发生上肢外展困难、肩关节外旋受限，有时肩胛上神经受压初期可导致肩关节和上臂后外侧弥漫性深部疼痛。

应用解剖 肩胛上神经是臂丛上干的分支，神经纤维主要来自颈$_{5,6}$神经，经斜方肌、肩胛舌骨肌深面向外，穿过肩胛上切迹与肩胛上横韧带围成的孔进入冈上窝，发出分支支配冈上肌，并分布于肩关节和肩锁关节。主干向外绕过肩胛冈外侧进入冈下窝，途经由肩胛冈盂下切迹与肩胛下横韧带构成的骨-纤维孔。在冈下窝肩胛上神经有两条终末支支配冈下肌。

病因及发病机制 肩胛骨、肱骨及中段锁骨骨折直接损伤肩胛上神经，造成肩关节前脱位、肩胛上切迹或肩胛冈盂下切迹的骨缘和韧带的卡压、腱鞘囊肿压迫均可导致肩胛上神经损伤。

临床表现 ①外伤性直接损伤后，上肢外展困难、肩关节外旋受限，晚期可见冈上、下肌萎缩，但只要腋神经-三角肌功能正常，仍能完成肩上举动作。②肩胛上神经在盂肱关节和肩锁处受压导致肩关节和上臂后外侧弥漫性深部疼痛，尤其是发病早期数周疼痛剧烈，但出现失神经支配后疼痛立即消失。患者逐渐感到上肢外展困难、肩关节外旋受限，冈上、下肌萎缩。③肩胛上神经在肩胛冈关节盂隧道处卡压仅导致冈下肌功能减弱，通常无疼痛或仅有轻微疼痛，因其远段部分为单一运动神经。

诊断 ①有肩部外伤史。②上肢外展困难、肩关节外旋受限，冈上、下肌萎缩。③肩关节X线平片可发现是否存在肩胛骨骨折；对可疑肩胛上神经损伤或卡压的患者行X线平片检查时，可将X线管球向尾端调整15°~30°朝向肩胛上切迹，以避开锁骨、肩胛冈和肋骨的重影，来观察肩胛上切迹的大小。④肩部MRI检查可明确有无局部占位性病变导致肩胛上神经受压，如腱鞘囊肿或肿瘤。⑤肌电图示冈上、下肌存在失神经动作电位。

治疗 对于只有疼痛的患者可采用限制肌肉活动的保守治疗，而对于顽固性疼痛、肌力减弱、肌肉萎缩的患者要采用手术治疗。重点探查肩胛上切迹与肩胛上横韧带、肩胛冈盂下切迹与肩胛下横韧带所构成的骨-纤维隧道，将韧带切断，并行神经松解术。

（顾立强）

yèshénjīng sǔnshāng

腋神经损伤（axillary nerve injury）

腋神经遭受各种损伤因子作用，致使肩不能外展、上举，三角肌区皮肤感觉缺失或感觉减退。

应用解剖 腋神经由颈$_{5,6}$神经纤维组成，经上干后支进入后束上缘，是后束中较小的一个终末支，相当于喙突水平从后束上缘发出，在腋窝内位于腋动脉后方、尺桡神经的外侧，肩胛下肌前面下行，经四边孔后绕肱骨外科颈至三角肌深方，发出分支支配小圆肌，经三角肌后缘分出肌支进入三角肌并支配该肌，其发出的皮支即臂外侧皮神经，分布于三角肌区皮肤及臂外侧上部皮肤。

病因及发病机制 有明确的外伤史或慢性损伤史，如肱骨外科颈骨折、肩关节脱位或腋杖使用不当等；也有医源性损伤报道，如肱骨近端骨折切开复位内固定手术时损伤腋神经。

临床表现 ①三角肌麻痹，肩不能外展、上举。②三角肌萎缩，肌力0级，肩外展功能丧失、上举不能。③三角肌区皮肤感觉丧失或减退。

诊断 ①外伤史或手术史。②腋神经三角肌肌支损伤：三角肌麻痹、萎缩，肌力0级，肩外展功能丧失、上举不能，三角肌区皮肤感觉丧失或减退。③腋神经起始部损伤：除有腋神经三角肌肌支损伤的临床表现外，还可以发现小圆肌麻痹、萎缩，肌力0级。④肌电图示三角肌失神经支配。⑤高分辨率MRI可显示腋神经断裂。

治疗 对腋神经开放性损伤、切割伤、枪弹伤、手术误伤等应尽早探查、修复。对肱骨外科颈骨折、肩关节脱位合并腋神经损伤，复位后可先行保守治疗，多能自行恢复；若3个月未见恢复迹象，则行手术探查、修复。由于腋神经在上臂外伤时受到四边孔肌肉的钳夹，常为双重损伤，故手术探查时应特别注意腋神经四边孔段的损伤情况。对于腋神经损伤1年以上或修复术后1年功能无任何恢复、三角肌明显萎缩者，可行肩外展功能重建术。一般可选用背阔肌、胸大肌、斜方肌移位来重建肩外展功能。如果肩关节本身有病变，可做肩关节外展固定术。

（顾立强）

jīpí shénjīng sǔnshāng

肌皮神经损伤（musculocutenous nerve injury） 肌皮神经在各种损伤因子作用下发生肱二头肌、肱肌麻痹致肘关节屈曲无力，前臂外侧感觉减退或感觉缺失。

应用解剖 肌皮神经由颈$_{5,6}$神经根纤维组成，沿上干前支进入外侧束，是外侧束外侧头的终末支，在喙突下穿过喙肱肌，在肱二头肌和肱肌间下降。沿途发出分支支配喙肱肌、肱二头肌和肱肌以及肘关节支，其终末支——前臂外侧皮神经，在肘横纹上方约3cm处，经肱二头肌与肱桡肌间隙穿过深筋膜分布于前臂外侧皮肤。

病因及发病机制 肩腋部切割伤、枪弹伤等开放性损伤可直接损伤肌皮神经，肩腋部撞击伤或牵拉伤可合并肌皮神经损伤，腋前部或肱骨近段骨折手术时可误伤肌皮神经。

临床表现 肱二头肌、肱肌麻痹致肘关节屈曲无力，前臂外侧感觉减退或消失。

诊断 ①有明确外伤史，如肩腋部切割伤。②肌皮神经起始部损伤：表现为肱二头肌麻痹为主的臂部屈肌群麻痹及萎缩，肘关节屈曲无力，但因桡神经所支配的肱桡肌功能正常，仍可出现前臂中立位屈肘，前臂外侧感觉减退或消失。③在发出肱二头肌肌支以下部位损伤：仅表现为前臂外侧感觉减退或消失。④肌电图可显示肱二头肌失神经支配。

治疗 肌皮神经有开放性损伤、切割伤、枪弹伤、手术误伤等应早期探查、神经修复。对肩腋部撞击伤或牵拉伤合并肌皮神经损伤，复位后可先行保守治疗，多能自行恢复；若3个月未见恢复迹象，则行手术探查、修复。手术中注意因肌皮神经比其他上肢神经的变异率高，故术中应注意仔细应用显微外科无创技术暴露神经，避免误伤神经；特别注意肌皮神经的穿喙肱肌段易发生损伤和卡压。肌皮神经损伤2年以上，或肌皮神经修复术后1年、无任何功能恢复，肱二头肌、肱肌明显萎缩，肱桡肌不能代偿完成屈肘者，可行*屈肘功能重建术*。一般选用胸大肌Schottstaedt改良法、背阔肌、胸小肌、肱三头肌移位，或屈肌群起点上移术以重建屈肘功能。

（顾立强）

zhèngzhōng shénjīng sǔnshāng

正中神经损伤（median nerve injury） 正中神经在各种损伤因子作用下发生前臂不能旋前，拇指、示指不能屈曲，屈腕力下降且尺偏，拇指不能掌侧外展及对掌，呈*猿手畸形*，1~3指及手掌桡侧半感觉减退，示指末节掌侧感觉缺失。

应用解剖 正中神经纤维源于颈$_{5\sim8}$胸$_1$神经根纤维。正中神经外侧根（正中神经感觉根）为外侧束内侧半的终末支，由颈$_{5\sim7}$神经根纤维组成，主要支配旋前圆肌及桡侧腕屈肌，并含有较多感觉纤维支配手部感觉。正中神经内侧根（正中神经运动根）为内侧束外侧头的终末支，由颈$_8$胸$_1$神经根纤维组成，主要支配掌长肌、全部屈指肌、大鱼际肌群及桡侧两块蚓状肌，并有少量感觉纤维共同支配手部感觉。正中神经外侧根与内侧根分别下行2~3cm后在腋动脉前面联合组成正中神经主干，然后沿腋动脉的外侧下行，当行至臂部中部时越过肱动脉前方向内移至肱肌前面继续下行，经肱二头肌腱膜的深面达肘窝，此段正中神经和肌皮神经之间常有交通支。然后正中神经在尺动脉近端前方跨过，主干进入旋前圆肌肱、尺两头之间，再继续下行于指浅屈肌和指深屈肌之间，在腕横韧带近侧出现于掌长肌腱桡侧和桡侧腕屈肌腱的尺侧。在肘窝和前臂段正中神经发出关节支至桡尺近侧关节、桡尺远侧关节、桡腕关节和骨间关节囊及韧带；发出肌支支配旋前圆肌、桡侧腕屈肌、掌长肌和指浅屈肌（有时指浅屈肌肌支由正中神经的分支骨间前神经发出），骨间前神经发出肌支支配拇长屈肌和指深屈肌（示、中指部分）。正中神经在腕横韧带上方发出掌皮支，然后穿过腕横韧带或深筋膜至手掌近侧分为两支：外侧支分布于大鱼际区，内侧支分布于手掌的桡侧半。正中神经最后经腕管在屈肌腱的掌侧达手掌。正中神经分出鱼际肌支（又称正中神经返支或返神经），支配拇短屈肌、拇短展肌、拇对掌肌及拇收肌。出腕管以后，正中神经的指掌侧总神经尺侧发出第1、第2蚓状肌肌支，有时也发出第3蚓状肌肌支。正中神经在腕横韧带的远侧分为内、外侧股。外侧股在分出正中神经返支以后即分为两支：一支分布于拇指桡侧，称拇指固有神经；另一支是第1指掌侧总神经，伴指浅深屈肌腱之浅面达远侧掌横纹处分为两支指固有神经，分布于拇指尺侧缘和示指桡侧缘。内侧股分出第2、3指掌侧总神经，伴指浅深屈肌腱达远侧掌横纹附近，各分两支指固有神经，分别分布于示指尺侧缘、中指桡侧与尺侧缘、环指桡侧。第1~3掌侧总神经除伴随指屈肌腱和指掌侧总动脉而行外，在其掌侧面还与掌浅弓及掌腱膜相邻。

病因及发病机制 臂部、肘前部、前臂部切割伤如腕部割脉自杀、枪弹伤等开放性损伤可直接损伤正中神经，上肢部撞击伤、碾压伤或牵拉伤可合并正中神经损伤，肱骨远端、尺骨近段、桡骨远端骨折与肘关节、腕关节、月骨脱位也可合并正中神经损伤，骨关节手术时可误伤正中神经。

临床表现 ①患肢前臂不能旋前。②拇、示指不能屈曲，前臂屈肌群萎缩，屈腕力下降且尺偏。③手呈猿手畸形，拇指不能掌侧外展及对掌，大鱼际区肌肉萎缩，拇指紧靠示指。④1~3指及手掌桡侧半感觉减退，示指末节掌侧感觉消失。

诊断 ①外伤史及手术史。②肘关节平面以上正中神经完全性损伤：出现上述所有临床症状、体征。③前臂近段正中神经单纯骨间前神经损伤：仅拇、示指不能屈曲。④前臂中远段（含腕部）正中神经损伤：手呈猿掌畸形，拇指不能掌侧外展及对掌，大鱼际区肌肉萎缩，拇指紧靠示指；1~3指及手掌桡侧半感觉减退，示指末节掌侧感觉消失。⑤腕掌部单纯正中神经鱼际肌支损伤：手呈猿手畸形，拇指不能掌侧外展及对掌，大鱼际区肌肉萎缩，拇指紧靠示指。⑥肌电图示相应的肌肉失神经支配。

治疗 治疗原则为早期行神经修复术，晚期可行功能重建手术。对于正中神经开放性损伤、切割伤、枪弹伤、手术误伤及药物伤等应尽早手术探查、神经修复。有腕管综合征及骨间前神经卡压症状的患者，也应考虑早期手术松解。若神经连续性存在，而神经被周围组织粘连、压迫，应去除粘连、压迫的因素，必要时在手术显微镜下将神经外膜切开进行神经内松解术。若神经断裂或神经瘤巨大，应将病变的神经段切除，至神经断面神经束乳头清晰可见。两断端若无张力可行外膜束膜联合缝合，有神经缺损不能直接缝合的，应采用神经移植术，移植材料首选腓肠神经，酌情行单股或多股神经移植术。注意腕掌部正中神经手术中应注意保护正中神经返支、掌皮支，以免误伤。正中神经在旋前圆肌肱、尺二头间走行时易发生卡压，也应予注意。功能重建手术包括：①利用肱桡肌止点背移重建前臂旋前功能；②利用尺侧腕伸肌腱重建拇对掌功能（可取掌长肌作为移植肌腱）；③利用桡侧腕长伸肌经尺骨尺侧缘隧道转移到前臂掌侧与拇长屈肌腱编织缝合以重建屈拇功能；④在腕部将示指指深屈肌与中、环指指深屈肌编织缝合以重建示指屈指功能；⑤利用桡神经浅支移位到腕部正中神经感觉部分以重建1~3指感觉功能。

（顾立强）

chǐshénjīng sǔnshāng

尺神经损伤（ulnar nerve injury）

尺神经在各种损伤因子作用下发生手部骨间肌、小鱼际肌萎缩，爪形手畸形，手指外展、内收不能，环指尺侧半、小指及手掌面尺侧半感觉缺失。

应用解剖 尺神经由颈$_{7,8}$胸$_1$神经纤维组成，从内侧束发出，于腋动静脉之间下行，伴肱动脉内侧达臂中部，然后穿过内侧肌间隙伴尺侧上副动脉向内下行，经肱三头肌内侧头之前表面达肱骨内上髁和尺骨鹰嘴之间，此外伴尺侧下副动脉，然后进入内上髁后下方的尺神经沟内，发出关节支，随后主干行于肘关节尺侧副韧带后份和斜部的浅面，发出深屈肌（3~5指）及环小指指浅屈肌肌支。在腕上5cm处发出腕背支，支配手背尺侧半及环指尺侧、小指感觉。然后经腕尺管进入小鱼际，分为掌浅支和掌深支，掌深支经腕尺管Guyon管发出肌支支配全部骨间肌及第3、4蚓状肌。掌浅支支配掌短肌、小鱼际皮支，发出指掌侧总神经至环指尺侧、小指两侧以及掌面尺侧皮肤。

病因及发病机制 臂部、肘前部、前臂部切割伤、枪弹伤等开放性损伤可直接损伤尺神经，上肢部撞击伤、碾压伤或牵拉伤可合并尺神经损伤，肘关节损伤、桡尺骨远端骨折、腕骨骨折脱位也可致尺神经损伤，骨关节手术时可误伤尺神经。

临床表现 ①爪形手畸形：以环指最为明显，Fowler试验可阳性，即爪形手时压住手指近节背侧使掌指关节位于平伸位，若此时爪形手消失、指间关节伸直即为阳性。②手部骨间肌麻痹、萎缩：以第1背侧骨间肌最为明显。小鱼际肌麻痹、萎缩，第3~5蚓状肌麻痹，拇内收肌麻痹，手指外展、内收不能，拇示指捏夹试验阳性，以环小指最为明显。

拇指不能内收，小指处于外展位不能内收，Warterng 试验阳性。③环指尺侧半、小指，手掌面尺侧半感觉消失。④手背面尺侧半感觉消失。⑤环小指远节指间关节屈曲不能，屈腕力量减少，手尺偏功能丧失，呈桡偏畸形。

诊断 ①外伤史：常有外伤史、切割伤史、枪弹伤史、手术伤史。②尺神经起始部至肘部以上完全性损伤：出现上述所有临床症状、体征。③尺神经肘部以下至腕部损伤：出现爪形手畸形、手部骨间肌麻痹与萎缩，环指尺侧半、小指，手掌面尺侧半感觉消失；有可能出现手背面尺侧半感觉消失、环小指远节指间关节屈曲不能、屈腕力量减少。④尺神经腕部以下损伤：仅出现爪形手畸形、手部骨间肌麻痹与萎缩，环指尺侧半、小指，手掌面尺侧半感觉消失。⑤肌电图示相应的肌肉失神经支配。

治疗 有明确外伤史及上述功能障碍时应尽早行手术探查、神经修复术。术中应注意保护前臂内侧皮神经、臂内侧皮神经。尺神经肘管内损伤时，在行神经修复后应行尺神经前置术。但是，由于尺神经是上肢诸神经中进行神经修复后康复率最低的，所以一般尺神经损伤1年或神经修复术后1年，功能无恢复者均应及时行功能重建术。包括：①将环小指指深屈肌腱与示、中指指深屈肌腱缝合以重建环小指末节屈曲功能。②拇短伸肌腱、示指固有伸肌腱移位重建拇、示指对捏功能术。③手内在肌功能重建（如Bannell法指浅屈肌转位重建骨间肌功能等）。④桡神经浅支移位至尺神经掌浅支重建环、小指感觉功能。

（顾立强）

ráoshénjīng sǔnshāng

桡神经损伤（radial nerve injury）

桡神经在各种损伤因子作用下发生伸腕、伸拇、伸指不能，出现垂腕、垂指畸形，虎口部可出现感觉减退或感觉缺失。

应用解剖 桡神经由颈$_{5\sim8}$胸$_{1}$神经纤维组成，是后束的延续终支。桡神经在腋部行于腋动脉之后，肩胛下肌、大圆肌、背阔肌之前，在背阔肌下缘自腋部沿桡神经沟进入上臂。此过程中桡神经发出肱三头肌肌支以及臂后皮神经、臂下外侧皮神经和前臂后皮神经，并在桡神经沟中段穿出，于肱三头肌内外侧头之间，紧贴骨面由内上后方斜向外下前方，主干穿过臂部外侧肌间隙，在肱肌外侧缘和肱桡肌之间的浅沟内行向下方。主干在肘窝肱二头肌腱的桡侧1cm附近、肱骨外上髁的前方分为浅、深两大终末支，在分支前发出肱桡肌肌支及肘关节支。桡神经浅支在肱骨外上髁的前外侧下降，行于旋后肌前表面、桡动脉的外侧、肱桡肌之深面。在前臂中1/3段仍位于肱桡肌之后，紧靠桡动脉及拇长屈肌的前面。桡神经浅支在腕上方约7cm处经肱桡肌肌腱深面绕行至桡骨外侧，在拇长屈肌和拇短伸肌腱的浅面离开桡动脉至手背部穿过深筋膜，相继分出4~5支指背神经。桡神经深支（又称骨间背神经）绕桡骨颈的外侧部，横过旋后肌深、浅层之间达前臂背侧面。旋后肌深、浅层之间的前部有一些血管和腱膜组成称为旋后弓——Frohse弓，桡神经深支易在此受压。深支在此段发出旋后肌支、指伸肌支、小指伸肌支、尺侧腕伸肌支和桡侧腕短伸肌支。此后桡神经深支与骨间背动、静脉行走于浅、深层指伸肌之间，在拇长展肌表面发出拇长展肌肌支、拇短伸肌肌支、拇长伸肌肌支及示指伸肌肌支，其终末支形成关节支。

病因及发病机制 多见于肱骨中段骨折合并桡神经损伤，肱骨中段骨折切开复位、钢板内固定术或钢板内植物取出时，也可牵拉、切割、电灼等致伤桡神经；臂部、肘前部、前臂部切割伤、枪弹伤等开放性损伤可直接损伤桡神经；上肢部撞击伤、碾压伤或牵拉伤可合并桡神经损伤。醉酒睡眠和极度疲劳后不良睡姿可导致桡神经压迫性损伤。偶见药物注射性损伤史。

临床表现 ①出现垂腕、垂指畸形，前臂伸肌群萎缩。②伸2~5指掌指关节不能，拇指不能背伸和桡侧外展，处于内收位，伸腕不能，伸肘位前臂不能旋后。③手背桡侧、拇示指及中指桡侧半感觉可减退或消失，以虎口部最为明显。④肱桡肌萎缩，上臂伸肌群萎缩，伸肘功能障碍。

诊断 ①外伤、手术史。②桡神经起始部（腋部）完全性损伤：出现上述所有临床症状、体征。③桡神经上臂部损伤：仅伸肘功能正常，其他功能均出现障碍。④桡神经肘部损伤：伸肘功能正常，伸腕功能可正常，其他功能出现障碍。⑤桡神经深支损伤：主要出现垂指畸形，2~5指掌指关节不能伸直，拇指不能背伸和桡侧外展。无感觉功能障碍。⑥肌电图示相应的肌肉失神经支配。

治疗 桡神经闭合性损伤宜先采取保守治疗，合并骨折、脱位应先行骨折复位，若伴桡神经麻痹可先观察1~3个月，同时做康复和药物治疗，多数患者可以恢复。由于睡眠或手术时肢体位置不当、压迫所致的桡神经麻痹，一般预后良好，若保守治疗3个月无效，考虑手术探查。应仔细探查桡神经在桡神经沟的全程情况以及桡神经深支在旋后肌管内的情况。桡神经开放性损伤宜及早手术。彻底清创后，仔细探查桡神经，桡神经断裂伤应一期修复，若污染重可考虑延期修复或二期修复。神经缺损者可视具体情况做一期神经移位或二期修复。对于桡神经损伤后1年或神经修复术后1年，伸肘、伸腕或伸拇、伸指功能无恢复者，可行功能重建术，包括背阔肌移位重建伸肘功能、旋前圆肌肌腱移位至桡侧腕短伸肌重建伸腕功能、尺侧腕屈肌移位重建2~5指伸指功能、掌长肌肌腱移位重建伸拇功能等。

（顾立强）

zhǐshénjīng sǔnshāng

指神经损伤（digital nerve injury）

指神经受切割性等损伤后出现相应手指的一侧皮肤感觉减退或感觉缺失。

应用解剖 拇、示、中指两侧指固有神经和环指的桡侧指固有神经束源于正中神经，为正中神经的终末支。环指尺侧指固有神经和小指两侧指固有神经来自尺神经掌浅支，为尺神经的末梢支。拇、示、中指两侧指背神经和环指桡侧指背神经起源于桡神经浅支，为桡神经浅支的末梢支。环指的尺侧指背神经、小指两侧指背神经中起源于尺神经腕背支的末梢支。

手指的指掌侧固有神经都走行于屈肌腱腱鞘的外侧和指固有动脉的浅内侧，行至指末节中后形成神经末梢；而手指的指背神经则走行于手指背两侧，在两侧指背静脉的深面、手指两侧皮系韧带的背侧，行至甲床的5mm处形成神经末梢。

病因及发病机制 切割性等损伤多见，碾压性损伤少见。

临床表现 指神经损伤后，相应手指麻木，皮肤感觉减退或消失。

诊断 ①外伤史、切割伤史。②手指麻木，皮肤感觉减退或消失，手指掌侧皮肤干燥，指腹瘪陷。③两点辨别觉检查大于6mm。

治疗 有明确外伤史，手指感觉功能消失或减退者应早期行神经修复术。神经断裂，一般行无张力下神经缝合。若有神经缺损，宜行神经移植修复。术中在进行指神经修复时，应注意保护指动脉。

（顾立强）

shàngzhī shénjīng qiǎyāzhèng

上肢神经卡压症（upper-limb nerve entrapment）

发生于上肢神行经特定区域的慢性压迫性神经损害。又称上肢神经卡压综合征。同一条神经在两个解剖区域受卡压，称双重神经卡压症（double nerve entrapment）。如神经经过肌腱起点处、穿过肌肉处、绕过骨性隆起处或行经纤维骨性鞘管处，因这些部位的组织较硬韧，神经本身可移动性较小，易受解剖通道缩窄处的慢性压迫，加上肢体活动对局部的牵拉摩擦导致神经损害，产生感觉或运动障碍。上述部位的一些局部病变，如腱鞘滑膜炎、肿物或先天性结构异常等，也常压迫神经致神经损害。全身性因素如糖尿病、更年期、多发性神经炎及甲状腺功能不全等，可能使神经对缩窄压迫的敏感性增加，发生神经卡压症的机会增多。

常见的上肢神经卡压症，包括胸廓出口综合征、肩胛上神经卡压症、肩关节四边孔综合征、肘管综合征、肘前综合征、骨间掌侧神经卡压症、骨间背侧神经卡压症、腕管综合征、腕尺管综合征等。

（顾立强）

zuògǔ shénjīng sǔnshāng

坐骨神经损伤（sciatic nerve injury）

坐骨神经在各种损伤因子作用下发生下肢大部分神经功能障碍。临床上表现为小腿不能屈曲，踝足、足趾运动完全丧失，小腿外侧及足部麻木、感觉缺失，可出现足下垂、高弓足和爪状趾畸形。

应用解剖 坐骨神经是全身最大的神经，起自腰骶丛，由胫神经和腓总神经两部分组成。胫神经及腘绳肌支部分主要来源于腰$_{4\sim5}$、骶$_{1\sim3}$的前股，腓总神经主要来源于腰$_{4\sim5}$、骶$_{1\sim2}$的后股。腰骶丛发出后很快形成坐骨神经干，起始部横径约2cm，包于一个总结缔组织纤维鞘内，一般经梨状肌下孔出坐骨大孔离开骨盆，进入臀部；有时也穿越梨状肌肌性结构。在臀区，坐骨神经位于臀大肌的深面，由上而下贴附于坐骨背面、上孖肌、闭孔内肌腱、下孖肌和股方肌的后面，在股骨大转子与坐骨结节之间下行至股后区，贴附于大收肌的后面，并位于臀大肌下及股二头肌长头外侧所成的角内，在此处向下按压坐骨神经即引起麻木感。自髂后上棘至坐骨结节做连线，在其上中1/3交界处至大转子尖再引一线，即代表梨状肌下缘，此线内中1/3交界处为坐骨神经主干穿出处。其内侧毗邻臀下动脉和股后皮神经，臀下动脉发出一坐骨神经伴行动脉，贴坐骨神经表面下行，滋养神经。在股后区，坐骨神经包于一团脂肪组织中，沿股后部中线行于大收肌浅面和股二头肌长头深面，下降至腘窝上角处，分为两终支。内侧为胫神经，较大，在腘窝垂直下行；外侧为腓总神经，较小，斜向外下方，沿股二头肌内侧下行。坐骨神经干横断面呈椭圆形，在股后部其横径约 10mm，前后径约 4mm，内侧部比外侧部稍大，横断面积约 $1840mm^2$。体表投影为自坐骨结节与大转子连线内中1/3处，向下至腘窝上角的连线。坐骨神经主干的分支，包括股二头肌长头肌支、股二头肌短头肌支、半腱肌支、半膜肌支、大收肌支、髋关节支。

病因及发病机制 坐骨神经常因臀部或股部火器伤、刺伤等贯通伤所致损伤，可为完全性或部分损伤。髋关节骨折、脱位可引起牵拉性损伤，髋关节置换手术或臀部肌肉注射也可致医源性坐骨神经损伤。股骨干骨折也可致伤坐骨神经。其中，牵拉性损伤是坐骨神经损伤的常见原因，以不完全性损伤为主，且多发于腓总神经。森德兰（Sunderland）认为腓总神经位置较表浅，位于坐骨神经总干的浅外侧，血液供应较胫神经差，且神经束大而少，结缔组织较少，上下端较为固定（下端指绕腓骨颈处被筋膜所固定），因此坐骨神经牵拉性损伤多以腓总神经损伤为主。加上腓总神经所支配的肌肉失神经支配后易受重力作用被动过度牵拉（足下垂与夜间睡眠时被子压迫足尖），其肌肉收缩功能即使在神经再支配后也不易恢复。

临床表现 ①股后肌群，小腿前、外侧、后肌群与足的肌肉全部瘫痪，小腿不能屈曲，踝足、足趾运动完全丧失，足下垂。②因股四头肌正常，膝部保持伸直状，借躯体重心前倾可获得支持，故尚能步行，呈跨阈步态。③小腿外侧及足部麻木、感觉丧失，皮肤干燥。④足底负重区——足跟、跖骨头及第 5 趾外侧等处因无感觉，加上血管舒张、营养障碍常易受伤出现溃疡，易感染且经久不愈。⑤足内在肌的瘫痪，可出现高弓足和足趾爪形畸形，个别患者因重力作用出现足下垂、跟腱挛缩畸形。⑥跟腱反射消失。

诊断 ①外伤史。②坐骨大孔处、臀区、大腿上段处坐骨神经完全性损伤：出现上述所有临床症状、体征。③大腿中下段坐骨神经损伤：因股二头肌、半腱肌、半膜肌肌支未全部受损，小腿屈曲功能尚可保存。④肌电图示相应的肌肉失神经支配，如静止期纤颤波、重收缩期无动作电位等。⑤B 超、高分辨率 MRI 可显示坐骨神经受压、断裂等。

治疗 坐骨神经以牵拉性损伤多见，有自然恢复的可能，其病理改变以Ⅰ度、Ⅱ度及Ⅲ度损伤为主。Ⅰ度损伤：有望在 1~5 个月恢复；Ⅱ度损伤：运动功能恢复取决于轴突再生速度与神经再支配肌肉的位置，膝以上轴突再生速度约为 2mm/d，膝以下约 1mm/d。按损伤部位至肌肉距离结合轴突再生速度可以计算恢复时间。对于坐骨神经闭合性牵拉损伤，可先行非手术治疗：①下肢肌肉麻痹：应予以适当的石膏固定或支具保护、支持，防止肌腱挛缩（尤其是跟腱挛缩），防止畸形出现，维持踝足与足弓的稳定。②皮肤清洁保护：防止意外损伤，调整鞋帮松紧度，保持鞋底柔软性与足弓弧度，防止压迫损伤，防止出现溃疡或足癣感染。③功能锻炼、被动活动。对于坐骨神经高位完全性损伤，修复效果虽不够满意，但若有部分恢复，尤其是足底感觉（保护性感觉）的恢复有重要意义，故手术探查修复仍有其价值。其手术适应证：①牵拉性损伤。6 个月未见明显改善者，应手术探查。②骨折移位或关节脱位。牵拉压迫性损伤、骨折碎片复位不满意、疑有直接刺伤或压迫神经者，应尽早手术探查，解除压迫。③开放性损伤。清创时对切割伤一期缝合修复；对火器伤等神经断裂伤延期或二期修复。④药物注射性损伤。显微外科修复手术包括：①神经松解术：包括神经外松解术、神经内松解术。②神经缝合术：术中要注意大腿中 1/3 处有至腘绳肌的肌支，应分离后行神经束膜缝合术，其余行神经外膜缝合术；大腿下 1/3、腘窝处有至小腿三头肌的肌支，小腿上1/3处因有腓肠肌肌支，行束膜缝合，腓总神经因在腓骨头处旋转 180°，应行束膜缝合。③神经移植术等。

（顾立强）

gǔshénjīng sǔnshāng

股神经损伤（femoral nerve injury）

股神经在各种损伤因子作用下发生大腿不能屈曲、膝关节不能伸直、行走不稳、小腿内侧感觉障碍。

应用解剖 股神经是腰丛的最大分支，来源于腰$_{2\sim4}$前支后股，部分还可来自腰$_1$或腰$_5$，在腰大肌至髂肌上 2/3 处汇合后，行于腰大肌与髂肌在腹股沟韧带上方的沟中，沿髂肌表面下行，经腹股沟韧带深面肌腔隙的内侧份进入股三角，位于股动脉的外侧，旋髂动脉横越其表面。于股三角内，主干很短，在韧带的下方 3~4cm 处先分为前、后两股，再分为许多肌支、皮支及关节支。股神经的滋养血管来自髂腰动脉髂支和旋髂深动脉的深支。股神经主干的分支有髂肌支、腰大肌支、股动脉支。股神经前股的终末支有缝匠肌支（多为2~3支，常与股中间皮神经共干）、股中间皮神经（前皮支）、股内侧皮神经（后皮支）等。股神经后股的终末支：①隐神经。自后股分出后，在股三角内于股动脉外侧下行，进入内收肌管，在收肌管下端穿股收肌腱板，伴随隐动脉行于缝匠肌与股薄肌之间，于膝关节内侧穿出深筋膜，发出髌下支，与股外侧皮神经、股中间皮神经、股内侧皮神经的分支构成髌丛。隐神经主干伴大隐静脉下降至小腿内侧，在小腿下1/3段上区分为两支。一支继续沿胫骨内侧下降至内髁；另一支经内踝前面与大隐静脉伴行，行于大隐静脉之前，下降至足的内侧，有时可达趾，支配小腿前内侧、踝前内侧、足内侧的皮肤感觉。隐神经于胫骨粗隆平面的横径平均为2.3mm。隐神经可作为神经供区材料，最长可切取40cm。②内侧肌支。常为3~7支，自后股发出后，于缝匠肌深面，沿隐神经外侧下行至股收肌腱板的浅面，经股内侧肌的内侧进入该肌，并常有一分支沿股内侧肌前面下降至膝关节。③股中间肌支。常为2~6支，于股部中点处，在该肌处部前面进入该肌，并有分支至膝关节肌和膝关节。④股外侧肌支。通常为2~6支，于股外侧前缘与旋股外侧动脉降支伴行，至该肌的下部进入肌内，亦有分支至膝关节。⑤股直肌支。常为2~6支，自该肌的上部深面进入肌内，并发出髋关节支与旋股外侧动脉的升支伴行至髋关节。⑥膝关节肌支。自股中间肌支分出，在股内侧肌与股中间肌之间下降至膝关节肌，并发支至膝关节。

病因及发病机制 股神经损伤较为少见。一般为下腹部火器弹片伤或手术误伤，可同时伴有小肠损伤，有时伴有髂血管的损伤；骨盆骨折时可挫伤或牵拉致伤股神经。还有外伤性髂肌鞘内血肿致股神经麻痹的报道。单纯隐神经损伤则常是下肢静脉曲张手术的并发症。

临床表现 ①髂腰肌及股四头肌均瘫痪，大腿不能屈曲，膝关节不能伸直，行走不稳，容易跌倒，上楼梯十分困难，不能跳跃，行走困难。②大腿前侧肌群明显萎缩。③股神经的感觉自主区很小，大腿区仅在髌骨内上方有一小块麻木区。④隐神经支配区小腿内侧感觉障碍。⑤若为股神经受压刺激则出现大腿前侧和小腿内侧皮肤感觉区疼痛。

诊断 ①外伤史。②高位股神经损伤：出现上述临床症状、体征。③低位股神经损伤：髂肌不瘫痪，屈髋正常。④晚期患者股四头肌无力，可有阔筋膜张肌功能代偿部分功能，病变可能不明显。⑤肌电图示股四头肌失神经支配。

治疗 对于股神经火器伤或其他开放性损伤，有急诊手术清创、神经探查指征。对于闭合性骨盆骨折移位所致的牵拉性损伤，可先行保守治疗。若股神经损伤系手术误伤，也待原手术切口愈合后，再行探查。术中可尽量游离两神经断端，可屈曲髋关节，做直接端端缝合。术后用髋人字石膏固定于髋屈曲位6周。而对于股神经损伤超过2年或修复后无功能恢复，酌情行神经功能重建手术，可考虑股二头肌腱、半腱肌前移重建股四头肌功能。单纯隐神经损伤一般不需行手术修复，若形成神经瘤且有刺激症状，则行手术处理、神经瘤切除。

（顾立强）

bìkǒng shénjīng sǔnshāng

闭孔神经损伤（obturator nerve injury）

闭孔神经在各种损伤因子作用下发生大腿内收无力，大腿内侧感觉障碍。

应用解剖 闭孔神经是腰丛的一个分支，来源于腰$_{2\sim4}$神经前支的前股。从腰丛分出后位于腰大肌后侧，经腰大肌内侧穿出，于髂血管后方沿骨盆壁向前、向下，位于蜂窝组织之中，与闭孔动脉伴行至闭孔管，穿出闭孔到闭孔膜前面。穿出闭孔后即分出一关节支进入髋关节。此后闭孔神经分出两终末支——即前支与后支。前支位于短收肌之前，分支支配长收肌、股薄肌、短收肌，有时分支到耻骨肌，有一关节支至髋关节。后支经短收肌后侧下降，支配闭孔外肌、大收肌，有时支配短收肌，有一关节支至膝关节。前支的皮支支配股内侧区皮肤。

病因及发病机制 闭孔神经损伤罕见，多见于其行程中局部锐器切割伤损伤其主干或分支；也可因肿瘤压迫致伤；骨盆骨折时，移位的骨折断端压迫致伤，偶见晚期骨痂压迫，甚至包裹致伤闭孔神经。

临床表现 因闭孔神经以运动成分为主，损伤后出现大腿内收无力；感觉障碍主要局限于大腿内侧，出现皮肤感觉缺失或感觉减退；骨痂压迫者则可出现大腿内侧疼痛、皮肤感觉异常。

诊断 ①外伤史。②大腿内收无力。③大腿内侧皮肤麻木，感觉丧失或消退。④肌电图示股内侧肌群肌肉失神经支配。

治疗 闭孔神经损伤后，瘫

痪的内收肌功能将由其他肌肉代偿，病变较轻。一般不需进行修复。大腿内侧疼痛、皮肤感觉异常者则可行手术探查、骨痂切除、神经松解，必要时可行闭孔神经近段切断术。

（顾立强）

jìngshénjīng sǔnshāng

胫神经损伤（tibial nerve injury）

胫神经在各种损伤因子作用下发生足不能跖屈、内收、内翻，足趾不能跖屈、内收、外展，可呈仰趾足、高弓足畸形，膝屈曲无力，足底、足跟皮肤感觉障碍。

应用解剖 胫神经为坐骨神经的续行段，较大，位于腘窝中间最浅面。腘静脉位于其深面，动脉又在腘静脉深面，三者共同包于血管神经鞘中。胫神经上部位于腘动脉的外侧，在下部则居于腘动脉的内侧。在腘肌下与腘动、静脉一起出腘窝下角，经比目鱼肌腱弓深面进入小腿深层。胫神经在小腿上部伴同外侧的胫后动、静脉行于小腿三头肌深面、胫后肌的浅面。行至小腿下1/3，胫神经转至胫后血管的外侧，贴胫骨后面下降，行于跟腱与内踝之间，表面仅为皮肤和深筋膜。在内踝后方，胫神经与胫后血管共同穿屈肌支持带（分裂韧带）深面进入足底，于此分为足底（跖）内侧神经与足底（跖）外侧神经两终支。胫神经分支：①腓肠内侧皮神经。在腘窝部发自胫神经，随小隐静脉下降于小腿筋膜深面，在腓肠肌两头之间的沟内行于小腿后正中线；在小腿中点附近穿出深筋膜，接受腓肠外侧皮神经的腓肠交通支后则称腓肠神经。腓肠内侧皮神经可游离的长度为20cm，横径1.4mm，分布到小腿后面的上部。而腓肠神经自吻合点沿跟腱外侧下降（股骨内、外上髁连线平面下方24cm附近），经外踝下方至足背外侧，改称足背外侧皮神经，沿足及小趾外侧达小趾末节基底部。腓肠神经及终末支分布于小腿后面的下部、足及小趾外侧皮肤。②肌支。在腘窝部发出的有腓肠肌外侧头支（1～2支）、腓肠肌内侧头支（多为1支）、跖肌支（1支）、比目鱼肌支（多为2支）、腘肌支（多为1支），在小腿后部发出的有胫后肌支（1～4支）、𧿹长屈肌支（1~2支）、趾长屈肌支（1~3支）。③跟内侧支。于内踝后或下方发自胫神经干，多为一支，膜内型较多，仍与主干一起包在神经外膜内，直至胫神经分为足底内侧、外侧神经处才分出。跟内侧支自主干分出后，穿入足跟垫，分布于足跟底皮肤及内侧骨膜。④踝关节支。在胫神经将分成足底内、外侧神经时发出，穿内侧三角韧带，进入踝关节。⑤足底内侧神经（跖内侧神经）。于分裂韧带深面发自胫神经，于足底经𧿹展肌深面、𧿹展肌与趾短屈肌之间，沿足底内侧动脉内侧前行。足底内侧神经先分出1条趾底固有神经至趾内侧缘（趾内侧神经），然后在跖骨底处又分出3条趾底总神经（第1、2、3），行于足底腱膜与趾短屈肌之间，又各分为两条趾底固有神经。足底内侧神经在行进过程中分出4～11支皮支至足底内侧皮肤，发出肌支支配𧿹展肌、𧿹短屈肌、趾短屈肌和第1蚓状肌，终末皮支支配内侧3个半趾的皮肤。⑥足底外侧神经（跖外侧神经）。从胫神经起始后，经𧿹展肌深面，斜向前外侧，行于趾短屈肌与跖方肌之间，至足底外侧沟处，前行至第5跖骨底处分为浅、深两支。其主干发分支至跖方肌和小趾展肌，并发分支穿深筋膜至足底外侧皮肤，发关节支至跟骰关节。浅支分为第4趾底总神经和1条趾固有神经，分别分布于4、5趾相对缘和小趾外侧趾底，发肌支至小趾短屈肌、第3骨间跖侧肌和第4骨间背侧肌。深支与足底弓伴行，发分支至第2～4蚓状肌、𧿹收肌、第1～3骨间跖侧肌和背侧肌，发关节支至跗骨间关节、跗跖关节和跖趾关节。足底外侧神经在足底支配范围大于足底内侧神经。

病因及发病机制 沿胫神经行程任何平面均可受创伤、压迫或卡压，尤其在大腿中远段、腘窝、小腿近侧、小腿远侧及足部。

胫神经近侧（小腿上段以上）的损伤 在膝后部，可因火器伤、刀刺伤或手术误伤而伤及胫神经，膝关节脱位或骨折也可致伤胫神经。股骨下端骨软骨瘤、骨化性肌炎、腘窝囊肿可压迫胫神经。小腿后侧肌肉间隔综合征可引起胫神经急性压迫；慢性间隔综合征，肌肉挛缩粘连可压迫神经并使神经滑动受限。

胫神经小腿中段至踝部的损伤 ①胫骨中、远段骨折，出血、水肿、小腿后深间隔压力增高，导致压迫神经和（或）神经缺血、神经传导受阻。②内踝近侧胫后肌、趾长屈肌腱慢性腱鞘滑囊炎，致胫神经局部压迫。③小腿、踝内侧肌肉变异。④跖管近侧手术、踝关节损伤切开复位。

临床表现 ①小腿屈肌群和足底肌麻痹，肌肉萎缩导致膝屈曲无力（因腘绳肌等仍可屈膝），足不能跖屈、内收、内翻。足趾不能跖屈、内收、外展。②因腓骨肌、趾伸肌的拮抗性收缩，呈仰趾足、高弓足畸形，足弓弹性与强度丧失，不能持重，不能用足尖站直。可出现爪状趾畸形。③小腿后侧、足外侧缘、足跟外侧部、足底感觉障碍、皮肤干燥、营养障碍，易出现溃疡。个别患者出现皮肤感觉异常或灼性神经痛。

诊断 ①外伤史。②腘窝区胫神经损伤：出现上述全部的临床症状、体征。③小腿中下部低位胫神经损伤：以足趾运动障碍和足底、足跟皮肤感觉障碍为主。④肌电图示相应的肌肉失神经支配。⑤B超、高分辨率MRI可显示胫神经受压、断裂等。

治疗 对于闭合牵拉性损伤，有自然恢复可能者，可先行非手术治疗：①适当的石膏固定或支具保护、支持，防止高弓足、仰趾畸形出现，维持踝足与足弓的稳定。②皮肤清洁保护，防止意外损伤，调整鞋帮的松紧度，保持鞋底柔软性与足弓弧度，防止压迫损伤，防止溃疡出现、足癣感染。③功能锻炼，被动活动。神经修复手术的治疗目的在于恢复足底感觉和运动功能，其中足底感觉，即使是保护性痛觉的恢复也极有意义。

（顾立强）

féizǒng shénjīng sǔnshāng

腓总神经损伤（common peroneal nerve injury）

腓总神经在各种损伤因子作用下发生神经功能障碍，绝大多数伴有不同程度的神经结构的破坏，临床上表现为足下垂、踝关节背伸无力、足背感觉障碍。

应用解剖 腓总神经起于坐骨神经，在腘窝上角从坐骨神经主干分出后，沿股二头肌腱的内缘斜向外下，达股二头肌腱与腓肠肌外侧头之间，越过腓肠肌外侧头的后面而贴近膝关节纤维性关节囊，进而在腓骨小头后面绕过其下之颈部，与骨膜紧贴向前，在此处分为腓浅神经与腓深神经。腓浅神经先行于腓骨长肌与腓骨短肌之间并发出肌支支配此两块肌肉，继而下降于腓骨肌与趾长伸肌之间，在小腿下1/3处穿出深筋膜，分为足背内侧皮神经与足背中间皮神经，分布于足背、足趾，是足背的主要感觉神经。腓深神经穿过腓骨前肌肌间隔进入小腿前区，与胫前血管伴行下降，介于姆长伸肌与胫前肌之间，发出肌支支配胫前肌、趾长伸肌、姆长伸肌和第3腓骨肌，在踝关节前分为内、外两终支，内侧终支经趾短伸肌腱深面和足背动脉外侧至第1跖骨间隙，与腓浅神经的内侧支交通，并分为两条趾背支，分布于第1、2趾相对缘，外侧终支行于趾短伸肌外侧腱浅面，发支支配趾短伸肌等。腓总神经除了分为腓深神经、腓浅神经两终末支外，还发出以下分支：①关节支。有3支，上关节支、下关节支和关节返支。②腓肠外侧皮神经。于股骨内、外上髁连线上方，小腿后正中线外侧1.9cm处发自腓总神经，与腓总神经伴行一短段后穿出深筋膜，分布至小腿外侧和后面的皮肤。其主干长度为3.5cm，外径为2.1cm。腓肠外侧皮神经于近腓骨头处发出腓肠神经交通支，斜跨过腓肠肌外侧头浅面，在小腿中部与腓肠内侧皮神经汇合组成腓肠神经。

病因及发病机制 腓总神经致伤原因众多，受伤机制复杂。

锐性切割损伤 如刀刺伤、切割伤；腓骨近端骨折、股骨远端骨折，移位锐利的骨折碎片或断端损伤腓总神经。

牵拉性损伤 膝部骨折、关节脱位，如外侧副韧带断裂、腓骨头骨折、膝关节完全脱位等，腓总神经被过度牵拉而损伤；长时间膝关节过伸位，也可发生牵拉性损伤；足踝内翻损伤时，牵拉被固定于腓骨长肌的腓神经等。

压迫性损伤 如腓骨头区骨软骨瘤、腓动脉假性神经瘤、胫腓关节囊肿慢性卡压；肥胖者重复交腿，且持续时间过久，会压迫损伤腓总神经；上胫腓关节慢性脱位，继发压迫腓总神经。

缺血性损伤 如骨筋膜室综合征，小腿肌肉缺血性挛缩时也可并发腓总神经损伤。

医源性损伤 ①石膏托、支具外固定损伤：固定带过紧，膝过伸或轻度屈膝位石膏边缘直接压迫，身体消瘦者明显。②小腿骨牵引时牵拉重量过重，致腓总神经牵拉伤。③膝上气囊止血带边缘压迫损伤，膝屈曲位大腿置止血带，伸直位时腓总神经受牵拉或压迫。④膝外冰袋理疗直接冻伤致腓总神经完全性麻痹。⑤膝外翻高位截骨矫形术中误伤。⑥膝后路内镜手术中误伤。⑦小腿延长时神经牵拉伤、腓骨长肌筋膜压迫神经。⑧手术中，腓骨头或腓骨长肌区神经的完全或部分切割伤，术中过度牵引致神经暂时性传导阻断。⑨骨折复位时断折端对神经的嵌压。

临床表现 ①小腿伸肌群、足外翻肌（外侧肌群）与足背肌麻痹，踝足不能背伸、外翻呈足下垂畸形，可伴内翻畸形，晚期形成马蹄内翻足畸形。步行时用力提高下肢，呈跨阈步态或公鸡步态。足趾不能背伸呈屈曲状态。②小腿前外侧与足背皮肤感觉障碍、皮肤干燥、营养障碍。

诊断 ①外伤史。②腓骨头处腓总神经损伤：出现上述全部临床症状、体征。③腓深神经单独损伤：足下垂稍外展、足背伸、内翻障碍，感觉障碍仅局限于足背第1、2趾趾间。④腓浅神经单独损伤：足外翻障碍、小腿外侧与足背感觉障碍。⑤肌电图示相应的肌肉失神经支配。⑥B超、高分辨率MRI可显示腓总神经受压、断裂等。

治疗 对于压迫性损伤，尽快解除压迫因素；闭合牵拉性损伤或缺血性损伤，可先行保守治疗，密切观察神经功能恢复情况，3~6个月无恢复者可考虑手术治疗；锐性或开放性损伤，需要早期行手术探查、神经修复、神经移植。晚期后遗症可手术矫形或重建功能，如单纯腓总神经损伤，可行胫后肌转移重建足背伸功能。

（顾立强）

xiàzhī shénjīng qiǎyā zōnghézhēng

下肢神经卡压综合征（lower limb nerve entrapment syndrome）

下肢神经受到机械性压迫而产生的周围神经损伤性疾病。下肢的周围神经在解剖学通路上，有一段或有某一点或几点具有坚韧的壁性结构，限制神经的活动，这些壁性结构发生异常改变时，即对神经产生机械性压迫，从而引发一种特殊类型的周围神经损伤性疾病。常见的下肢神经卡压综合征，包括梨状肌综合征、腓总神经卡压综合征、跗管综合征、趾总神经卡压综合征、腓浅神经卡压综合征等。神经卡压的部位不同，其所表现的神经运动、感觉功能障碍也不一样，但其共同点为早期患肢酸胀、麻木、无力，并有放射性疼痛。晚期神经支配区感觉障碍、肌肉萎缩、肢体屈伸活动受限，呈现受损神经麻痹所特有的畸形，如垂足畸形等。患肢有时可出现自主神经系统的营养改变，如多汗、皮温下降、发凉等。肌电图检查可出现神经传导速度减慢或潜伏期延长，重者可出现失神经的自发电位。下肢的周围神经卡压综合征比上肢少见得多，也正是因为少见，更容易被误认为是常见的腰椎间盘突出症、第3腰椎横突综合征等。如果能对腰腿放射性疼痛的患者常规做系列检查，包括感觉改变的范围、肌力下降的情况，可能会发现下肢的周围神经卡压性疾病并不少见。多数下肢神经卡压综合征可采用保守治疗，如口服神经营养药物、理疗等，部分保守治疗无效的病例需手术治疗。

（林浩东）

lízhuàngjī zōnghézhēng

梨状肌综合征（piriformis syndrome）

坐骨神经经梨状肌下方或穿经梨状肌时受到压迫或钳夹引起的以下肢麻痛、无力为主要临床表现的神经卡压综合征。

病因和发病机制 梨状肌起自骶骨前外侧面，止于股骨大粗隆部，是下肢外旋肌之一。梨状肌由于受到异常坐骨神经通过的影响，可以部分或全部地被分隔为两部分、三部分，甚至四部分。通常情况下，梨状肌的肌腱位于梨状肌的外侧，坐骨神经通常在梨状肌的偏内侧经过该肌肉，所以坐骨神经或其分支一般不与梨状肌的肌腱毗邻。但如果梨状肌肌腱发育异常时，坐骨神经或其分支可能经过梨状肌肌腱的前方或后方。当髋关节外展时，梨状肌下孔变窄，坐骨神经更接近坐骨嵴，坐骨神经和水平面成角变大，更容易出现坐骨神经卡压。

引起梨状肌综合征的病因很多，主要有以下几方面。①梨状肌压迫坐骨神经：由于坐骨神经或其分支通过异常的梨状肌，因而半个多世纪以来，人们一直认为这种变异是病因之一。②变异的梨状肌肌腱导致坐骨神经受压：异常的梨状肌肌腱直接压迫坐骨神经及其周围的营养血管，导致局部血运障碍及无菌性炎症反应是引起坐骨神经痛的一个重要因素。③骶髂关节病变及梨状肌肌腱止点下方与髋关节囊之间滑液囊的炎症等。④其他原因：如局部的占位性病变或异常的血管束造成的卡压等。

临床表现 多见于青壮年男性。可有臀部外伤史、劳累、受寒湿等诱因。主要症状为臀中部相当于梨状肌体表投影部位的疼痛，并向股外侧、股后侧、小腿外侧放射。大部分患者有下肢痛和间歇性跛行，下蹲休息后症状可缓解。体检常可发现梨状肌痉挛，呈条索状或腊肠状，部分患者可出现臀部、股部等肌肉萎缩，梨状肌有压痛，并向下放射。弯腰时下肢疼痛加重，脊柱后伸时疼痛减轻或缓解。直腿抬高试验多为阳性。将足内旋疼痛出现，并向下放射。

诊断 梨状肌综合征诊断较困难，通常只有在明确没有引起坐骨神经痛的其他病因时才被考虑。常用的诊断依据有如下几点。①臀中部疼痛，并向股外侧、股后侧、小腿外侧放射。②有时可扪及痉挛的梨状肌，压痛明显，并向下肢放射。③有助于梨状肌综合征诊断的常用试验：a. 梨状肌试验（主动试验）。令患者伸髋、伸膝时做髋关节外旋动作，同时在患者足部予以对抗，患者臀中部及坐骨神经出现疼痛或加重为阳性。b. 梨状肌试验（被动试验）。检查者被动用力内旋、屈曲、内收患者髋关节，引起患者疼痛或疼痛加重者为阳性。c. Lasegue征。患肢处于屈髋伸膝位时诱发坐骨神经痛为阳性。d. Freiberg 征。患侧髋关节被动内旋时诱发坐骨神经痛为阳性。e. Beatty 试验。患者健侧卧位，抬高患肢后诱发坐骨神经痛为阳性。④坐骨神经肌电图检查：可有异常发现，如呈现纤颤电位或单纯相等变化，神经传导速度可下降。肌电图检查还可用于梨状肌综合征的鉴别诊断，腰椎间盘突出症患者梨状肌近侧肌肉有异常表现，而梨状肌综合征患者只有梨状肌及其远侧肌肉出现异常表现。⑤MRI 检查：可以清晰地显示梨状肌的形态以及坐骨神经的走向，有助于本病的诊断。

治疗 早期可先行保守治疗，消除致病因素，如防止臀部外伤及长期坐凳的压迫等。口服非甾体抗炎药、肌肉松弛剂、神经营养药、局部药物注射等治疗。大部分患者经过保守治疗后症状可得到缓解。如经过 3~6 个月的保守治疗症状无明显改善的患者可考虑手术治疗，在梨状肌止点部位切断腱性组织，并进行坐骨神经的探查松解。

（林浩东）

féizǒng shénjīng qiǎyā zōnghézhēng

腓总神经卡压综合征（common peroneal nerve entrapment syndrome）

腓总神经在腓骨颈的骨-筋膜管内被卡压所致的综合征。表现为足与小腿外侧疼痛、麻木、感觉障碍，踝背伸，伸趾无力，外翻力弱或消失，是下肢较常见的一种周围神经卡压综合征。

病因和发病机制 腓总神经起源于腰$_{4,5}$及骶$_{1,2}$神经，是坐骨神经的一个分支，沿股二头肌内侧缘行向外下，穿过腘窝外上方达腓骨颈。腓总神经进入腓管之前，紧贴于腘窝外侧沟内，其外侧为股二头肌肌腱，前内侧为腓肠肌外侧头，后方为致密的腘窝筋膜及髂胫束的移行部，腓总神经行走于由这三者围成的致密神经沟内，这是其易受损伤的主要原因。腓总神经经过腘窝外侧沟后，沿腓骨头的后外侧下行，在腓骨头颈交界部开始与腓骨骨膜相贴，并进入腓管。腓管是由少许腘筋膜和腓骨长肌纤维与腓骨颈所形成的骨纤维隧道，在腓管内腓总神经与腓骨颈的骨膜紧贴，腓总神经通过腓管后进入小腿并在该处分为腓浅神经和腓深神经，分布于小腿前、外侧伸肌群及小腿外侧和足背皮肤。临床上，行经于腘窝至腓管这一段的腓总神经，易受各种复杂外来应力的损伤而发生卡压。

引起腓总神经卡压的病因较多，常见有：①解剖性因素。如腓总神经反复与腓骨长肌纤维弓摩擦、发生水肿后而致受压，局部结缔组织增生则会加重受压症状。②局部占位性病变。如股二头肌腱腱鞘囊肿等。当深筋膜有破损而发生腓肠肌肌疝时，也会引起腓总神经受压。③小腿上端部位的骨折。如腓骨颈骨折、胫骨平台骨折等，晚期骨痂形成过程中可直接或间接对腓总神经形成压迫。④有力的踝关节内翻位扭伤。由于腓总神经被拴在腓骨颈上方腓骨长肌深面，当有力地内翻踝关节引起突然地牵拉腓总神经时亦可导致其损伤。⑤医源性损伤。如膝关节置换术后引起的腓总神经麻痹、石膏或小夹板使用不当等。⑥姿势和职业性特点。肢体长时间维持一种使神经受压或牵拉的姿势或工作使神经反复受压、摩擦也可引发此病。⑦坐骨神经损伤。会导致腓骨长肌纤维弓腱性成分增多，弹性下降，腓管内压力增高，造成腓总神经的继发性卡压。

临床表现 该病通常起病较缓慢，除局部占位性病变外，常有外伤史。患者多以小腿无力、前外侧麻木或足下垂等原因就诊；也有部分患者表现为膝关节外侧的疼痛。体格检查往往可见胫前肌、趾长伸肌、腓骨长肌、踇长伸肌肌力下降，小腿外侧及足背部皮肤感觉减退，腓骨颈部蒂内尔征常呈阳性，有时局部可扪及肿块。部分症状严重、出现足下垂者，行走时需高抬膝、髋关节，足向上甩，呈跨阈步态。

诊断 主要根据该神经相应的运动和感觉功能的症状来诊断。腓总神经主要包括腓深神经和腓浅神经两部分。可通过检测胫前肌的背伸踝关节功能、踇长伸肌伸踇和 2~4 趾的伸趾功能改变来判断腓深神经的功能。如果伸踇功能表现为不完全麻痹，这时可以通过双侧对比来进一步确定。足背部区感觉障碍也是诊断依据之一。腓浅神经功能检测可通过检查腓骨长短肌的肌力来判断，可见腓骨长短肌无力，踝关节外翻动作减弱。若小腿外侧皮神经或腓肠神经的交通支在靠近腓总神经的部位受压，小腿外侧的感觉也会缺失。腓骨颈部后方至前方 3~4cm 一段腓总神经蒂内尔征阳性，仔细扪之可能会发现该段神经增粗、变硬，压之有酸胀、麻痛等症状。

肌电图检查可见卡压段腓总神经传导速度减慢，并且于病变上段刺激神经时诱发电位幅度下降，该检查具有确诊及定位价值。磁共振检查和 B 超对腓总神经卡压的诊断有一定的帮助。典型的神经卡压 B 超表现为卡压部位神经变形，卡压近端部位神经肿胀，可能有神经瘤形成或远端神经萎缩。磁共振能精确地显示软组织病变情况并提示病变附近的神经与关节之间关系，有助于外科手术方案的制订及早期诊断。

治疗 治疗前应先查明病因，选择适当的治疗方案。局部软组织病变所致的神经卡压，早期可使用保守治疗，部分患者能治愈。保守治疗方法包括：①石膏托固定膝关节屈曲30°，踝关节跖屈10°，以松弛腓总神经。②局部封闭。③口服神经营养药物，如甲钴胺片（弥可保）、维生素 B_1、维生素 B_6等。保守治疗4~8周若无神经恢复征象，应行手术治疗；局部占位性病变所致的神经卡压往往需手术治疗。手术治疗的效果取决于腓总神经受损的程度以及手术是否及时、解压是否彻底。卡压时间越长，肌肉萎缩越严重，神经变性范围越大，效果越差。绝大多数患者及时行神经松解术后可获得良好的效果。

（林浩东）

fūguǎn zōnghézhēng

跗管综合征（tarsal tunnel syndrome）

由于各种原因导致足内侧跗管内胫神经及其分支受压而发生神经损害的综合征。1963年由科佩尔（Kopell）等最早报道。

病因和发病机制 跗管的基底为质硬的骨性组织，其上为坚强的屈肌支持带，由于骨性纤维管道管壁坚硬，伸缩性小，内腔容积的不变性可因其管内或管外组织的病理改变而使管内的压力增高，从而压迫从中通过的胫后神经而出现神经损伤症状。①跗管变形、体积减小：包括内踝、距骨、跟骨骨折及骨折愈合过程中骨痂形成，踝关节、距骨下关节脱臼造成的骨性突出及其并发的水肿及瘢痕，慢性劳损引起屈肌支持带增厚，距下关节骨质增生等。②跗管内组织异常：内容物增加引起踝管内压力增高，以各种局部占位性病变最为多见，如神经鞘瘤、局部腱鞘囊肿等。③扁平足、跟骨内翻或外翻畸形时，易致跗管变形，踝管内压力增高，诱发跗管综合征。④其他：与跗管综合征相关的疾病还包括肾性、心性或静脉淤血性水肿，以及小腿创伤、甲状腺功能低下、糖尿病及酒精中毒等。

临床表现 患者常出现踝内侧及足底疼痛或感觉异常，如针刺感、烧灼感、麻木等，并可以向足趾或近侧腓肠肌区放射。行走、站立或夜间时症状加重，休息及抬高患肢时症状减轻。少数有过外伤或肿瘤的患者也可能主诉有局部的肿胀。部分患者会有足部痉挛或足趾卷缩，很少有患者主诉足部乏力。少数患者可有足趾血液循环障碍的表现，如足趾疼痛、麻木发凉、1~4趾跖侧皮肤颜色暗、皮温低于健侧，容易误诊为血管闭塞性脉管炎。

跗管综合征患者体检阳性发现很少，有时胫后神经进入屈肌支持带的下方，或者足内侧外侧神经进入各自的管道口处可有蒂内尔征阳性。有些患者在足内侧或全足底可发现轻度感觉缺失，针刺痛减退。患者内踝下方的疼痛在屈伸踝关节时加重，以背屈时最明显，此为重要体征之一。检查时应注意跗管部是否有肿块存在。另外，还应注意是否有扁平足等表现。

诊断 跗管综合征的诊断主要依靠仔细地采集病史和彻底地检查，目前采用的临床诊断依据包括：①足底感觉减退或感觉缺失。②蒂内尔征阳性。③内踝后方可触及肿块或小结节。④足底肌群萎缩。⑤自主神经营养功能改变，如皮肤干燥、发亮、不出汗、皮肤温度低甚至溃疡。⑥肌电图可显示胫后神经及其分支感觉传导功能障碍及所支配的肌肉失神经电位。⑦X线检查时在踝关节正位片上有时可见到距骨下关节内侧突出的部分骨质增生，严重者呈鸟嘴形，或距骨内侧骨质增生，与内踝尖相碰。

治疗 以保守治疗为主，首先应去除病因，如减少足部运动、解除鞋袜过紧等因素。针对病因采取相应的措施及局部进行封闭疗法，结合局部理疗及药物治疗。对于保守治疗无效或反复发作的患者，可考虑行手术治疗。手术治疗的最佳指征是跗管内或其周围有占位性病变。可行前跗管切开减压术及胫后神经松解术，若跗管内及其邻近有肿块、骨赘等可一并切除。

（林浩东）

zhǐzǒng shénjīng qiǎyā zōnghézhēng

趾总神经卡压综合征（common plantar digital nerve entrapment syndrome）

1根或数根趾总神经在相邻2个跖骨头横韧带和跖筋膜之间通过时受到卡压，产生足趾疼痛和足趾相邻侧感觉减退或麻木为主的综合征。又称Morton神经瘤。常见的是第3趾总神经在第3趾蹼处的卡压，形成神经瘤。1867年莫顿（Morton）报道了15例病例并较系统地阐述了该病的病因、临床表现及相应的治疗，引起了人们的注意。

病因和发病机制 足底趾总神经到第3趾蹼的分支可以全部由足底外侧神经发出，但大部分人的趾总神经常由足底外侧神经与足底内侧神经共同组成，支配第3趾蹼。这种解剖特点使趾总神经被神经分叉所固定。即前方在第3趾蹼处分成第3趾腓侧趾固有神经和第4趾胫侧趾固有神经，后方是足底内、外侧神经的连结部，所以在屈趾时，足底趾总神经到第3趾蹼的分支被移向近侧，但受远端牵拉力所限制。足底趾总神经通过第3、4跖骨间韧带的浅面，亦受该韧带所限制。当踝关节跖屈而趾背伸时，身体重量集中在跖骨头，足底趾总神经由于伸趾而被拉向远端，再加上跖骨间韧带的限制，引起该足底趾总神经反复受到牵拉和压迫，这是产生趾总神经卡压的重要原因。

此外，与该病相关的原因还有：①与足底趾总神经伴行的趾总动脉易发生增厚和闭塞，而致神经缺血。②因足底趾总神经位于第3、4跖骨下方，在步行时易受到足底的挤压，当穿着高跟尖头的鞋子时，第1、5跖骨向侧方移动受限制，此时足部的压力将使第3、4跖骨头产生一个向内的运动，对神经产生挤压等。③跖骨滑液囊肿。

临床表现 多见于中年女性，常为单侧发病，常表现为第3趾蹼疼痛并放射到趾部，也可表现为第1、2、4跖骨间疼痛。疼痛往往比较剧烈，无明显诱因。活动时症状亦可加重，脱鞋休息或抬腿按摩足部可以缓解。跖骨头部可有压痛，第3趾蹼跖面或第3跖骨头部跖面可触及一隆起物，第3趾蹼区与对侧相比可有感觉改变，但亦有双侧同时出现症状者。

诊断 依靠病史和体格检查一般可明确诊断。临床可见跖骨头间隙阵发性、局限性灼痛伴放射，可伴夜间痛；穿尖头、高跟鞋时疼痛加剧，穿宽松鞋或赤脚时症状缓解；站立或行走时症状加重，休息后好转；病损趾总神经相邻侧足趾皮肤感觉减退或感觉缺失，皮肤干燥无汗；跖骨间隙有压痛，前足侧向挤压主诉疼痛。X线片可发现跖骨头变平、变宽，以第2、3跖骨多见；肌电图有助于排除其他部位神经受压；B超、磁共振成像对趾总神经卡压的诊断具一定的帮助。

治疗 早期可让患者在跖骨头后方放置足垫、穿宽松鞋等，也可行中药内服外用、局部封闭等保守治疗，一般可缓解症状。如果保守治疗效果不佳，可考虑行手术治疗。手术根据致病因素，可切断跖底深横韧带，或切除关节滑膜，解除对神经的卡压，并行神经松解术。神经瘤形成者应彻底切除，神经残端可埋于附近的肌肉内，以避免术后神经瘤复发。绝大部分患者手术疗效满意，疼痛消失，可正常工作。但也有约20%的患者没有任何缓解。在一部分手术患者中，残留的神经又会发展为神经瘤，被认为是顽固性神经瘤，可能需要再次行手术治疗。

（林浩东）

féiqiǎn shénjīng qiǎyā zōnghézhēng

腓浅神经卡压综合征（superficial peroneal nerve entrapment syndrome） 由于各种原因导致的腓浅神经受压而引起以小腿外侧感觉障碍为主的综合征。1986年由萨拉加格利亚（Saragaglia）等最先报道，是一种比较少见的周围神经卡压性疾病。

病因和发病机制 腓浅神经来源于腓总神经，一般起始处位于小腿上1/3上区腓骨颈处。起始后在小腿上1/3段行于腓骨长肌深面和腓骨之间，然后于上1/3下区和中1/3上区行于腓骨长、短肌之间，继而行于前肌间隔的外侧深筋膜深面。腓浅神经主要以主干或分支（足背内侧、中间皮神经）两种形式穿出深筋膜，以前者为主。主干穿出深筋膜的位置主要在外踝上方、小腿中1/3下区和下1/3上区。足背内侧皮神经亦主要在该区域穿出深筋膜。足背中间皮神经穿出深筋膜的部位通常在下1/3区的中上区。腓浅神经的卡压部位主要在穿出深筋膜处，该处神经被致密的结缔组织包裹。骨筋膜室综合征或外伤后局部深筋膜挛缩，纤维结缔组织增生等导致的通道狭窄是发生神经卡压的主要原因。此外，该处从腓浅神经前方跨过的异常血管也是导致该神经卡压的直接解剖学原因。腓骨下端锐利的骨前嵴的存在以及小腿深筋膜或伸肌上支持带对腓浅神经的压迫，是本病的解剖学基础。

临床表现 临床上较少见。小腿、足背及踝前疼痛为主要临床表现。疼痛与站立有关，抬高患肢疼痛可以缓解或消失。患者往往有不敢走远路的主诉。体格检查可发现小腿外侧蒂内尔征阳性，即叩击小腿外侧、足背及踝前区出现放电样麻痛感，或有固定的压痛点。X线检查往往无异常，肌电图检查可有腓浅神经感觉传导速度减慢、潜伏期改变等。

诊断 一般可根据患者是否有小腿、踝前区及足背部的疼痛（尤其是与久站或走远路有关），小腿外侧下端是否有固定压痛点、腓浅神经支配区感觉有无异常等来诊断。肌电图检查有助于明确诊断。

治疗 大部分患者经局部封闭、口服镇痛药等方法治疗后可获得明显缓解。如效果不佳，可行手术治疗，去除卡压因素。神经内若有瘢痕形成，应做神经内松解术。术后让患者早期活动，并辅以口服神经营养药物，如甲钴胺、维生素 B_6、地巴唑等。

（林浩东）

gōngnéngxìng jīròu yízhí

功能性肌肉移植（functioning muscle transplantation，FMT）

吻合血管、神经的肌肉移植，将带有完整动、静脉血管系统和神经支配的肌瓣，移于受区，分别与受区动、静脉和神经吻合，恢复其血液供应和重建神经支配，为受区提供预期的肌肉动力的重建运动功能的一项显微外科技术。又称功能性肌肉移植重建术。1976年上海市第六人民医院首先报道吻合血管、神经的胸大肌移植，重建前臂缺血性肌挛缩屈指功能的手术。早期常用于重建前臂肌群功能，如伏克曼缺血性挛缩、电烧伤或巨大肿瘤切除后指屈肌或指伸肌的功能重建，以后也用于臂丛损伤后的功能重建，如吻合血管、神经的股薄肌皮瓣移植重建屈肘功能，或重建屈指、伸腕功能，该术式多在成人臂丛伤后数年进行。也有吻合血管神经的趾短伸肌皮瓣移植重建手部神经、皮肤及手内在肌缺损的报道。吉尔伯特（Gilbert）（1981，1991）、范贝克（van Beek）（1983，1998）、曼克特洛（Manketelow）（1989）、赤坂（Akasaka 音译）等（1990）先后报道了吻合血管神经的肌肉移植重建屈肘功能术，疗效肯定。中国台湾庄垂庆等（1993）在报告臂丛伤后屈肘功能重建术中，16例行游离股薄肌移植，1例行股直肌移植，其屈肘功能、提起重物力量等疗效同背阔肌移植术。多伊（Doi）（1995）提出了早期双重游离肌肉移植（背阔肌、股直肌、股薄肌）重建全臂丛根性撕脱伤后上肢屈肘、伸指的新方法，其中以股薄肌移植为佳。多伊（Doi）（1997）还报道了15例分别于术后6~8个月出现移植肌肉随意收缩，屈肘术后2年肌力达M3~M5 Highet法。2000年顾立强等报道了吻合血管、神经的双重股薄肌移植联合神经移位治疗全臂丛根性损伤的临床疗效。

手术分类 按受区重建功能的不同，功能性肌肉移植术式可分为：肌肉移植重建屈肘功能术、肌肉移植重建屈指功能术、肌肉移植重建屈肘-伸指功能术、肌肉移植重建伸肘功能术、肌肉移植重建拇对掌功能术、肌肉移植重建伸踝功能术等。按移植肌肉的数量，可分为单一肌肉移植功能重建术、双重肌肉移植功能重建术等。如股薄肌移植重建臂丛根性损伤后上肢主要运动功能：①改良多伊（Doi）双重股薄肌移植功能重建术治疗全臂丛根性撕脱伤。应用神经移位修复肩外展、伸肘及手部感觉等疗效较好的同时，重点分二期重建屈肘、拇屈伸和指屈伸的手外在肌以解决手握持功能问题。②健侧颈$_7$移位（经椎体前路）直接修复下干联合股薄肌移植重建术治疗全臂丛根部撕脱伤。一期健侧颈$_7$经椎体前路移位直接修复患侧颈$_8$胸$_1$下干，于一期术后4~12个月行二期吻合血管、神经的股薄肌移植（以副神经斜方肌支为缝接神经）重建屈肘、伸指伸拇功能。③以肌皮神经肱肌肌支为缝接神经的股薄肌移植重建下臂丛损伤后屈指屈拇功能。④股薄肌移植重建术（与肋间神经5~6运动支缝接）重建陈旧性臂丛损伤后肱三头肌伸肘功能。⑤股薄肌移植重建术（与膈神经或副神经斜方肌支，或健侧颈$_7$神经移植缝接）重建陈旧性臂丛损伤后屈肘、屈指、屈拇功能。

基本原则 在实施功能性肌肉移植重建术时，应遵循以下几个原则。

先行早期神经修复、后行晚期功能重建 应根据神经损伤的性质、平面定位、伤后时间及伴发其他功能障碍综合考虑，选择适宜的神经修复或功能重建方式，正确掌握功能性肌肉移植重建术的手术时机。1993年莱弗特（Leffert）提出神经修复一般在伤后6个月内进行可获得较好的疗效，但是1997年布默（Boomer）提出伤后超过9~12个月神经再生能力大大降低，加上肌肉失神经支配后萎缩、变性甚至纤维化使神经修复疗效欠佳，国内外学者均认同臂丛损伤超过18~24个月已无神经修复的价值，必须进行功能重建术。但是，1995年多伊（Doi）提出了早期游离肌肉移植（背阔肌、股直肌或股薄肌）重建全臂丛根性撕脱伤上肢功能的思路与方法。

从严把握手术适应证 运动功能重建包括带血管神经蒂的肌肉移位与吻合血管神经的肌肉移植重建术（功能性肌肉移植）两大类。术前要注重患者损伤神经功能与重建方法的评价。由于游离肌肉移植术相对复杂，影响功能恢复的因素众多，应严格把握适应证，能用简单的带蒂肌肉移位重建则不用肌肉游离移植重建。

合理选择动力肌肉 最常用的移植肌肉是股薄肌、背阔肌，吻合股薄肌与背阔肌的一条主要血管蒂足以供养整块肌肉，尚可支配肌肉表面皮瓣，尤其是股薄肌有血管神经蒂长、容易切取、供区无明显功能丧失等的优点。也有股直肌、胸大肌、腓肠肌、阔筋膜张肌、趾短伸肌、胸小肌等用于功能性肌肉移植的报道。

防止血管危象 术前要明确受区血管（动、静脉）能否利用，是否需要血管移植，动脉血流是否足够，必要时行超声多普勒血流仪、CTA 或 MRA 检查；动力肌选择时设计成肌皮瓣，既便于术后观察血运，也缓解了受区皮肤切口缝合的张力；动力肌切取时做到无创性血管蒂分离，防止皮瓣与肌肉脱套；血管吻合方法的改良，如 T 形嵌入动脉缝合法、改良微血管吻合器吻合法，以缩短肌肉缺血时间、提高血管吻合尤其是静脉吻合通畅率，确保肌皮瓣血供与成活。术后常规三抗疗法，严密监测肌皮瓣血供，积极防治血管危象。

保持移植肌肉肌膜完整性 因移植肌肉术后要等数月时间才能完成神经再支配发挥作用，而这段时间移植肌肉会与其周围组织床基发生粘连。故术中动力肌切取时要从动力肌以外的相邻肌肉解剖开始，基本不显露动力肌本身，保留移植肌肉-肌间膜（肌膜外组织）与腱周组织的完整性，即使术后出现组织粘连，也是动力肌外肌间膜与基床粘连，而移植肌肉肌腹本身在神经再支配后仍能伸缩自如，这也是目前功能性肌肉移植中最容易疏忽的技术要点。另外，正确选择移植肌肉起、止点及行程，肌肉张力调节适宜。

确保肌肉的神经支配 术前要重视供受区神经匹配性，明确受区运动神经能否利用，是否需要行神经移植术。必要时可先行神经探查、活检，组织学证实是未受损伤的运动神经。确保受区缝接神经为有功能的运动神经束，做到无张力神经束膜缝合，术后患肢外固定 4~6 周。这是功能性肌肉移植技术的最关键点。

术后积极康复训练、促进神经再生 术后 2~4 周开始康复训练，保证肌肉被动全幅伸直，防止肌肉与基床粘连。若出现肌肉的自发收缩，应鼓励患者尽可能多次努力去随意收缩肌肉。一旦肌肉收缩带动关节活动，且活动范围较大时，可逐渐进行抗阻力肌肉收缩训练，以获得最大的肌肉收缩力量。主动抗阻力训练是获得最大肌肉收缩力量的最有效的方法。训练时间为期1~2 年。

意义 功能性肌肉移植是目前临床上替代各种毁损或失神经的肌肉、恢复肢体运动功能的有效手段。然而，功能性肌肉移植是以牺牲肌肉原来功能为代价，技术复杂，涉及移植肌肉成活与神经再支配两大难题，有一定的供受区并发症与失败率。仍需要进行相关临床研究，建立、完善功能性肌肉移植技术规范与标准，提高肢体功能重建效果。

（顾立强）

qūzhǐ gōngnéng chóngjiànshù

屈指功能重建术（functional reconstruction of finger flexion）

吻合血管、神经的肌肉移植，以重建屈指（屈拇）功能的手术。

适应证 ①前臂缺血性肌挛缩，或骨筋膜室综合征后前臂肌群坏死已清除，前臂屈指功能障碍，但拇手指关节被动伸屈正常。②外伤性、电烧伤或巨大肿瘤切除后指屈肌群缺损。③陈旧性臂丛下干根性撕脱伤。

手术方法

手术设计 ①动力肌：最常用的移植肌肉是股薄肌、背阔肌，也有胸大肌、股直肌、腓肠肌、阔筋膜张肌等报道。②受区缝接神经：正中神经骨间前神经，或肌皮神经肱肌肌支，或健侧颈$_7$移位-神经移植修复神经（含运动纤维）。③受区缝接血管：肱动脉、贵要静脉。

动力肌肌皮瓣切取 以股薄肌为例（图 1~9），股薄肌肌皮瓣的切取要点：以耻骨结节至胫骨内侧髁后缘的连线作为前缘线，于其上 2/3 部设计梭形股薄肌肌皮瓣，面积为（15~18）cm×5cm（图 1）。首先切开上段皮瓣的前缘线，经股薄肌与长收肌的间隙，确定支配股薄肌的主要动静脉血管蒂及闭孔神经前支入肌点，一般在耻骨结节下方 8~12cm 处（图 2）。游离长收肌肌腹，逆行游离血管蒂至股深血管或旋股内侧血管的起始部，长度为 6~10cm，游离闭孔神经前支 8~12cm。依次解剖、分离股薄肌肌腹和肌腱，保留肌腹外筋膜与腱周组织。切断起止点与神经、血管蒂完成股薄肌肌皮瓣的切取（图 3）。

吻合血管、神经的肌肉移植重建屈指功能 以肌皮神经肱肌肌支为缝接神经的股薄肌移植重建屈指屈拇功能的技术要点：将切取的股薄肌肌皮瓣移植于肘部，顺行放置（图 4，图 8），将近端缝合固定于上臂下段内侧肌间隔上，股薄肌肌腱经皮下隧道至腕上部掌侧切口，调整肌张力，与指屈肌腱、拇长屈肌腱编织缝合（图 5），逐层缝合腕部切口。切断贵要静脉并结扎远端，近端与股深静脉股薄肌肌支血管端-端吻合，股深动脉股薄肌肌支血管与肱动脉行端-侧吻合，切断肌皮神经肱肌肌支，将其与肌皮瓣闭孔神经前支股薄肌肌支在无张力下

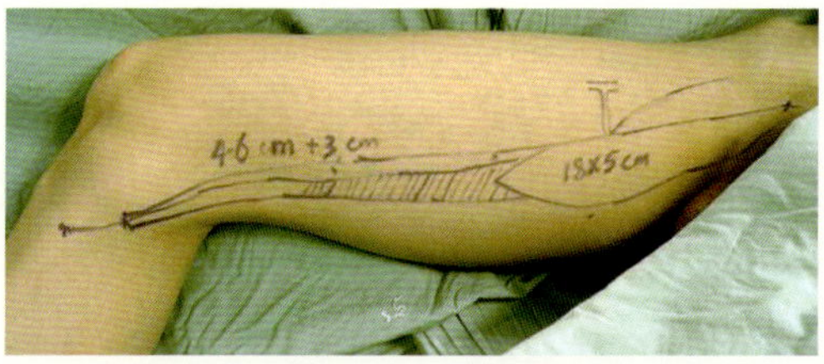

图 1　股薄肌肌皮瓣的手术设计

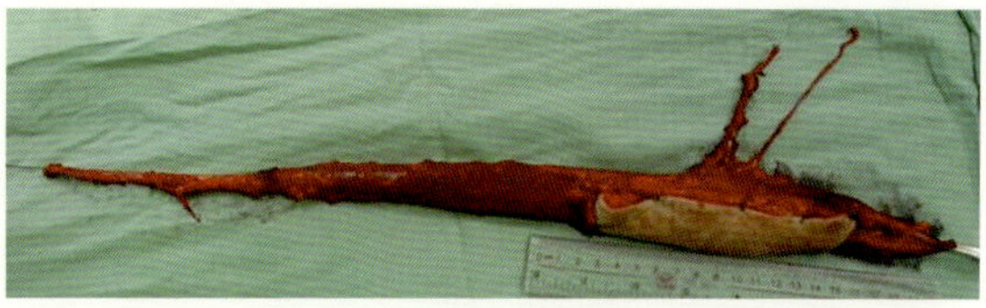

图 3　切取的股薄肌肌皮瓣

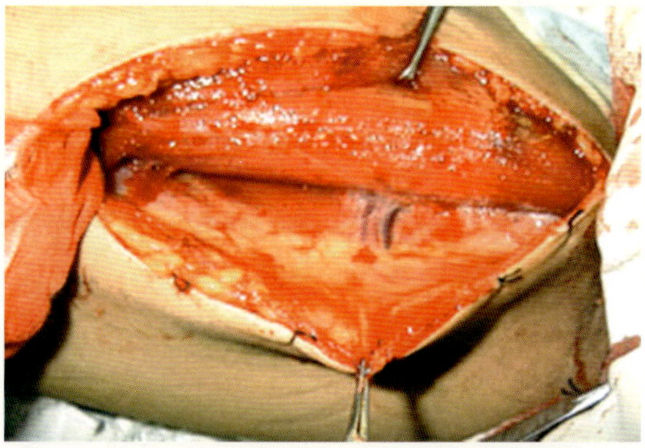

图 2　股薄肌肌皮瓣血管蒂显露

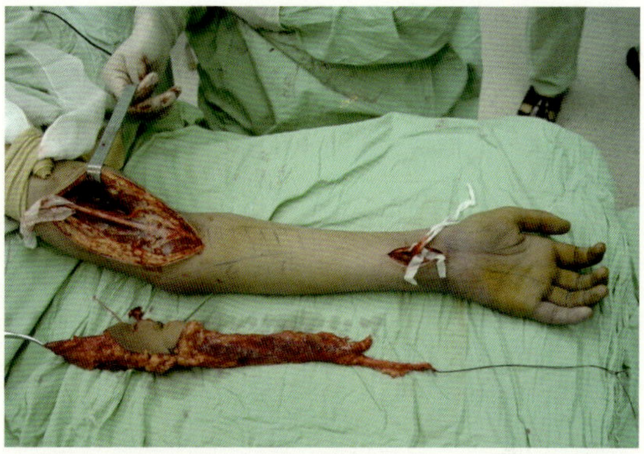

图 4　切取的股薄肌肌皮瓣顺行放置于肘-前臂部（患者为臂丛下干根性撕脱伤）

以 9-0 尼龙线单丝做端-端束膜缝合（图 6）。

注意事项　①股薄肌肌皮瓣切取时，尽可能最大限度切取，肌肉自起止点完整切取，主要血管蒂从起点切断，股薄肌神经辨认后追踪至闭膜管后横行切断以获得最大长度。②观察股薄肌支神经束情况并进行修整，对有感觉支伴行的应辨清，使得吻合处具有两束以上运动神经束。③使用神经刺激器，辨认各神经束相应支配的肌纤维，必要时可沿肌纤维方向于股薄肌远端钝性分离肌肉及肌腱，分为两个独立的运动单位。④在张力合适的情况下尽可能减少股薄肌支的长度以缩短术后神经再生的时间。⑤术后屈肘 90°位、前臂旋后位、腕关节 0°位、拇指外展对掌、各手指轻度屈曲位，上肢石膏托外固定 4~6 周。⑥术后积极康复训练、促进神经再生，定期随访、评价肌肉功能（图 7，图 9）。

（顾立强）

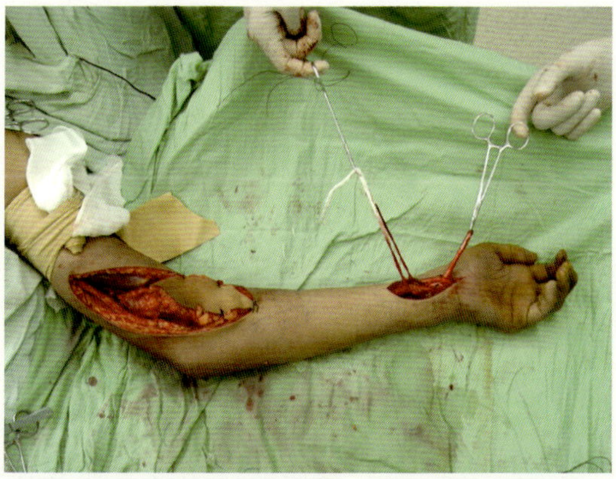

图 5　股薄肌近端缝合固定于上臂下段内侧肌间隔上，远端与指屈肌腱、拇长屈肌腱做编织缝合

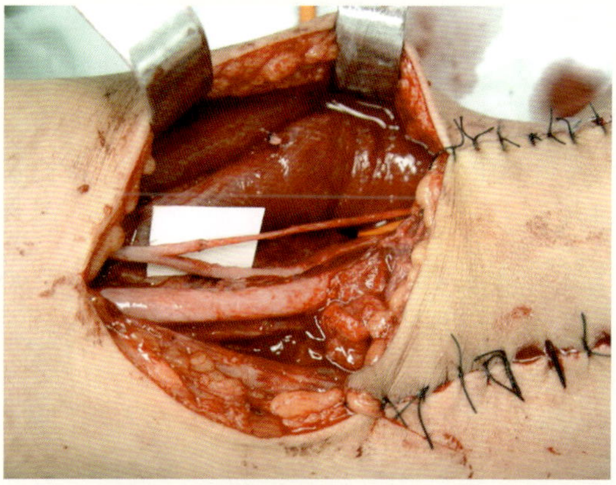

图 6　将股薄肌肌皮瓣的闭孔神经前支股薄肌肌支与受区肌皮神经肱肌肌支，在无张力下以 9-0 尼龙线单丝做端-端束膜缝合

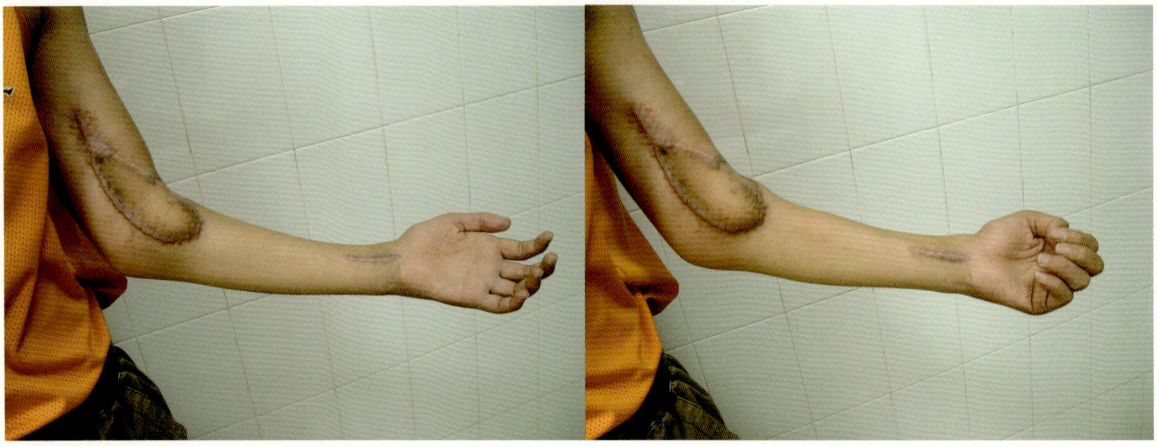

图7　6个月后，移植的股薄肌（与受区肌皮神经肱肌肌支缝接）恢复神经再支配，肌肉收缩带动第1~5指屈曲

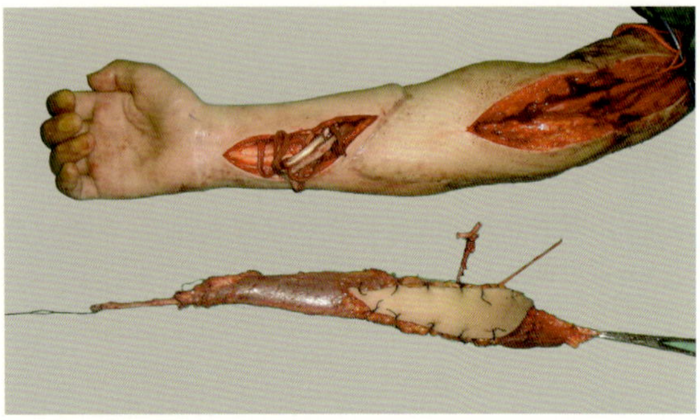

图8　前臂屈肌群外伤性缺损行股薄肌肌皮瓣移植重建屈指功能受区缝接神经为正中神经骨间前神经，受区缝接血管为肱动脉、肱静脉

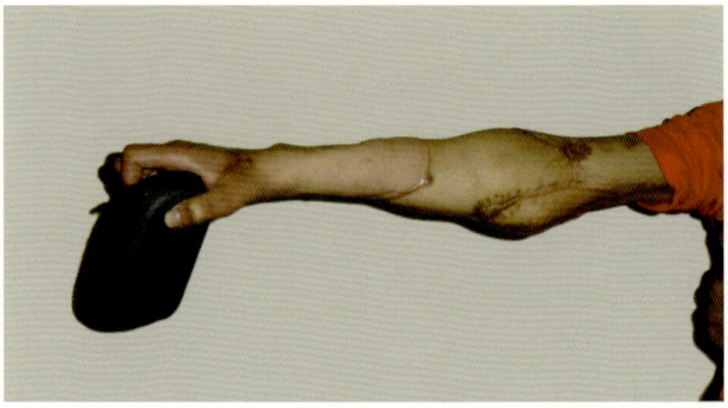

图9　术后1年随访

qūzhǒu gōngnéng chóngjiànshù

屈肘功能重建术（functional reconstruction of elbow flexion）

吻合血管、神经的肌肉移植，以重建屈肘功能的手术。

适应证　①陈旧性臂丛上干根性撕脱伤，或外侧束、肌皮神经合并桡神经等损伤，屈肘不能，伤后时间已超过18个月，且胸大肌、背阔肌肌力3级或3级以下。②全臂丛根性撕脱伤或臂丛上干根性撕脱伤，虽经神经移位等修复手术，但术后2年随访屈肘未恢复或肌力0~2级。③上臂至肘部严重碾压伤，致屈肘肌群缺损，伴胸大肌、背阔肌损伤（肌力0~3级）。

手术方法

手术设计　①动力肌：股薄肌、对侧胸大肌、背阔肌等。②受区缝接神经：肌皮神经肱二头肌肌支（外伤性屈肘肌群缺损时）、副神经斜方肌支或膈神经（全臂丛根性撕脱伤或臂丛上干根性撕脱伤时）。③受区缝接血管：肱动脉与头静脉、肱静脉，或颈横动脉与颈外静脉。

动力肌切取　见屈指功能重建术。

吻合血管、神经的股薄肌移植重建屈肘功能　将股薄肌肌皮瓣顺向放置于肩-上臂-肘前部，起点缝合固定于肩峰或锁骨外段骨膜，上肢屈肘90°调整股薄肌张力，将股薄肌肌腱与肱二头肌腱近止点部编织缝合。显微镜下无张力缝合肌皮瓣动脉与颈横动脉（或肱动脉）、肌皮瓣静脉与颈外静脉（或头静脉、肱静脉），闭孔神经前支与副神经斜方肌支或膈神经（或肌皮神经肌肱二头肌肌支）。

注意事项　术后屈肘90°位、前臂中立位、腕手功能位，上肢石膏托外固定4~6周。

（顾立强）

qūzhǒu-shēnzhǐ gōngnéng chóngjiànshù

屈肘-伸指功能重建术（functional reconstruction of elbow flexion and finger extension）

吻合血管、神经的肌肉移植，同时重建屈肘和拇手指伸直功能的手术。

适应证　①全臂丛根性撕脱伤。②臂丛上干根性撕脱伤伴臂丛下干不全损伤，同时有屈肘和腕、手指伸直障碍。③上臂至肘

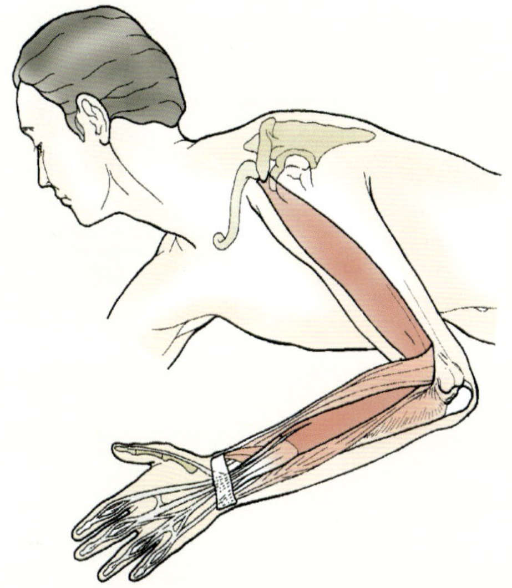

图 1　股薄肌移植重建屈肘、伸拇、伸指功能（与副神经斜方肌支或膈神经缝接）手术

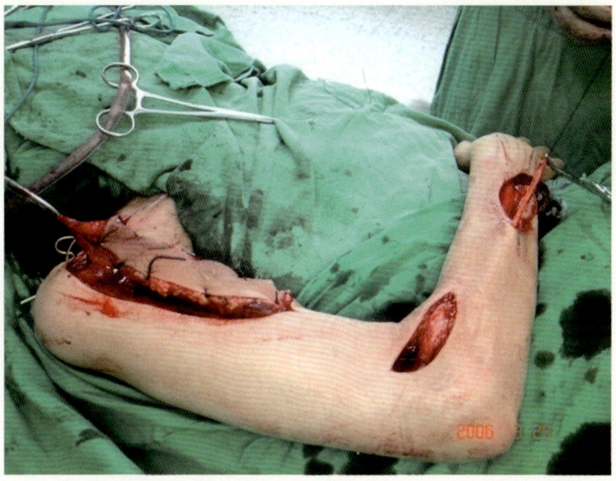

图 2　股薄肌起点缝合固定于肩峰，经肘平面肱桡肌及桡侧腕伸肌起始部肌下隧道，将肌腱远端引至前臂背侧，与拇长伸肌腱、指总伸肌腱编织缝合

部严重碾压伤，致外伤性屈肘肌群缺损，伴桡神经等长段缺损，或同时伴前臂伸肌群外伤性缺损。

手术方法

手术设计　①动力肌：股薄肌（对侧）。②受区缝接神经：副神经斜方肌支，上臂至肘部严重碾压伤时也可选膈神经。③受区缝接血管：肱动脉与头静脉、肱静脉，或颈横动脉与颈外静脉。

股薄肌肌皮瓣切取　见屈指功能重建术。

股薄肌移植重建屈肘、伸拇、伸指功能　将股薄肌肌皮瓣顺向放置于肩-上臂-肘前外-前臂中1/3背侧，前臂伸直旋前位时呈直线状，起点缝合固定于肩峰或锁骨外段骨膜。将股薄肌肌腹下半及肌腱经肘平面肱桡肌及桡侧腕伸肌起始部肌下隧道、前臂皮下隧道引至前臂背侧切口。上肢屈肘90°、伸腕伸指位调整股薄肌张力，将股薄肌肌腱与拇长伸肌腱、指总伸肌腱编织缝合（图1，图2）。显微镜下无张力缝合闭孔神经前支与副神经斜方肌支、肌皮瓣动脉与颈横动脉（或肱动脉）、肌皮瓣静脉与颈外静脉（或头静脉、肱静脉）。

注意事项　患肢肩前屈内收、屈肘90°、伸拇伸指、腕功能位、头-胸-上肢石膏固定4～6周。

（顾立强）

shēnzhǒu gōngnéng chóngjiànshù

伸肘功能重建术（functional reconstruction of elbow extension）

吻合血管、神经的肌肉移植，以重建伸肘功能的手术。

适应证　全臂丛根性损伤或臂丛下干根性损伤、中下干损伤、后束损伤修复后遗留伸肘功能障碍，肱三头肌肌力0～2级。

手术方法

手术设计　①动力肌：股薄肌。②受区缝接神经：第4、5肋间神经运动支。③受区缝接血管：肱动脉，肱深静脉、皮下静脉。

股薄肌肌皮瓣切取　见屈指功能重建术。

吻合血管、神经的股薄肌移植重建伸肘功能　将股薄肌肌皮瓣顺向放置于腋-上臂后侧-肘后鹰嘴，呈直线状，上端固定缝合于第2或第3肋。闭孔神经前支与第4、5肋间神经运动支无张力吻合；肌皮瓣动脉与肱动脉端-侧吻合，静脉与肱深静脉（两条时）或与皮下静脉端-端吻合。伸肘0°位调整股薄肌张力，将股薄肌肌腱与肱三头肌腱近止点部编织缝合（图1）。

注意事项　术后伸肘0°位上肢石膏托外固定4～6周。定期随访、评价肌肉功能（图2）。

（顾立强）

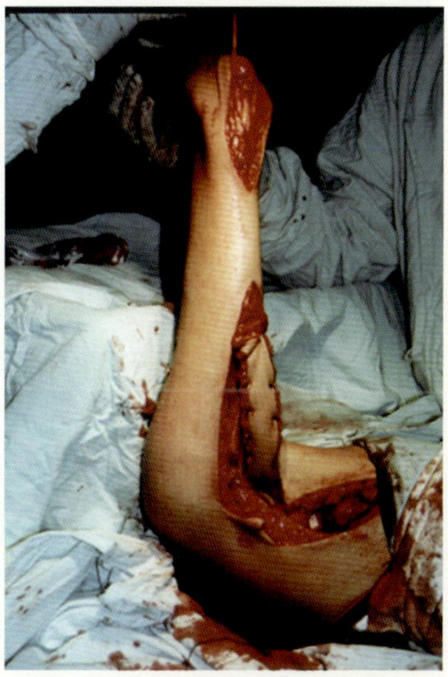

图 1　股薄肌移植重建伸肘功能（与第4、5肋间神经运动支缝接）手术图

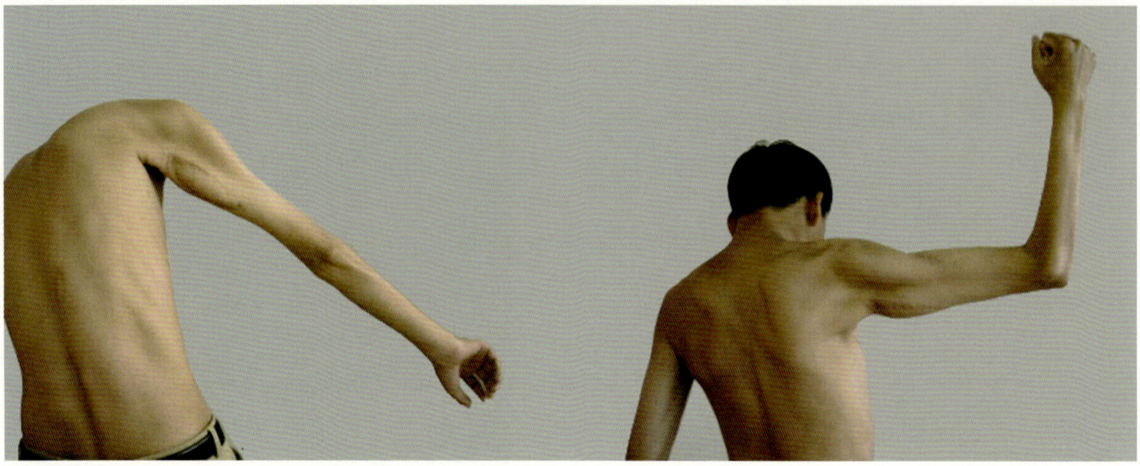

图 2　术后 2 年随访

mǔzhǐ duìzhǎng gōngnéng chóngjiànshù

拇指对掌功能重建术（functional reconstruction of thumb opposition）

吻合血管、神经的肌肉移植，以重建拇指对掌功能的手术。

适应证　①外伤性、电烧伤或巨大肿瘤切除后鱼际肌群缺损，或同时右手鱼际部复合组织（鱼际肌-皮肤）缺损。②鱼际部缺血性肌挛缩，或骨筋膜室综合征后前臂肌群坏死予以清除，拇指对掌功能障碍，但拇指关节被动伸屈正常。

手术方法　包括以下几个方面。

手术设计　①动力肌：部分股薄肌（肌门部）、趾短伸肌、胸小肌等。②受区缝接神经：正中神经鱼际返支，或正中神经旋前圆肌肌支。③受区缝接血管：桡动脉、头静脉。

动力肌肌皮瓣切取　见屈指功能重建术。设计部分股薄肌（肌门部）肌皮瓣，面积为（6~7）cm ×5cm（图 1）。依次解剖、分离、切取所需肌门部股薄肌肌腹肌皮瓣，切断血管蒂部、神经。

部分股薄肌（肌门部）肌皮瓣移植重建拇指对掌功能　将切取的部分股薄肌（肌门部）肌皮瓣移植于手掌部处，将远侧肌腹部分缝合固定于手掌尺侧掌腱膜上，股薄肌肌腱调整肌张力后将近侧肌腹部分做必要的裁剪，并缝合固定于第 1 掌骨远端桡掌侧（图 2）。切断头静脉并结扎远端，近端与股深静脉股薄肌肌支血管端-端吻合，股深动脉股薄肌肌支血管与桡动脉行端-侧吻合，分离确定正中神经鱼际肌返支或正中神经旋前圆肌肌支，将其与肌皮瓣闭孔神经前支股薄肌肌支在无张力下以 9-0 尼龙线单丝做端-端束膜缝合。

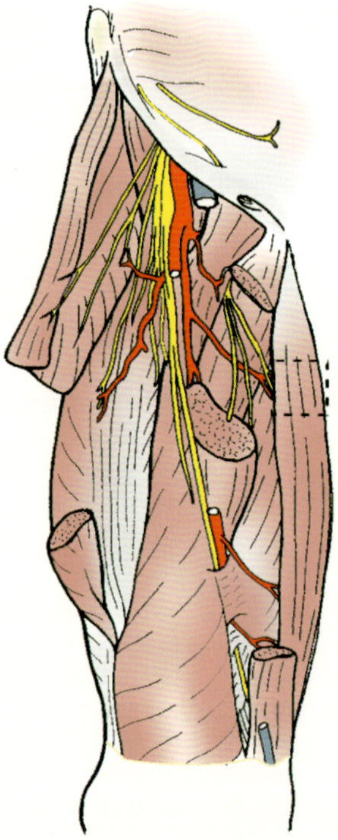

图 1　在股薄肌肌门部设计部分股薄肌（肌门部）肌瓣（6~7）cm×5cm

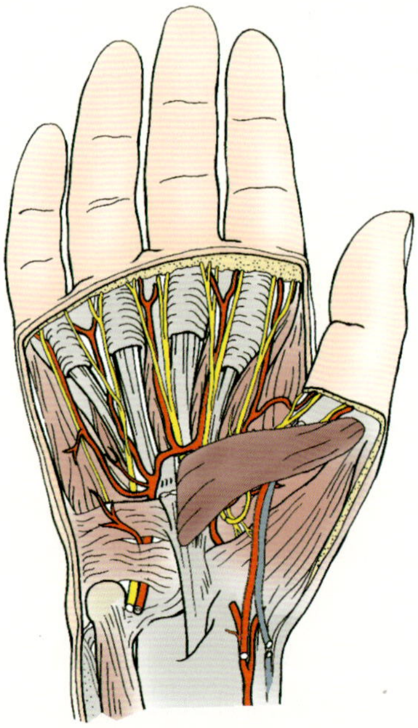

图 2　部分股薄肌（肌门部）肌皮瓣移植重建拇指对掌功能手术

注意事项 ①术后前臂旋后位、腕关节屈曲15°位、拇指外展对掌、各手指轻度屈曲位，前臂石膏托外固定3~4周。②部分股薄肌（肌门部）肌皮瓣移植后，若存在皮肤缺损，则行植皮。

（顾立强）

shǒu wòchí gōngnéng chóngjiànshù

手握持功能重建术（functional reconstruction of hand prehension）

吻合血管、神经的双重股薄肌移植，通过分别重建屈肘-伸指伸拇功能和拇手指屈曲的手外在肌功能，解决全臂丛根性撕脱伤后手握持功能的手术。1995年多伊（Doi）首先报道。吻合血管、神经的双重股薄肌重建术，因移植股薄肌肌腹的神经运动单位位于上臂上中段或中段，借其细长的腱性部分分别连接拇指及余四指屈、伸肌腱，使原本应位于前臂的神经运动单位上移，神经再生距离与再生时间缩短、显效快；加上移位缝接至肌肉的神经仅为运动性成分，能发挥有限数目的运动神经纤维的最大作用效率，提高肌力，以利于重建有用、有力的手握持功能。

适应证 全臂丛根性撕脱伤的修复重建。

手术方法

手术设计 上肢的主要功能不仅在于肩外展、屈肘，更重要的是手的握持功能。吻合血管、神经的双重股薄肌重建术，是在应用神经移位修复肩外展、伸肘及手部感觉等疗效较好的同时，重点重建屈肘、拇屈伸和指屈伸功能，以解决全臂丛根性撕脱伤后手握持功能问题。包括：①一期对侧股薄肌移植（与副神经斜方肌支缝接）重建屈肘、伸拇、伸指，受区缝接血管为颈横动脉与颈外静脉，或肱动脉与头静脉、肱静脉。②一期膈神经移位修复肩胛上神经以恢复肩外展。③二期同侧股薄肌移植，与第5、6肋间神经运动支缝接（图1），或健侧颈$_7$移位-神经移植修复神经（含运动纤维），以重建屈拇、屈指，受区缝接血管为肱动脉与肱静脉或皮下静脉。④第3、4肋间神经运动支移位修复桡神经肱三头肌肌支恢复伸肘。⑤第3~6肋间神经感觉支移位修复正中神经外侧根以恢复手部感觉。⑥酌情行腕关节功能位融合术、拇指外展对掌成形术、第2~5指掌指关节成形术Zancolli术等。

股薄肌肌皮瓣切取 见屈指功能重建术。

一期对侧股薄肌移植重建屈肘、伸拇、伸指功能 见屈肘-伸指功能重建术。

二期同侧股薄肌移植重建屈拇、屈指功能 将股薄肌肌皮瓣顺向放置于腋-上臂内侧-肘内侧-前臂掌侧，呈直线状，上端固定缝合于第2或第3肋。闭孔神经前支与第5、6肋间神经运动支无张力吻合；肌皮瓣动脉与肱动脉端-侧吻合，静脉与肱深静脉（两条时）或一皮下静脉端-端吻合。将股薄肌肌腱经皮下隧道引至前臂掌侧中下段切口，屈肘45°、屈腕屈指位调整股薄肌张力，与拇长屈肌腱、指深屈肌腱编织缝合。

注意事项 术后患肢肩前屈内收、屈肘90°位胸、上肢石膏外固定4~6周。定期随访，评价肌肉功能（图2~图4）。

（顾立强）

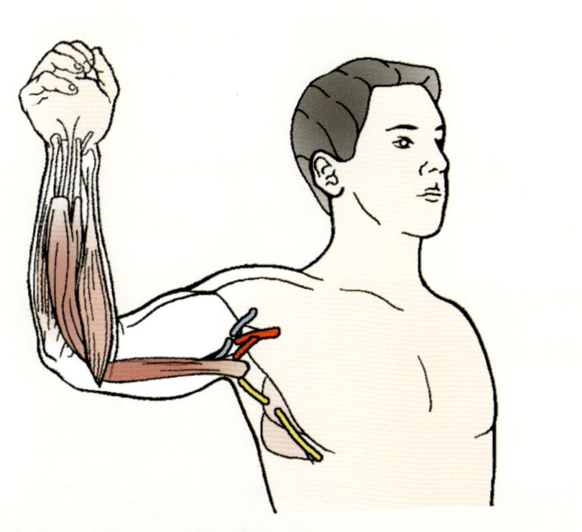

图1 二期股薄肌移植重建屈拇、屈指功能（与第5、6肋间神经运动支缝接）

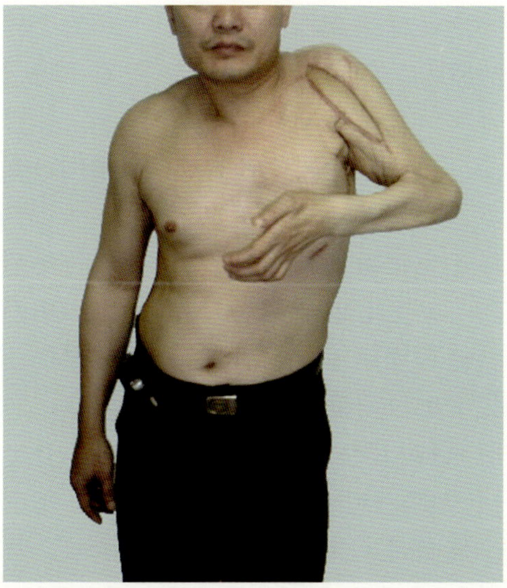

图2 双重股薄肌移植联合神经移位术后2年随访，移植的股薄肌收缩恢复屈肘、伸指、屈指功能

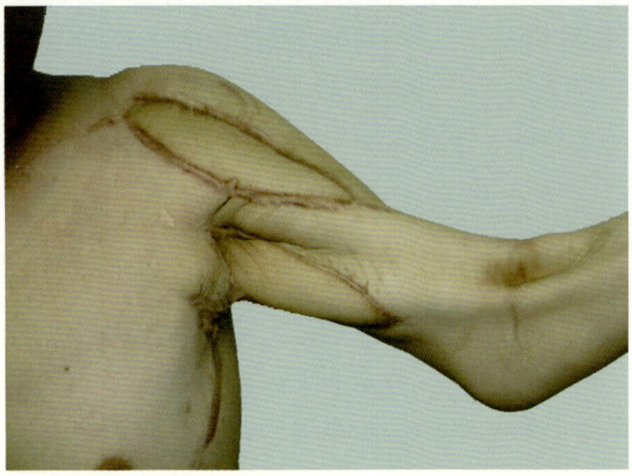

图 3 移植的双重股薄肌均恢复神经再支配，可见明显的肌腹收缩

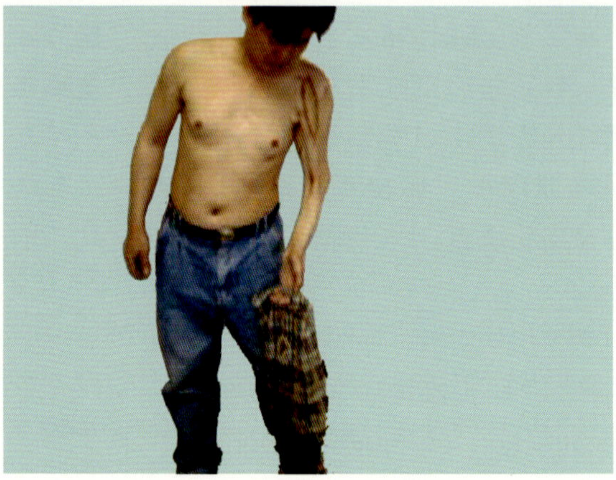

图 4 双重股薄肌移植术后恢复手握持功能，可持物 1kg

huáizú bèishēn gōngnéng chóngjiànshù

踝足背伸功能重建术（functional reconstruction of ankle dorsal extension） 吻合血管、神经的肌肉移植，以重建踝足背伸功能的手术。

适应证 ①小腿骨筋膜室综合征踝足背伸功能障碍，胫后肌肌力 0~3 级，但踝关节被动伸直正常。②外伤性、电烧伤或巨大肿瘤切除后胫前肌群缺损。

手术方法

手术设计 ①动力肌：股薄肌，或胸大肌、背阔肌。②受区缝接神经：腓深神经胫前肌支等肌支。③受区缝接血管：胫前动脉，胫前静脉、大隐静脉。

动力肌切取 见屈指功能重建术。

吻合血管、神经的股薄肌移植重建踝足背伸功能 将股薄肌肌皮瓣顺向放置于膝-小腿-踝前部，起点缝合固定于胫骨近段骨膜，踝关节 0°位调整股薄肌张力，将股薄肌肌腱与踝前胫前肌肌腱（或加趾长伸肌、踇长伸肌腱）编织缝合。显微镜下无张力缝合肌皮瓣动脉与胫前动脉、肌皮瓣静脉与胫前静脉（或大隐静脉）、闭孔神经前支与腓深神经胫前肌支。

注意事项 术后患肢踝关节 0°位石膏外固定 6 周。

（顾立强）

nǎotān

脑瘫（cerebral palsy，CP） 人出生前后大脑尚未发育成熟阶段所发生的脑损害而导致的脑功能异常。又称大脑性瘫痪。以运动皮质的损伤最为多见，主要表现为中枢性运动障碍及姿势异常。1988 年中国在专题座谈会上将脑瘫定义为：出生前到出生后 1 个月内发育时期非进行性脑损伤所致的综合征，主要表现为中枢性运动障碍及姿势异常。脑瘫患病率为 1‰~3‰，世界范围内大约有 1500 万脑瘫患儿，其中 50%以上合并智力低下，30%合并癫痫；中国脑瘫的患病率为 1.186‰，目前全国约有 175 万脑瘫患儿，并以每年超过 4 万的速度递增。

病因 脑瘫的病因较为复杂，以早产、低出生体重和产时缺氧窒息、产后黄疸等较为常见。

分类 脑性瘫痪的分类较复杂，基于病因学、病理学和临床症状，常用 Minear 分型法，迈尼尔将脑瘫分为痉挛型、运动障碍型、共济失调型和混合型四型。其中痉挛型分为双下肢型、四瘫型、偏瘫型和双侧型四个亚型；运动障碍型分为运动过度型或手足徐动型、肌张力障碍型（强直型和弛缓型）两个亚型。痉挛型脑瘫（spastic cerebral palsy）是脑性瘫痪四种临床分型中最多见的一种，中国统计约占 75%。

临床表现 虽然脑瘫患者的所有大脑功能均可受累，但运动皮质的损伤最为多见，故主要表现为中枢性运动障碍及姿势异常，同时经常伴有智力低下、语言障碍、癫痫等并发障碍。

治疗 长期以来，痉挛型脑瘫患者主要依靠物理康复治疗和矫形外科治疗。但康复治疗不能解除痉挛，矫形外科手术的目的也只是矫正畸形，平衡肌力和稳定失控的关节，也无法解决痉挛的问题。因此，从某种意义上讲，解除痉挛、降低过高的肌张力是改善痉挛性脑瘫患者功能状况的主要目的。选择性脊神经后根切断术可以部分达到此目的。

（刘小林）

xuǎnzéxìng jǐshénjīng hòugēn qiēduànshù

选择性脊神经后根切断术（selective posterior rhizotomy，SPR） 针对痉挛性脑瘫的病理生理基础，在脊神经后根处选择性切断肌梭传入纤维而保留普通的感觉纤维，减少肌梭的兴奋性传入，从而抵消由于下行抑制受损所致的肌牵张反射过程的易化趋势，使调节肌张力的兴奋与抑制环路复新的动态平衡，解除痉挛，降低肌张力的手术治疗方式。

1898年谢林顿（Sherrington）切断猫的前脑进行肌痉挛的研究，发现局部切除脊神经后根可使肢体痉挛减轻。1913年福斯特（Foerster）应用这种方法治疗159例患者，方法是切除腰$_2$～骶$_2$脊神经后根（腰$_4$除外）。然而完全的后根切除导致感觉完全缺失，未能被推广。1967年克罗斯（Cros）利用肌电图将异常的腰$_{4\sim5}$脊神经后根神经束支切断，发现不仅可解除肌痉挛，而且不再复发，在痉挛型脑性瘫痪的治疗上取得了重大进展，形成了最初的选择性脊神经后根切断术。1978年法萨诺（Fasano）报道了选择性脊神经后根切断术治疗痉挛性脑瘫，这种新技术显著改善了痉挛性脑瘫的治疗效果，使此病的治疗取得了重大进展。20世纪80年代，皮科克（Peacock）将手术操作方法由靠近脊髓圆锥部位移向马尾，将SPR手术平面由胸腰段下降到腰骶段，降低了手术难度，减少了手术损伤脊髓圆锥的危险性，形成了SPR的经典术式。在20世纪的最后10年内，SPR术获得迅速推广，从而使痉挛性脑瘫的治疗获得了空前发展。

应用解剖 肌张力增高和痉挛均是抑制和异化反射不平衡、牵张反射过强的表现，其感受器是肌梭。肌梭的传入神经有两类：第一类为Ⅰα粗直径快传纤维，Ⅰα纤维进入脊髓后直接与支配本肌的前角α运动神经元发生兴奋性突触联系，当骨骼肌被牵张时，肌梭的Ⅰα类传入纤维被兴奋，从而触发α运动神经元兴奋而产生牵张反射；第二类为Ⅱ类细直径慢传纤维，与本体感觉有关。肌梭的兴奋敏感程度则受脊髓前角的γ运动神经元发出的传出纤维所调节控制，γ运动神经元的兴奋可调节肌梭内肌纤维的长度，使感受器经常处于敏感状态。这种γ运动神经元活动，通过肌梭传入联系，引起α运动神经元兴奋和肌肉收缩的反射过程，称为γ环路。肌梭Ⅰα类传入纤维所传递的肌梭感觉信息是构成快速牵张反射的主要兴奋因素，也是γ环路的主要传输通路。正常情况下，脊髓以上各级中枢可通过抑制前角的γ运动神经元来调节肌张力，使之处于正常状态，也保持了其兴奋与抑制环路的动态平衡。在痉挛型脑瘫时，由于大脑皮质及有关结构受损，使脊髓上各高级中枢的下行抑制环路失衡，不能对Ⅰα传入信号，即对相应的脊髓侧索信号做出正常的易化和抑制反应，也不能抑制运动神经元而减低肌张力。因此，当对抗肌肌梭遭到不断牵张时，传入刺激经过γ环路不断使肌痉挛扩张和增强。当牵张速度加快时，它的抵抗力亦随之增加，出现临床上的痉挛状态。

适应证和禁忌证 合适病例的选择和严格掌握适应证是保证SPR疗效的关键因素。一般考虑下列两类患者：一类为单纯痉挛和肌张力增高，即有一定的肌力基础，挛缩很轻或无挛缩者，躯干、四肢有一定的活动功能，智力接近正常者；另外一类为几乎没有独立功能的严重痉挛，甚至僵直型的患者，希望解除痉挛，降低肌张力以使日常护理容易进行。适应证主要有：①单纯的痉挛和肌张力增高，肌张力4级（Ashworth五级分类法）以上。②肢体无严重挛缩畸形。③躯干与四肢肌张力达3级以上，有一定的运动功能。④智力正常或接近正常，能配合手术前后的康复训练。⑤严重的挛缩、僵直影响日常生活、护理、康复训练等。手术的最佳年龄为3～6岁。禁忌证主要有：①肌张力低下者。②肌张力差、运动功能不良者。③重度固定挛缩畸形、手足徐动或合并共济失调者。④智力低下、不能配合康复训练者。⑤有明显脊柱畸形和发育不良、腰骶部明显不稳者。

其他影响因素 在选择手术治疗前，需评价：①患儿及患儿监护人的合作：对欲手术的患儿进行常规性智商测查，估计其合作的可能性，同时注意患儿监护人的素质，因患儿监护人是患儿的护理及手术前后康复训练的主要指导与督促者，因此监护人的素质高低、配合与否，在一定程度上影响到治疗疗效。②患儿年龄：痉挛性脑瘫的患儿施行SPR的最佳手术时期是3～6岁，年龄太小，患儿的理解与配合能力较差，不利于康复训练，手术耐受力也差；年龄太大，出现软组织挛缩和固定畸形的机会较多，不利于术后康复，同时对重建某些大脑皮质的条件反射不如年龄较小的患儿那么容易。一般3～6岁的患儿已具有一定的耐受力、理解力和配合力，软组织挛缩与固定畸形一般尚不明显，因此，此时应为较佳的手术年龄。③术前康复：良好的术前康复训练是提高与保证手术疗效的重要因素，因为术前适当的康复训练既可增强患儿及家长的康复训练意识，术后较易进入康复训练的状态，同时也可改善患儿的一般情况，在医患之间也可形成良好的沟通与配合。

手术方法 SPR需要将显微外科技术和神经电生理技术相结合，同时，在SPR推广应用中，SPR解痉原理和技术方法及合并症还触发了其他一些改良术式的开发研究。手术在全身麻醉下施行，行颈部SPR时，采用全身麻醉，选用后正中切口，行颈$_5$~胸$_1$椎板次全切除，颈段脊神经后根呈水平穿出椎间孔，容易显露。将颈$_5$~胸$_1$脊神经后根分为4~6小束，神经肌电生理刺激仪以0.05~0.1mA电流刺激确认并记录各后根小束之阈值，根据阈值高低及痉挛情况将后根部分切断，切断比例为30%~50%。行腰骶部SPR时，选用腰骶后正中切口。基本显露方法有两种：①传统术式：行腰$_{2\sim5}$或腰$_2$~骶$_1$的多椎板切除，沿椎间孔神经根出口定位腰骶神经。此手术容易辨认显露神经后根，但手术创伤较大，术后并发症亦较多。②改良术式：根据脊髓圆锥定位，只做腰$_1$椎板切除或加做胸$_{12}$上半和（或）腰$_2$下半椎板切除。此方法椎板切除少、创伤小、对脊柱稳定性影响较小，术后2周左右可下地行走。该术式术中准确辨认腰$_2$~骶$_1$脊神经后根有一定难度，需相当经验并保证避免损伤脊髓圆锥，手术时间较长。此外，为减少对脊柱稳定性影响，近年来还有多种改进术式报道，主要有跳跃式椎板切除术、半椎板切除术、椎板开窗术、椎板开门术、椎板回植术等，依术者经验及喜好可灵活选择，但都基于以上两种基本术式。现普遍倾向于改良的脊髓圆锥部SPR，术前采用MRI准确测定脊髓圆锥部的位置，手术仅切除圆锥部腰$_1$椎板或加切胸$_{12}$下半或（和）腰$_2$上半椎板，先循椎间孔神经根出口找出腰$_1$或腰$_2$后根，再找脊髓圆锥终丝。终丝两旁骶$_{3\sim5}$往往合成一大束，此束旁边骶$_{1\sim2}$合成另一束容易识别，在其脊髓发出处按其自然分界靠头侧浅面较大束为骶$_1$，靠尾侧深面较小束为骶$_2$。腰$_5$与骶$_1$之间有较明显的自然分界。一般腰$_5$和腰$_4$均有两束，腰$_3$为一束，按发出节段的高低从外至内排列。将其分别标记后便可以继续完成SPR。术后解痉挛效果确实，避免了过多切除腰椎椎板，减少其并发症发生。应用手术显微镜及神经外科器械可明显减少术后并发症的发生。由于脊神经各段和各后根所含小束数目不同，一般分成4~7个小束，分离时应分到各后根小束表面见不到营养血管为止。电刺激选择后，参考术前根据体查设计的切除比例将阈值低的后根小束切断。

据解剖观察，颈$_{5\sim8}$的脊神经后根自然分成4~8束，胸$_1$分成2~3束，腰$_7$~骶$_1$脊神经前后根合在一起，在椎间孔附近分开，分成4~7束。采用精确的智能方波脉冲电刺激器对每一神经小束分别进行电刺激，观察肌电图和肌肉收缩阈值，根据电刺激阈值选择性切断脊神经后根神经束。切除脊神经束的比例目前仍无统一标准，以往认为切除过少，痉挛解除不彻底，术后易复发；切除过多，容易出现肌无力，并发症发生率高。目前较新观点认为切除范围以20%~50%较为合适，腰$_3$、腰$_4$少切，以不超过40%为宜，减少对股四头肌力的影响，骶$_2$不切，减少对会阴神经功能的影响。最近有学者提出“关键束”的概念，对刺激电流0.3~0.5mA即引起强烈肌肉收缩的束支予以切断，切除20%即可显效。部分病例腰$_1$也可探查部分切除，对缓解屈髋及内收肌张力有帮助。

疗效评价 一般检查手术前后肌张力、腱反射、阵挛及病理反射的变化情况，用以评价手术效果。术后阵挛及病理反射通常减弱或消失。肌张力的改变为手术效果评价的主要指标，常用Ashworth五级判断标准。法萨诺（Fasano）等报道，肌张力增高无肌痉挛者术后肌张力可恢复正常。徐林等报道，术后1个月96%的患儿肌张力恢复正常。阿博特（Abbott）等报道术后6个月80%患儿肌张力恢复正常。

并发症 SPR是创伤性较大的手术，而脑瘫往往伴有全身发育不良，患儿体质较差。保证手术的安全进行，是开展SPR首先应考虑的问题。

早期并发症 包括以下几种。

呼吸系统并发症 ①喉头水肿：为气管内麻醉的一种严重的并发症，因气管插管时损伤了咽喉部黏膜引起。对于喉头水肿应立足于预防，术前患儿有上呼吸道感染者严禁手术，插管操作要轻柔，拔管前及术后早期应用皮质激素。术后早期要密切观察患儿的呼吸情况，准备好抢救物品。必要时气管切开。②支气管痉挛：早产儿或者用过呼吸机，或需要辅助给氧的患儿，常表现为气道的敏感性增高；另外，胎粪吸入或是早产等原因而至肺泡表现活性物质缺乏的患儿，支气管痉挛的可能性较高；有过敏史，如支气管哮喘者，也易出现术中支气管痉挛。

肠道并发症与泌尿系统并发症 ①尿潴留：引起术后尿潴留

的原因很多，主要是脊髓圆锥或马尾神经损伤；也可能是手术时造成椎动脉损伤，引起缺血；脑瘫术前膀胱的排空是靠膀胱肌的痉挛，术后因神经束支被切断，造成膀胱肌张力下降，导致尿潴留。膀胱功能异常列为手术禁忌证之一。②腹痛、便秘及一过性麻痹肠梗阻，随术后进食肠胃功能恢复多可自行缓解。

术后不适　①术后疼痛：几乎所有的患儿在脊神经后根切断术后48~72小时都会感受到中度至剧烈的疼痛，在此期间可以每3~4小时给予镇痛药。②感觉障碍：有近半数的患儿术后有感觉障碍，如针刺感、蚁咬感等，或感觉缺失，类似脊髓损伤、髓内肿瘤等症状，年龄偏大的患儿表现尤为明显。其原因是后索纤维与脊髓丘脑束的纤维不平衡所致，术中防止切除过多的脊神经后根束支是预防的重要措施。一般可自行缓解而不需要特殊治疗。

其他并发症　①发热：几乎所有病例均有发热。发热于术后2~3小时开始，迅速升高。过半患儿超过38.5℃，个别患儿达40℃，往往持续2~3天，呈弛张热型。体温常于5~7天后恢复正常。发热原因不明，术后早期应用激素有助于症状缓解。②脑脊液漏：较少见，多为硬膜囊缝合口渗漏所致。术后取俯卧位多可缓解。③中枢神经系统并发症：极少出现头痛及中枢神经系统感染。④肌张力过高：较少见，机制不明，持续2~3天多可缓解。

中远期并发症　包括以下几种。

肌张力过低，功能减退　最常见，多为暂时性的，数周后可获得改善。术前应做肌力评价，肌力低于3级者不宜手术，因此，术前评估及适应证的选择十分重要。

肌肉活动范围减少　较多见，主要在髋内收肌、腘绳肌、腓肠肌，特别是在生长发育时期。其主要原因是没有接受过充分的肌肉牵张康复治疗，这是因为手术将肌痉挛解除，但表现出肌肉挛缩，在生长发育期尤为明显，所以术后充分的肌牵张康复治疗，需要时配合二期肌腱松解术有助于恢复。

髋脱位　有些患儿术后逐渐发生髋关节的半脱位及脱位，尤其是术前就表现有髋关节发育不良者。术前髋关节X线检查能及时发现髋关节是否已经存在有半脱位，以便术前和术后给予支具保护。

SPR对脊柱稳定性的影响　近年来发现多椎板切除术对脊柱的稳定性有一定的影响并逐渐引起重视。SPR可导致脊柱畸形，如腰前凸加大、脊柱侧弯等，脊柱椎体前移滑脱可在术后出现或加重。必须重视术前脊柱X线检查，及时发现脊柱畸形以指导手术，术后定期复查脊柱X线及时发现并纠正畸形，必要时可配置脊柱支架，并积极进行腰腹肌力的康复训练。改良的脊髓圆锥部SPR可减少对腰椎的破坏。

（刘小林）

xuǎnzéxìng jǐshénjīng qiángēn qiēduànshù

选择性脊神经前根切断术（selective anterior rhizotomy，SAR）

在脊神经前根处进行选择性切断，降低痉挛肌的肌张力，最大限度地保护有正常功能肌群的肌力的手术治疗方式。

1981年贝内代蒂（Benedetti）对4例下肢痉挛患者采用脊神经前根完全切断的方法，虽保留了感觉，完全解除了痉挛，但切断前根的支配肌出现了完全弛缓性瘫痪。1998年陈哨军切除30%~40%家犬脊神经前根发现可保留良好的随意运动及共济、平衡功能，肌紧张明显缓解，但出现所切除神经束支配肌肌力部分下降，肌电图显示部分肌肉失神经损伤，一定量运动单位丢失。1999年陈哨军用SAR切除3例患儿腰$_2$~骶$_1$前根25%~75%范围，术后肌张力基本正常，深感觉、浅感觉及本体感觉无变化，未出现乏力，步态明显改善。但例数太少，亦缺乏远期随访。尹庆水等同期报道了28例脊髓圆锥部SAR结合选择性脊神经后根切断术（SPR），证实SAR解痉效果更为明确，未出现完全弛缓性瘫痪。

应用解剖　神经解剖学、神经生理学表明脊神经前根由运动神经元纤维组成，后根由感觉神经元纤维组成。脊神经前、后根混合形成脊神经总干，出硬膜之后以感觉与运动纤维交织混在一起，出椎间孔后又分为前后两干。肢体的每块肌肉都受若干运动神经元的混合支配（运动神经元池），它们分布在一定的脊髓节段内。脊神经前根与脊髓前角运动神经元一起构成神经-骨骼肌反射弧的最后通路。痉挛型脑瘫的发病机制是基于γ环路的兴奋与抑制失衡，是兴奋不断加强与抑制相对减弱的结果。SPR从γ环路的传入着手，通过减低传入兴奋而降低肌张力，证明确实可行。SAR则于γ环路的最后通路脊神经前根进行选择性切断，不但打断了γ环路，又可打断高位中枢直接作用的α僵直，因此能更有效地改变肌紧张，是避开感觉、重点解决某肌或肌群的痉挛和可能保留站立功能的最佳部位，有充分的理论依据。

适应证和禁忌证 与SPR基本相同。需要强调的是，SAR对患者术前的肌力要求更高，Ⅳ级以下肌力应列为手术禁忌，以免术后出现严重弛缓性瘫痪。

手术方法 SAR的麻醉、体位、显露方式及显微操作基本与腰骶部SPR相同。脊神经前根的鉴别亦不难，脊神经前根位于后根的前侧或前内侧，较后根细小，一般只有单独一股。腰$_3$前根最为粗大，但一般不切，以避免伸膝无力。手术的关键及难点在于脊神经前根阈值低，易受静电干扰、易损伤，不能使用常规的脉冲电刺激仪甄选需要切除的神经束，需输出电流更小、光滑、能防止静电干扰的微电刺激仪。亦有采用弹拨刺激法，即用分离钩轻轻弹拨刺激神经前根以诱发痉挛肌群收缩。前根较后根细，一般分3~5束，一般只需切除20%左右即能达到解痉目的。

疗效评估及并发症 与SPR基本相同。有报道SAR术后早期发生尿失禁及肢体软瘫的比例较SPR高。

（刘小林）

xuǎnzéxìng zhōuwéi shénjīng qiēduànshù

选择性周围神经切断术（selective peripheral neurotomy）

用显微外科技术选择性切断1/4~1/2对电刺激反应强烈的运动神经的神经束，达到解除痉挛、改善异常姿势和缓解疼痛等效果的手术治疗方式。

日本学者称之为选择性显微缩小术，其前身是周围神经切断术，常见于脑瘫患者的外科手术治疗。1887年洛伦茨（Lorenz）、1913年斯托费尔（Stoffel）先后将周围神经切断术用于髋内收肌群痉挛和足痉挛畸形的治疗。周围神经完全切断后虽可极大程度上缓解痉挛，但存在肌力低下、感觉障碍、肌萎缩、建立对立畸形等严重缺点，故未能广泛应用。随着显微外科技术和电生理技术的日趋成熟，20世纪80年代格罗斯（Gros）、近藤（Shindo音译）等对其进行了改良，选择性周围神经切断术逐渐出现并得到重视。1996年阿卜德奈尔（Abdennel）使用选择性胫神经部分切断术，分别对引起痉挛足的胫神经和屈膝的坐骨神经腘绳肌支进行了选择性部分切断，切断的神经束数目是怀疑支配痉挛肌肉神经总量的1/2~1/3。据平均4年的随访结果，解痉率达72%，疗效满意占68.9%，运动能力获改善者占65.5%。1998年普罗希特（Purohit）特别介绍了他在对310例痉挛性脑瘫患儿施行选择性运动神经切断术治疗时，其中52例屈肘痉挛，切断肌皮神经运动支中，同样使用了电刺激技术，经过平均17个月的随访观察后，屈肘痉挛缓解率达62%。选择性周围神经切断术的改进：一是术中应用神经肌电生理刺激仪，达到神经部分切断后降低有害肌张力而不过多影响有用肌力的目的。二是显微镜下选择性部分切断而非全部切断周围神经，术中应至少保留1/4的运动纤维。该术式在欧美国家开展得较广泛，长期随访疗效确切。

适应证和禁忌证 适应证：①单纯性痉挛性瘫痪，肌张力高。②无明显固定挛缩畸形或仅有轻度畸形。③无严重心、肝、肺、肾功能障碍。④有正常或接近正常的智力，有行走潜能。⑤年龄在3岁以上，最佳是3~7岁，并有有利于术后长期康复训练的人文环境。⑥对少数合并有智力障碍和其他感觉异常以及严重的四瘫、三瘫患者经家长要求，从减轻护理强度的目的出发，亦可考虑手术。禁忌证：①智力低下，不能配合术后康复训练者。②肌力弱肌张力低，或无行走潜能者。③手足徐动、共济失调和扭转痉挛等以锥体外系病损为主者。④肢体严重固定挛缩畸形。⑤脊柱严重畸形和脊柱不稳定者。

手术方法 针对四肢不同部位的痉挛而分别采用胫神经（针对踝痉挛）、坐骨神经（针对膝痉挛）、肌皮神经（针对肘痉挛）、正中及尺神经（针对腕、指痉挛）、闭孔神经（针对大腿内收肌痉挛）、臂丛（针对肩关节内收痉挛）选择性周围神经切断，有切口小、出血少、疗效确切、并发症少等优点，尤其适用于痉挛症状体征比较单一、局限的低龄患儿，符合早期治疗的原则。手术原理如图1所示，通过术中应用电刺激，选择反应强烈的神经束，达到周围神经部分切断后降低有害肌张力而不过多影响有用肌力的目的（图2）。

虽然该术式相比选择性脊神经后根切断术而言较为简单易行，更适于在基层推广，但同时应强调手术必须在显微镜下施行，并使用神经肌电刺激仪进行仔细选择以达到最佳效果。术前可行相应周围神经或其运动点封闭试验，如对于踝部痉挛状态的患者，可于患侧腘窝腘横纹下3~4cm胫神经处局部注射4~5ml利多卡因或布比卡因，也有的注射2%~5%苯酚或乙醇，如封闭后痉挛状态有改善则可预期行神经切断术。但对膝关节痉挛性屈曲患者，因坐骨神经位置深而不易进行封闭，可施以全身麻醉观察痉挛状态改善程度。

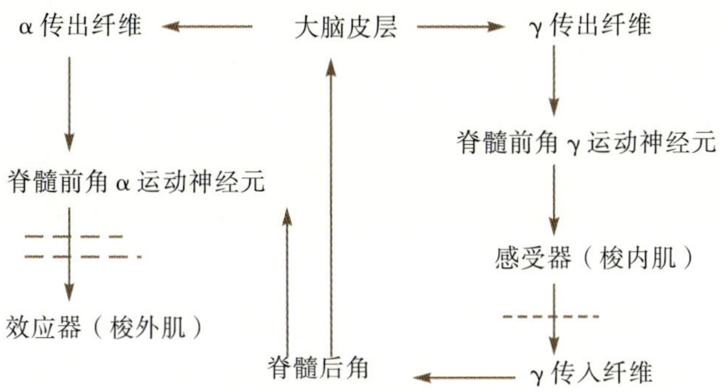

图1 选择性周围神经切断术手术原理（双横虚线）

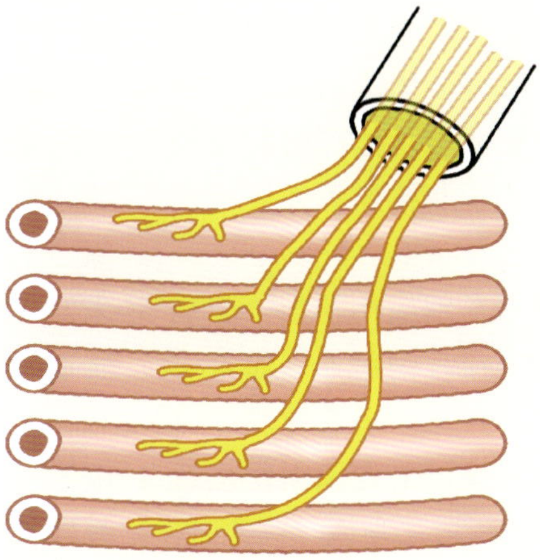

图2 肌纤维的神经支配

注意事项 ①采用气管内插管全身麻醉，术中不用肌松剂。②术后第2天即可下地活动，鼓励早期开始康复运动训练，需一直坚持至18岁以后，否则痉挛易复发或效果不好。③需订做矫形支具以辅助康复。④术后有肢体疼痛、麻木等感觉异常属正常现象，可慢慢消失。

骨关节、肌肉、肌腱的矫形手术在脑瘫的外科治疗中占重要作用。但在国内目前开展较多的矫形手术在手术时机和术式选择上有的尚不规范甚至存在误区。外科手术治疗痉挛状态的一个原则是先行解除痉挛的神经术式，然后（至少6个月后）根据情况（有无骨关节畸形、肌腱挛缩、神经术式疗效不佳等）再决定是否行矫形手术治疗，两者顺序不能颠倒。在严重痉挛持续存在的情况下，矫形手术只能暂时掩盖症状，其结果肯定是疾病复发。对于已有肌腱挛缩的患者在肌肉、肌腱的矫形手术之前或之后采用神经术式对于预防痉挛症状复发有重要意义；对于已有骨关节畸形的患者，在行矫形手术之前或之后是否行神经术式则意义不大。

（刘小林）

shénjīngyuánxìng pángguāng

神经源性膀胱（neurogenic bladder） 自主神经受损丧失对膀胱逼尿肌和尿道括约肌的支配调控而致膀胱贮尿和排尿功能障碍。

病因及发病机制 正常膀胱功能包括贮尿和排尿两方面，由膀胱逼尿肌和尿道括约肌相互协同完成。膀胱尿道的神经支配包括交感神经（胸$_{12}$～腰$_{3}$）、副交感神经（骶$_{2\sim4}$）和躯体神经（骶$_{2\sim4}$），并受脊髓、脑桥的调节和大脑皮质的控制。当创伤和疾病造成位于大脑或脊髓的排尿中枢受损，或支配膀胱尿道的交感、副交感神经或躯体神经丧失功能，膀胱将失去神经支配或调控，致使膀胱逼尿肌或尿道括约肌丧失功能或不协调，导致膀胱储尿、排尿功能障碍，其中最常见的是脊髓损伤导致的神经源性膀胱。

分型 脊髓损伤造成的神经源性膀胱因损伤部位的不同，而导致不同类型的膀胱功能障碍，通常分为痉挛性膀胱和弛缓性膀胱两种类型。①痉挛性膀胱（spastic bladder）：发生在骶段以上的脊髓损伤，此时膀胱的脊髓反射弧完整，但丧失了大脑高级排尿中枢对膀胱的调控，呈现高张力、高反射的痉挛性膀胱，多伴有膀胱逼尿肌与尿道括约肌不协调，患者贮尿与排尿功能双重障碍，多表现尿失禁。②弛缓性膀胱（flaccid bladder）：发生在脊髓圆锥部累及骶髓的脊髓损伤，由于支配膀胱的脊髓低级排尿中枢受损，膀胱反射弧被破坏，多发展成低张力、无反射的弛缓性膀胱，膀胱逼尿肌丧失收缩功能，患者贮尿功能良好而排尿功能障碍，多表现为尿潴留。

临床表现 脊髓损伤程度和部位的不同，可产生不同的排尿功能障碍：①脊髓、马尾神经受到部分损伤后引起的膀胱功能障碍，表现为无抑制性膀胱，膀胱排尿功能正常，但不能有意识地控制尿液排出，出现不随意排尿。②骶髓以上脊髓损伤，骶髓低级排尿中枢完好，但失去大脑高级中枢的调控，呈反射性膀胱，可出现尿失禁或排尿不完全。③骶髓排尿中枢受损，外周副交感神经功能作用使膀胱出现微小收缩，呈自律性膀胱，表现为排尿不全，大量残余尿。④膀胱完全丧失神经支配，表现为无张力膀胱、尿潴留。

诊断 ①有中枢神经系统伤

病或骶丛损伤史。②因排尿和控尿功能丧失，表现为尿潴留或尿失禁。③尿流动力学检查，有助于鉴别膀胱尿道功能障碍的原因是神经源性、非神经源性还是梗阻性。

治疗 脊髓损伤初期，膀胱逼尿肌处于无反射状态，通常采用留置尿管排尿。随着脊髓休克期结束，圆锥以上脊髓损伤患者膀胱逼尿肌反射逐渐恢复。此时，治疗目的是达到低压贮尿、控尿、排尿。耻骨上膀胱造瘘或间歇性导尿均可达到上述要求，减少泌尿感染和肾功能损害。但前者需长期携带集尿袋，给生活带来不便，后者是值得推荐的方法。对于部分脊髓损伤致严重膀胱功能障碍者，可通过调整或重建膀胱神经再支配来改善排尿功能。

预后 神经源性膀胱若未得到有效治疗，由于膀胱贮尿和排尿功能障碍，尿液淤积，残余尿增多，常需留置导尿或靠腹压排尿，可导致泌尿系感染，造成急性或慢性肾盂肾炎，易伴发肾结石；低顺应性膀胱可引起膀胱输尿管反流、上尿路扩张和肾积水；严重者可造成肾衰竭，威胁患者生命。

（侯春林）

jǐsuǐ sǔnshānghòu pángguāng gōngnéng chóngjiàn

脊髓损伤后膀胱功能重建

(functional reconstruction of bladder after spinal cord injury) 脊髓损伤后膀胱功能障碍是神经源性膀胱的一种，目前主要采用调整或重建膀胱神经再支配来改善膀胱功能。1950 年迈罗维斯基(Meirowsky)等报道骶神经全部切断术；1966 年纳吉布（Nagib）等报道骶神经前根全部切断术，两者均通过全部切断支配膀胱的骶神经根，将高张力、高反射的痉挛性膀胱调整成低张力、低反射的弛缓性膀胱。1984 年麦奎尔（McGuire）等报道 3 例完全性骶$_{2\sim4}$后根切断，膀胱痉挛完全解除，虽然改善了膀胱贮尿功能，未发生尿失禁，但同时丧失了膀胱逼尿肌收缩功能。1999 年刘明轩、侯春林等通过尿流动力学及电生理检测观察了 12 只雄性犬选择性骶神经根切断治疗脊髓损伤痉挛性膀胱的实验疗效，认为部分切断支配膀胱的骶神经根可在有效改善膀胱贮尿功能的同时保留膀胱逼尿肌的部分收缩功能，临床应用近期疗效明显，但部分患者因膀胱痉挛复发而影响远期疗效。通过电刺激重建膀胱的排尿功能，已有 50 多年的历史。1972 年布林德利（Brindley）首先用动物进行了硬膜内安装骶神经电刺激排尿的实验研究。1978 年布林德利成功进行了 2 例骶神经前根电刺激排尿术。1988 年索尔温（Sauerwein）等对所有在骶神经前根安装 Brindley 骶神经前根电刺激器进行电刺激排尿的患者，进行完全性骶$_{2\sim4}$后根切断，不仅提高了电刺激排尿的效率，而且扩大了膀胱容量，根除了患者的反射性尿失禁，效果良好。至 1992 年临床绝大多数为硬膜内骶神经前根安置电极。随着对骶神经后根切断去传入认识的提高和对刺激部位新的认识，发现在硬膜外刺激骶神经根，手术简单安全，膀胱的反应相同，又发展在骶管内硬膜外安装骶神经电极。通过神经移位或移植达到膀胱神经再支配，是改善神经源性膀胱排尿功能的重要途径。1968 年卡尔森（Carlsson）和松丁（Sundin）将猫的下位腰神经前根与骶神经前根吻合，经 4～7 个月轴突再生，首次证实了体神经运动纤维能够长入自主神经纤维并替代副交感性膀胱神经支配，这一发现对促进该领域研究的发展具有重要的科学意义。1971 年饶（Rao 音译）首次应用肋间神经与骶神经吻合方法进行了膀胱功能重建。1986 年福斯曼（Vorstman）等将 7 只猫单侧腰$_7$与骶$_1$吻合，7 个月后电刺激吻合神经时可产生膀胱收缩。1991 年庄垂庆等将脊髓损伤平面上方的脊神经前根在硬膜内与骶神经前根吻合，脊神经后根神经节远端在硬膜外与骶神经后根吻合，修复大鼠低位脊髓损伤后的膀胱功能，实验证明是可行的。1994 年肖传国和戈代克（Godec）报道将鼠的腰$_4$脊神经前根中枢端与支配膀胱的腰$_6$脊神经前根周围端在硬膜内吻合，于腰$_5$平面横断脊髓，通过电生理检测及辣根过氧化物酶(HRP）神经示踪证明了腰$_4$体神经运动轴突成功地长入盆神经并替代膀胱副交感性的神经支配。提出了建立体神经-自主神经人工膀胱反射弧这一概念。1999 年衷鸿宾、侯春林等利用截瘫平面以下残存的膝腱反射重建犬脊髓圆锥以上脊髓损伤所致痉挛性膀胱排尿功能。2002 年王金武、侯春林报道利用截瘫平面以上正常的脊神经前根，通过神经移植重建大鼠脊髓圆锥损伤所致弛缓性膀胱排尿功能。对于临床下肢运动功能正常而排尿功能障碍的脊髓圆锥下部损伤的患者，2008 年徐镇、侯春林通过大鼠及猕猴动物实验，发现切断单一正常腰骶神经根对下肢运动功能无明显影响，提出利用正常骶$_1$神经前根与骶$_2$、骶$_3$骶神经前根吻合进行膀胱功能重建。2008 年林浩东、侯春林报告通过同时吻合大鼠腰$_5$前后根与骶$_2$前后根，重建膀胱感觉与运动功能，术后半年通过小动物 PET 检查，显示已成功重建膀胱与皮质排尿中枢联系。

因脊髓损伤节段不同导致的膀胱功能障碍可分为痉挛性膀胱和弛缓性膀胱两种类型，需采用不同的方法进行膀胱功能重建。①对脊髓圆锥以上脊髓损伤患者，由于膀胱丧失了大脑高级排尿中枢的调控，呈现高张力、高反射的痉挛性膀胱。治疗目的：缓解膀胱痉挛，改善膀胱贮尿和排尿功能，可用选择性骶神经根切断术、骶神经前根电刺激排尿术和跟（膝）腱-脊髓-膀胱人工反射弧重建术、膀胱神经再支配术。②脊髓圆锥损伤患者丧失了支配膀胱的脊髓中枢（骶$_{2-4}$），膀胱的脊髓反射弧被破坏，膀胱逼尿肌丧失了收缩功能，多发展成低张力、无反射的弛缓性膀胱。治疗目的：利用脊髓损伤平面以上正常脊神经根，通过神经移位或移植重建膀胱神经再支配，恢复膀胱逼尿肌的收缩功能，以改善排尿功能，如腹壁反射-脊髓膀胱人工反射弧重建术。

（侯春林）

xuǎnzéxìng dǐshénjīnggēn qiēduànshù

选择性骶神经根切断术（selective sacral nerve neurotomy） 选择性切断支配膀胱的部分骶神经根，部分阻断传入神经通路，缓解膀胱痉挛、改善膀胱贮尿和排尿功能的手术。适用于脊髓圆锥以上脊髓完全性损伤导致的痉挛性膀胱贮尿和排尿功能障碍。采用常规腰骶部后正中手术切口，切除腰$_5$～骶$_1$双侧椎板，显露硬膜囊及囊外神经根，以腰$_5$～骶$_1$椎间隙为标志从硬膜外定出骶$_1$神经根后，打开硬膜囊显露马尾神经，参照囊外骶$_1$神经根定出囊内骶$_1$神经根后，再依次向下定出骶$_{2-4}$神经根，分别电刺激骶$_{2-4}$神经根观察膀胱逼尿肌、尿道括约肌的收缩状况及反应，确定引起膀胱逼尿肌、尿道括约肌痉挛最敏感的骶神经根，并将其切断。手术效果与术中骶神经根切断数量有关，切断过多导致膀胱逼尿肌无力，切断过少达不到缓解膀胱痉挛的目的，远期患者存在膀胱痉挛复发的可能。

（侯春林）

dǐshénjīng qiángēn diàncìjī páiniàoshù

骶神经前根电刺激排尿术（sacral anterior root stimulated micturition） 由于脊髓圆锥以上脊髓损伤后膀胱贮尿和排尿功能丧失，通过膀胱完全去传入手术改善膀胱贮尿功能，并在骶神经前根植入电极，采用体外控制器进行排尿的手术。进行骶神经前根电刺激排尿必须具备两个条件：①患者的骶髓-盆腔副交感传出通路完整。②膀胱未发生纤维化，具有较好的收缩功能。目前临床主要用于脊髓圆锥以上完全性脊髓损伤的患者。该手术疗效肯定，排尿彻底，残余尿少。手术方法包括电极植入和完全性后根切断去传入。首先做骶部切口，打开骶管后将电极安放在骶管内硬膜外的骶$_{2-4}$神经上，接收器安放在有感觉的侧胸部皮下（图）。在胸$_{12}$～腰$_2$做后正中切口，咬除椎板，暴露脊髓圆锥，在圆锥部最远端的 31mm 处切断脊神经背根。

（侯春林）

pángguāng shénjīng zàizhīpèishù

膀胱神经再支配术（bladder nerve reinnervation） 通过神经吻合移植重建膀胱的传入和传出通路以改善和恢复膀胱贮尿与排尿功能的手术。

适应证 ①利用截瘫平面以下残存的骶神经前根，建立跟（膝）腱-脊髓-膀胱人工反射弧，用于脊髓圆锥以上完全性脊髓损伤所致痉挛性膀胱、膀胱贮尿和排尿功能障碍者。②利用截瘫平

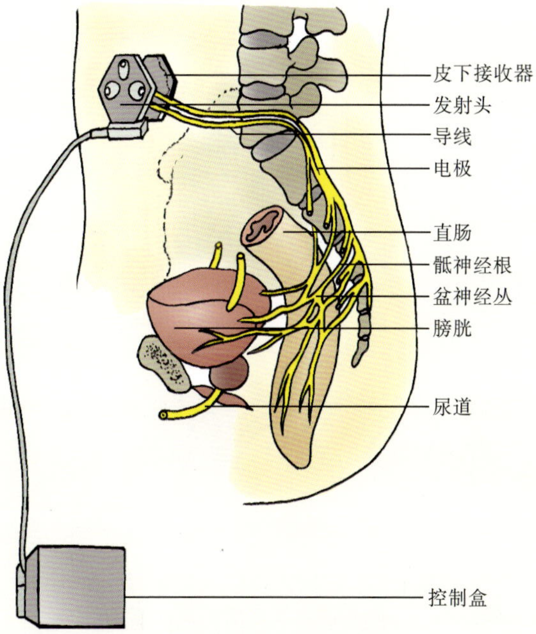

图 骶管内硬膜外刺激器植入

面以上正常胸神经前根，建立腹壁反射-脊髓-膀胱人工反射弧，用于脊髓圆锥损伤所致弛缓性膀胱。③利用截瘫平面以上正常骶$_1$神经前根，建立跟腱-脊髓-膀胱人工反射弧，用于治疗下肢运动功能正常而排尿功能障碍的脊髓圆锥下部损伤者。

手术方法 有以下两种。

跟（膝）腱-脊髓-膀胱人工反射弧重建术（achilles tendon-spinal cord-bladder artifical reflex arc） 患者取俯卧位，做腰$_5$和骶$_1$后正中切口，打开硬膜暴露马尾神经。根据解剖依次定出硬膜内骶$_1$、骶$_2$、骶$_3$、骶$_4$神经根。出硬膜孔处前根位于腹侧，电刺激确定支配膀胱的最强神经根（一般为骶$_2$或骶$_3$）。在硬膜内同一平面切断一侧骶$_1$前根及支配膀胱的最强神经根（骶$_2$或骶$_3$），用8-0线将骶$_1$近心端与骶$_2$（或骶$_3$）远心端进行显微吻合，建立跟（膝）腱-脊髓-膀胱新的反射通路（图1）。

腹壁-脊髓膀胱人工反射弧重建术（abdominal-spinal cord-bladder reflex arc） 以胸$_{10}$（或胸$_{11}$）椎体为中心，做后正中切口，全椎板切除，切开硬脊膜暴露胸$_{10}$（或胸$_{11}$）神经前根，在靠硬脊膜出口处切断，将切断的脊神经前根中枢端拉出硬脊膜；以骶$_2$椎体为中心做后正中切口，全椎板切除，切开硬脊膜，在硬膜内显露骶$_2$（或骶$_3$）神经前根，在近侧切断，将切断的脊神经周围端拉出硬脊膜外；将切取的腓肠神经通过两切口间的皮下隧道，分别与切断的两个脊神经断端进行显微吻合，建立腹壁-脊髓-膀胱新的反射通路（图2）。

（侯春林）

línbā xiǎnwēi wàikē

淋巴显微外科（microlymphatic surgery）

用显微外科技术治疗淋巴系统疾病。正常情况下，组织液大部分经毛细血管的静脉端吸收回流，小部分及大分子物质经毛细淋巴管形成淋巴回流。由于炎症、机械损伤等造成淋巴管阻塞或损伤，以及肿瘤行局部淋巴结清扫等原因导致组织液和淋巴的淤积，形成淋巴水肿。淋巴水肿的治疗甚是困难，20世纪60年代，随着显微外科技术的诞生和发展，很多学者探讨采用显微外科的方法治疗淋巴水肿。1962年达内斯（Danes）首先开展了淋巴结-淋巴管及淋巴管-静脉吻合的

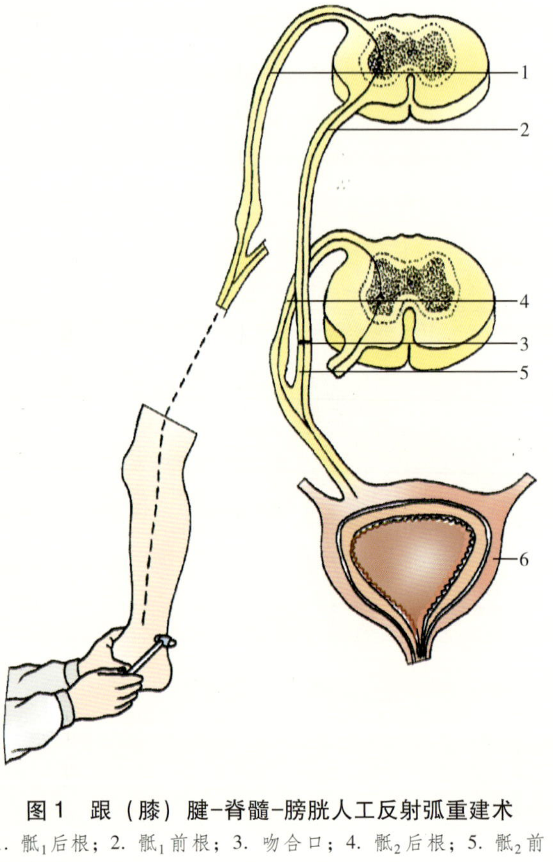

图1 跟（膝）腱-脊髓-膀胱人工反射弧重建术

1. 骶$_1$后根；2. 骶$_1$前根；3. 吻合口；4. 骶$_2$后根；5. 骶$_2$前根；6. 膀胱

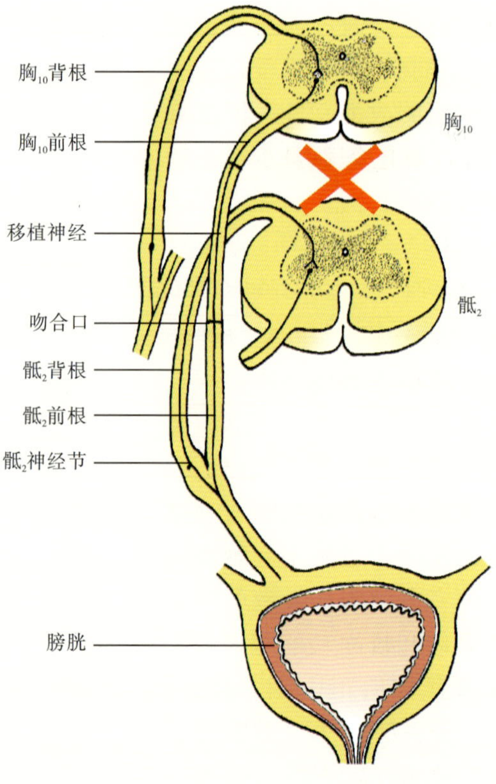

图2 腹壁-脊髓-膀胱人工反射弧重建术

实验研究，1966 年奥尔谢夫斯基（Olszewski）等首先在临床开展淋巴结-静脉吻合治疗肢体淋巴水肿的新术式。20 世纪 70 年代以来，朱家恺等在临床开展了浅或深淋巴管-静脉吻合治疗肢体淋巴水肿，黄恭康等采用淋巴管-静脉吻合治疗阴囊（或阴唇）淋巴水肿，淋巴管-静脉吻合治疗乳糜尿等，取得一定的近期疗效。

淋巴系统显微解剖 淋巴系统由淋巴管道和淋巴器官构成。淋巴管在人体内广泛分布，管腔内流动着无色透明的淋巴液。淋巴经淋巴结过滤向心流动，最后流入静脉。

淋巴管道 分为毛细淋巴管、淋巴管、淋巴干和淋巴导管。淋巴管的管壁结构与静脉相似，为外膜、肌层和内膜三层。淋巴管内有丰富的瓣膜，具有防止淋巴逆流的功能。淋巴管分浅淋巴管和深淋巴管两类。浅淋巴管位于浅筋膜内，与浅静脉伴行，外径为 0.2~0.3mm，深淋巴管位于深筋膜的深面，多与血管、神经束伴行，较浅淋巴管数量少，管径稍粗。

淋巴器官 包括淋巴结、扁桃体、脾和胸腺。淋巴结大小不等，呈圆形或椭圆形小体，一侧隆凸有多条输入淋巴管进入，另一侧凹陷为淋巴结门，有血管、神经出入和输出淋巴管穿出。淋巴结多聚集成群，以深筋膜为界可将淋巴结分为浅、深两种。浅淋巴结位于浅筋膜内，在活体易触及。深淋巴结位于深筋膜内或深筋膜深面。躯干和四肢的浅淋巴结多位于关节的屈侧或肌肉围成的沟和窝内。淋巴结内的淋巴窦是淋巴管道的一个组成部分，故淋巴结对于淋巴引流起着重要作用。

淋巴水肿显微外科 淋巴水肿的治疗首选非手术治疗。经非手术治疗无效的病例才考虑手术治疗。运用显微外科技术治疗淋巴水肿的方法主要有：①淋巴结-静脉吻合术。方法是横切淋巴结，将淋巴结囊与静脉吻合。②淋巴管-静脉吻合术。将淋巴管向心端与附近的小静脉进行吻合。③淋巴管-静脉-淋巴管桥接术。取一段小静脉架越阻塞段淋巴管，静脉与远端和近端的正常淋巴管吻合。

随着淋巴显微外科的发展，近年来还开展了吻合血管的腹股沟淋巴结皮瓣移植治疗乳腺癌根治术后上肢淋巴水肿，术后水肿明显减轻，淋巴造影显示移植的淋巴结功能正常。

（徐达传）

rǔmíniào

乳糜尿（chyluria）

尿液中混入乳糜液，而使尿液呈现乳白色不透明外观的一种病理状态。尿液中含有脂肪、蛋白质、纤维蛋白原、红细胞及白细胞，如红细胞较多，尿液呈红褐色，称为乳糜血尿（hematochyluria）。乳糜尿是一种症状，很多疾病均能引起。按病因通常分为：①寄生虫性。多数由丝虫病引起，班氏丝虫最常见。②非寄生虫性。有肿瘤、结核、肾病及系统性红斑狼疮等，还有许多孕妇发生乳糜尿的报道。

发病机制 早期认为是淋巴主干，尤其是胸导管阻塞，肠干淋巴管淋巴液反流，经过破裂的淋巴管进入泌尿道所致。近年的研究认为，乳糜尿的发病，主要是淋巴循环动力学因素的改变所导致的。各种原因影响淋巴循环，淋巴管扩张，瓣膜破坏，功能不全，淋巴液淤滞，淋巴管内压升高，薄弱处发生破裂，破裂出现在胸腔，形成乳糜胸；破裂在腹腔，形成乳糜腹；破裂在尿路，形成乳糜尿。

临床表现 经常在劳累、感冒或高脂肪饮食后诱发，表现为排出乳白色尿液，呈牛奶样或米汤样，有时候伴有尿频、尿痛等排尿不适，尿液混有纤维素，可呈胶冻样凝块，可引起尿潴留。发作持续数日或数周，休息及对症处理可缓解。

诊断 ①定性诊断：尿乳糜实验阳性，可以诊断乳糜尿。②定位诊断：膀胱镜检查可以发现患侧的输尿管口流出白色乳糜液；逆行肾盂造影术显示患侧肾区淋巴反流，但特异性不强；直接淋巴管造影术可以显示患侧肾盂的乳糜瘘口。

治疗原则

非手术治疗 乳糜尿有一定的自然缓解率，通过饮食控制，针对病原（如微丝蚴）治疗等措施，部分患者可以治愈。肾盂灌注疗法：0.1% ~ 0.5% 硝酸银灌注，药物的刺激性作用可使乳糜瘘口闭合。

手术治疗 ①肾蒂淋巴管结扎术：游离肾蒂周围淋巴管、结缔组织，切除 2 ~ 3cm，两端分别结扎，阻断肾盂穹隆部乳糜瘘口的淋巴液反流。近年，应用腹腔镜肾蒂淋巴管结扎术，具有创伤小、出血少、手术时间短、视野清晰等优点。②显微外科手术：针对淋巴循环异常，采用显微外科技术在腹股沟或下肢施行淋巴管-静脉吻合术，开辟了新的淋巴回流途径，降低淋巴管内压，促进淋巴管道和泌尿系统之间瘘口的愈合，从而治疗乳糜尿。手术方法包括髂外淋巴管-静脉吻合术、腹股沟深淋巴管-静脉吻合术、腹股沟淋巴结-静脉吻合术、腰淋巴管-精索内静脉吻合术等。

（徐达传　李　平）

zhītǐ línbā shuǐzhǒng

肢体淋巴水肿（lymphedema of upper-limb and lower-limb） 由先天性因素或继发性淋巴液回流障碍引起的肢体浅层软组织内淋巴液积聚而导致的组织水肿。肢体淋巴水肿可以继发纤维结缔组织增生，脂肪增生、硬化，筋膜增厚乃至整个肢体明显增粗（图）。严重者皮肤增厚，表皮过度角化，皮下组织增生，大量纤维化造成肢体病变组织坚硬如象皮，成为象皮肿，常伴发皮肤丹毒、疣状增生及溃疡。根据病因和临床表现，一般分为原发性（先天性）淋巴水肿和继发性淋巴水肿两类。原发性（先天性）淋巴水肿多没有明确的诱因，可以是先天性的淋巴管发育不良所致。继发性淋巴水肿有明确的致病因素，如丝虫感染、外伤、肿瘤切除手术（乳腺癌根治术、腹股沟和腹膜后淋巴结清扫术等）、放疗等均可引起肢体的淋巴水肿。

分期　$Ⅰ_A$期：除淋巴循环异常（乳腺癌腋窝淋巴结切除术后），肢体没有水肿存在；$Ⅰ_B$期：平卧和休息可以恢复的轻度可逆性水肿；Ⅱ期：持续性水肿，平卧和休息可以恢复；Ⅲ期：持续性水肿，平卧和休息不能恢复，且逐渐加重；Ⅳ期：纤维化淋巴水肿（早期淋巴淤滞性疣病），肢体呈柱状；Ⅴ期：肢体严重畸形的象皮肿，结节硬化性皮炎及广泛的淋巴淤滞性疣病。

影像学诊断　①核素淋巴显像（lymphoscintigraphy）：利用大分子物质或胶体颗粒（主要经过淋巴系统吸收）核素标记后形成示踪剂注射入皮下，进入各级淋巴管，经过SPECT或γ-照相接受放射信号来显影淋巴系统，该方法安全、简便、可重复性好。目前主要使用^{99m}Tc标记的Dextran作为示踪剂。②直接淋巴管造影：切开淋巴管插管，直接注射造影剂使淋巴管显影。是有创性检查，重复性差，碘油造影剂可能造成淋巴管损伤，不作为常规检查方法。③间接淋巴管造影：MRI、超声等。

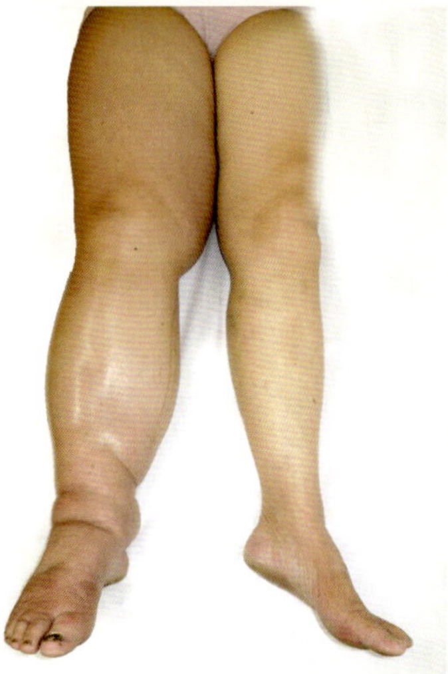

图a　前面观

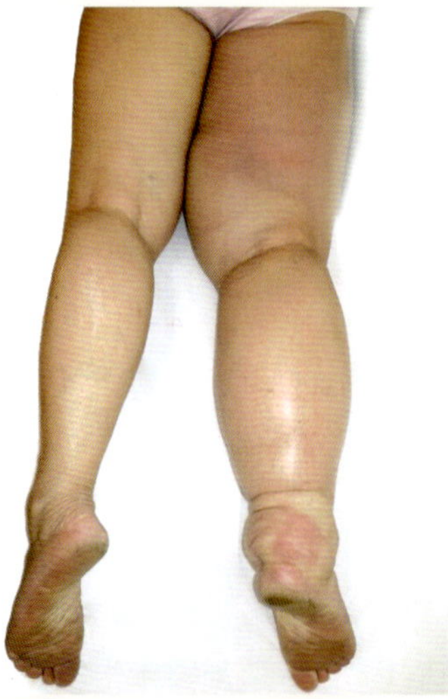

图b　后面观

图　右下肢继发性淋巴水肿

治疗　由于淋巴管解剖结构的特点和淋巴水肿的病理特点，淋巴水肿的治疗仍然是世界难题，没有一种确切有效的治疗方法。①非手术治疗：烘绑疗法、局部加压治疗、复合理疗法等，淋巴水肿患者首选非手术治疗，系统的保守治疗无效时，可以考虑选择手术治疗方法。②手术治疗：包括病变组织切除术、淋巴循环通道重建手术（如淋巴管-静脉吻合术、自体静脉-淋巴管替代术、自体淋巴管移植术）、血管化自体淋巴结等。

医务人员和淋巴水肿的患者都需要了解，肢体淋巴水肿是不可治愈的疾病，需要终生维持治疗。

（徐达传　李　平）

línbāguǎn jìngmài wěnhéshù

淋巴管-静脉吻合术（lymphatic-venous anastomosis） 采用显微外科技术在淋巴回流受阻的肢体远侧进行淋巴管和静脉的吻合以改善肢体淋巴回流的手术方法。淋巴管道的阻塞导致组织液和淋巴液的淤滞即造成淋巴水肿，有关肢体淋巴水肿的外科治疗途径主要分为以下两类。①组织整复性手术：病变组织切除、游离植皮或皮瓣覆盖。②显微外科手术：改善和促进肢体的淋巴回流，手术目的是通过显微淋巴外科手术来增加淋巴回流入血液循环。包括淋巴管-静脉吻合术、淋巴结-静脉吻合术、自体淋巴管移植等。

适应证　①淋巴水肿患者诊断明确。②淋巴水肿分期在Ⅲ期之前，即组织发生纤维化之前。③近期患病肢体没有发生急性淋巴管炎。

禁忌证　①淋巴显像或直接、间接淋巴管造影无淋巴管影像显示，或只显示间断、细小的侧支。

②组织学检查淋巴管病理改变严重，管壁肌纤维化甚至淋巴管栓塞。③淋巴管失去自主收缩功能或瓣膜功能不全。④深静脉系统的病变或静脉瓣膜功能不全、静脉过度曲张，原则上也不适合手术。⑤晚期象皮肿和反复发作的淋巴管炎，属显微淋巴外科手术的相对禁忌证。

手术方法 四肢淋巴管道在人体分浅和深两组，浅组主要收集皮肤、皮下组织的淋巴液，而深组收集骨关节和肌肉等深部组织的淋巴液。浅组最后通过腘窝、腹股沟、腋部进入深组引流入躯干，深组淋巴管的管径比浅组粗得多，引流量亦较大。故选择深淋巴管与静脉行吻合术，效果比与浅淋巴管吻合好。下面以深淋巴管静脉吻合术为例进行介绍。

手术设计 ①手术部位的选择：上肢在上臂下1/3及腋部；下肢在内踝后、腘窝部及腹股沟部。②偶氮蓝作为淋巴管染色剂，在吻合口远侧注射使淋巴管显色，利于术中寻找淋巴管。

术中淋巴管的解剖 深淋巴管位于深动脉、静脉的浅面或周围，往往贴附在血管外膜，管腔内可见到透明淋巴液柱，淋巴液充盈较多时，呈分节状，可作为辨认的标志。偶氮蓝染色满意时，管腔内可见淡蓝色淋巴液。

淋巴管-静脉吻合方法 淋巴管和小静脉都较细，两者直径在0.3~0.6mm，吻合需要在显微镜放大的术野下操作，坚持无损伤的显微外科原则。淋巴管的远端和近端分别与小静脉的近端吻合，可同时引流切口远、近端的肢体的淋巴液（图）。

并发症 淋巴管静脉吻合术创伤小，除了一般的手术并发症如麻醉意外、伤口感染等，没有严重的并发症。

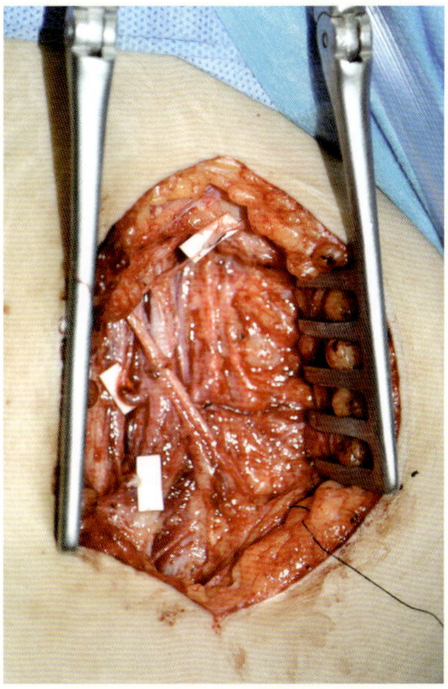

图 腹股沟深淋巴管-静脉吻合术，箭头所示为吻合口

（徐达传　李　平）

xiǎoqìguān yízhí xiǎnwēi wàikē

小器官移植显微外科（small organ transplantation）

用显微外科技术治疗某些内分泌小器官功能障碍。小器官移植与小血管吻合技术有密切的关系，直到20世纪70年代显微外科发展后，才逐渐增多。1974年温斯顿（Winston）报道移植输卵管和卵巢的兔得到妊娠；1979年西尔伯（Silber）报道睾丸移植成功；1980年朱家恺等报道卵巢移植；1981年陈国锐等报道胎儿供体的甲状旁腺移植。20世纪80年代以后，对小器官移植的方法、功能、应用解剖和移植免疫等方面均取得较快的发展。

供体来源 器官移植中供体来源困难，是制约同种器官移植开展的突出问题。为了解决小器官移植供体来源的困难，20世纪80年代以来，采用胎儿器官为供体，较好地解决了小器官的供体来源。应用显微外科技术进行小器官移植治疗小器官内分泌功能障碍疾病，取得了较好的效果。

移植的分类 小器官移植可分为自体移植和同种移植两类。①自体移植：主要有睾丸移植，将位于腹腔的隐睾吻合血管移植到阴囊；卵巢移植，盆腔器官肿瘤切除术后进行放射治疗，将有可能保存的卵巢吻合血管移植到身体其他部位；吻合血管的部分下颌下腺移植，治疗眼干燥症等。②同种移植：包括吻合血管的甲状旁腺、肾上腺、生殖腺、胸腺移植等。

免疫排斥与移植 同种器官移植中，免疫排斥是另一个突出的问题，尽管在过去的30多年出现了许多新的免疫抑制剂，然而移植排斥问题尚未得到完全解决。对于多数药物来说，均需长期用药。由于这些免疫抑制剂是非特异性的，在控制移植体排斥的同时，患者面临发生致死性感染和肿瘤的危险。此外，尽管巧妙设计用药计划，仍难避免发生慢性排斥。控制移植体排斥最理想的方法是特异性抑制，只涉及移植排斥的淋巴细胞而不影响机体其他淋巴细胞的功能。因此，诱导对移植体的耐受是解决排斥反应最理想的方法。

（徐达传）

jiǎzhuàngpángxiàn yízhíshù

甲状旁腺移植术（parathyroid transplantation）

治疗甲状旁腺功能减退症的手术。甲状旁腺移植有自体移植和同种移植两种。自体移植不存在排斥问题，成功率较高。自韦尔斯（Wells）于1975年设计的甲状旁腺薄片移植以来，对甲状旁腺功能亢进而需手术切除的患者，重新植入甲状旁腺薄片，成为预防甲状旁腺功能减退症的重要治疗手段。甲状旁腺同种移植治疗甲状旁腺功能减退症，陈国锐自1980年开展吻合血管胎儿甲状旁腺移植方法以来，5个月以上的胎儿甲状旁腺已发育良好，内分泌功能已很活跃，可维持宿主的血钙水平；移植的腺体可立即获得血供；胎儿抗原较成年人少，排斥敏感性低，此法在中国较为盛行，临床和实验研究均得到迅速的发展。由于至甲状旁腺的动脉支细小，且分支在甲状腺的包膜内，目前能做的是吻合血管一侧甲状腺和甲状旁腺移植术。

应用解剖 ①形态：胎儿甲状腺分为两个侧叶和峡部，峡部的上缘约50%以上有一向上延伸的锥状叶。甲状旁腺通常有上下两对，位于甲状腺侧叶后方，真假被囊之间，上一对位于甲状腺侧叶后方上和中1/3交界处，下一对位于侧叶后下方1/3处，甲状腺下动脉分支附近。偶有位于甲状腺被膜之外气管周围的结缔组织中。②动脉：甲状腺、甲状旁腺的血供丰富，有甲状腺上下动脉各一对，甲状腺上动脉起自颈总动脉分叉处占47.4%，起自颈外动脉起始处占45.1%，起自颈总动脉干占8.2%。甲状腺下动脉起自甲状颈干的占90%，起自其他动脉（锁骨下动脉、椎动脉或颈总动脉）占6%，缺如占4%。甲状腺上和下动脉除同侧在腺体内有吻合外，并与对侧动脉吻合。甲状旁腺的血供80%来自甲状腺下动脉的分支，少数来自甲状腺上和下动脉之间的吻合支。③静脉：甲状腺的静脉先在真囊下汇集形成丛，然后汇合成3对静脉穿真、假被囊离开腺体。甲状腺上静脉由侧叶的上份出腺体，注入颈内静脉；甲状腺中静脉由侧叶的中份出腺体，经颈总动脉前方注入颈内静脉；甲状腺下静脉由峡部的下缘出腺体，经气管前方下行，主要注入头臂静脉。④腺的大小：胎儿甲状腺侧叶长1.9cm，中部宽1.0cm，厚为0.9 cm。⑤血管蒂：以胎儿为供体吻合甲状腺、甲状旁腺移植术，是以头臂干和右头臂静脉为蒂，移植右侧叶甲状腺和甲状旁腺（图1）。

适应证 适用于治疗甲状旁腺功能减退症。

手术方法

供体切取 5个月以上引产胎儿，清洁和消毒皮肤。颈部做十字或工字形切口，自颈下至胸骨柄颈静脉切迹，分别向左侧和右侧切至斜方肌前缘。切开皮肤、皮下组织及颈阔肌，切断胸锁乳突肌及舌骨下肌群，显露甲状腺及其血管。通常取甲状腺右侧叶及甲状旁腺（图1），先游离右侧叶上极，平舌骨结扎切断右颈内静脉和面静脉，确保甲状腺上静脉。在甲状腺上动脉起点上方结扎、切断右颈内外动脉；再游离甲状腺下极，切除右锁骨内侧部分，显露右头臂血管，分离右头臂静脉于其汇入上腔静脉处切断，于头臂干起点切断，备吻合用。于发出甲状颈干的远侧结扎切断右锁骨下动脉及其他分支，然后分离峡部，从颈动脉鞘向内下游离带血管蒂的甲状腺右侧叶及甲状旁腺，立即用4℃肝素林格液以压力3.9~5.9 kPa自头臂干灌洗至腺体呈白色。

腺体移植 甲状腺、甲状旁腺移植受区有腹股沟区和腹腔（图2）。腹股沟区隐蔽，皮下组织丰满、疏松，胎儿供体小，容易容纳。自腹股沟韧带中点向下沿股动脉做长10~15 cm纵切口，将头臂干与旋股外侧动脉吻合，右头臂静脉与大隐静脉近端吻合，将供体缝合固定。若采用腹腔受区，将供体的血管与胃网膜右血管吻合，供体用大网膜包裹固定。

注意事项 ①切取移植腺体时必须尽量连同椎前筋膜及其前面组织，以确保甲状旁腺于移植体内。②应特别注意保存移植腺

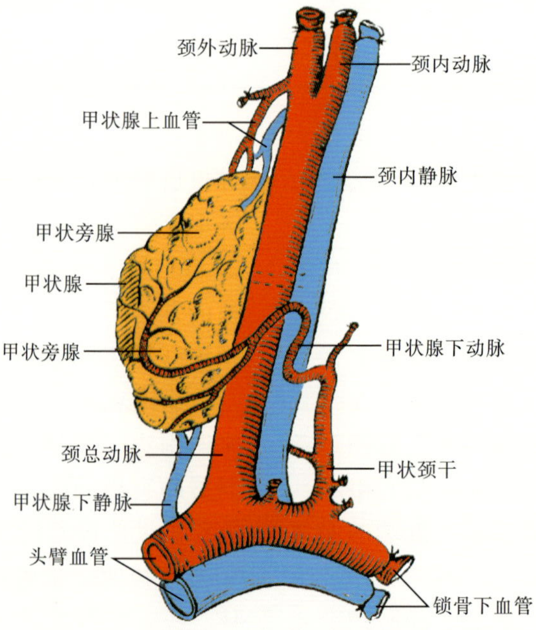

图1 头臂干血管为蒂甲状腺、甲状旁腺移植术

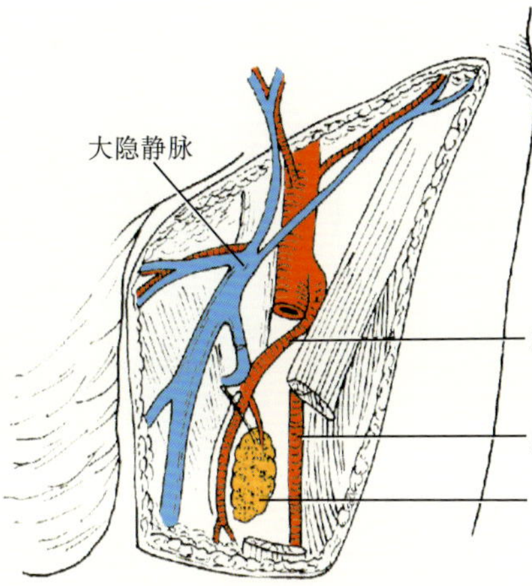

图 2a 腹股沟受区

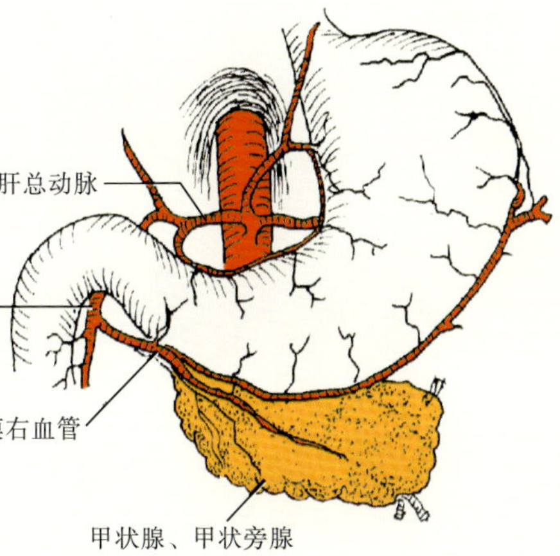

图 2b 腹腔受区

图 2 甲状腺和甲状旁腺移植受区

体的静脉回流，掌握静脉变异情况，以确保移植腺体循环通畅。③应在手术放大镜或手术显微镜下迅速、准确、仔细地进行解剖和血管吻合操作，以缩短热缺血和冷缺血时间。④术后采用短期（2 周）小剂量免疫抑制剂联合用药的方法。

（徐达传）

shènshàngxiàn yízhíshù

肾上腺移植术（adrenal transplantation） 治疗肾上腺皮质功能减退症等疾病的外科手术。有同种移植和自体移植两种。同种移植主要用于治疗艾迪生病（Addison disease）和肾上腺切除后继发性肾上腺功能减退综合征，又称纳尔逊综合征（Nelson syndrome）。中国首先开展吻合血管的同种肾上腺移植，1982 年王植柔等报道采用成人尸体肾上腺移植获得成功；由于供体来源困难，1986 年张孝斌等对 5 个月以上胎儿做供体的肾上腺开展研究，并应用于临床获得理想的效果。自体肾上腺移植主要适用于库欣综合征，即肾上腺皮质功能亢进症。此症常需手术切除，如切除过多会出现肾上腺皮质功能减退症。1985 年苗延宗等将切除的肾上腺行血管吻合部分自体移植取得成功。

应用解剖 ①肾上腺的血管：肾上腺血供丰富，有来自膈下动脉的肾上腺上动脉、腹主动脉的肾上腺中动脉和肾动脉的肾上腺下动脉（图 1），肾上腺 3 组动脉之间在被膜内存在丰富的吻合。肾上腺静脉从肾上腺门穿出，左侧汇入左肾静脉，右侧多汇入下腔静脉右后壁。②胎儿为供体：同种肾上腺移植血管蒂，腹主动脉外径为 3.0 mm（2.3~5.0 mm），下腔静脉外径为 2.1 mm（1.5~4.0 mm）。

适应证 适用于治疗肾上腺皮质功能减退症等疾病。

手术方法

供体切取 ①成年人同种肾上腺：首先，清洁和消毒皮肤。腹部做大十字形切口，切开后腹膜，自腹主动脉向上插入特制气囊导管，直达膈上方，将腹主动脉与导管结扎固定，下腔静脉内插入一塑料管引流，用灌注液（4℃）1000~2000 ml 进行灌注，压力以 7.8~9.8 kPa 为宜。于膈上方切断腹主动脉，肝下缘切断下腔静脉，分离出腹主动脉与下腔静脉，游离肾上腺及肾，将肾上腺连同带肾脂肪囊肾及腹主动脉、下腔静脉整块取出，放入盛有 4℃灌注液的消毒塑料袋内，再放入盛有冰屑的冰桶内送入手术室。在手术显微镜下解剖两侧肾上腺的血管，血管蒂尽可能保留长一些，肾上腺静脉应在其汇入处切断，视两侧肾上腺及其血管的情况，选择条件好的一侧作为肾上腺供体，以左侧为佳，在低温条件下保存备用。②胎儿同种肾上腺：5 个月以上引产胎儿，清洁和消毒皮肤，做上腹部十字形切口，在膈肌上方结扎切断下腔静脉，分别切断两侧的髂总动、静脉，结扎一侧髂总动脉插入灌注管，髂总静脉开放，以 3.9 kPa 的压力进行灌注，待流出液转清为止。切开后腹膜，游离切取腹主动脉、下腔静脉带双肾及双侧肾上腺整块（图 2）。在手术显微镜下仔细分离双侧肾上腺，勿损伤肾上腺的血管，近肾门结扎肾蒂，并切除双肾。将灌注并修剪好的双侧肾上腺连同腹主动脉、下腔静脉低温保存备用。

腺体移植 以成年人或高月份胎儿为供体的同种肾上腺移植

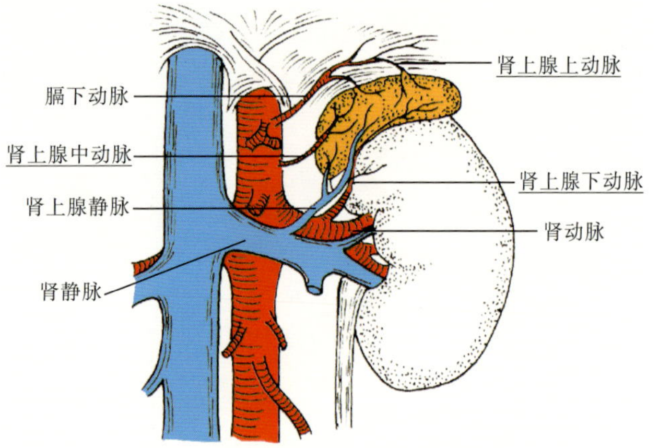

图 1　肾上腺及其动、静脉

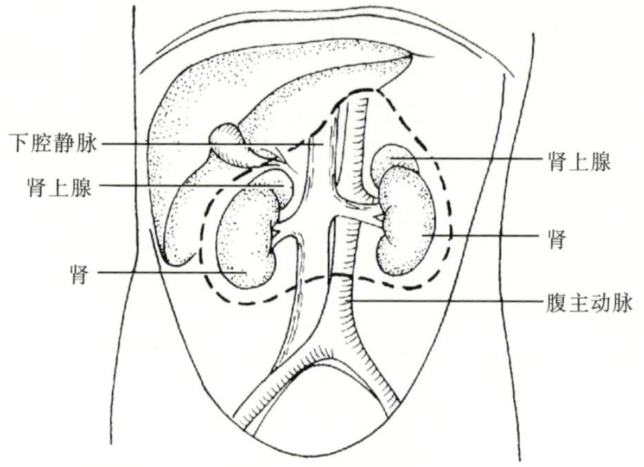

图 2　胎儿肾上腺供体切取

的受区，常选用腹股沟部的股三角区（图 3）。受者在连续硬膜外阻滞麻醉下，于腹股沟下方大腿内侧做长 8～10cm 的纵切口，显露大隐静脉及其属支，股动脉、股深动脉及旋股内、外侧动脉。将供体的血管与受区的上述血管进行比较，选择管径相近便于吻合的血管，通常成年人供体将肾上腺静脉与大隐静脉或其属支行端-端吻合，肾上腺下动脉与腹壁浅动脉或旋股内侧动脉吻合；胎儿供体将下腔静脉远心端与大隐静脉近端做端-端吻合，腹主动脉与旋股内侧或外侧动脉吻合。将移植的肾上腺置入股内侧浅层肌内或肌间隙，并做固定。自体肾上腺部分移植受区，大网膜为较理想的供区，将肾上腺的动脉和静脉分别与胃网膜右动脉和静脉吻合，移植腺体用大网膜包裹，有利于吸收移植体渗出的血液和血液循环的建立。手术在同一切口内进行，简便易行。

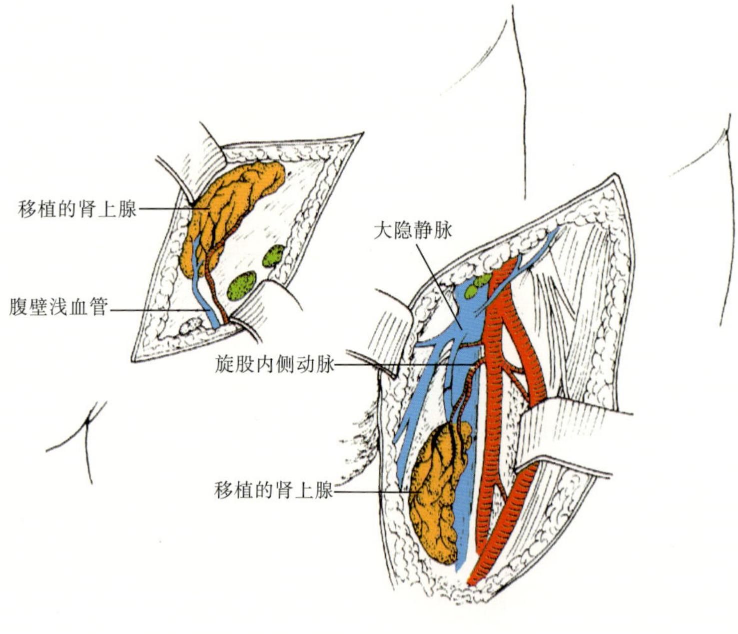

图 3　肾上腺移植受区

注意事项　①术后常规使用抗生素，预防感染。②同种移植术后常规短期（2 周）小剂量免疫抑制剂联合用药，并注意观察排斥反应。③术后 1 周抽血查嗜酸性粒细胞、血清皮质激素等，比较术前术后的情况。④术后可行彩超随访，了解移植肾上腺的大小及血流情况。

（徐达传）

shēngzhíxiàn yízhíshù

生殖腺移植术（genital gland transfer）

治疗先（后）天无睾丸（卵巢）疾病的外科手术。自体睾丸移植适用于高位隐睾、不能行睾丸固定术、手术或外伤损伤睾丸血管而无法行睾丸血管修补者。1976 年西尔伯（Silber）报道 1 例 9 岁单侧肾下极高位隐睾患儿，切断睾丸血管但保留输精血管，在手术显微镜下，将睾丸动脉与腹壁下动脉分支、睾丸静脉与大隐静脉属支做端-端吻合，随访见睾丸发育良好。此后，中国和外国有多组成功病例的报道，认为一般手术方法无法使睾丸下降到阴囊的高位隐睾，应用显微外科方法自体睾丸移植术是一种较理想的手术方法。同种睾丸移植适用于外伤性或先天性无睾症、双侧小睾丸症和双侧睾丸严重萎缩。1978年西尔伯（Silber）报道了1例先天性无睾症患者，采用孪生兄弟间行同种睾丸移植术，术后2年该患者的妻子分娩一健康男婴，此后国内外有多组成功病例报道。

自体卵巢移植适用于盆腔器官肿瘤，将有可能保存的卵巢应用显微外科技术移植到身体其他部位。1982年宋伯来报道了1例30岁子宫颈癌Ⅱ期患者，行子宫颈癌根治术，同时将一侧卵巢移植于右侧乳房下（侧胸部），此后中国报道了多例。同种卵巢移植主要适用于卵巢肿瘤或其他原因两侧卵巢切除而导致严重内分泌功能障碍的中青年女性患者。1980年朱家恺等报道了1例35岁盆腔肿瘤做子宫及侧附件肿瘤切除术，吻合血管同种卵巢移植获得成功。

应用解剖 ①生殖腺动脉：男性为睾丸动脉，女性为卵巢动脉，两者在起源、支数和腹腔段的走行等均无明显不同，故一同叙述。生殖腺动脉起于腹主动脉的占87%，起于肾动脉的占11%，起于副肾动脉的占2%。多在肾动脉起始平面以下段腹主动脉前外侧壁发出，斜向外下沿腰肌前面下降。右生殖腺动脉经下腔静脉前方下行的占82%，经下腔静脉后方的占9%，与下腔静脉不存上述关系的占9%。生殖腺动脉1支的占86.6%，2支的占12.2%，3支的占1.2%。睾丸动脉经生殖股神经和髂外动脉下段的前方下行进入腹股沟管深环，随精索至睾丸，在腹股沟管浅环下方分为内、外侧支进入睾丸。睾丸动脉长32.7cm，起始处外径1.1 mm（0.6~1.8 mm）。卵巢动脉在小骨盆缘越过髂外动脉进入盆腔，走行于卵巢悬韧带内，于输卵管下方在卵巢系膜内分支从卵巢门进入卵巢，与子宫动脉的卵巢支吻合。卵巢动脉长19 cm，起始处外径1.0 mm（0.6~1.5 mm）。②生殖腺静脉：男性为睾丸静脉，女性为卵巢静脉。睾丸静脉由睾丸及附睾的小静脉汇合而成，在精索的前方、睾丸动脉的周围上行，小静脉彼此吻合形成蔓状静脉丛，向上逐渐汇合，在腹股沟管浅环处为4~6支，在深环处汇成2~4支，与同名动脉伴行，经腰大肌和输尿管前方上行，汇入处外径3.6 mm，右侧长32.0 cm，左侧长33.4 cm。卵巢静脉起自卵巢系膜丛，在卵巢悬韧带内多为2支，在小骨盆缘上方汇合为1支，与动脉伴行，越过髂外动脉上行，右侧长12.2 cm，左侧长17.9 cm，汇入处外径4.8 mm。生殖腺静脉1支的占91%，2支的占9%，左侧注入左肾静脉下壁，右侧注入下腔静脉前外侧壁的占72%，注入右肾静脉的占28%（图1）。

适应证 适用于治疗先（后）天无睾丸（卵巢）疾病。

手术方法 可分为以下几种。

自体睾丸移植 ①硬脊膜外麻醉。②沿腹股沟管做切口。③寻找睾丸，首先在深环口附近寻找，然后在髂窝、肾下极及腹腔内寻找。在寻找睾丸困难时，先找到精索，再沿其寻找睾丸。④在睾丸血管起始处、静脉汇入处分离血管并做标记。⑤解剖出腹壁下动脉和静脉及其分支和属支，于远心端切断，夹以微型血管夹。⑥于动脉起始处、静脉汇入处切断，在手术显微镜下将睾丸动脉和静脉分别与腹壁下动脉与静脉行端-端吻合，吻合完毕，先去静脉血管夹，再去动脉血管夹。⑦扩张阴囊，使之能容纳睾丸并确保其不受挤压。⑧将睾丸置入阴囊内并做固定，注意勿使睾丸及其血管扭转，置胶片引流，关闭切口。

同种睾丸移植 手术分切取睾丸组和移植组进行：①切取供睾组：如为亲属活体供睾，麻醉、切口、游离睾丸及解剖睾丸血管与自体睾丸移植相同。供睾切取后，立即置入4℃灌注液中，用一般细硬脊膜外导管小心插入睾丸动脉腔内，在4~5kPa的压力下进行睾丸灌注，至静脉流出液清亮为止。在手术显微镜下修剪睾丸动脉和静脉及输精管，并做好标记，在低温条件下保存备移植。

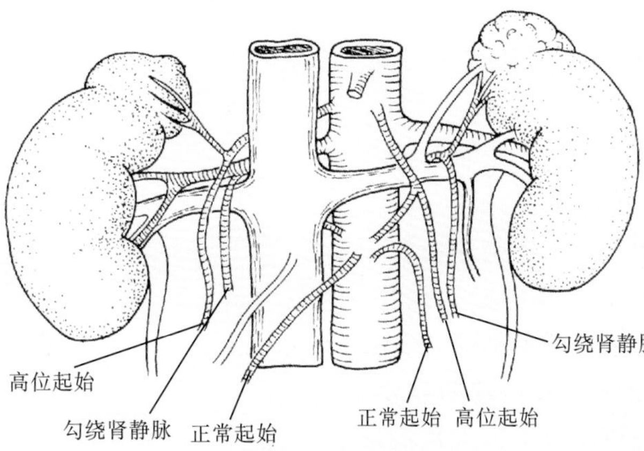

图1 生殖腺血管

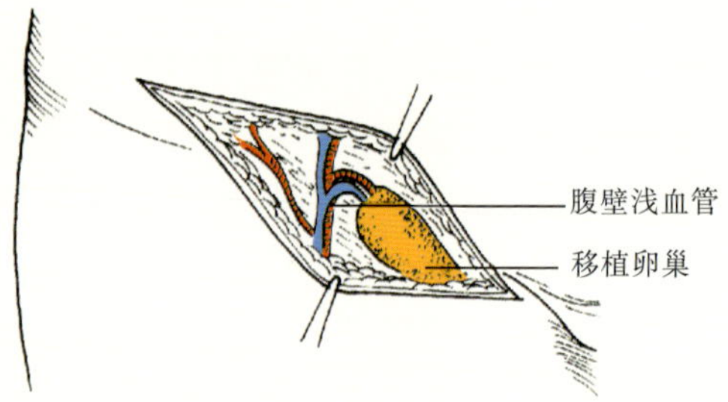

图2a　腹股沟区

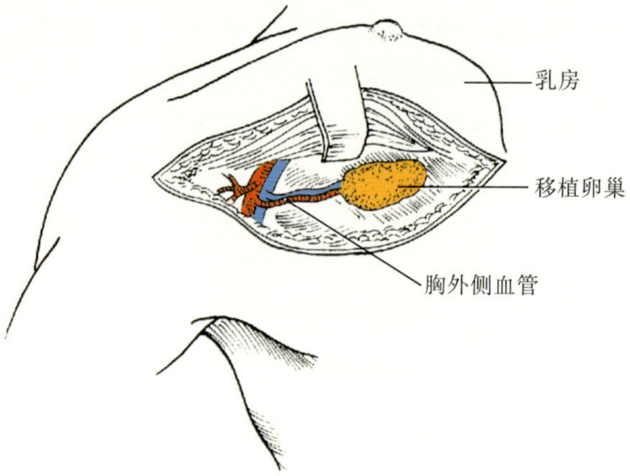

图2b　胸外侧部

图2　卵巢移植受区

②移植组：在连续硬脊膜外麻醉下，做腹股沟切口，在手术显微镜下，将供睾的动脉和静脉分别与受体的腹壁下动、静脉吻合，吻合输精管，其方法同自体睾丸移植术。

自体卵巢移植　①患者取仰卧位，持续硬脊膜外麻醉。②供区的处理：盆腔相应手术结束后，向上游离卵巢动脉和静脉长8~10cm，适当保留血管周围的结缔组织，切断、缝扎卵巢的固定结构，切取带血管蒂的卵巢，用肝素生理盐水冲洗卵巢血管，在低温条件下保存备移植。③移植卵巢：受区为乳房下（胸外侧区）和腹股沟区（图2），将卵巢放置于适当的位置并固定，在手术显微镜下将卵巢动脉和静脉与受区相应动、静脉吻合，置胶片引流，关闭切口。

同种卵巢移植　手术方法与自体卵巢移植相同。

注意事项　①生殖腺血管细小，血管吻合在显微镜下操作，以确保移植生殖腺的血供。②术后常规应用抗生素，预防感染。③同种生殖腺移植术后常规应用三联免疫治疗方案。④术后观察受者的性功能及第二性征的变化情况，术后1个月、3个月抽血检查血清性激素的水平。

（徐达传）

xiōngxiàn yízhíshù

胸腺移植术（thymus transplantation）

治疗胸腺素缺乏或先天性免疫缺陷等疾患的外科手术。1968年戴维斯（Davies）等用培养的新生儿胸腺组织移植治疗1例迪格奥尔格综合征（DiGeorge syndrome）成功后，该术式越来越多地应用于临床；1978年图雷纳（Touraine）等报道将8~12周的胚胎胸腺切成碎片移植到6例免疫缺陷患者腹直肌中，获得较好的效果，但不吻合血管的胸腺移植存在移植量不足、存活时间不长（18~24个月）、远期疗效欠佳等缺点。2001年王胜发等报道带血管胚胎胸腺移植治疗重症肌无力的临床应用。

应用解剖　①胸腺动脉：胸腺的血供来自胸廓内动脉、甲状腺下动脉、心包膈动脉和锁骨下动脉等发出的胸腺动脉，其中胸廓内动脉发出的胸腺动脉为主要来源（图），多在第2肋平面发出，从胸腺的后外侧和前外侧上

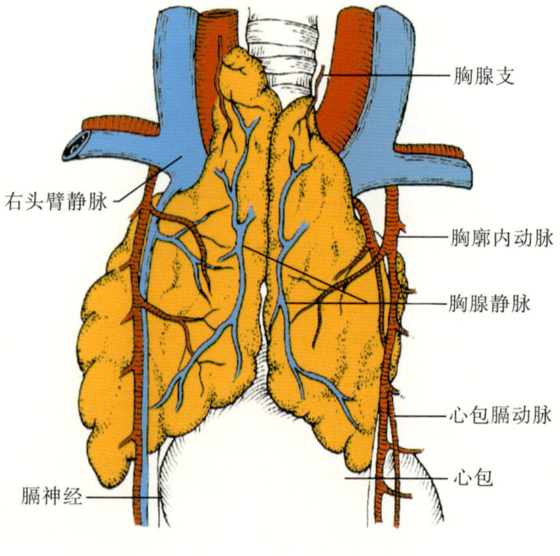

图　胸腺的血管

部进入胸腺，平均有 1.8 支，外径 0.6 mm。②胸腺静脉：多不与动脉伴行，胸腺上部有 1~4 支小静脉汇入甲状腺下静脉（丛）；胸腺后面有 1~4 支较粗大静脉，是胸腺静脉血主要回流途径，汇入左和右头臂静脉，少数胸腺静脉分别注入上腔静脉、胸廓内静脉和心包膈静脉。③供体与血管蒂的选择：90%以上的胸腺为不对称的左右两叶，两叶互相重叠，借结缔组织彼此紧密相贴，被胸腺被膜包裹。大月份胎儿胸腺已发育良好，可选较大的一叶为供体。侧叶移植时，以供体同侧的锁骨下动脉为蒂带胸廓内动脉的胸腺动脉或头壁静脉带胸腺静脉。

适应证 适用于治疗胸腺素缺乏或先天性免疫缺陷等疾病。

手术方法 以胎儿供体吻合血管胸腺移植术为例，分为供体切取和腺体移植。

供体切取 6 个月以上引产胎儿，颈、胸部清洁消毒。颈前正中至胸骨中部和上部做切口，向两侧拉开解剖游离，U 形剪断两侧肋骨及锁骨，分离出双侧胸廓内动脉和静脉，结扎切断肋间血管，继而分离、结扎切断双侧锁骨下动脉及静脉、椎动脉及静脉和颈总动静脉。再解剖切断上腔静脉、主动脉弓，显露奇静脉弓，分离、结扎、切断，术中应特别注意保护左头臂静脉，至此整个带血管蒂胸腺完全游离。用 4℃灌注液，在 4~5 kPa 的压力下自主动脉弓灌洗胸腺，至上腔静脉流出液清亮，供体低温下保存备移植。

腺体移植 受者硬脊膜外麻醉，受区为股三角区，腹股沟韧带下 2 cm 做长约 5 cm 纵切口，解剖分离出大隐静脉，切断结扎远心端，近心端放血管夹备用。拉开缝匠肌及股直肌，分离出旋股外侧动脉，将供体的静脉与大隐静脉近心端做端-端吻合，供体的动脉与旋股外侧动脉近心端做端-端吻合，置胶片引流，关闭切口。

注意事项 ①手术前后测定有关免疫指标。②胸腺移植术毕，观察有无漏血，腺体是否红润、充盈，有无肿胀，血管吻合是否通畅。③术后常规应用抗生素、抗凝药物，部分使用抗排斥药物。④术后应用 B 超或 ECT 追踪观察移植的胸腺形态及功能。

（徐达传）

xiàhé xiàxiàn yízhíshù

下颌下腺移植术（submandibular gland transfer）

应用显微外科技术进行下颌下腺移植治疗眼干燥症（曾称干眼病）的外科手术。重症干眼病是由眼部或全身原因引起的泪腺分泌减少所致，治疗极其困难。1986 年穆鲁韦·德尔·卡斯蒂略（Murube-del-Castillo）等首先报道吻合血管的部分下颌下腺移植再造泪腺。1998 年贾广学等在中国首先报道此术式，取得了较为理想的疗效。此术式的优点在于术中切除了副交感神经，因而克服了移植术后发生进食时溢泪的缺点。移植的腺体分泌的是浆液与黏液混合物，其成分极似内源性泪液。

应用解剖 ①下颌下腺形态：下颌下腺位于下颌下三角内，呈扁椭圆形，体积为（2.98±0.72）cm^3，重量为 15g±5g，以下颌舌骨肌后缘为界，分为较大的浅部和小的深部。浅部体积为（1.8±0.5）cm^3。深部甚小，体积为（1.1±0.8）cm^3，状似小舌，实为下颌下腺的延长部分。下颌下腺导管由下颌下腺浅部的深面发出，长 4.5cm±0.5cm，管径 3.0mm±1.0mm，向前行于下颌舌骨肌与舌骨舌肌、颏舌肌之间，绕舌下腺内侧，开口于舌系带旁的舌下阜（图）。②下颌下腺的动脉：下颌下腺的血供主要来自面动脉和颏下动脉。面动脉通过下颌下腺外上面时，行于该面的沟内或穿过下颌下腺实质恒定发出下颌下腺支，有 1~4 支，营养腺体的浅部。颏下动脉由面动脉在下颌骨下缘处发出，起始段通过下颌下腺浅部前内侧时发出 1~2 支下颌下腺支。③下颌下腺

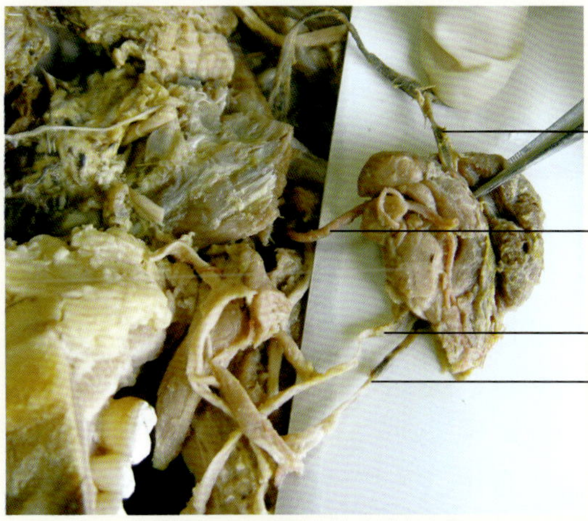

图 带血供部分下颌下腺移植供体

引自王伯钧等. 自体下颌下腺移植治疗干眼病的应用解剖学. 中国临床解剖学杂志，2009，27（3）：267-269

的静脉：下颌下腺静脉主要汇入面静脉。

适应证 用于治疗干眼症。

手术方法 分为以下步骤。

植入皮肤扩张器 由于颞部皮肤张力较大，移植腺体有一定的体积，即便做受区广泛分离以及去除部分颞肌，腺体移入关闭伤口时仍有可能压迫腺体，影响血供和静脉回流。因此，预先在颞部埋置30ml的皮肤扩张器，在颞区做2~3cm切口，在帽状腱膜下分离植入皮肤扩张器，注射壶放置在距扩张器3~4cm处，分层缝合伤口，术后第2周开始每周注射1~2次，每次3~4 ml生理盐水，至扩张器完全充盈后做下颌下腺移植术。

供体切取 气管内插管全身麻醉，患者取仰卧位，供区侧垫高15°~20°，在供侧下颌下缘1.5 cm做6~8cm切口，切开皮肤、皮下组织、颈阔肌和深筋膜，在下颌下腺表面分离，将面神经下颌缘支推向上方，保留面静脉，将面动脉和面静脉远端结扎切断，近端分离至面动脉起点面静脉汇入处，保留不做结扎。在下颌舌骨肌后缘深面向前游离下颌下腺导管，注意勿损伤舌神经。追踪下颌下腺导管至舌下阜开口处，结扎切断舌下腺导管，导管开口处周围保留约3mm的环状黏膜，以备与眼穹隆部结膜缝合用。至此，带血管蒂的下颌下腺浅部分离完毕，暂不断血管蒂。

腺体移植 取出颞部皮肤扩张器。耳屏前做纵向切口，向上呈弧形延长至颞部，分离颞浅动脉和静脉，修整好血管备用，下颌下腺断血管蒂后，移植至受区，手术显微镜下用9-0无损伤线，将供体的面动脉与颞浅动脉吻合，面动脉伴行静脉或面静脉与颞浅静脉吻合。将下颌下腺导管通过颞部至上穹隆的皮下隧道，将导管口的伞状黏膜与上穹隆部的结膜间断缝合，固定于上穹隆处。关闭供区与受区切口，放置胶片引流。

注意事项 ①术后患者常规平卧3天，并行头部制动。②常规用抗生素和抗凝血药。③采用触诊法监测移植腺体血液供应，质地情况。

（徐达传）

xiǎoguǎndào xiǎnwēi wàikē

小管道显微外科（microsurgery of small duct）

以显微外科技术修复人体小管道的手术。小管道是指人体内直径在5 mm以下的管道，司引流体液、分泌液或特殊的输送功能（如输卵管、输精管等）。由于小管道管腔细、管壁薄，容易因外伤断裂或炎症而阻塞，而导致功能障碍。人体内的小管道包括泌尿系统的输尿管、尿道；生殖系统的输精管、输卵管；外分泌腺的泪小管、鼻泪管、腮腺管等。

小管道管壁的结构特点 管壁由黏膜、肌层和外膜（或浆膜）三层组成。黏膜向管腔内突起形成皱襞，吻合术时黏膜的准确对合尤为重要。肌层由平滑肌纤维构成，通常为内环、外纵两层。外膜为肌层表面的疏松结缔组织，内含分布于管道的血管和神经纤维。由于各种小管道的功能不同，管壁各层的厚薄、结构也不完全一样，即使是同一小管道，各段的管壁厚薄也不一致，如输卵管。应针对小管道的结构特点进行小管道的吻合术，从而提高小管道修复的通畅率。

小管道显微吻合术原则 动物实验和临床实践均证明，应用显微外科技术进行小管道吻合修复，通畅率显著提高。应遵循以下原则：①应用手术显微镜或手术放大镜，在镜下操作，可增强视力，清晰地观察到小管道病变部位，准确切除病变组织；在吻合操作时，组织层次可辨，特别是黏膜层对合准确，防止异位；创伤小，出血少，吻合口的瘢痕轻，愈合好，保证管腔通畅。②使用无损伤显微缝合针线，对小管道壁的损伤减少到最小，缝线在管腔内占居面积，不会妨碍小管的通畅。

（徐达传）

shūjīngguǎn wěnhéshù

输精管吻合术（vasovasotomy）

为恢复男性生育功能实施输精管复通的手术。输精管结扎术是绝育的重要方法之一，为了恢复生育功能可做输精管吻合术。1902年马丁（Martin）首先开展了阻塞输精管复通术，但传统的输精吻合方法通畅率不高。1973年德里克（Derrick）等统计分析了542名医生所做的1630例中，输精管吻合复通后精液中出现精子为38%，受孕率仅为10.9%。1978年汉佩尔（Hampel）等报道应用显微外科技术为鼠进行输精管吻合复通实验，术后通畅率达93%。1978年西尔伯（Silber）报道400例应用显微外科技术进行输精管吻合术，术后受孕率达74%。随着显微外科的发展，输精管吻合通畅率有显著提高。1999年庞水发等报道了13个单位574例统计结果，术后通畅率达98.6%，妊娠率为79.7%，说明了应用显微外科技术吻合输精管有很高的成功率。

应用解剖 输精管的全长为35~50 cm，直径2.8~3.2 mm，管腔内径为0.5~0.8 mm，是附睾管的直接延续，初呈蜷曲状长约2cm，然后变成直管，经阴囊、精索、腹股沟管，穿腹股沟管腹环经腹膜后入盆腔，达膀胱侧壁时，行于输尿管前外，到膀胱底在输尿管和精囊的内侧，末端形成膨大的输精管壶腹，与精囊的排泄管汇合成射精管，穿过前列腺开口于尿道前列腺部。输精管的结构：管壁由黏膜、肌层和外膜构成（图1）。内层黏膜为上皮和固有膜，向腔内突起形成数条纵向皱襞，使输精管腔不规则。中层为平滑肌，可分为内纵、中环和外纵3层，肌层的收缩使输精管具有很强的蠕动。外层为纤维膜。输精管的血供：输精管动脉从膀胱上、下动脉或髂内动脉前干发出，发出后循输精管壁进行，分出许多小支深入肌层，在外膜层形成较长支与输精管静脉丛相伴行。输精管静脉：由黏膜下层汇成细小静脉向浅层汇入，肌层的小静脉也加入，在外膜中细小静脉相互吻合形成输精管静脉丛，最后汇成输精管静脉伴同名动脉汇入髂内静脉。输精管受交感和感觉神经支配，有自律性运动，推动精子从附睾到输精管。

适应证 适用于输精管结扎术后恢复生育的手术。

手术方法 ①术前准备：对输精管结扎术后要求复通的患者，应先取得有关部门的同意；排除泌尿生殖系统疾患及全身严重疾病；术前常规皮肤准备。②骶管阻滞麻醉。③手术步骤：在两侧阴囊外仔细触摸输精管结扎遗留的结节或瘢痕处，用手指将其与精索其他结构分开，并挤至皮下固定；在阴囊前壁皮肤上刺一小裂口，然后插入尖头分离钳扩大切口；切开分离瘢痕或结节，显露其上下两端输精管，分别游离出0.6~1.0cm长，在瘢痕或结节约3mm切断输精管（图2）；在手术显微镜观察下，用4号钝性针头插入远段输精管腔，注入5ml生理盐水（图3），再谨慎插入一段7号尼龙线，检查证实远段输精管通畅后方行吻合；显微输精管吻合方法有：Jacobson全层缝合法、Silber两层缝合法（图4）和Owen三层吻合法。用9-0无损伤缝线各层对合缝合。吻合完

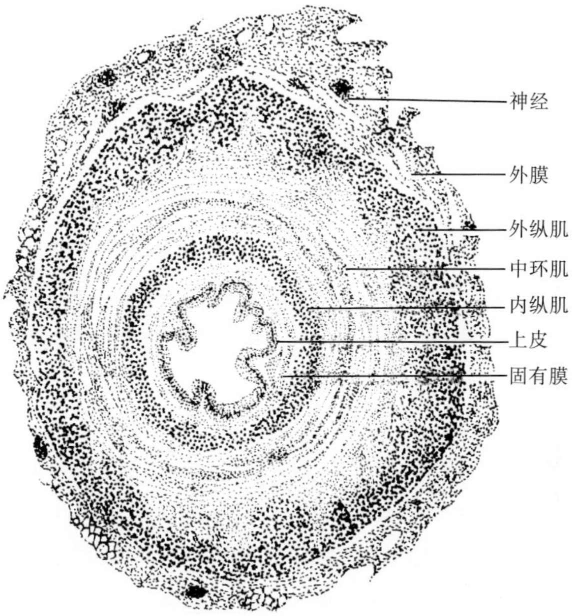

图1　输精管的结构

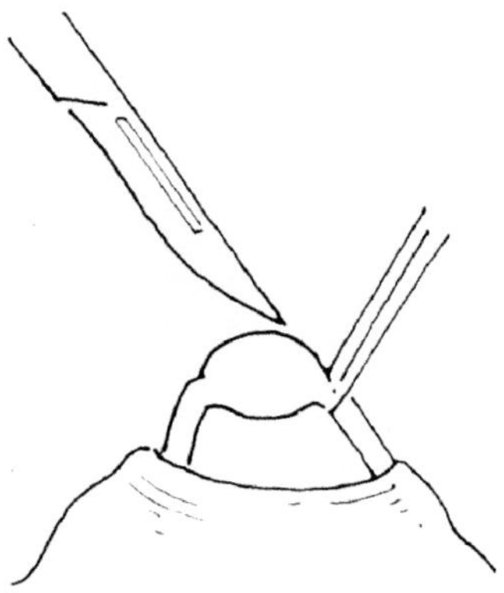

图2　切开瘢痕显露输精管上、下端

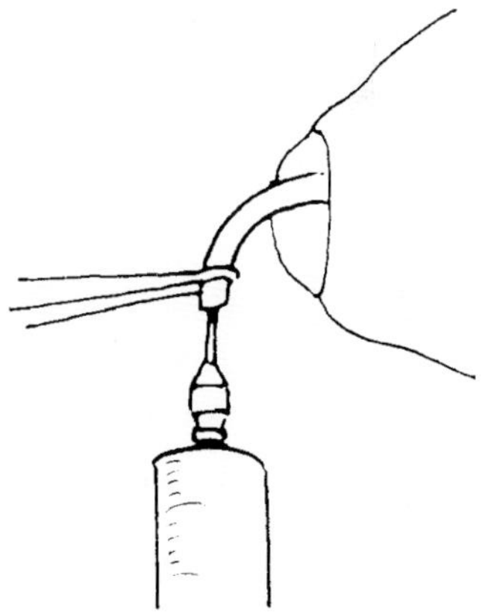

图3　向输精管远端注生理盐水

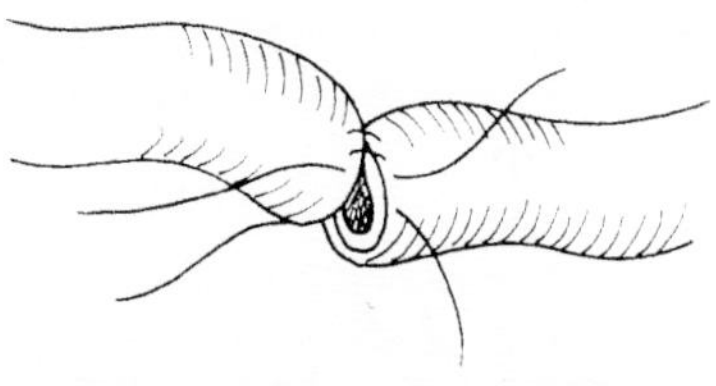

图4a　Jacobson全层缝合法

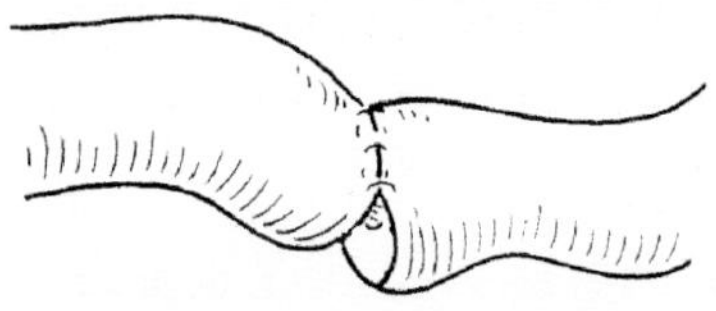

图4b　Silber两层缝合法

图4　输精管吻合法

毕，仔细检查无出血后，将输精管轻轻放回阴囊内，观察无出血及扭曲后，皮肤裂口缝合 1 针或不缝合。

注意事项 ①术中游离输精管不宜过长，一般不超过 1cm。注意避免损伤输精管动脉，以保证其血液供应。②输精管吻合必须强调在镜下操作，注意使远、近两端对合整齐，才能保证术后良好的通畅效果。③术后用棉垫敷料托高阴囊，卧床休息 1 周，应避免过早活动，影响输精管吻合口愈合。④口服抗生素 5~7 天，预防感染。⑤术后 1 个月和 3 个月分别做精液常规检查。

（徐达传）

shūluǎnguǎn wěnhéshù

输卵管吻合术（anastomosis of tube）

为恢复女性生育功能实施输卵管复通的手术。输卵管结扎术已被公认为是可靠的绝育方法，由于某种原因，结扎以后要求复通。传统的输卵管吻合术，切除结扎阻塞部分的输卵管，将输卵管两断端吻合，放内支架支撑内腔，术后再孕率为 0~57%。1974 年佩特森（Paterson）用兔做动物实验，用显微外科技术进行一侧输卵管切断再吻合，对侧附件切除作为对照，术后吻合输卵管通畅率为 80%，4 周后有 60% 妊娠。1975 年温斯顿（Winston）做同样的动物实验，受孕率达 92%。1977 年戈梅尔（Gomel）等报道临床 31 例，通畅率为 87%，受孕率为 64%。此后报道的临床资料表明，应用显微外科技术进行输卵管复通是实行绝育术后再孕的有效方法。

应用解剖 ①输卵管的形态：输卵管为一对喇叭形的肌性管状器官，全长为 8~14cm，平均为 9.5cm（左侧 12.3cm，右侧 9.9cm）。输卵管活动度较大，不仅能随子宫位置的改变而移动，而且自身亦能因蠕动和收缩而变位。输卵管为卵子和精子相遇的场所，受精卵由输卵管的蠕动向宫腔运行。输卵管由内向外可分为四部分。间质部，为通过子宫角宫壁内部分，又称子宫部，长 1~1.5cm，走向弯曲呈 S 形或斜行。间质部与峡部间的连接部，管腔狭窄，内径 0.5~1.0mm；峡部，为间质部外延伸的一段，细而较直，长 2~4cm，管腔较窄，管径为 2~3mm；壶腹部，由峡部向外侧延伸的膨大部分，壁薄，管腔较宽大且弯曲，与峡部连接处直径为 1~2 mm，管径一般为 5~6 mm，越远端越宽大。该部长 5~8cm，约达输卵管全长 1/2；漏斗部，为输卵管末端扩大部，呈漏斗状，开口于腹膜腔，漏斗周缘有多个放射状不规则突起，称输卵管伞，伞长短不一，一般为 1~1.5cm，伞中有 1 个最长、黏膜皱襞最深的突起，与卵巢输卵管端相接触，称为卵巢伞（图 1）。②输卵管壁结构：管壁由内向外依次为黏膜、肌层和浆膜。黏膜：由单层柱状上皮和固有膜构成。黏膜向管腔突出形成纵行皱襞，适于卵的停留、吸收营养和受精。皱襞多寡各部不一，以壶腹部最发达，此为受精发生的部位，近子宫端皱襞低而少。上皮由纤毛细胞和分泌细胞两种，纤毛细胞在漏斗及壶腹部较多而高大，向子宫方向则逐渐变低且少。纤毛向子宫端做节律性摆动，有助于卵的输送。分泌细胞数目多，胞体细长，其分泌物可供卵的营养。固有膜由细密纤维性结缔组织构成；肌层：分为内环、外纵两层，两层间没有明显分界。输卵管内段肌层较厚，外段较薄。伞部的外纵肌消失，仅有分散的肌细胞；外膜：除子宫部外，其他各部均为浆膜，内多血管。③输卵管的血管、神经：由子宫

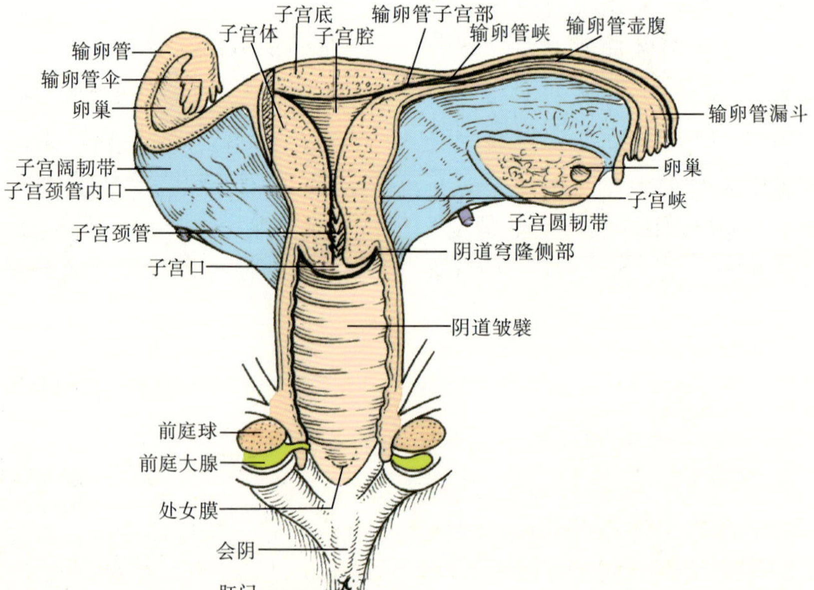

图 1　子宫及其附件冠状切面（后面观）

动脉的输卵管支和峡支供应；漏斗部由卵巢动脉伞支供应。两者之间互相吻合，并发出20~30支小动脉分布管壁，并吻合成网。静脉一部分汇入阴道丛，另一部分入卵巢静脉丛。神经由来自卵巢丛和子宫阴道丛的交感神经和副交感神经支配。

适应证 适用于输卵管结扎术后恢复生育的手术。

手术方法 分为以下步骤。

术前准备 ①全面了解病史，如输卵管结扎手术时间、结扎手术方式等。②判断输卵管阻塞部位，必要时做输卵管造影或做腹腔镜检查，观察输卵管远、近端情况及是否与周围有粘连。③腹部及会阴部按常规准备。

手术步骤 ①取下腹正中切口或正中旁切口，长约8cm。依次切开腹壁各层，进入腹腔。②进入腹腔后，仔细检查盆腔脏器情况，了解输卵管阻塞部位，分离粘连，纠正输卵管异常弯曲。③提起一侧输卵管，先悬吊子宫圆韧带，用纱布填塞直肠子宫陷凹，使子宫及输卵管显露于手术视野，用钝性针头插入输卵管伞腹膜口，注入生理盐水以确定输卵管阻塞部位。然后在手术显微镜下沿输卵管阻塞段分离系膜，游离出结扎或阻塞部位，切除阻塞部分直到正常的输卵管腔。再以细钝性针头分别插入两端输卵管做通水试验，管腔通畅才能做吻合。④吻合输卵管必须在显微镜下进行，一般可行峡部-峡部、峡部-壶腹部、壶腹部-壶腹部、峡部-间质部以及壶腹部-子宫角五种吻合形式。吻合方法分黏膜层及肌层，这样可使吻合口对合准确，通常用9-0无损伤针线做端-端间断吻合（图2）。如果输卵管的两断端口径相差悬殊，可将远端输卵管游离缘做楔形切除部分，全层间断缝合，使两断端口径相仿后再吻合。⑤同法处理对侧输卵管。吻合术毕，取出纱布，用生理盐水冲洗盆腔，逐层缝合关闭腹腔。

注意事项 ①术后用抗生素5~7天。②术后第1次月经干净后3~7天，用含可的松液体做输卵管通液术，检查输卵管是否通畅。③术后应避孕3个月，待输卵管功能恢复，预防发生异位妊娠。④术后1个月禁止性生活。

（徐达传）

lèixiǎoguǎn wěnhéshù

泪小管吻合术（anastomosis of lacrimal canaliculus） 修复泪小管损伤的外科手术。泪小管起始于上睑和下睑上的泪点，眼内眦部的损伤往往伴有泪小管的断裂，由于泪小管是膜性结构，管径细小，管壁薄，修复难度大，传统的修复方法易阻塞。1946年佩里特（Perrit）将显微外科技术首先应用眼科临床，此后特劳特曼（Troutman）、皮孟（Pmon）、巴拉凯（Baraquer）等对显微外科技术及器械进行较大的改进与研究。1978年张涤生等报道了应用显微外科技术修复泪小管外伤断裂。显微外科技术的发展对小管道精细操作的影响，使得泪小管损伤吻合修复的成功率得到提高。

应用解剖 泪道是导流泪液的管道系统，可分为骨性泪道和膜性泪道两部分。骨性泪道包括泪囊和骨性鼻泪管。膜性泪道包括泪点、泪小管、泪囊及鼻泪管四部分（图）。连接泪点与泪囊的小管称泪小管，上睑和下睑各一，直径为0.5~0.8mm，全长10mm，可分垂直部和水平部两部分。垂直部与睑缘垂直，贯穿皮肤全厚，长为1.5~2mm，水平部长为8~10mm，垂直部呈直角延续于水平部，两者交界处的泪小管稍膨大，称泪小管壶腹。上泪小管向鼻下方走行，下泪小管向鼻上方走行，于内眦部互相汇合，称泪总管。开口于泪囊，在临床也有见到上泪小管和下泪小管分别直接开口通向泪囊上部。泪小管进入泪囊

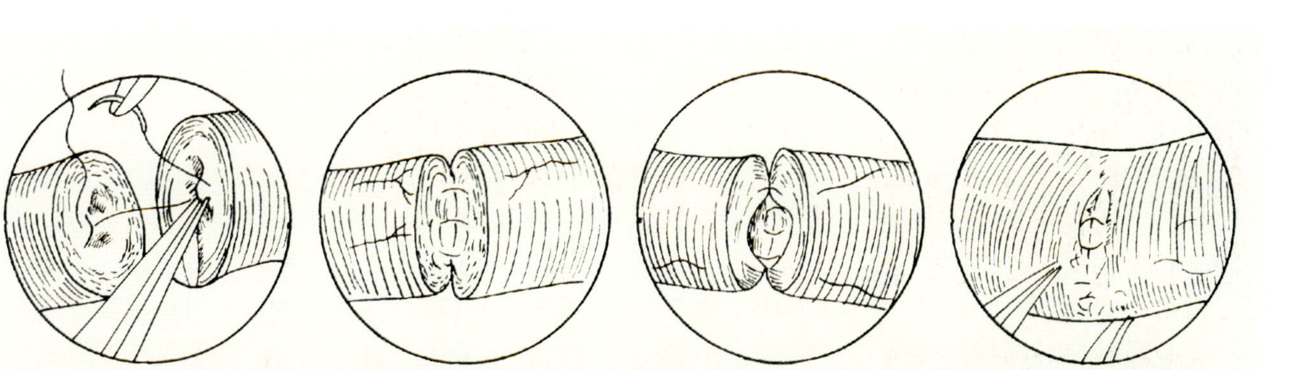

图2a 先缝输卵管前壁黏膜　图2b 前壁黏膜已缝合　图2c 输卵管翻转180°　图2d 缝合浆肌层

图2 输卵管两层吻合法

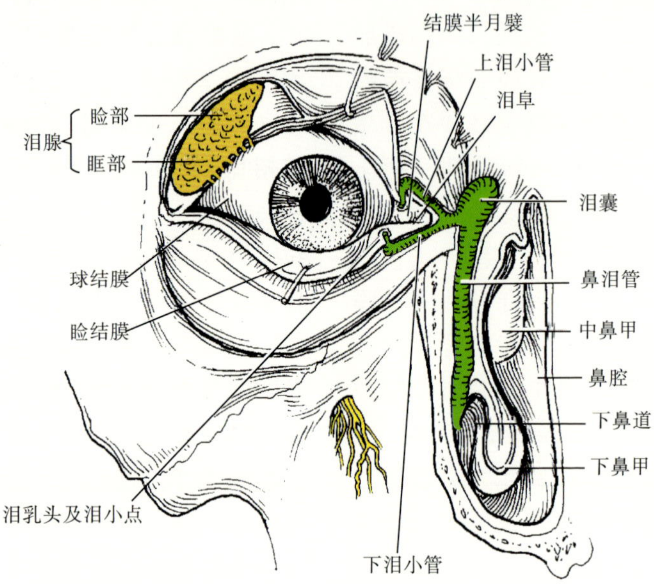

图　膜性泪道的形态

的部位相当于内眦韧带水平，一般距泪囊顶部 2.5 mm。临床上进行泪道探查或泪道扩张时，将眼睑向外侧牵引，使泪小管垂直部和水平部拉直，以便插入探针，要注意探针的走向，否则可损伤泪道。泪小管的管壁很薄，内衬以复层鳞状上皮，上皮下富有弹性纤维，故伸展性大。临床上泪道扩张时，可以扩张至正常时的 3 倍。垂直部泪小管周围绕有眼轮匝肌纤维，可起括约肌作用。水平部泪小管周围也与眼轮匝肌有关，眼轮匝肌的泪囊部即霍纳（Horner）肌呈螺旋状分布于水平部的上皮组织中，收缩时可牵拉泪点向内，使其浸于泪湖中。

适应证　适用于泪小管损伤的修复。

手术方法　分别为以下步骤。

麻醉　以 2% 利多卡因与 0.75%布比卡因混合做滑车上神经、滑车下神经及眶下神经阻滞麻醉，必要时加局部浸润麻醉，但应尽量少用，以免引起局部组织水肿。

手术步骤　①清理创面，寻找泪小管断端。通常先用探针从泪小点插入，找到泪小管断端的泪点端，再根据探针所指标的方向和位置寻找泪小管泪囊端。一般泪小管断裂的位置多位内眦深部。泪小管有一定的弹性，断裂后收缩内陷，有时难以找到。但其上皮细胞呈灰白色，故用镊子轻微拨弄创面，在手术显微镜下见到灰白色略凹陷细小的泪小管断端。用镊子对齐创口，估计泪小管泪囊侧断端的方位，在手术显微镜下寻找泪囊侧泪小管断端，然后用 6 号泪道冲洗针注水，以确定泪道。若远侧断端难以找见，上泪小管未离断，可从上泪点注入经消毒冷却的牛奶，从牛奶溢出处寻找断端。②用细钢丝套入细麻醉导管做探针，从泪小点插入，经泪小管泪囊侧至泪囊入鼻泪管，然后扶稳麻醉导管，抽出钢丝向导管内注水，确认导管在泪道内。③在手术显微镜下操作，用 9-0 或 10-0 的眼科铲针仔细吻合，吻合时注意线不要穿经泪小管上皮，以便断端对合后光滑。④皮肤创口做间断缝合，若内眦韧带断裂应同时修复，以免术后眼睑松弛。残留在泪道外的导管用 1 针靠近泪小点加以固定，导管用胶布固定。术后每周用生理盐水自导管中冲洗 1~2 次，并清洁泪囊，冲洗泪道中的积血及分泌物。术后 2 周拔除导管，冲洗泪道，以后 3~5 天冲洗 1 次，连续 2 次。拔管后用 0.25% 氯霉素加地塞米松滴眼液滴眼 1~2 周，以利于局部水肿消退。

注意事项　对于泪小管外伤断离，应特别注意：①泪小管吻合修复成功的前提是准确寻找损伤泪小管断端，采用显微外科技术进行寻找，吻合修复术在手术显微镜下操作，确保泪小管断端准确对合，愈合后瘢痕少，管壁光滑。②泪小管断端吻合深浅应适当，吻合时避免针线穿过管腔。③选用理想的泪小管支撑物，硬膜外麻醉导管被认为是较理想泪小管支撑物。其大小与泪小管接近，有一定的韧度和柔软度，取材方便。

（徐达传）

yìtǐ zhītǐ yízhí

异体肢体移植（limb allograft）

以同种异体肢体为供体的肢体重建手术。异体肢体移植为复合组织移植（composite tissue allograft，CTA），免疫排斥反应强烈。

复合组织移植有别于实体器官移植，是一种包含如皮肤、肌肉等多种组织类型的修复重建方法。各种先天畸形、创伤、肿瘤等，均可造成人体大范围组织缺损，导致严重功能障碍、毁容，甚至致残。仅美国每年就约有 700 万人需要进行大面积的修复重建手术。同时，面容和肢体的残缺会对人的自理能力乃至社会心理产生影响，因此，组织修复的需求十分强烈。传统的自体组织修复替代势必造成供区的破坏，面对大面积或是截肢等不可替代的缺损时更是捉襟见肘。强烈的再造需求-自体供源有限这一矛盾，亟待一种根本性的解决办法。随着异体器官移植技术的日益成熟，同种异体复合组织移植应运而生。复合组织移植中异体肢体移植和异体脸移植最为活跃，开展数量最多，移植效果最好。

人类早在公元16世纪就开始了复合组织移植的探索，但直到20世纪初显微外科技术和免疫抑制剂的出现，才有了真正意义上的现代复合组织移植。1964年厄瓜多尔吉尔伯特（Gilbert）报道了使用激素和巯基嘌呤作为免疫抑制剂的首次人类异体手移植尝试，但不幸的是仅存活了14天。1991年在美国路易斯维尔召开关于复合组织异体移植的国际会议，参加者认为当时开展肢体移植的时机已经成熟，但由于技术、观念等众多原因一直未能实施。1997年11月在美国路易斯维尔正式召开第一届国际手与复合组织异体移植大会，来自世界各地的科学家对异体肢体移植的道德观念与可行性进行了专题探讨，最后得出一致结论：随着免疫排斥反应与抗排斥反应药物研究进展，实施异体肢体移植临床研究的时机已经成熟。1998年9月23日世界首例异体手移植在法国里昂爱德华·埃里奥（Edouard Herrior）医院由迪贝尔纳（Dubernard）教授实施。1999年1月美国路易斯维尔大学犹太医院开展了世界上第2例异体手移植手术。1999年9月广州南方医院裴国献教授等同时开展了世界第3、4例（亚洲首2例）异体手移植手术。自此，复合组织移植在世界范围内广泛开展，逐步形成了由多个移植中心带动、涵盖多部位、多器官的发展势头。依据国际手和复合组织移植登记组织（International Registry on Hand and Composite Tissue Transplantation，IRHCTT）的登记记录，截至2011年人类已完成异体肢体移植54例（单手30例，双手21例，手指2例，下肢1例）、面部移植（即换脸术）24例、喉移植2例。涉及地区包括中国、美国、德国、奥地利、意大利、波兰、比利时、哥伦比亚、马来西亚、埃及。其中手、喉移植物最长存活时间已超过12年，脸部移植生存也达6年以上。在明显改善外观的同时，部分患者还重新获得了某些复杂功能。目前人类也已成功对耳、膝、股骨干、腹壁、子宫、阴茎等组织实施了移植，均取得了一定的成果。目前，包含异体肢体移植在内的复合组织移植在西方国家已引起临床学者的高度关注。

除异体肢体移植外，异体脸移植为复合组织移植中另一较为活跃的领域。2005年11月，德沃谢勒（Devauchelle）带领的团队在法国亚眠为一位38岁中下面部截除术后的女性成功实施了部分换脸术。术前诱导采用了骨髓造血干细胞和抗胸腺细胞球蛋白（anti-thymocyte globulin，ATG），术后给予霉酚酸酯、他克莫司和泼尼松三联维持免疫抑制。针对术后的急性排斥反应还一度采用外放射治疗。患者在恢复面部外观的同时，术后6个月就恢复了面部的触觉和痛温觉，可正常呼吸，遗憾的是面神经运动功能恢复较慢。此后世界上又先后开展了6例换脸术，其中法国2例，美国2例，埃及1例，中国1例。郭树忠等2006年为一位面部熊咬伤的患者实施了国内首例部分换脸术，不幸2年半后意外死亡，死亡时脸部移植皮瓣存活良好，另1例兰蒂耶里（Lantieri）等在巴黎实施的第2例脸-手联合移植患者死于术后呼吸道阻塞，其余患者均情况良好。经有效控制排斥反应后，患者都恢复了面部触觉、痛温觉，甚至嗅、味等高级感觉。能完成自主呼吸、进食固体食物、说话等动作，面部表情肌功能也能部分恢复。由于改善了颜面外观，患者均重新融入社会，术后心理状态调查问卷显示均较为满意。目前异体脸移植术已从最初的中-下颌面部移植发展到近乎全面部（>80%）移植，手术方案十分详尽，并且引入了影像学和数字化骨科的很多新技术。通过使用320排CT重建、磁共振成像或是造影技术，术前便可预构皮瓣、骨及血管的结合方式，使得手术操作更为精确。免疫耐受诱导的方法已经淘汰选择性低的放疗、ATG等传统方法，转而研究高选择性的诸如抗α/β T细胞受体抗体（anti-alpha/beta-TCR antibody）和细胞毒T淋巴细胞相关抗原4（cytotoxic T lymphocyte-associated antigen-4，CTLA-4），通过阻断协同刺激信号传导通路来诱导免疫耐受。

术前准备 包括以下几个方面。

供者选择 异体肢体移植术后的主要危险是免疫排斥反应，这种排斥反应系由供体、受体同种间的免疫遗传差异所致。受者对移植肢体中的非己抗原（主要是HLA抗原）产生的细胞免疫反应和体液免疫反应，均可导致移植肢体受损；排斥反应的免疫攻击方向是受者针对的移植物。因此，供者的选择主要是HLA组织配型的供体选择、HLA 抗体检测（特定细胞群反应抗体，PRA、补体依赖细胞毒试验，CDC、混合淋巴细胞反应试验，MLR）以及相关实验室检查，如 ABO 血型鉴定、Rh 血型鉴定、供者病原体抗体检测（乙肝两对半、HIV 1+2、梅毒螺旋体）。

受者选择与术前准备　主要包括手术适应证选择、受者残端检查与准备、影像学检查、神经电生理检查、肌电图检查、血流学检查、病理学检查及心理评估和心理干预。目前国际上还没有异体肢体移植手术适应证的统一标准，总体上双手或优势手缺失、截肢平面较低、有强烈的肢体移植愿望及精神、心理评估正常者为其基本条件，其中心理评估筛选对于异体肢体移植手术的最终成功至关重要。

受者术前准备主要包括对受者重要脏器的功能评估、手术方案的制订、伦理委员会审批及受者实验室检查。受者实验室检查包括常规检查、血生化检查、血清学检查、细菌学检查、受者免疫学检查以及配型相关实验室检查，如 ABO 血型、HLA、PRA 和淋巴细胞毒交叉试验。

供肢切取与保存　①供肢的切取：常规肢体消毒，根据术前计划在肢体适当平面离断肢体。先做环形皮肤切口，游离主干动脉，插管后使用 4℃ UW 液灌注（保留灌注），再行肢体离断，灌注至回流液清亮后拔管。无菌敷料包裹离断肢体。②供肢的保存：是借鉴断肢的保存和器官移植的保存方法。为了缩短热缺血时间，将热缺血迅速改变为冷缺血，需要遵循低温保存原则，这样可以降低肢体组织代谢率及能量需求、保护抗氧化酶活性、肌肉收缩力和血管顺应性。目前最常用的肢体降温和保存方法是采用清洁敷料包裹肢体装入塑料袋内，然后浸入冰块中，再装入大冰袋或保温箱中；如果系在手术室切取供肢，保存方法可酌情选用单纯灌注低温冷冻保存、持续低温灌流或深低温冷冻保存法。

移植方法　包括以下几个方面。

供、受肢残端准备　①供肢准备：将供肢从冰箱中取出，按清创原则、方法对肢体进行清洁和消毒。高于截骨平面 2~4cm 先环形切开皮肤，根据受者残肢需要解剖游离供肢的各种组织，切断并做标记；按术前设计确定截骨平面。②受肢残端准备：方法可参照断肢再植的基本程序。手术设计的重点是确定受-供体肢体移植平面和组织重建的顺序。相比较断肢再植，异体肢体移植具有准备充分、可根据受者残肢的情况灵活选取相应的供体组织，而不会受血管、骨骼、肌肉、神经等存在创伤限制的特点，可以保证肢体具有合适的长度和完整性。

术前免疫抑制方案　对异体肢体移植非常重要，目前并没有统一的方案。可采用：①术前 1 天或当天口服泼尼松 30mg，吗替麦考酚酯 750mg。②作为免疫诱导治疗可用赛尼哌术前 24 小时内 50mg，静脉滴注；或舒莱术前 2 小时 20mg，静脉滴注。

肢体组织重建　异体肢体移植的肢体重建方法与步骤基本上与断肢再植手术相同，应予遵循。一般重建肢体的顺序为骨骼、动脉与伴行静脉、肌腱、浅静脉、神经和皮肤。需要强调的是异体肢体移植的肢体组织重建，应尽可能多地吻合浅静脉，以减少术后肢体的肿胀程度；尽可能吻合所有的神经，包括感觉神经的所有分支，以最大程度地恢复神经的功能。由于涉及的组织较多，供、受肢应分别做好术前标记，以利术中的辨别与操作顺利；为防止术后皮肤紧张，供肢在截取时皮肤可多予保留。

异体肢体移植手术是一个团队协作的手术，为尽快缩短肢体缺血时间和手术时间，一侧肢体需要两个手术组，两侧手术需要 4 个手术组，从而供体组和受体组可以在一个手术间协同、同步手术。

术后处理　包括以下几个方面。

一般措施与处理　入住特别病房，室温保持在 23~25℃，注意适时应用镇静和镇痛药物；常规使用血管解痉及抗凝药物，如罂粟碱、妥拉唑啉、阿司匹林肠溶片、低分子右旋糖酐等，防止发生血管痉挛或血栓形成。常规使用抗生素，防止伤口感染。

免疫抑制方案　异体肢体移植的成功有赖于制订最有效的免疫抑制方案和联合应用最新的免疫抑制药物。免疫抑制方案包括术前、术中和术后的免疫诱导方案及术后的免疫维持方案。免疫诱导方案是指患者处于免疫抑制状态，以避免排斥反应的特殊用药方案。免疫诱导方案由两组药物组成，一组是大剂量应用于免疫维持治疗的药物；另一组是所谓清除性药物，抑制免疫反应的初始阶段。T 细胞是免疫反应的中心环节。第一组药物用于避免 T 细胞的活化反应，而第二组仅用于诱导，也就是清除 T 细胞或使其失能，既阻断不同 T 细胞之间的信号传递。

目前临床使用的免疫抑制药

物主要有：①皮质类固醇药物。地塞米松、甲泼尼龙、泼尼松龙。②抗代谢类药物。硫唑嘌呤、霉酚酸酯、咪唑立宾。③神经钙调素抑制剂。环孢素 A、他克莫司、mTOR 抑制剂。生物免疫调节剂：多克隆 T 淋巴细胞抗体、抗 T 细胞单克隆抗体、抗白细胞介素-2 受体单克隆抗体。应用免疫抑制药物时，其药物浓度的监测十分重要，应用量不足，可直接导致排斥反应的发生；应用量过大，既增加了药物的毒副作用，又造成了药物的浪费。

排斥反应处理 异体肢体移植目前尚缺乏急性排斥反应的已知标准。根据已有的异体肢体移植报道显示，皮肤排斥反应表现为红斑、水疱、水肿与坏死。2000 年第二届国际复合组织异体移植会议上提出了各种组织（皮肤、肌肉、关节软骨、骨）的免疫排斥反应分级，其中皮肤基底层和血管周围典型的淋巴细胞浸润是学者们目前公认的异体肢体移植排斥反应的诊断指标。一旦发生排斥反应，严重时应及时使用大剂量激素和免疫抑制药物，如静脉注射激素、口服甲泼尼龙和增加 FK-506 的用药浓度，多可逆转。对于慢性排斥反应，一是及时调整免疫抑制药物的有效浓度，二是局部可使用 FK-506 和氯倍他索软膏涂抹。

预防排斥反应发生很重要的措施在于患者要对医生有很强的依从性，要遵从医嘱，必须按时、按量服用免疫抑制药物。

肢体血循环监测 血液循环监护是肢体移植术后重要的环节与措施，及时发现血管危象（血管痉挛、血管栓塞），并迅速采取有效措施予以处理。血液循环观察的常用指标为：①皮肤温度。移植组织皮肤温度的高低变化是反映毛细血管床内血液循环好坏的重要指标。移植组织的皮肤温度没有一个绝对的温度值，而是指与健侧同部位的皮肤温差值。移植组织与健侧组织的温差在 0.5～2℃以内时表明血管吻合口通畅，移植组织血液循环良好；移植组织与健侧组织的皮肤温度差相差 3℃或以上时，表示动脉血管危象（痉挛或栓塞）。②皮肤色泽。移植组织的色泽变化反应皮肤血液循环的状态，是最容易观察到的客观指标。皮肤色泽红润，表明血液循环正常；皮肤色泽变淡或苍白，表明动脉痉挛或栓塞。③毛细血管充盈。以细棍轻压皮肤使之成苍白色，血液循环正常时去除压迫后皮肤立即恢复红润，毛细血管充盈时间在 2～3 秒；动脉供血不足时，毛细血管充盈缓慢；动脉痉挛或栓塞时皮肤苍白，压迫无褪色现象；静脉回流不畅时压力较大才能使其变为苍白，压力移除则充盈迅速。④针刺或切开出血。在指端一侧用针刺或做 0.3～0.5cm 小切口，观察出血情况，可直接反映血液循环的情况，是一个可靠指标。若血液循环正常，当即有鲜红色血液涌出；若动脉供血不足时，则无出血或挤压指腹才有少许血液溢出；若静脉危象时，切开后可立即流出暗紫色血液。

一旦发生血液循环危象时，应迅速采取有效措施积极处理。首先应查明引起血液循环危象的原因及性质。如室温是否过低、肢体有无敷料压迫、精神是否镇静等，给予相应处理，并迅速静脉滴注 3% 盐酸罂粟碱注射液 30mg 或其他血管解痉药物，并严密观察移植组织的血液循环变化情况，一般 20～30 分钟后动脉痉挛即可缓解，肤色由苍白变为红润，组织张力恢复，小切口或针刺处重新流出鲜红血液。如果经上述处理仍无变化，应高度怀疑为动脉栓塞，应积极手术探查。

心理治疗 对于接受异体肢体移植的患者来说，术后心理治疗就显得尤为重要，因为移植的肢体是可视的器官。虽然患者术前有强烈的移植愿望，但术后患者从麻醉中醒来看见一只陌生的肢体，心理上会产生拒绝、排斥、不安，甚至恐惧的反应，一时难以接受新的肢体，急需心理安慰、干预与治疗。对肢体移植患者心理治疗的主要策略有：①心理暗示，疏导患者。②亲情互动，减缓压力。③镇痛、镇静，辅助治疗。

功能康复 对于异体肢体移植患者来说极为重要，因为移植肢体的目的在于恢复肢体的外形和功能，肢体移植成活只是手术成功的一半，而重建、恢复肢体的功能才是手术的最终目的。而肢体功能恢复效果的优劣，术后系统、长期的康复锻炼占有极其重要的地位。功能康复包括物理治疗、运动治疗与作业训练。应制订系统、具体的功能康复方案，并在治疗师的监督指导下，常年坚持、持之以恒。为最大限度地改善肢体功能，可酌情进行相应的二期功能重建手术（如神经粘连松解、肌腱粘连松解或肌腱移位手功能重建术）。

目前问题 ①皮肤的强烈排斥反应：高抗原性的皮肤是最容易发生排斥反应的组织。②伦理学考量：肢体缺失属于非生命器官，是否需要承担免疫抑制剂的副作用及昂贵的费用去进行移植，引发了伦理学争论。异体肢体移植的目的在于重建一个同时具有感觉和运动功能的人体部分，恢复患者自理甚至参与社会生活的能力，而这一目的单凭冰冷的假体是无法实现的。因此，只要能实现极高的“疗效-耗费”比值，仍可以考虑进行异体肢体移植。③组织配型问题：在异体移植中HLA配型的相合范围、与免疫抑制剂的应用关系、HLA配型情况与移植手存活时间的关系等问题还有待于进一步的研究。④费用高昂：异体肢体移植手术花费昂贵，术后需要终生服用免疫抑制药物，对患者的经济能力要求较高而多无法支付；部分患者是由研究单位出资或者由手术团队的科研经费提供，难以长期提供治疗经费，此为目前影响中国开展异体肢体移植的重要制约因素之一。

展望 ①诱导特异性免疫耐受：特异性免疫耐受被认为是可能从根本上解决排斥问题的办法。特异性免疫耐受是指受体仅耐受移植物独有的抗原，而保留了对其他个体的抗原及肿瘤、感染等有害刺激的免疫反应性。目前的研究热点集中在诱导造血嵌合（mixed hematopoietic chimerism）。②局域性及靶向性免疫抑制：要提高免疫抑制剂的效能而又减少全身性副作用，一方面有赖于药物效力的改进，另一方面可能途径就是提高药物的选择性和靶向性。目前研究的主要方法包括局域性给药和靶向性药物的应用。③基因治疗：目前基因治疗还仅能作为辅助措施，与T细胞受体抗体等方法相结合，用于阻断移植物抗原的提呈。将来还有望通过免疫逃逸病毒转染、RNA干扰、DNA疫苗等方式来阻止移植物抗原的表达，抑制异种抗原反应性T细胞的活化以及其后的细胞因子活化过程。④新型免疫抑制剂的开发：目前以依维莫司为代表的新一代更强效的免疫抑制剂已经通过FDA认证，相信不久必将用于CTA临床。

（裴国献）

shùzìhuà xiǎnwēi wàikē

数字化显微外科（digital microsurgery） 将数字化技术应用于显微外科的一种可视化技术。这一技术为显微外科的临床与教学提供了全新的模式与手段，实现了由二维到三维、由平面到立体、由静态到动态的技术转变。

数字化技术在医学的应用被称之为数字医学，在解剖学的应用称之为数字解剖学，在骨科学的应用称之为数字骨科学。基于相同原理，数字化技术在显微外科的应用同样称之为数字化显微外科。数字化显微外科概念的提出是建立在数字医学和中国数字人技术的基础之上的。建立显微外科数字化三维解剖，对显微外科患者的治疗数据进行采集存储、传输与处理，以建立数字化显微外科数据库，从而实现信息共享和资源共享的目的。一方面，显微外科医生可以从数据库中获得所需的最新技术信息，共享自己的医疗经验和成果，同时亦可不断完善数据库；另一方面，通过计算机网络可以建立显微外科仿真教室，开展显微外科手术的标准化教学。显微外科仿真教室是以数字可视化形式进行显微外科手术的设计、训练、模拟与实施，实现基础与临床、理论与实践的完美结合。

数字化显微外科是一门全新的新理念、新技术，是现代高新技术发展、多学科融汇的必然，其数字化可视模式可使显微外科解剖、各种组织瓣的数字化构建、显微外科手术的数字化及显微外科仿真手术系统等形成三维化、动态化、可视化，并可任意、全方位、360°的旋转与定位。这些数字化显微外科技术的功能与特点，突破了传统的显微外科学解剖、临床与教学的模式，实现了人机对话、人机互动，是显微外科学技术的一大飞跃与推进。

基本技术

CT三维重建技术　借助计算机对生物组织结构影响的连续图像进行后处理，获得三维图像并能进行定量测量的一项形态学研究的新技术与新方法。主要有三种方法。①多平面重建成像（multiplane reconstructions，MPR）：是在横断面图像上按要求任意画线，然后沿该线将横断面上二维体积元重组，即可获得该平面的二维重建图像，可生成冠状面、矢状面和任意层面图像，包含了丰富的三维信息，是骨骼系统疾病三维重建中常用方法之一。MPR对原始二维图像是一个很好的补充，同时也能了解病变的大体情况，通过调节窗宽和窗位很容易在软组织窗和骨窗之间相互切换，除能显示骨质病变情况，还能够清晰显示病变周围软组织的损害情况。②表面遮盖显示法（surface-shaded display，SSD）：是广泛用于骨骼系统的最常用方法之一。首先设置CT阈值，阈值以上的相邻像素连接而重建成图像，阈值以下的像素则不能重建而无法显示。因此，SSD重建技术的CT阈值的选择是关键，直接关系到重建图像的信息范围。其优点是重建图像立体感强，解剖关系清晰。其缺点是细节不够，移位不明显的线样骨折不易显示。③容积成像（volumetric rendering，VR）：是将每个层面的容积资料中的所有体积元加以利用。因此，

VR获得的是真实的三维图像，细节真实，所以在显示细小骨折方面优于SSD。但其存在一定透明度，造成重叠影像，空间立体感不如SSD。

CT三维重建技术在显微外科的应用　CT三维重建为临床显微外科中治疗方法的选择、手术方案的制订及术后评估提供了可靠依据，具有很高的临床应用价值。X线平片及常规CT检查在临床应用中仍是可靠手段，而CT三维重建弥补了X线平片及常规CT二维成像的不足，其能直观、立体、清晰地显示病变的立体形态及空间关系，同时可在CT三维图像上进行手术方案的设计、演示，确定病变完整切除的范围，从而为手术方案的制订提供最佳的依据。

骨与关节三维解剖　骨与关节CT三维重建也可称为数字骨科解剖，可准确、清晰、立体地显示骨与关节的解剖结构，可以使临床医生通过人机交互对人体骨与关节的形态进行浏览，在没有任何干扰的情况下自由地观察、移动和生成骨与关节的解剖结构，更快地学习和了解解剖信息，充分展示骨与关节个性化的解剖特征。

骨折三维分类三维重建　可准确、清晰、立体地显示骨折线的位置、走向、骨折范围、类型及骨折线和骨折断端的移位情况。对于关节面的劈裂宽度、塌陷的深度、移位程度、旋转角度、小碎骨折片有无进入关节腔等均可清晰地显示出来。由于三维重建技术能够立体、直观、动态地显示骨与关节的骨折情况。因此，可按国际骨折标准的分类方法进行模拟，而对任一部位、任一类型的骨折均可进行三维重建，以利于临床医生对骨折类型及损伤程度的分析、诊断，特别对于深部骨折、复杂的关节骨折可防止漏诊（图1）。

组织瓣三维重建　组织瓣包括皮瓣、肌瓣、骨瓣及臂丛和周围神经，理论上讲任一部位、任一类型的组织瓣都可进行三维重建。组织瓣重建的临床意义在于为临床提供直观、立体、动态、可视化的组织瓣解剖结构模型，从而为组织瓣的手术设计、模拟手术提供依据。

数字化组织瓣的三维重建　其材料与方法主要基于三个方面。①基于虚拟人冷冻切片：从虚拟人获取数据，进行断层解剖学观察，连续观察每一层面上的骨、血管、皮肤等结构及其位置关系；然后进行相关组织瓣的三维重建。②基于新鲜尸体灌注标本CT扫描图像的三维重建：取材尸体肢体，采用明胶-氧化铅灌注术进行肢体动脉灌注，然后行连续螺旋CT扫描；在此基础上进行相关组织瓣的三维重建。③基于正常成人血管造影CT扫描图像的三维重建：经肘正中静脉注射非离子型造影剂优维显370，使用64排CT进行肢体扫描，然后进行相关组织瓣的三维重建。重建的组织瓣其三维立体解剖结构可从任意角度、任意方向上观察，并可逼真、清晰地显示组织瓣血管的入门及穿支走行，有利于教学及术前手术设计。

虚拟现实技术　虚拟现实（virtual reality，VR）概念是20世纪80年代提出的，是一种综合计算机图形技术、多媒体技术、传感器技术，并行实时计算技术、人工智能、仿真技术等多种学科而发展起来的计算机领域的技术。虚拟现实的基本特征可以用三个“I”来表示：immersion-interaction-imagination（沉浸－交互－构想）。虚拟现实技术中的信息交互反馈方法主要依据于视觉感知设备、触觉（力觉）感知设备、跟踪设备和数据手套。虚拟现实作为一门新兴学科，近年来在工程、军事、建筑、航空航天及医学领

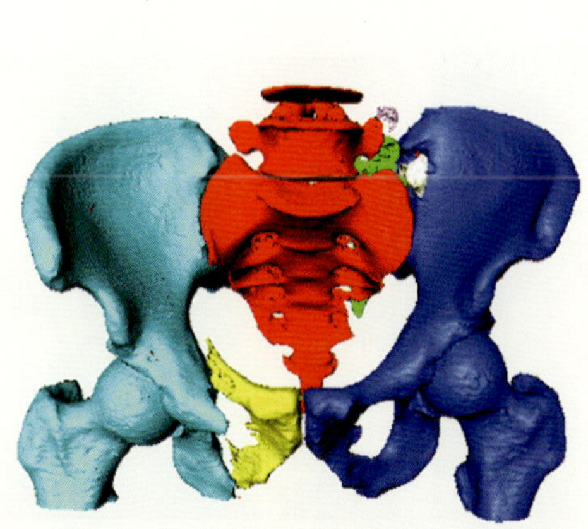

图1a　骨盆骨折三维重建

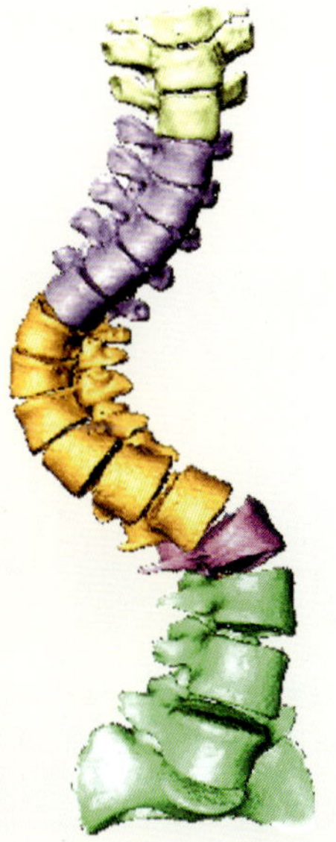

图1b　脊柱侧弯三维重建

图1　CT三维重建技术

域得到了越来越广泛的应用(图2)。

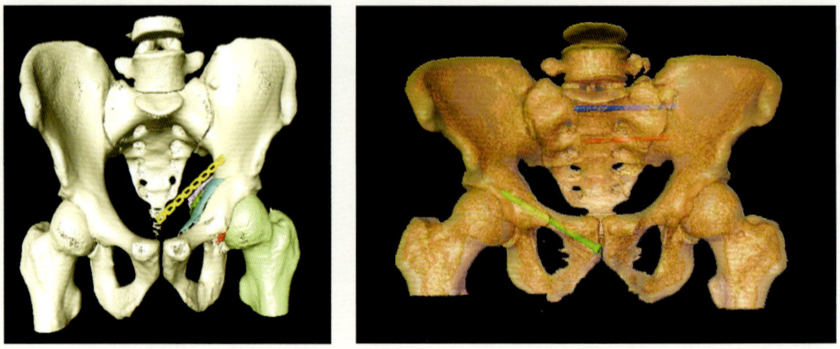

图2 骨盆骨折虚拟现实手术（复位+钢板内固定）

快速成形技术（rapid prototyping，RP） 20世纪80年代起源于美国，是集成计算机、数控技术、激光技术和新材料等新技术而发展起来的一种基于离散堆积成形思想的新兴成形技术。快速成形技术的出现，开辟了不用刀具、模具制作原型和各类零部件的新途径，也改变了传统的机械加工去除式的加工方式，而采用逐层累积式的加工方式，带来了制造方式的变革。从理论上讲，添加成形方式可以制造任意复杂形状的零部件，材料利用率可以达100%。与其他先进制造技术相比，快速成形技术的优点是：①自由成形技术。②制造过程快速。③加方式和数字化驱动成形方式。④技术高度集中。⑤突出的经济效益。⑥广泛的应用领域。

快速成形技术的工艺方法目前已有十余种。根据所使用的材料和构造技术的不同，目前应用比较广泛的方法有采用光敏树脂材料通过激光照射逐层固化的光固化成形法（stereolithography apparatus，SLA）、采用纸材等薄层材料逐层黏结和激光切割的叠层实体制造法（laminated object manufacturing，LOM）、采用粉状材料通过激光选择性烧结逐层固化的选择性激光烧结法（selective laser sintering，SLS）、三维打印（three-dimensional printing，3DP）、焊接成形（welding forming）、数码累积造形（digital-block laying）和熔融材料加热融化加热喷射冷却成形的熔融沉积制造法（fused deposition manufacturing，FDM）等。目前，SLA、LOM、SLS及FDM四种技术发展的相当成熟并得到了广泛的应用。

快速成形技术出现仅有十几年的时间，但却得到了工业领域及医学领域的高度重视与应用。据RP行业最具权威的《沃勒斯报告（*Wohlers Report*）》年度报告，目前已有美国、英国、日本、澳大利亚、德国、奥地利等国家开始使用RP模型辅助医学重建手术，采用的工艺有SLA、FDM、SLS、LOM、3DP和MJM，涉及的外科领域包括颚骨、颅骨、四肢骨、脊柱、骨盆以及软组织和器官，如胃、肝胆、肾脏、膀胱等。根据CT或MRI的数据，应用RP方法可以快速制造人体的骨骼（如颅骨、牙齿、四肢骨）和软组织等器官模型，对于帮助医生进行病情诊断和确定治疗方案极为有利。在康复工程上，人体义肢的制造采用RP技术可以大大缩短制造时间，义肢和肌体的结合部位能够做到最大限度的吻合，减轻了义肢使用者的痛苦(图3)。

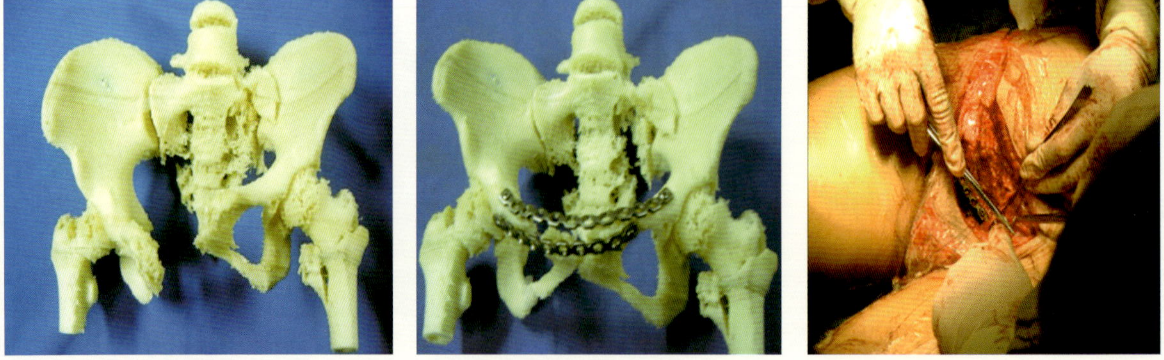

图3a 骨盆骨折快速成形　图3b 模拟内固定　图3c 临床应用

图3 骨盆骨折快速成形技术

虚拟手术系统（virtual reality，VR） 自20世纪80年代虚拟现实概念提出以后，虚拟现实作为一门新兴学科正在蓬勃发展，近年来在工程、军事、建筑、航天航空及医学领域得到越来越广泛的应用。

虚拟手术的意义 虚拟仿真手术训练技术难度较大。传统的手术训练一般是采用现场观察和操作及动物试验的方法进行的。这些方法存在一些缺点，如不能重复进行、可能会给操作对象带来一定程度的伤害等。虚拟现实技术可以使这一工作在虚拟环境中进行，可应用于手术操作教学、培训和手术规划等。培养一名合格的外科医生需要花费很长时间，日益精细、微创和复杂的外科手术需要用新的方法来培训医生，而基于虚拟现实技术的虚拟培训系统，对于外科医生的手术操作训练具有重要的意义。在虚拟培训环境中受训者沉浸于虚拟的场景中，对受训内容的三维结构进行漫游观察，体验并学习如何应对现实操作中可能会遇到的实际问题。可以通过视觉、听觉感知并学习各种实际操作技术动作，这样大大地节约了培训费用和时间，使非熟练人员操作的风险性大大降低，并利用专家学者的手术经验和实例对初学者进行培训，这对提高训练的效果和质量有着非常重大的意义。

虚拟手术应当具备的条件信息 交互反馈是虚拟手术系统中最重要的研究内容之一。在医学培训系统中，人们希望能够直接看到人体的内部，甚至微观的图像，从而对人体的组织形态及病理改变产生直观的了解，因此离不开视觉信息的交互。①能从一种或多种医疗检查设备如CT、MRI等患者影像数据中，构造出手术虚拟视镜中的人体或单独的器官三维模型。②能逼真、实时地显示三维的虚拟人体和器官。③提供虚拟的带力反馈功能的手术器械进行手术操作虚拟联系。④提供较为真实的人体和器官的物理特性，能在虚拟器械的帮助下实时地感受到模型的变形和形变的交互和反馈。

虚拟手术系统 骨科医生通常使用传统的X线片或计算机X线摄影（computed radiography，CR）来制订手术计划。然而普通X线片不能很好地显示骨科手术涉及的软组织，如韧带、肌腱及附着肌肉；而且2D的X线片中影像相互重合，因而不能清楚地显示单个结构，这就极大地限制了每个X线点的使用价值。通常临床需要将患者重新摆体位以得到不同角度的图像，这将使患者暴露更多的X线剂量。CT能够得到3D图像，这将有利于对创伤和骨科疾病的评估和手术计划的制订。若使用VR系统可交互的3D图像，骨科医生能自由地以任何角度从任何平面观察骨骼的结构，并能三维地测量距离、面积、体积、形状，这些对治疗计划的精确制订很有帮助。同时，VR系统利用MRI扫描软组织分辨能力强的特点，将CT与MRI图像整合在一起（即CT与MRI图像配准），从而得到软组织和骨骼的整合图像。这为将来真正意义上的手术模拟和仿真创造了条件。

目前国内外已研制成功了多种虚拟手术系统，如虚拟妇科手术系统、虚拟心血管手术系统、虚拟内镜手术系统、虚拟膝关节镜手术系统、虚拟关节镜培训系统、髋关节手术规划的ROBODOC系统、骨折手术规划的VR系统、显微外科机器人系统等（图4）。

临床应用 数字化技术在显微外科临床应用范围主要在于组织瓣三维重建（三维解剖），包括皮瓣、肌瓣、骨瓣及臂丛和周围

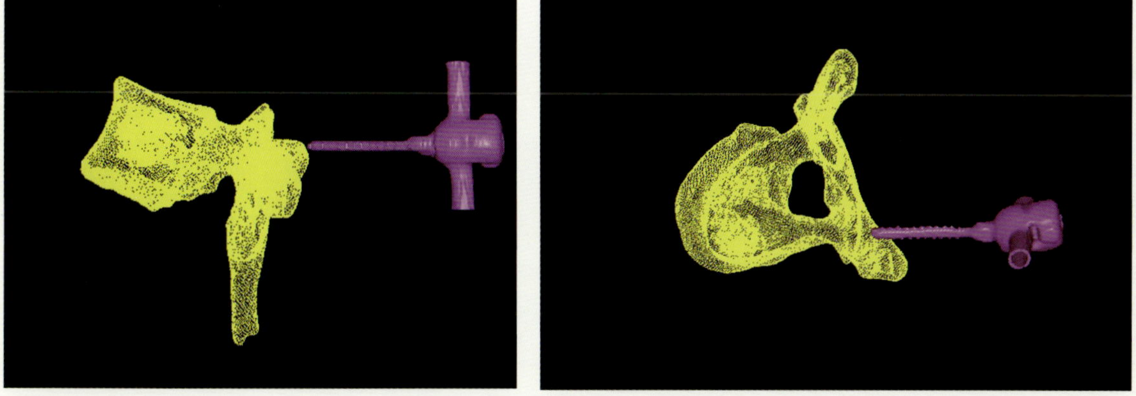

图4 虚拟仿真椎弓根固定术

神经的构建；虚拟技术教室（仿真手术），以数字可视化形式进行显微外科手术的设计、训练、模拟与手术实施。

数字化臂丛与周围神经　臂丛与周围神经三维重建和可视化研究，大体分为两个方面：一是外部解剖结构的重建；二是内部解剖结构的重建（包括运动和感觉纤维的构成和分布）。外部解剖结构的研究传统上依据断层标本的断面图像、二维超声及 MRI 等二维图像，但这些图像均难以反映周围神经空间位置与毗邻关系；根据二维图像来想象其空间关系，通常要经历困难的思维过程，而且存在较大的主观性。随着计算机技术的发展，计算机辅助三维重建技术广泛应用于医学领域，其优点在于三维立体解剖结构可从任意角度、任意方向上观察。臂丛与周围神经的三维重建，已开展研究的包括臂丛神经外部结合三维重建、臂丛内部结构三维重建、尺神经、正中神经、桡神经功能束组走行三维重建、腰丛三维重建及骶丛神经三维重建等。

臂丛三维重建　依据虚拟中国人数据集资料重建臂丛神经的外部结构。在表面三维重建的静态显示的基础上，将计算出的图像全部保存下来，可使用电影制作程序将其制作成电影，画面清晰流畅，可动态显示（图5）。

在此图像上尽管细小及小于铣切间距的血管和神经结构难以识别，加之神经本身柔软且缺乏周围支持，因而在铣切过程中有时会出现部分撕拉造成辨认上的困难，但臂丛的主要结构及其周围的肌肉、韧带、软骨、间隙等较大的结构均清晰可见，因而保证了这些结构资料的完整性、连续性和精确性。

骶丛三维重建　依据虚拟中国人数据集资料重建骶丛的外部结构。在表面三维重建的静态显示的基础上，将计算出的图像全部保存下来进行局部重建，然后使用软件中的 Movie 制作程序将其制作成电影，画面清晰流畅，可动态显示。重建的图像即可完整显示腰骶丛及其主要分支与主要血管和骨盆的关系，也可单独显示神经与骨盆或神经与血管的关系（图6）。

数字化皮瓣　可为临床提供直观、立体、动态、可视化的解剖结构模型，从而为皮瓣的手术设计、模拟手术训练提供依据。理论上凡是血管可灌注的部位均可制备成数字化皮瓣，其中股前外侧皮瓣最为常用。重建的数字化皮瓣可以多彩、透明或任意组合显示，经不同角度观察整体显示清晰，实体感强；皮肤、动脉的相互关系一目了然。从三维重建的图像中可清晰地观察各解剖结构的形态，特别是皮瓣主干血管的分支情况和体表投影均可得到很好的显示。通过容积重建和表面三维重建的拟合显示，更加直观、立体地显示了其形态学特征（图7）。

数字化肌皮瓣　肌皮瓣三维重建多为背阔肌肌ｉ皮瓣、股前外侧肌皮瓣及腓肠肌内侧头皮瓣，因其在临床中最为常用。重建的数字化肌皮瓣可以多彩、透明或任意组合显示，经不同角度观察整体显示清晰，实体感强；皮肤、动脉的相互关系一目了然。肌皮瓣其三维立体解剖结构可从任意角度、任意方向上观察，并可逼真、清晰地显示肌皮瓣血管的入门及穿支走行，有利于教学及术前手术设计（图8）。

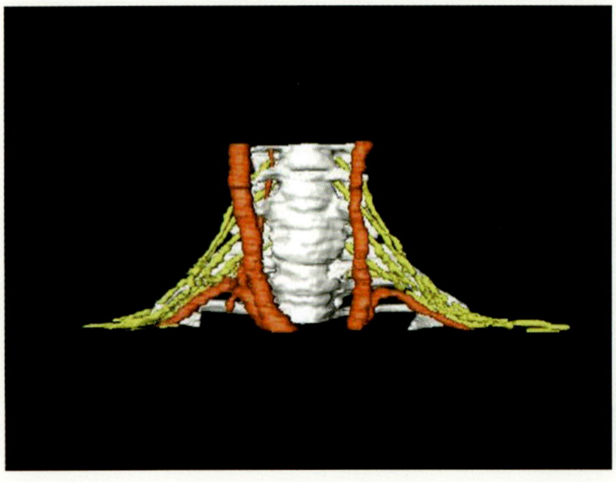

图5　臂丛三维重建

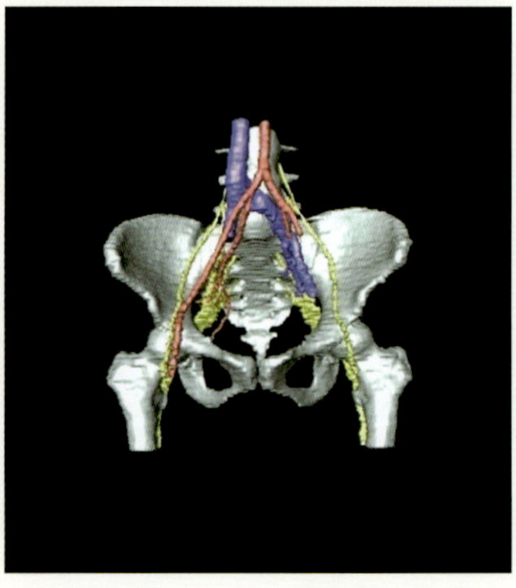

图6　骶丛三维重建

数字化骨瓣　骨瓣三维重建多为髂骨骨瓣、腓骨骨瓣，因其在临床上应用最多。重建的数字化骨瓣可以多彩、透明或任意组合显示，经不同角度观察整体显示清晰，实体感强；皮肤、动脉的相互关系一目了然。骨瓣其三维立体解剖结构可从任意角度、任意方向上观察，并可逼真、清晰地显示骨瓣血管的入门及穿支走行，有利于教学及术前手术设计（图9）。

（裴国献）

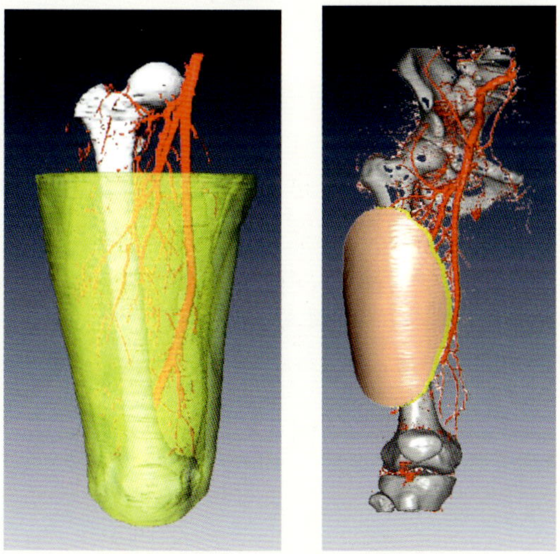

图7　股前外侧皮瓣三维重建

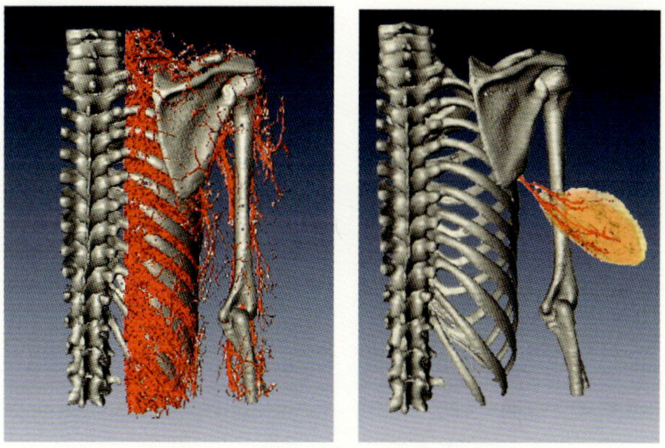

图8　背阔肌肌皮瓣三维重建

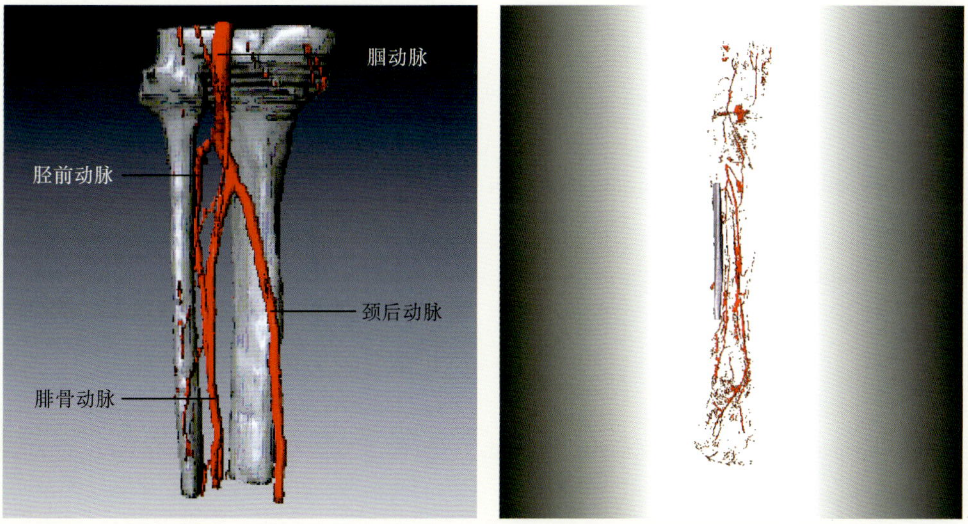

图9　腓骨骨瓣三维重建

索　引

条目标题汉字笔画索引

说　明

一、本索引供读者按条目标题的汉字笔画查检条目。

二、条目标题按第一字的笔画由少到多的顺序排列，按画数和起笔笔形横（一）、竖（丨）、撇（丿）、点（、）、折（乛，包括ㄱㄴ𡿨等）的顺序排列。笔画数和起笔笔形相同的字，按字形结构排列，先左右形字，再上下形字，后整体字。第一字相同的，依次按后面各字的笔画数和起笔笔形顺序排列。

三、以拉丁字母、希腊字母和阿拉伯数字、罗马数字开头的条目标题，依次排在汉字条目标题的后面。

一画

二画

三画

四画

五画

六画

七画

八画

九画

十画

十一画

十二画

十三画

十四画

十五画

十六画

十七画

十八画

拉丁字母

阿拉伯数字

条目外文标题索引

A

B

C

D

E

F

G

H

N

O

P

Q

R

S

T

U

V

W

阿拉伯数字

内 容 索 引

说 明

一、本索引是本卷条目和条目内容的主题分析索引。索引款目按汉语拼音字母顺序并辅以汉字笔画、起笔笔形顺序排列。同音时，按汉字笔画由少到多的顺序排列，笔画数相同的按起笔笔形横（一）、竖（丨）、撇（丿）、点（丶）、折（乛，包括亅乚く等）的顺序排列。第一字相同时，按第二字，余类推。索引标目中夹有拉丁字母、希腊字母、阿拉伯数字和罗马数字的，依次排在相应的汉字索引款目之后。标点符号不作为排序单元。

二、设有条目的款目用黑体字，未设条目的款目用宋体字。

三、不同概念（含人物）具有同一标目名称时，分别设置索引款目；未设条目的同名索引标目后括注简单说明或所属类别，以利检索。

四、索引标目之后的阿拉伯数字是标目内容所在的页码，数字之后的小写拉丁字母表示索引内容所在的版面区域。本书正文的版面区域划分如右图。

a	c	e
b	d	f

A

B

C

D

E

F

H

J

K

M

N

P

T

W

X

Y

拉丁字母

希腊字母

阿拉伯数字

罗马数字

本卷主要编辑、出版人员

社长、总编辑　袁　钟

副总编辑　谢　阳

编　　审　陈　懿　张之生

责任编辑　于　岚

文字编辑　李元君

索引编辑　张　安

名词术语编辑　刘　婷

汉语拼音编辑　聂沛沛

外文编辑　顾良军

参见编辑　宋　玥

美术编辑　张浩然

责任校对　李爱平

责任印制　姜文祥

装帧设计　雅昌设计中心·北京